秦伯未 **著**

吴大真 王凤岐 **辑**

王 雷 王 雪 秦 淼 秦 棘 **整理**

QIN BOWEI QIANZHAI
ZHONGYIXUE QUANSHU

中医学全书 秦伯未 谦斋 下册

中原出版传媒集团
中原传媒股份公司

河南科学技术出版社

郑 州

内容提要

秦伯未先生，是 20 世纪我国著名中医学家，早年拜孟河学派丁甘仁为师，一生致力于中医临床实践和中医教育，其著作深入浅出，说理之透彻，思路之开阔，临床之实用，向来为学界和读者所青睐。本书收集其代表作《谦斋医学讲稿》《秦氏内经学》《内经类证》《内经知要浅解》《内经病机十九条之研究》《读内经记》《中医入门》《中医临证备要》《金匮要略杂病浅说》《治疗新律》《膏方大全》《谦斋实用中医学》《谦斋国医讲义》《清代名医医案精华》《清代名医医话精华》《谦斋医案汇编》等，归纳整理，分类编排。本书既是秦伯未中医学术思想体系的全面展现，也是其毕生中医理论研究与临床实践经验的集中总结，适合中医科研人员、临床医师、中医院校师生及广大中医爱好者研读、参考。

图书在版编目（CIP）数据

秦伯未谦斋中医学全书/秦伯未著；吴大真，王凤岐辑. —郑州：河南科学技术出版社，2020.8（2023.2 重印）

ISBN 978-7-5349-9785-3

Ⅰ.①秦⋯ Ⅱ.①秦⋯ ②吴⋯ ③王⋯ Ⅲ.①中医学－研究 Ⅳ.①R2

中国版本图书馆 CIP 数据核字（2019）第 290223 号

出版发行：河南科学技术出版社
北京名医世纪文化传媒有限公司
地址：北京市丰台区万丰路 316 号万开基地 B 座 115 室　　邮编：100161
电话：010-63863186　010-63863168
策划编辑：赵东升　邓　为
文字编辑：赵东升　邓　为
责任审读：周晓洲
责任校对：龚利霞
封面设计：吴朝洪
版式设计：崔刚工作室
责任印制：程晋荣
印　　刷：河南瑞之光印刷股份有限公司
经　　销：全国新华书店、医学书店、网店
开　　本：889 mm×1194 mm　1/16　印张：76.75·彩页 20 面　　字数：2180 千字
版　　次：2020 年 8 月第 1 版　2023 年 2 月第 2 次印刷
定　　价：398.00 元（上、下册）

总 目 录

上 册

下 册

第四篇

谦斋实用中医学

编 辑 大 纲

1　本书以中医学说经验融化而成。文不求繁，而切实是贵。义不务奥，而有用为贵。故名实用中医。

2　本书分生理学，病理学，诊断学，药物学，治疗学，处方学，内科学，妇科学，幼科学，外科学，五官科学，花柳科学，十二编。其他推拿针灸等科，全仗手术者，概不列入。

3　各编之中。析为若干纲目。如生理学之分为脏腑经络形体九窍四纲。形体之复分为骨骼筋腱皮肉毛发四目。俾清眉目。

4　本书所列各科之次序。即为初学者研习之阶梯。苟能循序渐进，自然可豁然贯通。

5　编者承担各中医校教授七八载。本书之辑，参以教学经验关于各科篇幅，分配极匀。学校中采用为课本。可以无事支配。私家指授门人，可以免除讲解之烦。

6　生理编经络。本拟附绘图画。因中医书局已有彩色挂图，颇为明晰，从略。

7　中医精义。虽本书大致具备，然限于篇幅，终觉为能悉举。不敢以此划地自守也。更望读者由此上进，以求深造。

8　本书之编纂昉于一九一三年九月，成于一九二○年二月。虽几费斟酌，而谬讹定不能免。倘希读者指示。以便再版修正。

张锡纯　序

常思人禀天地之气化以生。人身之气化,原即天地之气化。天地本此气化以生人,人即得此气化以主宰全身。是以人身之官骸各有机能,其机能气化为之也。人身之脏腑各有性情。其性情气化为之也,人之手足十二经统护全身,互相传变,秩序不紊,亦莫不有至精之气化以主宰其间也。自古圣神能变理天地之气化。自古名医,亦能变理人身之气化。人身之气化和,则其人身之官骸脏腑手足诸经,自无病也。乃自西学竞鸣,专讲解剖,以求实验。夫实验非不佳,然宜辅以理想。以解剖者仅形迹之粗,更由可见之形迹,而进求生人之气化。于医学始可深造,何西人不知出此。而转讥国医之精研气化者,为空虚无用。彼厌故喜新者流,又多起而附和之。此故国医学中一大障碍也。仆本国医界中一分子。目击此别派横流。狂澜将倒。二十余年间苦口噭【jiào】音,著书立说。欲藉以唤醒梦梦,卒未能一鸣惊人。今何幸而有伯未秦君之实用中医学出也。秦君为沪上名士,于书无所不读,于学术无所不通,而尤遂于医。其生平以医药活人者亿万计,而孜孜济人之心,有加无已,乃运其参赞造化之笔,荟萃国医数千年之精华,融汇一己十余年之心得,而成此巨著,总医学之大纲,树出版界之伟绩。凡分生理病理诊断药物治疗处方内妇幼外五官花柳等十二门,每门复缕析条分,綦【qi,】精綦详,以尽医学之能事。此固有关医学盛衰之名著,非偶然也。仆今年过七旬,而期望国医之振兴,则老而弥笃,今将拭目俟【si,等待,伺机】之。此书盛行之日,当即为国医振兴之日也。

　　　　　　　　　　　　一九二〇年仲春愚弟张锡纯序于天津中西汇通医社

蒋文芳　序

　　医士之责任，直接消弥疾病之侵蚀，而恢复其健康。间接介绍民众医学常识，而得以保全其健康。故医之学问，纯为一种实用之学问。乃回顾吾国医学积数千年之经验治病神奇，远非机械式之西医所能企及。而学说之玄奥，实使民众方面不易领悟。初学者尤觉茫无头绪，不得其门而入，此倘西医引为攻讦【dǐ，毁谤，辱骂】之要害，亦中医学不能普遍进步之一大原因也。秦君伯未早见及此，与李平书先生任职江苏全省中医联合会时，即有实用中医学之著述。按部就班，分门别类，依课本之编制，作忠实之指导，历长时期而使告厥成，以示文芳，并索一言以为序。夫秦君历任各医团体编辑，对于中医出版之贡献，可谓不遗余力，而切实整理，不事浮靡，十数年如一日，尤属难能可贵。曩【nǎng，从前的，过去的】选清代名医医案医话精华二书，搜辑之富，得未曾有，余既序而扬之。今此书之辑，不特贡献于医界人士，且使民众得以咸明医学之常识，所称能尽医士之完全责任者。盖秦君有焉，抑有进者，中医学校渐次设立，而中医学说，不能划一。去岁全国医药总会因有教材编辑委员会之组职，君与谢利恒先生同膺理事，更愿进一步之努力，使中医课本早日规定，则医林之受惠。当尤未可量也，爰乐为之序，以证后日云。

　　　　　　　　　　　　　　　　　　　　　　一九二〇年五月蒋文芳

张山雷　序

从古医书,至繁赜【ze,深奥,探赜索隐】矣,学者非独不能遍读。纵有嗜读古书者,亦苦其议论纷纭,莫衷一是。甚至读书愈多,而见识愈乱。欲求其简明精切,坐可言起可行,措之临证,确有捷效者。盖询诸皤皤【po,形容白色,白发皤然】黄耇【gou,老,年寿高】殚精斯道之老医,恒亦舌桥而不易举其目。从可知医药之书虽多,而果能适于实用者,则有苦其极不易得,寿颐不敏夙嗜医理,寝馈此中,已逾卅年。窃谓内难经文,尤有不可尽信之处,而魏晋以迄【qi】宋金元明,书籍具存瑕瑜不掩,更是无可讳【hui】言,其咎安在。无非不适实用四字,足以尽之。有清一代,自乾嘉以迄咸同,儒医辈出,名作如林,斯道昌明,确已超乎近代百年之上。其间若吾吴之石顽张氏,灵胎徐氏,在泾尤氏,九芝陆氏,武林之孟英王氏,吴兴之枚士莫氏等,皆能以其经验所得笔之于书,明昭后世,切近病情,不尚空论,可为学子法守,是乃吾国医学之最上乘。其故何欤【yu;文言助词,表示疑问】,唯其可以施诸实用。斯能赏心豁目,举国风行,然其同时之著作家,如涂涂附,嗫嚅【nie,ru,吞吞吐吐】而不可读者,亦复何可胜数,于以叹此事之难,非难于病理药理之玄远幽深,而普通书籍,类多不适实用,确为通国医术不易进步之一大原因。近十余年,明哲之士有鉴于欧化东渐,新学日盛,大惧吾远祖黄农神圣之心传,将有亡焉忽焉之慨,莫不以振兴国学,阐发遗绪为己任。组织学会,刊行杂志,所在多有,而中医学校之设立,尤为亘古之未有之破天荒,何尝不耳目一新,见闻日辟,风起云涌,蔚为大观,然间尝平心论之,其果能实事求是,可供临床应用者,固已美不胜收,而空谈理想,徒费笔墨者,盖亦居其六七,且也印刷之术,日以简捷,较之五十年前剞劂【ji,jue,雕版刻书】氏之费钜工艰者,溪啻【chi;但,不只,不止。啻啻如此。不异于;如同,啻啻兄弟】霄壤,因而一知半解之流,亦复托迹医书,日以著书为务,某某出版,频有所闻,不才间尝见期广告铺张,信为确有心得,时或购而读之,则又晦涩奇僻,不可索解者,盖亦数见不鲜。呜乎,天地之大,何事不可为,而乃借此救人疾苦之仁心,逞彼索隐行怪之伎俩,欲以惑世俗而博微利,充其流弊所极。淆惑后学之心思,变乱古人之成法,如果行世愈广,势必误人愈多。若而人者,利欲熏心,而贻误来者,即无刑章以律之两观,亦当遭天谴而伏冥诛,不可不谓世道人心之巨变,此则有识之士,所当痛哭流涕而能自已者。唯吾畏友,伯未秦君,沪渎儒门,殚(dan)研医术,读书既当,识力尤精,数年前著有《读内经记》,虽寥寥数十条,而考订确当,引证简明,一字研求独辟灼见,能从小学之形音义三者,而融会贯通以求真诂【gu,古代语言文字或方言字义;训诂,字诂,解诂】,非明辨乎高邮王氏父子之理法者,不易臻此。一编问世,识者早有定评,今者汇集其十年经验,撰成实用中医学四册,凡为十二类,不侈【chi,浪费;用财物过度;奢侈】高深,不谈空理,在以实能应用为规宿。俾(bi)初学之士,一览了然,藉以宏济斯民,同登仁寿,书生事业,不其伟而,此其与诡异奇僻之不近人情者,盖已倜乎远矣。仆虽不文,喜其实事求是,既可危及学医者导入轻清简捷之途,又可为著述家昭示荡平正直之轨,须知医乃何事,无非以愈病为天职,胡可好高鹜(wu)远,竞作志怪之齐谐也耶,请质秦君,谅不以鄙言为河汉,爰书此弁【bian;旧时称低级武官;马弁】其简端时。

中华纪元第一庚午暮春时节嘉定张寿颐山雷甫属稿于浙东兰溪寓次

吴克潜　序

　　医道至今晦矣，泥古者非今，崇新者薄古，而一二常窥夫仲景之门者，辄复睥睨一切，以为前无古人，后无来者。究其实独行其是耳，或沾沾于沽时名，或岌岌于谋近利，皆非所语于济世活人者也。夫医仁术也，而医道最难言也，是以上下百家，各有其是，各有其非，各有其长，各有其短，大谆【zhun；恳切，谆谆】而小疵，举一而漏万。然当著书之始，念念惟活人耳，后之学者，亦惟竟竟焉取其长而舍其短，用度之难恃，则必征之于实验，穷数十百年之功，而学未尝有涯也。独怪夫今人之言医何其易，聪明未尝逾人也。力学未尝逾人也。是知其嚣嚣然自号厥【jue；气闭；昏倒；晕厥】能者，非名是鹜（wu），即利是图，而于活人无与焉。医道之晦，不几由晦而将亡哉。吾友秦君伯未，积学士也灵素之谜、长沙之旨，刘张朱李之所阐发，无弗寝馈于兹，而居恒谦谦，犹以为未足。前者尝辑百家之说，著为名医医话。继又搜夫近代医案，编为名医医案，是可见其采择则虚怀若谷，而力学则无所弗（fu）窥也。今者复承以所辑实用中医学相示，则其纲罗之富，视前倍蓰【xi】，且一章一节，悉以经验有用为归，尤觉可贵，盖深有慨夫空谈之徒，徒足以欺世而无俾于实际者乎，懿【yi，美好，多指德行，懿行，懿德】欤【yu；文言助词；表示疑问】伟哉。其所以续坠绪而启来兹者，其在斯乎。而秦君迄【qi；始终】未尝自炫其异，是盖能以仁术为怀者，可以风矣是为序。

一九二〇年四月海昌吴克潜序于上海

钱季寅　序

　　曾文正曰,著作者之众,若江海然,非一人之腹,所能尽饮,要在慎择而已,是诚得读书之要者也。中医著述,至四库全书而称极盛,其医家类,著录者九十部,千七百四十三卷,存目九十四部,六百八十一卷,附录者六部,二十五卷,然前乎四库,尚多遗佚,后乎四库,更难数计。是欲修中医者不仅非一人之腹所能尽,即慎择抉选,亦岂易事哉。吾友秦君伯未,研究医学,博见洽闻,探群经于内难甲乙中藏,参诸子集于张机、巢元方、孙思邈、刘完素、李杲、朱震亨、张从正、王肯堂、叶桂、喻昌、徐大椿、吴塘,旁事日本汉医于艮山玄医浅田友松独啸庵桂山茝【chai;古书上说的一种草药,即白芷】庭。故临诊著书,若有神附,教授各校,奉为宗师。今海上之办医报称者,若张赞臣陈存仁朱振声杨志一辈,皆君之弟子,而曾沐其春风化雨者也,而君尤以为未足。书则视疾授徒,夜则青灯丹铅,一书之成,必反复二三,不轻行世,盖得天独厚,益以力学,敛【lian;收拢,聚集】抑才华,不欲与世争长短,较世之揣根本,徒袭皮毛,方出师门。遂自高傲者,更叹君为不可及焉,去岁本局成立,推君为编辑部主任,君谦逊固辞,即而顾同人曰,吾局以宣传中医文化为责,职中医有价值之著述,固待流布,而浩如烟海之书籍亦亟应谋切实之整理,本局于短时期中,得收良好之成绩,而称许于社会者,得君之力为多。君洵【xun;诚然,实在,洵属可敬】医林之健将,吾道之导师,殆【dai;几乎,差不多,敌人伤亡殆尽】天悯中医之惰堕【duo,duo】,特孕奇异之士以掖进之耶,顷者君积六载之精血,辑《实用中医学》,分生理学、病理学、诊断学、药物学、治疗学、处方学、内科学、妇科学、幼科学、外科学、五官科学、花柳科学之十二编,多数十万言。余闻之欢然曰,夫中医精妙,决非西医能京,然士子之趋西医者,反较中医为甚,是亦有故。大抵西医书籍,作阶梯式之递进,习者拾级而升,自能入境,且多簿记式之叙述,习者对症施治,亦易措手。中医则富含哲学色彩,每用混合论治,即明一病之候,得一病之处方,更须左之以变通辅以运用,而其精义名言,又均散见各书。无有整个结晶于是为师者各自为途,习之者各自为学,初而生畏继而憎厌,终至相率避去。即有学成者,亦仅袭临诊之一二方案,于医学之奥,鲜有曾窥万一也。如是而欲冀中医人才之辈出,中医学理之发皇,宁非大难。故求中医之光大,当先辟习医之康庄,树习医之正鹄【hu;箭靶中心】,使后学者用力少而成功多,为第一要义。次之,习医必明生理病理,而古今无专书,必明诊断药物,而繁简多失当,必明治疗处方,而编制尽脱略。即或见于医校,又率迎合世界潮流,学子心理,竞取西医以为用。从生理、病理、诊断、药物、治疗、处方之学全,而中医之面目丧失,中医之精神消亡。夫此基本科学而不能予人以规矩,将何以引入内、外、妇、幼、五官、花柳专科之堂奥,此第二要义。有此二者,苟今日中医而不能积极建设徒事高言改进,无异培木者之不固其末,而以鲜花嫩叶点缀于枯桠折枝之上,眩人耳目,使其人而非眊【mao;视力暗弱,眼睛昏花】者,必嗤其自欺欺人,陷中医于自亡之径而已。然则秦君此作,在一人之心血尽,而千百人已得其灌溉,宁仅当今中医界之伟著,亦中医逆流之砥柱也。因捧归付印行,并略抒愚见一二,以质当世之明达,其或有首肯者乎。

一九二○年四月钱深山季寅序于中医书局营业室

自 序

伯未曰，实用中医学之编纂，昉于民国十二年，时李平书丈长江苏全省中医联合会，伯未应月刊增刊编辑，丈鉴中医学说庞杂，力主规定中医教材，为各地医会劝，阅半载，无有应者。乃议组织编辑中医课本委员会，迫于人才经济，又不果，此仅六年前事。中医界人士曾读吾编辑月刊增刊者，当有印象在也。于是丈怫然曰，中医为实用之学，而市间既鲜见之书籍，宣扬中医，以学校为基础，而课本迄今无规定，中医界不能自治，将谁依耶。既而顾谓伯未曰，展子之学，丽子之经验，曷勿独力为之，文不必繁，而实效是求，义不必奥而有用为贵。期之三年，必有可观者焉。伯未受命，谨拟编辑大纲，析为生理、病理、诊断、药物、治疗、处方、内科、妇科、幼科、外科、五官科、花柳科十二编。题名《实用中医学》，从事编著。先成生理等四编，而丈遽【ju；驿车，竟，迅速】弃世，未克就正。挽联中有为中医争自由，为中医谋自治。青眼记曾加，祇【qi；地神，大。通"疷""病"】痛新书方半、他年鉴定属何人，即指此也。旋伯未以新中医社、中国医学院事，无暇顾及，藏之箧【qie；小箱子】衍。忽忽三秋，四川周禹锡、朝鲜安洛俊诸君闻之，又驰函督促，不得已，渐为赓【geng；继续】续，至今岁二月而始告厥成。呜呼不仅负平丈之重嘱，抑且负同道之雅望矣。虽然此书一以中说实用为主，其有中医所未见及者，间采一二西医籍以辅之。实验所不能尽者，间借一二哲理以辅之。前者所以表现中医自具之真精神，后者所以表示中医无处不合科学。自信读此书后，得其至精，可以为医行道，得其大概，可以充满常识。从不敢谓中医教本，即在于斯。而中医课本，未始不可以此为镕金之范，则于中医界前途或亦不无小补云尔。

一九二○年三月上海秦之济伯未书于谦斋

目　　录

第一章　生　理　学

一、脏腑

肺脏

吾人营生活之最要者，为呼吸空气，其呼吸之机关，谓之呼吸器，即肺脏也。肺叶右三左二，披离下垂，中拥心脏，充塞于胸腔，质松如海绵，为小细泡所集成。小泡称曰气泡，各连细管，众管凑合，逐渐增大，遂成气管支两条，合为一干，沿身体中线，名曰气管，至咽喉通鼻及口，左右两肺各成一囊，中有气管细支，分条繁密。然于胸腔剖开时，欲摘取之，则见其忽而退缩有似象皮袋，惟虽易收缩，而恒能充塞胸间者，以空气遍通于鼻口气管支气管，气管压令气泡涨大故也。胸壁内有薄膜一层，强韧光泽，称曰肋膜，与肺膜之间，不使外气稍入，故胸壁苟完。则气压在中而不由外，能令肺张大。若一破裂，空气阑【lan；擅自出入；见"阑出""阑入"】入肋膜内，则气压于肺，内外维均，而肺质收缩矣，肺动脉起自右心室，分入两肺，枝枝相分，遂成毛管，缭绕气泡如纲罗，再汇集而成肺静脉，归至左心耳。气泡及毛管之壁薄且润，使血液易接空气，盖周身回流之静脉血，呈暗红色者，一经肺之气泡壁，收得空气中氧气，而自排放碳酸气，乃化暗红为鲜红，而回于心，再输氧气，以及于全身。夫一吸氧气纳入，一呼碳气吐出。于以换气转血，实司人身重要之机能。此我国修养家所以以调息为先也。

心脏

脉管内充血液，环流全身，周而复始，循序不紊，是曰循环。使此血液循环之机器，谓之循环器，心脏是也。心为圆锥形，筋肉性之空洞器官，偏斜于胸部之左，其大如拳。内面被以心内膜，外覆以心包络。心之基底，后上方兴第四胸椎相对，心尖在第五第六肋软骨间之前左方，前面丰隆，后面扁平，左缘钝，后缘锐。心之内部，分左右二腔，又由横中膈，再分上下二腔。此四腔名曰右心房室，左心房室。左房前其壁甚薄，附着左心耳，有

四肺静脉开口于其间，左右二房各有一孔，谓之房室孔。盖左房由此以通左室。右房由此以通右室者也。心室在左右二房之下，各有二口。一为动脉口，交通大动脉干。一为房室口，连通前房。共有瓣膜，心室开张时，则受血液于前房。心室收缩时，驱出血液于大动脉干。左右二心室颇强厚，左室尤过之。以右室仅输血液于肺脏，左室则输血液于全身，用力比右室较巨故耳。至血液循环之径路，则肺静脉血，入左前房，排二尖瓣流入左心室。此时左心室之筋肉收缩，乃排半月瓣出大动脉，分上行下行二部，以达于毛细管者，物质交换之场所也，组织必要之营养分，於此颁给之。不用之废物，于此摄取之，清血变为污血，再由下行上行大静脉以复归于右前房，排三尖瓣入右心室。此时右心室之筋肉收缩遂排半月瓣出肺动脉，如毛细管，又营交换作用，肺脏毛细管不用之废物于此排去之，必要之营养分于此摄去之，污血又变为清血，再出肺静脉，注于左前房，又排二尖瓣，而入左心室，循环不息，大造生人，其奇如此。且人之所以由感觉而生情志者神主之，神生于肾中精气，上归于心，阴精内含，阳精外护，故能光明朗润，烛照万物，及有感触，发生七情，则喜怒忧思悲惊恐因之继起以纷乱神明。神一失，虽躯壳犹存，直行尸耳，可不善养乎哉。

肾脏

取血液中之不用物而排泄之者，肾脏赖焉。肾在腹腔内，位于第一第二腰椎之左右，为扁平蚕豆形，赤褐色。其内侧有凹坎，名曰肾门。与肾动脉肾静脉及输尿管相通连，血液由心喷射，而通行大动脉者，有分派由肾动脉而入左右肾，遍经于肾然后由肾静脉而流注大静脉，仍归于心，血液之废质被肾滤去，故肾静脉之血，再为纯清。而肾所漏之废质曰尿，输尿管有二，细且长，左右各始于肾，沿脊柱两侧而下，终于膀胱，管壁为筋肉纤维所生，故能蠕动，使尿出于肾，以入膀胱。试从剖肾体，见管门有数窍，通于输尿管，若漏斗形。肾多

内凹处,皆作圆锥形,杪【miao；树梢。年,季,月的末尾。细微。见"杪小"】各有数孔,尿已酿成,流出自孔,而蓄于肾窍,渐被输尿管导去。细察其形质,有多数细管,蟠结纡【yu；屈,曲折。郁结。系结,佩带】绕,各管根于小孔逐渐分支,其杪抵于近壁之处,皆成球形,此球形为薄膜所成,肾动脉之杪入焉,分为毛管,缭绕缠结,复腠(cou)集为小静脉,以达球外,血液通球内,将无用之水,使滤出自毛管壁,先储于球,再注于肾细管,小静脉出于球,复分作毛管,缠绕肾细管,肾细管壁与毛管壁相依,能吸取血液之废质,而扫除之。故经行肾细管之盐水,渐收废质而成尿,以注肾窍。毛管之绕肾细管者,再汇集为小静脉,小静脉汇集为肾静脉,左右各出肾门。肾静脉所输之血液,以废质即被滤去,故清洁冠于全体。西医以肾属之泌尿器,而中医则为藏精处。所不知内经所云肾水藏也,聚五脏六腑之精而藏之。盖谓肾主分析循环血中之废物,滤出其水分,以输之膀胱为尿,存留其精气,以返之于心为血,若下胞中则化精,故胞中亦号精室,读者其分别观之。

脾脏

食物始入于胃,不能即吸收于体内,必经消化而后可。脾乃消化器之一也,当右季肋部,为椭圆或卵圆形,独一无对,成暗褐赤色,大小无定。外面为凸面谓之横膈面,接于横膈膜之下面,内侧为凹面。中央部膨隆,其间为细长之沟,为血管神经出入于脾脏之路,谓之脾门。内侧面之脾门前部,设之胃面,接于胃底之左后面,脾门之后部,谓之肾面,接于左肾,胃面与横膈面之移行缘,谓之前缘,肾面与横膈面之移行缘,谓之后缘,上极曰上端,下极曰下端。下端之内侧面,接于膵【cui；胰的旧称】尾。膵即散膏,西医所称甜肉是,横于第一或第二腰椎之高处,为细长之三角菱柱状腺体,区别为膵头、膵体、膵尾三部。膵体之前面,被以腹膜,其面凹与胃之后壁相对,其后面平坦,接于体壁,而无腹膜被之。下面为细长之面,亦为腹膜所包被。膵尾为左端之细部分,向于左上方,而接于脾脏之门,其膵管始于膵尾。至于膵头,分为二条一条细而在上,经输胆管之前方,达于十二指肠,穿通肠壁,开口于十二指肠乳头。其他一条为干之连续者,与输胆管同开口于十二指肠。夫脾胃为仓廪之官,其功用主中焦谷气之生化。而脾为胃行其津液,以奉心脏,实为血液生化之产生地。故论血液之循环,曰心生血者,言动脉中之血来自心也。曰肝藏血者,言静脉中之血返自肝也。而脾当血液循环圈之中心,故曰脾统血,关于心肝二脏之功用其巨也。

肝脏

肝脏赤褐色,前缘略锐,后缘钝圆,右端厚大,左端薄小。在横膈膜之下,充填于右季肋部。质虽坚韧,而易于破碎。为长方形,上凸下凹,上以提肝韧带连接于横膈膜下由左右从沟及横沟,区分左右前后四叶。右叶最为厚大,左叶扁小,被于胃之一部。前叶成四角形,后叶最小。右从沟之前部,即胆囊所在之地。左从沟之前部,受纳圆韧带而与静脉样韧带相通,横沟为左右纵沟之连合处,又称肝门。以其为肝动脉门脉及肝管之所出入也。肝为腺甚巨,含血兹多,故曰肝藏血。盖使血不经肝脏藏之,则回血管之收缩,与发血管之注射,其障碍于心脏之功用者甚巨,是血藏于肝。正所以调节之,使血流各安其道也。肝能制胆汁,入胃化谷,以故有木能疏土之说。且又能疏水,则以肝覆于胃之上,胃之下口弯曲处有一门,在幽门之上,号曰津门,有津门管,导胃中之水外出,入油膜中,下渗膀胱,至其所以能导水外出者,因肝连膈膜,而隔膜因人呼吸扇动,则肝之总提亦因之下上,抽出胃中之水,此肝之疏泄之义。亦即西医水由肝过之说也。

胃腑

胃者脾之腑,主纳谷,所谓五谷之腑也。形似囊,横居于横膈膜下,足纳食料八九合。左丰右狭,其隅通小肠。食道所达,称曰贲门。小肠所开,称曰幽门。胃壁为筋肉纤维纵横织成,壁之内面,蔽以黏膜,用显微镜验之,见无数小孔开于膜面,是为胃腺之口。饮食入胃,胃腺即发胃液以糜化之。胃液为一种透明流质也。夫食料入口,以齿嚼以津和,然后过食道而入胃,胃乃发泄胃液,复藉筋肉收缩力,令与食料调匀化蛋白质为浆汁,使易被胃壁毛管所吸收。若夫消化淀粉质与脂肪,则胃所不能,蛋白质或含于卵,或含于肉,食后一刻,幽门渐弛,胃送糜汁一分,注于小肠,间时继发,阅二小时而功毕,五脏六腑于此禀气而吸收之。而五谷五味,亦各走其所喜之脏,化而为津液,分而为营卫,气血转输,流行通利,如海之行云气于天下然,清升浊降,此其中枢也。

胆腑

胆者肝之腑也。肝为腺甚巨,其中部具有胆囊,形如悬瓠【hu;葫芦。通 壶。瓠瓜,蔬菜名】,中储肝所生之胆汁。胆汁质透明,或显茶色,或显绿色,其味至苦。其管与膵(胰的旧称)管同开口于十二指肠之部,至其汁每日约生三磅。如肠内无消化之物,则贮(zhu)之胆囊内,故内经即称中精。又称藏而不泻,命曰奇恒之腑焉。凡十一脏皆取决于胆,盖胆在身中,特色有二,一因其体之组织绝殊也,十一脏皆以肉体构造而成,胆独包皮以外者,止有一脑。贮藏浆汁,有特别之机能,所以脑汁丰足则智、缺乏则愚。胆汁丰足则勇,缺乏则怯。人之智愚由于脑,勇怯由于胆。胆之为用大矣,若此是又胆之一功用也。一则因其色味之独异也,十一脏肉体,味皆肥甘,其色或白或赤二种而已。胆独不然,浓则黑色,淡则黄色。肉体中惟眼球瞳子与之同色,故眼以辨黑白。胆以觇【chan;窥视,察看,察】勇怯,由其体可以觇其用也。至于味则超出储藏之外,而特苦,且至于苦不可耐。夫天下之物,味平淡者,性亦平淡。味猛烈者,性亦猛烈。以此类推功力绝大,可以想见,若此又胆之一作用也。

小肠

心之腑为小肠,主受盛胃中所化水谷,为迂回蜿蜒之管,直径自一英寸至一英寸半,其长约二十英尺。乳糜至此部,则黏液膜分泌液体,与胆汁膵液等作用,合而成消化淀粉脂肪及蛋白质。小肠黏液膜中有无数簇起之物曰绒毛,自其血管吸取食物之滋养分,此绒毛甚细,一平方寸中其数不上七千个。故黏液膜之状,恰如天鹅绒然,各绒毛不仅具毛管,且另具一种细管,杪端不结纲,称曰乳糜管。毛管及乳糜管之于兹液。仅间薄黏膜,易于交流渗过,毛管之静脉,与被胃之静脉吸收之物,皆经门脉入肝脏,而后达于心。乳糜管集合而成总管一条,名曰胸管,沿脊柱之前上行,将至心际,始通于静脉,而后循环于全身。夫小肠上承胃,下接大肠。其承胃处,有幽门一束。其接大肠处有阑门一束,故人之食物至小肠而泌清别浊,为消化器中最重要分子。西医查察小肠壁,处处有半月式自闭瓣,使所入滋养料,得以缓行,此又所以完其消化,使得竟泌别清浊之用也。至小肠通

体有油网包裹,谓之鸡冠油,名为气府即气海,是气海位于大肠之前,膀胱之后,为油膜中一大夹室,元气之所在也。

大肠

小肠下口即大肠上口。大肠者肺之府也。占全肠五分之一。以右肠骨窝为始,迂蜿曲折而终于肛门。分盲肠、结肠、直肠三部。直肠在大肠之始端,颇见膨隆,其下部复细小之空管。结肠中有上行结肠,与盲肠无特别之经界,起自右肠骨窝内,沿后腹壁。向上直行,至肝脏之下面,即向左弯曲而横行,是为横行结肠,即此横走于胃之下方。至季肋部,向下方曲折,是为下行结肠。直肠上接于下行结肠,沿尾骨之前面而达于肛门。大抵大肠之管壁,在直肠外面虽平滑,其他部分,具从走之结肠韧带。肠管因之绞缩,成膨起不等之形。夫人生之生命力有三,曰呼吸力,曰消化力,曰排泄力。大肠在消化器之尾部,而又主排泄滓【zi;渣滓;污浊】秽。此所以称为传导之府也。大小肠之会曰阑门。为泌清别浊之所。水入膀胱,滓秽如大肠。是大肠受小肠之化物,皆其不消化者也。然其不消化之物质中,尤有可消化者在,故天之构造大肠而位置上之部署一变,一自右腹引而上行;一至胃底引而横行;一自左腹引而下行,必一周小肠,吸收余沥,散尽水分。始由体中腺而下届广肠,以结成硬粪焉。若夫回肠其形作袚襞【bi;折叠衣裙;衣裙上的褶子】状,与广肠之平滑迥异,此又所以缓其排泄。俾【bi;通,使,比,裨(pi)】善司传导之职曲尽变化之能耳。

膀胱

与肾脏同属泌尿器者为膀胱。膀胱者,肾之府也,在耻骨软骨结合缝之后上方,直肠之前面。为卵圆形,分顶、体、底、颈四部,顶则向于前上方,成狭小之带。达于脐,谓之中膀胱韧带,即胎儿尿管之痕迹也。体则圆形为膀胱之中部,其两侧有韧带达于脐,谓之侧膀胱韧带,即胎儿脐动脉之痕迹也。底则在体之最下部,略为扁平体。颈则在底之前下部,狭小而行于尿道。中医或以为有上口无下口,或以为有下口无上口,诸家聚讼。莫衷一是,知膀胱与连网相接处、即是上口入水道。故秦越人曰:下焦当膀胱上口也,其下口曲而斜上,以入阴茎,斯则溺道精道,又同出一窍矣。夫肾为水脏,而以膀胱为之府,受容肾脏所分泌之尿,以

待排泄。满则溢,虚则缩,以膀胱有一种弹力性也。盖尿道与膀胱连接处有括约筋,以锁闭尿道之口,必使膀胱中尿满,始弛缓而排泄之。是真如司水者之启闭时矣。吾人得随意排泄者,乃收缩腹筋,高其腹腔内压力,自外部压迫膀胱,使括约筋闭张故也。膀胱不仅为泌尿器,亦为津液之源,其受命门之火蒸动,则化水为气而上腾,此气游溢口舌脏腑之中,则为津液。出于口鼻,则凝为露珠。出于皮毛则发为汗。所谓气化则津液能出者此也。其由溺道而出者,壮者溺少。化气多而水质少也;老人溺多,化气少而水质多也。是溺多溺少,于此又可验气化多少之数矣。

心包络

五脏五腑之外,又有心包络三焦相合,遂成六脏六腑。心包络西医称为心囊。以其为被包于心脏之浆液膜,心外膜为其连续之部分,故心囊为浆液膜之外板,心外膜为其内板。内外二板间贮浆液二三瓦,谓之心囊液。心囊在肺静脉下空静脉之根部,在上空静脉开口部一指横径上方而翻,渐转变为包被心房之心外膜。于大动脉在上行大动脉与大动脉弓之交界部。于肺动脉在分左右肺动脉之部而翻转。包括大动脉肺动脉,逐渐变为包被心室之心外膜。覆于心囊之动脉管。与心房之间有间隙。谓之心囊横窦【dou;孔穴,洞。地窖。沟渠。溃决】心囊前面之上部,合于胸腺及其遗残物,下部连于胸骨体,后面接于大动脉及食道,左右两侧合于心囊胸膜,下面紧系于横膈膜之中央部。心包之作用,在代心宣布,故有臣使之称。西医言人生感觉之灵,以脑为主。中医以心为君主,包络为臣使。几为近人所否认,不知人之灵机在脑,而役使此灵机者在心,盖心主血脉,而需血甚多,设令心脏之功用一息。血流中断,恐脑尤是而智识运动,将全然消失而死矣。又设令人于智识运动消失时,而审其心脏尚微微跃动,则知血液循环尤未停顿,知识运动,或可徐以恢复,此为心能役使脑之灵机明证也。故以心为君主,包络为臣使者,血生于心,脉主于心包络也。

三焦

三焦为人周身之油膜,内以包裹脏腑,外则达于皮里肉外,谓之膜(cou)理。其根出于肾中,两肾之间。有油膜一条贯于脊骨。名曰命门。是为焦原。从此发生板油。连胸前之膈,以上循胸中,入心包络。连肺系上咽,其外出为手背胸前之膝理,是为上焦。从板油连及鸡冠油,著于小肠,其外出为腰腹之膝理。是为中焦。从板油连及油网,后连大肠,前连膀胱,中为胞室,其外出为臂胫少腹之膝理,是为下焦。西医则从横膈分之为胸膜腹膜,乃就行迹上定之。中医非不从行迹,又从气化上论定之,故分为之为上中下也。后世以心肺为上焦,脾胃为中焦,肝胃为下焦。则以脏腑之部位而分,非油网之三焦也。若其作用,可以无形之气化,有形之体象分叙之。无形之气化,即上焦如雾,中焦如沤【ou;浸泡。水的气泡】,下焦如渎之谓。盖上焦主出阳气,温于皮肤分肉之间,若雾露之溉(gai)焉。中焦主变化水谷之味,其精微上注于肺,化而为血,行于经隧,以荣五脏周身。下焦主通利溲【sou;淘洗。泡;浸。大小便】便,以时传下,出而不纳,开通秘塞也。有形之体象,即上焦若窍,中焦若编,下焦若渎之谓。窍者窍漏义,可以通达之物,必是胃之上脘,所谓上焦在胃之上口,主纳而不主是也。编者,编络之义,如有物编包之象,胃之外有脂,如网包罗在胃之上,以其腐化饮食,必是脾之大络,所谓主腐熟水谷是也。渎者沟渎之义,可以决渎,可以传导,乃是小肠之下曰阑门。泌别水谷,自此而分清浊之所,所谓在膀胱上口,主泻而不能藏是也。盖水谷之所入,自上而中,自中而下。至于糟粕转输,传导而下一无底滞如此。

二、经络

手太阴经

人身之脉,经直而周于身者为经,横行左右环绕者为络。经有手足三阴三阳之分。肺手太阴之脉,起于中焦,下络大肠,还循胃口,上膈属肺。从肺系横出腋下,下循臑【nao;动物的前肢。通,俪,煮,烂熟。蠕,微动】内,行少阴心主之前,下肘中,循臂内,上骨下廉,入寸口,上鱼循鱼际,出大指之端。其支者从腕后直出次指内,内廉出其端,夫肺脉起于中焦,不止一脉。始如散丝,上循胃口入肺,合总为一脉。出中府穴,上云门穴,走腋下,至肘中约横纹。为尺泽穴有动脉,至寸口,为诊脉之所。至鱼际脉则脉又散如丝,故不见,上鱼际,至大指内侧之少商穴。为金气所发泄也。观肺脉散而后合。至鱼际不散。凡各种之脉隐见皆如此。足见脉道非但是血管,或与血管会,或与气管会,或与脑筋交感,或与脏腑相连也。至全经之穴,计云门,中府,天府,侠白,尺泽,孔最,列缺,经渠,太渊,鱼际,少商等凡十一穴。

手阳明经

接手太阴经者,为大肠手阳明之脉。起于大指次指之端,循指上廉,出合谷两骨之间,上出两筋之中,循臂上廉,入肘外廉,上臑外前廉。上肩出髃【yu;肩前骨】骨之前廉,上出于柱骨之会上,下入缺盆络肺,下膈属大肠。其支者从缺盆上颈,贯颊入下齿中。还出挟口,交人中,左之右,右之左,上挟鼻孔。夫肺与大肠,皆主秋金。属商音。太阴起于少商者,商之阴也,大肠经起于食指内侧商阳穴者,商之阳也。此一脏一腑对举之穴,合谷在虎口,秋金白虎之口,手阳明与肺相合处,绕齿龈挟鼻为迎香穴。肺开窍于鼻,而肺之经脉终于夹鼻,足见相应之妙用焉。其全经之穴计商阳,二间,三间,合谷,阳溪,偏历,温溜,下廉,上廉,手三里,曲池,肘窌【jiao;地窖。深空的样子】(今为髎,编者加注),手五里,臂臑,肩髃,巨骨,天鼎,扶突,口禾髎【liao;骨节空隙处,多命名于骨节孔隙上的穴位。髎的别称】,迎香等凡二十穴。

足阳明经

接手阳明经者。为胃阳明之脉。起于鼻之頞【e;鼻梁】中,旁纳太阳之脉,下循鼻外,入上齿中,还出挟口环唇,下交承浆,却循颐后,下廉出大迎。循颊(ja)车,上耳前,过客主人,循发际,至额颅。支者从大迎前,下人迎,循喉咙入缺盆,下膈属胃络脾。其直者从缺盆下乳内廉,下挟脐,入气冲中。其支者起于胃口,下循腹里。下至气冲中而合。髀【bi;骨,大腿】关,抵伏兔,下膝膑中,下循胫外廉,下足跗【fu;脚背】入中指内指。其支者下廉三寸而别,下入中指外间,其支者别跗上,入大指间出其端。夫胃脉上起承泣(qi),在眼下,循面入上齿,出环唇,下至喉旁一寸五分,名人迎穴。又下横骨内为缺盆穴。缺盆骨下陷中为气户穴。肺气与胃脉相通之门户也。入属胃,又行脐旁二寸为天枢穴。膝外陷中,名犊鼻穴。膝下三寸为三里穴,皆胃其之大会。至足背为跗【fu;脚背】阳脉。入中指,其支者入大指次指之端,名历兑穴。胃为后天,统主前面,冲任皆归属之,至全经之穴,计四白,承泣,巨髎,地仓,大迎,颊车,下

关,头维,人迎,水突,气舍,缺盆,气户,库房,屋翳【yi;华盖。遮蔽。暗中。】,膺窗,乳中,乳根,不容,承满,梁门,关门,大乙,滑肉门,天枢,外陵,大巨,水道,归来,气冲,髀关,伏兔,阴市,梁丘,犊鼻,足三里,巨虚上廉,条口,巨虚下廉,丰隆,解溪,冲阳,陷谷,内庭,厉兑等,凡四十五穴。

足太阴经

接足阳明经者,为脾足太阴之脉。起于大指之端,循指内侧白肉际,过核骨后上内踝前廉,上踝端内循胫骨后,交出厥阴之前,上膝股内前廉,入腹属脾络胃。上膈挟咽,连舌本,散舌下,其支者复从胃别上膈,注心中。夫脾经起大指内隐白穴,循至踝上三寸名三阴交,以三阴之脉交会于此也。循膝内侧上股,入腹中属脾。又见于食窦穴,言胃中之食,由脾所化,此为化食之窍道也。从此又络胃上挟咽,连舌本,散舌下,足见为心之苗,又见脾经之根源矣。舌辨其味,脾即食其味,故脾经散于舌下焉。至全经之穴,计隐白,大都,太白,公孙,商丘,三阴交,漏谷,地机,阴陵泉,血海,箕门,冲门,府舍,腹结,大横,腹哀,食窦,天溪,胸乡,周荣,大包等,凡二十一穴。

手少阴经

接足太阴经者,为心手少阴之脉。起于心中,出属心系,下膈络小肠。其支者从心系上挟咽,击目系,其直者复从心系,却上肺,下出腋下,下循臑内后廉,行太阴心主之后,下肘内,循臂内后廉,抵掌后锐骨之端,入掌内后廉,循小指之内,出其端。夫心脉出腋下极泉穴。抵掌后骨际神门穴,终于小指内侧少冲穴。此数穴者,皆经脉之枝叶也。心经之病,在外经而不在内藏,若内藏则不容受邪。所以针灸但取诸包络,包络代心司化也。至全经之穴,计极泉,少海,青灵,灵道,通里,阴郄【xi;孔隙。开,启。病痛】,神门,少府,少冲等,凡九穴。

手太阳经

接手少阴者,为小肠手太阳之脉。起于小指之端,循手外侧,上腕出踝中,直上循臂骨下廉,出肘内侧两筋之间,上循臑外后廉,出肩解,绕肩胛,交肩上。入缺盆络心循咽下膈,抵胃属小肠。其支者从缺盆循颈上颊,至目锐眦【zi;眼眶】,却入耳中。其支者别颊上(颐)【zhuo;指眼眶下面的骨】抵鼻,至目内眦斜络于颧,夫小肠之脉。上胃

络心至颈,分上下行循耳下面颃【kui;额骨】,终于听宫,与足少阳相接壤,其下行者循颈肩至小指外侧少泽穴。此经与膀胱合气,故其司化与足太阳同。至全经之穴。计少泽,前谷,后溪,腕骨,阳谷,养老,支正,少海,肩贞,臑俞,天宗,秉风,曲垣,肩外俞,肩中俞,天窗,天容,颧髎,听宫等,凡十九穴。

足太阳经

接手太阳经者为膀胱足太阳之脉。起于目内眦,上额交巅。其支者从巅至耳上角,其直者从巅入络脑。还出别下项。循肩髆内,挟脊抵腰中,入循膂,络肾属膀胱。其支者从腰中下挟脊,贯臀入腘【guo;腿弯,膝后弯曲处】中。其支者从髆内左右别下贯胛,挟脊内,过髀枢,循髀外,从后廉下合腘中,以下贯腨内,出外踝之后,循京骨至小指外侧,夫至阴穴在足小指外侧,为阴之极地。太阳之阳,根于水阴之中,故其经起于至阴。睛明穴在眼之大角,而与阳明相交,故名。以见太阳之气。至头面极盛也。膀胱与胞相连。而胞膜着于腰下十九椎旁,故其穴名胞肓。肓之原根于肾系,上生肝系,在十三椎旁,因名肓门。有肓即有膏,膏生于脾,而内护心,外会于脊,与肓相交,在第四椎旁,因名膏肓,此太阳与心相会之穴也,魄户在三椎旁,肺藏魄而合大阳,故名魄户。观此经穴,而知气之相通矣。至全经之穴。计睛明,攒竹,曲差,五处,承光,通天,络却,玉枕,天柱,大杼(zhu)风门,肺俞,厥阴俞,心俞,膈俞,肝俞,胆俞,脾俞,肾俞,三焦俞,大肠俞,小肠俞,膀胱俞,白环俞,上窌(jiao;今为髎,编者加注),次窌,中窌,下窌,会阳,附分,魄户,膏肓俞,神堂,譩(yi)譆,膈关,魂门,阳纲,意舍,胃仓,肓门,志室,胞肓,秩边,承扶,浮郄(xi),委阳,殷门,委中,合阳,承筋,飞扬,承山,昆仑,仆参,申脉,金门,京骨,束骨,通谷,至阴等,凡六十二穴。

足少阴经

接足太阳经者。为肾足少阴之脉。起于小指之下,斜走足心,出于然谷之下,循内踝之后,别入跟中,以上腨内,出腘内廉,上股内后廉,贯脊属肾络膀胱。其直者从肾上贯肝膈,入肺中,循喉咙,挟舌本。其支者从肺出络心,注胸中,夫足心涌泉穴,为肾脉极底。最忌疮漏泄气。然骨在内踝下前一寸,太溪在内踝后足跟骨上,此处有动脉,可

以为诊。凡病且死,此脉不绝者尚可救治。阴谷在膝下屈膝之间,又上股入小腹,络膀胱,循脐旁一寸名肓俞,谓肓膜之要会在此也。入属肾,上络心,循喉咙,挟舌本,虽不列穴名,而肾经之主化,在络心循喉挟舌处尤多,舌下廉泉,为肾液所出,尤津道之要也。至全经之穴。计涌泉,然谷,太溪,大钟,水泉,照海,复溜,交信,筑宾,阴谷,横骨,大赫,气穴,四满,中注,肓俞,商曲,石关,阴都,通谷,幽门,步廊,神封,灵墟,神藏,彧中,俞府等,凡二十七穴。

手厥阴经

接足少阴经者,为心包络手厥阴之脉。起于胸中,出属心包络,下膈,历络三焦。其支者循胸出胁,下腋三寸,上抵腋下,下循臑内行太阴少阴之间,入肘中下臂,行两筋之间,入掌中,循中指出其端。其支者别掌中,循小指次指出其端,夫包络与三焦,只一油膜相连,故其脉至胸中而归并于心包,出乳后一寸,腋下三寸之间名天池穴,抵曲肘陷中,名曲泽穴。刺痧(sha)疫多取此出血,以泻心包之邪也。大陵在掌后两筋之间,又中指之末名中冲,妇孕则此穴脉动,足见心包之血旺也。至全经之穴。计天池,天泉,曲泽,郄门,间使,内关,大陵,劳宫,中冲等,凡九穴。

手少阳经

接手厥阴经者,为三焦手少阳之脉。起于小指次指之端,上出两指之间,循手表腕,出臂外两骨之间,上贯肘,循臑外上肩,而交出足少阳之后。入缺盆,布膻中,散络心包,下膈,循属三焦。其支者从膻中上出缺盆,上项系耳后,直上出耳上角。以屈下颊至(颐)【zhuo 颧骨】。其支者从耳后入耳中,出耳前,过客主人前交颊,至目锐眦。夫少阳第一穴名关冲,小指次指陷中名中渚【zhu;水中小块陆地】,抵掌后高骨,凡三焦气旺者,此骨乃高起,上至肘外名清泠渊,以与手太阳经会而合于寒水之气也,上至肘外对腋为消泺【luo;通,泊。草药名,即贯众】穴,言其主相火也,支者绕耳前为耳门穴,至眉尾空窍为丝竹穴,具见肾开窍于耳。而三焦为肾系,故其经应之也。至全经之穴。计关冲,液门,中渚,阳池,外关,支沟,会宗,三阳络,四渎,天井,清泠渊,消泺,臑会,肩髎,天髎,天牖【you;天窗】,翳风,瘛【chi;狗发狂】脉,颅息,角孙,耳门,耳禾髎,丝竹空等,凡二十三穴。

足少阳经

接手少阳经者，为胆足少阳之脉。起于目锐眦，上抵头角，下耳后，循颈行手少阳之前，至肩上却交出手少阳之后，入缺盆。其支者从耳后入耳中，出走耳前，至目眦后，其支者别锐眦，下大迎，合于手少阳，抵于𫖯(zhuo)，下加颊车，下颈合缺盆，以下胸中，贯膈络肝属胆，循胁里，出气街，绕毛际，横入髀(bi)厌中。其直者从缺盆下腋，循胸过季胁，下合髀厌中，以下循髀阳，出膝外廉，下外辅骨之前，直下抵绝骨之端下出外踝之前，循足跗上入小指次指之间。其支者别跗上入大指之间，循大指歧骨内出其端，还贯爪甲，出三毛，夫足少阳起目锐眦，名瞳子髎穴。绕耳前陷中，名听会穴。绕耳后发际陷中，名风池穴，皆少阳风木所发泄处。下至肩上陷中，名肩井穴，循侧旁下至肝期门之下五分，名日月穴，胆脉实从肝胆出于此穴。然后上下行也，下行至股外，垂手中指尽处，名风市穴。膝下一寸为阳陵穴，循外踝，至小指次指之间窍阴穴而终。阳经根于阴穴，以见阴生于阳中也。至全经之穴，计瞳子髎，听会，上关，颔【han；下吧】厌，悬颅，悬厘，曲鬓，率谷，天冲，浮白，头窍阴，完骨，本神，阳白，头临泣，目窗，正营，承灵，脑空，风池，肩井，渊腋，辄筋，日月，京门，带脉，五枢，维道，居髎，环跳，风市，中渎(du)，膝阳关，阳陵泉，阳交，外丘，光明，阳辅，悬钟，跗阳，丘墟，足临泣，地五会，侠溪，足窍阴等，凡四十六穴。

足厥阴经

接足少阳经者。为肝足厥阴之脉。起于大指丛毛之际。上循足跗上廉。去内踝一寸，上踝八寸，交出太阴之后，上腘内廉，循股阴，入毛中，过阴器，抵小腹，挟胃属肝络胆，上贯膈，布胁肋，循喉咙之后，上入颃颡(hang，sang)连目系，上出额，与督脉会于巅。其支者从目系下颊里，环唇内。其支者复从肝，别贯膈，上注肺。夫大敦在足大指丛毛中，循足内侧，上至曲泉，在屈膝横纹尽处，诸筋会于膝之穴也，循股内抵阴器之横骨尽处名鼠鼷【xi；鼠中最小的一种】穴，绕阴器，故生毛，肝血所发泄也。抵少腹上胁曲肘尖处，为章门穴。再上为期门穴乃肝之募，谓肝膜之所通也。从此入属肝脏。此为肝下行之脉，上贯膈，络胃循喉咙连目系，则开窍于目也。阳经惟太阳最长。阴经为厥阴最长，乃气血之司领也。至全经之穴，计大

敦，行间，太冲，中封，蠡(li)沟，中都，膝关，曲泉，阴包，五里，阴廉，章门，期门等，凡一十三穴。

督脉

十二经之外，更有奇经。名曰奇者，以十二经皆有表里配合以为之偶，奇经独奇而无偶也。其行于前者为任脉，行于后者为督脉。督脉起于少腹，以下骨中央，女子入系廷孔。其孔溺孔之端也。其络循阴器，合篡【cuan；不正当手段夺取。杀君夺位】间，绕篡后，别绕臀，至少阴，与巨阳中络者合少阴，上股内后廉，贯脊属肾，与太阳起于目内眦，上额交巅，上入络脑，还出别下项，循肩膊内，挟脊抵腰中，入循膂络肾。其男子循茎下至篡，与女子等。夫督脉起于胞中，出会阴穴，至尾闾骨端，名长强穴上至二十一椎名腰脊穴，是腰肾筋膜所连也。再上十四椎当肾正中为命门穴乃肾系贯脊之处，为督脉之主。盖督是肾气所司也，又上至第三椎为身柱穴，肺肾相交，为一身元气之宰，再上大椎，至发际一寸宛宛中为风府，发上二寸五分为脑户，即西医脑后叶之中缝也，至巅顶为百会穴，与肝脉交会于此，前行为囟门，为聪会穴，谓心神上照于髓，以发知觉，是神与髓会之所也。又至额上发际为神庭，亦是心神上出于此之义。下鼻准，至齿缝龈交穴而终。盖人身吸天阳入鼻循脊下肾系，而入丹田，总归督脉所主，化气化精为生命之原，总督周身脏腑。故称督也。至全经之穴，计龈交，兑端，水沟，素髎，神庭，上星，囟会，前顶，百会，后顶，强间，脑户，风府，哑门，大椎，陶道，身柱，神道，灵台，至阳，筋缩，中枢，脊中，悬枢，命门，阳关，腰俞，长强等，凡二十八穴。

任脉

任脉起于中极之下，以毛际，循腹里，上关元，至咽喉，上颐循面入目。夫任脉起胞中，至两阴之间，名会阴穴。谓与督脉相会，而当两阴之间也。上至少腹聚毛之处名中极穴。又上至脐下三寸，为关元穴，男子藏精女子血。乃元阴元阳交关之所也，近世有谓任脉为输精管者以此。至脐上一寸为水分穴，当小肠下口，水谷至此，泌别清浊。脐上二寸为下脘穴，当胃下口，小肠之上口，水谷于是入焉。此见任脉连及肠胃，有营运内脏动作之机能也。出脐中上行至膻(dan)中穴。膻中是心包络生血而出，随任脉上下运行，故任脉之穴，兼具包络之名。从膻中上行为紫宫穴，紫宫者指

心言也。任脉至此,正内合于心,故以心位名之。此见任脉分布于血管为后天血脉之总司也。又上至唇下为承浆穴,与督脉交会而终。至全经之穴,计会阴,曲骨,中极,关元,石门,气海,阴交,神阙,水分,下脘,建里,中脘,上脘,巨阙,鸠尾,中庭,膻中,玉堂,紫宫,华盖,璇玑,天突,廉泉,承浆等,凡二十四穴。

冲脉

与任督二脉,皆起于胞中,而成一源三歧者冲脉是。冲脉者起于气街,并少阴之经,挟脐上行。至胸中而散。夫冲脉者大动脉也。大动脉干出自心脏左室,而曰起自胞中者。以冲脉有导血下行、导气上行,二大作用。西医称出自心脏左室者,主血言也,中医称出自胞中者主气言也,气血二者。冲实兼主之,故胞中一名气海,称为呼吸之门。人之呼气,由气海上胸膈入肺管而出于喉其路径全循冲脉而上。凡是气逆,均责于冲,故仲景有降冲逆之法。胞中又名气海,胃中饮食之汁,奉心化血,下入胞中。即由冲脉导之使下。故内经有女子二七而天癸至、太冲脉盛之语,总之,胞中为先天肾气、后天胃血交会之所,冲脉导先天肾气而上行以交于胃,导后天阴血下行入胞中以交于肾,导气而上,导血而下,通于肾,丽于阳明,实为人身干脉也。

带脉

带脉者即西医所谓之腰动脉。起于季胁,围身一周,前垂至胞中,总束诸脉。使不妄行,如人之束带者。然其所从出,则贯肾系,是带常属肾,女子系胞,全赖带脉主之。盖以其根结于命门也。环腰贯脊,居身之中停,又当属之脾。故脾病则女子带下,以其属脾而又下垂于胞中,故随带而下也。此外若阳维起于诸阳之会,由外踝之金门穴而上行于卫分。阴维起于诸阴之交,由内踝之筑宾穴而上行于营分。阳跷【qiao;同"跷"举足】为太阳之别,起于申脉穴,循外踝上行入风池。阴跷为少阴之别,起于照海穴,循内踝上行至咽喉。此四脉实与六阴六阳经脉相通,惟六阴六阳各行其分部,而统摄其大纲者,则赖此四脉。阳维统其表之水气,阴维统其里之谷气,阳跷统其背面之六阳,阴跷统其正面之六阴。故阳维阳跷,其始也由太阳经而起,其卒也阳跷上入风池。阳维与督脉会于风府哑门,是亦督脉之亚也。阴维阴跷,其始也由少阴经而起,其卒也阴跷上行至咽喉,贯冲脉,阴维上至天突廉泉交任脉。是亦冲任之亚也,合督任冲带,名奇经八脉,一元之祖,大道之根也。

三、形体

骨骼

由骨生精,由精生髓,由髓而生骨,骨为全身之支柱,并保护柔软诸机关,外面为致密质,内部为海绵质。全身可分三部,一为头面之骨分二十余片,除下颌骨外,徐皆连接合为一骨,主护脑髓,及其他柔软器官,曰头颅骨,即天灵盖。男子三叉缝,女子十字缝,位居至高,内含脑髓如盖,以统全体者也。曰囟骨,即头颅骨与额骨合缝处,婴儿其骨未合,时见软而跳动,曰额骨。在前发际下,曰鼻梁骨,即鼻孔之界。曰目眶骨,即目窠【ke;巢穴】四围之骨,上曰眉棱骨,下曰(顩)骨,连于牙床。曰颧骨,当面之两旁,挟鼻之处。曰颏【ke;下巴】骨,即两牙车相交之骨。曰耳门骨,曲颊颊车两骨之合钳也。曰上颊骨,即上颊之合钳,曲如环形,以纳下牙车骨尾之钩也。曰颊车骨,承载诸齿,尾形如钩,上控于曲颊之环。曰后枕骨,形状不一,有品字山字川字及圆尖月芽鸡子等形。二为胸背之骨,居于躯干之中央,以胸椎、胸骨、肋骨及肋软骨之连合而成。曰锁子骨,横卧于两肩前缺盆之外,其两端外接肩解。曰𩩭骬【应是骨旁𩩭,he;骬,yu】骨,乃胸胁众骨之统名。曰歧骨,即两椀骨端相接之处。曰蔽心骨,在胸下歧骨之间。曰凫【fu;野鸭】骨,即胸下之边肋,上下两条。曰天柱骨,即颈骨,凡三节。曰脊骨,其形一条居中,上载两肩,内系脏腑,下尽尻【kao;脊骨末端,尻股】骨之端,其两旁诸骨附接横叠而弯合于前,则为胸膛也。曰腰骨,在脊骨之下部,一身所恃以转移开阖者也。曰尾骶骨,即尻骨,上宽下窄,上承腰脊诸骨,两旁各有四孔,名曰八髎。三为四肢之骨。上肢下胫,身之管以趋翔也。曰髃(yu)骨,即肩胛骨臼(jiu)端之上棱骨也。曰臑骨,即肩下肘上之骨。曰肘骨,上下支骨交接处也。曰臂骨,自肘至腕,有正辅二根,其在下而形体长大连肘尖者为臂骨,其在上而形体短细者为辅骨,俱下接于腕骨焉。曰腕骨,乃五指之本节,大小八枚,凑以成掌。曰锤骨即掌骨。曰竹节骨,即各指次节之名。

曰胯骨，即臀骨，在肛门后向外上两旁张出，形如蝶翅。曰环跳骨，即臀骨外向之骨，其形似臼，以纳髀骨之上端如杵者也。曰髀骨，上端如杵，入于髀枢之臼。下端如錘，接于胻（应骨字旁，heng）骨。曰膝盖骨，形圆而扁，覆于髀胻（骨字旁）上下两骨之端。曰胻（骨字旁）骨，即膝下踝上之小腿骨，凡两根，在前者名成骨，其形粗，在后者名辅骨，其形细。曰踝骨，胻（骨字旁）骨之下，足跗之上，两旁突出之高骨也，在外者名外踝，在内者名内踝。曰跗骨，即足背，后曰跗，前曰蹠【zhi；脚掌】，其骨足趾本节之骨也。曰趾骨，足之指也。曰跟骨，即足后跟骨，上承胻（骨字旁）辅二骨。共计全身骨骼，凡二百一十有三焉。

筋腱

人体因筋肉之组织，以成完全之形体，而主身体之运动，得分为四部。一为头部之筋肉。曰前头筋，前引帽状腱膜。曰后头筋，后牵帽状刀膜。曰前耳筋，牵引耳软骨于前方。曰耳上筋，上牵耳软骨。曰耳后筋，牵引耳软骨于后方。曰眼睑【jian】筋，锁闭眼睑，牵引内眦。曰口筋，牵引口角，上牵上唇，下掣下唇。曰鼻筋，下牵鼻翼，压鼻使缩小。曰咀嚼筋，牵引下腭。二为躯干部之筋肉。曰颈筋。伸张颈部之外皮，牵引胸廓舌骨及肋骨以助呼吸，并使头盖屈于前方。曰胸筋，牵引上膊骨及肩胛骨并牵下肋软骨补助呼吸。曰腹筋，缩小腹壁，使腹腔窄狭，以减少容积。曰背筋，牵引肩胛骨及上膊骨，昂举肩胛骨肋骨，牵下肋骨，屈伸脊柱与头盖，并旋回脊柱。三为上肢部之筋肉。曰肩胛筋，牵举上膊，使能向内外旋转。曰上膊筋，使前膊屈曲与伸展。曰前膊筋，使前膊及手腕手指屈伸，并向内外旋转。曰手筋使各指屈曲，并向内外转。四为下肢部之筋肉。曰髋骨筋，使大腿前屈并外转。曰大腿筋，使大腿内转，下腿屈伸并内转。曰下腿筋，使下腿屈伸，足之内外缘上举且旋转。曰足筋，使各趾屈伸，并内外转夫人之一身，其分肉之间，有筋膜包裹之，故无往而不有筋膜之气所贯注。意之所到，气即至焉。气之所至，力即生焉。筋字从肉从力，其取义之审。格物之精，不可及矣。

皮肉

皮者所以包裹人之外部以幕之也，皮之内为肉。肉有二，一赤肉，一白肉，赤肉属血分，白肉属气分，皆脾之所司。盖肉为人身之阴质，脾主化水谷以生肌肉。肌即白肉，俗称肥肉。肉即赤肉，俗称瘦肉。脾主连网之上，脾气足则内生膏油，透出于外而生肥肉。脾血足则又从连网凝结而生瘦肉，亦由内生出于外，肥肉包瘦肉者气包血也。然皮有疏密，肉有坚脆。欲验其肉之不坚者，惟腓【fei；小腿肚】肠之上。膝后曲处为腘，乃委中穴所在，其肉不坚而无分理者，其理必粗，粗理而皮不坚致，则一身之腠理必疏，则由皮肤测至肌肉，由肌肉测至皮肤也。西医论皮肤分内外二层，外皮主保护，不具血管，且无神经，故无感觉，虽伤不痛。内皮曰真皮，含血管及神经杪，具感觉器，凡气候寒暖，及物刚柔毛滑，触之皆能感觉，即中医皮有分部之说也。其论肉辨析肉丝，称为织维，谓筋肉能收缩，即在于此，则所谓赤肉者是。至于皮肤之颜色，随人种而不同，即同一人种之人，亦有黑白之分者，其故乃因皮肤内有一种细微之色素，所含此种色素有多寡，人之面色遂有差也。

毛发

内经曰，人之有毫毛，尤地之有草蓂（mi），草蓂有根，毫毛亦然。毫毛之下有一小核，在外皮微凹真皮上突之处，毛由核面抽出，其下新生细胞，时时不绝，与肤相同，拔出一毛，不伤其核，则可再生。然毛之生，核主之，核之生，又谁主之，则毛孔为肺之主司。肺主呼吸，人一呼一吸，其气由鼻出入，而不知毛孔中气，亦一出一入以应之，故云肺主皮毛。毛者血之余，实则血从气化而生也。发则肾主之，肾水所生真阳之气，由太阳经而达于外，以上于顶，则生头发，故云肾之荣发也，是毛发皆从气化而生，但毛生于气孔中，属肺金，发生于巅顶上，属肾水。盖太阳经及督脉经，一从背上头，一从脊贯头，二者皆隶于肾，其气血均交于头生发，发所以为肾之荣也，由此推之。眉者，足太阳经气之所主，如睛明、攒竹二穴处，乃眉之所生也。髯鬓（鬓；底下边是个参）髭者任冲脉所主。任冲隶于血海，血从气化，上颊绕唇也，男子则然，男以气为主也，女子则否，有余于血，不足于气，气从血化，血海之血，内行下达，每月一泻，其余不复上行也。若夫生于各部者，腋下毛美，由手阳明血气盛也。胫上毛美，由足太阳血气盛也。下毛美长至胸，由足阳明血气盛也。无不各有所主也。

四、九窍

鼻

鼻嗅觉器也。人之生由脊骨而颅骨，由颅骨而上下颌骨，而头部之骨以成。鼻骨即上颌骨之突起者，外突而内凹，空灵之气所聚，乃后天呼吸之窍也。人之七窍，鼻形先见，及既生后，先天窍闭，后天窍开，而肺实司之。鼻根曰頞，阳明脉与此始，督脉于此终，为先后天交会之处。外窍为畜门，内窍为颃颡（hang，sang），颃颡即上腭，气从此分出于口为唾，分出于鼻为涕，所谓分气之所泄也，西医谓自脑来之嗅神经，其末端散布嗅觉部，此部在鼻中隔之上部，及上介甲中介甲之一部，与呼吸部相异之点，最易区别者，莫如黏膜，呼吸部之黏膜，为重层之毡毛上皮。嗅觉部之黏膜，为单层之柱状上皮，含有黄色，此其显像差异也。又单层柱状上皮之间，分布嗅细胞，此细胞体有广滑之小杆，而露出于黏膜面云，中医则为气之呼吸司于肺，其用在窍。味之香臭归于胃，其用其穴，故迎香穴为阳明胃经之所注，人闻臭恶之气味，则胃拒不受，逆而作呕，可知气透于脑，味归于胃，故胃为之反也。至于风寒客于头脑则气不通，此属于呼吸部之阻碍，冷气停滞，搏于津液，脓涕结聚，则鼻不闻香臭，此属于嗅觉部之阻碍，盖亦纤悉靡遗也。

目

目为视觉器。于以彰往察来，阐幽显微。辨黑白，识大小，故两目之旁，其穴曰睛明，凡五脏六腑之精，无不上注于目，而为之精，精之窠【ke；巢穴】为眼，肾之精注瞳子，肝之精注黑眼，心之精注络，肺之精注白眼，脾之精注约束，约束者目之上下网也。包络之精注目系，是目之构造，无一非精气为之。故眼之首尾赤眦属心，满眼白睛属肺，乌睛圆大属肝，上下肉胞属脾，而中间黑睛一点如漆者属肾。至于瞳子黑眼法于阴，白眼赤脉法于阳，阴阳合于精明，则眼又合阴阳之气也。而其所以能视物者，西医归水晶体虹彩眼球等之集合而成光学作用，恰如一照相器，水晶体即照相之镜头，虹彩即镜头中之收光圈，眼球之轮廓即照相箱，网膜即箱后承像之毛玻璃，健全之眼，外物光线，均能集于网膜之上，故能明了。若水晶体太凸，物像不能达于网膜而结于焦点，则为近视眼。或水晶体反凹，物像结焦点于网膜之后，则为远视眼。然一片空明，总由脏腑精气为之也。

耳

耳为听觉器。深处之穴曰耳鼓箱，有耳膜翳之。气搏则动，下有细骨如干，传其动于穴底，耳膜有细络，如琴瑟之有弦，外音传入，无异于琴之稀密拉放焉，探其源则属肾精心神，盖耳通于脑，凡一切音声，耳接收之，无不传达于脑，而脑辩之记之，然脑之髓，肾精所生也。又手少阳三焦之脉，绕耳后尖骨陷中，为翳风穴，再上为瘈（chi）脉穴，又绕耳前为耳门穴，至眉尾空窍为丝竹穴，可见肾开窍于耳。而肾将三焦，其经绕耳以应之也。且耳亦为心之窍，心气之所通，故手太阳小肠之经脉，至耳下曲颊之后名天容穴，至面鸠锐骨之端名颧髎穴，而终于听宫，以小肠与心相表里，亦绕耳以应之也。肾与心互为功用，即得阴血以和之，复得阳气以鼓之。而肺主周身之气，又贯于耳，即制其间，则耳窍司听之肌膜，接收音声，以传达于脑者，益为灵活，此耳之所以为听觉器也。

口舌

人在母腹中时，吸天之气，食地之味，均从母体得之，以脐为转输耳，洎【ji；向锅里添水。浸润。及，到。介词。水名】真元之气，充足于下，遂由下焦渐升，次中焦而中气盛，脾气欲行，至上焦而宗气盛，肺气欲宣，及肺气宣是有呼吸力，于是开窍于鼻，及脾气行，是有消化力，于是开窍于口，鼻以通天气，口以进地味也，然口通胃脘，不以口为胃窍者，饮食入口，肠胃迭为虚实，能纳入能排出者，皆脾之消化力也。矧【shen；况且。亦。牙龈】脾之与胃，以膜相连，其凝散膏半升，即膵脏，膵脏及胆囊之脉管同开口于胃底十二指肠之部，输其精汁，以入胃化谷，一传谷化为浆液，而入小肠，再传谷变为糟粕，而入大肠，下即排出，上必纳入，是脾主消化。在内则开口于十二指肠，在外则开窍于口也，口之内为舌，舌属味觉器，以舌之乳头与胃神经而成，乳头为舌黏膜上隆起之末梢器，可以为肉眼认之，诸乳头内部所分布味神经，故能别甘酸苦咸也，而与之而与五脏则归之心，心之本脉系于舌本，乳头内部所分布之味神经，即为贯通心之脉气之路线，要之舌尝五味，五味各走其脏，如酸走肝，苦走心，甘走脾，辛走肺，咸走肾，故由乳头味神经之感觉，抑亦各脏经脉互为联络，厥阴络于舌,少阴系于太阴贯于舌,以为之引导也。

齿牙

齿者骨之余,骨之所终,髓之所养,肾实主之。儿生八月板齿始生,女子七岁肾气盛而齿更,三七肾气平均而真牙生,丈夫八岁肾气盛而齿更,三八肾气平均而真牙生,皆视肾为主也。板齿即门齿也,居腭之前缘,各侧二枚,上下并列,总计八枚,齿根略似圆锥状,冠部如凿形,其缘利锐,适于齿切柔物,所谓牙者即犬齿也,在门齿两侧,上下腭外侧,每侧一枚其根为圆锥形,冠部与之大略相似,为尖端利锐,故适于齿裂硬物。所谓真牙,即臼齿之最后者也。自犬齿而内总名臼齿分列上下,每侧五枚,大小略异,前列之二枚,形小而根简单,名曰小臼齿,后列之三枚,形大而根分歧,名曰大臼齿,是等冠部,均如臼形,咀嚼之面颇广,且多凹凸,颇适于磨碎食物。齿之根曰龈,即牙床也,上龈乃足阳明经脉所贯络,止而不动,下龈嚼物动而不止,则手阳明经之所贯络也。若论齿之构造,则为石灰质,盖齿成于三种相异之物质,一珐琅质,二齿质,三白垩【e;白土】质,此三者皆含石灰质多而最坚也,更从此推测其为骨之余,更彰彰矣。

生殖器

生殖器之构造颇复杂,而中医绝少记述。其关于男子者,在体外者为阴茎,尿道口,睾丸,阴囊。在体内者为精囊,输尿管,输精管,尿道之半部及摄护腺。阴茎为具有圆筒状之二条海绵形,与一条膜管,而包以外皮。在十二三岁以前惟排尿作用而已,至十四五岁乃有精虫,遂现柔软弛缓之状。一次春情发动,即坚硬而向前突出,以行生殖机能,其尖端膨胀,不覆包皮之部分,称为龟头,其中央之尿道口,排精与排尿并行。在阴茎根盘上部,稍稍隆起,称为阴阜,实生阴毛。睾丸则包于阴茎下部所垂之阴囊中,为最仅要之部分,输精管为有无数精液之小管所合,而送于射精管,联合于摄护腺,最后经摄护腺送精液于尿道中。其于女子则不然,分内阴外阴为二,为司交接妊娠及分娩之机关。内阴部为膣(zhi),子宫,卵巢,喇叭管,韧带。外阴部为阴核,大阴唇,小阴唇。膣为交接之要具,在子宫之下部,系扁平之管,其长通常为三寸五分,以至五寸,成曲线形,而具坚牢浓厚橡皮性之膜,盖膣口开口于大阴唇后连接之上部。未婚之女,于此有处女膜被之。子宫在膣之上部,其形如倒悬之茄子,为受胎及发育卵子之所。卵巢与男子睾丸同为必要,左右各一,以造卵子,为月经时作用之所。喇叭管则为由卵巢送卵子于子宫之管。韧带者,覆子宫而有皱褶。阴核则如男子之龟头,同为色情与兴奋之根元。大阴唇在阴阜直下,为左右之二唇,其外被以阴毛,其内则分泌一种臭气之液。大阴唇上部稍觉丰隆之处为阴阜,至发育年龄,阜毛自然繁生。大阴唇下部相合之处为会阴,膣口之上部,与阴核之间为前庭,其中有尿道口。小阴唇在大阴唇之内侧,为瓣状紫色之唇,亦分左右为二,其上端虽相结合,而上端则渐狭小,至大阴唇之内面与膣之间,即消减无迹,并能分泌一种黏液,以便交接焉。

第二章 病 理 学

一、疾病概论

疾病与健康

疾病者,康之变也。凡人之生,必其身体之构造、成分、机能,概无障害,不起变化,自觉安适,始得谓之健康。反之而构造起形态变化,成分起化学变化,终至机能发机能变化,其人自觉不快,甚或衰弱或死,则谓之疾病。由此以观,则疾病与健康,似为相反,其实亦不尽然。以人之构造,成分,机能,在健康者,亦稍有变异但出于一定之界限,其疾病时所见之物体形状现象,较之健康时所见者,根本上初无其异,不过误其部位,差其时期,异其分量,及病者无论生存时日之多寡,其间各种机能,仍能继续保存,不过变常异于健者故也。若以疾病概别之,凡疾病能证明其组织脏器之病的变化者,为器质病,其不能证明器质之变化者,为官能病。凡胎儿在母腹中，以种种原因而丛生之疾病，及如各种畸形等，是为先天病，其由父母而得有一种易感某病之体质，产生时并无疾病，但以后一触即发某病者，是为遗传病，至于人生自家所得之病，非由于先天或遗传者，是为后天病。凡疾病之限定于身体之一部或数部者，为局所病，若其病不限定一处，而迅发于全体者，是为迅发病，但局所病之病灶，每蔓延于全体，且迅发病又多以局所病为始，故此二者实无大分别也。

症候及诊断

症候为疾病所现之症候。诊断者，藉症候得确实之鉴定也，西医以可判定为某症者，谓之指定症候，得判定为非某症者，曰征非症候，今分之为二类，自觉症候病人自觉之，而医者所不知，如倦怠，厌重，紧张，疼痛等，皆由患者陈述之，二他觉症候由医士诊察而知，病人所不能自觉者是也，有疾病而不发现症候者，谓之潜伏病，如病变轻微者，病机至缓者，可得代偿者，皆恒见之，不可断为无病也，参考症候而鉴定病性，医者必于此诊断之时，悉心静气，精探病原，可以决定，不可仅察患部为据。诊断之法，分为四种，曰望、闻、问、切。望者察其色，闻者听其声，闻者询其声苦，切者按其脉也，均详诊断篇中，兹概从略。

预后及经过

预后者，预言疾病之经过及转归也，更分之为三种，若决定其为必治者，曰良预后。必死者，曰不良预后。其难决者，曰疑预后。预后之判决，极为困难，非学识经验兼备之医士，断难预定。因此判定预后之时，不特审查局所之病变，必当参考全体之状况而后可，疾病自始至终，又随时日之长短，而分急性与慢性。急性病者，终于四周以内。慢性病者，及于四十日以上。其在急性、慢性之间者为亚急性病。其所以长短者，因关于病者之体质、职业、住居，以及病原之作用，病变之性质故也，经过者，谓自始至终之疾病状况也。因病原与病变有异，故经过之状况亦不一致，要之疾病之始发，专关于病原之作用。病之侵入身体急，则发病亦急，侵入缓则发病亦缓。而其经过之中间，有整然不乱者，有漫无定规者，通常之急性传染病，大都有整然之经过，故其经过可分为若干期，曰潜伏期者，自传染病起，经过若干不显有何症状之期也。自其发现普通之全身不爽时起，是曰前驱期，

此期之后乃发生该病固有之症状，迨【dɑi；趁着。至，到。通"殆"】至此类固有症状消退，然复元尚须时日，是曰恢复期。至疾病之终，其消散亦有迟速，其他依病之经过。实地上特定各种之名称，一曰分利，谓病极重时突然消散。二曰散涣，谓病之由渐而消散。三曰再发，谓前症再发也。四曰发作，谓诸般症候时时剧作也。五曰弛张，谓症状时增时减也，其增重时曰张时，其减轻时曰弛时。六曰间歇，谓病之消退后，间歇若干定期而再发者，其无病之时，即曰间歇时，其再发之时，亦曰发作时。

转归

转归者，疾病之终结也。有全治、不治、死亡三种。

全治，症候消散，官能悉复其旧之谓也。但自病变治愈，以至健康，尚须时日，此即谓之恢复期。然其间必起三种之现象，一为衰弱，二为感觉锐敏，三为补给增进。因之呈贫血、赢瘦、发落动作艰难、体温易变、睡眠易醒、食欲亢进、淫欲增盛等现象，故此时宜以静养为主，否则病必复发，往往加剧。全治必须去其病原，愈其病变，此二者，或由于自然或由于医治。由于自然者，曰自然治。由于医治者，曰人工治。自然治者，不须医治，因自然良能而治愈也。人工治者，必经医治而后愈，依其自然良能，而去其太过，补其不及，使其迅速治愈也。

不治，疾病不能全治者，往往贻（yi）有患害，或由急性病转而为慢性病者，或发生并发症。大抵以体质衰弱，营养不良，及有遗传因素之人为多，惟今虽属于不治，日后似得全治，亦未可知也。

死亡，新陈代谢之机能已绝，脱离生活之谓也。研究此种学问，谓之死学。凡人虽早晚归于死，然不无研究之处。因机能停止而死亡者，曰自然死。因发病而死者，曰病死，可统称为死因。死之原因虽多，要不外心、肺、脑与血液之官能废绝而已。一曰心死，如由惊恐而猝死也。二曰脑死，如因脑出血，或脑贫血而死也。三曰肺死，如因慢性肺病之减少呼吸，急性肺病之窒息而死也。四曰血液死，如因急性贫血及慢性贫血而死也。死又有猝死、徐死之别。此卒、徐二种之死，可统称曰死状。猝死者，多因心、肺、脑起急剧之障碍而致。频死之际，不感痛苦，即有亦甚轻微。患此

者,以健康之人、婴儿、老者、男子为多,而每起于冬春之交,食后厕中,夜间之时。徐死者,多见于久病之人,种种症候,一时并至,如兴奋不安、痛苦、呻吟、痉挛等剧烈之状态,是谓之死战,或濒死苦恼,但安静而发诸官能麻痹症候者,亦复不少,如斯之现象,称之曰死前症,死前之症候,诸机能麻痹之次序,随疾病之性质而异,其现象为神经机能衰惫,五官机能废绝,筋肉衰脱,颜貌憔悴,呼吸困难,心力衰弱,体温下降,终则呼吸废绝,心动停止而死。更有一时窒息,机能终止,与真死无异者。曰假死,此乃暂时,间亦有延至数时及数日者,是故假死与真死之鉴别,颇为重要,设或误会,必将可救之人,陷于真死,不免有解剖生人,及活埋之虞,加之日后有裁判上之关系,何可勿诸。

二、病原论

素因

病原者。妨害吾人正规健康之劲敌也。夫疾病莫不有原因,但原因未必皆足致疾。盖身体中自有具有维持健康调节之机能,假令外界之事物,一旦剧变,不克调节,必不免于疾病,惟是调节机之定限,又不能因人绝无差异,此病原所以有素因与诱因之辨也,素因即易罹疾病之体质,有先天、后天、通性之三区别。

先天素因。先天素因者,祖先父母,每以特异之性状,遗传于其子孙。故凡遗传病,常于精虫由妊妇之作用,构造于卵珠交合之际,遗传机已潜伏于胚胎,要不外构造变常。于是祖父子孙,累代递传,永无消灭之日,若更益以新病,必致血族中绝,或妊孕机生佳良之作用,或以健全之血族,得善良之精虫与卵珠,为适当之融合,而生健康之种属,则绵绵不绝之遗传病,遂得消灭于无形焉。考血族结婚之害,颇为重大,盖不能以此之强,济彼之弱,使之平均也。因其患害,不但易致不妊,流产,即产出之儿,必有虚弱,畸形,痴愚,聋哑等之缺陷。是故近亲结婚,而不与他族婚媾,必将斩其血族而后已。但在健全之近亲,尚属无大害。若父母受孕之际或妊娠之中,不幸而患梅毒,痘疮,热性诸病,直小儿分娩时,或产下后,即发与父母相同之病,此与上述之遗传,性质全异,故谓之传染病之遗传。考其由来,或因各种之病毒,侵入胚胎细胞及妊孕卵中,或自母体输于卵膜胎盘之中,或

因妊娠时之交接,皆精虫同入子宫,达于儿体而传染者也。又小儿即生以后,与父母同起居,饮食,坐卧,而感相同之病原,且以模仿父母,受父母之教育,因而得相同之疾病,及性质者,谓之假性遗传。

后天素因。后天素因者,外界之事物,防御失宜,则抵抗病原之力薄弱,因而易受诱因之感作。如营养不良,或嗜酒者,运动不足,或过度者,精神过劳,或气候、土地、住居、衣服不良者,病之恢复期,及治疗愈后者,皆易感病原。如不善预防,必造成素因。亦有初至一地易感之病,而土人则罹之较难,取吗啡、酒精、烟草、砒石,能习摄用其多量,亦不致中毒。流行病地之居民,病院之医士及看护者,对于通行之病,不易感染,此皆屡受相同之诱因,渐次感为习惯,而能减其感受性者也。

通性素因。凡人身体构造所通有之性质,男与女不无差异,不但机能与生活法不同,即疾病之关系亦微有异焉。且病之素因,与年龄之时期,亦甚有关系,是因其抵抗病原之力,随身体发育而异。故判断疾病之时,更须注意于体质。体质强壮者罹疾病难,体质虚弱者,对于诱因之抵抗力弱,罹疾病易,罹之易成慢性。独是体质非一成不变者,在少年期内,强壮者苟不知摄生,及亦成长,终必薄弱者,果善摄生,及其成长,竟能强壮。但至发育完全之后,体质遂不易更变耳。

诱因

诱因乃外界之事物有害健康者。其原因有器械,理学,化学,寄生体之别。器械原因者,受打击、冲突、紧张、压迫等之损伤也。理学原因者,感光线、热冷、气压、电气之触迫也。化学原因者,害身体化学性之毒物。寄生体原因者,寄生人体内外吸气养分之活物也。

器械原因。皮下或黏膜下之组织,因受钝力之毁损,轻度之刺戟,异物之侵入而来之创伤。身体中之诸组织,因被打扑之震荡,电震等之反撞,惊怖(bu)之失气,运动之变向,而受剧度之压迫,皆机械之原因也。

理学原因。光线之作用于动物,能催进新陈代谢,鼓励神经机能,又能促有机物分解,使空气荡涤清净,抑制微生物之发育。温热寒冷两者,治疗上所惯用。温热之作用,温暖身体,弛缓血管及组织,亢进营养机。在寒冷则反是。然过度均足

致害,例如日射病,火伤,热射病,皆温热过度之死也。冻伤冻死,感冒具寒冷过度之刺激也。

化学原因。凡能害身体之化学性物质,皆谓之毒物,其作用曰中毒。或于接触时,直害局所,或吸入血中,贻害全身。其所以起中毒之理由,不外乎物质与身体之成分。营化学分解及饱和耳。

寄生体原因。寄存人体之内外,吸取养分而生存之活物,谓之寄生体。其寄存于皮肤黏膜面者,谓之外寄生体。寄存于内部者,谓之内寄生体。大抵寄生体之传染于人体,以空气、饮食等为媒介。

三、六淫七情论

六淫

中医以身体外之种种物质,为触发疾病之原因者,归重于风寒暑湿燥火。此六者本属天地之正气,因其能淫泆(yi)病人,故名六淫。亦以其为六气之失其正规现象,故又称邪气。兹以交错致病之理,分别详之。

风能致病之理。空气蒸热,或含多量之水蒸气,空气之体量因而变轻,此时气压力大减,人身外界之空气与体内之空气,其气压不相平均。体内之空气,欲向外膨胀,人当此时,身体感受不适。适反之大风一起,气压平均,即觉舒畅。此风之益处也。风中挟有寒气或湿气或燥气或温热之气,人从口鼻与毛孔吸收入里,则发生风寒、风湿、风燥、风热等病。风之变化不常,全随冷热燥湿之变动,昔人谓风能燥湿,仅就片面而言。夫冷热燥湿能致病,而以风为之先导,则人不能片刻离空气,空气之流动为得令人不病,特其所以病者,实根于四气耳。

寒能致病之理。春温夏热秋凉冬寒,乃四时之正气,人受之而不病者,以人体之构造生成有调节机能也,调节机能之最要者为皮肤。皮肤感寒,本有抗拒之能力。其所以病者,由于非时之暴寒,与昼夜之温度陡然升降,须赖衣被保障,倘专恃皮肤抵抗,则开放之毛孔不具骤阖之灵机也。

暑能致病之理。六七月盛暑之时,人体本非必病。如遇阴寒,乃生灾害。于此可见避暑乘凉,形寒饮冷未必为防免暑病之良法。又观农人操作町畦,汗滴禾土,绝少伤暑、中暑、伏暑症候。只有腹中空虚,努力行远,缺少饮食,补助元气,最易中暑。其余病暑之人,俱以畏热避暑者为多。外则凉风,遏住暑汗,内则冰果,任意恣啖,虽属暑天,实即伤寒之类耳,故有阴暑之名。

湿致病之理。湿之成分,原属诸水,惟水之所在,有形有质。湿则有质无形,因从水质变为水蒸气,饱和在空气中也。其中于人,恒在汗液畅泄之后,不知不觉乘隙而入,不比伸手入水,即时感觉,或有湿气与,相提并论,不知一属液体,一属气体迥然不同。

燥能致病之理。燥与湿两相对待。湿是热气熏蒸而成,燥为凉气凝缩而致,医籍上因均谓燥在秋分后冬至前,夫秋分以前,尚是暑湿当令,忽转秋凉,立刻反应,皮肤毛孔感凉而收缩,汗液既不蒸发,淋巴管里多淋巴液,不从汗腺而出,亦已下降为溺,此盖从湿令已过之候,陡起之反应。故暑天天气亢旱,虽燥不病,冬天河冰地坼,寒极而燥,亦不病也。

火能致病之理。人身外界之火,以太阳为最烈,在太阳下用凸透镜将通过之光线收聚成焦点,即能燃物,因其巨大之热力,故能变换空气。春应温而热,秋应凉而热,冬应寒而热,酿成春温、秋温、冬温诸病,此总因之热,在六气中名之曰火。

六气之来,虽随时令变化,亦不能拘定时令,如夏日有伤风寒症,不可拘于夏令遂认为暑,应注意及之。

七情

内因之发生以七情为最。七情者,喜怒忧思惊恐悲,皆属精神之变动,变动之极,乃生内伤,其结果与气有连带之关系,兹亦分述如下。

喜之病理。喜之来也,如草木逢春,本不能病人,惟心中怀有特殊希望,与万难必得之恐怖,一旦遂其心意,或得之意外,则不免因而生惊,惊喜交集,遂成日夜不休之笑病。若寻常之喜,足以使人愉快,决不发病。

怒之病理。喜为和缓之气,怒则为刚暴之气。当其怒时,能尽量发泄而出,可以无病。若怀怒于中,怒气未消,勉强进食,则不免于病矣。因人怒时牵动胃气,纵然纳食入胃,胃气尚未平复,断难继续工作消化食物,多成停食与积聚等病,此发于情之正者也。又有根于素禀肝火旺盛,因火性上炎,气从而逆,遇事易怒,怒均失当,此不发于情而根于肝者也,根于情者,怒犹有理。根于肝者,怒多无理,其结果皆能致病。而在治疗上,则平肝较易,移易情志为难。

忧思之病理。忧与思各有个别的原因,而在事实上,每多相因而生。如人怀不可必得之情欲,于是乎忧,不可得而求所以必得,于是乎因忧而生思,怀有求必得之希望,本属于思,转一念又以为不可必得,于是又因思以生忧,转辗循环,纠结不解。忧则气沉而结,融成一片,呼吸因之而微,食量因之不振,当其深沉之时,直举视觉听觉一时俱失。

惊恐之病理。惊则气乱,恐则气下。惊由外界暴来之刺激,恐为内部常存之畏怖。然畏怖之因,亦多由外界之刺激。故畏怖之情状,多对外界之防备。是惊与恐有连带之关系焉。惟因惊成病,其来也猝,其发也暴,因恐成病,其蓄也久,其发也缓。

悲之病理。悲则气消缓而轻,则食欲减少,渐见精神萎靡,形体消瘦,急而重,则恒至于自杀。夫七情发生,虽然原因个别,却有过去、现在、未来三境界。怒与惊为对于现在之感触。忧与思对于将来之想望。究竟结果,殊无一定。惟有悲之一种,对于过去之失败,结果已定,故其极端,往往厌世。

喜乐惊恐,多能耗散正气,成为怔忡、失志、精伤、痿厥等不足之病。悲怒忧思,多能蕴结邪气,成为癫狂、噎膈、肿胀、疼痛等有余之疾。在治疗上无论其有余不足,皆要属情志内伤,称为难治。

四、内经之脏腑病理

肝

肝气虚则恐,实则怒。有所堕坠,恶血留内,若有所大怒,气上而不下,积于胁则伤肝。

悲怒气逆则伤肝。

肝悲哀动中则伤魂,魂伤则狂妄不精。

诸风掉眩,皆属于肝。

诸暴强直,皆属于风。

心

心气虚则悲,实则笑不休。

心怵惕思虑则伤神,神伤则恐惧自失。

诸疮痛痒,皆属于心。

诸禁鼓慄,如丧神守,皆属于火。

诸逆冲上,皆属于火。

诸痿喘呕,皆属于火。

脾

脾气虚则四肢不用,五脏不安。

有所击仆,若醉入房,汗出当风,则伤脾。

脾愁忧而不解则伤意,意伤则悗乱。

饮食劳倦则伤脾。

诸湿肿满,皆属于脾。

诸胀腹大,皆属于热。

肺

肺气虚则鼻塞不利少气,实则喘呕,胸盈仰息。

形寒饮冷则伤肺。

肺喜乐无极则伤魄,魄伤则狂,狂者意不存人。

诸气膹郁皆属于肺。

诸病有声,按之如鼓,皆属于热。

肾

肾气虚则厥,实则胀。

有所用力举重,若入房过度,汗出浴水,则伤肾。

久坐湿地,强力入房,则伤肾。

诸寒收引,皆属于肾。

诸病水液澄澈清冷,皆属于寒。

肾盛怒而不止则伤志,志伤则善忘其前言,腰脊不可俯仰屈伸。

胃

水谷之海不足,则饥不受谷食,有余则腹满。

头痛耳鸣,九窍不利,胃肠之所生也。

诸躁狂越皆属于火。

胃为气逆,为哕,为恐。

胆

诸呕吐酸,暴注下迫,皆属于热。

胆气郁为怒。

小肠

寒气客于小肠,小肠不得成聚,故便泄腹痛矣。

诸转反戾,水液浑浊皆属于热。

大小肠为泄。

大肠

诸病胕肿,疼酸惊骇,皆属于火。

三焦

诸热瞀瘛皆属于火。

下焦溢为水肿。

膀胱

诸痉项强，皆属于湿。

膀胱不利为癃，不约为遗溺。

小便黄者少腹中有热也。

五、巢氏病源提要

时气候

时行病者是春时应暖而反寒；夏时应热而反冷；秋时应凉而反热；冬时应寒而反温。非其时而有其气。是以一岁之中，病无长少，率相似者，此则时行之气也。从春分后其中暴大寒不冰雪，而人有壮热为病者，此则属春时阳气发于冬时，伏寒变为温病也。从春分以后至秋分节前天有暴寒者，皆为时行寒疫也，一名时行伤寒。此是节候有寒伤于人，非触冒之过也。若三月四月有暴寒，其时阳气尚弱，为寒所折，病热犹小轻也。五月六月阳气已盛，为寒所折，病热则重也。七月八月阳气已衰，为寒所折，病热亦小微也，其病与温及暑病相似，但治有殊耳。

温病候

经言，春气温和；夏气暑热；秋气清凉；冬气冰寒，此四时正气之序也。冬时严寒，万类深藏，君子固密，则不伤于寒。触冒之者，乃为伤耳。其伤于四时之气，皆能为病。而以伤寒为毒者，以其最为杀厉之气焉，即病者为伤寒，不即病者为寒毒藏于肌骨中。至春变为温病。是以辛苦之人，春夏必有温病者，皆由其冬时触冒之所致也。凡病伤寒而成温者，先夏至日者为病温，后夏至日者为病暑。

其冬复有非节之暖，名为冬温，与伤寒大异也。

伤寒候

伤寒病者起自风寒入于腠理，与精气交争，荣卫否隔，周行不通，病一日至二日，气在孔窍皮肤之间，故病者头痛、恶寒、腰背强重。此邪气在表，洗浴发汗即愈。病三日以上，气浮在上部，胸心填塞，故头痛、胸中满闷，当吐之则愈。病五日以上，气深结在脏，故腹胀、身重、骨节烦痛，当下之则愈。

中风候

中风者风气中于人也。风是四时之气，分布

八方，主长养万物，从其乡来者人中少死病，不从乡来者人中多死病。其为病者藏于皮肤之间，内不得通，外不得泄，其人经脉行于五脏者，各随脏腑而生病焉。

霍乱候

霍乱由人温凉不调，阴阳清浊二气，有相干乱之时。其乱在于肠胃之间者，因遇饮食而变，发则心腹绞痛。其有先心痛者则先吐，先腹痛者则先利，心腹并痛者，则吐利俱发。挟风而实者，身发热、头痛、体痛而复吐利，虚者但吐利、心腹刺痛而已。亦有饮酒食肉腥脍生冷过度，因居处不节，或露卧湿地，或当风取凉，而风冷之气，归于三焦，传于脾胃，脾胃得冷则不磨，不磨则水谷不消化，亦令清浊二气相干脾胃，虚弱则吐利水谷，不消则心腹胀满，皆成霍乱。霍乱有三名，一曰胃反，言其胃气虚逆，反吐饮食也；二曰霍乱，言其病挥霍之间便至缭乱也；三曰走哺，言其哺食变逆者也。

痎疟候

夫痎疟者，夏伤于暑也，其病秋则寒甚，冬则寒轻，春则恶风，夏则多汗。然均蓄作有时，以疟之始发，先起于毫末，伸欠乃作，寒慄鼓颔，腰脊痛。寒去则外内皆热，头痛而渴欲饮，此阴阳上下交争，虚实更作，阴阳相移也。阳并于阴则阴实阳虚，阳明虚则寒慄鼓颔，巨阳虚则腰背头项痛，三阳俱虚阴气胜，胜则骨寒而痛，寒生于内，故中外皆寒。阳盛则外热，阴盛则内热，内外皆热，则喘而渴欲饮，此得之夏伤于暑，热气盛藏之于皮肤之间，肠胃之外，此荣气之所舍，此令汗出空疏，腠理开，因得秋气，汗出遇风乃得之。及以浴，水气舍于皮肤之内，与卫气并居，卫气者昼日行阳，此气得阳而外出，得阴而内薄，是以日作，其间日而作者，谓其气之舍深，内薄于阴，阳气独发，阴邪内著，阴与阳争不得出，是以间日而作。

癫狂候

癫者卒发仆地，吐涎沫，口㖞目急，手足缭戾，无所觉知，良久乃甦。狂者或言语倒错，或自高贤，或骂詈不避亲疏，亦有自定之时。皆由血气虚，受风邪所为。人禀阴阳之气而生，风邪入并于阴则为癫，入并于阳则为狂。阴之与阳，更有虚有实，随其虚时为邪所并则发，故发癫又发狂。又在胎之时其母卒大惊动，精气并居，亦令子发癫，此则小儿而发癫者，是非关长因血气虚损受风邪所为。又有五癫,一曰阳癫;二曰阴癫;三曰风癫;四曰湿癫;五曰劳癫,此盖随其感处之由立名。又有牛马猪鸡狗之癫,皆死。其癫发之时,声形状似牛马等,故以为名也。

黄病候

黄病者一身尽痛发热,面色洞黄,七八日后壮热,口里有血,当下之。发如豚(tun)肝状,其人少腹内急。若其热眼睛涩痛,鼻骨痛,两膊及项强腰背急,即是患黄,多大便涩,但令得小便快,即不虑死。不用大便多,多即心腹胀不存,此由寒湿在表,则热蓄于脾胃,腠理不开,瘀热与宿谷相搏,烦郁不得消,则大小便不通,故身体面目皆变黄色。

痰饮候

痰饮者由气脉闭塞,津液不通,水饮气停在胸府,结而成痰。又其人素盛今瘦,水走肠间,漉漉有声,谓之痰饮。其病也胸胁胀满,水谷不消,结在腹内两肋,水入肠胃,动作有声,体重多唾,短气好眠,胸背痛,甚则上气欬逆倚息短气不能卧,其形如肿是也。脉偏弦为痰,浮而滑为饮。

吐血候

夫吐血者,皆由大虚损及饮酒劳损所致也。但肺者五脏之盖也,心肝又俱主于血,上焦有邪则伤诸脏,脏伤血下入于胃,胃得血则闷满气逆,气逆故吐血也。但吐血有三种,一曰内衄,二曰肺疽,三曰伤胃。内衄者出血如鼻衄,但不从鼻孔出,是近心肺间,津出还流入胃内,或如豆汁,或如衄血,凝停胃表,因即满闷便吐,或去数升乃至一斛是也。肺疽者是饮酒之后,毒满便吐,吐已后有一合二合或半升一升是也。伤胃者是饮食大饱之后,胃内冷不能消化,则便烦闷强呕吐之,所食之物与气共上冲踧,因伤损胃口便吐,血色鲜正赤是也。凡吐血之后,体恒俺俺然,心里烦躁闷乱,纷纷颠倒不安。

上气候

夫百病皆生于气,故怒则气上,喜则气缓,悲则气消,恐则气下,寒则气收聚,热则腠理开而气泄,忧则气乱,劳则气耗,思则气结,九气不同。怒则气逆,甚则呕血及食而气逆上也。喜则气和,荣卫行通利,故气缓焉。悲则心系急,肺布叶举,使上焦不通,荣卫不散,热气在内,故气消也。恐则精绝,精绝则上焦闭,闭则气还,还则下焦胀,故气不行。寒则经络涩滞,故气收聚也。热则腠理开

窍,荣卫通,故汗大泄也。忧则心无所寄,神无所归,虑无所定,故气乱矣。劳则喘且汗外内泄,故气耗矣。思则身心有所止,气留不行,故气结矣。

虚劳候

夫虚劳者五劳六极七伤是也。五劳者,一曰志劳,二曰思劳,三曰心劳,四曰忧劳,五曰瘦劳。又肺劳者短气而面肿,鼻不闻香臭。肝劳者面目干黑口苦,精神不守,恐畏不能独卧,目视不明。心劳者忽忽喜忘,大便苦难,或时鸭溏,口内生疮。脾劳者舌本苦直,不得咽唾。肾劳者背难以俯仰,小便不利,色赤黄而有余沥,茎内痛,阴湿里生疮,小腹满急。六极者,一曰气极,令人内虚,五脏不足,邪气多,正气少,不欲言。二曰血极,令人无颜色,眉发堕落,忽忽喜忘。三曰筋极,令人数转筋,十指爪甲皆痛苦,倦不能久立。四曰骨极,令人痠削,齿苦痛,手足烦痛,不可以立,不欲行动。五曰肌极,令人羸瘦无润泽,饮食不生肌肤。六曰精极,令人少气噏噏然,内虚五脏气不足,发毛落,悲伤喜忘。七伤者,一曰阴寒,二曰阴萎,三曰里急,四曰精连,五曰精少阴下湿,六曰精清,七曰小便苦数,临事不卒。又一曰大饱伤脾,脾伤善噫,欲卧面黄。二曰大怒气道伤肝,肝伤少血目暗。三曰强力举重,久坐湿地伤肾,肾伤少精,腰背痛厥逆下冷。四曰形寒寒饮伤肺,肺伤少气咳嗽鼻鸣。五曰忧愁思虑伤心,心伤苦惊喜忘善怒。六曰风雨寒暑伤形,形伤发肤枯夭。七曰大恐惧不节伤志,志伤恍惚不乐。男子平人脉大为劳,极虚亦为劳。男子劳之为病,其脉浮大手足烦,春夏剧,秋冬差,阴寒精自出。

癥瘕候

癥瘕者皆由寒温不调,饮食不化,与脏气相搏结所生也。其病不动者直名为癥,若病随有结癥而可推移者,名为癥瘕。瘕者假也,谓虚假可动也,候其人发语声嘶,中声浊而后语之,气拖舌语而不出,此人食结在腹病寒,口里常水出,四体漉漉,常如发疟,饮食不能,常自闷闷而痛,此食癥病也。诊其脉沉而中散者,寒食癥也,脉弦紧而细,癥也。

诸疝候

诸疝者阴气积于内,复者寒气所加,使荣卫不调,血气虚弱,故风冷入其腹内而成疝也。疝者痛也,或少腹痛,不得大小便,或手足厥冷绕膝痛,自

汗出，或冷气逆上抢心腹，令心痛或里急而腹痛。此诸候非一，故云诸疝也。

水肿候

肾者主水，脾胃俱主土，土性克水，脾与胃合，相为表里，胃为水谷之海，今胃虚不能传化水气渗溢经络，浸渍腑脏，脾得水湿之气加之则病。脾病则不能治水，故水气独归于肾，三焦不泻，经脉闭塞，故水气溢于皮肤而令肿也，其状目窠上微肿，如新卧起之状，颈脉动时咳，股间冷，以手按肿处，随手而起，如物裹水之状，口苦舌干，不得正偃，偃则咳清水不得卧，卧则惊，惊则咳甚，小便黄涩是也。水病有五不可治，第一唇黑伤肝，第二缺盆平伤心，第三脐出伤脾，第四足下平满伤肾，第五背平伤肺，凡此五伤不可治。

九虫候

九虫者，一曰伏虫，长四分。二曰蛔虫，长一尺。三曰白虫，长一寸。四曰肉虫，状如烂杏。五曰肺虫，状如蚕。六曰胃虫，状如虾蟆。七曰弱虫，状如瓜瓣。八曰赤虫，状如生肉。九曰蛲虫，至细微形如菜虫，伏虫群虫之主也。蛔虫贯心则杀人，白虫相生，子孙转大长至四五尺，亦能杀人。肉虫令人烦满。肺虫令人咳嗽。胃虫令人呕逆喜哕。弱虫又名膈虫，令人多唾。赤虫令人肠鸣。蛲虫居胴肠，多则为痔，极则为癞，因人疮处以生诸痈疽癣瘘病𧏾虫，无所不为，人亦不必尽有，有亦不必尽多，或偏无者。此诸虫依肠胃之间，若腑脏气实则不为害，若虚则能侵蚀，随其虫之动而能变成诸患也。

湿𧏾候

湿𧏾病由脾胃虚弱，为水湿所乘，腹内虫动侵蚀成𧏾也，多因下痢不止，或时病后客热结腹内所为。其状不能饮食，忽忽喜睡，绵绵微热，骨节沉重，齿无色，舌上尽白，细疮如粟，若上唇生疮，是虫食五藏，则心烦懊，若下唇生疮，是虫食下部，则肛门烂开，甚者腑脏皆被食，齿下上龈悉生疮，齿色紫黑，利血而湿，由水气也。脾与胃合俱象土，胃为水谷之海，脾气磨而消之，水谷之精化为血气，以养腑藏，若脾胃和则土气强盛，水湿不能侵之，脾胃虚弱则土气衰微，或受于冷，乍伤于热，使水谷不消化，糟粕不俟，实则成下利，翻为水湿所伤。若时病之后，肠胃虚热，皆令三尸九虫因虚动作，侵食五脏，上出唇口，下至肛门。胃虚气逆则变呕哕，虫食腑脏伤败利出瘀血。如此死者，因脾胃虚微，土气衰弱，为水湿所侵，虫动成，𧏾故名湿𧏾也。

诸淋候

诸淋者由肾虚而膀胱热故也。膀胱与肾为表里，俱主水，水入小肠，下于胞，行于阴，为溲便也。肾气通于阴，津液下流之道也。若饮食不节，喜怒不时，虚实不调，则腑脏不和，致肾虚而膀胱热也。膀胱津液之府，热则津液内溢而流于睾，水道不通，水不上不下，停积于胞，肾虚则小便数，膀胱热则水下涩，数而且涩，则淋漓不宣，故谓之为淋，其状小便出少而数，小腹弦急，痛引于脐。

赤白痢候

凡痢皆由荣卫不足，肠胃虚弱，冷热之气，乘虚入客于肠间，虚则泄，故为痢也。然其痢而赤白者，是热乘于血，血渗肠内则赤也。冷气入肠，搏肠间津液，凝滞则白也。冷热相交，故赤白相杂。重者状如脓涕而血杂之，轻者白脓上有赤脉薄血，状如鱼脂脑，世谓之鱼脑痢也。

小便候

小便利多者，由膀胱虚寒，胞滑故也。肾为脏，膀胱肾之腑也，共为表里，俱主水。肾气下通于阴，腑既虚寒，不能温其脏，故小便白而多，其至夜尿偏甚者，则内阴气生是也。小便不通，由膀胱与肾俱有热故也。肾主水，膀胱为津液之腑，此二经为表里。而水行于小肠入胞者为小便，肾与膀胱既热，热入于胞，热气大盛，故结涩令小便不通，小腹胀满气急，甚者水气上逆，令心急腹满，乃至于死。

大便候

大便不通者，由三焦五脏不和，冷热之气不调，热气偏入肠胃津液竭燥，故令糟粕否结，壅塞不通也。大便失禁者，由大肠与肛门虚冷滑故也。肛门大肠之候也，俱主糟粕，既虚弱冷滑，气不能温制，故使失禁。

六、先哲之病理学说

徐大椿

七情所病，谓之内伤。六淫所侵，谓之外感。自内经、难经、唐宋众书，无不言之深切著明矣。二者之病，有病形同而病因异者，亦有病因同而病形异者，又有全乎外感，全乎内伤者，更有内伤兼外感,外感兼内伤者。则因与病又互相出入,参错杂乱,治品过殊。盖内伤由于神志,外感起于经络,轻重浅深,先后缓急,或分或合,一或有误为害匪轻。能熟于内经及仲景诸书,细心体认,则虽其病万殊,其中条理井然,毫无疑似,出入变化无有不效,否则彷徨疑虑,杂药乱投,全无法纪,屡试不验,更无把握,不咎己之审病不明,反咎药之治病不应,如此死者,医杀之耳。

天下有同此一病,而治此则效,治彼则不效,且不惟无效而反有大害者,何也,则以病同而人异也。夫七情六淫之感不殊,而受感之人各殊,或体气有强弱,质性有阴阳,生长有南北,性情有刚柔,筋骨有坚脆,肢体有劳逸,年力有老少,奉养有膏粱藜藿之殊,处境有忧劳和乐之别,更加天时有寒暖之不同,受病有深浅之各异,一概施治,则病情虽中,而于人之气体,迥乎相反,则利害亦相反矣。故医者必细审其人之种种不同,而后轻重缓急、大小先后之法,因之而定,内经言之极详,即针灸及外科之治法尽然。故凡治病者,皆当如是审察也。凡人之所苦谓之病,所以致此病者谓之因,如同一身热也,有风,有寒,有痰,有食,有阴虚火升,有郁怒忧思,劳怯虫疰,此谓之因。知其因则不得专以寒凉治热病矣,盖热痛而所以致热者不同,而药亦迥异。凡病之因不同,而治各别者尽然。则一病而治法多端矣,而病又非止一症,必有兼症焉。如身热而腹痛,则腹又为一症。而腹痛之因又复不同,有与身热相合者,有与身热各别者,如感寒而身热,其腹亦因寒而痛,此相合者也。如身热为寒,其腹痛又为伤食,则各别者也,又必审其食为何食,则以何药消之。其立方之法,又必切中二者之病源而后定方,则一药而两病俱安矣。若不问其本病之何因,及兼病之何因,而徒曰某病以某方治之,其偶中者则投之或愈。再以治他人,则不但不愈,而反增病,必自疑曰,何以治彼效而治此不效,并前此之何以愈,亦不知之。则幸中者甚少,而误治者甚多,终身治病而终身不悟,将历症愈多而愈惑矣。

程钟龄

或问曰,医道至繁,何以得其要领,而执简以驭繁也。余曰,病不在人身之外,而在人身之中。子试静坐内观,从头面推想,自胸至足,从足跟推想,自背至头,从皮肉推思,内至筋骨脏腑,则全书之目录在其中矣。凡病之来,不过内伤外感,与不内外伤三者而已。内伤者,气病、血病、伤食,以及喜怒忧思悲恐惊是也。外感者,风寒暑湿燥火是也。不内外伤者,跌打伤损五绝之类是也。病有三因,不外此矣,至于变症百端,不过寒热虚实表里阴阳八字尽之,则变而不变矣。论治法,不过七方与十剂。七方者,大小缓急奇偶复。十剂者,宣通补泻轻重滑涩燥湿也。精乎此,则投治得宜矣。又外感之邪,自外而入,宜泻不宜补。内伤之邪,自内而出,宜补不宜泻。然而泻之中有补,补之中有泻,此皆治法之权衡也。又有似症,如火似水,水似火,金似木,木似金,虚似实,实似虚,不可以不辨,明乎此,则病无遁情矣。学者读书之余,闭目凝神,时刻将此数语,细加领会,自应一旦豁然,融会贯通,彻始彻终,了无疑义,以之司命,奚愧焉。

人身之病,不离乎内伤外感。而内伤外感中,只一十九字尽之矣,如风、寒、暑、湿、燥、火,外感也。喜怒忧思悲恐惊,与夫阳虚、阴虚、伤食,内伤也,总计之,共一十九字,而千变万化之病,于以出焉,然病即变化,要不离乎一十九字。一十九字,总之一内伤外感而已。所为知其要者,一言而终,不知其要者,流散无穷,必须提纲挈领,然后施救有方也。

莫枚士

百病之因有八,一邪气,二水湿,三鬼神,四虫兽,五器物,六饮食,七药石,八人事。前五者在身外,后三者在身内。而八纲之中,各有数目,邪气之属,有风日雾瘴,有寒暑水湿之属。有露雨,有水鬼神之属,有冲击,有丧尸,有精魅,有祸祟虫兽之属。有咬螫,有影射,有遗毒,有触气器物之属。有金镞,有打压,有触伤,有汤火饮食之属。有禁忌,有过多,有五味所伤,有中毒药石之属。有服药过剂,有药误石毒鸦片,人事之属。有喜忧欲恚恐,有行立坐卧举重闪挫堕坠跌仆,总计其目二十有余。

陆九芝

人身之阴阳,得其平则不病,偏胜则病,故有阴虚之病,其甚者火且旺。有阳虚之病,其甚者水且泛,有阴盛之病,其甚者且格阳,有阳盛之病,其甚者且格阴。人之言曰,阴虚者补阴而阴不虚,阳虚者补阳而阳不虚,阴盛者补阳而阴不盛,阳盛者补阴而阳不盛。阴阳有对待之观,治阴阳者自当作平列之势。余则以为阴虚而致火旺,阳虚而致水泛,自应平列其治。独至阴盛阳盛两证,则其势有不能平列者,盖阴盛之病,阴不能自为病也。凡阴所见病之处,比其阳所不到之处,故阴盛无消阴之法,而但有补阳以破阴之法,补其阳始足以敌其阴也。若于阳盛之病,则有不能补阴以敌阳者矣,盖阳而伤阴,必先令阳退而阴乃保。凡在补阴之药,无不腻滞而满中,滋阴则不足,助阳则有余,故阳盛无补阴之法,而但有伐阳以保阴之法。伐其阳始足以存其阴也,于何微之,微之于仲景方而已。仲景之治阴盛也,有真武四逆之姜附焉,仲景之治阳盛也,有白虎承气膏黄焉。试观一百一十三方,何绝无养阴以退阳者,乃即以仲景之不养阴而退阳,而别制仲景法外之剂,岂知仲景于少厥之阳盛,尚有承气白虎之法,而况其为阳明之阳盛乎。推原其故,则以世之目为阳盛者,乃阴盛而格阳。看似阳盛,实是阴盛。又其所谓补阴而阳不盛者,乃阴虚而阳亢,看似阳盛,实是阴虚,至以阴盛阴虚两证,皆目之为阳盛。而遇真是阳盛之病,

遂皆作阴盛阳虚观,且置阴盛不言,而但作阴虚观矣。故欲明阳盛之治,必先将阴虚阳亢,阴盛格阳之近似乎阳盛者,别而出之,然后阳盛之真面目乃见。见得阳盛之真面目,而尚疑阳盛之亦可补阴,养阴之亦可退阳者,未之有也。阴阳偏胜,其治法之不同,有如此者。

再以阴虚阳亢、阴盛格阳两证观之。而歧之中又有歧焉。阳之亢,阳之格,从其外而观之,不知者方以为皆是阳病,知其者亦仅谓皆是阴病。然其病也,一由阴虚而来,一由阴盛而来,阴虽同而阴之虚盛则相反。故凡阴盛格阳之病,仍作阴虚阳亢治之,不补阳而反补阴,鲜不殒者。若更以阴气作阳盛,更以阴盛作阳盛,尚足与论阴阳哉。况复指阴作血,不证阴阳皆以气言。所以补阴之药大半皆补血之药。因更以补血之药,认作可以退阳之药。口中言阴,意中实是血也。医者言血病者,实是气也。如之何,如之何至于何等药是养阴,何等药可以退阳,何等病可讲养阴,何等病必先退阳者,则惟问仲景可耳。

第三章　诊　断　学

一、切诊

浮脉

脉者气血之先也,其变化之形,综得二十八种,今为之缕析而详辨焉。浮在皮毛,如水漂木,举之有余,按之不足,得之主病在表。寸浮伤风,左关浮风在中焦,右关浮风痰在膈,尺部浮风客下焦。又无力表虚,有力表实。浮紧伤寒,浮缓中风,浮数风热,浮迟风湿,浮芤失血,浮短气病,浮洪虚热,浮虚伤暑,浮涩伤血,浮濡气败,皆为浮之兼脉主病也。若浮而盛大为洪,浮而软大为虚,浮而柔细为涩,浮而弦芤为革,浮而无根为散,浮而中空为芤。疑似之间,相去千里,不可不细心体认也。

沉脉

沉行筋骨,如水投石,按之有余,举之不足,得之主病在里。寸沉短气而胸痛引胁,或为痰饮。关沉中寒痛结,或为满闷吞酸筋急。尺部沉腰膝背痛,或阴下湿痒,或淋浊痢泄。又无力里虚,有力里实。沉迟痼冷,沉数内热,沉滑痰饮,沉涩血结,沉弱虚衰,沉牢坚积,沉紧冷疼,沉缓寒湿,皆为沉之兼脉主病也。若沉而细软为弱脉,沉而弦劲为牢脉,沉而着骨为伏脉,刚柔浅深之间,当宜熟玩。

迟脉

迟脉为阴,象为不足,往来迟慢,三至一息,得之主病在脏寒冷。寸迟上寒,或心痛停凝。关迟中寒,或癥瘕挛筋。尺迟火衰小便不禁,或腰足疝痛牵阴。又有力积冷,无力虚寒。浮迟表冷,沉迟里寒,迟涩血少,迟缓湿寒,迟滑胀满,迟微难安,皆为迟之兼脉主病也。夫脉一息四至为和平,若一息三至,则迟而不及矣。阴性多滞,故阴寒之

症,脉必见迟。迟而不流利则为涩脉,迟而有歇止则为结脉,迟而浮大且软,则为虚脉。至于缓脉,绝不相类。缓以脉形之宽缓得名,迟以至数之不及为义。故缓脉四至,宽缓和平,脉迟三至,迟滞不前,二者迥别也。

数脉

数脉属阳,象为太过,一息六至,往来越度,得之主病在腑燥热。寸数喘咳,或口疮肺痛。关数胃热。尺部数相火内动,或遗浊淋癃。又有力实火,无力虚火。浮数表热,沉数里热。右数火亢,左数阴戕。皆为数之兼脉主病也。夫一呼脉再动气行三寸,一吸脉再动气行三寸,呼吸定息,气行六寸。若一息六至,越常度矣。火性急速,故阳盛之证,脉来必数。数而弦急,则为紧脉。数而流利,则为滑脉。数而中止,则为促脉。数而过极,则为疾脉。数如豆粒,则为动脉。相类之间,非深思莫辨也。

滑脉

滑脉替替,往来流利,盘珠之形,荷露之义,得之主病多痰。寸滑咳嗽,或胸满吐逆。关滑胃热,或壅气伤食。尺滑病淋或痢积,男子溺血,女子经郁。又浮滑风痰,沉滑痰食,滑数痰火,滑短气壅,滑而浮大,阴茎溺痛,滑而浮散,中风瘫痪,滑而冲和则妊娠之兆,皆为滑之兼脉主病也。夫气血有余,故脉来流利如水,兼浮者毗于阴,世以或寒或热,古无定称,不知衡之以浮沉耳。

涩脉

涩脉蹇滞,如刀刮竹,迟细而短,三象俱足,得之主病血少精伤。寸涩心痛,或怔忡。关涩阴虚中热,右关上热,左关胁胀。尺涩遗淋或血痢,孕为胎病,无孕血竭。又涩而坚大为实热。涩而虚软为虚火,皆为涩之兼脉主病是也。若极细极软,似有若无,为微脉。浮而且细且软,为濡脉。沉而且细且软为弱脉,三者皆指下模糊而不清,实有区别也。不问男女,凡尺中沉涩者必难于嗣,正血少精伤之证。如怀子而得涩脉,则血不足以养胎。无孕而得涩脉,将有阴衰髓竭之忧矣。

虚脉

虚合四形,浮大迟软,及乎寻按,几不可见,得之主病血虚或伤暑。左寸虚惊悸怔忡。右寸虚自汗气怯。左关虚血不荣筋,右关虚食不消化。左尺虚腰膝痿痹。右尺虚火衰沉寒。虚之为义,中空不足之象,专以软而无力得名,其异于散脉者。虚脉按之虽软,犹可见。散脉按之绝无,不可见。异于濡脉者,虚则迟大而无力,濡则细小而无力。异于芤脉者,虚则愈按而愈虚,芤则重按而仍见。

实脉

实脉有力,长大而坚,应指幅幅,三候皆然。得之主病血实热结。左寸实,舌强气涌。右寸实,呕逆咽疼。左关实,肝火胁痛。右关实,中满气疼。左尺实,便闭腹痛。右尺实,相火亢逆。实之为义,劲坚有余之象也。又实而紧寒积稽留,实而滑痰浊凝聚,皆实之兼脉主病也。夫实脉必大而且长,更浮中沉三候皆有力,其异于紧脉者,紧脉但弦急如切绳而左右弹人手,实则且大且长,紧脉者热为寒束,故其象绷急而不宽舒,实脉者邪为火迫,故其象坚满而不和柔。

长脉

长脉迢迢,首尾俱端,直上直下,如循长竿。得之主病有余。左寸长,君火旺。右寸长,胸满逆。左关长,木实。右关长,土郁。左尺长,奔豚。右尺长,相火。长之为义,首尾端直也。凡实、牢、弦、紧四者,俱兼长脉。或以过于本位为长,不知寸而上过则为溢脉,寸而下过则为关脉,关而上过,即为寸脉,关而下过,即为尺脉,尺而上过,即为关脉,尺而下过,即为复脉。安得以过于本位言乎。

短脉

短脉涩小,首尾俱俯,中间突起,不能满部。得之主病不及。左寸短,心神不宁。右寸短,肺虚头痛。左关短,肝气损伤。右关短,膈间窒塞。左尺短,少腹痛。右尺短,真火衰。短之为义,两端沉下而中间独浮也,或以为两端断绝,不知上下不贯通,则为阳绝,下不贯通,则为阴绝,俱为必死之脉,安有断绝之理,特两端稍沉,而气自贯通也。

洪脉

洪脉极大,状如洪水,来盛去衰,滔滔满指。得之主病气壅火亢。左寸洪,心烦舌破。右寸洪,胸满气逆。左关洪,肝横逆。右关洪,脾胀热。左尺洪,水枯便难。右尺洪,龙火燔灼。洪之为义,喻其盛满之象也,大抵洪脉只是根脚阔大,却非坚硬,若使大而坚硬,则为实脉矣。

微脉

微脉极细,而又极软,似有若无,欲绝非绝。

得之主病气血大衰。左寸微,惊怯。右寸微,气促。左关微,寒挛。右关微,胃冷。左尺微,髓竭精枯。右尺微,阳衰命绝。微之为义,软而无力,细而难见,轻取之如无,故主阳气衰,重按之欲绝,故主阴气竭,大抵久病得之,多不可救,以真气将次灭绝也,卒病得之,犹或可生,以邪气不至深重也。

细脉

细脉直软,累累萦萦,状如丝线,较显于微。得之主病诸虚劳损。左寸细,怔忡不寐。右寸细,呕吐气怯。左关细,肝阴枯竭。右关细,胃虚胀满。左尺细,泻痢遗精。右尺细,下脘冷急。细之为义,小之甚也,微则模糊而难见,细则显明而易见。故细比于微,稍稍较大,然俱为阳气衰残之候耳。大抵细而血少气衰,有此证则顺,无此证则逆,故吐利失血得沉细者生,忧劳过度之人,脉亦多细,春夏之令,少壮之人,俱忌细脉,以其不与时合,不与形和也。

濡脉

濡脉细软,见于浮分,举之乃见,按之即空。得之主病髓竭阴伤。左寸濡,健忘惊悸。右寸濡,腠虚自汗。左关濡,血不营筋。右关濡,脾虚湿侵。左尺濡,精血枯损。右尺濡,命火衰微。濡之为义,软之类也,必在浮候,得见细软,若中候沉候,不可得而见也,夫濡脉之浮软,与虚脉相类,但虚脉形大,濡脉形小,濡脉之细小,与弱脉相类,但弱脉在沉分,濡脉在浮分。濡脉之无根,与散脉相类,但散脉从浮大而渐至于沉绝,濡脉从浮小而渐至于不见,从大而至无者,为全凶之象,从小而至无者,为吉凶相半之象,浮主气分,浮举之而可得,气犹未败,沉主血分,沉按之而全无,血已伤残,在久病老年之人见之,尚未见于必绝,脉证合也,若平人及少壮,并暴病之人见之,名为无根之脉,去死不远矣。

弱脉

弱脉细小,见于沉分,举之则无,按之乃得。得之主病真气衰竭。左寸弱,惊悸健忘。右寸弱,自汗气短。左关弱,挛急。右关弱,泄泻。左尺弱,水涸。右尺弱,阳陷。弱之为义,沉而细小之候也,脉弱以滑,是有胃气,脉弱以涩,是为久病,以弱堪重按,阴犹未绝,若兼涩象,气血交败,生理灭绝矣。

紧脉

紧脉有力,左右弹人,如绞转索,紧如切绳。得之主病寒邪及诸痛。左寸紧,心满急痛。右寸紧,伤寒喘嗽。左关紧,伤寒。右关紧,伤食。左尺紧,脐下痛。右尺紧,奔豚疝疾。紧者绷急而又绞转也,又浮紧伤寒,沉紧伤食,急而紧为遁尸,数而紧主鬼击,皆紧之兼脉主病也,凡中恶崇乘之脉,而得浮紧,乃邪方炽而脉无根,咳嗽虚损之脉而得沉紧,乃真已虚而邪仍固,咸在不治之例。

缓脉

缓脉四至,来往和匀,微风轻飐,杨柳初春。得之主胃和无病。视其兼见,方可断证,如浮缓伤风,沉缓寒湿,缓大风虚,缓细湿痹,缓涩脾薄,缓弱气虚,左寸涩缓,血虚。右寸浮缓,风邪。左关浮缓,肝风内鼓。右关沉缓,土弱湿侵。左尺缓涩,精宫不及。右尺缓细,真阳皆衰,极缓之兼脉主病也,缓之为义,宽舒和缓也,与紧脉正相反,不浮不沉,不大不小,不疾不徐,难以名状,所谓胃气脉也。

弦脉

弦如琴弦,轻虚而滑,端直以长,指下挺然,得之主病肝风痰饮及疟疾。左寸弦,心痛。右寸弦,胸痛。左关弦,疟疾癥瘕。右关弦,胃寒膈痛。左尺弦,下焦停饮。右尺弦,足挛疝痛。弦之为义,挺直而带长也,又浮弦支饮,沉弦悬饮,弦数多热,弦迟多寒,弦大主虚,弦细拘急,阳弦头痛,阴弦腹痛,单弦饮癖,双弦阴痼,皆弦之兼脉主病也,大抵弦而软,其病轻,弦而硬,其病重,更当细察焉。

动脉

动脉有力,其形如豆,厥厥动摇,必兼滑数,得之主病痛惊。左寸动,惊悸。右寸动,自汗。左关动,惊悸拘挛。右关动,心脾疼痛。左尺动,亡精。右尺动,龙火迅奋。动之为义,动摇而急数也,两头俯下,中间突起,极与短脉相类,但短为阴,不数不硬不滑,动脉为阳,且数且硬且滑为别耳。

促脉

促脉急促,数时一止,如趋而蹶,进则必死,得之主病火亢或停物。左寸促,心火炎炎。右寸促,肺鸣咯咯。左关促,血滞。右关促,食滞。左尺促,遗精。右尺促,灼热。促之为义,急促阳盛也,脏腑乖违,则稽凝泣阻,其运行之机,因而歇止者,起止为重,然促脉之促,得之于脏气乖违者十之六七,得于真元衰惫者,十之二三。或因气滞,或因血凝,或因痰停,或因食壅,或外因六气,或内伤七情,皆能阻遏其运行之机,故虽当往来急数之时,忽见一止耳。

结脉

结脉凝结缓时一止,徐行弗急,颇得其旨。得之主病阴寒或凝积。左寸结,心痛。右寸结,气滞。左关结,疝瘕。右关结,痰滞。左尺结,痿躄。右尺结,阴寒。结之为义,迟滞阴盛也,热则流行,寒则停滞,少火衰弱,中气虚寒,失其乾健之运,则气血痰食互相纠缠,运行之机械不利,故脉应之而成结也。大抵结而有力者,方为积聚。结而无力,不过真气衰弱耳。

代脉

代脉禅代,止有常数,不能自还,良久复动。得之主病脏衰危恶,脾脏败坏,中寒不食,吐利腹痛,两动一止,三四日死,四动一止,六七日死。代之为义,四时禅代之状也,结促之止,止无常数,代脉之止,止有常数,结促之止,一止即来,代脉之止,良久方至。大要伤寒心悸,怀胎三月,或七情太过,跌打重伤,及风家痛家,俱皆不忌代脉,未可断其必死,盖无病而羸瘦脉代者危候,有病而气血乍损,只为病脉,惟此以暴病言,若久病得代脉,则难为力矣。

革脉

革脉弦急,浮取即得,按之乃坚,浑如鼓革,得之主病表寒或中虚。左寸革,心血虚痛。右寸革,肺虚气壅。左关革,疝瘕。右关革,脘痛。左尺革,精虚。右尺革,危殆。其在孕妇,半产漏下。革之为义,皮革之坚也。表邪有余,内则不足,恰如鼓皮之外急而中空,或以为即牢脉,不知革浮牢沉,革虚牢实,形证俱异也。

牢脉

牢脉沉分,大而弦实,浮中二候,了不可得。得之主病内有坚积。左寸牢,伏梁。右寸牢,息贲。左关牢,积血。右关牢,痞癖。左尺牢,奔豚。右尺牢,疝瘕。牢之为义,坚固牢实而深居也,夫似沉似伏,牢脉之位,实大弦长,牢脉之体,惟其沉分,故患属阴寒,亦惟弦实,故病多坚积,若失血亡精之人,则内虚而当得革脉,乃为正象,反得牢脉,脉证相反,可卜死期矣。

散脉

散脉浮乱,有表无里,中候渐空,按之则绝。得之主病本伤危殆。左寸散,怔忡不卧。右寸散,自汗。左关散,胀满蛊坏。右关散,溢饮。左尺散,水竭。右尺散,阳消。散之为义,散乱而自有渐无也。故浮候之大,中候之顿觉无力,至沉候之则杳不可得矣。大抵心脉浮大而散,肺脉短涩而散,皆平脉也。心脉软散为怔忡,肺脉软散为汗出,肝脉软散为溢饮,脾脉软散为胕肿,皆病脉也,若肾脉软散,诸病脉代散,皆死脉也。

芤脉

芤脉草名,绝类慈葱,浮沉俱有,中候独空。得之主病失血。左寸芤,衄血。右寸芤,阴亡。左关芤,肝血不藏。右关芤,脾血不摄。左尺芤,便红。右尺芤,精漏。芤之为义,旁实中空也,夫荣行脉中,脉以血为形,芤脉空中,正脱血之象也,惟必于大脱血后始见耳。

伏脉

伏脉隐伏,更下于沉,推筋着骨,始得其沉。得之主病深入。左寸伏,血郁。右寸伏,气郁。左关伏,肝血在腹。右关伏,水谷寒凝。右尺伏,疝瘕。左尺伏,火衰。伏之为义,隐伏而不见也,凡阴证伤寒,先有伏阴在内,而外复感冒寒邪,阴气壮盛,阳气衰微,每四肢厥逆,六脉沉伏,则必俟阳回,脉自复出也。

疾脉

疾脉急疾,数之至极,七至八至,脉流搏疾。得之主病阳极阴绝。左寸疾,勿戢自焚。右寸疾,金被火乘。左关疾,肝阴绝。右关疾,脾阴消。左尺疾,涸辙难濡。右尺疾,赫曦过极。疾之为义,急速甚也,惟伤寒热极,方见此脉,非他疾所恒有,若痨瘵虚惫之人,亦或见之,则阴髓下竭,阳光上亢,可与之决死期矣,盖人之生死由乎气,气之聚散由乎血,凡残喘之尚延,只凭一线之气未绝,今一息八至,气已欲脱,安望有生哉。

怪脉

二十八脉之外更有怪脉,怪脉者来不伦,夭亡之兆也。一曰釜沸,脉在皮肤,有出无入,如汤涌沸,息数俱无,乃三阳数极无阴之候,朝见夕死,夕见朝死。二曰鱼翔,脉在皮肤,头定尾摇,浮浮泛泛,三阴数极,乃亡阳之征,当以死断。三曰弹石,脉来促坚,辟辟凑指。四曰解索,脉如解绳,散散无序。五曰屋漏,脉在筋肉,如溜之下,良久一滴,溅起无力,主七八日死。六曰虾游,脉在皮肤,如虾游波,杳然不见,忽又来急。七曰雀啄,脉在筋肉,连连凑指,忽然顿无,如雀啄食。八曰偃刀,脉如循刀,无进无退,其数无准,四日难疗。九曰转豆,脉来如豆,周旋辗转,并无息数,死可立待。十曰麻促,脉如麻子,细微至甚,轻者三日死,重者一日死,凡此皆不可治之候也。

二、问诊

寒热

问法殊多,综之得九,先之以寒热,所以辨其在表在里也。人伤于寒,则病为热,故凡身热脉紧,头疼体痛,拘急无汗,而且得于暂者,必外感也,盖寒邪非素所有,而突然见此脉证,必有表证也。若无表证而身热不解,多属内伤,然必有内证相应。凡身热经旬或至月余不解,亦有仍属表证者,盖因初感寒邪,身热头痛,早用寒凉,以致邪不能散,或虽经解散,而药不及病,以致留蓄在经,其病必外证多而里证少,此非里证,仍当解散。凡内证发热者多属阴虚,或因积热必有内证相应,而其来也渐,盖阴虚者必伤精,伤精者必连脏,故其在上而连肺者,必为喘急咳嗽,在中而连脾者,或妨饮食,或生懊恼,或为躁烦焦渴,在下而连肾者,或精血遗淋,或二便失节,然必寒热往来,时作时止,或气怯声微,是皆阴虚证也。怒气七情,伤肝伤脏而为热者,总属真阴不足,所以邪火易炽,亦阴虚也。劳倦伤脾而发热者,以脾阴不足,故易于伤,伤则热生于肌肉之分,亦阴虚也,内伤积热者,在癥瘕必有形证,在血气必有明征,或九窍热于上下,或脏腑热于三焦,若果因实热,凡火伤在形体而无涉于真元者,则其形气声色脉候,自然壮丽,无弗有可据而察者,此当以实火治之,凡寒证尤属显然,或外寒者阳亏于表,或内寒者,火衰于中,诸如前证,但热者多实,而虚热者最不可误,寒者多虚,而实寒者间亦有之,此寒热之不可不辨也。

汗

问汗者亦以察表里也,凡表邪盛者必无汗,有汗者邪随汗去,已无表邪,此理之自然故有邪尽而汗者,身凉热退,此邪去也,有邪在经而汗在皮毛者,此非真汗也,有得汗后,邪虽稍减,而未得全尽者,犹有余邪,又不可因汗而必谓其无表邪也,须

因脉证而详察之,凡温暑等证,有因邪而作汗者,有虽汗而邪未去者,皆表证也,总之表邪未除者,在外则连经,故头身或有疼痛,在内则连脏,故胸膈或生躁烦,在表在里,有证可凭,或紧或数,有脉可辨,须察其真假虚实,孰微孰甚而治,凡全非表证,则或有阳虚而汗者,须实其气。阴虚而汗者,须益其精。火盛而汗者,凉之自愈。过饮而汗者,清之可宁。此汗证之不可不辨也。

头身

问其头可察上下,问其身可察表里。头痛者邪居阳分,身痛者邪在诸经,前后左右,阴阳可辨。有热无热,内外可分。但属表邪,可散之而愈。凡火盛于内而为头痛者,必有内应之证,或在喉口,或在耳目,别无身热恶寒,在表等候者,此实盛于上,病在里也,察在何经,宜清宜降,高者抑之,此之谓也。若用轻扬散剂,则火必上升,而痛愈甚矣,阴虚过痛者,举发无时,是因酒色过度,或遇劳苦,或逢情欲,其发则甚,此为里证,或精或气,非补不可。头痛属里者,多因于火,此其常也,然亦有阴寒在上,阳虚不能上达而痛甚者,其证则恶寒呕恶,六脉沉微,或兼弦细,当温补之。凡云头风者,此世俗之混名,然必有所因,须求其本,辨而治之。眩晕或头重者,可因之以辨虚实,盖病中眩晕者,多因清阳不升,上虚而然。至于头重,尤属上虚,所谓上气不足,脑为不满,头为之苦倾也。凡身痛之甚者,亦当察其表里以分寒热。若感寒作痛者,或上或下,原无定所,随散而愈,此表邪也。若有定处而别无表证,乃痛痹之属,邪气虽亦在经,当以里证视之,但有寒热之异耳。若因火盛者,或肌肤灼热,或红肿不消,或内生烦渴,必有热证相应,治宜以清以寒。若并无热候而疼痛不止,多属阴寒,以致血气凝滞而然,所谓痛者寒气多也,有寒故痛也,必温其经,使血气流通,其邪自去矣。若劳损病剧而忽加身痛之甚者,以阴虚之极,不能滋养筋骨而然,营气惫矣,无能为也。

二便

二便为一身之门户,无论内伤外感,皆当察此以辨其寒热虚实。盖前阴通膀胱之道,而其利与不利,热与不热,可察气化之强弱。凡患伤寒而小水利者,以太阳之气未剧,吉兆也。后阴开大肠之门,而其通与不通,结与不结,可察阳明之虚实。凡大便热结,而腹中坚满者,方属有余,通之可也。

若新近得解而不甚干结,或旬日不解而全无胀意者,便非阳明实邪,所谓大便先硬后溏者不可攻,可见后溏者,虽有先硬,已非实热,矧夫纯溏而连日得后者,又可知也。若非真有坚燥痞满等证,则原非实邪,其不可攻明矣。凡小便但见其黄,便谓是火,而不知人逢劳倦,小水即黄。焦思多虑,小水亦黄。泻痢无期,小水亦黄。酒色伤阴,小水亦黄。便非有或淋或痛热证相兼,不可因黄便谓之火,中气不足,溲便为之变,义可知也。若小水清利者,知里邪之未甚,而病亦不在气分,以津液由于气化,气病则小水不利也。大小皆为元气之关,必真见实邪,方可议通议下,否则最宜详察审慎,不可误攻,使非真实而妄逐之,导去元气,则邪之在表者,反乘虚而深陷,因内困者,必由泻而愈亏。所以凡病不足,慎勿强通,最喜者小便得气而自化,大便坚固弥良,营卫既调,自将通达,即大肠秘结旬余,何虑之有,若滑泄不守,乃非虚弱者所宜当先为之防也。

饮食

问饮食者,一可察胃口之清浊,二可察脏腑之阴阳,病由外感而食不断者,知其邪未及脏,而恶食不恶食者可知。病因内伤而食饮变常者,辨其味有喜恶,而爱冷爱热者可知。素欲温热者知阴脏之宜暖,素好寒冷者知阳脏之可清,或口腹之失节,以致误伤,而一时之权变,可因以辨。故饮食之性情,所当详察,而药饵之宜否,可因以推也。凡诸病得食稍安者,必是虚证,得食更甚者,或虚或实皆有之,当辨而治之。

胸

问胸者,辨其膻中之间有邪无邪,及宜补宜泻也。凡胸腹胀满,不可用补。不胀不满,不可用攻。此为大法。然痞与满不同,当分轻重。重者胀塞中满,此实邪也,不得不攻。轻者但不欲食,不知饥饱,似胀非胀,中空物无,乃痞气耳,非真满也,此或邪陷胸中者有之,或脾虚不运者有之,病者不知其辨,但见胃气不开,饮食不进,问之亦曰饱闷,而实非真有胀满,此在疑虚疑实之间,若不察其真确,未免补泻倒施,必多致误,为害不小。今人病虚证者,极多,非补不可,但用补之法,不宜造次,欲察其可补不可补之机,则全在先察胸腹之宽否何如,然后以渐而进,如未及病,再为放胆用之,庶无所碍,此用补之大法也。虚证势在危急,

补剂难容少缓,亦必先问其胸宽者乃可骤进,若元气真虚,而胸腹又胀,是必虚不受补之证,若强进补剂,非惟无益,适足偾事,此胸腹之不可不察也。

聋

耳久聋者乃一经之闭,无足为怪。惟因病而聋者,不可不辨。伤寒三日,少阳受之,故为耳聋,此以寒邪在经气闭而然,然未有不因气虚而然者,所谓精脱者耳聋。又耳聋无闻者,阳气虚也。盖属气虚者十九,气闭者十一耳。耳聋有轻重,轻者病轻,重者病重,若随时渐轻,可察其病之渐退,进则病亦进矣。若病至聋极,甚至绝然无闻者,此诚精脱之证,皆主不治。

渴

问渴与不渴,可以察里证之寒热,而虚实之辨亦从以见。凡内热之甚,则大渴,喜冷水不绝,腹坚便结,脉实气壮,此阳证也。口虽渴而喜热不喜冷者,此非火证,中寒可知,既非火证,何以作渴,水亏故耳,凡病人问其渴否,则曰口渴,问其欲饮汤水否,则曰不欲。盖其内无邪火,所以不欲汤水,真阴内亏,所以口无津液,此口干也,非口渴也。不可以干作渴治,凡阳邪虽盛,而阴邪又虚者,不可因其火盛喜冷,便云实热。盖其内水不足,欲得外水以济水涸精亏,真阴枯也。必兼脉证细察之,此而略差,死生立判。

三、望诊

神气

内经曰,得神者昌,失神者亡。神为死生之本,不可不察也。以脉言之,则脉贵中和。有力中不失和缓。柔软中不失有力。是谓脉中之神。若不及则微弱脱绝之无力也,若太过则弦强真脏之有力也,二者皆危候。以形证言之,则目光精彩,言语清亮,神思不乱,肌肉不削,气息如常,大小便不脱,若此虽其脉有可疑,尚无忧虑。以其形之神在也,若目暗睛迷,形羸色败,喘急异常,泄泻不已,或通身大肉已脱,或两手循衣摸床,或无邪而言语失伦,或无病而虚中见鬼,或病胀满,而补泻皆不可施,或病寒热,而温凉皆不可用,或忽然暴病,即沉迷烦躁,昏不知人,或一时卒倒,即眼闭口开,手撒遗尿,若此者虽其脉无凶候,必死无疑。以形之神去也,再以治法言之,胃气竭者,药食入胃,不能施化,用寒不寒,用热不热,发其汗而表不

应,行其滞而里不应,或虚不受补,实不可攻。有药食不能下,下咽即呕,若此者脏气元神尽矣,屏诸不治之例而已。

色

五色者气之华也。青色,见于太阴太阳,及鱼尾正面口角,如大青蓝叶怪恶之壮者,肝气绝主死。若如翠羽柏皮者,为肝邪,有风病、惊病、目病之属。红色见于口唇及三阴三阳上下,如马肝之色,死血之状者,心气绝主死,若如橘红马尾色者,为心病,有怔忡,有惊悸,夜卧不宁。白色见于鼻准及正面,如枯骨及擦残汗粉者,为肺绝主死,若如腻粉梅花白绵者,为肺邪咳嗽之病。黄色见于鼻,干燥若土偶之形,为脾气绝主死,若如桂花杂以黑晕,为脾病,饮食不快,四肢倦怠是也,黑色见于耳,或轮廓内外,命如悬壁,若污水烟煤之状,为肾气绝主死,若如蜘蛛网眼鸟羽之泽者,为肾虚火邪乘水之病,大抵征其脉小色不夺者新病,脉不夺其色夺者久病,故暴感客邪之症,不妨昏浊壅滞,病久气虚,只宜瘦削清臞,若病邪方锐,而清白少神,虚赢久困,而妩媚鲜泽,咸非正色,五色之中青黑黯惨,无论病之新久,总属阳气不振,惟黄色见于面目,而不至索泽者,为向愈之候耳。

身

病人身轻,能自转侧者,易治。若身体沉重,不能转侧者,难治。盖阴证则身重,必足冷而倦卧,常好向壁卧,闭目不欲向明,懒见人,阴毒身如被杖之痛,身重如山,不能转倒。中湿风湿,皆主身重疼痛,不可转侧,要当辨之。阳证则身轻,手足和暖,开目欲见人,为可治。若头重视身,此天柱骨倒,元气败也。凡伤寒传变,循衣摸床,两手撮空,此神去而魂乱也。凡病人皮肤润泽者生,枯燥者死。经曰,脉浮而洪,身汗如油,喘而不休,形体不仁,乍静乍乱,此为命绝。

五官

五官为五脏精气之所聚,察之尤宜详审。凡目睛明能识见者可治,睛昏不识人,或反目上视,或瞪目直视,或目睛正圆,或戴眼反折,或眼胞陷下,皆不治。开目欲见人者阳证也,闭目不欲见人者阴证也。目中不了了,睛不和,热甚于内也。目疼痛者,属阳明之热。目赤者,属肝胆之火。目瞑

者,必将衄血。白睛黄者,身将发黄。凡病欲愈目皆黄,鼻准明,山根亮,以此为则可也。鼻则色青者腹中痛,若冷者死,微黑者水气,黄色者小便难,白色者为气虚,赤色者为肺热,鲜明者有留饮,鼻孔干燥者,必将衄血,鼻孔燥而黑如烟煤者,阳毒热深也,鼻孔冷滑而黑者,阴毒冷极也,鼻息鼾睡者,风温也,鼻塞浊涕者,风热也,鼻孔煽张者,为肺风,肺绝不治。耳则耳轮红润者生,或黄或白,或黑或青而枯燥者死,薄而白、薄而黑,皆为肾败。耳聋耳中疼皆可治,若耳聋舌卷唇青皆难治。至于口则凡口唇焦干为脾热,焦而红者吉,焦而黑者凶。唇口俱赤肿者热甚也,唇口俱青黑者冷极也。口苦者,胆热也。口中甜者,脾热也。口燥咽干者,肾热也。舌干口燥欲得饮水者,阳明之热也。口噤难言者,痉风也。上唇有疮为狐,虫食其脏。下唇有疮为惑,虫食其肛也。若唇青舌卷,唇吻反青,环口黧黑,口张气直,口如鱼口,口唇颤摇不止,气出不返,皆不治。

舌

脏腑有病,必见之于舌。舌以鲜红者吉,青为冷,青而紫为阴为寒,赤而紫者为阳为热,黑者亢之极为难治。凡舌上胎白而滑者,表有寒也,或丹田有热,胸中有寒也,胎黄而燥渴者,热盛也。胎黑而燥渴者,热甚而亢极也。若不燥渴,舌上黑胎而滑者,为寒为阴也。舌卷而焦,黑而燥者,阳毒热极也。舌青而胎滑者,阴毒冷极也。胎腻而厚者,湿邪混蒙也。又舌肿胀,舌上燥裂,舌生芒刺,皆热甚也。舌硬舌强,舌短缩,神气昏乱,语言不清者死。又阴阳易病,吐舌数寸者死。夫白胎见于太阳少阳外感为多,脾胃虚而湿滞,亦时见之。黄胎直至阳明热甚始有之。黑胎则表证所必无,与灰色胎同属寒邪直中阴经,或热传三阴久而发现,舌变虽繁,此其纲领也。

四、闻诊

虚实寒热

五脏者中之守也,各有正声,故听病人之呻吟于床第,可辨其虚实诸病也。大抵喘粗气热为有余,喘急气寒为不足,息高者心肺之邪有余,吸弱者肝肾之气不足,怒骂粗厉者,邪实内热也,怒骂微苦者,肝逆气虚也,鼻塞声重喷嚏,风寒未解也。言语轻迟气短,中气虚也。噫气者,脾内困也。嗳

气者,胃中不宽也。嗳逆冷气者,胃之寒也。呕吐酸苦者,肝之火也。自言食者必虚也,喜言食者,胃有火也。干咳无痰者,胃中伏火也。痰作清白者,寒也。稠黄者,火也。谵语收财帛者,元已竭也。狂言多与人者,邪方实也。气促喘息,不足以息者虚甚也。平人无寒热,短气不足以息者,多属痰火为实也。

杂证

脉之呻者痛也,言迟者舌謇也,声如从室中言者,中气之湿也。攒眉呻吟,苦头痛也。叫喊以手捂心下,中脘痛也。呻吟不能转身,腰痛也。摇头以手扪腮,齿痛也。呻吟不能起行,腰脚痛也。诊时吁气,属郁结也。坐而气促,痰火哮喘也。独言独语,无首无尾,思虑伤神也。鼻塞声重,伤风也。卒口噤,背反张,痉病也。心下汩汩有声,先渴后呕,停水也。喉中漉漉有声,痰也。肠若雷鸣,寒气挟湿也。若杂病发喘,痨瘵声哑,危病也。诸如此者,随证体察,神乎其技矣。

附　小儿虎口脉纹诊法

部位

幼科一道,自古为难,盖以小儿形质柔脆,易虚易实,调治少乖,则毫厘之失,遂致千里之谬,故初生小儿,气血未充,脉无定准,不可但以脉为主,须视虎口叉手处脉纹之形色,以决病之生死轻重。男先看左手,次指内侧。女先看右手,次指内侧。指之三节,初节曰风关,次节曰气关,三节曰命关。

其纹色红黄相间,隐隐不见则为平安无病。

主病

纹色紫属内热,红属伤寒,黄为伤脾,黑为中恶,青主惊风,白主疳症。纹在风关,主病轻。气关主病重。若过命关,主病危难治。又当视其纹形大小弯曲,紫主伤食内热,青主人惊及禽兽惊,赤主水火飞禽所惊,黄主雷惊,黑主阴痫。流珠形,主饮食所伤,内热欲吐,或肠鸣自利,烦躁啼哭。环珠形,主脾虚停食,胸膈胀满,烦渴发热。长珠形,主脾伤,饮食积滞,肚腹作痛,寒热不食。来蛇形,主脾胃湿热,中脘不利,干呕不食,此疳邪内作也。去蛇形,主脾虚食积,吐泻烦渴,气短喘急,不食困睡。弓反里形,主感冒寒邪,哽气出气,惊悸倦怠,四肢稍冷,小便赤色,咳嗽吐涎。弓反外形,主痰热,心神恍惚,夹惊夹食,风痫痰盛。枪形,主风热,生痰发搐,鱼骨形,主惊痰发热。水字形,主惊风食积,胸膈烦躁,顿闷少食,或夜啼痰盛,口噤搐搦。针形,主心肝热极生风,惊悸顿闷,困倦不食,痰盛搐搦。透关射指形,主惊风,痰热聚于胸膈。透关射甲形,主唐风,按流珠仅一点红色,环珠差大,长珠圆长,以上非谓圈子,总皆红脉贯之。来蛇即是长珠散,一头大,一头尖。去蛇亦如此分上下朝,故曰来去。角弓反张,向里为顺,向外为逆,枪形直上,鱼骨分开。水字即三脉并行。针形即过关一二粒米许。射甲命脉向外,透指命脉曲里。亦有不专执其形脉而投剂者,盖但有是症即服是药,亦多有效。

第四章　药　物　学

一、宣剂

(一)草部

桔梗

【性味】味苦辛,性微温,有小毒。【主治】清肺热以除痈痿,通鼻塞而利咽喉,排脓行血,下气消痰,定痢疾腹痛,止胸胁烦痛。【归经】入肺、心二经,兼入胃经。为开发和解之品。【禁忌】凡攻补下焦药中勿入,气逆上升,不得下降,及邪在下焦均忌。【炮制】凡用须去头上坚硬二三分并去浮皮,泔浸微炒。

天麻

【性味】味辛性平,无毒。【主治】风虚眩晕,麻痹不仁,语言謇涩,腰膝酸痛,杀精魅蛊毒,理惊气风痫。【归经】入肝经,为祛风之品。【禁忌】风药多燥,风能盛湿故也。凡病人觉津液少,口干舌燥咽干,大便涩及火炎头晕,血虚头痛,南方似中风证均忌。【炮制】凡用以明亮坚实者佳,湿纸包煨热,切片酒浸一宿焙。

秦艽

【性味】味苦辛性平,无毒。【主治】祛风活络,养血舒筋,骨蒸黄疸,牙痛伤风。【归经】入胃、大肠二经,兼入肝、胆二经。为泻散疏利之品。【禁忌】下部虚寒人,及小便不禁者均忌。【炮制】凡使以布拭去黄白毛,乃用还元汤浸一宿晒干用。

柴胡

【性味】味苦性平,一云微寒,无毒。【主治】主伤寒疟疾,寒热往来,呕吐胁痛,口苦耳聋,痰实结胸,饮食积聚,心中烦热,热入血室,目赤头痛,湿痹水胀,肝劳骨蒸,五痔羸热。【归经】入肝、胆、心包、三焦四经。为表散之品。【禁忌】凡虚人气升呕吐,阴虚火炽炎上,法所同忌。疟非少阳经者勿入。【炮制】外感生用,有汗咳者蜜水炒,内伤升气酒炒,下降用梢。

前胡

【性味】味苦,一云甘辛,性微寒,无毒。【主治】散结而消痰定喘,下气以消食安胎,辛解风寒,甘理胸腹,苦泄厥阴之热,寒散太阳之邪。【归经】入肺、三焦二经,兼入脾、胃、大肠、肝、膀胱五经。为解散之品。【禁忌】凡阴虚火炽,煎熬真阴,凝结为痰而嗽,真气虚而不归元,以致胸胁逆满,头痛不因乎痰,而由阴血虚,内热心烦,外现寒热而非外感者,均忌。

防风

【性味】味甘辛,性微温。无毒。【主治】大风恶风,风邪周痹,头面游风,眼赤多泪,经络留湿,脊痛项强。【归经】入肝、大肠、三焦三经。为表发疏散之品。【禁忌】似中风产后血虚发痉诸病,血虚痉急,头痛不因风寒,溏泄不因寒湿。二便秘涩,小儿脾虚发搐,慢惊慢脾风,气升作呕,火升发嗽,阴虚盗汗,阳虚自汗,均忌。

独活

【性味】味辛苦,性温。无毒。【主治】风寒湿痹,筋骨挛痛,头旋掉眩,颈项难伸,风热齿痛称良,奔豚疝瘕并治。【归经】入肾经。为搜风去湿之品。【炮制】凡使去皮或焙用,羌活同。

羌活

【性味】同独活。【主治】与独活同。【归经】入膀胱经,兼入肝、肾二经,又入小肠经。为发表搜风胜湿之品。【禁忌】凡血虚发痉,血虚头痛,及遍身疼痛骨痛,因而带寒热者,俱属内证,均忌。

延胡索

【性味】味辛苦,性温。无毒。【主治】破血下气,止腹疼心痛,调经利产。主血晕崩淋,除风痹,通小便。【归经】入肝经,兼入肺、脾、肾、心包四经。为利气活血以止痛之品。【禁忌】此药性温味辛,能走而不能守。故经事无期,及一切血热为病,凡崩中淋漓,皆应补气血,凉血清热则愈,此均忌。【炮制】凡使取根如半夏内黄小而坚者良,酒拌行血,醋炒止血。生用破血,炒用调血。

贝母

【性味】味辛苦,性平。无毒。【主治】消痰润肺,涤热清心。治喘咳红痰,解胸中郁结,乳难与风痉咸宜,疝瘕共喉痹兼要。【归经】入心、肺二经。为散结泄热润肺清火之品。【禁忌】寒湿痰食痰嗽,湿痰在胃,恶心欲吐,痰饮作寒热,脾胃湿痰作眩,及痰厥头痛,中恶呕吐,胃寒作泄。法宜辛温燥热药,如星、夏、苓、术之类者均忌。【炮制】凡使擘去内米许大者心一颗拌糯米炒黄,去米用。

细辛

【性味】味辛,性温,无毒。【主治】风寒湿痹,头痛鼻塞,下气破痰,头面游风,百节拘挛,齿痛目泪。【归经】入心、小肠二经。为散风泄热之品。【禁忌】此风药也,升燥发散。凡内热及火升炎上,上盛下虚,气虚有汗,血虚头痛,阴虚咳嗽均忌。【炮制】凡使切去头,须拣去双叶者不用。

茅根

【性味】味甘,性寒。无毒。【主治】凉金定喘。治吐衄并血瘀,利水通淋,祛黄疸及痈壅。茅针溃痛。茅花止血。【归经】入心、脾、胃三经。为清火治血之品。【禁忌】因寒发哕,中寒呕吐,湿痰停饮发热,均忌。

川芎

【性味】味辛,性温。无毒。【主治】头痛面风,泪出多涕,寒痹筋挛,去瘀生新,调经种子,长肉排脓。小者名抚芎,止利且开郁。【归经】入肝经,兼入心包、胆二经。为补血润燥行气搜风之品。【禁忌】虽为肝经药,若单服日久,则辛喜归肺,肺气偏胜,肝必受邪。

蛇床子

【性味】味辛苦,性温。无毒。【主治】男子强阳事,妇人暖子宫。除风湿痹痒,擦疥癣多功。

【归经】入命门、三焦二经。为疏风去湿之品。【炮制】凡使百部浓汁浸一宿,晒干生地汁拌蒸半日,晒干用,浴汤生用。

藁本

【性味】味辛苦,性温。无毒。【主治】风家巅顶作痛,女人阴肿疝疼,脊强而厥可疗,胃风泄泻亦治。【归经】入膀胱经。为专去风寒湿邪之品。【禁忌】温病头痛,发热口渴,或骨疼,及春夏伤寒阳证头疼,产后血虚火炎头痛,均忌。

白芷

【性味】味甘,性温。无毒。【主治】头风目泪,齿痛眉疼,肌肤瘙痒,呕吐不宁,女人赤白带下,疮家止痛排脓,阴肿消,血闭愈。【归经】入肺、胃、大肠三经。为散风表汗除湿通窍之品。【禁忌】呕吐因于火,漏下赤白,阴虚火炽,病由血热所致者,均忌。

木香

【性味】味辛苦,性温。无毒。【主治】平肝降气,郁可开而胎可安,健胃宽中,食可消而痢可止,何患鬼邪虫毒,无忧冷气心疼。【归经】入三焦经。为行气之品。【禁忌】肺虚有热,元气虚脱,及阴虚内热,诸病有热,心痛属火。均忌。

高良姜

【性味】味辛,性大温。无毒。【主治】温胃去噎,善医心腹之疼,下气除邪,能攻岚瘴之疟。【归经】入脾、胃二经。为温中散寒之品。【禁忌】胃火作呕,暑霍乱大热,主泻心虚作痛均忌。【炮制】宜同东壁土炒过入药。

白豆蔻

【性味】味辛,性大温。无毒。【主治】温中除吐逆,开胃消饮食,疟证宜投,目翳莫缺。【归经】入肺经,兼入胃经。为行气之品。【禁忌】凡呕吐反胃,不因于寒,及由阳虚者,与火升作呕,因热腹痛者,均忌。

砂仁

【性味】味辛,性温。无毒。【主治】下气而止咳嗽奔豚,化食而理心疼呕吐,霍乱与泄痢均资,鬼疰与安胎并效,复调中而快气,尤和胃而醒脾。【归经】入肝、肾、脾、胃四经,兼入肺、大肠、心包三经。为行气调中之品。【禁忌】本非肺经药,亦有咳逆用之者,通指寒邪郁肺致咳之病,若肺热咳逆,及一切病由于火炎暑热气虚湿热,均忌。

郁金

【性味】味辛苦,性寒。无毒。【主治】血积气壅,生肌定痛,定癫狂,凉心热,疗男子尿血诸症,治妇人经脉逆行。【归经】入心、肝二经,兼入胃经。为行气解郁、凉血破瘀之品。【禁忌】凡病属真阴虚极,阴分火炎。迫血妄行,溢出上窍,而非气分拂逆,肝气不平,以伤肝吐血者,均忌。

香附

【性味】味甘,性微温。无毒。【主治】开郁化气,发表消痰,腹痛胸热,胎产神良,疗痈疽疮疡,除痞满腹胀。【归经】入肝经,兼入肺、三焦二经。为调气开郁之品。【禁忌】月事先期血热也,法当凉血禁用此药,误犯则愈先期矣。【炮制】生用上行胸膈,外达皮肤,熟用下走肝肾,外彻腰足,炒黑止血,童便浸炒,入血分而补虚,盐水浸炒,入血分而润燥,青盐炒补肾气,酒浸炒行经络,醋浸炒消积聚,姜汁炒化痰饮。

藿香

【性味】味辛,微温。无毒。【主治】温中开胃,行气止呕,霍乱吐泻必需,心腹绞痛宜用。【归经】入肺、脾二经,兼入胃经。为清上治中之品。【禁忌】凡阴虚火旺,胃弱作呕,中焦火盛热极,温病热病,胃家邪实,作呕作胀,均忌。

兰草

【性味】味辛,性平。无毒。【主治】蛊毒不祥,胸中痰癖,止渴利水,开胃解郁。【归经】入肺、胃二经。为消痰除恶散郁结解结之品。

荆芥

【性味】味辛,性温。无毒。【主治】瘰疬结聚,瘀血湿瘴,散风热,清头目,利咽喉,消疮毒,能发汗而愈痉,去寒热于少阳。【归经】入肝经,兼入胆、胃二经。为发表祛风理血之品。【禁忌】凡表虚有汗,血虚寒热,阴虚火炎面赤,因而头痛者均忌。【炮制】茎穗并用,或独用穗,以穗在巅,善升发也,治血须炒黑用。

薄荷

【性味】味辛苦,性温。无毒。【主治】去风热,通关节,清头目,定霍乱,消食下气,猫咬蛇伤,伤寒舌苔,和蜜擦之。【归经】入心、肺二经。为解散风热之品。【禁忌】凡虚人不宜多服,令人汗出不止。

紫苏

【性味】味辛,性温。无毒。【主治】温中达表,解散风寒,更能下气安胎,子可消痰定喘,消饮食而辟口臭,去邪毒而解恶气。【归经】入心、肺、胃三经。为发表散寒之品。【禁忌】凡阴虚因发寒热,或恶寒头痛者,宜敛宜补,不可用此,火升作呕者亦忌,惟可用子。

菊花

【性味】味苦甘,性平。无毒。【主治】主胸中热,去头面风,死肌湿痹,目泪头疼。【归经】入心、肝、脾、肺、胆、胃、大肠、小肠八经。为祛风明目之品。

豨莶草

【性味】味苦辛,性生寒热温。无毒。【主治】肢节不利,肌体麻痹,脚膝软痛缠绵风气。【归经】入肝经,兼入肾经。为祛风除湿之品。【禁忌】痹痛由脾肾两虚,阴血不足,不由风湿而得者忌服。以此为风药,凡风药皆能燥血也。【炮制】凡使去粗皮,留枝叶花实,酒拌蒸晒九次,蜜丸甚益元气。若非九次,阴浊之气未尽,则不能透骨搜风而却病也。捣汁熬膏或甘草地黄煎膏,炼蜜收三味膏,酒服尤效。

款冬花

【性味】味辛甘,性温。无毒。【主治】化痰则喘嗽无忧,清肺则痈痿有赖,喉痹亦治,惊痫能除。【归经】入肺经。为润肺泄热止嗽之品。【炮制】凡使去蕊壳,但取净花,甘草浸一宿,晒干入丸,微焙用。

常山

【性味】味辛苦,性寒。有毒。【主治】疗痰饮有灵,截疟疾必效。【归经】入肺、心、肝三经。为吐痰截疟行水之品。【禁忌】凡真气虚者忌用。【炮制】常山生用则吐,与甘草同用则不吐,若酒浸炒透用钱许,每见奇功,未必吐也,醋制亦可。

百部

【性味】味甘,性微寒。无毒。【主治】肺寒咳嗽,传尸骨蒸,杀蛔寸白,除蝇蚤蛲虫。【归经】入肺经。为润肺杀虫之品。【禁忌】百部味苦,脾虚胃弱人,宜兼保脾安胃药同用,庶不伤胃气,凡用酒浸一宿焙。

威灵仙

【性味】味微辛咸,性温。无毒。【主治】宣五脏而疗痛风,去冷滞而行痰水,积聚癥瘕可治,黄疸浮肿何虞。【归经】入膀胱经。为行气祛风之品。【禁忌】风药性升而燥,走而不守。凡病非风湿及阳盛火升,血虚有热,表虚有汗,疟疾口渴身热者均忌。

茜草

【性味】味酸咸,性寒。无毒。【主治】行血止血,消瘀通经,风痹与黄疸咸宜,扑损偕痔瘘悉治。【归经】入心、肝、肾、心包四经。为凉血行血之品。【禁忌】病人虽见血证,若加泄泻饮食不进者忌。

紫草

【性味】味苦性凉无毒。【主治】凉血和血,清解疮疡,宣发痘疹,通大小肠。治五疸以称善,利九窍而允脏。【归经】入心、肝二经。为凉血止血之品。【禁忌】紫草大苦大寒,虽治血热妄行神效,若脾胃俱虚,胃口薄弱,见食欲呕,及不时泄泻者,勿遂投之,当先理脾胃。

钩藤

【性味】味甘,性微寒,无毒。【主治】舒筋除眩,下气宽中,小儿惊痫,客忤胎风,祛肝风而不燥,清新热为最平。【归经】入肝、心包二经。为息风静火之品。【炮制】钩藤久煎则无力,纯用钩取其力锐也。

(二)木部

马勃

【性味】味辛苦,性平。无毒。【主治】咳嗽喉痹,衄血失音莫缺,解热散血,涂传诸疮称良。【归经】入肺经。为解热之品。

辛夷

【性味】味辛,性温。无毒。【主治】辛温开窍,鼻塞与昏冒咸宜,清阳解肌,壮热与憎寒并选,亦愈头风脑痛,并祛面黑目眩。【归经】入肺、胃二经。为辛香走窜之品。【禁忌】凡气虚人忌,偶感风寒鼻塞亦忌,头脑痛,属血虚火炽者,齿痛属胃火者忌。

檀香

【性味】味辛,性温。无毒。【主治】辟鬼杀虫,开胃进食,疗噎膈之吐,止心腹之痛。【归经】入肺、肾二经。兼入胃经。为开发之品。

乌药

【性味】味辛,性温。无毒。【主治】主膀胱冷气攻冲,疗胸腹积停为痛,天行疫瘴宜投。鬼犯虫伤莫废。【归经】入胃、肾二经。兼入肺经。为顺气止痛之品。【禁忌】辛温散气,病属虚气者忌,世多同香附治辅仁一切气病,不知气有虚实,有寒热冷气暴气固宜,热气必有害,故妇人月事先期,小便短数及咳嗽内热,口渴舌苦不卧,一切阴虚内热之病均忌。【炮制】凡使酒浸一宿用,亦有煅研者。

乳香

【性味】味苦辛,性微温,无毒。【主治】定诸经之痛,解诸疮之毒,活血舒筋,和中治痢,生肌调气,托里护心。【归经】入心、脾二经。兼入肝经,为活血伸筋之品。【禁忌】痈疽已溃不宜服,诸疮脓多时未宜遽用。

没药

【性味】味苦辛,性平,无毒。【主治】宣血气之滞,医疮腐之疼,可攻目翳,堪坠胎儿。【归经】入肝经。为散血消肿定痛生肌之品。【禁忌】凡骨节痛,胸腹胁肋痛,非由血瘀而由血虚者,产后恶露去多,腹中虚痛者,痈疽已溃者,目赤翳非血热甚者,均忌。

龙脑香

【性味】味辛苦,性微寒。无毒。【主治】开通关窍,驱逐鬼邪,善消风而化湿,使耳聪而目明,散郁火以治惊痫痰迷,施外科而愈三虫五痔。【归经】入肝经,兼入心、脾二经。为散火通窍之品。【禁忌】凡中风非由外来,风邪气血虚,小儿吐泻后称慢脾惊,亦虚寒,非若急惊实热均忌。目昏暗由肝肾虚,不宜入点药。

海桐皮

【性味】味苦辛,性平。无毒。【主治】除风湿之害,理腰膝之疼,可除疥癣亦治牙痛。【归经】入脾、胃二经。为祛风逐湿之品。【禁忌】腰痛非由风湿者忌。【炮制】此出广南皮白坚韧,可作绳索,入水不烂。

皂荚

【性味】味辛咸,性温。无毒。【主治】开窍通关,宣壅导滞,搜风逐痰,辟邪杀鬼,搐之治噤口中风,服之则除湿去垢,涂之而散肿消毒,禁之辟疫除瘟。【归经】入肺、大肠二经。为通窍搜风之品。【禁忌】似中风证,由阴虚炎煎熬成痰,热极生风,至卒然仆蹶,不可遽用稀涎散,耗其津液,致经络无以荣养,为拘挛偏废之病,孕妇亦忌。【炮制】凡用皂荚有蜜炙酥炙绞汁烧灰之异,各依方用。

西河柳

【性味】味甘咸,性温。无毒。【主治】消痞解酒,解诸毒而发痧疹,利小便而疗诸风。【归经】入心、肺、胃三经。为开发升散之品。

芜荑

【性味】味辛,性平。无毒。【主治】除疳积之要品,杀诸虫之神剂,能燥湿而化食,治癥痛与鳖瘕。【归经】入脾、胃二经。为散风除湿消积杀虫之品。【炮制】凡使芜荑以气羶者良,乃山榆仁也。

五加皮

【性味】味辛苦,性温。无毒。【主治】明目舒筋,益精缩便。风湿宜求,疝家必选。疗妇人之阴蚀,健小儿之难行。【归经】入肝、肾二经。为祛风湿壮筋骨之品。【禁忌】下部无寒湿邪而有火,及肝肾虚而有火均忌。

蔓荆子

【性味】味苦辛,性微寒。无毒。【主治】头风连于眼目,搜散无余,湿痹甚而拘挛展舒有效。通利九窍,除去白虫。【归经】入肝、膀胱二经,兼入胃经,为搜风凉血之品。【禁忌】头目不因风邪而由血虚有火者忌之。胃虚人不可服,恐生痰疾。【炮制】凡使去蒂子下白膜,酒浸一日蒸之,晒干用。

密蒙花

【性味】味甘,性平、微寒。无毒。【主治】养荣和血,退翳开光,大人皆泪羞明,小儿痘疮攻眼。【归经】入肝经。为平润之品。

川椒

【性味】味辛,性温。无毒。【主治】温脾土,而击三焦之冷滞,补元阳荡六腑之沉寒,饮癖气症和水肿,累建奇功,杀虫止呕及肠虚,恒收速效,通血脉则痿痹消除,行肢节,则机关健运。【归经】入脾、肾二经,兼入心包络经。为散寒逐湿补火之品。【禁忌】肺胃素热,大肠积热,一切阴虚阳盛,火热上冲者均忌。【炮制】凡使微炒使出汗,乘热入竹筒中,捣去里面黄壳取红用,未尽再捣用,花椒亦然。

椒目

【性味】味苦,性寒。无毒。【主治】善消水肿,可塞耳聋。【归经】入脾、膀胱二经。为利水之品。

(三)谷部

谷芽

【性味】味苦,性温。有毒。【主治】消食和中,下气除热。【归经】入脾、胃二经。为健脾开胃和中消食之品。

酒

【性味】味苦、甘、辛,性热。有毒。【主治】通血脉而破结,厚肠胃而润肌,宣心气以忘忧,助胆经以发怒,善行药势,可御风寒。【归经】入十二经。为开发宣通之品。

秫米

【性味】味甘,性微寒。无毒。【主治】治肺疟利大肠,或阴盛阳虚,或夜不能寐,或食鹅鸭而成癥,或下黄汁而妊娠。【归经】入肺经。为宣畅之品。【禁忌】能壅五脏气,动风,迷闷人不可多食,又黏滞易成黄积病,小儿不宜多食。

麦芽

【性味】味甘、咸,性温。无毒。【主治】熟腐五谷,消导而无停,运行三焦,宣通而不滞,疗腹鸣与痰饮,亦催生而堕胎。【归经】入脾、胃二经。为健土化积之品。【禁忌】能消米面诸果食积,无积滞脾胃者忌用。

神曲

【性味】味甘、辛,性温。无毒。【主治】健脾消谷,食停腹痛无虞,下气行痰,泄痢胃翻有藉。【归经】入脾、胃二经。为消导之品。【禁忌】脾阴虚、胃火盛者均忌,能落胎,孕妇少食。

红曲

【性味】味甘,性温。无毒。【主治】入营而破血,燥胃而消食。赤白下痢者良,产后恶露亦治。【归经】入脾、胃、大肠三经。为破血消食之品。

豆豉

【性味】味苦,性寒。无毒。【主治】解肌发汗,头疼与寒热同除,下气清烦,满闷与温斑并妙,疫疬可用,痢疟宜之。【归经】入肺经,兼入胃经。为解表除烦之品。【禁忌】伤寒传入阴经与直中三阴者皆不宜用,热结胸中,烦闷不安,此欲成结胸,法当下,不宜再汗,均忌。

（四）菜部

葱白

【性味】味辛,性平。无毒。【主治】通中发汗。头疼风湿蠲除,利便开关,脚气奔豚解散,跌打金疮出血,砂糖研传敷,气停虫积为映,铅粉丸吞。专攻喉痹,亦可安胎。【归经】入肺、肝、胃三经。为解散之品。【禁忌】葱同蜜食杀人,同枣食令人痢,表虚易汗者勿食,病已得汗勿再进。

白芥子

【性味】味辛,性温。无毒。【主治】解肌发汗,利气疏痰,温中而冷滞消,辟邪而祟魔遁,酒服则反胃易痊,醋涂则痛毒可散。【归经】入肺经。为利气豁痰发汗散寒除肿止痛之品。【禁忌】肺经有热,及阴虚火炎生痰者均忌。

莱菔子

【性味】味辛、甘,性平。无毒。【主治】下气定喘,消食除胀,生研堪吐风痰,醋调能消肿毒。【归经】入肺、脾二经。为行气消痰之品。【禁忌】虚弱人大忌。

生姜

【性味】味辛,性温。无毒。【主治】生能发表,熟可温中,开胃有奇功,止呕为圣剂,气胀腹痛俱妙,痰凝血滞皆良,刮下姜皮,胀家必用。【归经】入肺、心、脾、胃四经。为发散之品。

干姜

【性味】味辛,性大热。无毒。【主治】破血消痰。腹痛胃翻可服,温中下气,癥瘕积胀能除,开胃扶脾,消食去滞,生用则发汗有灵,炮黑则止血颇验,风湿之痹可逐,肠癖下痢亦良。【归经】入心、肺、脾、胃、肾、大肠六经。为除寒散结回阳通脉之品。【禁忌】生姜、炮姜、干姜禁忌略同。大约久服伤阴损目,误服亦然。凡阴虚内热,阴虚咳嗽吐血,表虚有热,汗出自汗盗汗,藏毒下血因热呕恶,火热胀痛,均忌。

（五）果部

枇杷叶

【性味】味苦,性平。无毒。【主治】走阳明则止呕下气,入太阴则定咳消痰。【归经】入肺、胃二经。为下气之品。【炮制】粗布拭去毛,甘草汤浸一遍,用棉再拭干,每一两以酥二钱半,涂上炙用,若治胃病姜汁涂炙,治肺病蜜水涂炙。

荔枝核

【性味】味甘,性温。无毒。【主治】胃脘作痛,痘出不快,散滞气,辟寒邪,妇人则血气刺痛以疗,男子则卵肿癫疝以治。【归经】入肝、肾二经。为散寒祛湿之品。

橄榄

【性味】味酸、甘,性平。无毒。【主治】清咽喉而止渴,厚肠胃而止泻,消酒称奇,解毒更异。【归经】入肺、胃二经。为清解之品。

甜瓜蒂

【性味】味苦,性寒。有小毒。【主治】理上脘

之疴,或水停,或食积,去胸中之邪,或痞鞭,或懊
侬,水泛皮中,得吐而痊,湿家头痛,(口蓄)鼻而
愈。【归经】入肺、胃、脾三经。为涌吐之品。【禁
忌】瓜蒂极苦而性上壅,能损胃伤血,耗气散神。
凡胸中无寒,胃家无食,皮中无水,头面无湿,及胃
虚气弱,诸亡血,诸产后,似中风倒仆,心虚有热,
癫痫女劳谷疸,元气尪羸,脾虚浮肿,切勿轻用。

(六)金石部

铜青

【性味】味酸,性平。无毒。【主治】女科理血
气之疼,眼科主风热之痛,内科吐风痰之聚,外科
止金疮之血,杀虫有效,痔证亦宜。【归经】入肝、
胆二经。为专去风痰之品。【禁忌】凡目痛肤翳,
不由风热外侵,而由肝虚血少者忌用。

硼砂

【性味】味咸甘,性凉。无毒。【主治】退障除
昏开胬肉,消痰止嗽且生津,癥瘕噎膈俱瘥,鲗家
骨鲠咸宜。【归经】入肺经。为生津去痰泻热之
品。【禁忌】硼砂剽削为用,消散为能,宜攻有余,
难施不足,此暂用之药,不可久服。

(七)禽兽部

五灵脂

【性味】味甘,性温。无毒。【主治】止血气之
痛,行冷滞之瘀。【归经】入肝经。为行血止痛之
品。【禁忌】血虚腹痛,血虚经闭,产妇去血过多发
晕,心虚有火作痛,血虚无瘀滞者均忌。【炮制】凡
使研细,酒飞去沙石,晒干收用。

虎骨

【性味】味辛,性微热。无毒。【主治】壮筋骨,
而痿软可起,搜毒风,而挛痛堪除。虎肚主翻胃有
功。虎爪主辟邪杀鬼。【归经】入肾经,兼入肝经。
为搜风健骨之品。【禁忌】凡血不足以养筋,以筋
骨疼痛者宜少用。【炮制】凡使虎骨捶碎,去髓涂
酥,或酒或醋,炙黄凡使虎睛取真者,以生羊血浸
一宿,漉出微火焙干捣粉用。

麝脐香

【性味】味辛,性温。无毒。【主治】开窍通经,
穿经透骨,治惊痫而理客忤,杀虫蛊而去风痰,辟
邪杀鬼,催生堕胎蚀溃疮之脓,消瓜果之积。【归
经】入脾经,通行十二经。为开关利窍之品。【禁
忌】凡病之属于虚者,法当补益,概勿施用。

(八)鳞虫部

穿山甲

【性味】味咸,性寒。有毒。【主治】搜风逐痰,
破血开气,疗蚁瘘绝灵,截疟疾至妙。治肿毒未成
即消,已成即溃,理痛痹在上则升,在下则降。【归
经】入肝经,兼入胃大肠二经。为走窜之品。【禁
忌】痈疽已消禁服,痘疮元气不足不能起发亦忌。
【炮制】凡使或炮,或烧,或酥炙,或童便炙,或油
煎,或土炒,或蛤粉炒,各随本方。总未有生用者,
尾中为刀胜。

蛇蜕

【性味】味咸、甘,性平。有小毒。【主治】其性
灵能辟邪。故治鬼魅虫毒。其性窜而去风,故治
惊痫重舌。性能杀虫,故治疥癣恶疮、疔肿痔漏。
惟善蜕,故治产难,目翳皮肤疮疡。【归经】入肝
经。为走窜之品。【禁忌】小儿惊痫,疾非外邪客
忤,而由心肝虚者不效。

白花蛇

【性味】味甘咸,性温。有毒。【主治】主手足
瘫痪,及肢节软疼,疗口眼歪斜,及筋脉挛急,厉风
与破伤同宝,急惊与慢惊共珍。【归经】入肺、肝二
经。为祛风除湿之品。【禁忌】头尾并骨俱有大
毒,不可下咽,须尽去之。【炮制】凡用春秋酒浸三
宿,夏一宿,冬五宿,取出炭火焙干,如此三次,以
砂瓶盛埋地中一宿出火气,去皮骨单取肉用。

乌贼鱼骨

【性味】味咸,性微温。无毒。【主治】止吐鲗
肠风,涩久虚泻痢。外科燥脓收水。眼科去翳清
烦。【归经】入肝、肾二经。为通经络祛寒湿之品。
【禁忌】其气味咸温,血病多热者勿用。【炮制】凡
使以鱼卤浸炙黄用。

露蜂房

【性味】味甘、咸,性平。有毒。【主治】拔疔疮
附骨之根,止风虫牙齿之痛,起阴痿而止遗尿,洗
乳痈而涂瘰疬。【归经】入胃经。为祛风杀虫之
品。【禁忌】凡病属气血虚,无外邪者,与痈疽溃后
元气乏绝者,均忌。

白僵蚕

【性味】味咸、辛,性平。无毒。【主治】治中风
失音,去皮肤风痒,化风痰,消瘰疬,拔疔毒,灭瘢
痕,男子阴痒,女人惊淋,愈小儿惊痫夜啼,去人身

之三虫(黔)。【归经】入肺、肝、三焦经。为祛风化痰之品。【禁忌】凡本经所治诸病,非由风寒外邪客入者,均忌。

蝎

【性味】味辛,性平。有毒。【主治】善逐肝风,深透筋骨,中风恒收,惊痫亦赖。【归经】入肝经。为驱风逐邪之品。【禁忌】似中风及小儿慢脾病属于虚者,均忌。【炮制】凡使全用去足焙。或用尾,尾力尤紧。名蝎梢。

二、通剂

(一)草部

木通

【性味】味辛,性平。无毒。【主治】治五淋宣九窍,杀三虫,利关节,通血脉,开关格,行经下乳,催生堕胎,治恶虫之滋生,除脾胃之寒热。【归经】入心、肾、膀胱、小肠四经。为通利之品。【禁忌】凡精滑不梦自遗,及阳虚气弱内无湿热者,均忌。妊娠尤忌。

白鲜皮

【性味】味苦、咸,性寒。无毒。【主治】主筋挛死肌,化湿热毒疮,风痹要药,利窍称良。治黄疸、咳逆、淋沥,愈女子阴中肿痛。【归经】入脾、胃二经,兼膀胱、小肠二经。为祛风除湿之品。【禁忌】下部寒虚之人,虽有湿症勿用。【炮制】凡使取根黄白而心实者,取皮用。

泽兰

【性味】味苦、甘,性微温。无毒。【主治】和血有消痰之能,利水有消盅之效,产后血凝腰痛,妇女称良,金疮痈肿疮脓,外科奏效。【归经】入肝、脾二经。为行血消水之品。【炮制】此能破血,通九积须细剉,绢袋盛,悬屋南畔角上,令干用。

香薷

【性味】味辛,性微温。无毒。【主治】主霍乱水肿,理暑气腹疼,性宣通而利湿散蒸热于皮肤。【归经】入心、脾、胃三经。为清暑利湿之品。【炮制】凡使去根用叶,勿令犯火,晒干用。

泽泻

【性味】味甘咸,性寒。无毒。【主治】主水道不通,淋沥肿胀,能止泄精,善去痰饮,风寒湿痹可愈,消渴泻痢亦良。【归经】入肾、膀胱二经。为渗湿利窍之品。【禁忌】凡病人无湿无饮而阴虚,及

肾气乏绝阳衰,精自流出,肾气不固,精滑目痛,虚寒作泄等候,均忌。【炮制】凡使盐水拌,或酒或酒浸晒干用。

菖蒲

【性味】味辛,性温。无毒。【主治】宣五脏耳聪目明,通九窍,心开智长,风寒湿痹宜求,咳逆上气莫缺,止小便利,理脓窦疮,能治疮痈,并温肠胃。【归经】入心、脾二经。为开通之品。【炮制】凡使采石上生根条嫩黄紧硬,一寸九节者,铜刀刮出黄黑皮硬节,同嫩蒸去桑枝剉用。若常用,但去毛微炒。

茵陈蒿

【性味】味苦,性平、微寒。无毒。【主治】理黄疸而除湿热,佐五苓而利小肠,妇人之瘕疝可愈,狂热举瘴疟孔臧。【归经】入膀胱经。为除湿去疸之品。【禁忌】蓄血发黄者忌用。【炮制】凡使取叶有八角者,去根,阴干,细剉,勿犯火。

益母草

【性味】味辛、苦,性寒。无毒。【主治】明血益精,行血除水。叶名益母,功用相当。【归经】入肝、心包二经。为去瘀生新之品。【禁忌】血崩及瞳子散大均忌。惟热血欲贯瞳仁者,可与凉血药同用。

红花

【性味】味辛、甘,性温。无毒。【主治】产后血晕急需,胎死腹中必用。可消肿而止痛,亦活血而破瘀。【归经】入肝经。为行血之品。【禁忌】红花本行血药,血晕解,留滞行即止。过用能使血行不止而毙,世人所不知者。

大蓟

【性味】味苦,性寒。无毒。【主治】崩中吐衄,瘀血痈毒。【归经】入肝经。为凉血消肿之品。【禁忌】其性下行,不利于胃弱泄泻及血虚极,脾胃弱不思饮食之症。

地肤子

【性味】味苦,性寒。无毒。【主治】利膀胱,散恶疮。皮肤风热,可做浴汤。【归经】入肾、膀胱二经。为利水滋阴之品。

瞿麦

【性味】味苦、辛,性寒。无毒。【主治】利水破血,出刺堕胎,消肿决痈,明目去翳,降心火,利小肠,疏癃结而治淋,逐膀胱之邪热。【归经】入小肠、心二经。为利水破血之品。

【禁忌】瞿麦性猛厉,善下逐,凡肾气虚,小肠无大热,胎前产后,一切虚人患小水不利及水肿蛊胀脾虚者均忌。【炮制】凡使只用芯壳,不用茎叶。若同使即空心令人气噎,小便不禁也。用时以菫竹沥浸一伏时,晒干。

王不留行

【性味】味苦、甘,性平。无毒。【主治】行血通乳,止衄消疔,祛风去痹,定痛利便。【归经】入肝、肾二经。为行血之品。【禁忌】孕妇勿用。【炮制】凡使苗子皆可用,拌湿蒸半日,浆水浸一宿,焙用。

车前子

【性味】味甘、咸,性寒。无毒。【主治】利水止泻,解热催生,益精明目,开窍通淋。用其根叶,行血多灵。【归经】入肾经,兼入肝、小肠二经。为行水泻热之品。【禁忌】内伤劳倦,阳气下陷者忌,肾气虚脱者忌。与淡渗药同用。【炮制】凡使洗去泥沙晒干,入汤剂炒用。入丸散酒浸一夜,蒸熟研烂作饼,晒干焙用。

刺蒺藜

【性味】味辛、苦,性温。无毒。【主治】散肝风,泻肺气,胜湿破血,催生堕胎。能愈乳难喉痹,何虑瘕痕积聚。【归经】入肝经。为疏散肝风之品。【炮制】凡使春令刺尽,拣净沙土,蒸半日,晒干,再用酒拌蒸半日。晒干用,备要曰:不计丸散。并去刺用。

海金沙

【性味】味甘,性寒。无毒。【主治】除湿热,消肿满,清血分,利水道,通五淋,疗茎痛。【归经】入小肠、膀胱二经。为通利之品。【禁忌】性淡渗而无补益。小便不利及诸淋由于肾虚,真阴不足者,均忌。

甘遂

【性味】味甘、苦,性温。有毒。【主治】逐留饮水胀,攻痞热疝瘕。治癫痫之疴,利水谷之道。【归经】入肺、脾、肾三经。为行水之品。【禁忌】元气虚人。除伤寒水结胸不得不用外,其余水肿蛊胀谨慎用之。

芫花

【性味】味苦,性温。有大毒。【主治】主痰癖饮癖,行蛊毒水胀。咳逆上气宜用,疝瘕痛肿亦良。【归经】入肺、脾、肾三经。为行水之品。【炮制】凡使取陈久者醋煮十数沸,去醋水浸一宿,晒干则毒减,醋炒者次之。

萆薢

【性味】味苦、甘,性平。无毒。【主治】风寒湿痹,腰膝作疼,即除膀胱宿水,又止失尿便频,疗热气与恶疮,治阴茎痛之遗浊。【归经】入肝、胃、肾三经。为祛风湿理下焦之品。【禁忌】下部无湿,肾虚腰痛,及阴虚火炽均忌。

土茯苓

【性味】味甘、淡,性平。无毒。【主治】利关节而疗筋骨拘挛,祛湿热以治杨梅疮毒。【归经】入胃、大肠二经。为除湿清热之品。

防己

【性味】味辛、甘,性寒。无毒。【主治】祛下焦之湿,泻血分之热,理水肿脚气,通二便闭结。风寒湿痹宜,需膀胱火邪可泄。【归经】入膀胱经。为祛风行水之品。【禁忌】凡肾虚阴虚,自汗盗汗,口舌苦干,肾虚小水不利,及产前后血虚,虽有下焦湿热均忌。【炮制】凡使去皮剉,酒洗晒干用。

(二)木部

猪苓

【性味】味甘、苦,性平。无毒。【主治】分消水肿,淡渗湿痰,泻痢咳疟宜投,淋浊管痛莫缺。【归经】入肾、膀胱二经。为行水之品。【炮制】凡使去其行湿。生用更佳。

茯苓

【性味】味甘,性平。无毒。【主治】利脾胃而利小便,水湿都消,止呕吐而定泄泻,气机咸利,下行伐肾,水泛之痰随降,中守镇心,忧惊之气难侵,保肺定咳嗽,安胎止消渴。茯神安神独掌。苓皮行水偏长。【归经】入心、肺、脾、肾、胃五经。为补利兼优之品。【禁忌】病人肾虚,小水自利,或不禁,或虚寒精清滑,均忌。【炮制】入补药乳蒸晒焙用。入利水药生用。

琥珀

【性味】味甘,性平。无毒。【主治】安神而鬼魅不侵,清肺而小便自利,新血止而瘀血消,翳障除而光明复,合金疮而生肌肉,通膀胱而治五淋。【归经】入心、肝、小肠三经。为行水散瘀安神之品。【禁忌】凡阴虚内热,火炎水涸,小便因少而不利者,忌服。【炮制】凡使用柏子仁末,入瓦锅内同煮半日捣末用。

（三）果部

赤小豆

【性味】味辛,性平。无毒。【主治】去虫利水。一味磨吞,散血排脓,研末醋敷,止渴行津液,清气涤烦蒸,通乳汁,下胞衣,产科须要,除痢疾,止呕吐,脾胃相宜。【归经】入心经,兼入小肠经。为行水散血之品。【禁忌】久服则降,令太过。津血渗泄,令人肌瘦身重。

大豆黄卷

【性味】味甘,性平。无毒。【主治】祛胀满而破妇人之恶血,疗湿痹而愈筋牵与膝痛。【归经】入胃经。为除陈去积之品。

薏苡仁

【性味】味甘、淡,性微寒。无毒。【主治】祛风湿,理脚气拘挛,保肺金治痿痛咳嗽,泻痢莫废,水胀宜施。【归经】入肺、肝、脾、胃、大肠五经。除湿行水之品。【禁忌】大便燥结,因寒转筋,及孕妇均忌。

（四）虫部

䗪虫

【性味】味咸,性寒。有毒。【主治】去血积搜剔至周,主折伤补接称妙,煎含而木舌旋消,水服而乳浆立至。【归经】入肝经。为软坚破结之品。【禁忌】无瘀血停留者忌用。

三、补剂

（一）草部

人参

【性味】味甘、微苦,性微寒。无毒。【主治】补气安神,除邪益智,疗心腹虚痛,除胸胁逆满,止消渴,破坚积,气壮而胃自开,气和而食自化。【归经】入肺经。通行十二经,为大益元气之品。【禁忌】凡肺家有热诸证,及阴虚火动之候,与痘疹初发,身虽热而斑点未形,与伤寒始作,形证未定而邪热炽,均忌。

甘草

【性味】味甘,性平。无毒。【主治】补脾和中,润肺疗痿,止泻退热,坚筋长肌,解一切毒,和一切药,梢止茎中作痛,节医肿毒诸疮。【归经】入肝、脾二经,通行十二经。为调和之品。【禁忌】凡中满人呕家酒家,诸湿肿满,及胀满病均忌。【炮制】生用补脾胃不足而泻心火,炙用补三焦元气而解表寒。炙法用长流水蘸湿炙之至熟,去赤皮,须选大而结者。

黄芪

【性味】味甘,性微温。无毒。【主治】补气而实皮毛,敛汗托疮,解渴定喘,益胃气而去肤热,止泻生肌,补虚治劳,风癞急需,痘疡莫缺,疗五痔,散鼠瘘,小儿百病咸宜。久败疮疡尤要。【归经】入肺、大肠二经。为实表助气泻火之品。【禁忌】黄芪功能实表,有表邪者忌,又能助气,气实者忌,又能塞补不足,胸膈气闭闷,肠胃有积滞者忌,又能补阳,阳盛阴虚者忌。与夫上焦热盛,下焦虚寒,及病人多怒,肝气不和,并痘疮,血分热盛者,均忌。

沙参

【性味】味甘、苦,性微寒。无毒。【主治】寒热咳嗽,胸痹头痛,定心内惊烦,退皮间邪热。治火亢血结之羔,擅补中益肺之功。【归经】入肺经,兼入脾、肾二经。为补阴泻火之品。【禁忌】脏腑无实热,肺虚寒客作嗽者,均忌。

丹参

【性味】味苦,性微寒。无毒。【主治】安神散结,益气养阴,去瘀血,生新血,安生胎,落死胎,胎前产后,带下崩中,并破癥而除瘕,亦止烦而愈满。【归经】入心、肝、肾三经。为去瘀生新之品。

玉竹

【性味】味甘,性温。无毒。【主治】润肺而止嗽痰,补脾而去湿热,养肝而理眥伤泪出,益肾而去腰痛茎寒。治中风暴热,不能动摇,疗结肉跌筋,臻于和润。【归经】入肺、脾、肝、肾四经。为益阴退热之品。【炮制】竹刀刮去皮节,洗净,蜜水浸泡一宿,蒸焙干用。

白术

【性味】味甘,性温。无毒。【主治】健脾进食,消谷补中,化胃经痰水,理心下急满,利腰脐血结,祛周身湿痹。君枳实以消痞,佐黄芩以安胎。【归经】入脾、胃二经。为安土除痹之品。【炮制】糯米泔浸,脾病陈壁土炒,或蜜水乳汁润炒。

狗脊

【性味】味苦、甘,性微温。无毒。【主治】强筋最奇,壮骨独异,男子脚软疼,女人关节不利。【归经】入肾经,兼入肝经。为补而能走之品。【禁忌】

肾虚有热,小水不利或短涩黄赤,口苦舌干均忌。【炮制】凡使火燎去毛,细剉酒浸一夜,蒸半日晒干用。

远志

【性味】味甘,性温。无毒。【主治】定心气,止惊益智,补肾气强智益精,治皮肤中热,令耳目聪明,疗咳逆而愈伤中,补不足以除邪气。【归经】入心、肾二经。为水火并补之品。【禁忌】凡心经有实火,为心家实热,应用黄连生地者,禁与参术等助阳气药同用。【炮制】凡使去心,否则令人烦闷,甘草汤浸一夜,焙用。

巴戟天

【性味】味辛、甘,性微温。无毒。【主治】安五脏以益精,强筋骨而起阴,起五劳与七伤,能补中而益气。【归经】入肾经。为强阴益精之品。【禁忌】凡相火炽,思欲不得,便赤口苦,目昏目痛,烦躁口渴,大便燥急者忌。【炮制】凡使先用杞子汤浸一宿,待软酒浸一伏时漉出,同菊花炒焦黄,去菊以布拭干用。

淫羊藿

【性味】味辛、甘,性温。无毒。【主治】强筋骨起阳事衰,利小便除茎中痛,补命门之真火,愈四肢之不仁。【归经】入命门经,兼入肝经,通入胃、大肠、三焦三经。为助阳益精之品。【禁忌】凡阳虚易举,梦遗不止,便赤口干,强阳不痿,均忌。【炮制】凡使夹去叶花枝,每斤用羊脂四两,拌炒。

当归

性味,味甘、辛,性苦温。无毒。【主治】去瘀生新,舒筋润肠,温中止心腹之痛,营养疗肢节止疼,外科排脓止痛,女科沥血崩中。煮汁允良。种子宜用。【归经】入心、肝、脾三经,为养血润燥之品。【禁忌】此性辛温终是行走之性,故致滑肠,又其气与胃气不相宜,故肠胃薄弱,泄泻溏薄及一切脾胃病,恶食,不思食,食不消,均忌。即在产后胎前,亦不得入。

石斛

【性味】味甘,性平。无毒。【主治】清胃生肌,逐皮肤虚热,强肾益精,疗脚膝痹弱,厚肠止泻,安神定惊,益阴而愈伤中,清肺则能下气。【归经】入胃、肾二经,兼入心、脾二经。为除热益阴之品。【炮制】去根头,酒浸一宿,酥拌蒸半日,焙用。入补药乃效。

骨碎补

【性味】味苦,性温。无毒。【主治】主骨碎折伤,耳响牙痛,肾虚泄泻,去瘀生新。【归经】入肾经。为补益之品。【禁忌】不宜与风燥药同用。【炮制】铜刀刮去黄毛,细切,蜜拌蒸一日,晒干用。若急用不蒸,只焙干亦得也。

续断

【性味】味苦、辛,性微温。无毒。【主治】补劳伤,续筋骨,破瘀结,利关节,缩小便,止遗泄,痈毒宜收,胎产莫缺,通妇人之乳滞,散经络之伤寒。【归经】入肝、肾二经。为专益筋骨之品。【禁忌】禁与苦寒药治血病,及大辛热药用于胎前。【炮制】取根横切,又去肉里硬筋,酒浸一伏时。焙用。备要曰,川产者良,状如鸡脚皮黄皱,节节断者真。

生地黄

【性味】味甘,性微寒。无毒。【主治】凉血补阴,去瘀生新,养筋骨益气力,理胎产,主劳伤,通二便,治烦渴,心病而掌中热痛,脾病而痿躄贪眠。熟则滋肾水封填骨髓,利血脉补益真阴。【归经】入心、肝、肾三经。为清火凉血滋阴之品。【禁忌】凡病人脾胃弱,大便泄,产后不食或泻,及胸膈多痰,气道不利者均忌。【炮制】生地凉血。胃气弱者恐妨食。熟地补血,痰饮多者泥膈。或云地酒炒则不妨胃。熟地姜汁则不泥膈。此真得用地黄之精微者也。

牛膝

【性味】味苦、酸,性平。无毒。【主治】壮筋骨,利腰膝,除寒湿,解拘挛,益精强阴,通经堕胎,理膀胱气化迟难,引诸药下行甚捷,热伤以愈,火烂能完。【归经】入肝、肾二经。为走血能补之品。【禁忌】误用必伤胎。经闭未久,疑似有妊娠者忌用,上焦药中勿用,血崩不止,亦忌。备要曰,性下行而滑窍,梦遗失经及脾虚下陷,因而腿膝肿痛者,禁用。

麦冬

【性味】味甘,性微寒。无毒。【主治】退肺中伏火,止渴益精,清心气惊烦,定血疗咳,心腹结气,伤中伤饱,是之取尔,胃络脉绝,羸瘦短气,无不宜焉。【归经】入心、肺二经,兼入胃经。为清润之品。【禁忌】麦冬性寒虽主脾胃,而虚寒泄泻,及痘疮虚寒作泄,产后虚寒作泄,均忌。入补药,酒浸擂之良。

沙苑蒺藜

【性味】味甘,性温,一云微腥。无毒。【主治】补肾强阴益精明目,泄精虚劳称要药,腰痛带下有奇功。【归经】入肾经,兼入肝经。为平补之品。【禁忌】沙蒺藜性能固精,命门火炽,阳道数举,交媾精不易出者,均忌。

菟丝子

【性味】味辛、甘,性温。无毒。【主治】续绝伤,益气力,强阴茎,坚筋骨,溺有余沥,寒精自出,口苦燥渴,寒血为积。【归经】入肝、肾二经,兼入脾经。为补助三阴之品。【禁忌】肾家多火,阳强不痿,及大便燥急者。均忌。

使君子

【性味】味甘,性温。无毒。【主治】杀诸虫,治疳积,为泻痢之所需,乃儿科之要药。【归经】入脾、胃二经。为消积杀虫之品。【炮制】勿用油黑者,亦可煨食,忌饮热茶,犯之作泻。

天冬

【性味】味苦、甘。性平。一云寒无毒。【主治】定喘定嗽,肺痿肺痈,是润燥之力也。益精益髓,消血消痰,非补阴之力与,善杀三虫,能通二便,治伏尸以奏效,祛风湿而有功。【归经】入肺、肾二经。为除湿热润燥痰之品。【禁忌】胃虚无热,及泻者,均忌。【炮制】凡使酒蒸晒干,或烘干用。

何首乌

【性味】味苦、涩,性微温。无毒。【主治】补真阴而理虚劳,益精髓而能续嗣,强筋壮骨,黑发悦颜,消诸种痈疮,疗阴伤久虐,治崩中带下,调产后胎前。【归经】入肝、肾二经。为益气祛风之品。【禁忌】首乌为益血之品,忌与附桂等诸燥热药同用。

(二)木部

侧柏叶

【性味】味苦、涩,性微寒。无毒。【主治】止吐衄痰红,定崩淋下血,历节风痛可愈,周身湿痹能安,止肠风,清血痢。捣用涂汤火之伤,炙用罨冻疮之痛。【归经】入肝、肾二经。为益阴凉血之品。【炮制】凡使柏叶或炒或生用。

柏子仁

【性味】味甘,性平。无毒。【主治】安神定悸,壮水强阳,润血而容颜美少,补虚而耳目聪明。【归经】入心经,兼入肝、肾二经。为滋肾之品。

【禁忌】肠滑作泻,膈间多痰,阳道数举,身家有热,暑湿作泻者,均忌。【炮制】酒浸一宿,晒干炒研去油用。油透者,勿用。

血竭

【性味】味甘、咸,性平。有小毒。【主治】走南方兼达东方,遂作阴经之主,和新血且推陈血,真为止痛之君。【归经】入肝、心包二经。为和血之品。【禁忌】凡血病无瘀积者忌。【炮制】先研粉筛过,入丸散中。若同众药则捣作尘飞。

桑寄生

【性味】味苦、甘,性平。无毒。【主治】和血脉,充肌肤,而齿发坚长,舒筋络利关节,而痹痛蠲除,安胎宜用,崩漏征医。【归经】入肝、肾二经。为益血之品。

杜仲

【性味】味辛、甘,性温。无毒。【主治】强筋壮骨,益肾添精,腰膝之疼痛皆瘥,遍体之机关总利。【归经】入肾、肝二经。为助益腰膝之品。【禁忌】肾虚火炽者忌。即用,当与知柏同用。

枣仁

【性味】味酸,性平。无毒。【主治】酸收而心守其液,乃固表虚有汗,肝旺而气归其经,用疗彻夜无眠。【归经】入心、脾、肝、胆四经。为宁心敛汗之品。【禁忌】凡肝胆心脾有实邪热者,禁用,用以收敛故也。

山茱萸

【性味】味辛、酸,性温。无毒。【主治】补肾助阳事,腰膝之疴,不必虑也,闭精缩小便,遗泄之证,宁足患乎,月事多而可以止,耳鸣响而还其聪。【归经】入肝、肾二经。为收涩补助之品。【禁忌】命门火燥强阳不痿者,膀胱热结,小便不利者,均忌。阴虚血热,不宜用。即用,当与黄柏同用。【炮制】酒润去核,取皮暖火焙干用,核能滑精不可服。

女贞子

【性味】味苦,性平。无毒。【主治】补中黑须发,明目养精神,强腰膝以补风虚,益肝肾而安五脏。【归经】入肾经。为除热益精之品。【禁忌】此气味俱阴,老人当入保脾胃药,及椒红温煖之剂,不然,恐有腹痛作泄之患。

地骨皮

【性味】味苦、甘,性寒。无毒。【主治】治在表无定之风邪,主传尸有汗之骨蒸,降肝火而治消渴咳嗽,平肝热而疗胁痛头风。子名枸杞,性属微平,补肾而填精,止渴去烦,益肝以养阴,强筋明目。【归经】入肝、肾二经,兼入肺经。为除热滋益之品。【禁忌】肠滑者忌枸杞子,中寒者忌地骨皮。【炮制】凡使地骨皮东流水浸刷去土,捶去心,甘草汤浸一宿,焙干用,凡使枸杞子拣净枝梗取鲜明者,酒浸一宿,捣烂入药。

(三)谷部

小麦

【性味】味甘,性平。无毒。【主治】虚汗盗汗无虞,劳热骨蒸可愈。【归经】入心经。为滋养之品。

黑稆豆

【性味】味甘,性平。无毒。【主治】活血散风,除热解毒。能消水肿,可稀痘疮。生研则痈肿可涂,饮汁而痈毒可解。【归经】入肾经。为助元之品。

白扁豆

【性味】味甘,性微温。无毒。【主治】处脾胃而止吐泻,疗霍乱而清湿热。解诸毒大良,治带下颇验。【归经】入脾经,兼入胃经。为专治中宫,除湿消暑之品。【禁忌】伤寒寒热,外邪方炽者忌。

(四)菜部

薯蓣

【性味】味甘,性温、平。无毒。【主治】益气长肌安神退热,补脾除泻痢,补肾止遗精。【归经】入脾、肺二经,兼入心、肾二经。为补益之品。【禁忌】不宜与面同食。

百合

【性味】味甘,性平。无毒。【主治】保肺止咳,驱邪定惊,止涕泪多,利大小便。腹胀心痛可治,补中益气尤谐。【归经】入肺、大肠二经,兼入心经。为清凉退热之品。【禁忌】中寒者勿服。

(五)果部

枣

【性味】味甘,性温、平。无毒。【主治】调和脾胃,具生津止泻之功,润养肺经,操助脉强神之用,助诸经而和百药,调营卫而悦容颜。【归经】入心、脾二经。为补中益气之品。【禁忌】凡中气虚,气不归元者,忌与耗气药同用,胃虚有大呕吐,忌与温热香燥药同用,阴虚咳嗽生痰,忌与半夏、南星等同用。疟非寒甚者亦忌。

胡桃

【性味】味甘,性温、平。无毒。【主治】佐补骨而治痿强阴,益胡粉而拔白变黑,久服润肠胃,恒用悦肌肤,通命门而理三焦,治腰脚与心腹痛。【归经】入肺、肝、肾三经。为固补之品。【禁忌】肺家有痰热,命门火炽,阴虚吐衄等均忌。

龙眼

【性味】味甘,性平。无毒。【主治】补心虚而长智,悦胃气以培脾,除健忘与怔忡,能安神而熟睡。血不归脾莫缺,思虑过度者宜。【归经】入心、脾二经。为资益之品。【禁忌】甘能作胀,凡中满气膈之证,均忌。

莲藕

【性味】味甘,性温、平。无毒。【主治】生用则涤热除烦,散瘀而还为新血。熟用则补中利胃,消食而变化精微。【归经】入心、肝、脾、胃四经。为去瘀生新之品。

莲子

【性味】味甘、涩,性平濇。无毒。【主治】心肾交而君相之火邪具靖,肠胃厚而泻痢之滑脱均收,频用能止精,多服令人喜,养神而气力长。治血而崩带瘳。【归经】入心、肾、脾、胃四经。为资养后天元气之品。【炮制】甘平无毒。于诸疾并无所连,第生者食之过多,微动冷气胀人。

莲须

【性味】味甘、涩,性平。无毒。【主治】清心而诸窍出血可止,固肾而丹田之精气无遗,须发变黑,泻痢能除。【归经】入肾经,兼入心经。为固真涩精之品。【炮制】凡使花开时,采取阴干。忌见火。

(六)人部

人发

【性味】味苦,性温。无毒。【主治】去瘀血补真阴。父发与鸡子同煮,免婴儿惊悸。己发与川椒共煅,令本体乌头。吐血衄红取效,肠风崩带宜求。【归经】入心、肝、肾三经。为益阴泄热之品。【禁忌】发灰气味不佳。胃弱者勿服。【炮制】以皂荚水洗净晒干,入罐固封煅存性。胎发尤良。

人乳

【性味】味甘、咸,性平。无毒。【主治】大补真阴,最清烦热,补虚劳,润噎膈,大方之玉液也,祛膜赤,止泪流,眼症之金浆也。【归经】入心、脾、肝、肾四经,为补虚润泽之品。【禁忌】性凉滋润燥渴。枯涸者宜之。若脏气虚寒,滑泄不禁,及胃弱不思食,脾虚不磨食,均忌。

秋石

【性味】味咸,性温。无毒。【主治】舰性质之咸平,治虚劳之咳嗽,养丹田而安五脏,滋肾水而润三焦,去漏精白浊之虞,为降火滋阴之品。【归经】入肺、肾二经。为滋阴降火之品。【禁忌】若煎炼失道,多服误服反生燥渴之疾。

紫河车

【性味】味甘、咸,性温。无毒。【主治】补心除惊悸,滋肾理虚劳。【归经】入肝、肾二经。为益血添精助气之品。【禁忌】凡精虚阴涸,水不胜火,发为咳嗽,吐血骨蒸盗汗等症,此属阳盛阴虚,法当壮水之主,以镇阳光,不宜服此并补之剂,以耗将竭之阴,胃火齿痛亦忌。

(七)禽兽部

乌骨鸡

【性味】味甘,性平。无毒。【主治】益肝肾而治虚劳,愈消渴而疗噤痢,产中急取,崩带多求。肫皮去烦热,通二肠。屎白利小便,治鼓胀。【归经】入肾、脾、胃、大肠、膀胱五经。为益阴止烦治水消胀之品。

鹿茸

【性味】味甘、咸,性温。无毒。【主治】健骨而生齿,强志而益气,去肢体酸疼,除腰脊软痛,虚劳圣剂,崩漏神丹。角则补肾生精髓,强骨壮腰膝,止崩中与吐衄,除腹痛而安胎。【归经】入肾经,兼入心、肝、心包三经。为竣补下元真阳之品。【禁忌】凡上焦有痰热,胃家有火,吐血属阴虚火旺者均忌。

羊肉

【性味】味苦、甘,性大热。无毒。【主治】补中益气,安心止惊,宣通风气,起发毒疮。角堪明目杀虫。肝能清眼去翳。肾可助阳。胘治翻胃。【归经】入脾、肾二经。为助元阳益虚劳之品。【禁忌】孕妇食之,令子多热,骨蒸,疟疾,热痢,与痈肿疮疡,消渴吐血,嘈杂易饥,一切火证,均忌。不可用铜器煮,令男子损阳,女子暴下。物性之异如此,不可不知。

牛乳

【性味】味甘,性微寒。无毒。【主治】润肠胃而解热毒,治噎膈而补虚劳。【归经】入心、肺二经。为润泽生津之品。

阿胶

【性味】味甘,性平。无毒。【主治】止血兮兼能去瘀,疏风也又且补虚。西归金腑,化痰止咳除痛痿。东走肝垣,强筋养血理风淫。安胎始终并用,治痢新久皆宜。【归经】入肺、肝、肾三经。为肾阴清热之品。【禁忌】气味虽平和,然性黏腻,胃弱作呕吐,脾虚食不消者,均忌。入调经丸中,宜入醋重汤顿化和药。【炮制】凡用去痰,蛤粉炒,止血,蒲黄炒,或面炒,或酒化,或水化,或童便和用,各从本方。

腽肭脐

【性味】味咸,性大热。无毒。【主治】阴痿精寒,瞬息起经年之恙,鬼交尸疰,纤微消沉顿之疴。【归经】入肾经。为专助元阳之品。【禁忌】性热助阳,凡阴虚火炽,强阳不倒,或阳事易举,及骨蒸劳咳等证,均忌。【炮制】凡用酒浸一日,纸里炙香剉捣,或于银器中以酒煎熟合药。

(八)鳞虫部

龟甲

【性味】味甘、咸,性平。无毒。【主治】补肾退骨蒸,养心增智慧,固大肠而止泻痢,除崩漏而截痎疟,小儿囟门不合,臁疮朽臭难闻。治软弱之四肢,愈赤白之带下。【归经】入肾经,兼入心、肝、脾三经。为益阴滋血之品。【禁忌】妊娠及病人虚而无热者均忌。【炮制】凡用锯去四边,或酥炙,或醋炙,或酒炙,或猪胆炙,俱可。凡使须研极细,不尔,留滞肠胃,能变癥瘕。鼍甲亦然。

鳖甲

【性味】味咸,性平。无毒。【主治】解骨间蒸热,消心腹癥瘕,妇人漏下五色,小儿胁下坚疼,痞疾息肉何虞,阴蚀痔核宜用。【归经】入肝经,兼入肺、脾二经。为益阴除热散结之品。【禁忌】妊娠及阴虚胃弱,阴虚泄泻,产后泄泻,产后饮食不消,不思食,及呕恶等证,均忌。【炮制】凡用须生取甲,剔去肉者为佳。

蜂蜜

【性味】味甘,性平。无毒。【主治】和百药而解诸毒,安五脏而补诸虚,润大肠而悦颜色,调脾胃而除心烦。同姜汁行初成之痢,同薤白涂汤火之疮。【归经】入心、脾二经。为和甘滑润之品。【禁忌】蜜性甘滑。中满与泄泻者均忌。

桑螵蛸

【性味】味咸、甘，性平。无毒。【主治】起阳事而痿弱何忧，益精气而多男可冀。主伤中而五淋亦治，散癥瘕而血闭兼通。【归经】入肝、命门、膀胱三经。为固肾益精之品。【炮制】凡使炙黄，或醋煮，或酒炒，或汤泡煨用。

雄原蚕蛾

【性味】味咸，性温。有小毒。【主治】止血收遗泄，强阳益精气。【归经】入肾经。为助阳之品。【禁忌】少年阴痿由于失志者，及阴虚有火者均忌。

四、泻剂

（一）草部

葶苈

【性味】味辛、苦，性大寒。无毒。【主治】疏肺下气，喘逆安平，消痰利水，理胀通经。【归经】入肺、大肠、膀胱三经。为下气行水之品。【禁忌】肿满由脾虚不能制水，小便不通，由膀胱虚，无气以化者，均忌。盖不利于脾胃虚弱，真阴不足之人也。【炮制】凡使同糯米微焙，待米熟，去米捣用。

大黄

【性味】味大苦，性大寒。无毒。【主治】瘀血积聚，留饮宿食，痰实结热，水肿痢疾，荡肠涤胃，推陈致新，腹痛里急，发热谵妄。【归经】入肝、脾、胃三经，兼入心包、大肠二经。为大泻血分实热，尽下有形积滞之品。【禁忌】凡气分病，及胃寒血虚，妊娠产后，均忌。【炮制】凡使有蒸，有生，有熟，不得一概用之。酒浸入脾经，酒洗入胃经，余经俱不用酒。

知母

【性味】味苦，性寒。无毒。【主治】清肺热而消痰损嗽，泻肾火而利水滑肠。肢体浮肿为上剂，伤寒烦热号神良，补寒水于不充，益五脏之阴气。【归经】入肺、肾二经。为泻火滋水之品。【禁忌】阳痿，及易举易痿，泄泻，脾弱饮食不消化，胃虚不思食，肾虚溏泄，均忌。【炮制】凡使欲引经上行，酒浸焙欲下行，盐水润焙。

元参

【性味】味苦、咸，性微寒，无毒。【主治】补肾益精，退热明目，伤寒斑毒，劳蒸骨蒸，解烦渴，利咽喉，外科瘰疬痈疽，女科产乳余疾。【归经】入肾经。为壮水制火之品。【禁忌】凡血少目昏，停饮支满，血虚腹痛，脾虚泄泻，均忌。【炮制】凡使蒸过晒干焙用。

白头翁

【性味】味辛、苦，性温。无毒。【主治】苦坚肾，寒凉血，入阳明血分，治热痢时行，温疟寒热，瘰疬疝瘕，金疮秃疮，腹痛齿痛，并血痔而咸治，目明而疣消。【归经】入胃、大肠二经。为泻热凉血之品。【禁忌】滞下胃虚不思食，及完谷不化，泄泻由虚寒，寒热而不由湿毒者，均忌。

三七

【性味】味甘、微苦，性温。无毒。【主治】甘苦微温，散瘀定痛，愈血痢，止血崩，祛目赤，消痈肿，金疮杖疮称要药，吐血衄血着奇功。【归经】入肝、胃二经。为散瘀定痛之品。

黄连

【性味】味苦，性寒。无毒。【主治】泻心除痞满，明目理疮疡，痢疾腹痛，心痛惊烦，杀虫安蛔，利水厚肠。【归经】入心经，兼入肝、胆、脾、胃、大肠五经。为清火除湿之品。【禁忌】血少气虚，致惊悸烦躁，小儿痘疮，阳虚作泄，行浆后泄泻，老人脾胃虚寒泻，阴虚人肾泻，真阴不足内热，均忌。【炮制】黄连入心经，为治火之主药。治本脏火则生用，治肝胆实火，猪胆汁浸炒。治肝胆虚火，醋浸炒治上焦火，酒炒治中焦火，姜汁炒治下焦火，盐水或朴硝炒治气分湿热火，吴萸汤浸炒。治血分块中伏火干漆水炒。治食积火黄土炒。诸法不独为之引导，盖辛热其制苦寒，咸寒制其燥性，在用者详酌之。

胡黄连

【性味】味苦，性寒。无毒。【主治】主虚家骨蒸久痢，医小儿疳积惊痫。【归经】入肝、胃二经。为清湿除热之品。【禁忌】凡阴血太虚，真精耗竭，胃气脾阴俱弱者，虽见如上证，亦忌。即用，亦须佐以健脾安胃药。

黄芩

【性味】味苦，性平。无毒。【主治】中枯而大者，清肺部而止嗽化痰，并理目赤疔痈。坚实而细者，泻大肠而除湿治痢，兼可安胎利水，黄疸与血闭均宜，疳蚀暨火疡莫缺。【归经】入心、肺、大肠、小肠四经，兼入胆经。为除湿清火之品。【禁忌】

过服损胃,血虚寒中者,忌用。

苦参

【性味】味苦,性寒。无毒。【主治】除热祛湿,利水固齿,痈肿疮疡,肠澼下血。主心腹结气,亦明目止泪。【归经】入肾经。为燥湿胜热之品。【禁忌】久服损肾气,肝肾虚而无大热者忌。【炮制】凡使糯米泔浸一夜,其腥秽气并浮在水面上,须重重淘过,即蒸半日晒,切用。

龙胆草

【性味】味苦、涩,性大寒。无毒。【主治】主肝胆热邪,清下焦湿火,肠中小盅肿胀,婴儿客忤惊痫。【归经】入肝、胆、胃三经。为涤火邪、除湿热之品。【禁忌】胃虚血少,脾胃两虚作泻,病虚有热,均忌。

白薇

【性味】味苦、咸,性平。无毒。【主治】味苦咸而性寒,入阳明与冲任。中风而身热,肢满不知人,血厥与瘟疟热淋,寒热酸痛,妇人则伤中淋露,产虚烦呕,治无不宜,投之悉当。【归经】入胃经。为清虚火除湿热之品。【禁忌】凡汗多亡阳,或内虚不思食,食不消,及下后内需,腹中觉冷,或因下太甚,泄泻不止,均忌。【炮制】去须,糯米泔浸一宿,细剉,蒸拌日晒干用。

白前

【性味】味甘,性微温。无毒。【主治】疗喉间喘呼欲绝,宽胸中气满难舒。能止嗽而下痰,亦泻肺而降气。【归经】入肺经。为泻肺下气、降痰之品。【炮制】生甘草水浸一伏时,去头须,焙干用。

丹皮

【性味】味辛、苦,性微寒。无毒。【主治】通关腠血脉,消仆损血瘀。营热可清,客热得解。【归经】入心、肝、肾、心包四经。为清伏火退血热之品。【禁忌】牡丹皮本入血凉血之药,然能行血。凡女子血崩及经行过期不尽,均忌。与行血药同用。

姜黄

【性味】味辛、苦,性热。无毒。【主治】破血下气,散肿消痈,除风可也,气胀宜之。【归经】入脾经,兼入肝经。为破血行气之品。【禁忌】凡血虚臂痛,血虚腹痛,而非瘀血凝滞,气逆上壅作胀者,均忌。若误用则愈伤血分,令病转剧。

蓬莪术

【性味】味苦、辛,性温。无毒。【主治】积聚作痛,中恶鬼疰,妇人血气,丈夫奔豚。【归经】入肝经。为行气破血清积之品。【禁忌】凡气血两虚,脾胃素弱而无积滞者,均忌。【炮制】于沙盆中醋令尽,火畔烘干,筛用。此物极坚,必于火灰中煨令透,乘热捣之,即碎如粉。今人多以醋炒,或煮熟入药,取其引入血分也。

荆三棱

【性味】味苦,性平。无毒。【主治】下血积有神,化坚癖为水。消肿止痛,通乳堕胎。【归经】入肝经,兼入脾经。为散血行气消积之品。【禁忌】三棱能泻真气,真气虚者忌。

海藻

【性味】味咸,性寒。无毒。【主治】消瘰疬瘿瘤,癥瘕痈肿。【归经】入胃经,通入十二经。为除热软坚润下之品。【禁忌】脾家有湿热者忌。以白酒洗去咸味,焙干用。

昆布

【性味】味咸,性寒。无毒。【主治】顽痰结气,积聚瘿瘤。【归经】入胃经。为软坚润下、除热散结之品。

蒲公英

【性味】味甘,性平。无毒。【主治】苦甘寒,化热毒,食毒解,肿核消。专去疔疮乳痈,亦为通淋妙品。【归经】入肾经,兼入脾、胃二经。为解毒散结之品。

青蒿

【性味】味苦,性寒。无毒。【主治】去骨间伏热,杀鬼疰传尸,虚烦盗汗,风毒热黄,久疟久痢,疥瘙疮疡。明目称要,清暑尤良。【归经】入肝、胆二经。为除热补劳之品。【禁忌】产后气虚,内寒作泻,及饮食停滞泄泻者,均忌。凡产后脾胃薄弱,忌与归地同用。

夏枯草

【性味】味苦、辛,性寒。无毒。【主治】瘰疬鼠瘘,目痛羞明。疗乳痈而消乳岩,清肝火而散结气。【归经】入肝、胆二经。为散结解热之品。

刘寄奴

【性味】味苦,性温。无毒。【主治】味苦性温,通经破血,能除癥瘕,亦止金疮。【归经】入肝经。为破血止血之品。【禁忌】病人气血虚,脾胃弱,易作泄者,勿用。【炮制】凡使去叶用子良,以布拭去薄壳,酒蒸晒干用。

旋覆花

【性味】味咸,性温。无毒。【主治】老痰坚硬,结气留饮,风气湿痹。利肠通脉,其甘也能补中,其降也除噫气。【归经】入肺、大肠二经。为下气消痰之品。【禁忌】病人涉虚者,忌多服。冷利大肠,虚寒人禁用。

青葙子

【性味】味苦,性微寒。无毒。【主治】青盲内障,医膜遮睛,赤肿眶烂,泪出羞明。【归经】入肝经。为泻肝明目之品。

茜根

【性味】味苦,性寒。无毒。【主治】性甘寒,利小便,疗淋血,止脱肛。痰哮宜求,安胎尤要。【归经】入肝经。为解热除瘀之品。【禁忌】病人胃弱泄泻,及诸病不由血热者,均忌。

牛蒡子

【性味】味苦,性平。无毒。【主治】宣肺气,理痘疹,清咽喉,散痈肿。有泻热散结之能,疏腰膝凝滞之气。【归经】入肺、胃二经。为散风除热解毒之品。【禁忌】疮家气虚色白,大便泄泻者忌。痧疹不忌泄泻,故用之无妨。痈疽已溃,非便闭不宜服。以性冷滑利也。

大青叶

【性味】味苦、微咸,性大寒。无毒。【主治】质苦咸而大寒,解心胃之热毒,是以时疾热狂,阳毒发斑莫虑,亦治黄疸热痢,喉痹丹毒无虞。【归经】入心、胃二经。为解散热毒之品。【禁忌】此乃阴寒之物,止用以天行热病,不可施之虚寒脾弱之人。

青黛

【性味】味咸,性寒。无毒。【主治】清肝火,解郁结。幼稚惊疳,大方吐血,伤寒发斑,下焦毒热。【归经】入肝经。为除热解毒之品。【禁忌】凡血证非血分实热,而由阴虚内热,阳无所附,火气因空上炎,发为唾咯吐血诸证,切不可用青黛等。盖血得寒则凝,凝则寒热交作,胸膈或痛,愈增其病矣。

萹蓄

【性味】味苦,性寒。无毒。【主治】利水治癃淋,杀虫理疮疾,蛲咬腹痛可用,妇人阴蚀尤良。【归经】入胃膀胱二经。为泄热下行之品。

芦根

【性味】味甘,性平,无毒。【主治】噎膈胃反之司,消渴呕逆之疗。可清烦热,能利小肠。【归经】入肺、脾、肾三经。为清热止呕之品。【禁忌】因寒霍乱作胀,因寒呕吐,均忌。

紫菀

【性味】味苦、辛,性平。无毒。【主治】主痰喘上气,尸疰劳伤,咳吐脓血,通利水便。治胸中寒热之结气,去蛊毒痿蹷以安脏。【归经】入肺经,兼入胃经。为清金泄火之品。【禁忌】肺病咳逆喘嗽,皆阴虚肺热也,忌独用多用。即用亦须与二冬、百部、桑皮等苦寒参用,方无害,以其性温也。

紫花地丁

【性味】味辛、苦,性寒。无毒。【主治】辛苦而寒,泻热解毒。发背与痈疽莫缺,疔疮并瘰疬咸宜。【归经】入肝、脾二经。为除热解毒之品。

射干

【性味】味苦,性平。有毒。【主治】清咳逆热气,治喉痹咽疼,血散肿消,镇肝明目。祛积痰而散结气,通经闭而利大肠。【归经】入心、心包、三焦三经,兼入肺、肝、脾三经。为清火解毒散血消痰之品。【禁忌】性不益阴,凡脾胃弱,脏寒,气血虚,病无实热,均忌。

马兜铃

【性味】味苦,性寒。无毒。【主治】清金有平咳之能,涤痰有定喘之效。【归经】入肺经。为清热下气之品。【禁忌】肺虚寒咳嗽,或寒痰作喘者,均忌。【炮制】凡使取净子焙用。

天花粉

【性味】味苦,性寒。无毒。【主治】止渴退烦热,消痰通月经,排脓散肿,利膈清心。实名瓜蒌,主疗结胸。其子润肺,主化燥痰。【归经】入肺经。为润肺降气之品。【禁忌】脾胃虚寒,作泄者忌。

山豆根

【性味】味苦,性寒,无毒。【主治】主咽痛虫毒。消诸种疮疡,泻心火以保肺金,平喘满而清热咳,喉痈喉风治之愈,腹痛下痢服之良。【归经】入心、肺、大肠三经,为清热解毒之品。【禁忌】病人虚寒者勿服。

金银花

【性味】味甘,性寒,无毒。【主治】解热消痈,止痢宽膨,养血治渴,补虚疗风,除热而肠澼血痢可疗,解毒则杨梅恶疮尤效。【归经】入肺经,为散热解毒之品。【禁忌】虚寒作泻者忌用。

（二）木部

降真香

【性味】味苦，性温。无毒。【主治】行瘀滞之血如神，止金疮之血至验，理肝肠吐血，胜似郁金。治刀伤出血，过于花蕊。【归经】入肝经，通入十二经。为散邪之品。

阿魏

【性味】味辛，性平。无毒。【主治】杀诸虫，破癥积，除邪气，化虫毒。【归经】入脾、胃二经。为消结杀虫之品。【炮制】凡使用钵研细热酒器上，裹过入药。

芦荟

【性味】味苦，性大寒。无毒。【主治】主去热明目，理幼稚惊风，养疗五疳，能杀三虫。【归经】入肝、心包二经。为涤热杀虫之品。

黄柏

【性味】味苦，性寒。无毒。【主治】泻相火而救水，利膀胱以燥湿，佐以苍术，理足膝之痹痛，渍以蜜水。漱口舌之生疮，清五脏之积热，黄疸热痢，肠风痔血可疗。治女子之诸疮，漏下赤白，阴伤湿疮亦愈。【归经】入肾、膀胱二经。为除热益阴之品。【禁忌】阴阳两虚，脾胃薄弱者，均忌。【炮制】黄柏性寒而沉，生用则降实火，熟用则不伤胃，酒制则治上，蜜制则治中，盐制则治下。

厚朴

【性味】味苦、辛，性温。无毒。【主治】辛能散风邪，温可解寒气，下气消痰，去实满而宽膨，温胃和中，调胸腹而止痛，吐利交资，惊烦共主，疗气血之痹，去三虫之患。【归经】入脾、胃二经。为下实散满之品。【炮制】凡使去粗皮，姜汁炙或浸炒用。

苦楝子

【性味】味苦，性寒。有小毒。【主治】杀三虫，利小便，愈疝气，疗疥疮。肝厥腹痛以疗，伤寒里热亦愈。【归经】入肝、心包、小肠、膀胱四经，兼入肺、脾、胃三经。为泄热之品。【禁忌】脾胃虚寒者忌用。【炮制】凡使酒拌令透，蒸待皮软，去皮去核，取肉用，凡用肉不用核，用核不用肉，如用肉捶碎，浆水煮一伏时晒干。

槐花

【性味】味苦，性平。无毒。【主治】止便血，除血痢，咸藉清肠之力，疗五痔，明眼目，皆资涤热之功。子名槐角，用颇相同。兼行血以降气，亦催生而堕胎。枝主阴囊湿痒，叶医疗癣疔疮。【归经】入肝、大肠二经。为凉血清热之品。【禁忌】病人虚寒作泄，及阴虚血热而非实热者，均忌。【炮制】凡使槐花须未开时采取，亦名槐米，陈久炒用。凡使槐实，去单子及五子者，打碎，牛乳经一宿，蒸过用。

苏木

【性味】味甘、咸，性平。无毒。【主治】宣表里之风邪，除新旧之瘀血，宜产后之胀满，治痈肿与扑伤。【归经】入肝、脾、肾三经，兼入心、胃二经，为散表行血之品。【禁忌】产后恶露已尽，有血虚腹痛者，不宜用。

巴豆

【性味】味辛，性温。有毒。【主治】荡五脏，涤六腑，几于湔（jiān；洗涤）肠刮胃，攻坚积，破痰癖。直可斩关夺门，气血与食，一攻而始尽，痰虫及水，倾倒而无遗，胎儿立堕，疔毒旋抽。【归经】入胃、大肠二经。为斩关夺门之品。【禁忌】凡一概汤散丸剂，切勿轻投，即不得已急证，亦须炒熟，压令油极净。入分许即止，不得多用。

桑根白皮

【性味】味甘、辛，性寒。无毒。【主治】泻肺经之有余，止喘定嗽，疏小肠之闭滞，逐水宽膨，降气散瘀血止渴消燥痰。【归经】入肺经。为清金之品。【禁忌】凡肺虚无火，因寒袭之而咳嗽者，勿用。

枳实

【性味】味苦，性寒。无毒。【主治】破积有雷厉风行之势，泻痰有冲墙倒壁之威，解伤寒结胸，除心下急痞。【归经】入脾、胃二经。为破气行痰之品。

枳壳

【性味】味苦、咸，性微寒。无毒。【主治】破至高之气，除咳逆停痰，助传导之官，消水留胀满。【归经】入肺、胃二经。为散结逐滞之品。【禁忌】肺气虚弱，脾胃虚，中气不运，而痰壅气急，咳嗽不因风寒入肺，气壅，及咳嗽阴虚火炎，与一概胎前产后，均忌。

山栀子

【性味】味苦，性寒。无毒。【主治】治胸中懊恼，而眠卧不宁，疏脐下血滞而小便不利，清太阴肺。轻飘而上达，泻三焦火，屈曲而下行，清胃脘则吐衄与崩淋俱效，去心火则疮疡与面赤无虞。【归经】入心、肺、胃三经。为泻火之品。【禁忌】凡脾胃虚弱，血虚发热，心肺无邪热，小便闭，由膀胱气虚，均忌。【炮制】治上中二焦，连壳用。治下焦，去壳洗去黄浆炒用。治血病炒黑用，去心胸中热用仁，去肌表间热用皮。

郁李仁

【性味】味苦、辛、酸，性平。无毒。【主治】润达幽门，而关格有转输之妙，宣通火腑，而肿胀无壅遏之嗟。【归经】入脾、大肠、小肠三经。为润燥泄气破血之品。【禁忌】津液不足者忌。

大腹皮

【性味】味辛，性温。无毒。【主治】开心腹之气，逐皮肤之水，和脾泄肺，通大小肠，肺气痞胀胥宜，痰膈瘴疟亦治。【归经】入脾、胃二经。为下气行水之品。【禁忌】病涉虚弱者忌。【炮制】鸩鸟多集此树，宜以酒洗清，再大豆汁洗晒干用。

竹叶

【性味】味辛、甘，性寒。无毒。【主治】清心涤烦热，止嗽化痰涩，定小儿之惊痫，治吐血与呕哕。【归经】入心、胃二经。为涤热之品。【禁忌】竹茹，凡胃寒呕吐，感寒挟食作呕，忌用。竹沥，凡寒痰湿痰，及饮食生痰，忌用。

天竺黄

【性味】味甘，性寒。无毒。【主治】去痰解风热，镇心安五脏，大人中风不语，小儿天吊惊痫。【归经】入心经。为除热豁痰定惊之品。

雷丸

【性味】味苦、咸，性微寒。无毒。【主治】杀脏腑诸虫，除婴儿百病，毒气可逐，胃热亦清。【归经】入胃、大肠二经。为消积杀虫之品。【炮制】入药炮用。此竹之苓也，乃竹之余气所结，大小如粟，生土中而无苗叶。

（三）谷部

绿豆

【性味】味甘，性寒。无毒。【主治】解热毒而止渴，去肌风而润肤，利小便以治胀，厚肠胃以和脾。【归经】入胃经，兼入心经。为清热解毒之品。【禁忌】脾胃虚寒滑泄者忌。

（四）菜部

冬瓜

【性味】味甘，性微寒。无毒。【主治】寒泻热，甘益脾，利二便，治消渴。多食而水肿以消，用子则补肝明目。【归经】入脾、胃、大肠、小肠四经。为除热益脾之品。【禁忌】冬瓜性冷利，脏腑有热者宜之。体虚肾冷，久病滑泄者忌。

（五）果部

杏仁

【性味】味甘，性温。有小毒。【主治】散上焦之风，除心下之热，利胸中气逆而喘嗽，润大肠气闭而难通。解锡毒有效，消狗肉如神，时行头痛，行痰解肌。【归经】入肺、大肠二经。为泻肺解寒润燥下气之品。【禁忌】凡阴虚咳嗽、肺家有虚热之痰者，均忌。双仁者不可用。

桃仁

【性味】味苦、甘，性平。无毒。【主治】破诸经之血瘀，润大肠之血燥。肌有血凝，而燥痒堪除。热入血室，而谵言可止，可除厥癥瘕，何虞乎邪气。【归经】入肝、心包二经。为破血润燥之品。【禁忌】桃仁散而不收，泻而无补，过用或不当，能使血下不止，损伤真阴。故凡经闭由于血枯，产后腹痛由于血虚，大便闭涩，由于津液不足者，均忌。

山楂

【性味】味甘、酸，性温。无毒。【主治】消肉食之积，行乳食之停，疝气为殃，茴香助之取效。儿枕作痛，砂糖调服成功。发小儿痘疹，理下血肠风。【归经】入脾经。为破气消积、散瘀化痰之品。【禁忌】脾虚不运，及胃家无食积，均忌。如脾胃虚，兼有积滞，当与补药同施，亦不宜过用。

青皮

【性味】味苦、辛，性寒。无毒。【主治】破滞气愈攻愈效，削坚积愈下愈良。引诸药至厥阴之分，下饮食入太阴之仓。郁积与发汗咸治，疝痛与乳肿宜投。其核也主膀胱疝气，其叶也治乳痈肺痈。【归经】入肝、胆二经。为猛锐之品。【禁忌】削坚破滞，性最酷烈，误服立损真气，必与参、术、芍药等补脾药同行，必不可单行。肝脾气虚者，均忌。

槟榔

【性味】味辛、涩，性温。无毒。【主治】降至高之气，似石投水，疏后重之急，如骥追风。疟疾与痰癣皆收,脚气与杀虫并选。消谷可也,伏尸宜之。【归经】入胃、大肠二经。为沉重下坠之品。【禁忌】凡气虚,脾胃虚,阴阳两虚,中气不足者,均忌。

(六)石部

海浮石

【性味】味甘、咸,性平。无毒。【主治】清金降火,止浊治淋。积块老痰逢便化,瘿瘤结核遇旋消。【归经】入肺经。为消痰软坚之品。

食盐

【性味】味甘、辛、咸,性平。无毒。【主治】擦牙而止痛,洗目而去风。二便闭结,纳导随通。心腹烦疼,服吐即愈。治疝与辟邪有益,痰停与霍乱无妨,软坚而结核积聚以除,清火则伤肠胃结热可治。【归经】入肾经,兼入心、肺、胃三经。为除热润下之品。

(七)人部

人中黄

【性味】味甘,性寒。无毒。【主治】甘寒以入胃经,泻热而清痰火。治阳毒发狂之证,挽痘疮黑陷之虞。【归经】入胃经。为大解热毒之品。【禁忌】伤寒瘟疫非阳明实热,痘疮非大热郁滞,因而紫黑干陷倒靥者,均忌。以苦寒之极也。

(八)禽兽部

夜明砂

【性味】味辛,性寒。无毒。【主治】质禀辛寒,肝经血分,活血消积。目盲障翳称良,疟魃惊疳,干血气痛亦治。【归经】入肝经。为散血明目之品。【炮制】凡使淘去灰土恶臭,取细砂晒干焙用。

犀角

【性味】味苦、酸、咸,性寒。无毒。【主治】解烦热而心宁,惊悸狂邪都扫,散风毒而肝清,目昏痰壅皆消,血衄崩淋,投之辄止,痈疽发背,用以消除解毒,高于甘草,祛邪过于牛黄,迷惑与魇寐不侵,蛊痒共鬼邪却退。【归经】入心、肝二经,兼入胃经。为彻上彻下,散邪清热凉血解毒之品。【禁忌】治消胎气,孕妇忌服,痘疮气虚无大热,伤寒阴证发躁,脉沉细,足冷,渴而饮不多,且复吐出者,均忌。

羚羊角

【性味】味苦、咸,性寒。无毒。【主治】直达东方理热毒,而昏冒无虞。专趋血海散瘀结,而真阴有赖。清心明目,辟邪定惊,湿风痫血宜加用,瘰

病痈疽不可无。【归经】入心、肝、肺三经。为散邪清热之品。【禁忌】心肝二经,虚而有热者宜。若虚而无热忌用。

熊胆

【性味】味苦,性寒。无毒。【主治】杀虫治五痔,止痢除黄疸,去目障至效,涂痔漏如神。【归经】入心、胃、心包三经,兼入肝、脾、大肠三经。为除热祛邪之品。【禁忌】小儿不因疳证而目生障翳,及痘后蒙蔽者,均忌。

刺猬皮

【性味】味苦,性平。有小毒。【主治】性苦平,治胃逆,消五痔,愈肠风,阴蚀共阴肿之痾,酒煮与末敷皆当。【归经】入胃经。为凉血之品。【炮制】煅黑存性,一云细剉炒黑用。

(九)鳞虫部

龙齿

【性味】味涩,性寒。无毒。【主治】性凉味涩,镇心安魂,大人之痫癫无虞,小儿之五惊咸愈。【归经】入心、肝二经。为镇心安魂,除烦清热之品。【禁忌】龙齿禁忌约与骨相似。

珍珠

【性味】味甘、咸,性寒。无毒。【主治】安魂定悸,止渴除蒸,收口生肌,点睛退翳,能坠痰而拔毒,治惊热与痘疔。【归经】入心、肝二经。为泄热定惊之品。【禁忌】凡并不由火热者忌。

海蛤粉

【性味】味咸,性寒。无毒。【主治】味咸性寒,化痰定喘,治心痛而愈疝气,利小便而止遗精,积块与肿核齐消,白浊与带下并治。【归经】入心、肾二经。为软坚润下之品。【禁忌】虽善消痰积血块,然脾胃虚寒,宜少用。

瓦楞子

【性味】味咸,性平。无毒。【主治】消老痰至效,破癥癖殊灵。【归经】入肝经,兼入肺、脾二经。为软坚散结之品。【炮制】取陈久者,火煅赤,米醋淬三度,出火毒,研粉。

水蛭

【性味】味苦、咸,性平。有毒。【主治】恶血积聚,闭结坚牢,炒末调吞多效,赤白丹肿,痈毒初生,竹筒含咂有功。【归经】入肺、膀胱二经。为破血泄结之品。

五谷虫

【性味】味苦、咸,性寒。无毒。【主治】治小儿疳疮积,疗时病谵妄语。【归经】入脾、胃二经。为去热疗疳之品。【炮制】凡使漂极净,晒干或炒,或煅为末用。

虻虫

【性味】味苦,性微寒。有毒。【主治】攻血遍行经络,堕胎只在须臾。去寒热与癥瘕,通血脉及九窍。【归经】入肝经,兼入三焦经。为破血泄结之品。

蟾蜍

【性味】味辛,性寒。微毒。【主治】发时疮之毒,理疳积之疳,消猘【zhi;狗发狂】犬之毒,枯肠痔之根。【归经】入胃经。为杀虫拔毒之品。【炮制】凡使蟾酥,用人乳化开。切不可入人目,若误入,赤肿欲盲,急以紫草汁洗点即消。

五、轻剂

(一)草部

麻黄

【性味】味苦,性温。无毒。【主治】专司冬令寒邪,头痛身热脊强,去营中寒气,破癥坚积聚,太阳伤寒为要药,发表出汗有殊功。【归经】入肺、膀胱二经,兼入心、大肠二经。为发汗之品。【禁忌】诸虚有汗,肺虚痰嗽,气虚发喘,阴虚火炎眩晕,南方中风瘫痪,平日阳虚腠理不密之人,均忌。【炮制】凡用发汗,取茎,去根结,煮十余沸,竹片掠去浮沫,或用醋汤略泡,或干晒,亦用蜜炒。若止汗,用根节。

葛根

【性味】味辛、甘,性平。无毒。【主治】主消渴大热,呕吐头痛。生用能堕胎,蒸熟化酒毒。止血痢,散郁火,起阴气,散诸痹,鼓胃气以上行,开腠理而发汗。【归经】入胃、膀胱二经,兼入脾经。为解肌升阳散火之品。【禁忌】多用反伤胃气,升散太过也。

升麻

【性味】味甘、苦,性平。无毒。【主治】解百毒,杀精鬼,辟疫瘴,止喉痛、头痛、齿痛,口疮斑疹,散阳明风邪,升胃中清气,蛊毒能吐,腹痛亦除。【归经】入脾、胃二经。为升阳散毒之品。【禁忌】凡吐衄咳多痰,阴虚火动,肾经不足,及气逆呕吐,惊悸怔忡,癫狂等证,若误用,多致危殆。

木贼草

【性味】味甘、微苦,性温。无毒。【主治】迎风流泪,翳膜遮睛。去节著发散之功,中空有升散之效。【归经】入肝、胆二经。为退翳发汗之品。【禁忌】目疾由于怒气及暑热伤血、暴赤肿痛者,均忌。

灯心草

【性味】味甘,性寒。无毒。【主治】清心必用,利水偏宜。烧灰吹喉痹,涂乳治夜啼。【归经】入心、肺、小肠三经。为清热行水之品。【禁忌】性专通利,虚脱人不宜用。

连翘

【性味】味苦、辛,性寒。无毒。【主治】除心经客热,散诸经血结。通经利水,固肌热之所需,消肿排脓,为疮家之要药。【归经】入胆、大肠、三焦三经,兼入心、心包二经。为散结清火之品。【禁忌】此清而无补之药也。痈疽已溃,及火热由于虚,与脾胃薄弱作泄者,均忌。

谷精草

【性味】味辛、甘,性微温。无毒。【主治】头风翳膜遮睛,喉痹牙痛疥痒。【归经】入肝经,兼入胃经。为清热明目之品。

(二)土部

百草霜

【性味】味辛,性温。无毒。【主治】清咽治痢,解热定血,疗毒发狂之症,愈口舌白秃诸疮。【归经】入肝、脾、胃三经。为救标之药。【禁忌】虽能止血,无益肠胃。救标则可,治本则非。忌多服。【炮制】此乃灶额及烟炉中墨烟也,其质轻细,故曰霜。若深村久灶额上墨,尤佳。止血为最要之药。研细用。

墨

【性味】味辛,性温。无毒。【主治】止血以苦酒送下,消痈用猪胆调涂,磨浓点入目之飞丝,和酒治胞胎之不下。【归经】入心、肝二经。为清凉之品。

(三)虫部

蝉蜕

【性味】味咸、甘,性寒。无毒。【主治】快痘疹之毒,宣皮肤之风,小儿惊痫夜啼,目疾昏花障翳。

【归经】入肝经。为驱风散热之品。

六、重剂

（一）木部

沉香

【性味】味辛、苦，性微温。无毒。【主治】调和中气，破积滞而胃开，温补下焦，壮元阳而肾暖，疗脾家痰涎之逆，去肌肤水肿之邪，大肠虚闭宜投，小便气淋须用。【归经】入脾、胃、肾三经，兼入心、肝二经。为下气补阳之品。【禁忌】治冷气、逆气、气郁结，殊为要药。然中气虚，气不归元者忌之。心经有实邪者忌之，非命门真火衰，不宜入下焦药中用。【炮制】须要不枯色黑，沉水下者为上。半沉者次之。不可见火。入汤剂磨汁冲服，入丸散，纸里置怀中待燥研之或水磨晒干亦可。

（二）金石部

金箔

【性味】味辛，性平。有毒。【主治】安镇灵台，神镇免于飘荡，辟除恶祟，脏腑搜其伏邪。【归经】入心、肝二经。为镇惊安神之品。【禁忌】金性坚刚重坠，与血肉之体不相宜，故往往服之致死。凡病止因心气虚，以致神魂不定，并无惊邪外入者，当以补心安神为急，而非金箔所能定矣。盖惟有外邪侵犯者，乃可藉为镇心安神之用也。

自然铜

【性味】味辛，性平。有毒。【主治】续筋接骨，折伤复旧，消瘀破滞，疼痛消除。【归经】入肝经。为散瘀破积之品。【禁忌】凡使中病即已，切不可过服，以其有火金之毒，走散太甚。【炮制】凡使火煅醋淬七次，研细水飞用。

青铅

【性味】味甘，性寒。有毒。【主治】甘寒属肾，解毒坠痰，安神明目，杀虫乌须。【归经】入肝经，兼入肾经。为坠痰解毒之品。

黄丹

【性味】味辛，性微寒。无毒。【主治】止痛生肌，宜于外传，镇心安魂，可作丸吞。下痰杀虫，截疟止痢，平吐逆而疗反胃，治癫疾以愈惊痫。【归经】入肝、脾二经。为清积解毒之品。

密陀僧

【性味】味辛，性平。有小毒。【主治】镇心主，灭斑点，五痔金疮同借重，疟家痢证共寻求。【归经】入肝经。为镇怯之品。【禁忌】密陀僧大都可外敷不可内服。此药无真者，硝银炉底，乃铅铜之气所结，能烂一切物，故益不宜轻用。

朱砂

【性味】味甘，性微寒。无毒。【主治】镇心而定癫狂，辟邪而杀鬼祟，解胎热痘毒，疗目痛牙疼，养精神而通神明，治五脏兼能化汞。【归经】入心经。为安神定魄之品。【禁忌】朱砂但宜生使，火炼则有毒，若饵服，常杀人。

雄黄

【性味】味辛、苦，性温。微毒。【主治】杨梅疗毒，疥癣痔疡，血瘀风淫，鬼魔尸疰，化涎痰之实，涂蛇虺（hui；一种毒蛇，俗称土虺蛇。泛指小蛇）之伤。【归经】入肝、胃二经。为解毒杀虫之品。【禁忌】雄黄性热有毒，外用易见长，内服难免害。凡服之中病即止，无过剂也。

石膏

【性味】味甘、辛，性寒。无毒。【主治】营卫伤于风寒，青龙收佐使之勋。相传因于火热，白虎定为君之剂，头痛齿痛肌肤热，入胃而搜逐，消渴阳狂逆气起，入肺以驱除，口干舌焦是之取尔，中暑自汗，又何患焉。【归经】入胃经，兼入肺、三焦二经。为泻热解肌之品。

阳起石

【性味】味咸，性微温。无毒。【主治】固精而壮元阳，益气而止崩带，回子宫之虚冷，消结气与癥瘕。【归经】入命门经，为温补之品。【禁忌】凡阴虚火旺及阳痿属于失志，以致火气闭密，不得发越而然，与崩漏由于火盛，而非虚寒者均忌。【炮制】凡使火煅醋淬七次，研细水飞用。

磁石

【性味】味辛、咸，性寒。无毒。【主治】治肾虚之恐怯，镇心脏之怔忡，疗肢节中痛，则风湿以除，清大热烦满，而耳聋亦治。【归经】入肝、胃二经。为冲和之品。【禁忌】凡石药皆有毒，独磁石冲和，无悍猛之气，又能补肾益精，然体重，渍酒优于丸散。【炮制】凡使火煅醋淬，研末水飞，或醋煮三日夜用。

青礞石

【性味】味甘、咸，性平。无毒。【主治】化顽痰癖结行食积停留，色青因以平肝，体重则能下气。【归经】入肝经。为治惊消痰之品。【禁忌】凡积滞癥结,脾胃壮实者可用,虚弱者忌,小儿惊痰食积实热,初发者可用,虚寒久病者忌。【炮制】须坚细青黑,打开中有白星点者,无星点者不入药,煅后则星点如麸金,制法礞石四两打碎,入硝石四两拌匀,放大坩锅内,炭火十五斤,簏定煅至硝尽,其石色如金为度,取出研末水飞去硝毒,晒干用。

代赭石

【性味】味苦、甘,性寒。无毒。【主治】健脾养血,治五脏血脉中热,镇气定逆,疗小肠疝气内痛,老人肾虚痰喘,哮呷俱平,妇科经病带多,胎产亦治。【归经】入肝、心包二经。为镇虚逆养阴血之品。【禁忌】下部虚寒,及阳虚阴痿者,均忌之。【炮制】凡使火煅赤,醋淬三次或五七次,研细水飞用。

(三)土部

伏龙肝

【性味】味辛、咸,性温。无毒。【主治】女人崩中带下,丈夫尿血遗精,催生下胎,脐疮丹毒,咳逆反胃治之效,燥湿消肿投之宜。【归经】入肝经。为调中止血,燥湿消肿之品。【禁忌】阴虚吐血者忌用,以其中有火气,痈肿盛者忌独用。

七、滑剂

(一)草部

冬葵子

【性味】味甘,性寒。无毒。【主治】能催生通乳,疏便闭诸淋,脏腑之寒热可解,营卫与关格胥通。【归经】入大肠、小肠二经。为润燥利窍之品。

肉苁蓉

【性味】味甘、酸、咸,性温。无毒。【主治】益精壮阳事,补肾润大肠,男子血沥遗精,女子阴疼带下,益腰膝而愈冷痛,起劳伤而除癥瘕。【归经】入心包、命门二经。为滋肾益精滑肠之品。【禁忌】凡泄泻,肾中有热,强阳易举而不固者,均忌。【炮制】凡使清酒浸一宿,刷去沙土浮甲,劈破中心,去白膜一重,有此能隔人心,前气不散令人上气,蒸半日,酥炙。

锁阳

【性味】味甘,性温。无毒。【主治】强阳补精,润肠壮骨,归经,入肾经。为大补元阳之品。

蒲黄

【性味】味甘、辛,性平。无毒。【主治】熟用止血,生用行血,通经脉,利小便,祛心腹膀胱之热,疗伤疮扑疖之疴。【归经】入肝、心包二经。为凉血活血散结除热之品。【禁忌】一切劳伤发热阴虚内热,无瘀血者,均忌。

(二)谷部

胡麻

【性味】味甘,性平。无毒。【主治】养血润肠,燥结焦烦诚易退,补中益气,风淫瘫痪岂难除,坚筋骨,明耳目,轻身不老,长肌肤,填髓脑,辟谷延年。【归经】入脾经,兼入肝、肺、肾三经。为补益滋润之品。

麻油

【性味】味甘,微寒。无毒。【主治】熟者利大肠,下胞衣。生者磨疮肿,生秃发。【归经】入大肠经。为滋润之品。

大麻仁

【性味】味甘,性平。无毒。【主治】润五脏,通大肠,宣风利关节,催生疗产难。【归经】入脾、胃、大肠三经。为滑利之品。

(三)果部

榧子

【性味】味甘、涩,性平。无毒。【主治】杀百种之虫,疗五般之痔,消谷食而治咳,助筋骨而壮阳。【归经】入肺经。为涤除肠胃邪恶之品。

滑石

【性味】味甘,性寒。无毒。【主治】利小便,行积滞,宣九窍之闭,通六腑之结,身热可治,乳难亦宜。【归经】入膀胱经,兼入心、胃、大肠、小肠四经。为通利下窍之品。【禁忌】凡阴精不足,内热,以致小水短少赤涩,或不利,及口渴身热由于阴虚火炽水涸者,均忌。脾胃俱虚者,难不作泄亦忌。

八、涩剂

(一)草部

地榆

【性味】味苦、甘、酸,性微寒。无毒。【主治】止血痢肠风,除带下五漏,祛恶肉,疗金疮,止吐衄而愈崩中,入下焦而清血热。【归经】入肝、肾、大肠三经,兼入胃经。为专理下焦血证湿热之品。【禁忌】性寒下行,脾胃虚寒作泄,白痢久而胃弱,胎产虚寒泄泻,血崩脾虚作泄,均忌。

白及

【性味】味苦、辛,性微寒。无毒。【主治】肺伤吐血,痈肿排脓。【归经】入肺经。为补肺逐瘀生新之品。【禁忌】凡痈疽已溃。不宜同苦寒药服。

芍药

【性味】味苦、酸,性平。无毒。【主治】白芍敛肺而主胀逆喘咳,腠理不固。安脾而主中满腹痛,泻痢不和。制肝而主热血,目疾胁下作疼。气本苦平,功昭泄降,能治血痹坚积,何虞寒热疝瘕。赤芍专行恶血,兼利小肠,泻肝火,治血痹,腹痛胁痛,疝瘕坚积,服之瘥。经闭肠风,痈肿目赤,治之愈。【归经】入脾、肺、肝三经。为收敛之品。【禁忌】白芍酸寒,凡中寒腹痛中寒作泄,腹中冷痛,肠胃中觉冷等证,均忌。赤芍破血,凡一切血虚病,及泄泻产后,恶露已行,少腹痛已止,痈疽已溃,均忌。

五味子

【性味】味皮甘,肉酸,核辛、苦,都具咸味,性温。无毒。【主治】滋肾经不足之水,强阴涩精,除热解渴,收肺金耗散之气,疗咳敛喘,止汗固肠。【归经】入肺、肾二经。为收敛滋润之品。【禁忌】嗽初起脉数,有实火,及肝家有动气,肺气有实热,痧疹初发,及一切停饮,均忌。【炮制】凡使以北产紫黑者良,入滋补药蜜浸蒸,入劳嗽药生用,俱捶碎核。南产色红而枯,惟风寒在肺者宜之。

覆盆子

【性味】味甘、酸,性微温。无毒。【主治】补虚续绝伤,强阴美颜色。男子有固精之妙,妇人著多孕之功。【归经】入肝、肾二经。为补涩之品。【炮制】凡使淘去黄叶皮蒂,酒蒸晒干用。

(二)木部

椿樗白皮

【性味】香者名椿,臭者名樗。味苦,性寒。无毒。【主治】涩血,止泻痢,杀虫,收产肠,去肺胃之陈痰,治湿热之为病。【归经】入胃、大肠二经。为固肠润燥湿之品。【禁忌】凡脾胃虚寒者,崩带属肾家真阴虚者忌。以其徒燥也。滞下溃气未尽者亦忌。不入汤煎。【炮制】凡使二皮,以东引者良。去粗皮,或醋炙,或蜜炙用。

秦皮

【性味】味苦、涩,性寒涩。无毒。【主治】苦寒色青能治风湿,泻热而疗目疾。洗服咸宜。性涩而止崩带,下痢亦治。【归经】入肝、胆二经,兼入肾经。为收敛之品。

诃黎勒

【性味】味苦、酸、涩,性温。无毒。【主治】固肠而泄痢咸安,敛肺而喘嗽俱止,利咽喉而通津液,下食积而除胀满。【归经】入肺、大肠二经。为收敛之品。【禁忌】凡气虚嗽痢初起者,均忌。【炮制】凡使以六棱黑色肉厚者良。酒浸蒸去核,取肉用。用核不用肉。

棕榈皮

【性味】味苦、涩,性平。无毒。【主治】吐血、鼻红、肠毒病,十全奇效,崩中、带下、赤白痢,一切神功。【归经】入肝、脾二经。为止血之品。【禁忌】凡血证初起及瘀血未尽者,均忌。

金樱子

【性味】味酸,性平。无毒。【主治】扃钥(jiong,yue;从外面关门的门闩。箱柜上的插关。关闭)元精,合闭蜇封藏之本,牢拴仓廪,赞传道变化之权。【归经】入肾经,兼入膀胱、大肠二经。为固精秘气之品。【禁忌】泄泻由火热暴注者,小便不禁及精气滑脱,由阴虚火炽而得者,均忌。【炮制】凡使去核毛刺用。

(三)谷部

醋

【性味】味酸,性温。无毒。【主治】烧红炭而闻气。产妇房中常起死,涂痈疽而外治,疮科方内屡回生,消心腹之痛,癥积尽破,杀鱼肉之毒,日用恒宜。【归经】入肝经。为收敛气血之品。

罂粟壳

【性味】味酸、涩,性微寒。无毒。【主治】止泻痢而收脱肛,涩精气而固遗泄,劫虚劳之嗽。摄小便之多。【归经】入肾经。为敛肺涩肠固肾之品。

(四)果部

乌梅

【性味】味酸,性平。无毒。【主治】定喘定渴,止血止利,清音去痰涎,安蚘理烦热,蚀恶肉而至速,消酒毒以清神。【归经】入肺、脾二经。为敛肺涩肠涌痰消肿之品。【禁忌】凡风寒初起,疟痢未久者,均忌。

木瓜

【性味】味酸、涩,性温。无毒。【主治】筋急者得之即舒,筋缓者遇之即利,湿痹可以兼攻,脚气惟兹最要。【归经】入脾、胃、肺、肝四经。为利筋骨调荣卫之品。【禁忌】下部腰膝无力,由精血虚,真阴不足,及伤食脾胃未虚,积滞多者,均忌。勿犯铁器。

芡实

【性味】味甘,性平。无毒。【主治】补肾固精,而遗浊有赖,益脾养气,而泄泻无虞,益耳目聪明,愈腰脊酸痛。【归经】入脾、胃二经,兼入心、肾二经。为固本益精之品。【禁忌】生食动气冷气,小儿不宜多食,以难化也。

(五)石部

赤石脂

【性味】味甘、酸、辛,性大热。无毒。【主治】主生长肌肉,可理痈疡,疗崩漏脱肛,能除肠澼。【归经】入心、肾、大肠三经。为固敛之品。【禁忌】凡火热暴注者,不宜用。滞下全是湿热,于法当利。自非的受寒邪,下利白积者,不宜用。崩中法当补阴清热,不可全仗收涩。带下本属湿热积滞,法当祛暑除积。止涩非宜。

禹余粮

【性味】味甘,性平。无毒。【主治】甘寒重涩,固下最良。入手足阳明之血分,治咳逆寒热与烦满。血闭癥瘕可用,催生下痢亦宜。【归经】入胃、大肠二经。为固下之品。

明矾

【性味】味酸,性寒。无毒。【主治】消痰止痢,涤热祛风,收脱肛阴挺,理疥癣湿淫,疗阴蚀而愈恶疮,止目痛而坚骨齿。【归经】入脾经。为燥湿坠痰之品。

(六)鳞虫部

龙骨

【性味】味甘,性平。无毒。【主治】滑精而遗泄能收,固肠而崩淋可止,缩小便而止自汗,生肌肉而收脱肛,癥瘕除,坚积散,鬼疰精物与老魅而咸驱,热气惊痫,治小儿而允当。【归经】入肝、胆、肾三经,兼入心、大肠二经。为固敛浮越正气之品。【炮制】酒浸一宿,焙干研粉,水飞三次用。如急用,以酒煮焙干。

牡蛎

【性味】味咸,性微寒。无毒。【主治】消胸中之烦满,化痰凝之瘰疬,固精涩二便,止汗免崩淋,治虚劳烦热,愈妇人带下,伤寒而寒热宜求,温疟而惊恚莫缺。【归经】入肝、胆、肾三经。为软肌利水固肠之品。【禁忌】凡病虚而有寒者忌。肾虚无火,寒精自出者,亦忌。

五倍子

【性味】味酸、咸,性平。无毒。【主治】敛肺化痰,故止嗽有效。散热生津,故止渴相宜。上下之血皆止,阴阳之汗咸疗。泻痢久而能断,肿毒发而能消。糁(san;用米和羹。饭粒。散开,散落)口疮,须臾可食。洗脱肛,顷刻能收。染须发之白,治目烂之疴。【归经】入肺经。为收敛之品。【禁忌】凡嗽由外感,泻非虚脱者忌。

九、燥剂

(一)草部

苍术

【性味】味苦,性温。无毒。【主治】燥湿消痰,发汗解郁,除山岚瘴气,弭(mi;弓的弯曲处。停止。安定。顺服。)灾沴(li;流水不畅通。阴阳之气不协调,五行相克。灾祸。)恶疾。【归经】入脾、肺、胃、大肠、小肠五经。为祛风除湿,升阳散郁之品。【禁忌】二术凡病属阴虚血少,精不足,内热骨蒸,口干唇燥,咳嗽吐痰,吐血鼻血,齿血咽塞,便秘滞下,及肝肾有动气者,均忌。

仙茅

【性味】味辛,性温。有小毒。【主治】助阳填骨髓,心腹寒痛,开胃消宿食,强记通神。【归经】入命门经,兼入肝、心包二经。为补火之品。【炮制】清水洗,竹刀刮去皮,切豆许大糯米泔浸去赤汁,酒拌蒸半日暴干。勿犯铁。

草豆蔻

【性味】味辛,性温。无毒。【主治】散寒止心腹之痛,下气驱逆满之疴,开胃而理霍乱吐泻,攻坚而破噎膈癥瘕。【归经】入脾、胃二经。为祛寒除湿、消痰截疟之品。【禁忌】凡疟不由于瘴,心胃痛由火而不由寒,泻痢胀满或小水不利,由暑热湿热者,均忌。【炮制】闽产名草豆蔻,如龙眼而微长,皮黄白薄而棱峭,仁如缩砂,辛香气和。滇广所产名草果,如诃子,皮黑厚而棱密,子粗而辛臭。虽是一物,微有不同。忌犯铁。

肉豆蔻

【性味】味辛,性温。无毒。【主治】温中消食,止泻止痢,心疼腹痛,辟鬼杀虫,能逐冷而去痰,治小儿之吐逆。【归经】入脾、胃二经,兼入大肠经。为消食止泻之品。【禁忌】大肠素有火热,及中暑泄暴注,肠风下血,胃火齿痛,及湿热积滞方盛,滞下初起,均忌。【炮制】以糯米粉熟汤搜裹,煻火中煨熟,去粉用。忌犯铁。

益智仁

【性味】味辛,性温。无毒。【主治】温中进食,补肾扶脾,摄涎唾,缩小便,安心神,止遗浊。【归经】入脾经,兼入心、肾二经。为行阳退阴之品。【禁忌】凡证属燥热,病人有火者,不宜用。故呕吐由热不由寒,气逆由怒而不由虚,小便余沥,由水涸精亏内热,而不由肾气虚寒,泄泻由湿火暴注,而不由气虚肠滑,均忌。

补骨脂

【性味】味辛,性温。无毒。【主治】兴阳事,止肾泄,固精气,止腰疼,肺寒咳嗽无虞,肾虚气喘宜用。【归经】入脾、命门、心包三经。为壮火益土之品。【禁忌】凡病阴虚火动,阳道妄举,梦遗尿血,小便短涩,目赤口苦舌干,大便燥结,内热作渴,火升易饥嘈杂,湿热成痿,以致骨乏无力者,均忌。【炮制】此性燥毒,须酒浸一宿,再以东流水浸三日夜,蒸半日晒干,胡桃肉同炒用。

胡芦巴

【性味】味苦,性温。无毒。【主治】元脏虚寒,膀胱疝气,丹田可暖,脚肿亦祛。【归经】入命门经。为壮元阳除寒湿之品。【炮制】出岭南番舶者良,一云是番莱菔子。酒浸,或蒸,或炒。

附子

【性味】味辛、甘,性大热。有毒。【主治】补元阳,益气力,堕胎孕,坚筋骨,心腹冷疼,寒湿痿躄,足膝瘫软,坚痞癥癖,伤寒戴阳,风寒咳逆,行十二经,痼冷尤益。【归经】入命门、三焦二经,兼入脾、胃、膀胱三经。为回阳退阴之品。【禁忌】一切阳证火证热,阴虚内热,血液衰少证,均忌。

川乌

【性味】味辛,性热。有毒。【主治】大燥去风,功同附子而稍缓。附子性重峻,回阳逐寒,川乌性轻疏,温脾逐风。寒疾宜附子,风疾宜川乌。【归经】入脾、命门二经。为助阳退阴之品。

草乌头

【性味】味辛,性热。有毒。【主治】辛苦大热,开透顽痰,治恶疮,破积聚,降气平咳逆之上,搜风去寒湿之痹。【归经】入脾经。为搜风胜湿、去痰攻毒之品。

白附子

【性味】味辛,性温。有毒。【主治】中风失音,消痰去湿,面上百病咸宜,冷气诸风尤急。【归经】入胃经,为祛风燥湿豁痰之品。【禁忌】似中风证。虽痰壅忌用。

天南星

【性味】味苦、辛,性温。有毒。【主治】风痰麻痹堪医,破血行胎可虑,惊痫风眩,下气胜湿投之当,寒热结气,伏梁积聚无不宜。【归经】入肺经。为祛风湿豁顽痰之品。【禁忌】阴虚燥痰忌用。半夏治湿痰多,南星治风痰多。【炮制】凡使以矾汤或皂角水浸三日夜曝用,或酒浸一宿蒸,竹刀切开,至不麻乃止。造胆星腊月研取末,纳黄牛胆中风干,年久者更佳。

半夏

【性味】味辛,性平,有毒。【主治】消痰燥湿,开胃健脾,咳逆呕吐,头眩昏迷,痰厥头痛,心下满坚,消痈可也,堕胎有焉,伤寒寒热,痰疟不眠,下气称要,止汗宜先。【归经】入脾、胃、胆三经,兼入心、肺、大肠三经。为除湿化痰开郁发表之品。【禁忌】一切血证及阴虚血少,津液不足之病。均忌。

(二)木部

桂

【性味】味辛、甘,性大热。有小毒。【主治】益火消阴,救元阳之涸冷,温中降气,扶脾胃之虚寒,坚筋骨,强阳道,乃助火之动,定惊痫通血脉属平肝之绩,下焦腹痛,非此不除,奔豚疝瘕,用之即愈,宣通百药,善堕胞胎。【归经】入肾、肝、命门三经。为下行温补之品。

桂心

【性味】味苦、辛,性热。无毒。【主治】理心腹之恙,三虫九痛皆瘥,补气脉之虚,五劳七伤多验,宣气血而无壅,利关节而有灵,托痈疽痘毒,能引血成脓。【归经】入心、心包二经。为补阳活血之品。

桂枝

【性味】味辛、甘,性温。无毒。【主治】无汗能发,有汗能止,理心腹中之痛,散皮肤之风,横行而为手臂之引经,直行而为奔豚之向导。【归经】入肺、膀胱二经。为上行发表之品。

丁香

【性味】味辛,性热。无毒。【主治】温脾胃而呕呃可疗,理壅滞而胀满宜疗,齿除疳,痘发白灰,疝癖奔豚,腹痛口臭。【归经】入肺、脾、胃三经。为暖补之品。【禁忌】凡病非属虚寒,一切有火热证者忌。

胡椒

【性味】味辛,性大温。无毒。【主治】下气温中,消风去痰,食积与快膈称良,腹痛与胃寒共治。【归经】入胃、大肠二经。为除寒快膈之品。【禁忌】凡血分有热,阴虚发热,咳嗽吐血,咽干口渴,热气暴冲,目昏口臭,齿浮鼻衄,脏风脏毒,痔漏泄澼等证。如误服,即令诸病即时加剧,均忌。

吴茱萸

【性味】味辛,性热。有小毒。【主治】燥肠胃而止久滑之泻,散阴寒而攻心腹之疼,祛冷胀为独得,疏肝气有偏长,疝痛脚气相宜,开郁杀虫至效。【归经】入肝、肾二经,兼入脾、胃二经。为下气开郁,除风寒湿之品。【禁忌】一切阴虚之证,及五脏六腑有热无寒之人,均忌。

(三)石部

炉甘石

【性味】味甘,性温。无毒。【主治】散风热而肿消,祛痰热而翳退。【归经】入胃经。为明目之品。

硫黄

【性味】味酸,性大热。有毒。【主治】壮阳坚筋骨,阴气全消,杀虫燥寒湿,疮疳尽扫,老年风

秘,君半夏而立通。泄痢虚寒,佐蜡矾而速止。艾汤投一切阴毒回春,温酒送三丸,沉寒再造。【归经】入命门、心包二经。为补阳之品。

十、湿剂

(一)谷部

饴糖

【性味】味甘,性微温。无毒。【主治】止嗽化痰,千金方每嘉神效。脾虚腹痛,建中汤累奏奇功。瘀血熬焦和酒服,肠鸣须用水煎尝。【归经】入肺、脾二经。为滋润之品。

(二)石部

白石英

【性味】味甘,性微温。无毒。【主治】甘辛微温,润能去燥,利小便,实大肠,咳逆而胸膈久寒,肺痿而吐脓为患。【归经】入肺、大肠二经。为润燥之品。【炮制】凡使白石英,取白如水晶。状若紫石英,而差大六棱者,煅用。

紫石英

【性味】味甘、辛,性温。无毒。【主治】上通君主,镇方寸之靡宁。下达将军,助胎宫而又孕,治心腹之咳逆,补不足而温中。【归经】入心、肝、心包三经。为镇怯润枯之品。【炮制】凡使取色淡紫、莹澈五棱者,火煅醋淬七次,水飞,晒干用。

朴硝

【性味】味咸、辛、苦,性寒。无毒。【主治】破血攻痰,消食解热。法制玄明粉,功缓力稍轻,明目轻燥,推陈致新,除寒热邪气之侵,逐六腑积聚之。【归经】入胃、大肠、三焦三经。为下泄除热润燥软坚之品。

第五章　治　疗　学

一、一般治疗(外治)

熨法

《内经》曰,形乐志苦,病生于筋,治之以熨引。又曰,寒痹之为病也,留而不去,时痛而皮不仁,以

药熨之,用醇酒二十升,蜀椒一升,桂心一斤,凡四种皆㕮咀,渍酒中,用棉絮一斤,细白布四丈,并纳酒中,置酒马矢煴中,盖封涂,勿使泄。又曰,治厥者必先熨,调和其经,掌与腋,肘与脚,项与脊以调之。火气已通,血脉乃行。《中藏经》曰:宜蒸熨而

不蒸熨，则令人冷气潜伏，渐成痹厥。不当蒸熨而不蒸熨，则使阳气偏行，阴气内聚。又扁鹊治疗虢太子尸厥，为五分之熨，见于《史记本传》。其他《千金》及《翼方》《外台》载熨癥诸方。《圣济》用葱白熨脐下，又用黑豆熨前后心，或炒盐醋灰、赤水玄珠为熨脐方。又有熨白虎历节方。盖温散凝寒、通畅血气，是熨法之所主。故古昔每以代灸。凡拘急挛缩，痛痹不仁，系血气之凝结者，一切用之。若风火暑热痹络，则熨之且加甚焉。

灌法

灌水之法，其来尚矣。今每见热病用井水雪水灌入口内，旋得大汗而愈，此中病理，有酷暑雷雨之应，所谓热者寒之是已。其于载籍《仓公传》、《伤寒论》皆及之。《玉函经》曰：过经成坏病，针药所不能制，与水灌枯槁，阳气微散，身寒温衣覆汗出，表里通利，其病即除。华佗疗妇人寒热注病，用冷水灌之。《千金》《外台》治石发，有冷水洗浴之法。南史载徐嗣伯用灌水治房伯玉病，张戴人浴痘儿，出于《儒门事亲》。他如衄血不止，用新水随左右洗足，及冷水噀面，冷水浸纸贴头上；金疮血出不止，冷水浸之即止，共见《本草纲目》中。

渍法

《经》曰：行水渍之，注谓汤浸渍也。又曰：其有邪者，渍形以为汗。又曰：脾风可浴。《金匮》附方有矾石汤浸脚之法。《巢氏病源》有邪气在表，洗浴发汗即愈之文。《外台》引文仲将脚方，水煮杉木浸将脚，去肿满大验。《本草衍义》曰：热汤助阳气行经络。患风冷气痹之人，多以汤渫脚至膝上，厚覆使汗出周身，然亦别有药终假阳气而行耳。四时暴泄利，四肢冷，脐腹疼，深坐汤中浸至腹上频频坐之。又曰：生阳诸药，无速于此。朱慎人治风疾掘坑令坐坑内，以热汤淋之，良久以单盖之，汗出而愈。《圣惠方》有淋渫疮上之法。《博爱心鉴》治痘疮顶陷有水杨汤。诸如是类，不暇缕指。今人不知其有助阳气、行经络之效，妄禁水洗，陋矣！

酒醪

醪醴见于《素问》，然上古所作不能知其法。《扁鹊传》曰：其在肠胃，酒醪之所及也。仲景之方八味丸、土瓜根散、赤丸、天雄散四方各以酒服之，下瘀血汤一方以酒煮之，麻黄醇酒汤以美清酒五升煮之，芎归胶艾汤、炙甘草汤、当归四逆加吴茱

萸生姜汤、鳖甲煎丸，清酒与水合煮之。其他苦酒汤、黄芪芍药桂枝苦酒汤之苦酒，瓜蒌薤白白酒汤、瓜蒌薤白半夏汤之白酒，皆用酒醴以治者也。

又《肘后》、《千金》、《外台》诸书并载酒醪之方，取其宣通血脉，开发壅滞，盖以酒性慓悍能行药势也。凡急患长恙，血虚气滞，久寒痼冷，偏枯不遂，拘挛痹厥之类，宜常服之。按所谓醇酒者，汉书师古注，醇酒不浇谓厚酒也。清酒者，周礼酒正辨三酒之物，一事酒，二昔酒，三清酒。郑注清酒，今之冬酿夏成者，盖谓无灰好酒也。昔酒者，陶弘景曰：醋亦谓之醯，以有苦味，俗呼苦酒。白酒者始见于《内经》，以白酒和桂，且饮美酒。仲景所用未详其制，《千金》方白酒作白截浆，或作截酒，《外台》亦同。今从之。用酢者盖取豁胃利气，其造法见《本草蒙筌》。大抵仲景之方，出于诸家，故曰苦酒，曰白酒，因古人所传，异其称谓耳。今市上多药酒出售，犹存古制。惟伏热阴虚火炎者，服之每见变症，不可不慎。

麻醉

麻醉古称蒙汗，见《本草纲目》七修类稿等，其义未审。意者蒙汗隐语，以其害人，不直指其名也。莨菪、阿片、曼陀罗花、番木鳖之类，皆令人麻醉，收敛血脉，夺其神机，故心神错乱，瞳孔豁大，烦渴引饮，不知人事。若多服则死，宜斟酌作剂，而割肉刮骨则不可欠此焉。《后汉书·华佗传》云："疾发结于内，针药所不能及者。令先以酒服麻沸散，既无所觉。因刳破腹背，抽割积聚。若在肠胃，则断截清洗，除去疾秽，既而缝合，传以神膏，四五日创愈。"《齐东野语》云："草乌末同一草食之即死，三日后亦活"。《桂海虞衡志》云：曼陀罗花盗采花为末，置人饮食中，即当醉。梅元实《药性会元》云：同陀罗花、川乌、草乌合末，即蒙汗药。本草茉莉根以酒磨一寸，服则昏迷，一日仍醒，二寸二日，三寸三日。纪晓岚云，闽女饮茉莉阳死，与私夫共逃，此茉莉亦可以醉人。张介石《资蒙医经》云，蒙汗一名铁布衫，少服止痛，多服则蒙汗。其方闹羊花、川乌、瓦楞子、自然铜、乳、没、熊胆、朱砂、麝香凡九味，为绝细末，作一服，用热酒调服，乘饮一醉，不片时，浑身麻痹。陈士铎《石室秘录·碎治法门》云：先用忘形酒使其人饮醉，忽忽不知人事，任人劈破绝不知痒痛，取出虫物，然后以神膏异药缝其破处，后以膏药贴敷一昼

夜即全好,徐以解生汤药饮之,梦初觉而前症顿失矣。此皆华佗遗法,可以备参考者也。

起泡

疾之在藏府经络者,服药可以驱之,其在皮肤筋骨之间,或提而出之,或攻而散之,则起泡之法著焉。《外台》治疗肿方,斑蝥二枚捻破,以针划疮上作米字封之,其根即出。又治干癣积年生痂,搔之黄水出,每逢阴雨即痒。用斑蝥半两微炒为末,蜜调敷之。《圣济·大风》面上有紫瘟瘟未消,用干斑蝥末以生油调敷,约半日,瘟瘟胀起,以软帛拭去药,以棘针挑破,令水出干,不得剥其疮皮,及不可以药近口眼。《永类钤方》治癣痒,用斑蝥七个,醋浸露一夜搽之,又谓之天灸。王执中《资生经》:旱莲草捶烂,男左女右,置寸口上,以古文钱压定,帛系住,良久起小泡。谓之天灸,其疟即止。《医说》云:石龙芮俗名猫迹草,叶毛而尖,取叶揉臂上成泡,谓之天灸,治久疟不愈。《本草纲目·毛茛草条》云,山人截疟采茛叶接贴寸口,一夜作泡如火燎,故呼为天灸自灸。凡此皆于治疗上增不少捷径,惜今弃而不用,惟遇咽喉重症,尚有用起泡法者,古法渐亡,为之扼腕。

灌肠

灌肠即仲景导屎法也。凡肠内闭塞污物不下者,宜导而出之。蜜煎导土瓜根、猪胆汁皆能润窍滋燥,从其便而用之可也。《肘后方》治大便不通,采土瓜根捣汁,用筒吹入肛门内。北齐道兴治疾方,用猪胆汁导以苇管。《圣济》以土瓜根捣汁少许水解之,竹筒倾内,下部即通。《十便良方》疗大便秘塞不通,用猪胆以筒灌三合许,令深入即出矣,不尽须臾更灌。《医学正传》:小儿大便不通,含香油以小竹筒挤入肛门,以油吹入,过半时许,下黑粪。袁枚云:回回病不饮药,有老回回能医者,热药一桶,令病者覆身卧,以竹筒插入谷道中,将药水趁热灌入,用大气力吹之,少顷腹中汨汨有声,拔出竹筒,一泻而愈矣。体虚不耐攻下者,此法实最稳善,今则惟西医善用之,而中医此法,无形消灭矣。

导尿

导尿,拯急之法也。《千金方》,凡尿在胞中,为胞屈僻,津液不通,以葱叶尖头纳阴茎孔中,深三寸,微用口吹之,胞胀津液大通即愈。《外台》引救急方,主小便不通,其方取印形盐七颗,捣筛作末,用青葱叶尖盛盐末,开便孔,纳叶小头于中吹之,令盐末入孔即通。《卫生宝鉴》,一妓转脬,小便不通,腹胀如鼓,数月垂死,一医用猪脬吹胀,以翎管安上,揉入阴孔,捻脬气吹入,即大尿而愈。今西医有用用银丝通溺管者,胚胎于此。

敷法

敷法昉见于《内经》,其言曰:有热则筋弛纵,缓不胜收,故僻。治之以马膏,膏其急者;以白酒和桂,以涂其缓者。又曰:发于腋下赤坚者,名曰米疽,治之以砭石。欲细而长,疏砭之,涂以豕膏,六日已。仲景方中有温粉,有摩散。《外台》载涂脐下通溲便之方。《幼幼新书》涂五心治少小客忤。《圣惠方》涂手心以缓筋急。阎孝忠方涂足心能引上病而下之,又治口疮,又治赤眼,治鼻衄。唐宋以降,外传药方,亦复不鲜,或传治局部或移彼于此。伯未尝治一妇,虚火牙痛,服药不效,用肉桂、熟地同捣,贴涌泉穴而愈,实可佐内服之不及也。

嚏法

搐鼻取嚏,以发泄郁邪,开达壅塞。其法创见于《内经》。哕以草刺鼻嚏,嚏而已是也。《金匮》头中寒湿,纳药鼻中。《千金翼》及《外台》删繁方搐鼻并同瓜蒂。《圣惠》治头痛吹鼻散,用瓜蒂麝香等五味,先含水满口后搐药半字,深入鼻中;又中风牙紧不能下药即鼻中灌;又治眼睛如针刺疼痛。《圣济》以治小儿天钓。《幼幼新书》治小儿急慢惊风,易简方卒中口噤,用细辛皂角各少许,或只用半夏为末,以芦管入鼻中,俟喷嚏,其人少苏。《兰室秘藏》以治内外障眼。张从正曰,如引涎漉漉,嚏气追泪,凡上行者皆吐法也。瞿玉华曰,其升之、举之、提之,皆吐之意也。近日盛行于市者,若卧龙丹是。

嗅法

药气藉火气从鼻孔中而直达肺腑,通经贯络,透彻周身,卒病沉疴从症用之,以助服药之所不逮,是嗅法之用也。嗅法亦称熏烟法,但用于上部最为有效。《千金》疗咳熏法,细熟艾薄布纸上,广四寸,后以硫黄末薄布艾上,务令调匀,以获一枚,如纸长卷之作十枚,先以火纸缠下去,获其烟从口中出,口吸取烟咽之取吐止。《外台》引古今录验疗咳饮烟法,钟乳、白石英、人参、丹参、雄黄、乌羊肾脂净纸,右八味各捣筛为末,以水银投药里细研，使入诸药，羊脂熬取置纸中，令匀平，约厚一分，散药周边，剪纸一张作三分，二法皆以口吸其气，犹今吃烟草也。御药院方龙香散治偏正头痛，用地龙、乳香细末渗纸上，作纸捻子烧，令闻烟气。澹寮方徐介风熏头风方，于上方加指甲，每用一捻，向香炉内慢火烧之。却以纸卷筒如牛角状，尖留一孔，以鼻承之，熏时须嚵温水令满口，此法通用之。《产经》治盘肠产用熏法。《外科正宗》治结毒烂坏用祁阳炭、面粉、银朱为熏法。《本草纲目》治中风、痰厥、气厥、中恶、喉痹，一切疾病咽喉不通、牙关紧闭，用巴豆熏法，其法烂巴豆绵包压取油作捻点灯，吹灭熏鼻中，或用热烟刺入喉内，即时出涎或出恶血便苏，但此等法有流弊，宜慎施之。

筒针

《内经》曰，徒㾦先取环谷下三寸，以铍针针之已，刺而筒之而纳之，入而覆之以尽，其㾦必坚。来缓则烦悗，来急则安静，间日刺之，㾦尽乃止。又曰病水肿不能通关节者，取以大针。《肘后方》皮肤水腹内未又者，服诸发汗药得汗便瘥，然慎风寒为急。若腹大小便不下，去便针脐下二寸，入数分，令水出孔合，须腹减乃止。筒针之法，其来盖远，但施于水肿腹胀，实则不得已之策，可或一为之，屡试则大命纵殒矣。《千金》云，凡水病忌腹上出水，出水者一月死，大忌之。《圣济》引徒郁子云华佗云，水病未遇良医，第一不得针灸，言气在膜外，已化为水，水出即引出腹中气，水尽则死。《医说》引医馀云，病水人水在膜外，切不可针，针透膜，初时稍愈，再来即不可治。《神效名方》云，大忌脚膝上针刺出水，取一时之效，后必死矣。盖此症欲用针刺，必须斟肿之虚实，水气之差别，胃气之存亡，否则决不可妄刺。西医一概施之，戕命不少，可以为鉴。

角法

刺破患处，纳絮火于竹筒中，急点着针口，则火气能吸血，候血止，放筒去，此为角法。凡瘀血凝聚，焮肿疼痛，发见于皮表者，视其所在角之，则瘀血去而疾患除矣。其法始出于《肘后方》《外台》有角疗骨蒸法。又引《古今录验》，蝎蜇人以角疗之。又疗金疮得风，身体痉强，口噤不能语，瓠芦烧麻烛熏之。《证类本草》引《兵部手集方》治发背头未成疮，及诸热肿痛，以青竹筒角之。《苏沈良方》载久嗽火角法，《瑞竹堂经验方》吸筒，《济急仙方》竹筒吸毒，《外科正宗》煮拔筒方，并于角法同。按角法义未详。意者：角，味也。味形似针。《诗经》曰，谁谓雀无角。盖古谓味为角，以针刺人体，犹雀之啄物而吮吸也。

蛭针

宋侠《经心录》收蛭针法。侠，唐人。则蛭针之法亦古矣。陈藏器曰，水蛭本攻外患，赤白游疹，及痈肿毒。取十余枚令捣病处，取皮皱肉白，无不瘥也。冬日无蛭虫，地中掘取，暖水养之令动。先洗人皮，盐以竹筒，盛蛭啜之，须臾便咬血满自脱，更用饥者。《外科精要》载洪丞相蛭针法，凡痈疽觉见稍大，便以井边净泥敷疮顶上，看其疮上，有一点先干处，即是正顶，先以大笔管一筒，安于正顶上，却用大马蛭一条安其中，频以冷水灌之，马蛭当吮其正穴，脓血出，毒散即效。如毒大蛭小，须三四条方见功。腹旁黄者力大，若吮着正穴，蛭必死矣，其疮即愈。若血不止，以藕节上泥止之，白茅花亦妙。夫疡科用蛭针吸毒脓恶血，可省刀针之苦。洵善法之不可废者，今亦失传矣。

针灸

血脉之浮见于肌肤者为络，潜行于内里者为经，缠绕九窍，绸缪百骸，环会周旋，靡所不至。《内经》曰"经络之相贯，如环无端"，此之谓也。夫血流动灌溉荣养人身。故一处郁塞，则百体失养，方此之时非放发之何以得通。《内经》所谓"菀陈则除之"，所谓"经有留血，血有余则泻其盛经，出其血"，又谓"视其血络出其血，无令恶血得入于经，以成其病"，又谓"久痹不去身者，视其血络，尽出其血"，又谓"泻其血络，血尽不殆矣"。《扁鹊传》扁鹊治虢太子，使子阳厉针砥石，以取三阳五会，取者谓刺络，除去其淤滞也。要之针法占治疗上重要位置，非读《内经》《甲乙经》等，明经络腧穴，临症施治，焉能收水到渠成之妙哉。今有专科，从略。

二、汤液治疗

汗法

今之治病，除针灸外，多取汤液。而汤液之治不外汗、和、下、消、吐、清、温、补八法。兹以《心悟》所论，校正于下，苟能熟此，可以统治百病矣。汗者，散也。《内经》云，邪在皮毛者，汗而发之；又云,体若燔炭,汗出而散是也。然有当汗不汗误人者,有不当汗而汗误人者,有当汗不可汗而妄汗之误人者,有当汗不可汗而又不可不汗,汗之不得其道以误人者,有当汗而汗之不中其经,不辨其药,知发而不知敛以误人者,是不可以不审也!

何则?风寒初客于人也,头痛发热而恶寒,鼻塞声重而体痛,此皮毛受病法当汗之。若失时不汗,或汗不如法,以至腠理闭塞,荣卫不通,病邪深入,流传经络有之,此当汗不汗之过也。亦有头痛发热与伤寒同,而其人倦怠无力,鼻不塞,声不重,脉来虚弱,此内伤元气不足之症;又有劳心好色,真阴亏损,内热晡热,脉细数而无力者;又有伤食病,胸膈满闷,吞酸嗳腐,日晡潮热,气口脉紧者;又有寒痰厥逆,湿淫脚气,内痈外痈,瘀血凝结,以及风温湿温,中暑自汗诸症。皆有寒热,与外感风寒似同而实异,若误汗之,变症百出矣。所谓不当汗而汗者此也。若夫症在外感,应汗之例,而其人脐之左右上下或有动气,则不可以汗。《经》云,动气在右,不可发汗,汗则衄而渴,心烦饮水即吐;动气在左,不可发汗,汗则头眩,汗不止,筋惕肉瞤;动气在上,不可发汗,汗则气上冲,正在心中;动气在下,不可发汗,汗则无汗,心大烦,骨节疼,目运食入则吐,舌不得前,又脉沉咽燥,病已入里,汗之则津液越出,大便难而谵语。又少阴证,但厥无汗,而强发之,则动血未知从何道出,或从耳目,或从口鼻出者,此为下厥上竭为难治。又少阴中寒,不可发汗,汗则厥逆蜷卧,不能自温也。又寸脉弱者,不可发汗,汗则亡阳。尺脉弱者,不可发汗,汗则亡阴也。又诸亡血家不可汗,汗则直视,额上陷。淋家不可汗,汗则便血。疮家不可汗,汗则痉。又伤寒病在少阳,不可汗,汗则谵妄。又坏病虚人,及女人经水适来者,皆不可汗,若妄汗之,变症百出矣。所谓当汗不可汗而妄汗误人者,此也。

夫病不可汗,而又不可以不汗,则将听之乎,是有道也。《伤寒赋》云,动气理中去白术,是即于理中汤去术而加汗药,保元气而除病气也。又热邪入里,而表未解者,仲景有麻黄石膏之例,有葛根黄连黄芩之例,是清凉解表法也。又太阳症,脉沉细,少阴证,反发热者,有麻黄附子细辛之例,是温中解表法也。又少阳中风,用柴胡汤加桂枝,是和解中兼表法也。又阳虚者,东垣用补中汤加表药。阴虚者,丹溪用芎归汤加表药。其法精且密矣。

总而言之,凡一切阳虚者,皆宜补中发汗。一切阴虚者,皆宜养阴发汗。寒挟热者,皆宜清凉发汗。挟寒者,皆宜温经发汗。伤食者,则宜消导发汗。感重而体实者,汗止宜重,麻黄汤;感轻而体虚者,汗止宜轻,香苏散。又东南之地,不比西北,隆冬开花,少霜雪,人禀常弱,腠理空疏,凡用汗药,只须对症,不必过重。

予尝治伤寒初起,专用香苏散加荆、防、川芎、秦艽、蔓荆等药,一剂愈,甚则两服,无有不安。而麻黄峻剂,数十年来,不上两余,可见地土不同,用药迥别。其有阴虚、阳虚、挟寒、挟热、兼食而为病者,即按前法治之,但师古人用药之意,而未尝尽泥其方,随时随症,酌量处治,往往有验。此皆已试之成法,而与斯世共白之,所以拯灾解患者,莫切乎此,此汗之之道也。

且三阳之病,浅深不同,治有次第,假如症在太阳,而发散阳明,已隔一层。病在太阳阳明,而和解少阳,则引贼入门矣。假如病在二经,而专治一经,或兼治三经,则邪过经矣。况太阳无汗,麻黄为最。太阳有汗,桂枝可先。葛根专主阳明,柴胡专主少阳,皆的当不易之药。至于九味羌活,乃两感热证,三阳三阴并治之法,初非为太阳一经设也。又柴葛解肌汤,乃治春温夏热之症,自里达表。其症不恶寒,而口渴,若新感风寒,恶寒而口不渴者,非所宜也。又伤风自汗,用桂枝汤,伤暑自汗则不可用。若误用之,热邪愈盛而病必增剧。若于暑症而妄行发散,复伤津液,名曰重暍,多致不救。古人设为白术防风例以治风,设益元散、香薷饮以治暑,俾不犯三阳禁忌者,良有以也。

又人知发汗退热之法,而不知敛汗退热之法。汗不出则散之,汗出多则敛之,敛也者非五味、酸枣之味。其谓致病有因,出汗有由,治得其宜,汗自敛耳。譬如风伤卫,自汗出者,以桂枝汤和荣卫,祛风邪而汗自止。若热邪传里,令人汗出者,乃热气熏蒸如釜中吹煮,水气旁流,非虚也,急用白虎汤清之。若邪已结聚,不大便者,则用承气汤下之。热气退而汗自收矣,此与伤暑自汗略同,但暑伤气为虚邪,只有清补并行之一法。寒伤形为实邪,则清热之外更有攻下止汗之法也。复有发汗太过,遂至汗出亡阳,身瞤动欲擗地者,宜用真武汤,此救逆之良药。于中寒冷汗自出者,同类并称，又与热症汗出者，大相径庭矣。其他少阳证头微汗或盗汗者，小柴胡汤。水气症头汗出者，小半夏加茯苓汤。至于虚人自汗盗汗等症，则归脾、补中、八珍、十全按发而用之，委曲寻绎，各尽其妙，而后即安。所谓汗止必中其经，必得其药，知发而知敛者，此也。夫百病其于风寒，风寒必先客表。汗得其法，何病不除？汗发一差，天柱随之矣。

和法

伤寒在表者可汗，在里者可下，其在半表半里者惟有和之一法焉，仲景用小柴胡汤加减是已。然有当和不和误人者，有不当和而和以误人者，有当和而和不知寒热之多寡、禀质之虚实、脏腑之燥湿、邪气之兼并以误人者，是不可以不辨也。

夫病当耳聋胁痛，寒热往来之际，应用柴胡汤和解之，而或以麻黄桂枝发表误矣，或以大黄芒硝攻里，则尤误矣，又或因其胸满胁痛而吐之，则亦误矣。故病在少阳有三禁焉，汗吐下是也！且非惟汗吐下有所当禁，即舍此三法而妄用他药，均为无益而反有害。古人有言，少阳胆为清净之府，无出入之路，只有和解一法，柴胡一方，最为切当。何其所见明确，而立法精微，亦至此乎，此所谓当和而和者也。

然亦有不当和而和者，如病邪在表，未入少阳，误用柴胡，谓之引贼入门，轻则为疟，重则传入心包，渐变神昏不语之症候。亦有邪已入里，燥渴谵语，诸症丛集，而医者仅以柴胡汤治之，则病不解。至于外伤劳倦、内伤饮食、气虚血虚、痈肿瘀血诸症，皆令寒热往来，似疟非疟，均非柴胡汤所能去者。若不辨明症候，切实用药，而借此平稳之法，巧而藏拙，误人非浅，所谓不当和而和者，此也。

然亦有当和而和，而不知寒热多寡者。何也？夫伤寒之在表为寒，在里为热，在半表半里则为寒热交界之所。然有偏于表者则寒多，偏于里者则热多，而用药须与之相称，庶阴阳和平而邪气顿解。否则寒多而益其寒，热多而助其热，药既不平，病益增剧。此非不和也，和之而不得寒热多寡之宜者也。

然亦有当和而和，而不知禀质之虚实者，何也？夫客邪在表，譬如贼甫入门，岂敢就登堂而入吾室，比窥其堂奥空虚，乃乘隙而进。是以小柴胡用人参者，所以补正气使正气旺而邪无所容，自然得汗而解。盖尤是门而入，复尤是门而出也。亦有表邪失汗，腠理致密贼无出路，由此而传入少阳，热气渐盛，此不关本气之虚，故有不用人参而和解自愈者。是知病有虚实，法在变通，不可误也。

然又有当和而和，而不知脏腑之燥湿者，何也？如病在少阳而口不渴，大便如常，是津液未伤，清润之药，不宜太过，而半夏、生姜皆可用也。若口大渴，大便渐结，是邪气将入于阴，津液渐少，则辛热之药可除，而花粉、瓜蒌有必用矣。所谓脏腑有燥湿之不同者，此也。

然又有当和而和，而不知邪之兼并者，何也？假如邪在少阳而太阳阳明症未罢，是少阳兼表邪也，小柴胡中须兼表药，仲景有柴胡加桂枝之例矣；如邪在少阳而兼里热，则便秘、谵语、燥渴之症生，小柴胡中须兼里药，仲景有柴胡加芒硝之例矣；又三阳合病，合目则汗、面垢、谵语、遗尿者，用白虎汤和解之，盖三阳合病，必连胃腑，故以辛凉之药，内清本腑，外彻肌肤，令三经之邪一同解散，是亦专以清剂为和矣。所谓邪有兼并者，此也。

由是推之，有清而和者，有温而和者，有消而和者，有补而和者，有燥而和者，有润而和者，有兼表而和者，有兼攻而和者。和之义则一，而和之法变化无穷焉！知斯意者，则温热之治，瘟疫之方，实行咳疟，皆从此推广之，不难应手而愈矣。

下法

下者攻也，攻其邪也。病在表则汗之，在半表半里则和之，在里则下之而已。然有当下不下误人者，有不当下而下误人者，有当下不可下而妄下之误人者，有当下不可下而又不可以不下，下之不得其法以误人者，有当下而下之不知深浅，不分便溺与蓄血，不论汤丸以误人者，又杂症中不别寒热、积滞、痰水、虫血、痈脓以误人者，是不可以不察也。

何谓当下不下？仲景云，少阴病，得之二三日，口燥咽干者，急下之；少阴病六七日，腹满不大便者，急下之；下利脉滑数，不欲食，按之心下硬者，有宿食也，急下之；阳明病，谵语不能食，胃中有燥屎也，可下之，阳明病，发热汗多者，急下之；少阴病下利清水，色纯青，心下必痛口干燥者，急下之；伤寒六七日，目中不了了，睛不和，无表证，大便难者，急下之。此皆在当下之例。若失时不下,则津液枯竭,身如槁木,势难挽回矣。

然又有不当下而下者,何也? 如伤寒表证未罢,病在阳也,下之则成结胸。病邪难以入里,而散漫于三阴经络之间,尚未结实,若遽下之,亦成痞气。况有阴结之症,大便反硬,得温则行,如开水解冻之象。又杂症中,有高年血燥不行者,有新产血枯不行者,有病后亡津液者,有亡血者,有病就不更衣,腹满所苦,别无他症者,若误下之,变症蜂起。所谓不当下而下者,此也。

然又有当下不可下者,何也? 病有热邪传里,已成可下之症,而其人脐之上下或有动气,则不可以下。《经》云,动气在右,不可下之,下之则津液内竭,咽燥鼻干,头眩心悸也;动气在左,不可下,下之则腹内拘急,食不下,动气更剧,虽有身热卧则欲蜷;动气在上,不可下,下之则掌握烦热,身浮汗泄,欲得水自灌;动气在上,不可下,下之则腹满头眩,食则清谷心下痞也。又咽中闭塞者,不可下,下之则下轻上重,水浆不入,蜷卧身疼,下利日数十行。又脉微弱者不可下,脉浮大按之无力者不可下,脉迟者不可下,喘而胸满者不可下,欲吐欲呕者不可下,病人阳气素微者不可下,下之则厄。病人平素胃弱,不能食者不可下。病中能食,胃无燥粪也,不可下。小便清者不可下。病人腹满食减,复如故者,不可下。若误下之,变症百出矣。所谓当下不可下而妄下误人者,此也。

然有当下不可下而又不得不下者,何也? 夫以羸弱之人,虚细之脉,一旦而热邪乘之是为正虚邪盛,最难措手。古人有清法焉,有润法焉,有导法焉,有少少微和之法焉,有先补后攻、有先攻后补之法焉,有攻补并行之法焉,不可不讲也。如三黄解毒清之也,麻仁梨汁润之也,蜜煎猪胆汁土瓜根导之也,凉膈散、大柴胡少少和之也。更有脉虚弱不能胜任者,则先补之而后攻之,或暂攻之而随补之,或以人参汤送下三黄枳术丸,又或以人参瓜蒌枳实攻补并行,而不相悖。盖峻剂一投,即以参术归芍,维持调护于其中。俾邪气潜消,而正气安固,不愧为王者之师矣。又有杂症中大便不通,其用药之法可相参者。如老人、久病人、新产妇人,每多大便秘结之症,丹溪用四物汤,东垣用通幽汤。予尝合而酌之,而加以苁蓉、枸杞、柏子仁、芝麻、松子仁、人乳、梨汁、蜂蜜之类,随手取效。又常于四物加升麻及前滋润药,治老人血枯至圊数

而不能便者,往往有验。此皆委曲流通之法。若果人虚,虽传经热邪,不妨借用。宁得猛然一往,败坏真元,至成洞泄,虽曰天命,岂非人事哉? 所谓下之贵得其法者,此也。

然又有当下而下,而不知浅深,不分便溺于蓄血,不论汤丸以误人者,何也? 如仲景大承气汤,必痞满燥实兼全者乃可用之。若只痞满而不燥实者,仲景只用泻心汤;痞满兼燥而未实者,仲景只用小承气汤,除去芒硝,恐伤下焦阴血也;燥实在下,而痞满轻者,仲景只用调胃承气汤,除去枳、朴,恐伤上焦阳气也。又有太阳伤风症,误下而传太阴,以致腹痛者,则用桂枝汤加芍药,大实痛者桂枝汤加大黄,是解表之后兼攻里也。又有邪从少阳来,寒热未除,则用大柴胡汤,是和解之中兼攻里也。又结胸症,项背强,从胸至腹硬满而痛,手不可近者,仲景用大陷胸丸;若不按不痛者,只用小陷胸汤;若寒食结胸,用三白散热药攻之;又水结胸头出汗者,只用小半夏加茯苓汤;水停胁下,痛不可忍者,则用十枣汤;凡结胸阴阳二症,服药罔效,活人俱用枳实理中丸,应手而愈。又《河间三书》云,郁热蓄甚,神昏厥逆,脉反滞涩,有微细欲绝之象,世俗未明造化之理,投以温药则不可救;或者妄行攻下,至残阴暴绝。势大可危,不下亦危。宜用清膈散合解毒汤,养阴退阳,积热藉以宣散,则心胸和畅,而脉渐以生,此皆用药浅深之次第也。又如太阳症未罢,口渴,小便短涩,大便如常,此为热塞不通之症,治用五苓散。又热传于经,热结膀胱,其人如狂,少腹硬满而痛,小便自利者,此为蓄血下焦,宜抵当丸;若蓄血轻微,但少腹急结,不至硬满者,则用桃核承气汤或用生地四物汤,加酒洗大黄各半下之,尤为稳当。盖溺涩症大便如常,燥粪症小便不利,蓄血证小便自利、大便黑色也,此便溺、蓄血所由分也。血结膀胱,病热最急,则用抵当汤,稍轻者抵当丸;结胸恶症悉具,则用大陷胸汤,稍轻者小陷胸丸。其他荡涤肠胃,推陈致新之法,则皆用汤。古人有言,凡用下药攻邪气,汤剂胜丸散。诚以热淫于内,用汤液荡涤除之,为清净尔,此汤丸之别也。

然又有杂症中,不别寒热、积滞、痰水、虫血、见脓,以误人者,何也? 东垣治伤食症,腹痛便闭拒按者,因于冷食,用肠痹丸;因于热食,用三黄枳术丸;若冷热互伤,则以二丸酌其所食之多寡而互

用之,应手取效。又实热老痰,滚痰丸;水肿实症,神佐丸;虫积,剪红丸;血积,花蕊丹、失笑丸;肠痈,牡丹皮散。随症立方,各有攸宜,此杂症攻下之良法。近世庸医家不讲于法,每视下药畏途,病者亦视下药为砒鸩,致令热症垂危,袖手旁观,委之天数,大可悲耳! 若张子和《儒门事亲》三法,即以下法为补,谓下去其邪,而正气自复,谷肉果菜,无往而非补养之物。虽其说未合时宜,而于治病攻邪之法,正未可缺。

消法

消者,去其壅也。脏腑经络肌肉之间,本无此物而忽有之,必为消散,乃得其平。《经》云"坚者消之",是已。然有当消不消误人者,有不当消而消误人者,有当消而消之不得其法误人者,有消之而不明其部分以误人者,有消之而不辨夫积聚之原有气血、积食、停痰、蓄水、痈肿、虫蛊、劳瘵,与夫疝癖、癥瘕、七疝、胞痹、肠覃、石瘕,以及前后二阴诸疾以误人者,是不可以不审也。

凡人起居有常,饮食有节,和平恬淡,气血周流,谷神充畅,病安从来? 惟夫一有不慎,则六淫外侵,七情内动,饮食停滞,邪日留止,则诸症生焉。法当及时消导,俾其速散,气行则愈耳。倘迁延日久,积气盘踞坚牢,日渐强大,有欲拔不能之势,虽有智者亦难为力,此当消不消之过也。

然亦有不当消而消者,何也? 假如气虚中满,名之曰鼓。腹皮膨急,中空无物,取其形如鼓之状,而因以名之。此为败症,必须填实,庶乎可消? 与虫症之为虫、为血、内实而有物者,大相径庭。又如脾虚水肿,土衰不能制水也,非补土不可;真阳太亏火衰不能生土者,非温暖命门不可。又有脾虚食不消者,气虚不能运化而生痰者,肾虚水泛而为痰者,血枯而经水断绝者,非皆消导所可行。而或妄用之,误人多矣。所谓不当消而消者,此也。

然又有当消而消之不得其法者,何也? 夫积聚癥瘕之症,有初、中、末之三法焉。当其邪气初客,所积未坚,则先消之而后和之;及其所积日久,气郁渐深,湿热相生,块因渐大,法当从中治,当祛湿热之邪,削之软之,以底于平;但邪气久客,正气必虚,虚以补泻叠相为用。如薛立斋用归脾汤,送下芦荟丸;余亦尝用五味异功散,佐以和中丸,皆攻补并行,中治之道也。若夫块消及半,不使攻

击,但补其气,调其血,导达其经脉,俾营卫流通,而块自消矣。凡攻病之药,皆亏气血,不可过也,此消之之法也。

然又有消之而不明部分者,何也? 心肝脾肺肾,分布五方;胃、大肠、小肠、膀胱、三焦、胆与膻中,皆附立有所常·所;而皮毛、肌肉、筋骨,各有浅深。凡用汤药膏散,必须按其部分,而君臣佐使,驾驭有方,使不得移,则病处当之,不至诛伐无过矣,此医门第一义也,而于消法为尤要。不明乎此,而妄行克削,则病未消而元气以消,其害可胜言哉? 况乎积聚之原有气血、食滞、停痰、蓄水、痈脓、虫蛊、劳瘵,与夫疝癖、癥瘕、七疝、胞痹、肠覃、石瘕,以及前后二阴诸疾,各各不同,若不明辨,为害非轻! 予因约略而指数之。夫积者成于五脏,推之不移者也;聚者成于六腑,推之则移者也。其忽聚忽散者,气也;痛有定处而不散者,血也;得食则痛,嗳腐吞酸者,食积也;腹有块按之而软者,痰也;先足肿后及腹者,水也;先腹满后及四肢者,胀也;痛引两胁咳而吐涎者,停饮也;咳而胸痛,吐脓腥臭者,肺痈也;当胃而痛,呕而吐脓者,胃脘痛也;当脐而痛,小便如淋,转则作水声者,肠痈也;憎寒壮热饮食如常,身有痛偏着一处也者,外痈也;病人嗜甘食甜或异物,饥时则痛,唇之上下有白斑点者,虫也。虫有九,湿热所生而为虫为鳖则血之所成也。胡以知为蛇鳖? 腹中如有物,动而痛不可忍,吃血故也。又岭南之地,以虫害人,施于饮食,他方之蛊,多因近池饮冷,阴受蛇虺之毒也。病人咳嗽红痰,抑抑不乐,畏见人,喉痒而咳剧者,劳瘵生虫也。疝如弓弦,筋病也;癖则隐癖,附骨之病也。癥则有块可癥,积之类也。瘕者,或有或无,痞气之类也。少腹如汤沃,小便涩者,胞痹也。痛引睾丸,疝也。女人经水自行,而腹块见大,如怀子者,肠覃也;经水不行,而腹块渐大,并非妊者,石瘕也。有妊无妊,可于脉之滑涩辨之也。至于湿热下坠,则为阴菌、阴蚀、阴挺、下脱、阴茎肿烂之类。而虚火内烁庚金,则为痔漏、为悬痈、为脏毒。种种见症,不一而足。务在明辨症候,按法而消之。

吐法

吐者,清上焦也。胸次之间,咽喉之地,或有痰食痈脓,法当吐之。《经》曰"其高者,因而越之",是已。然有当吐不吐误人者,有不当吐以吐

而误人者,有当吐不可吐而妄吐之以误人者,亦有当吐不可吐而又不可以不吐、吐之不得其法以误人者,是不可不辨也。

即如缠喉、锁喉诸症,皆风痰、郁火郁塞其间,不急吐之则胀闭难忍矣。又或食停胸膈,消化不及,无由转输,胀满疼痛者,必须吐之,否则胸高满闷,变症莫测矣。又有停痰蓄饮,阻塞清道,日久生变,或妨碍饮食,或头眩心悸,或吞酸嗳腐,手足麻痹,种种不齐,宜用吐法,导祛其痰,诸症如失。又有胃脘痈,吐呕脓血者,《经》云"呕家有脓不须治",呕脓尽自愈。凡此皆当吐而吐者也。

然亦有不当吐而吐者,何也?如少阳中风,胸满而烦,此邪气而非有物,不可吐,吐则惊悸也。又少阴病始得之手足厥冷,饮食入口则吐,此膈上有寒饮,不可不吐。病在太阳不可吐,吐之则不能食,反生内烦。虽曰吐中有散,然邪气不除,已为小逆也。此不当吐而吐者也。

然又当吐不可吐者,何也?盖凡病用吐,必察其病之虚实,因人取吐。先查其人之性情,不可误也。夫病在上焦可吐之症,而其人病势危笃,或老弱气衰者,或体质素虚,脉息微弱者,妇人新产者,自吐不止者,诸亡血者,有动气者,四肢厥冷、冷汗自出者,皆不可吐,吐之则为逆候,此因其虚而禁吐也。若夫病久之人素积已深,一行吐法,心火自降,相火必强。设犯房劳,转生虚证,反难救药。更须戒怒凝神,调息静养,越三旬而出户,方为合法。若其人性情刚暴、好怒喜淫,不守禁忌,将何恃以无恐,此又因性情而禁吐也。所谓当吐不可吐者此也。

然有不可吐,然又不得不吐者,何也?病人脉滑大,胸膈停痰,胃脘积食,非吐不除,食用瓜蒂散,与橘红淡盐汤。痰以二陈汤,用指探喉中而出之。体质极虚者或以此桔梗汤代之,斯为稳当,而与更有法焉。

予尝治寒痰闭塞、厥逆昏沉者,用半夏、橘红各八钱,浓煎半杯,和姜汁成一杯,频频灌之。痰随药出则拭之,随灌随吐,随吐随灌。少顷痰开药下,其人即苏,如此则甚众。又当治风邪中脏,将脱之症,其人张口痰鸣,声如曳锯,溲便自遗者,更难任吐,而稀涎皂角等药既不可用,亦不暇用。因以大剂参附姜夏,浓煎灌之,药随痰出则拭之,随灌随吐,随吐随灌。久之药力下咽,胸膈流通,参

附大进,立至数两,其人渐苏。一月之间,参药数斤,遂至平复,如此者又众。又尝治风痰热闭之症,以牛黄丸灌如前法;颈疽内攻,药不得入者,以苏合香丸灌如前法;风热不语者,以解语丹灌如前法;中火不醒者,以消盒丸灌如前法;中恶不醒者,亦前项橘半姜汁灌如前法;魇梦不醒者,以连须葱白煎酒灌如前法,自嗌不醒者,以肉桂三钱煎水灌如前法;喉痹喉风,以杜牛膝捣汁雄黄丸等灌如前法,俱获全安,如此者又众。更有牙关紧闭,闭塞不通者,以搐鼻散,吹鼻取嚏,嚏出牙开,或痰或吐食,随吐而出,其人遂苏,如此者尤众。盖因症用药,随药取吐,不吐之吐,其意更深,此皆古人之成法,而予称为变通者也。昔仲景治胸痛不能食,按之反有涎吐,下利日数十行,吐之利则止,是以吐痰止利也。丹溪治妊妇转脬,小便不通,用补中益气汤,随服而探吐之,往往有验,是以吐法通小便也。华佗以醋蒜吐蛇,河间以狗油、雄黄同瓜蒂以吐虫而通膈,丹溪又以藿汁去瘀血,以治前症。由是观之,症在危疑之际,恒以通剂,近其神化莫测之用,况于显然易见者乎,此吐法之宜讲也。

清法

清者,清其热也。脏腑有热则清之。《经》云"热者寒之",是已。然有当清不清误人者,有不当清而清误人者,有当清而清之、不分内伤外感以误人者,有当清而清之,不量其人,不量其症,以误人者,是不可不察也。

夫六淫之邪,除中寒、寒湿外,皆不免于病热。热气熏蒸,或见于口舌唇齿之间,或见于口渴便溺之际,灼知其热而不清,则斑黄狂乱,厥逆吐衄,诸症丛生,不一而足。此当清不清之误也。

然又有不当清而清者,何也?有如劳力辛苦之人,中气大虚,发热倦怠,心烦溺赤,名曰虚火。盖春生之令不行,无阳以护其荣卫,与外感热症相隔霄壤。又有阴虚劳瘵之症,日晡潮热,与夫产后血虚,发热烦躁,症象白虎者难救。更有命门火衰,浮阳上泛,有似于火者。又有阴盛格阳,假热之症,其人面赤狂躁,欲坐卧泥水之中,数日不大便,或舌黑而润,或脉反洪大、峥峥然鼓击于指下,按之豁然而空者,或口渴欲得冷饮而不能下,或因下元虚冷,频饮热汤以自救。世俗不识误投凉药,下咽即危矣。此不当清而清之误也。

然又有清之而不分内伤外感者,何也?盖风

寒闭火,则散而清之。《经》云"火郁发之",是也。暑热伤气,则补而清之,东垣清暑益气汤是也。湿热之火,则或散或渗,或下而清之,开鬼门,洁净府,除陈莝是也。燥热之火,则润而清之,通大便是也。伤食积热,则消而清之,食去火自平矣也。惟夫伤寒传入胃腑,热势如蒸,自汗口渴,饮冷而能消水者,非藉白虎汤之类,鲜克有济也。更有阳盛拒阴之症,清药不入,到口随吐,则以姜汁些少为引,或姜制黄连,反佐以取之,所谓寒因热用是也。此外感实火之清法也。若夫七情气结,喜怒忧思悲恐惊,互相感触,火从内发,丹溪治以越鞠丸,开六郁也。立其主以逍遥散,调肝气也。意以一方,治木郁而诸郁皆解也。然怒则气上,喜则气缓,悲则气消,恐则气下,惊则气乱,思则气结,逍遥一方,以之治气上、气结者,故为相宜。而于气缓、气消、气下之症,犹恐未合。盖气虚者必补其气,血虚者必滋其血。气旺血冲而七情之火,悠焉以平。至若真阴不足而火上炎者,壮水之主以镇阳光;真阳不足而火上炎者,引火归元以导龙入海。此内伤虚火之治法也。或者曰,病因于火而以热药治之,何也? 不知外感之火,邪火也,人火也,有形之火,后天之火也。得水而灭,故可以水折。内伤之火,虚火也,龙雷之火也,无形之火,先天之火也。得水而炎,不可以水折。譬如龙得水而愈奋飞,雷因雨而益震动,阴濛沉晦之气,光炎烛天,必俟云收日出,而龙雷各归其宅。是以虚火可补而不可泻也。其有专用参芪而不用八味者,因其穴宅无寒也;其有专用六味而不用桂附者,因其穴宅无水也。补则同,而引之则实不同耳,盖外感之火以清为清,内伤之火以补为清也。

然又有清之不量其人者,何也? 夫以壮实之人,而患实热之病,清之稍重尚为无碍。若本体素虚,脏腑本寒,食饮素少,肠胃虚滑,或产后病后,房事之后,即有热症,亦宜少少用之,宁可不足,不使有余。或余热未清,以轻药代之,庶几病去人安,倘清剂过多,则疗热未已而寒生矣,此清之贵量其人也。

然又有清之不量其症者,何也? 夫以大热之症,而清剂太微,则病不除。微热之症,而清剂太过,则寒症即至。但不及犹可再清,太过则将变法矣。且凡病清之而不去者,犹有法焉,壮水是也。王太仆云,大热而甚,寒之不寒,是无水也,当滋其

肾。肾水者,天真之水也。取我天真之水,以制外邪,何邪不服,何热不出? 而又何必沾沾于寒凉,以滋罪戾乎? 由是观之,外感之火尚当滋水以制之,而内伤者更可知也。大抵清火之药,不可久恃,必归本于滋阴。涤阴之法,又不能开胃扶脾,以恢复元气,则参苓芪术亦当酌量而用。非曰清后必补,但元气无亏者,可以不补,元气有亏,必须补之。俟其饮食渐进,精神爽慧,然后止药可也。以清之贵量其症也。

总而言之,有外感之火,有内伤之火。外感为实,内伤为虚。来路不同,治法迥别。宁曰"热者寒之",遂足以毕医家之能事也乎?

温法

温者,温其中也。脏受寒侵,必须温剂。《经》云,寒者热之是已。然有当温不温误人者,即有不当温而温误人者,有当温而温之不得其法以误人者,有当温而温之不量其人、不量其症与其时以误人者,是不可不审也。

天地杀厉之气,莫甚于伤寒。其自表而入者,初时即行温散,则病自除。若不由表入而直中阴经者,名曰中寒,其症恶寒厥逆,口鼻气冷,或冷汗自出,呕吐泻利,或腹中急痛,厥逆无脉,下利清谷,种种寒症并见,法当温之,又或寒湿浸淫,四肢拘急,发为痛痹,亦宜温散,此当温而温者也。

然又有不当温而温者,何也? 如伤寒邪热传里,口燥咽干,便闭谵语,以及斑黄狂乱,衄血便血诸症,其不可温故无论矣。若乃病热已深,厥逆渐进,舌则干枯,反不知渴,又或挟热下利,神昏气高,或脉来涩滞,反不应指,色似烟熏,形如槁木,近之无声,望之似脱,甚之血液衰耗,筋脉拘挛,但唇口齿舌干燥,而不可解者,此为真热假寒之候。世俗未明亢害承制之理,误投热剂,下咽即败矣。更有郁热内蓄,身反恶寒;湿热胀满,皮肤反冷;中暑烦心,脉虚自汗;燥气焚金,痿软无力者,皆不可温。又有阴虚脉细数,阳乘而吐血者,亦不可温,温之则逆候,此所谓不当用温而温者也。

然又有当温、而温之不得其法者,何也? 假如冬令伤寒,则温而散之;冬令伤风,则温而解之;寒痰壅闭,则温而开之;冷食所伤,则温而消之;至若中寒暴痛,大便反硬,温药不止者,则以热剂下之。时当暑月,而纳凉饮冷,暑受寒侵者,亦当温之。体虚挟寒者,温而补之;寒客中焦,理中汤温之;寒

客下焦,四逆汤温之。又有阴盛格阳于外,温药不效者,则以白通汤加人尿、猪胆汁反佐治以取之。《经》云"热因寒用"是也。复有真虚挟寒,命门火衰者,必须补其真阳。太仆有言:"大寒而甚,热之不热,是无火也,当补其心"。此心指命门而言。《仙经》所谓"七节之旁,中有小心"是也。书曰:益心之阳,寒亦通行,滋肾之阴,热之犹可也。然而有温热之温,温存之温。参附归术,和平之性,温存之温也,春日煦煦是也;附子姜桂,辛辣之性,温热之温也,夏日烈烈是也。和煦之日人人可近,燥烈之日,非积雪凝寒,开冰解冻,不可近也。更有表里皆寒之症,始用温药里寒顿除,表邪未散,复传经络,以致始为寒中,而后传变为热中者,容或有之。藉非斟酌时宜,对症投剂,是先以温药救之者,继以温药贼之矣。亦有三阴直中,初无表邪,而温剂太过,遂令寒退热生,初终异辙,是不可以不谨。所谓温之贵得其法者,此也。

然又有温之不量其人者,何也?夫以气虚无火之人,阳气素虚微,一旦客寒乘之,则温剂宜重,且多服亦可无伤。若其人平素火旺不喜辛温,或会有阴虚失血之症,不能用温者,即中新寒。温药不宜太过,病退即止,不必尽剂,斯为克当其人矣。若论其症,寒之重者,微热不除,寒之轻者,过热则亢。且温之与补有兼者,有不必相兼者。虚而且寒,则兼用之,若寒而不虚,即专以温药主之。丹溪云:"客寒暴痛兼有积食者,可用桂附,不可遽用人参",盖温即是补。予尊其法,先用姜桂温之,审其果虚,然后以参术补之,是以屡用屡验无有差忒。此温之贵量其症也。若论其时,盛夏之月,温剂宜轻;时值隆冬,温剂宜重。然亦有时当盛暑,而得虚寒急重之症,会用参附煎膏而则愈者,此舍时从症法也。譬如霜降以后,禁用白虎。然亦有阳明症,熏热自汗,谵语烦躁,口渴饮冷者,虽当雨雪飘摇之际,亦会用白虎治之而安全,但不宜太过耳。此温之贵量其时。而清剂可类推已。

补法

补者,补其虚也。《经》曰"不能治其虚,安问其余",又曰"邪之所凑,其气必虚",又曰"精气夺则虚",又曰"虚者补之",补之为义大矣哉!然当有补不补误人者,有不当补而补误人者,亦有当补而不分气血、不辨寒热,不识开合,不知缓急,不分五脏,不明根本,不深求调摄之方以误人者,是不可不讲也。

何谓当补不补?夫虚者损之,渐损者虚之,积也。初时不觉,久则病成。假如阳虚不补则气日消,阴虚不补则血日耗。消且耗焉,则天真荣卫之气断绝,而虚损成矣。虽欲补之,将何及矣?又有大虚之症,内实不足,外似有余。脉浮大而涩,面赤火炎,身浮头眩,烦躁不宁,此为汗出晕脱之机。更有精神浮散,彻夜不寐者,其祸尤速。法当养荣归脾辈,加敛药以收摄原神。俾浮散之气,退藏于密,庶几可救。复有阴虚火亢,气逆上冲不得眠者,法当滋水以制之,切忌苦寒泻火之药,反伤真气。若误清之,去生远矣。古人有言"至虚有盛候",反泻含冤者此也。此当补不补之误也。

然亦有不当补而补者,何也?病有脉实、症实,不能任补者,故无论矣。即其人本体素虚,而客邪初至,病势方张,若骤补之,未免闭门留寇。更有大实之症,积热在中,脉反细涩,神昏体倦,甚至憎寒振栗,欲着覆衣,酷肖虚寒之象,而其人必有唇焦口燥,便秘溺赤诸症,于真虚者相隔天渊。倘不明辨精切,误投补剂,陋矣!古人有言"大实有羸状",误补益疾者此也。此不当补而补之误也。

然亦有当补之而补之不分气血、不辨寒热者,何也?《经》曰,"气主煦之,血主濡之"。气用四君子汤,凡一切补气药,皆从此出也;血用四物汤,凡一切补血药,皆从此出也。然而少火者,主气之原;丹田者,出气之海。补气而不补火者,非也!不思少火主气,而壮火即食气。譬如伤暑之人,四肢无力,湿热成痿,不能举动者,火伤气也。人知补火可以益气,而不知清火亦可以益气。补则同而寒热不同也。又如血热之症,宜补血行血以清之;血寒之症,宜温经养血以和之。立斋治法,血热而吐者谓阳乘阴,热迫血而妄行也,治用四生丸、六味汤;血寒而吐者,谓之阴乘阳,如天寒地冻、水凝成冰也,治用理中汤加当归。医家常需识此,勿令误也。更有去血过多,成升斗者,无分寒热,皆当补益。所谓血脱者益其气,乃阳生阴长之至理。盖有形之血,不能速生,无形之气,所当急固。以无形生有形,先天造化本如是耳。此气血寒热之分也。

然亦有补之而不识开合、不知缓急者,何也?天地之理,有合必有开,用药之机,又补必有泻,如补中汤加参芪,必用陈皮以开之;六味汤用熟地,即用泽泻以导之。古人用药,补正必兼泻邪,邪去而补自得力。又况虚中挟邪,正当开其一面,戢我人民,攻彼贼盗,或纵或擒,有收有放,庶几贼退民安,而国本坚固。更须酌其邪正之强弱,而用药多寡得宜,方为合法。是以古方中有补散并行者,参苏饮、益气汤是也。有消补并行者,枳术丸理中丸是也。有攻补并行者,泻心汤、硝石丸是也。有温补并行者,治中汤参附汤是也。有清补并行者,参连饮、人参白虎汤是也。更有当峻补者,有当缓补者,有当平补者。如极虚之人,垂危之病,非大剂汤液不能挽回。予尝用参附煎膏,日服数两,而救阳微将脱之症;又常用参麦煎膏,服至数两,而救津液将枯之症。亦有无力服参,而以芪术代之者。随时处治,往往有功。至于病邪未尽,元气虽虚,不任重补,则从容和缓以补之,相其机宜,循序渐进,脉症相安,渐为减药,谷肉果菜食养尽之,以底于平康。其有体质素虚,别无大寒大热之症,欲服丸散以保真元者,则用平和之药,调理气血。不敢妄使偏僻之方,久而争胜,反有伤也。此开合缓急之意也。

然又有补之而不分五脏者,何也? 夫五脏有正补之法,有相生而补之之法。《难经》曰:"损其肺者,益其气;损其心者,和其荣卫;损其脾者,调其饮食适其寒温;损其肝者,缓其中;损其肾者,益其精",此正补也。又如肺虚者补脾,土生金也;脾虚者补命门,火生土也;心虚者补肝,木生火也;肝虚者补肾,水生木也;肾虚者补肺,金生水也。此相生而补之也。而予更有根本之说焉:胚胎始兆,形骸未成,先生两肾,肾者,先天之根本也。囝地一声,一事未知,先求乳食,是脾者,后天之根本也。然而先天之中,有水有火,水曰真阴,火曰真阳。名之曰真,则非气非血,而为气血之母,生身生命全赖乎此。周子曰"无极之真,二五之精,妙合而成,凝然不动,感而遂通",随吾神以往来者此也。古人深知此理,用六味滋水,八味补火,十补斑龙,水火兼济,法非不善也。然而以假补真,必其真者未曾尽丧,庶几有效。若先天祖气荡然无存,虽有灵芝,亦难续命,而况庶草乎。至于后天根本,尤当培养,不可忽视。《经》曰"安谷则昌,绝谷则厄",又云"粥浆入胃,则虚者活"。古人诊脉,必曰胃气,制方则补中,又曰归脾、健脾者,良有以也。夫饮食入胃,分布五脏,灌溉周身,如兵家之粮饷,民间之烟火,一有不继,兵民离散矣。然而因饿致病者故多,而因伤致病者亦复不少。过食肥甘则痰吐,过食醇酿则饮积。瓜果乳酥,湿从内受,发为肿满泻利。五味偏嗜,久而增气,皆令夭殃,可不慎哉。是知脾肾两脏,皆为根本,不可偏废。古人或谓补脾不如补肾者,以命门之火,可生脾土也;或谓补肾不如补脾者,以饮食之精自能注于肾也。须知脾弱而肾不虚者,则补脾为急;肾弱而脾不虚者,则补肾为先;若脾肾两虚,则并补之。药既补矣,更加摄养有方,斯为善道。

第六章　处　方　学

一、组织法

外感时症(凡五十七法)

辛温解表法　治春温初起,风寒寒疫,及阴暑秋凉等证。

软防风一钱五分　苦桔梗八分　苦杏仁三钱广陈皮一钱　淡豆豉三钱　葱白五寸

是法也,以防风、桔梗祛其在表之邪,杏子、陈皮开其上中之气分,淡豆豉、葱白即葱豉汤用代麻黄,通治伤寒于表。表邪得解,即有伏气,亦冀其随解耳。

凉解里热法　治温热内炽,外无风寒,及暑温冬温之证。

鲜芦根五钱　大豆卷三钱　天花粉三钱　生石膏四钱　生甘草六分

温热之邪,初入于胃者,宜此法也。胃为阳土,得凉则安。故以芦根为君,佐豆卷之甘平,花粉之甘凉,并能清胃除热,更佐石膏,凉而不苦,甘草泻而能和。景岳名玉泉饮,以其治阳明胃热有功。凡寒凉之药每多败胃,惟此法则不然。

清热解毒法　治温毒深入阳明,劫伤津液,舌绛齿燥。

西洋参三钱　麦门冬三钱　细生地三钱　黑玄参一钱五分　金银花二钱　开连翘二钱　绿豆二钱

此治法温热成毒,毒即火邪也。温热即化为火,火未有不伤津液者。故用银翘、绿豆以清其火而解其毒,洋参、麦冬以保其津,玄参、细生地以保其液也。

却热宁风法　治温热不解,液劫动风,手足瘛疭。

开麦冬五钱　细生地四钱　甘菊花二钱　羚羊角三钱　钩藤五钱

凡温热之病,动肝风者,惟此法最宜。首用麦冬、细生地清其热,以滋津液;菊花、羚角定其风,而宁抽搐;佐钩藤者,取其舒筋之用也。

祛热宣窍法　治温热、湿温、冬温之邪,窜入心包,神昏谵语,或不语,舌苔焦黑,或笑或痉。

开连翘三钱　犀角三分　川贝母三钱　鲜石菖蒲一钱　牛黄至宝丹一粒

是法治邪入心包之证也。连翘苦寒,泻心经之火邪,犀角咸寒,亦能泻心经之火邪。凡邪入心包者,非特一火,且有痰随火升,蒙其清窍。故用川贝母清心化痰,石菖蒲入心开窍,更佐牛黄至宝之大力,以期救急扶危于俄顷耳。

辛凉解表法　治风温初起,风热新感,冬温袭肺咳嗽。

薄荷一钱　蝉衣一钱　前胡一钱五分　淡豆豉四钱　瓜蒌壳二钱　牛蒡子一钱五分

此法取乎辛凉,以治风温初起,无论有无伏气,皆可施用。薄荷、蝉蜕轻透其表,前胡、淡豉宣解其风。叶香岩云:"温邪上受,首先犯肺",故佐蒌壳、牛蒡开其肺气,气分舒畅,则新邪伏气均透达矣。

清凉透邪法　治温病无汗,温疟渴饮,冬温之邪内陷。

鲜芦根五钱　生石膏六钱　开连翘三钱　淡竹叶一钱五分　淡豆豉三钱　绿豆衣三钱

此治温病无汗之主方。凡清凉之剂,凉而不透者居多,惟此法凉而且透。芦根中空透药也,石

膏气轻透药也,连翘之性升浮,竹叶生于枝上,淡豆豉之宣解,绿豆衣之轻清,皆透药也。伏邪得透,汗出微微,温热自然达解耳。

清热保津法　治温热有汗,风热化火,热病伤津,温疟舌苔变黑。

开连翘三钱　花粉二钱　鲜石斛三钱　鲜地黄四钱　麦冬四钱　参叶八分

此温热有汗之主方。汗多者,因于里热熏蒸,研其伤津损液,故用连翘、花粉清其上中之热,鲜斛、鲜地保其中下之阴,麦冬退热除烦,参叶生津降火。

清凉荡热法　治三焦温热,脉洪大而数,热渴谵妄。

连翘四钱　西洋参二钱　生石膏五钱　甘草八分　知母二钱盐水炒　细生地五钱　粳米一撮

是法也,以仲圣白虎汤为主,治其三焦之温热也。连翘、洋参清上焦之热以保津,膏甘、粳米清中焦之热以养胃,知母、细地泻下焦之热以养阴。

润下救津法　治热在胃府,脉来沉实有力,壮热口渴,舌苔黄燥。

生大黄四钱　元明粉二钱　粉甘草八分　玄参三钱　麦冬四钱　细生地五钱

阳明实热之证,当用大小承气急下,以存津液。但受温热之病,弱体居多,故以仲景调胃承气为隐。且芒硝改为元明粉,取其性稍缓耳。合用鞠通增液汤方,更含存阴养液之意。

清凉透斑法　治阳明温毒发斑。

生石膏五钱　生甘草五分　银花三钱　开连翘三钱　鲜芦根四钱　豆卷水发三钱　鲜荷钱一枚

凡温热发斑者,治宜清胃解毒为主。膏甘清胃,银翘解毒,更以芦根、豆卷透发阳明之热,荷钱者,即初发之小荷叶也,亦取其轻升透发之意。热势一透,则斑自得化矣。

解肌散表法　治风邪伤卫,头痛畏风,发热有汗。

嫩桂枝一钱　白芍药二钱　粉甘草一钱　生姜五分　大枣三枚

此仲景之桂枝汤,治风伤卫之证也。桂枝走太阳之表,专驱卫分之风,白芍和阴护营,甘草调中解热,枣甘能和,又以行脾之津液,而调和营卫者也。

微辛轻解法　治冒风之证，头微痛，鼻塞咳嗽。

白苏梗一钱五分　薄荷叶一钱　牛蒡子一钱五分　苦桔梗八分　瓜蒌壳二钱　广橘红一钱

凡新感之邪，惟冒风为轻，只可以微辛轻剂治之。夫风冒于皮毛，皮毛为肺之合，故用紫苏、薄荷以宣其肺，皆用梗而不用叶，取其微辛力薄也。佐牛蒡子辛凉，桔梗之辛平，以解太阴之表，及蒌壳之轻松，橘红之轻透，以畅肺经之气，气分一舒，冒风自解。

顺气搜风法　治风邪中经，左右不遂，筋骨不用。

乌药一钱　橘皮一钱五分　天麻一钱　紫苏一钱五分　甘菊花一钱　参条二钱　炙甘草五分　木瓜一钱　桑枝三钱

此师古人顺风匀气散之法也。以治风邪中经之病。叶香岩云：经属气，所以进乌药、陈皮以顺其气，天麻、苏菊以搜其风。《经》云：邪之所凑，其气必虚。故佐参草辅其正气，更佐木瓜利其筋骨，桑枝遂其左右之用也。

活血祛风法　治风邪中络，口眼㖞斜，肌肤不仁。

炒当归二钱　川芎一钱五分　炒白芍一钱五分　西秦艽一钱五分　桑叶三钱　橘络二钱　鸡血藤胶一钱

此治风邪中络之法也。络属血，故用鸡藤、川芎以活其血，即古人所谓"治风须养血，血行风自灭"也。营虚则不仁，故用当归、白芍施益营血，而治不仁也。秦艽散药中之补品，能活血营筋，桑叶乃箕星之精，能滋血去风，二者，为风中于络之要剂。更佐橘络以达其络，络舒血活，则风邪自解，而㖞斜自愈矣。

宣窍导痰法　治风邪中腑中脏，及痉发昏倒等症。

远志一钱　石菖蒲五分　天竺黄二钱　杏仁三钱　栝蒌实三钱　炒僵蚕三钱　皂角炭　五分

风邪中于脏腑者，宜施此法。其中乎经，可以顺气搜风；其中乎络，可以活血祛风；今中脏腑，无风药可以施之。可见中脏之神昏不语、唇缓涎流，中腑之昏不识人、便溺阻隔等证，确宜宣窍导痰。方中天竺、远菖宣其窍而解其语，杏仁、蒌实导其痰且润其肠，僵蚕化中风之痰，皂角通上下之窍，

此一法而二用也。

两解太阳法　治风湿之证，头痛身重，骨节烦疼，小便欠利。

羌活一钱五分　软防风一钱五分　泽泻三钱　桂枝一钱五分　生米仁四钱　茯苓三钱

斯法也，乃两解太阳风湿之证，风邪无形而居外，所以用桂枝、羌、防解其太阳之表，俾风从汗而出；湿邪有形而居内，所以用苓、泽、米仁渗其膀胱之里。俾湿从溺而出。更以桔梗通天气于地道，能宣上复能下行，可使风湿之邪，分表里而解也。

培中泻木法　治寒湿，腹痛水泻及风痢。

土炒白术二钱　土炒白芍一钱　广皮一钱　软防风一钱　茯苓三钱　甘草五分　炮姜炭八分　吴萸八分　新荷叶一钱

术、防、陈、芍四味，即刘草窗痛泻要方，用之为君，以其泻木而益土也。佐苓甘培中有力，姜炭暖土多功，更佐吴萸疏其木而止其痛，荷叶升其清而助其脾。

补火生土法　治飧泻洞泄，命门无火，久泻虚痢。

淡附片八分　肉桂六分　菟丝子一钱　破故纸一钱　吴萸八分　益智仁一钱　剪芡实二钱　莲子肉十粒

下焦无火不能熏蒸腐化、泄泻完谷，故以桂附辛甘大热补命中之火，以生脾土，菟丝、故纸温补其下，吴萸、智仁暖其中。中下得其温暖，则火土自得相生，而完谷自能消化。更佐以芡实、莲子补其脾，且固其肾。盖火土生，脾肾固，而飧泻洞泄无不向愈矣。

煖培卑监法　治脾土虚寒泄泻，及冷痢，水谷痢。

米炒西潞党三钱　白茯苓三钱　土炒于潜术二钱　水炒西粉草五分　炮姜炭八分　土炒苍术六分　益智仁一钱　煨葛根五分　粳米四钱

土不及曰卑监，法用四君合理中，煖培其脾土也。脾喜燥，故佐以苍术，喜温佐以益智，喜升佐以葛根，喜甘佐以粳米。

补中收脱法　治泻痢不已，气虚下陷，谷道不合，肛门下脱。

东洋参三钱　炒黄芪二钱　土炒于术一钱　炙甘草五分　炙罂粟壳一钱　土炒白芍一钱　诃梨勒一钱五分　石榴皮一钱

此治泻痢日久，气虚脱肛之法也。以参芪术草之甘温，补中州以提其陷；罂芍诃梨之酸涩止泻痢，且敛其肛；用榴皮为引者，亦取其酸以收脱，涩以住痢也。

通利州都法　治火泻，湿泻，湿热痢疾。

茯苓三钱　泽泻三钱　土炒苍术八分　车前二钱　通草一钱　滑石三钱　桔梗一钱

斯仿舒驰远先生加减五苓之意。州都者膀胱之官也。首用茯苓甘淡平和而通州都为君，泽泻咸寒下达而走膀胱为臣，佐苍术之苦温以化其湿，车前通滑之甘淡以渗其湿，使桔梗之开提，能通天气于地道也。

清凉涤暑法　治暑温，暑热，暑泻，秋暑。

滑石三钱　甘草八分　青蒿一钱五分　扁豆三钱　连翘三钱　茯苓三钱　通草一钱　西瓜翠衣一片

滑石、甘草即河间之天水散，以涤其暑热也。恐其力之不及，故加蒿、扁、瓜衣以清暑。又恐其干乎心，更佐以连翘以清心。暑不离乎湿，兼用通、苓，意在渗湿耳。

化痰顺气法　治痰气闭塞，痰疟，痰泻。

白茯苓四钱　制半夏二钱　陈皮一钱五分粉甘草八分　煨广木香五分　姜厚朴二钱　生姜三片

法中苓夏陈甘，即《局方》二陈汤，化痰之妥方也。加木香、厚朴以行其气，气得流行，则顺而不滞。故古人谓"化痰须顺气，气行痰自消"，且木香、厚朴均能治泻，以此法治其痰泻，不亦宜乎？

楂曲平胃法　治因食作泻，兼之食疟。

炒楂肉三钱　炒六曲三钱　炒苍术一钱　制厚朴一钱　广陈皮一钱　粉甘草八分　胵胵二枚

法内苍陈朴草，系《局方》之平胃散，为消导之要剂，佐山楂健脾磨积，神曲消食住泻。胵胵乃鸡之脾也，不但能消水谷，而且能治泻利。食泻投之，必然中鹄。

清痢荡积法　治热痢夹食，脉滑数，烦渴溺赤。

煨木香六分　吴萸　炒黄连各六分　酒浸生军三钱　炒枳壳一钱五分　炒条芩一钱　炒白芍一钱五分　粉甘草五分　煅葛根五分　鲜荷叶三钱

此法首用香连治痢为主，加军、枳以荡其积，

苓、芍以清其血，甘草解毒，荷、葛升提，施于实热之痢，每多奏效耳。

温化湿邪法　治寒湿酿痢，胸痞溺白。

藿香一钱五分　蔻壳一钱五分　炒神曲二钱制厚朴一钱　陈皮一钱五分　炒苍术八分　生姜三片

凡湿在表宜宣散，在里宜渗利。今在气分，宜温药以化之。藿香、蔻壳宣上中之邪滞，神曲、厚朴化脾胃之积湿，陈皮理其气分，苍术化其湿邪，更佐生姜温暖其中，中焦通畅无滞，滞下愈矣。

调中开噤法　治下痢不食或呕不能食，噤口痢证。

炒潞参三钱　姜汁炒黄连五分　制半夏一钱五分　藿香一钱　石莲肉三钱　陈仓米三钱

痢成噤口，脾胃俱惫矣。故用潞党补其中州，黄连清其余痢，半夏和中止呕，藿香醒胃苏脾，石莲肉开其噤，陈仓米养其胃。倘绝不欲食者，除去黄连可也。

调中畅气法　治中虚气滞，休息痢疾，并治脾亏泄泻。

炒潞参三钱　炒于术二钱　炒黄芪二钱　炙甘草四分　广陈皮一钱　洗腹皮一钱五分　煨木香三分　鲜荷叶三钱

参芪术草调补中州，陈腹木香宣畅气分，加荷叶助脾胃，而升阳气也。

祛暑解毒法　治暑热烦热赤肿，身如针刺。

茯苓三钱　制半夏一钱五分　滑石三钱　甘草五分　参叶六分　黄连八分　银花三钱　连翘三钱　绿豆衣三钱

凡暑热成毒者，此法最宜。苓夏偕甘即海藏消暑方也，滑石偕甘即河间清暑方也。更佐参叶以却暑，黄连以清心，银连绿豆以解毒也。

增损胃苓法　治暑湿内袭，腹痛水泄，小便热赤。

炒苍术一钱　制川朴一钱　广皮一钱五分结猪苓一钱五分　茯苓三钱　泽泻一钱五分　飞滑石三钱　藿香一钱五分

苍朴、陈皮以化湿，即平胃散损甘草也。二苓泽泻以利湿，即五苓散去桂术也。增滑石清暑渗湿，增藿香止泻和中。凡因暑湿而致泻者，是法最为合拍耳。

清暑开痰法　治中暑神昏不语，身热汗微，气

喘等证。

黄连一钱　香薷一钱　扁豆衣三钱　厚朴一钱　杏仁二钱　陈皮一钱五分　制半夏一钱五分　益元散三钱　荷叶梗一尺

连薷扁朴清热祛暑，杏仁陈夏顺气开痰，益元散清暑宁心，荷叶梗透邪宣窍。

却暑调元法　治暑热盛极，元气受伤。

生石膏四钱　滑石三钱　甘草六分　制半夏一钱　西洋参二钱　粳米五钱　麦门冬二钱　茯苓三钱

石膏、滑石却暑泻火为君，茯苓、半夏消暑调中为臣。暑热刑金，故以麦冬洋参保肺为佐，暑热伤气，故以甘草、粳米调元为使。

清离定巽法　治昏倒抽搐，热极生风之证。

连翘三钱　竹叶一钱五分　细生地四钱　玄参三钱　菊花一钱　冬桑叶三钱　钩藤四钱　木瓜一钱

此法治极热生风之证，故用连翘、竹叶以清其热。热甚必伤阴，故用细地、玄参以保其阴。菊花、桑叶平其木而定肝风，钩藤、木瓜舒其筋而宁抽搐。大易以离为火，以巽为风。今曰：清离定巽，即清火发热。

清宣金脏法　牛蒡子一钱五分　川贝母二钱　马兜铃一钱　苦杏仁二钱　瓜蒌壳三钱　苦桔梗八分　桑叶三钱　炙枇杷叶三钱

夏日炎暑，火旺克金，宜乎清暑宣气，保其金脏。法中蒡贝兜铃清其肺热，杏蒌桔梗宣其肺气。夫人身之气，肝从左升，肺从右降。故佐桑叶以平其肝，弗令左升太过，杷叶以降其肺，俾其右降，自然升降如常，则咳逆自安豫矣。

治乱保安法　广藿香一钱五分　广木香五分　茯苓三钱　台乌药一钱　制半夏一钱　茅苍术八分　阳春砂八分　伏龙肝三钱

邪扰中州，挥霍之乱，宜此法也。首用藿香、乌木行气以治其乱，夏苓苍术祛暑湿以保其中。佐砂仁和其脾，伏龙肝安其胃，此犹兵法剿抚兼施之意也。

挽正回阳法　治中寒腹痛，吐泻肢冷，或昏不知人，脉微欲绝。

东洋参三钱　茯苓三钱　炒于术一钱　炙甘草五分　安桂八分　淡附片八分　炮姜炭六分　吴萸八分

是法即陶节庵回阳救急汤，除陈夏五味也。盖以参苓术草挽其正，炮姜桂附回其阳，更佐吴茱萸破中下之阴寒。阴寒一破，有若拨开云雾而见天日夜。

芳香化浊法　治五月霉湿，并治秽浊之邪。

藿香叶一钱　大腹毛一钱　制厚朴八分　佩兰叶一钱　广皮一钱五分　制半夏一钱五分　鲜荷叶三钱

此法因秽浊霉湿而立也。君藿兰之芳香以化其浊，臣陈夏之温燥以化其湿。佐腹皮宽其胸腹，厚朴畅其脾胃，上中气机一得宽畅，则湿浊不克凝留。使荷叶之升清，清升则浊自降。

金水相生法　治疰夏眩晕，神倦呵欠，烦汗及久咳，肺肾并亏。

东洋参三钱　麦冬三钱　五味子三分　知母一钱五分　玄参一钱五分　炙甘草五分

法内人参补肺，麦冬清肺，五味敛肺，《千金》生脉饮也。主治热伤元气，气短倦怠，口渴汗多等证。今以此方治疰夏，真为合拍。加色白之知母，以清其肺；色黑之玄参，以滋其肾，兼滋其肺，更以甘草协和诸药。俾有金能生水，水能润金之妙耳。

二活同祛法　治表里受湿，寒热身疼，腰痛等证。

川羌活一钱五分　细辛五分　茅术一钱五分　独活一钱五分　防风一钱五分　甘草五分　生姜三片

两感表里之湿证，此法堪施。其中羌活、防风散太阳之表湿，独活、细辛搜少阴之里湿，苍术燥湿气，生姜消水气。盖恐诸药辛温苦燥。故佐甘草以缓之。

清营捍疟法　治暑疟，恶寒壮热，口渴引饮。

连翘一钱五分　竹叶一钱五分　扁豆衣二钱　青蒿一钱五分　木贼一钱　炒黄芩一钱　青皮一钱五分　西瓜翠衣一片

此治暑疟之法也。夫暑气内舍于营，故君翘竹清心，却其上焦之热。臣以扁衣解暑，青蒿祛疟。佐以木贼发汗于外，黄芩清热于内。古云：疟不离乎少阳。故使以青皮引诸药达少阳之经，瓜翠引伏暑透肌肤之表。

辛散太阳法　治风疟寒少热多，头疼自汗，兼治伤寒伤湿。

桂枝一钱　防风一钱五分　前胡一钱五分

羌活一钱五分　甘草五分　豆豉三钱　生姜二片
红枣三枚

风疟有风在表,宜辛散之。方中用桂羌防草,即成方桂枝羌活汤,本治风疟之剂也。内加前胡散太阳复泄厥阴,淡豆豉解肌表且祛疟疾。更加攘外之姜,安内之枣里表俱安,何疟之有哉?

宣透膜原法　治湿疟寒甚热微,身痛有汗,肢重脘懑。

川朴一钱　槟榔一钱五分　煨草果仁八分
炒黄芩一钱　甘草五分　藿香叶一钱　姜半夏一钱五分　生姜三片

此师又可达原饮之法也。方中去知母之苦寒,及白芍之酸敛,仍用朴槟草果达其膜原,祛其盘踞之邪。黄芩清燥热之余,甘草尽和中之用。拟加藿夏畅气调脾,生姜破阴化湿,湿秽乘入膜原而作疟者,此法必奏效耳。

和解兼攻法　治寒热疟疾,兼之里积。

柴胡一钱五分　甘草六分　熟军二钱　炒黄芩一钱　枳壳一钱五分　元明粉二钱　姜半夏一钱五分

柴芩夏草以和解,元明军枳以攻里,此仿长沙大柴胡之法也。

甘寒生津法　治疸疟独热无寒,手足热而欲呕。

大生地五钱　麦冬三钱　煨石膏四钱　竹叶一钱五分　连翘三钱　北沙参三钱　蔗汁、梨浆各一盏

疸疟一症,嘉言主以甘寒生津可愈。故首用生地、麦冬甘寒滋溺,以生津液。此证不离心肺胃三经。故以翘竹清心,沙参清肺,膏蔗清胃,梨汁生津。

宣阳透伏法　此牝疟寒甚热微,或独寒热。

淡干姜一钱　淡附片一钱　川朴一钱　炒苍术一钱　草果仁一钱　蜀漆一钱五分　白豆蔻三颗

干姜宣其阳气,附子制其阴胜,厚朴开其滞气,苍术化其阴湿,草果治独胜之寒,蜀漆逐盘结之疟。佐以豆蔻,不惟透伏有功,抑散寒化湿,施于牝疟,岂不宜乎?

驱邪辟祟法　治鬼疟寒热日作,多生恐怖,脉来乍大乍小。

煅龙骨三钱　雄黄染茯苓三钱　炒茅术一钱

广木香一钱　柏子仁三钱　石菖蒲五分　桃叶七片

龙骨阳物也,可以镇惊,可以祛祟,用之以治鬼疟最宜。茯苓宁心,以雄黄染之,以祛鬼魅。苍术、木香皆能杀一切之鬼也。柏子辟邪,菖蒲宣窍,桃叶发汗开其鬼门。俾潜匿之邪尽从毛窍而出也。

营卫双调法　治洒寒烘热,脉濡且弱,虚疟、劳疟并宜。

嫩桂枝一钱　炙芪皮二钱　土炒归身一钱五分　土炒白芍一钱　西潞参三钱　炙甘草五分
红枣二个　生姜二片

胃者卫之源,脾者营之本。今脾胃累虚而作寒热者,宜以营卫双调。故用桂芪护卫,归芍养营,此从源立方,勿见寒热便投和解。又加参草补益胃脾,姜枣调和营卫。

双甲搜邪法　治三日疟,久延不愈。

醋炙穿山甲一钱　炙鳖甲一钱五分　木贼草一钱　嫩桂枝一钱　制首乌三钱　鹿角霜二钱
东洋参二钱　土炒归身二钱

疟邪深窜而成三疟者,须此法也。穿山甲善窜之物,主搜深踞之疟。鳖甲蠕动之物,最搜阴络之邪。木贼中空而轻,桂枝气薄而升,合而用之,不惟能发深入于阴分之邪,而且能还于阳分之表。以何首乌养气阴也。鹿霜助其阳也,人参益其气也,当归补其血液,阴阳气血并复,则疟邪自无容身之地矣。

清宣温化法　治秋时晚发之伏暑,并治湿温初起法。

连翘三钱　杏仁三钱　瓜蒌壳二钱　陈皮一钱五分　茯苓三钱　制半夏一钱　甘草五分　佩兰一钱　荷叶二钱

连翘寒而不滞,取其清宣;杏仁温而不燥,取其温化。蒌壳宣气于上,陈皮化气于中,上中气分得其宣化,则新凉伏气皆不能留。茯苓夏草消伏气于内,佩兰、荷叶解新邪于外也。

宣疏表湿法　治冒湿证,首如裹,遍体不舒,四肢懈怠。

炒苍术一钱　防风一钱五分　秦艽一钱五分
藿香一钱　陈皮一钱五分　砂壳八分　甘草五分
生姜三片

此治冒湿之法也。君以苍术防秦宣疏肌表之

湿,被湿所冒,则气机遂滞。故臣以藿陈砂壳通畅不舒之气。湿药,颇燥,佐以甘草润之,湿体本寒,使以生姜温之。

辛热燥湿法　治寒湿之病,头有汗而身无汗,遍身拘急而痛。

炒苍术一钱二分　防风一钱五分　甘草八分　羌活一钱五分　独活一钱五分　白芷一钱二分　草蔻仁七分　干姜六分

法中苍防甘草,即海藏神术散也。用于外感寒湿之证,最为中的。更加二活白芷透湿于表,草蔻干姜燥湿于里,诸药皆温燥辛散。倘阴虚火旺之体勿可浪投。

苦温平燥法　治燥气侵表,头微痛,畏寒无汗,鼻塞咳嗽。

光杏仁三钱　橘皮一钱五分　苏叶一钱　荆芥穗一钱五分　炙桂枝一钱　白芍一钱　老前胡一钱五分　桔梗一钱五分

凡感燥之胜气者,宜苦温为主,故以橘杏苏荆以解之,加白芍之酸,桂枝之辛,是遵圣训,燥淫所胜,平以苦温,佐以酸辛是也。秋燥之证,每多咳嗽,故佐前桔,以宣其肺,肺得宣畅,则燥气自然解耳。

松柏通幽法　治燥气结盘于里,腹胀便闭。

松子仁四钱　火麻仁三钱　瓜蒌壳三钱　柏子仁三钱　冬葵子三钱　苦桔梗一钱　薤白头八分　酒洗大腹毛三钱　白蜜一匙

此仿古人五仁丸之法也。松柏葵麻皆滑利之品,润肠之功非小,较硝黄之推荡尤稳耳。丹溪治肠痹每每开提上窍,故以桔梗蒌薤开其上,复润其下。更加大腹宽其肠,白蜜润其燥,幽门得宽润,何虑其不通哉?

加味二陈法　治痰多作嗽,口不作渴。

茯苓三钱　广皮一钱　制夏二钱　甘草五钱　米仁三钱　杏仁三钱　生姜二片　饴糖一匙

陈苓夏草即二陈汤也。汪𧥐庵曰:半夏辛温体滑性燥,行水利痰为君。痰因气滞,气顺则痰降,痰由湿生,湿去则痰消。故以陈皮、茯苓为臣。中不和则痰涎聚,又以甘草和中补土为佐也。拟加米仁,助茯苓以渗湿,杏仁助陈皮以利气,生姜助半夏以消痰,饴糖助甘草以和中。凡有因痰致嗽者,宜施此法。

温润辛金法　治无痰干咳,喉痒胁疼。

炙紫菀一钱　百部一钱　松子仁三钱　款冬一钱五分　甜杏仁三钱　炙广皮一钱　冰糖五钱

法中紫菀温而且润,能畅上焦之肺。百部亦温润之性,暴咳久咳咸宜。更加松子润肺燥,杏仁利肺气,款冬与冰糖本治干咳之单方,陈皮用蜜炙去其性以理肺,肺得温润则咳逆自然渐止。

甘热祛寒法　治寒邪直中三阴之证。

炙草二钱　干姜一钱　附片一钱　吴萸一钱

此节仲景四逆汤,拟加吴萸之大热,祛厥阴之寒邪,以之治寒中三阴,最为中的。寒淫于内,治以甘热,故以姜附大热之剂,伸发阳气,表散寒邪。甘草亦散寒补中之品,又以缓姜附之上潜也。

内伤杂症(凡十六法)

养血柔肝法　治血虚肝阳上升。

归身一钱五分　白芍一钱五分　穞豆衣一钱五分　甘菊花一钱五分　沙苑子三钱　女贞子二钱五分　胡麻三钱　茯神三钱　嫩钩藤三钱

肝藏血虚,不能濡养乎上,乃有头晕眼花等症,法用归芍穞豆沙苑以养血,甘菊、钩藤以息内风,胡麻女贞以滋燥,肝血充而阳自潜也。

理气畅中法　治肝气横逆,腹胀脘痛。

白蒺藜三钱　金铃子一钱五分　延胡索一钱　陈皮一钱五分　赤茯苓三钱　枳壳一钱五分　郁金一钱五分　瓦楞子三钱　制香附一钱五分　砂仁壳八分　佛手一钱五分　越鞠丸一钱五分

肝为将军之官,其气善于横逆,横逆则肝叶胀硬,阻塞痞痛,故法中诸药,均采疏利气分之品,使气利则胀除也。然肝气一逆,往往使食不消、痰不化、火不达、湿不运,故加越鞠丸之芎苍附枳曲以统治之。

理气温通法　治中下虚寒,浊气不化,致生胀满。

肉桂心三分　炒白芍一钱五分　炙甘草五分　紫苏梗一钱五分　茯苓三钱　陈皮一钱五分　半夏一钱五分　香附一钱五分　乌药一钱五分　生姜三钱

桂心温肾,以助下焦之气化;生姜温脾,以助中宫之健运;苏梗散寒入营,乌药祛寒入气。凡中下二焦虚寒,浊气不化,致生胀满等症者,此法可通治之。

甘咸养阴法　治阴虚内热,潮热咳血等症。

干生地三钱　龟甲三钱　阿胶三钱　旱莲草

一钱五分　女贞子一钱五分　丹皮二钱五分　淡菜二钱

法中干地甘寒，龟甲咸寒，皆养阴之要药。阿胶甘平，淡菜咸温，并治血之佳珍。旱莲草甘寒汁黑属肾，女贞甘凉隆冬不凋，咸能补益肾阴，佐以丹皮之苦，清血分之伏火，火得平静，则潮热咳血均愈矣。

清金宁络法　治燥热伤津，咳嗽咯红。

麦冬三钱　桑叶一钱五分　生地三钱　元参二钱五分　玉竹二钱　北沙参一钱五分　旱莲一钱五分　枇杷叶三钱

方中麦冬、玉竹清其燥，沙参、玄参润其肺，生地、旱莲宁其血络，佐以桑叶平肝，杷叶降肺，配合完密，诸病自却。

培土生金法　治久咳肺虚。

党参一钱五分　淮山药二钱　炙甘草五分茯神三钱　甜杏仁三钱　川贝母一钱五分　蛤壳三钱　女贞子三钱　橘白络一钱五分　谷芽三钱

肺热可清，津枯可滋，其久咳肺虚，痰多白沫者，既不能清滋，又不能温补，则惟有治脾一法。方用参药茯草以补土而建中气为君，杏贝女贞以养肺而清燥火为臣。降以蛤壳，和以谷芽。凡虚劳积久，以脾胃为重，故见纳呆泄泻等症，均属非宜。此法盖独得其秘。

补气升阳法　治中气不足，倦怠食减，及脱肛不收等症。

炒潞党三钱　炙贡芪二钱　炒于术二钱　炙甘草五分　陈皮一钱五分　酒归身二钱　升麻五分　柴胡五分　生姜一钱红枣　三钱

此东垣补中益气汤也。参芪术草以补其气，陈皮以行其滞，当归以活其血，血气流行，自然倦怠除而饮食香。更以升柴之升提，姜枣之调和，则脱肛亦收，乃治中气下陷之妙法也。

导腹通幽法　治大肠液燥，大便艰难。

制首乌三钱　当归一钱五分　瓜蒌仁三钱大麻仁三钱　郁李仁三钱　光杏仁三钱　松子仁三钱　芝麻三钱　白蜜三钱

首乌、当归尾养血要药，所以治大肠干燥之本。五仁麻蜜均滋润之妙品，所以之大便艰难之标。凡体虚之人，不耐攻伐，此法如水涨舟浮，最为确当。

健运分消法　治脾虚作胀。

白术三钱　连皮苓三钱　生熟苡仁各三钱陈皮一钱五分　厚朴八分　大腹皮三钱　范志曲三钱　鸡金炭一钱五分　泽泻三钱　冬瓜皮二钱葫芦瓢三钱

脾虚积湿，势必作胀，此法健以白术，运以陈皮，分消以苓朴泽曲鸡葫二皮。有形之湿滞除，无形之中气立。

消积杀虫法　治一切虫积。

白术三钱　肉桂三分　乌梅五分　黄连三分使君肉一钱五分　鹤虱一钱五分　花椒五分　白雷九一钱五分　陈皮一钱五分　砂仁八分

虫之为物，得辛则伏，得苦则静，得酸则安。故用椒桂之辛，黄连之苦，乌梅之酸，三味鼎峙，更以使君、鹤虱、雷丸杀虫之品，乘其败而穷逐之。继以白术、砂仁、陈皮和中之品，镇于中而安抚之，治标本兼而有焉。

重坠镇逆法　治呃逆气上等症。

代赭石一钱五分　旋覆花一钱五分　竹茹一钱五分　刀豆子三钱　柿蒂二个　陈皮二钱　象贝三钱　光杏仁三钱

本旋覆代赭汤意，以旋赭降气，刀蒂止呃，佐茹陈贝杏之清肃顺。凡呃逆之属肺胃不和者，此方主之。

育阴固摄法　治遗精虚证。

熟地三钱　山药三钱　泽泻三钱　山萸一钱五分　丹皮一钱五分　茯神三钱　芡实三钱　龙骨三钱　牡蛎三钱　金樱子二钱五分　白莲须八分

精藏于肾，肾虚不纳，故以六味丸补其肾，所谓育阴也。芡樱龙牡莲须均属收涩之性，用以敛其关，所谓固摄者也。

泻火固阴法　治肝火鸱张，扰乱梦遗。

龙胆草八分　山栀一钱五分　白芍一钱五分黄芩一钱五分　生地三钱　木通一钱五分　生草八分

此龙胆泻肝法，为治肝火之妙方。龙胆直泻相火，木通引火下行，栀芩清血热，地芍滋肾阴。火静则水宁，水宁则精固，不治其遗，其遗自止。与上方一补一泻，各极妙用。

清利湿热法　治淋浊。

草薢一钱五分　梗通草一钱五分　滑石三钱生草梢八分　瞿麦穗一钱五分　萹蓄一钱五分

车前子三钱　海金沙三钱　通天草一钱五分　赤苓二钱

淋浊之病,责之膀胱不洁,故方中重用通利小便清化湿热之味。《内经》所谓"洁净府"者是也。

清化祛瘀法　治血淋。

生地三钱　木通一钱五分　萆薢一钱五分　黄柏三钱　小蓟一钱五分　瞿麦一钱五分　蒲黄一钱五分　琥珀三分　桃仁一钱五分　赤芍一钱五分　车前一钱五分　藕汁一杯

血淋由湿热挟瘀血停滞太阳之腑,方用木通、萆薢、黄柏、瞿麦、车前以清化通利。小蓟、蒲黄、桃仁、琥珀、赤芍以破瘀消滞。生地、藕汁清热凉血,乃不易之法也。

疏肝理气法　治肝气郁结疝气等症。

柴胡八分　赤苓三钱　赤芍一钱五分　青皮一钱五分　橘核一钱五分　荔枝核三钱　路路通二钱五分　延胡一钱　金铃子一钱五分　泽泻三钱

疝气之成,原因虽多,而鲜有不涉肝经者。柴胡、青皮为疏肝上品,橘核、荔核为治疝上品,延胡、金铃为止痛上品。再和以泽泻、赤苓之利溲,遂成疝气方之正鹄。

妇女杂症(凡九法)

理气祛瘀法　治经行腹痛,及一切气滞血分不和等症。

苏梗一钱五分　京赤芍一钱五分　金铃子一钱五分　延胡一钱　青皮一钱五分　杜红花八分　香附一钱五分　乌药一钱　两头尖三钱　绛通草八分　佛手一钱五分　月季花三朵

气血为帅,气滞则血滞。故此法专重理气,苏梗、青皮、乌药、佛手、金铃、延胡等是。佐以和血,红花、赤芍、两头尖、月季花等是。气利则血活,血活则腹痛自除。所谓调经以理气为先,又曰通则不痛也。

和荣调经法　治血热经事先期等症。

当归一钱五分　紫丹参一钱五分　制香附一钱五分　陈皮一钱五分　丹皮二钱　白薇一钱五分　佩兰一钱五分　佛手一钱五分　月季花三朵　藕节二枚

血得热而行,得寒则涩,故月经先期,多属于热。法中用当归、丹参以祛瘀,丹皮、白薇、藕节以凉血。更佐香附、陈皮、佩兰、佛手以微疏其气。

一病之来,三面俱顾,投之乌有不愈者哉?

养血清热法　治月经淋漓不止。

炒条芩一钱五分　炒黑芥一钱五分　当归身一钱五分　炒白芍一钱五分　生地炭三钱　阿胶一钱五分　小胡麻三钱　侧柏炭一钱五分　白薇一钱五分　乌贼骨一钱五分　丹皮一钱五分　陈棕炭一钱五分　藕节二枚

方中用生地、白薇、丹皮、条芩以清血热,侧柏棕炭以止流血,溢淋沥不已,其血必伤。复用归芍阿麻以养之。乌贼骨止血之功独著,用以佐诸药之不及。凡血虚有热,经行淋沥,此法俱可师也。

固摄冲任法　治气虚崩漏不止。

党参一钱五分　黄芪一钱五分　茯神三钱　冬术一钱五分　炙甘草五分　陈皮一钱五分　归身一钱五分　杜仲一钱五分　续断一钱五分　阿胶一钱五分

血脱益气,古有明训。血崩不止者,急宜大剂参芪归芍气血双补,庶乎可救。方中参芪补气药也,归胶养血药也,茯神冬术炙草以补中,脾统血也。杜仲、续断以补肾,精生气也。更以陈皮微利其气分,其旺而血止,血充而病除。盖不易之法也。

和营温经法　治冲任有寒,经事愆期等症。

当归一钱五分　赤芍一钱五分　川芎八分　艾绒一钱五分　炙草五分　丹参一钱五分　桂枝六分　半夏一钱五分　吴萸四分　炮姜五分

冲任受寒,则血行阻滞,是血滞为标而受寒为本。是法以桂枝、炮姜、吴萸、艾绒以散其寒邪之内停,治其本也。当归、丹参、赤芍、川芎以祛其瘀血之内结,治其标也。标本兼顾,病自却矣。

清热通经法　治妇女倒经等症。

石斛三钱　天花粉三钱　丹参一钱五分　香附一钱五分　益母草一钱五分　桃仁三钱　红花八分　绛通草八分　牛膝一钱五分　黑山栀二钱　丹皮一钱五分

经事不至,反而上溢,总属血热妄行所致。故用石斛、花粉以清其热,益母、丹参以通其经。因其势之上逆,佐桃仁、红花以抑之,并加绛通、牛膝以下引之,使血止而经通,经通而营不受损。

化湿固带法　治腰酸、纳少、白带等症。

白术一钱五分　白芍一钱五分　茯苓三钱　炙甘草五分　陈皮一钱五分　苡仁三钱　谷芽三

钱　佩兰一钱五分　桑寄生三钱　乌贼骨一钱五分　草薢一钱五分　威喜丸一钱五分

脾运不健，湿浊斯停，带脉不固，白带斯下。此法用苓术以培补，苡薢以分利，更参乌贼、威喜以止涩，乃根本治疗也。

理气调中法　治妊娠恶阻。

香附一钱五分　砂仁壳八分　陈皮一钱五分　白蒺藜三钱　茯苓三钱　半夏一钱五分　枳壳一钱五分　谷芽三钱　佩兰一钱五分　竹茹一钱五分　佛手八分

妊娠恶阻，不宜过用破降，此方俱选轻灵之品，微利其气即所以和胃，微化其湿即所以和脾，勿以平淡目之。

养血胞胎法　治妊娠期中保其健康。

当归身一钱五分　大白芍一钱五分　阿胶一钱五分　生地炭三钱　茯苓三钱　白术三钱　条芩一钱五分　杜仲一钱五分　续断一钱五分　桑寄生一钱五分

胎赖血养，故保胎以养血为主。胎因热动，故安胎以清热为要。法中归芍胶寄以养血，条芩、生地以清热。更用芩术补脾，杜续补肾，以脾为后天，肾为先天，息息与胎元有关也。保胎之法尽矣。

疮疡杂症（凡十法）

清疏消解法　治痈疽初起寒热，及一切痈疽之在上部者。

荆芥一钱五分　防风一钱五分　薄荷八分　牛蒡二钱　生草节八分　桔梗八分　银花三钱　连翘三钱　象贝三钱　僵蚕二钱　京赤芍一钱五分　万灵丹一粒

风寒壅遏，营卫不从，则愤嗔而起疡，此《内经》之明训也。本法全择疏散之品，风寒能解，气血自无停滞之患矣。其用万灵丹者，以其为消解气血留滞之神丹，所以消解已有之郁结也。

疏散消解法　治痈疽肿痛有寒热者。

荆芥一钱五分　防风一钱　当归尾一钱五分　赤芍一钱五分　生甘草八分　连翘三钱　大贝三钱　山甲片一钱五分　皂角针一钱五分　乳没各五分　梅花点舌丹一九

此法用荆防祛风，归芍泻瘀，连草清热，甲角溃坚，乳没止痛，梅花点舌丹以取汗消毒。凡痈疽寒热，将成未成，均可师法。

和营消解法　治痈疽肿痛。

归尾一钱五分　赤芍一钱五分　生草八分　大贝三钱　僵蚕三钱　桃仁一钱五分　甲片一钱五分　皂角针一钱五分　橘络八分　醒消丸一钱五分

痈疽治法，不外消散。消散治法，不外和荣。故用一派祛瘀调气之药。醒消丸为乳香没药麝香雄精所制成，其破除气血留结之力，可谓药专而猛，肿痛阳证，率宜采用。

化痰消解法　治一切气滞痰凝瘰病等症。

当归一钱五分　赤芍一钱五分　柴胡八分　香附一钱五分　桔梗八分　大贝母三钱　僵蚕三钱　橘红八分　海藻一钱五分　昆布一钱五分　荸荠三个　海蜇皮一两

肝胆之气，最易郁结，气结则痰浊不化，从治凝聚。故瘰病之症，往往生于颈腋少阳之络。法用芍归以和血，香橘以理气，海藻、昆布消痰软坚，大贝僵蚕祛风化痰，而妙在柴胡一味，不特疏少阳之郁，且为诸药作向导也。

托里透脓法　治痈疽难成脓者。

黄芪一钱五分　防风一钱五分　当归一钱五分　赤芍一钱五分　大贝二钱　僵蚕三钱　角针一钱五分　甲片一钱五分

痈疽不能消散，势必酿脓破溃。其难于成脓者，多属气虚无力外托，故用黄芪之固气，防风之外透，加入祛瘀理气之内，复用角针甲片以引药致病所而出之。

清解托毒法　治暑疮热疖等症。

薄荷八分　牛蒡二钱　丹参一钱五分　生草节八分　银花三钱　连翘三钱　大贝母三钱　花粉三钱　僵蚕三钱　赤芍一钱五分　桔梗八分　竹叶一钱五分

热伤营分，留而为疮疖，宜以清解和荣为治。本方除丹参、赤芍外，皆清热之品，重其本也。

培补托毒法　治疮形平陷，久溃不收，气血大虚之症。

党参一钱五分　黄芪一钱五分　白术一钱五分　炙甘草六分　茯苓三钱　陈皮一钱五分　当归一钱五分　丹参一钱五分　泽泻三钱　鹿角霜一钱五分　红枣三枚　炮姜五分　桂枝八分

此阳和汤加减也。阳和汤治阴疽白陷，如有日光普照，阴霾尽消。今加参芪等以助气，归丹等以活血，对于气血虚寒者用之，自有得心应手之妙。

清化消解法　治疗毒。

菊花一钱五分　地丁草二钱　生甘草八分　连翘三钱　黄芩一钱五分　黄连三分　竹叶一钱五分

此治疗毒之法也。疗疮俱属热毒之为患，故以清解为主。君以菊花、地丁，臣以连翘、黄连，佐以生草、竹叶、黄芩。热清二毒解必矣。

引火下趋法　治火盛口疮等症。

生地三钱　木通一钱五分　生甘草八分　川黄连三分　银花三钱　连翘三钱　黄芩一钱五分　淡竹叶一钱五分　灯心二扎

此本导赤散法，复加银翘连芩之清热，使火盛内炎者，得以清降下行，全从小便而去，故曰下趋也。

和荣祛瘀法　治跌打损伤，瘀血停留等症。

全当归一钱五分　京赤芍一钱五分　丹参一钱五分　川芎八分　红花八分　桃仁一钱五分　生三七一钱五分　落得打一钱五分　自然铜一钱五分　橘络一钱五分　丝瓜络三钱

跌打损伤，瘀血停留，先当搜逐瘀血，此法用大队血分之药，从而祛之。复佐以活络之品，自然通畅流动矣。伤科专家恒谓：伤科处方不外三法，初期曰当归尾京赤芍，中期曰全当归京赤芍，末期曰当归身大白芍。可悟其立机。

二、立案法

1. 内伤

（1）心营与肾水交亏，肝气挟肝阳上逆，胸中气塞，口内常干，手震舌掉，心烦不寐。即有寐时，神魂游荡，自觉身非己有，甚至便溏纳少，脾胃易衰，脉形细小无神，而有歇止之象。逐证施治，似乎应接不暇。因思精神魂魄必令各安其所，庶得生机勃勃，否则悠悠忽忽，恐难卜其上吉。拟许学士珍珠母丸法。

石决明　人参　归身　犀角　龙齿　茯神　生地　麦冬　枣仁　炙草　淮药　沉香　另先服珠粉

再诊　脉之歇止向和，便之溏泄不作，气塞稍平，手震亦定，但寤多寐少，内藏之魂魄未安，胸痞脘闷，上壅之浊痰未降，容将通阳镇逆法，参入前方，冀相与有成耳。

珍珠母丸　去柏子仁　当归　加旋覆花　代赭石　陈皮　冬术　炙草　白芍　麦冬　甘澜水煎竹沥冲服

三诊　夜半得寐，心肾已交，肺魄肝魂自能各安其脏，无如心易烦动，神反疲乏，气犹短促，胸还痞闷，脉仍细小，两足不安，脉虚证虚，是谓重虚，而兼有湿痰从之为患。夫痰即有形之火，火即无形之痰也。法当固本为主，消痰佐之。

人参固本丸　加龟甲　茯神　枣仁　白芍　淮术　陈皮　旋覆花　柏子仁（去油）　冬术　另珠粉　竹油　鸡子黄和服

四诊　风火痰三者之有余，留滞肝经，以致卧血归肝，魂不能与之俱归。筋剔肉瞤而醒。前次气短等证，莫不因此。而又起于有年，病后气血两亏，何堪磨耐。所治之方，不出许学士法加减，现在脉息细小带弦，虽为止歇之形，尚有不静之意，究属难免风波，未可以能食为足恃也。

石决明（盐水炒）　麦冬　犀角　柏子仁　龙齿　枣仁（盐水炒）　归身　熟地　浮石粉拌炒　羚羊角　冬术　白芍　陈皮　人参　茯神　银花　薄荷　另金箔　竹沥　珍珠粉　姜汁冲服

五诊　前夜熟睡，昨又变成少寐。寐之时适在子时以后，肝胆两经尚有余邪可知。更兼痰火阻气，时逆时平，其气逆时，必面赤心悸，甚则肉瞤筋惕，烦热不安，脉亦随之变异。所谓心火一动相火随之是也。调治之外，必须静养。俾心火凝然不动，方可渐入坦途。

人参　丹参　麦冬　元参　旋覆花　冬术　橘红　小麦　枣仁（川连汁拌炒）　茯神　川贝　炙草　枇杷叶　竹茹　珠粉

六诊　所患小恙无一不除。盖以清之、化之、补之、养之无微不至，而得此小效耳。所嫌者寐非其时。寤非其时，心阳太热，神气外驰，是卫气独行于阳，阳跷脉满，满则不入于阴，阴分之虚明矣。将滋阴之品，参入前方，未识能戈获否。

前方加入大生地　陈胆星　另珍珠丸　朱砂安神丸

先生之病素禀湿热，又挟阴虚之病也。湿者何地之气也，热者何天之气也。天地郁蒸，湿热生焉。湿热禀于先天者，与元气混为一家，较之内伤外感之湿热，属在后天者，岂可同日语哉？设使薄滋味,远房帷,不过生疡出血而已,乃从事膏粱,更多嗜欲。斯湿热外增,阴精内耗,脏腑营卫但有春夏之发,而无秋冬之藏,无怪乎风火相煽,而耳为之苦鸣也。当斯时也,静以养之,犹可相安无事,何又喜功生事,火上添油,致陡然头晕面赤,其一派炎炎之势。盖无非肝经之火,督脉之阳,上冒而为患。近闻用引火归元之法,以为甘温能除大热。嗟乎未闻道也。夫甘温除大热者,良以下极阴寒,真阳上越,引其火归其元,则坎离交媾,太极自安。若阴虚湿热蒸动于上者,投以清滋尚难对待,况敢以火济火,明犯一误再误之戒乎?逮后清已有法,滋亦频投,饮食能增,身体能胖,而坐立独不能久者,明是外盛中空,下虚上实。用药殊难,尝见东垣之清燥汤,丹溪之虎潜丸,润燥兼施,刚柔并进。张氏每赞此两方谓必互用,始克有济。何故而不宗此耶?然犹有进于此者,治病必资药力,而所以载行药力者,胃气也。胃中湿热熏蒸,致吐血痰嗽鼻塞噫气,二便失调,所谓九窍不和,都属胃病也。然则欲安内脏,先清外腑,又为第一要著矣。至秋末冬初病甚者,十月坤卦纯阴,天已静矣。而湿热反动,肾欲藏矣。而湿热乃露,能勿令病之加剧乎?附方谨复。

青盐　甘草　荸荠　海蜇　草薢　饴糖　刺猬皮　霞天菊　十大功劳

(2)昼为阳,阳旺应不恶寒;夜为阴,阴旺应不发热。兹乃日见恶寒,夜间发热,何以阴阳相反若是耶?此无他。阳虚则恶寒于日,阴虚则发热于夜。阴阳之正气既虚,所有疟后余邪,无处不可为患,足为之浮,腹为之满,溺为之短,一饮一食,脾为之不运,生饮生痰。肺为之咳嗽,脉从内变而为细弦。夫形瘦色黄舌白,阳分比阴分更亏,极易致喘。

桂枝加厚朴杏仁汤　加附子　干姜　冬术　半夏　橘红

(3)脾为阴土,胃为阳土。阳土病则见呕恶,阴土病则见泄泻。二者互相为患,此平则彼发,令人应接不暇。现在呕止而泄,似脾病而胃不病,不知脾胃属土,木必乘之,不乘胃土而呕,必乘脾土而泄。治病必求其本,本在木,当先平木,必使阳土阴土皆不受所乘,方为正治。

理中汤　乌梅丸　吴仙散　加白芍

(4)三焦相火挟肝阳而上升,每日清晨则气自脐左而上冲,心胸痞塞,自觉胸中热,舌尖辣,面色红,过午则气渐下降。至夜则安,而火降则下或遗泄,此皆无形之火为患也。推其原始,由乎饮虚,今则相火妄行,蒸炼胃液成痰。所以吐痰黏腻灰黑,而咽噎胃管之间,常觉不流利也。法当清相火,导虚阳,而下归窟宅。更佐以化痰镇逆,病来已久,难期速效。

黄柏(盐水炒)　桂心　砂仁　蛤壳　甘草　知母(盐水炒)　川连(盐水炒)　茯苓　元精石　长流水煎

(5)凡脏邪惟虚则受之,而实则不受,惟实者能传,而虚则不传。仲景云:肝病实脾,治肝邪之盛也。《内经》云:肝病缓中,治肝体之虚也。此证肝气有余肝血不足,法宜两顾为得。

归身　白芍　沙苑　杞子　冬术　茯神　青皮　陈皮　金铃子　砂仁

(6)有时惊悸,有时肌肉顽木,或一日溏泻数次,或数日一大便而坚干。惟小便常红,此心气郁结,脾气失运。失运则生湿,郁结则聚火,火则伤津,湿则阻气,而气机不利矣。拟荆公妙香散加味,以补益心脾。

山药　洋参　黄芪　茯神　赤苓　桔梗　炙草　远志　麝香　朱砂　木香　川连　麦冬

上药为末用藿香、陈皮汤泛丸。

(7)血不养心,则心悸少寐;胃有寒饮,则呕吐清水。虚火烁金则咽痛,肝木乘中则腹胀,此时调剂最难熨贴。盖补养心血之药,多嫌其滞,清降虚火之药又恐其滋,欲除胃寒,虑其温燥劫液,欲平肝木,恐其克伐耗气。今仿胡洽居士法,专治其胃,以胃为气血之乡,土为万物之母,一举而善备焉,请试服之。

党参　冬术　茯苓　半夏　枣仁　扁豆　陈皮　山药　秫米

(8)久病之躯,去冬常患火升,交春木旺,肝胆阳升无制,倏忽寒热头面红肿及四肢,焮热痒痛。殆即所谓游火游风之类欤。匝月以来肿势已灭,四五日前偶然裸体伤风,遂增咳嗽、音哑、痰多、口干、舌白,续发寒热,胃气从此不醒,元气愈觉难支,风火交煽,痰浊复甚,阴津消涸,阳不潜藏,此时清火养阴。计非不善,特恐滋则碍脾,化痰扶正,势所必需,又恐燥则伤液。立法但取其轻灵,用药先求其无过。

北沙参　知母　鲜生地　蛤壳　海浮石　蝉衣　豆卷　青果　海蜇　地栗　百合　另珠粉（朝晨用燕窝汤送下）

（9）竟日悲思，半载纳减，询非恼怒感触所致，在病人亦不知悲从何来。一若放声号泣，乃能爽快，睡醒之际特甚，余如默坐亦然。韩昌黎云：凡人之歌也有思，哭也有怀，出于口而为声者，其皆有不平者乎？夫悲哀属肺，寝则气窒，醒则流通，想其乍醒之际，应通而犹窒焉。是以特甚，揆之脉象，右寸细数而小滑，挟火伏痰由诸，或更有所惊恐，惊则气结，结则成痹，痹则升降失常，出纳呆顿，胃气所以日馁耳，拟以开结通痹为先，毋先急急于补也。

旋覆花　元参　炒竹茹　瓜蒌皮　薤白头　紫菀　橘络　安息香　生铁落

（10）真阳以肾为宅，以阴为妃，肾虚为阴衰，则阳无偶而荡矣。由是上炎，则头耳口鼻为病，下走则膀胱二阴受伤。自春及秋，屡用滋养清利之剂。欲以养阴而适以伤阳，不能治下而反以戕中。《内经》所谓热病未已，寒病复起者是也。鄙意拟以肾气丸，直走少阴，据其窟宅而招之，同气相应，同气相求之道也。所虑者病深气极，药不能制病，而反为病所用，则有增剧耳。

肾气丸

（11）真阳气弱，不荣于筋则阴缩，不固于里则精出，不卫于表则汗泄。此三者每相因而见，其病在三阴之极，非后世方法可治。古方八味丸专服，久当有验也。

八味丸

2. 中风

（1）怒则气上，痰即随之，陡然语言謇涩，口角流涎，月余不愈，所谓中痰中气也。然痰气为标，阳虚为本，所以脉息迟弦，小水甚多，肢麻无力。法宜扶阳为主，运中化痰佐之。

六君子汤加川附　白芍　麦冬　竹油　蝎尾

（2）体肥多湿，性躁多火。十年前小产血崩，血去则阴亏而火亢，肝风暗动，筋络失养，已非一日。去秋伏暑后，变三疟，疟久营卫偏虚，遂致风痰扰络。右半肢体麻痹，而为偏废之象。调理渐愈，今但左足麻辣麻热痛，痛自足大指而起。显系肝经血虚失养。据云腿膝常冷，足骱常热。此非足跗有火而腿膝有寒也。想由湿火乘虚下注。故痛处厥热，而膝腿气血不足则觉寒耳。至于左胫外廉皮肉之内，结核如棉子，发作则痛甚，此属筋腱，是风痰瘀血交凝入络而成，与右足之热痛麻辣不同。今且先治其右足。

生地　阿胶　五加皮　归身　木瓜　天麻　冬术　独活　丝瓜络　牛膝　茯苓　萆薢

（3）内风本皆阳气之化，然非有余也，乃二气不主交合之故。今形寒跗冷，似宜补阳为是。但景岳云：阳失阴而离者，非补阴无以摄既散之元气，此证有升无降。舌绛牵掣，瘖不出声，足躄不堪行动，当与河间肝肾气厥同例，参用丹溪虎潜法。

熟地　萸肉　牛膝　锁阳　虎骨　龟甲

（4）方书每以左痛属血虚，右患属气，据述频年以来，齿痛舌赤，布有精浊，纳谷如昔。猝然右偏肢痿，舌强口喎语謇，脉浮数动。此乃肝肾两虚，水不涵木，肝风暴动，神必昏迷。河间所谓肝肾气厥，舌瘖不语，足痹无力之证。但肾属坎水，真阳内藏，宜温以摄纳，而肝藏相火内寄，又宜凉以清之。温肾之方，参入凉肝，是为复方之用。

地黄饮子去桂附，加天冬、阿胶。

3. 痿痹

（1）膝骨日大，上下渐形细小，是鹤膝风证，乃风寒湿三气合而为病，痹之最重者也。三气既痹，又挟肺金之痰以痹肘。所谓肺有邪，其气留于两胁，肘之痹偏于左属阴，阴血久亏，无怪乎腰脊突出，接踵而来。至于咳嗽，鼻流清涕，小水色黄，肌肉暗削，行步无力，脉形细小，左关尺见弦数，是日久正虚，风寒湿三气渐化阳之象。拟用痹门粗羊角散加减。

粗羊角　归身　白芍　杏仁　羌活　知母　桂枝　薏米　秦艽　茯苓　竹沥　桑枝　制蚕

人年四十，阴气自半，从古至今如是，惟尊体独异者。盖以湿热素多，阳事早痿耳。近又患臂痛之证，此非医术所载之夜卧臂在被外招风而痛，乃因久卧竹榻，寒凉之气渐入筋骨，较之被外感寒偶伤经络者更进一层。所以阳气不宣，屈伸不利，痛无虚日。喜热恶寒。仲景云：一臂不举为痹，载在中风门中，实非真中而为类中之机，岂容忽视。现在治法首重补阳，兼养阴血，寓之以祛寒，加之以化痰，再通其经络，而一方中之制度，自有君臣佐使焉。

熟地　当归　白芍　虎掌　阿胶　半夏　橘红　枳壳　沉香　党参　于术　茯苓　熟附　炙草　风化硝　桂枝　羌活　绵芪　姜黄　海桐皮

共为末用竹沥、姜汁和蜜水泛丸。

（2）先天不足，骨髓空虚，常以后天滋补，栽培脾胃，脾胃得补。湿热壅滞，形体骤然充壮，而舌本牵强，两足痿软，不能行走，上盛下虚，病属痿躄。《经》云：湿热不攘，大筋软短，小筋弛长，软短为拘，弛长为痿是也。今拟法补先天之精气，强筋壮骨，以治其下。扶后天之脾胃，运化湿热，以治其中。然必耐心久服，确守弗解，应克获效。倘朝秦而暮楚，恐难许收功也。

熟地（附子汁煎炒）　茯苓　牛膝（盐水炒）桑枝　虎胫骨　川断（酒炒）　巴戟（盐水炒）　黄柏（盐汁炒）　苍术　草薢（盐汁炒）　竹沥　姜汁

另洗方

独活　当归　红花　陈酒糟　猪后脚骨　葱白头　煎汤日洗一次

伏热留于肺胃，胃热则消谷易饥，肺热则躄痿难行。热气熏于胸中，故内热不已，延今半载，节届春分，天气暴热，病加不寐据述先前舌苔黄黑，今则舌心干红，其阴更伤。仿仲景意用甘寒法。

生地　知母　茯神　枣仁　麦冬　滑石　夜合花　沙参　百合

冷雨淋背于先，竭力鼓棹于后，劳碌入房，挟杂于中，病起身热咳嗽。至今四十余日，痰气腥臭，饮食能进，卧床不起，形肉消脱，是肺先受邪，而复伤其阴也。《经》云：阴虚者阳必凑之，肺热叶焦，则生痿躄。又云：一损损于肺，皮聚毛落，至骨痿不能起床者死。合经旨而互参之，分明棘手重证矣。

沙参　紫菀　茯苓　地骨皮　川贝　玉竹　薏仁　另八仙长寿丸

再诊　肺为水源，百脉朝宗于肺，犹众水朝宗于海也。肺热叶焦，则津液不能灌输于经脉，而为痿躄，卧床不能行动，形肉消削，咳嗽痰臭，舌红无苔，脉细而数。是皆津液消耗，燥火内灼之象。考《经》论治痿，独取阳明者，以阳明主润宗筋，胃为气血之源耳。今拟生胃津以供于肺，仿西昌喻氏意。

沙参　阿胶　杏仁　甘草　元参　火麻仁　天冬　麦冬　玉竹　茯苓　桑叶　枇杷叶

4. 神志

（1）骤尔触惊，神出于舍，舍空痰入，神不得归，是以有恍惚昏乱等证。治当逐痰以安神脏。

半夏　胆星　钩藤　竹茹　茯苓　橘红　黑栀　枳实

（2）骤惊恐惧，手足逆冷，少腹气冲即厥，阳缩汗出，下阳素亏，收摄失司。宜乎助阳以镇纳，第消渴心悸，忽然腹中空洞，此风消肝厥现象，非桂附刚剂所宜。

炒黑杞子　舶茴香　当归　紫石英　细辛　桂枝

（3）上年夏季，痰火迷心，神呆语乱，治之而愈，至今复发。脉浮小弱，舌心红而胎薄白，语言错乱，哭笑不常，凭脉而论，似属心风，是由风入心经蕴热蒸痰所致，用本事独活汤法。

独活　防风　黄芩　山栀　元参　石菖蒲　胆星　茯苓　橘红　甘草　竹叶　鲜生地

（4）情志郁勃，心肝受病，神思不安，时狂时静，时疑时怯，心邪传肺则心悸不寐而咳嗽，肝邪传胆则目定而振栗，其实皆郁火为患也。拟清心安神壮胆为主，平肝和脾佐之。

川连　茯神　菖蒲　龙骨　远志　北沙参　枣仁　胆星　川贝　铁落　石决明　猪胆

（5）寡居十载，愁悌苦心，牙龈出血，有时若痫，其病已久。兹一月前，猝遭惊恐，遂神糊语乱，口吐紫血，腹胀不食，两脉模糊，难以捉摸。此乃惊动肝阳，神魂扰乱，血随气逆。是即薄厥之属。今两足常冷，阳升于上，急以介类潜阳，重以镇怯，冀其厥止再商。

川连（吴萸炒）　牡蛎　阿胶　茯神　枣仁　石决明　羚羊角　龙骨　茜草炭　紫石英　代赭石　白芍　金箔

5. 痰饮

（1）秋冬咳嗽，春暖自安。是肾气收纳失司，阳不潜藏，致水液变化，痰沫随气射肺扰喉，喘咳不能卧息，入夜更重，清晨稍安。盖痰饮乃水寒阴浊之邪，夜为阴时，阳不用事，故重也。仲景云：饮病当以温药和之。《金匮》饮门"短气逆息"一条，分外饮治脾，内饮治肾，二脏阴阳含蓄，自然潜藏固摄。当以肾气丸方，减牛膝、肉桂，加骨脂以敛精气。若以他药发越阳气，恐有暴厥之虑矣。

肾气丸减牛膝　肉桂　加补骨脂

（2）肝风与痰饮相搏，内壅脏腑，外闭窍隧，以致不寐不饥，肢体麻痹。迄今经年，脉弱色悴，不攻则病不除，攻之则正益虚，最为棘手。

钩藤 菖蒲 刺蒺藜 远志 竹沥 郁金 胆星 天竺黄 另指迷茯苓丸临卧服

（3）肝阳因劳而化风，脾阴因滞而生痰，风痰相搏，上攻旁溢，是以昏晕体痛等证见也。兹口腻不食，右关微滑，当先和养胃气，蠲除痰饮，俟胃健能食，然后培养阴气，未为晚也。

半夏 秫米 麦冬 橘红 茯苓

（4）胸中之元阳不足，膻中之火用不宣，痰饮伏于心下，胸前如盘大一块，常觉板冷，背亦恶寒。三四年来每甲子后则气喘，阳气当至不至，痰饮阻遏其胸中，阳微阴胜故也。天明则阳气张。故喘平，至咳嗽心悸易于惊恐，皆阴邪窃踞胸中之病。其常若伤风之状者，卫外之阳亦虚也。图治之法，当祛寒饮而逐阴邪，尤必斡旋其阳气。俾如离照当空，而后阴邪尽扫。用仲景甘苓桂术法，先通胸中之阳再议。

茯苓（细辛泡汤伴浸焙） 桂木 冬术（熟附煎汁拌炒） 陈皮 半夏 紫石英 炮姜（五味子同焙） 补骨脂（盐水炒焦） 党参（姜汁炒） 甘草（麻黄泡汤拌浸焙） 胡桃肉 蛳螺壳

（5）咳嗽口不渴，当脐痛，而脉细，头常眩晕。此乃手足太阴二经有寒饮，积滞阻遏清阳之气，不能通达。故一月之中，必发寒热数次。乃郁极则欲达也。病将四月，元气渐虚，寒饮仍郁而不化，先以小青龙汤蠲除寒饮，宣通阳气再议。

麻黄 桂枝 白芍 细辛 干姜 半夏 五味子 甘草

（6）脉沉取之数，其阴内亏，其热在里，病延日久，劳损之证候见。咳唾白痰，脘腹时痛，痛则气满，得矢气则稍宽，病由肝郁而成。据云咳已三年，初无身热，是其根又有痰饮也。《经》训：治病必求于根。兹从痰饮气郁之例治之。

半夏 茯苓 桂木 丹皮 白芍 香附 沉香 神曲 归身 甘草 冬术 陈皮 金橘饼

（7）痰饮咳嗽已久，其源实由于脾肾两亏。柯氏云：脾肾为生痰之源，肺为贮痰之器也。近增气急，不得右卧，右卧则咳剧，肺亦伤矣。肛门漏疡，迩来粪后有血，脾肾亏矣。幸胃纳尚可，议从肺脾肾三经通治。然年已六旬，宜自知爱养为要，否则

虑延损证。

熟地（砂仁炒） 五味子 炮姜 半夏 陈皮 茯苓 阿胶（蒲黄炒） 款冬花 冬术 归身 川贝

鼻血遗精，肺肾俱病，寒热盗汗，营卫并伤，必须大补为是。无如脉息细弦，舌苔满布，二便失调，饮食不舒。脾家又有湿痰为患，先宜化湿健脾再商榷补剂。

枳砂二陈汤加乌梅 生姜

6. 咳喘

（1）稚龄形瘦色黄，痰多食少，昼日微咳，夜寐则喉中嘎吼有声，病已半载，而性畏服药。此脾虚而湿热蒸痰以阻于肺也。商用药枣法。

人参 苍术 茯苓 川朴 榧子 炙草 陈皮（盐水炒） 川贝 冬术 宋制半夏

上药各研末，和一处，再研听用，好大枣一百枚，去核，将上药末纳入枣中，以绵扎好。每枣一枚，大约纳入药末二分为准。再用甜葶苈河水煮，俟枣软熟，不可大烂，将枣取出晒干。每饥时将枣细嚼咽下一枚，一日可用五六枚。余下枣汤，去葶苈再煎浓，至一茶杯，分三次先温服，俟枣干然后食枣。

（2）年过花甲，肾气必亏，即使善自调摄，亦不过少病耳。及至既病，则各随其见证，而施治焉。今咳嗽气升，食少倦怠，证形在于肺脾，自宜从肺脾求治。然气之所以升者，即肾水虚而不能藏纳肺气也。食荤油则大便溏者，即肾阳衰而不能蒸运脾土也。然则补肾尤为喫紧，虽不治脾肺，而脾肺得荫矣。

党参 五味 山药 紫石英 补骨脂 萸肉 胡桃肉 茯苓

（3）肾司纳气，而开窍于二阴，此病每因劳碌之余，必先频转矢气，而后气升上逆，短促如喘，饮食二便如常，其病在少阴之枢，宜补而纳之。

六味地黄丸和生脉散 加青铅

（4）喘哮气急，原由寒入肺俞，痰凝胃络而起，久发不已，肺虚必及于肾，胃虚必累于脾。脾为生痰之源，肺为贮痰之器，痰恋不化，气机阻滞。一触风寒，喘即举发，治之之法，在上治肺胃，在下治脾肾。发时治上，平时治下，此一定章程。若欲除根，必须频年累月服药不断，倘一曝十寒，终无济于事也。

发时服方　款冬花　桑白皮　紫菀　苏子　沉香　茯苓　杏仁　橘红　制半夏　黄芩

平时服方　五味子　紫石英（煅）　陈皮　半夏　茯苓　薏仁　蛤壳　胡桃肉　杜仲　熟地

（5）心咳之状，咳则心痛，喉中介介如梗状，甚则咽肿喉痹。盖因风温袭肺，引动心包之火上逆。故治法仍以宣散肺经风邪，参入宁心缓火之品。仲景方法略示其端，但语焉未详，后人不能细审耳。

前胡　杏仁　象贝母　桔梗　射干　麦冬　远志（甘草汤制）　沙参　地小麦　煎汤代水

（6）脉虚软而似数，内伤虚弱奚疑。夫邪之所凑，其气必虚。虚除受邪，其病则实。咳嗽虽由外感，而实则因于气虚，以为风寒固不可，以为虚损亦未必可。玉竹饮子主之。

玉竹　杏仁　苏子　桑白皮　款冬花　象贝　橘红　沙参（元米炒）　旋覆花　枇杷叶

（7）咳嗽止而失血音哑，津液枯槁，劳损成矣。脉形细弱，精气两亏。《内经》于针药所不及者，调以甘药。《金匮》遵之，而用黄芪建中汤，急建其中气，俾得饮食增而津液旺。冀其精血渐充，复其真阴之不足。盖舍此别无良法也。

黄芪（秋石水炒）　白芍（桂炒去桂）　北沙参　甘草（生炙）　玉竹　麦冬　川贝　茯苓　橘饼

（8）交冬咳嗽，素惯者也。今春未罢，延及夏间，当春已见跗肿，入夏更增腹满，口燥舌剥，火升气逆。右脉濡数，左脉浮弦，风邪湿热，由上而及下，由下而及中，即《经》所云久咳不已，三焦受之，三焦咳状，咳而腹满是也。际此天之热气下行，小便更短，足部尚冷。其中宫本有痞象，亦从而和之为患，用药大为棘手。姑拟质重开下法，佐以和胃泄肝之品。

猪苓　鸡金　白术　石膏　寒水石　雪羹　肉桂　枇杷叶

（9）咳嗽食后则减，此中气虚馁所致。治宜培中下气法。

人参　半夏　粳米　南枣　麦冬　炙草　枇杷叶

（10）脉细数促，是肝肾精血内耗，咳久必吐呕青涎浊沫，此冲脉气逆。自下及上，气不收纳，喘而汗出，根本先拟，药难奏功。医若见血为热，见咳治肺，是速其凶矣。

人参（秋石制）　熟地　五味子　紫衣胡桃

（11）咽痛声哑，有肺损肺闭之分。所谓金破不鸣，金实亦不鸣也。此证从外感风热而来，当作闭治，温补非宜，所虑者，邪不外达而内并耳。

阿胶　杏仁　桔梗　贝母　牛蒡　元参　甘草　粳米　马兜铃

（12）久咳喘不得卧，颧赤足冷，胸满上气，饥不能食，此肺实于上，肾虚于下，脾困于中之候也。然而实不可攻，姑治其虚，中不可燥，姑温其下，且肾为胃关，火为土母，或有小补，未可知也。

《金匮》肾气丸　旋覆代赭汤送下

7. 失血

（1）饮食入胃，游溢精气，上输于脾，脾气散精，上归于肺，通调水道，下输膀胱，水精四布，五经并行，合于四时五脏阴阳揆度以为常也。此乃饮归于肺，失其通调之用，饮食之饮变而为痰饮之饮，痰饮之贮于肺也，已非一日。今当火令，又值天符相火加临，两火相烁，金病更甚于前。然则痰之或带血，或兼臭，鼻之或干无涕，口之或苦且燥，小水之不多，大便之血沫，何一非痰火为患乎。

旋覆花　桑皮　川贝　橘红　浮石　炙草　沙参　茯苓　麦冬　竹叶　丝瓜络

再诊　接阅手书，知咳血、梦遗、畏火三者更甚于前，因思天符之火，行于夏令，可谓火之淫矣。即使肺经无病者，亦必暗受其伤，而况痰火久踞，肺经久伤，再受此外来之火，而欲其清肃下降也难矣。肺不下降，则不能生肾水，肾水不生，则相火上扰，此咳逆梦遗之所由来也。至于畏火一条，《内经》载在《阳明脉解篇》中，是肝火乘胃之故。法宜泻肝清火，不但咳血、梦遗、畏火等证之急者可以速平，而且所患二便不通亦可从此而愈。悬系而拟之，未识效否。

鲜生地　蛤壳　青黛　桑皮　龙胆草　川贝　地骨皮　黑栀　竹叶　大黄（盐水炒）

三诊　阳明中土，万物所归，现在肝经湿热之邪，大半归于阳明，以著顺乘之意而逆克于肺者，犹未尽平。所以睡醒之余，每吐青黄绿痰，或带血点，其色非紫即红，右胁隐隐作痛，脉形滑数，独见肺胃两部，宜从此立方。

小生地　桑皮　羚羊角　阿胶　冬瓜子　薏米　蛤壳　川贝　杏仁　忍冬藤　青黛　功劳　芦根　丝瓜络

四诊 痰即有形之火,火即无形之痰。痰色渐和,血点渐少,知痰火暗消,大可望其病愈,不料悲伤于内,暑加于外,内外交迫,肺金又伤,伤则未尽之痰火攻逆经络。右边隐隐作痛,旁及左胁,上及于肩,似乎病逝有加无已。细思此病,暑从外来,悲自内生,七情外感,萃于一身,不得不用分头而治之法,庶一举而两得焉。

桑皮 骨皮 知母 川贝 阿胶 枳壳 金针叶 姜黄 绿豆衣 藕汁 佛手

(2)咳嗽而见臭痰血络,或夜不得眠,或卧难着枕,大便干结,白苔满布,时轻时重,已病半年有余。所谓热在上焦者,因咳为肺痿是也。左寸脉数而小,正合脉数虚者为肺痿之训,而右关一部,不惟数疾,而且独大独弦独滑。阳明胃经必有湿生痰,痰生热,熏蒸于肺,母病及子,不独肺金自病。此所进之药,所以始效而终不效也。夫肺病属虚,胃病属实。一身而兼此虚实两途之病,苟非按部就班,循循调治,必无向愈之期。

紫菀 麦冬 桑皮 地骨皮 阿胶 薏仁忍冬藤 川贝 蛤壳 橘红 茯苓 炙草

(3)久咳失血,精气互伤,连进滋培,颇获小效。但血去过多,骤难充复。从来血证肺肾两虚者,宜冬不宜夏。盖酷暑炎热,有水涸金消之虑耳。今虽炎暑未临,而已交仲夏,宜与生精益气,大滋金水之虚,兼扶胃气,则金有所恃。且精气生成于水谷,又久病以胃气为要也。

洋参 麦冬 五味 熟地 生地 党参 黄芪 山药 炙草 陈皮 茯神 扁豆

(4)始由寒饮咳嗽,继而化火动血,一二年来血证屡止屡发,而咳嗽不已。脉弦形瘦,饮邪未去,阴血已亏,安静则咳甚,劳动则气升。盖静则属阴,饮邪由阴生也,动则属阳,气升由火动也。阴虚痰饮四字显然。拟金水六君同都气丸法。补肾之阴以纳气,化胃之痰以蠲饮,饮去则咳自减,气纳则火不升也。

生地(浮海石拌) 半夏(青盐制) 麦冬(元米炒) 五味子(炒) 诃子 紫石英 丹皮炭牛膝(盐水炒) 怀山药炒 蛤壳(打) 茯苓 青铅 枇杷叶(蜜炙)

(5)去秋咳嗽些微带血,已经调治而痊。交春吐血甚多,咳嗽至今不止,更兼寒热,朝轻暮重,饮食少纳,头汗不休,真阴大亏,虚阳上亢,肺金受

烁,脾胃伤戕,津液日耗,元气日损。脉沉细涩,口腻而干,虚极成劳,难为力矣。姑拟生脉六君子汤,保肺清金,调元益气,扶过夏令再议。

洋参 沙参 五味子 扁豆 制半夏 茯神陈皮 炙甘草 另枇杷叶露 野蔷薇露冲服

(6)内则阴虚有火,外则寒邪深袭,失血咳嗽。又兼三疟,病已数月,疟来心口酸痛,胸腹空豁难通。《经》云:阳维为病苦寒热,阴维为病苦心痛。此阴阳因为之偏虚也。拟黄芪建中法和中脏之阴阳,而调营卫。复合生脉保肺之阴。复脉保肾之阴,通盘打算,头头是道矣。

归身炭 炙甘草 大生地(砂仁炒) 五味子鳖甲 黄芪 青蒿 沙参 白芍(桂枝拌炒) 阿胶 麦冬 煨生姜 红枣

(7)凡有瘀血之人,其阴已伤,其气必逆。兹吐血紫黑无多,而胸中满闷,瘀犹未尽也。兼舌绛无苔,此阴之亏也。呕吐不已,则气之逆也。且头重足冷,有下虚上脱之虑。恶寒谵语,为阳弱气馁之征。此证补之不投,攻之不可,殊属棘手。

人参 茯苓 三七 吴萸 乌梅 牡蛎 川连 郁金

(8)葛可久论吐血治法,每于血止瘀消之后,用独参汤,以益心定志。兹以阴药参之。虑其上升而助肺热也。

人参 沙参 生地 阿胶 牛膝 茯苓

8. 虚损

(1)历春夏秋三季,血证屡发,诊脉虚弱,形容消瘦,年方十七,精未充而早泄,阴失守而火升,异日难名之疾,恐犯褚氏之戒。治当滋水降火,须自保养为要。

生地 阿胶(蒲黄炒) 麦冬 丹皮(炒) 山药(炒) 茯神 洋参 扁豆(炒) 茜草根 莲肉茅根 鲜藕

(2)左寸关搏指,心肝之阳亢;右脉小紧,脾胃之虚寒。是以腹中常痛,而大便不实也。病延四月,身虽微热,是属虚阳外越。近增口舌碎痛,亦属虚火上炎,津液消灼,劳损可疑。今商治法,当以温中为主,稍佐清上。俾土厚则火敛,金旺则水生。古人有是论,幸勿为世俗拘也。

党参 于术 茯苓 甘草 炮姜 五味子麦冬 灯心

(3)阳维为病,苦寒热;阴维为病,苦心痛。阳

维维于阳,阳气弱则腹痛而便溏;阴维维于阴,营阴虚则心痛而舌红也。脉微形瘦,阴阳并损,损及奇经,当以甘温。

　　黄芪　桂枝　当归　炙甘草　白芍　川贝　陈皮　砂仁　鹿角霜

　　再诊　但寒不热,便溏脉细,肢体面目俱浮。悉属阳虚见象,惟舌红无苔,此属阴阳之候。但口不干渴,乃君火之色外露,治当引火归元。

　　桂附八味丸加鹿角霜　党参　冬术

　　(4)络脉空隙,气必游行作痛,最虑春末夏初,地中阳气上升,血随气溢,趁此绸缪,当填精益髓。盖阴虚咳嗽是他脏累及于肺。若治以清凉,不独病不去,而胃伤食减,立成虚损,难为力矣。

　　熟地　金樱子膏　鹿角霜　五味子　湘莲子　萸肉　山药　茯苓　海参(漂净熬膏)　右为细末即以二膏捣丸

　　(5)失血久咳,阴分必虚,虚则不耐热,蒸食西瓜而稍退。脉数左弦,唇干苔白,色滞溺黄,加以咽痛。久则不愈,想是水不涵木,阴火上冲,胃气不清也。势欲成劳,早为静养,以冀气不加喘,脉不加促,庶几可图。

　　生地　白芍　茯苓　泽泻　丹皮　粉花　甘草　猪膏　枇杷叶露　青蒿露

　　再诊　痰浊虽少,咳逆仍然。阴分之火上冲于肺,肺属金,金受火刑,水之生源绝矣。能不虑其脉促气喘乎,知命者自能静以养之。

　　八仙长寿丸加玄参　阿胶　陈皮　甘草　枇杷叶露

9. 消证

　　(1)《经》云:二阳之病发心脾,不得隐曲。女子不月,其传为风消,风消者火盛而生风,渴饮而消水也。先辈谓三消为火疾,久而不已,必发痈疽。余屡用凉血清火之药,职此故也。自六七月间足跗生疽之后,所患消证又加沉重。其阴愈伤,其火愈炽。今胸中如燔,牙痛齿落,阳明之火为剧。考阳明之气血两燔者,叶氏每用玉女煎,姑仿之。

　　鲜生地　石膏　知母　元参　牛膝　川连　大生地　天冬　麦冬　茯苓　甘草　枇杷叶

　　(2)一水不能胜五火,火气燔灼而成三消,上渴中饥下则溲多形体消削,身常畏热,稚龄犯此,先天不足故也。

　　生地　北沙参　花粉　石膏　甘草　麦冬

　　五味子　牡蛎　知母　川连　茯苓

　　(3)乍纳又饥,消烁迅速,如火之燎于原,遇物即为灰炉。病此半月,肌肉尽削。询系失意事多,焦劳苦思,内火日炽,胃液日干。脏阴既损,而充斥之威愈难扑灭耳,姑拟玉女煎加味。

　　大生地　麦冬　元参　阿胶　知母　石膏　炒白芍　女贞子　甘草　旱莲

　　再诊　两进甘凉救液,大势仅减二三,渴饮反甚,溲浑而浊,上中之消又到肾消矣。三焦兼涉,津液必至告竭,证情极险,再拟从治之法,宗河间甘露法,必得十减七八分乃幸。

　　熟地　石膏　肉桂　生地　麦冬　炙草　白芍　人参　卤水炒黄柏

　　三诊　从治之法,始也依然。药三进而纳日退矣。小水浑浊转清,舌苔光红赤淡,拟宗前方,小其制,仍与上中下三焦并治。

　　熟地　乌梅　炙草　川连　川椒　生地　肉桂　人参　麦冬

　　四诊　连进固本从治之法,并参苦辛酸安胃,尤推应手。今胃纳安常,诸恙皆平,而津液受伤已极。善后之法,自当立中育阴,以冀其复。

　　人参　熟地　天冬　洋参　北沙参　知母　麦冬　石斛　炙草

10. 诸郁

　　(1)中年脘闷,多嗳多咳,此气郁不解也。纳谷已减,未可破泄耗气,宜从胸痹例,微通上焦之阳。

　　薤白　瓜蒌　半夏　桂枝　茯苓　姜汁

　　(2)郁气凝聚喉间,吞下不出,梅核气之渐也。

　　半夏　厚朴　茯苓　苏梗　旋覆花　橘红　枇杷叶　姜汁

　　(3)寒热无期,中脘少腹遂痛,此肝脏之郁也。郁极则为寒热,头不痛非外感也。以加味逍遥散主之。

　　加味逍遥散

　　(4)血虚而有瘀,气虚而有滞。血虚则心跳,血瘀则少腹结块,且多淋带。气虚故无力,气滞故胸胀满也。补而化之,调而理之。

　　党参　川芎　茯神　陈皮　川断　归身　香附　白芍　木香　砂仁　玫瑰花

11. 呃逆

　　(1)恼怒伤肝,木火犯胃入膈,支撑胸背,呕吐血块痰涎,不纳不便,舌白苔腻,胃为水谷之海,多气多血之府,性喜通降,所畏倒逆。经此气火冲激,湿浊乘机错乱,倘肆其猖狂,厥势立至。若在侮脾土,胀满必增,左脉弦硬,右脉细软,谷不沾唇者已五日,胃气惫矣,而呕尚甚,中无砥柱,何恃而不恐。诸先生所进苦寒沉降,盖欲止其呕而顺其气,诚是理也。然《内经》云:百病皆以胃气为本,苦寒性味又属伐胃,胃不能安,药力何藉,拙拟苦寒以制肝之逆,苦辛以通胃之阳,而必参以奠安中气,庶几倒逆之势得缓,幸勿拘于见血畏温之议。

人参 吴萸 旋覆花 川楝子 川椒 法半夏 茯苓 川连

另肉桂四分酒炒,龙胆草三分,二味同研,饭丸,煎药送下。

(2)《内经》云:三阳结为之膈,三阴结为之水。此证反胃而兼浮肿,是三阴三阳俱结也。阴阳俱结,治法极难。前方用荜茇牛乳饮调服沉香血珀末,拨动其阴阳俱结之气,幸反胃之势已平,是其三阳之结已解。今腹满虽宽,而腿足之肿仍若,是三阴之结,犹未解也。盖太阴无阳明之阳,少阴无太阳之阳,厥阴无少阳之阳,则阴独盛于内,而阳气不通,阴气凝涩,膀胱不化而水成焉。其脉沉细。盖重阴之象也。凡补脾崇土,温润通肠,如理中肾气丸之属,固亦合法。然不若周慎斋和中丸之制为尤妙以其用干姜能回阳明之阳于脾,肉桂回太阳之阳于肾,吴萸回少阳之阳于肝,则三阳气胜而三阴之结解,水自从膀胱出矣。

周慎斋和中丸

(3)据述病由丧子,悲伤气逆,发厥而起。今诊左脉沉数不利,是肝气郁而不舒,肝血少而不濡也。右关及寸部按之滑搏,滑搏为痰火,肺胃之气失降,而肝木之气上逆,将所进水谷之津液,蒸酿为痰,阻塞气道,故咽嗌胸膈之间,若有膑塞,而纳谷有时呕噎也。夫五志过极,多从火化,哭泣无泪,目涩昏花,皆属阳亢而阴不上承之象。而今最要之证,乃胸膈咽嗌阻塞,的系膈气根萌。而处治最要之法,顺气降火为先,稍参化痰,复入清金,金清自能平木也。

苏子 茯苓 半夏 枳实 杏仁 川贝 沙参 海蜇 竹茹 荸荠

(4)吐血后,呃逆作止不常,迄今一月。舌苔白腻,右脉沉滑,左脉细弱。其呃之气,自少腹上冲,乃瘀血挟痰浊阻于肺胃之络,而下焦相火随冲脉上逆,鼓动其痰,则呃作矣。病情并见,安可模糊。若捕风捉影,无惑乎其效不见也。今酌一方,当必有济,幸勿躁急为要。

半夏 茯苓 陈皮 当归 郁金 丁香柄 水红花子 柿蒂 藕汁 姜汁 另东垣滋肾丸 陈皮生姜汤送下

(5)向患偏枯于左,左属血,血主濡之。此偏枯者,既无血以濡经络,且无气以调营卫。营卫就枯,久病成膈。然一饮一食,所吐之中,更有浊痰紫血。此所谓病偏枯者,原从血痹而来,初非实在枯槁也,勉拟方。

每日服人乳两三次 间日服鹅血一、二次

12. 暑病

(1)素有痰饮咳嗽,今夏五月,曾经吐血,是肺受热迫也。兹者六七日来,伏暑先蕴于内,凉风复袭于外,病起先寒栗,而后大热,热势有起伏,表之汗不畅,清之热不退,所以然者,为痰饮阻于胸中,肺胃失其宣达故也。夫舌色底绛,而望之黏腻,独舌心之苔白厚如豆大者一瓣,此即伏暑挟痰饮之证,而况气急痰嘶乎。据云廿六日便泄数次,至今大便不通。按腹板室,却不硬痛,小水先前红浊,今则但赤不浑。此乃湿热痰浊聚于胸中,因肺金失降不能下达膀胱,故湿痰不从下注,而反上逆,为痰气喘嗽之证也。病机在是,病之凶险亦在是。当从此理会,涤痰泄热降气清肺,乃方中必需之事。但清肃上焦,尤为要务耳。

葶苈子 枳实 郁金 杏仁 羚羊角 川贝 胆星 连翘 赤苓 竹沥 姜汁 枇杷叶 滚痰丸

(2)暑乃郁蒸之热,湿为濡滞之邪。暑雨地湿,湿淫热郁。惟气虚者受其邪,亦惟素有湿热者感其气。如体肥多湿之人,暑即寓于湿之内,劳心气虚之人,热即伏于气中,于是气机不达,三焦不宣,身热不扬,小水不利,头额独热,心胸痞闷,舌苔白腻,底降尖红,种种皆湿遏热伏之类邪。系微蕴于中,不能外达,拟以栀豉上下宣泄之,鸡苏表里分消之,二陈从中以和之,方向宣窍以达之。冀其三焦宣畅,未识能奏微功否。

六一散 黑栀 薄荷 豆豉 半夏 陈皮 石菖蒲 赤苓 郁金 蔻仁 通草 竹茹 荷梗

(3)年过花甲,病逾旬日,远途归家,舟舆跋涉,病中劳顿,雪上加霜,欲询病原,无从细究。刻诊脉象沉糊,神识蒙昧,舌强色白,中心焦燥,身热不扬,手足寒冷,气短作呃,便泄溏臭。凭理而论,是属伏邪挟积,正虚邪陷之象,深恐有厥脱之虞。勉酌一方,还祈明正。

人参 大黄 附子 柴胡 半夏 茯苓 陈皮 黄芩 丁香 当归 枳实 柿蒂 泽泻 竹茹

(4)伏暑为病,湿热居多,阴虚之体,邪不易达,此其常也。然就阴虚而论,大有轻重之分。须知此证虚亦不甚,邪亦不多,即据耳鸣眩悸,苔浊胸痞,微寒微热,脉形弦数,立方未便着手大补,亦不可重剂攻邪。但得脉情无变,可保勿虞,慎勿徒自惊惶,反增他变。

洋参 茯神(辰砂拌) 甘菊 蔻仁 陈皮 青蒿 钩藤 刺蒺藜 半夏 秫米 豆卷 竹茹

(5)余邪余积,虽留恋而未清,元气元阴,已损耗而欲竭,暂停口苦之药,且投醒胃之方,化滞生津。忌夫重浊,变汤蒸露,法取其轻清,效东垣而化裁,希弋获以图幸。

清暑益气汤加荷叶 稻叶 蒸露一日饮温四五小杯。

13. 湿病

(1)形凛汗渍,脉濡神糊,舌如伏粉,沉睡痰迷。素系嗜酒之体,湿痰弥漫,蒙遏清阳,扰乱神明所致。非陷也,亦非闭也。慎勿开泄,拟达原饮意。

制厚朴 煨草果 枳实 炒陈皮 茅术 白芷 法半夏 山慈菇

再诊 汗渍已收,神志转清,药后呕痰盈碗,呕出渐醒,脉犹濡细,舌苔白腻,弥漫之势虽除,尚宜燥湿祛痰,从太阴阳明主治。

茅术 煨草果 制半夏 椒目 厚朴 青皮 白术 通草 陈皮 白芥子

(2)脐中时有湿液腥臭,按脉素大,此少阴有湿热也。六味能除肾间湿热,宜加减用之。

六味丸去山药 加黄柏 草薢 女贞子 车前子

14. 疫邪

壮热神糊,陡然而发,脉数大而混糊无序。舌垢腻而层叠厚布,矢气频转,小溲自遗,脘腹痞硬,气粗痰鸣。既非寻常六气所感,亦非真中类中之

证。观其溅溅自汗,汗热而不粘指,转侧自如,四体无强直之态,舌能伸缩,断非中风,设使外感,何至一发便剧,而安能自汗。倘守伤寒先表后里,不下嫌迟之例,是坐待其毙矣。亦曾读吴又可先里后表,急下存阴之论否?盖是证也,一见蓝斑则胃已烂,而包络已陷,迅速异常。盍早议下,尚可侥幸,诸同学以为然否?

厚朴 大黄 黄芩 枳实 槟榔 草果 知母 陈皮

再诊 神志得清,表热自汗,腹犹拒按,矢气尚频,便下黏腻极秽者未畅,小水点滴如油,脉数略有次序,舌苔层布垢浊,胃中秽浊蒸蕴之势,尚形燔灼,必须再下。俟里滞渐楚,然后退就于表。吴又可治疫之论,阐发前人所未备,甚至有三四下而后退走表分者,若作寻常发热论治,岂不谬乎?

大黄 枳实 银花 知母 细川连 丹皮 滑石 元明粉 厚朴

三诊 大腹通畅,悉是如酱如饴极秽之物,腹已软而神已爽。表热壮而汗发艰,舌苔半化,脉数较缓,渴喜热饮,小水稍多。此际腑中之蒸变乍平,病已退出表分,当从表分疏通,先里后表之论,信不诬也。

柴胡 枳实 通草 紫厚朴 连翘 橘皮 赤苓 大腹皮 藿香

四诊 表热随汗就和,舌苔又化一层,脉转细矣。神亦倦矣。病去正虚之际,当主以和养中气,佐轻泄以涤余热,守糜粥以俟胃醒,慎勿虚而早投补剂,补之则反复立至也。

桑叶 石斛 扁豆 神曲 丹皮 豆卷 甘草 橘白 薏仁 半夏曲

15. 疟疾

(1)间疟止后复发,发不归期,或二三日,或七八日,发则寒战热甚,两三月如此。从无汗泄,脉沉而细,形瘦骨立,胃纳式微。证由久疟伤阴,阴损不复其为劳疟显然。现届夏令,已得可汗之时,且服存阴泄邪,以冀汗泄于表,阴复于里,转准疟期,庶有畔岸可依,拟少阳少阴并治。

柴胡 大生地 地骨皮 黄芩 鳖甲 青蒿 归须 细辛 丹皮

(2)伏邪挟积,阻塞中宫,疟发日轻日重,重则神糊烦躁,起卧如狂,此乃食积蒸痰,邪热化火,痰火上蒙,怕其风动痉厥,脉沉实而舌苔黄,邪积聚

于阳明。法当通下,仿大柴胡例。

柴胡　黄芩　川朴　枳实　瓜蒌仁　半夏　大黄

再诊　昨日疟来,手足寒冷,即时腹中气胀,上塞咽喉,几乎发厥,但不昏狂耳,此乃少阳疟邪,挟内伏之痰浊,上走心包为昏狂,下乘脾土为腹胀。前日之昏狂,病机偏在阳明。故法从下夺,今腹胀,舌白,脉细,病机偏在太阴,法当辛温通阳,转运中枢为要矣。随机应变,急者为先,莫谓用寒用热之不侔也。

干姜(炒黄)　陈皮　茯苓　草果　熟附　川朴　蔻仁　槟榔　丁香　通草

(3)陈无择云:疟家日久,必有黄痰宿水聚于胸腹膈膜之中,须得脾土旺,而后宿水自行,元气复而后湿痰自化。余见人久疟有泄水数次而愈者,即宿水自行之效也。

六君子汤加炮姜　木香　神曲　砂仁

(4)三疟久延,营卫两伤,复因产后,下焦八脉空虚,今病将九月,而疟仍未止,腹中结块偏左,此疟邪留于血络,聚于肝膜,是属疟母,淹缠不止,虑成疟劳,夏至在迩,乃阴阳剥复之际,瘦人久病最怕阴伤,趁此图维,迎机导窍,和阳以生阴,从产后立法,稍佐搜络,以杜疟邪之根。

制首乌　枳子　地骨皮　白芍(桂枝炒)　冬术　川芎　青皮　香附　乌梅　另鳖甲煎丸

再诊　疟久结癖,夏至前投和阳生阴,通调营卫,参入搜络方法,节后三疟仍来,但热势稍减,痞块略小。然口渴心悸,营阴大亏,情怀郁勃,多致化火伤阴,木曰曲直,曲直作酸,疟来多沃酸水。盖肝木郁热,挟胃中之宿饮上泛使然。夫养营阴须求甘润,理肝郁必用苦辛,久疟堪截,癖块宜消。惟是体虚胃弱,诸宜加谨为上。

党参　鳖甲(醋炒)　当归　茯神　枣仁　香附　川连(吴萸炒)　冬术　陈皮　牡蛎　三棱(醋炒)

另用川贝　半夏　知母　研末姜汁醋各半泛丸,每服三钱开水送下

(5)疟发而上下血溢,责之中虚而邪又扰之也。血去既多,疟邪尚炽,中原之扰,犹未已也。谁能必其血之不复来耶。谨按古法,中虚血脱之证,从无独任血药之理,而疟病经久,亦必固其中气。兹拟理中一法,止血在是,止疟亦在是。惟高

明裁之。

人参　白术　炮姜　炙草

16. 黄疸

(1)疸证多种,黑者属肾,肾气过损者,曰女劳黑疸。今肌肤舌质尽黑,手指映日俱黯,强壮之年,肾阳早已不举,体虽丰腴,腰软不耐久坐,脉弱神疲,纳减足冷,显属肾脏伤残太甚。尚谓北路风霜所致乎?昔有人患此,遍处医治,皆曰风毒,后遇顾西畴道破证名,宗湿热流入肾精主治。试以此证较之。证虽同而虚实又异矣。现居深冬,姑先治本,需春暖阳和,再商他法。

制附子　炒枸杞　炒黄柏　菟丝子　茯苓　牡蛎　茵陈　杜仲　熟地

又　血余　猪油(熬至发枯取油盛贮一切食物中可以用油者具之)

再诊　前方已服二十余剂,肌肤之黑半化,其势渐转阴黄,形神大振,胃纳加餐,且可耐劳理事矣。春令虽交,和暖未回,再拟补养脾肾,耐性摄养为属。

人参　沙苑　山药　杜仲　熟地　茯苓　白术　茵陈　杞子　续断　菟丝　泽泻

三诊　肤色花斑,证转阴黄,较之黑疸浅一层矣。培植脾肾之药,已进四十余剂,形神色脉俱属平善。节令将交惊蛰,春暖之气已和,治当开泄腠理,以涤肤斑。《内经》云:必先岁气,毋伐天和。《易》曰:待时而动,何不利之有?你宗仲圣茵陈四逆法加减,三剂即停,接服丸药可耳。黑色退尽之时,当在夏初。

制附子　白术　赤小豆　麻黄　炒黄柏　连皮苓

(2)面目身体悉黄,而中无痞闷,小便自利,此仲景所谓虚黄也,即以仲景法治之。

桂枝　黄芪　白芍　茯苓　生姜　大枣

(3)湿停热聚,上逆则咽嗌不利,外见则身目为黄,上注则溺赤而痛。

茵陈　厚朴　豆豉　木通　猪苓　橘红　茯苓　黑栀

(4)两目及身体皆黄,小便自利而清,此属脾胃虚,非湿热也,名曰虚黄。

黄芪　白芍　地肤子　茯苓　酒浸服

(5)面黄无力能食,气急脱力,伤脾之证也。用张三丰伐木丸加味。

皂矾（泥土包固置糠火中煨一日夜,取出候冷矾色已红去泥土净）

川朴 茅术（米泔浸切炒） 制半夏 陈皮（盐水炒） 茯苓 炙甘草

共研细末,用大枣肉煎烂为丸,每服二钱,开水送下,饮酒者酒下。

17. 痹气

（1）胸痛彻背,是名胸痹,痹者胸阳不旷,痰浊有余也。此病不惟痰浊,且有瘀血交阻隔间,所以得食梗痛,口燥不欲饮,便坚且黑,脉形细涩,昨日紫血从上吐出,究非顺境,必得下行为妥。

全瓜蒌 薤白 旋覆花 桃仁 红花 瓦楞子 元明粉 合二陈汤

（2）胸背为阳之分,痹着不通,当痛其阳。盖阳不外行而郁于中,则内反热而外反寒,通阳必以辛温,而辛温又碍于藏气,拟辛润通肺以代之。

紫菀三两煎汤服

18. 诸痛

（1）肝胃气痛,久则气血瘀凝,曾经吐血,是阳明胃络之血,因郁热蒸迫而上也。血止之后,痛势仍作,每发作于午后,诊脉小紧数,舌红无苔,乃血去阴伤,而气分之郁热又阻于肝胃之络,而不能透达,宜理气疏郁,取辛通而不耗液者为当。

川楝子 延胡 郁金 香附 茯苓 陈皮 旋覆花 山栀（姜汁炒） 白螺蛳壳 左金丸

（2）心痛有九,痰食气居其三。三者交阻于胃,时痛时止,或重或轻,中脘拒按,饮食失常,痞闷难开,大便不通,病之常也。即有厥证,总不能离乎痛极之时。兹乃反是,其厥也,不发于痛极之时,而每于小便之余,陡然而作,作则手足牵动,头项强直,口目歪斜,似有厥而不返之形,及其返也,时有短长,如是者三矣。此名痛厥,良以精夺于前,痛伤于后,龙雷之火,挟痰涎乘势上升,一身而兼痛厥两病,右脉不畅,左脉太弦。盖弦则木乘土位而痛,又挟阴火上冲而厥,必当平木为主,兼理中下次之。盖恐厥之愈发愈勤,痛之不肯全平耳。

川椒 乌梅 青盐 龙齿 楂炭 神曲 菜菔子 延胡 川楝子 青皮 橘叶 竹油

（3）病分气血,不病于气,即病于血,然气血亦有同病者,即如此病胃脘,当心而痛,起于受饥,得食则缓,岂非气分病乎?如独气分为病,理其气,即可向安,而此痛虽得食而缓,午后则剧,黄昏则

甚。属在阳中之阴,阴中之阴之候,其为血病无疑。况但头汗出,便下紫色,脉形弦细而数,更属血病见证。但此血又非气虚不能摄血之血,乃痛后所瘀者,瘀则宜消,虚则宜补,消补兼施,庶几各得其所。

治中汤合失笑散 另红花 元明粉 为末和匀每痛时服

（4）当脐胀痛,按之则轻,得食则减,脉形细小而数,舌上之苔,左黄右剥,其质深红,中虚伏热使然。

治中汤加川连 雪羹

（5）少腹久痛未痊,手足挛急而疼,舌苔灰浊,面色不华,脉象弦急,此寒湿与痰内壅于肝经,而外攻于经络是也。现在四肢厥冷,宜以当归四逆汤加减。

当归（小茴香炒） 白芍（肉桂炒） 木通 半夏 苡仁 防风 茯苓 橘红

19. 疝气

（1）寒湿伏于厥阴,久则化热,两胯凹筋藏,左睾丸偏坠,发作则身有寒热,而囊皮肿胀出水,此为湿疝也。屡发不已,防有囊痈之变。

川楝子（巴豆同炒焦去豆） 茴香（盐水炒） 吴萸 黄柏 楂炭 黑栀 橘核 萆薢 荔珠核

又疝气方 川楝子（巴豆同炒焦去豆） 小茴香（盐水炒） 青皮（炒） 木香（晒不见火） 当归（酒炒） 全虫（酒洗炙） 昆布（漂淡炒） 楂炭

共研末用韭汁 葱头汁 丝瓜络 泛丸每日服一钱

（2）子和论七疝,都隶于肝,近因远行劳倦,奔走伤筋,元气下陷,其疝益大。盖筋者肝之合也,睾丸者筋之所聚也。大凡治疝不越辛温苦泄,然劳碌气陷者,苦泄则气益陷,当先举其陷下之气,稍佐辛温,是亦标本兼治之法。

补中益气汤加茯苓 茴香 延胡 全蝎 木香

又丸方 党参 白术 茯苓 吴萸 乌药 川楝 木香 茴香 当归 苁蓉 枸杞

20. 肿胀

（1）旬日内遍体俱肿,肤色鲜明,始也。原有身热,不慎风而即止,亦无汗泄,诊脉浮紧,气喘促,小便闭,舌白,不思饮,证系水湿之邪藉风气而鼓行经隧,是以最捷。倘喘甚气塞,亦属至危之

道,治当以开鬼门洁净府为要著。

麻黄　杏仁　赤苓　苏子　桂木　薏仁　紫菀　椒目　浮萍　大腹皮

外用麻黄、紫苏、羌活、浮萍、生姜、防风各五钱,闭户煎汤遍体揩熨不可冒风

(2)右关独大而搏指,知病在中焦,饮食不化,痞闷时痛,积年不愈,喉间自觉热气上冲,口干作苦,舌苔白燥,此脾家积热郁湿,当以泻黄法治之。

茅术　葛根　茯苓　石膏　藿香　木香

(3)胁下素有痞气,时时冲逆。今见中满,气攻作痛,吞酸呕吐,能俯而不能仰,此厥阴郁滞之气,侵入太阴之分,得之多怒,且善郁也。病久气弱,不任攻达,而病气久郁,亦难补养为掣肘耳。姑以平调肝胃之剂和之,痛定食进,方许万全。

半夏　广皮　川楝子　橘核　茯苓　青皮　炙甘草　木瓜

(4)营血本亏,肝火本旺,责在先天,乃后天脾气不健,肝木乘之,所进饮食,生痰生湿,贮之于胃,尚可从呕而出,相安无事。迟之又久,渗入膜外,气道不清,胀乃作焉。脾为生痰之源,胃为贮痰之器。若非运化中宫,兼透膜外,则病势有加无已,成为鼓病,亦属易易。夫脾统血,肝藏血,病久血更衰少,不得不佐以和养,古人治燥湿互用,正为此等证设也。

归芍六君子汤去参草加白芥子　莱菔子　车前子　川朴　苏子　腹皮　竹油　雪羹

(5)大腹主脾。腹大而脐突,属脾无疑。然胀无虚日,痛又间作,舌苔薄白,脉息沉弦,见于经期落后之体,显系血虚,不能敛气,气郁于中,寒加于外,而脾经之湿,因而不消。

逍遥散合鸡金散加香附

(6)单腹胀,脾气固虚,久则肾气亦虚,大便溏者气更散而不收矣,所用之药,比之寻常温补脾肾者,更当进一层,然用之已晚惜乎。

附桂理中汤加肉果　当归　牡蛎　木瓜　茯苓　生脉散

(7)诸腹胀大,皆属于热;诸湿肿满,皆属于脾。脾经湿热交阻于中,先满后见肿胀,肤热微汗,口渴面红,理之不易。

防己　茯苓　石膏　腹皮　陈皮

再诊　湿热满三焦,前多肿胀之患,如邪势偏于下焦,小便必少,前人之质重开下者,原为此等

证而设。然此病已久,尚盛于中上二焦,故以中上二焦法施之,诸恙不减,或者病重药轻之故,将前方制大其剂。

竹叶　石膏　鲜生地　麦冬　知母　半夏五皮饮

(8)咳而腹满,《经》所谓三焦咳也。苔黄干苦,卧难着枕,肢冷阳缩,股痛囊肿,便溏溺短,种种见证,都属风邪湿热,满布三焦,无路可出,是实证也。未可与虚满者同日而语。

桑皮　骨皮　苓皮　蒌皮　大腹皮　姜皮防己　杏仁　苏子　葶苈子　车前子

21. 癥癖

(1)脉来细而附骨者,积也。已经半载,不过气行作响而已,而其偏于胁下者,牢不可破,是寒食挟痰,阻结于气分也。此等见证,每为胀病之根。

理中汤加神曲　茯苓　半夏　陈皮　麦芽旋覆花　枳壳　归身

(2)前年秋季,患伏暑,淹缠百日而愈,病中即结癥积,居于左胁之下。入春以来,每至下午必微热,清晨必吐痰,食面必溏泻。此必当时热邪未尽,早进油腻面食,与痰气互相结聚于肝胃之络,当渐消之,否则或胀或鼓,均可虑也。

柴胡(盐水炒)　青皮(巴豆同炒黄去豆)　三棱(醋炒)　雄黄　大黄(皂荚子同炒黄去子)　莪术(醋炒)

上药为末,神曲糊丸,每服一钱,橘红汤下。午后服六君子丸。

(3)少腹两旁结块,渐大渐长,静则夹脐而居,动则上攻至脘,旁及两胁,八九年来如是。据云当年停经半载,皆疑为孕,及产多是污秽臭水,嗣后遂结此块,想系水寒气血瘀聚而成,当溯其源而缓图之。

甘遂(面包煨)　香附(盐水炒)　三棱(醋炒)莪术(醋炒)　桃仁(炒)　肉桂　五灵脂(醋炒)地鳖虫(酒浸)　川楝子(巴豆七粒同炒去豆)

共研末炼蜜为丸每服十九一日三服

(4)久患休息下痢,或作或辍,四月下旬痢止数日,忽然气攻胸脘板痛,上下不通,几乎发厥。及至大便稍通,板痛递减,匝月以来,大便仅通三次,今又不通十余日矣。而其脘中之板痛者,结而成块,偏于右部,是脾之积也,脉极细而沉紧,面色

晦滞,阳气郁伏,浊阴凝聚,当与温通。

附子　干姜　川朴　陈皮　茯苓　香附　延胡　大腹皮

另东垣五积丸　沉香化气丸

(5)脉右关滑动,舌苔黄白而腻,是痰积在中焦也。左关弦搏,肝木气旺,故左胁斜至脐下有梗一条,按之觉硬,乃肝气入络所致。尺寸脉俱微缓,泄痢一载,气血两亏,补之无益,攻之不可,而病根终莫能拔。病根者何?痰积湿热肝气也。夫湿热痰积,须藉元气以运之外出,洁古所谓养正积自除,脾胃健则湿热自化,原指久病而言,此病不为不久,攻消克伐,何敢妄施。兹择性味不猛而能通能化者用之。

人参　茯苓　于术　青陈皮　炙草　泽泻　枳壳　神曲　茅术　当归(土炒)　白芍(吴萸煎汁炒)　黄芪　防风根

又丸方　制半夏六分(一分木香煎汁拌炒一分白芥子煎汁拌炒一分乌药煎汁拌炒一分金铃子煎汁拌炒一分猪苓煎汁拌炒一分醋拌炒)炒毕去诸药,仅以半夏为末,入雄精研末,麝香,独头蒜打烂,用醋打和为丸,每晨服一钱五分,开水送下。

(6)心之积名曰伏梁,得之忧思而气结也。居于心下胃脘之间,其形竖直而长,痛发则呕吐酸水,兼挟痰饮,肝气为患也。开发心阳以化浊阴之凝结,兼平肝气而化胃中之痰饮。

桂枝　半夏　川连(吴萸炒)　茯苓　陈皮　蔻仁　郁金　延胡　川楝子　石菖蒲　瓦楞子

(7)少腹有气上攻及脘,其力猛而痛势剧,转瞬之间,腹中鸣响,则一阵向下及平,证名奔豚者,因其性情踪迹行止类似江豚耳。然考其证有三,犯肺之奔豚属心火,犯心之奔豚属肾寒,脐下悸欲作奔豚者,属水邪。今系肾水寒邪所发,体属阳亏所致。拟以真武汤参奔豚汤意。

茯苓　川芎　小茴　归尾　附子　白芍　半夏　橘核　李根皮

22. 诸窍

(1)郁怒伤阴,木火上乘窍络,耳生息肉,名曰耳菌,最属淹缠,久久不已,防有血痹翻化之变。

生地　丹皮　北沙参　元参　远志　钩藤　羚羊角　石决明　蒺藜　滁菊

另用藜芦、腰黄、硇砂三味皆少许为细末点入耳中立效。

(2)肾虚齿痛,入暮则发,非风非火,清散无益。

加减八味丸,每服三钱盐花汤下。

(3)肺之络会于耳中,肺受风火,久而不清,窍与络俱为之闭,所以鼻塞不闻香臭,耳聋耳鸣不闻音声也。兹当清通肺气。

苍耳子　薄荷　桔梗　连翘　辛夷　黄芩　山栀　杏仁　甘草　木通

(4)少阴肾水不足,阳明胃火有余,牙宣出血,晡时微寒壮热,而其脉极细,此素体之阴亏也。当凭证论治,用景岳玉女煎。

生地　知母　牛膝　川连　石膏　麦冬　薄荷　芦根

23. 脚气

(1)暑雨潮湿,湿从下受,入于经络,两足腿股酸楚,不能屈伸,起卧转侧,均觉艰难,此属脚气。适值经行之际,少腹窒塞,小便涩痛,湿热自气伤营。故舌苔白而底绛,脉形濡,身微寒热,虑其有气逆冲胸之变,拟东垣防己饮加减。

防己　薏仁　草薢　秦艽　独活　桑寄生　牛膝　木通　防风　归尾　延胡　威灵仙　泽兰　丝瓜络

(2)厥阴之邪逆攻阳明,始为肿痛,继而腹疼胸满呕吐,此属脚气冲心,非小恙也。拟《外台》法治之。

犀角　槟榔　茯苓　枳实　杏仁　橘红　半夏　木通　木瓜

24. 遗精

(1)遗精无梦,小劳即发,饥不能食,食多即胀,面白唇热,小便黄赤,此脾家湿热流入肾中为遗滑,不当徒用补涩之药,恐积热日增,致滋他族。

草薢　砂仁　茯苓　牡蛎　白术　黄柏　炙草　山药　生地　猪苓

(2)病由丧子,悲愤抑郁,肝火偏盛,小水淋浊,渐至遗精,一载有余,日无虚度。今年新正,加以左少腹睾丸气上攻胸,心神狂乱,龈血目青,皆肝火亢盛莫制也。《经》云:肾主闭藏,肝司疏泄,二脏皆有相火,而其系上属于心,心为君火,君不制相,相火妄动,虽不交合,精亦暗流而走泄矣。治法当制肝之亢,益肾之虚,宗越人东实西虚泻南补北例。

川连　黑栀　延胡　赤苓　沙参　川楝　鲜

地　知母　黄柏　龟甲　芡实　另当归龙荟丸开水送下

又丸方　川连（盐水炒）　苦参（烘）　白术（米泔浸晒）　牡蛎（煅）

共研末，用雄猪肚（一个）将药末纳入肚中，以线扎好，以水酒各半煮烂，将酒药末共打，如嫌烂加建莲粉拌干作丸，每朝服三钱。

（3）左尺极细，寸关微而似数，右三部俱弦滑，下有遗精暗疾，肛门痒而水出，上则头眩耳鸣，舌苔粉白，以脉合证，肾阴下亏，而湿热相火下淫上混，清窍为之蒙闭，法当补肾之阴，以清相火，清金和胃，分利膀胱，以化湿热。

大生地（蛤粉炒）　龟甲　牡蛎　怀山药　麦冬　草薢　泽泻　赤苓　丹皮　知母　半夏　黄柏

又丸方　大生地（砂仁陈酒拌蒸）　冬术（土炒）　黄连（盐水炒）　苦参　天麻　怀山药　丹皮（盐水炒）　牡蛎　麦冬（元米炒）　龟甲（酥炙）　川芎　半夏　芡实　草薢（盐水炒）　泽泻（盐水炒）　赤苓　黄柏（盐水炒）　知母（盐水炒）

上药为末用建莲粉、神曲、煮糊捣丸。

（4）肾者主蛰，封藏之本，精之处也。精之所以能安其处者，全在肾气充足，封藏乃不失其职。虚者反是，增出胫酸体倦口苦耳鸣便坚等证，亦势所不然。然左尺之脉浮而不静，固由肾气下虚，而关部独弦独大独数，舌苔黄燥，厥阴肝脏又有湿热助其相火，火动乎中，必摇其精，所谓肝主疏泄也。虚则补之，未始不美，而实则泻之，亦此证最要之义。

天冬　生地　党参　黄柏　炙草　砂仁　龙胆草　山栀　柴胡

25. 小便

（1）阴虚之体，心火下郁于小肠，传入膀胱之府，尿中带血，时作时止，左脉沉数，小水不利。

生地　木通　甘草　竹叶　火府丹　大补阴丸

（2）烦劳四十余天，心阳自亢，肾水暗伤，阳坠入阴，故溲数便血，不觉管窒痛痹，实与淋证不同。其中虽不无湿热，而寝食安然，不必渗泄利湿，宜宁心阳益肾阴，宣通肾气以和之。

熟地炭　人参　霍石斛　丹皮　泽泻　茯苓　远志　柏子仁　湖莲肉

（3）肾虚精关不固，湿热混于坎宫，精从溺后而出，左脉虚细，右脉洪大，阴亏而相火胜也。补肾阴，化湿热用凉八味法。

凉八味汤加草薢，另威喜丸淡盐汤送下。

再诊　精浊稍止，而两足重坠无力，咳嗽胸痛，金水两亏，湿热不化，拟清暑益气以化湿热，兼固肾阴。

洋参　黄芪　茯苓　五味　神曲　麦冬　苍术　白术　陈皮　前胡　通草　另知柏八味丸

三诊　精浊已止，腿足重堕无力，舌苔白而恶心，坎宫之湿热虽清，胃家之湿热犹恋，拟和中化湿法。

豆卷　半夏　茯苓　陈皮　麦冬　沙参　扁豆　另资生丸

四诊　肾虚胃湿，胸闷恶心，口沃清水。凡大便时则精窍自渗如腻浊，拟渗胃湿，固肾精。

熟地　五味　苍术　白茯苓　沙苑　炮姜　黄柏　建莲　另威喜丸

（4）《经》曰：胞移热于膀胱则癃溺血，又曰：水液浑浊皆属于热，又曰：小肠有热者其人必痔。具此三病于一身，若不以凉血之品，急清其热，迁延日久，必有性命之忧。

导赤散合火府丹，加灯心。

又丸方　固本丸合大补阴丸、猪脊髓丸加草薢。

（5）膏淋血淋同病，未有不因乎虚，亦未有不因乎热者，热如化尽，则膏淋之物必且下而不痛，始可独责乎虚。

大补阴丸加瓜蒌　瞿麦　牛膝　血余

（6）肾开窍于二阴，前有淋浊之新恙，后有肠红之旧疾，皆由于阴虚而有湿热也。寓育阴于利水清热之中，猪苓汤合加味槐花散主之。

茯苓　猪苓　阿胶　生地　槐米　枳壳　六一散　血余炭　侧柏炭

26. 泄泻

（1）恼怒伤中，湿热乘之，脾气不运，水谷并趋大肠而为泄，腹中微疼，脉窒不和，治在中焦。

藿梗　川朴　神曲　泽泻　茯苓　陈皮　扁豆　木瓜

（2）下利转泻，肾病传脾，脾因虚而受邪，温化为宜。

理中汤合四逆散加陈皮、防风、伏龙肝。

（3）发热之余，腹痛便溏，表邪下陷也。

小柴胡汤加白芍，木香，茯苓，泽泻。

27. 痢疾

（1）腹痛下痢，昼夜无度，汗冷肢冷，脉细舌白。暑湿热挟滞互结，病经五日不减，嗜酒中虚之体，邪不能化热外达，而见多汗伤阳，多痢伤阴之险。凡里急后重腹痛者，治法宜通，口燥烦躁溲秘者，又当清渗，此证中阳先妥，不能托化，邪滞未动，虚波已至，诚属棘手。姑拟温清并进，宗泻心汤意，参以疏邪化滞。若正气保和之类，何足恃耶。

制附子　厚朴　桂木　藿梗　建曲　赤苓　木香　姜渣　酒炒黄连

（2）暑湿热病下痢，始系赤白垢腻，昼夜数十余次，旬日后痢虽减，而纯下血矣。伤及肝肾，病情最深，非易治者，姑先清热存阴，宗厥阴下痢之条，拟白头翁汤，合黄连阿胶汤意。

白头翁　秦皮　丹皮　黄连　地榆炭　白芍荷蒂　炒黄柏　阿胶（蛤粉拌炒）

（3）从来肺有积热者，大肠必燥，以相为表里故也。三五年来，屡发喉证，肺热可知。今秋龈重出血，多服凉药，及西瓜等物，遂患下痢赤白，常有干粪夹杂其中。延及百日。近见坚栗而痢反更甚，此必有故。夫脾受瓜果之寒湿，既下流于大肠而为痢，则大肠之燥当除，今独不然，竟若燥与湿各树旗帜，相为犄角之势。岂非以脾属中土而主湿，大肠属燥金而主津，津亏则燥益坚，脾虚即湿愈甚耶。昔秦氏论痢有湿火伤气，燥火伤血之分。此则湿燥两伤，拟撰一方，润燥兼行，气血兼理，或通或塞，均非所宜。

全瓜蒌　当归　木香　川连（酒炒）　甘草升麻　藕　陈火腿足骨（炙灰）

（4）《脉经》云：代则气衰，细则气少。多指阳气而言，今下痢而得是脉，脾肾之阳微特著，况形衰畏冷，而小便清长乎。惟下痢赤者属血分，腹中痛者为有积，立方当从此设想。盖寻其罅而通之补之，亦治病之巧机也。

附子枳实理中汤送下驻车丸

（5）便痢白腻，如水晶鱼脑色，小便不利，少腹偏右板室。诸医以为肠痈，固亦近是。然考肠痈为病，有寒有热，《金匮》并出二方，如大黄牡丹汤，薏仁附子败酱散，概可见矣。此证责属寒积，试观

脉弦紧而不数，面色青而不渴，是其征也。鄙意宜用温通，备候商订。

肉桂五苓散加砂仁、楂肉。

（6）阳枢之疟邪转入阴枢为痢，痢色红而后重气坠肛门觉热湿下焦广肠有热也。白头翁法甚当。然今疟止又来，仍从阴枢达出阳枢，立法佐以和中，使以泄热。

四逆散　异功散　黄芩汤　加生熟谷芽

28. 大便

（1）大小便易位而出，名曰交肠，骤然气乱于中，多属暴病，此症乃久病，良由瘀血内阻，新血不生，肠胃之气，无所附而失治。故所食之水谷，悉从前阴而出，所谓幽门者不司泌别清浊，而辟为坦途。比之交肠证，有似是而实非者，此时论治，主以化瘀润肠，必大肠之故道复通。乃可拨乱者而返之正。

旋覆花　猩绛　葱管　归须　首乌　柏子仁荠菜花

另旧纱帽一只炙灰，每服一钱五分，酒下。

（2）脾约者津液约束不行，不饥不大便，备尝诸药，中气大困。仿古人以食治之法。

黑芝麻　杜苏子　二味浓煎汁如饴服三五日即服人乳一杯炖温入姜汁二匙

（3）痔血虽自大肠来，亦属脾虚湿热，至于大疟。古云：邪伏三阴。薛立斋云：三阴者脾也。上年疟止，直至今夜复作，未免又有暑邪内伏。近日痔血相兼为患。拟用清暑益气汤加味，内化热湿，外解新邪。总以益气扶中为主，俾中枢一运，自然内外分消矣。

党参　炙草　黄芪　苍术　冬术　当归　麦冬　五味　青皮　陈皮　神曲　黄柏　葛根　升麻　泽泻　防风　蜀漆　赤苓　煨姜　大枣

再诊　素有便血之证，而患大疟日久。凡患大疟，其始必有寒邪，邪入三阴，大疟成焉。若阴虚之人，寒久必化为热，热陷三阴，便血作焉。而三阳之寒仍在也。温三阳之阳，以少阳为始，清三阴之热，以少阴为主。然血既由大肠而出，又当兼清大肠，方用棉子肉内具生气，温少阳之阳也，鲜首乌性兼润血，清少阴之热也，柿饼灰性凉而涩，清大肠之血也，标本并治，虽不中不远矣。

棉子肉（砂黑）　柿饼灰　二味研末用　鲜首乌　捣自然汁取汁去渣以汁调　神曲　煮烂将上

药末搗丸每服三钱枣汤下

(4)脾虚不能摄血,便后见红,脾虚不能化湿,腹胀足肿,病根日久,肾阴亦伤,肾司二便,故小便不利,是皆脾肾二经之病也。法以温摄双调。

熟地 炮姜 茯苓 泽泻 陈皮 车前子 川朴 茅术 五味 丹皮 山药 阿胶

(5)肠胃有湿热,湿郁生痰,热郁生火,大便下血,晨起吐痰,热处湿中,湿在上而热在下,治上宜化痰理湿,治下宜清热退火。用二陈合三黄为法。

半夏 陈皮 茯苓 川连 杏仁 胡黄连 地榆皮 侧柏叶 百草霜

(6)肠痔脱肛便血,其根已久,有时举发,而脉象细数,营阴大伤,面黄少神,脾气大困,兼之腹中鸣响,脾阳且不运矣。一切苦寒止血之药,非惟少效,抑恐碍脾,拟东垣黑地黄丸法。

熟地(砂仁拌炒炭) 炮姜 黄芪(炙) 茅术(水泔浸炒) 五味(炒) 党参 荷叶蒂

29. 虫病

(1)阅病原是属虫病无疑,虫由脾土不运,湿热蒸化而生。其发于月底之夜,乃由脾胃虚寒,寒暑阴,故夜发也。寒久生热,土虚木强,其发移于月初,必呕吐胸热,乳下跳动,虫随酸苦痰涎而出,多寡不一,时或见于大便,腹中微痛,虽渴甚不能咽水,水下复呕,呕尽乃平。至中旬则康泰无恙矣。所以然者,月初虫头向上,且病久多呕,胃阴亏而虚火上炎,故胸中觉热也。虚里跳动,中气虚也。中气者,乃胸中大气,脾胃冲和之气皆归所统。今中气虚甚,故跳跃也。病延一载,虫属盘踞,未易一扫而除。图治之法,和中调脾,以杜生虫之源,生津平肝,以治胸热口渴,化湿热,降逆气,以治呕吐,久服勿懈,自可见功。欲速求效,恐不能耳。

川楝子 芜荑 党参(元米炒) 白术 使君子肉 半夏 陈皮 青皮 白芍 茯苓 焦六曲 干姜 榧子 蔻仁

(2)喜食生米,积聚生虫,腹痛面黄,口流涎沫,虫之见证无疑,先拟健脾化虫。

茅术(米泔水浸) 青皮 鹤虱 榧子(炒打) 芜荑 槟榔 陈米(炒黄)

(3)阳络层伤,阴气素虚,更有湿热郁于营分,日久生虫,扰乱于上中下三焦,以致咳嗽喉痹,恶闻食臭,起卧不安,肛部不舒,舌质深红,其苔黄浊,即仲景所谓狐惑病是也。久研不愈,即入劳怯之途。

川连 犀角 乌梅 人中白 百部 丹皮 甘草

(4)人之涎下者,何气使然? 曰胃中有热则虫动,虫动则胃缓,胃缓则廉泉开,故涎下。

黄连丸合乌梅丸

30. 外伤

(1)恼怒抑郁,内火自生,火能燥痰,则热结痰凝,火性上炎,则痰随之上窜,结核成串于左项,安保右项之不发。壮年朴实之体,而得斯疾,谅亦偏于性情之固执也。倘能暂抛诵读,专以舒闷畅怀为事,则病痰之消,犹可计日而待。盖不若自戕本元者之水亏火旺而燥痰成串也。设听其在络内,四窜久延,必至于溃,则终身之累矣,后悔莫及。聊赠数言,然乎? 否乎?

旋覆花 橘络 白芥子 杏仁 苏子 海藻 昆布 丹皮 竹茹 香附

再诊 通络化痰理气开郁之方,已投七服,左项痰核软而可推,余络为窜,脉仍弦数,大便五日不行,内火犹炽,再拟化痰通络之法。

海藻 鳖甲 黑栀 昆布 丹皮 旋覆花 姜皮 炙甲片 白芥子 竹沥

(2)多年湿毒,左足前臁腐烂,今则膝骨臀股上及缺盆疼痛而木肿,此湿得热而蔓延,循经窜络,病在阳明,名湿毒流注,口苦带腻,脉缓而小,湿胜于热,热伏湿中,仿防己饮法。

防己 苍术 黄柏 南星 木通 威灵仙 防风 归身 独活 红花 草薢 羚羊角 滑石

(3)寒痰凝阻,颊车不利,高而肿硬,色白不红此属阴寒骨蚀,与色红身热者不同。

熟地 麻黄 桂枝 防风 制蚕 白芥子 当归 秦艽

(4)湿久蕴于下焦,气血凝滞而结,疡生于合篡之旁,滋蔓肛臀之际,初起数日即溃,火甚可知,溃后烂孔极深。迄今四五十日,新肉虽生而嫩,肛臀余肿仍僵,久卧床褥,脾胃之转输自钝,刻当痛楚,形容之色泽尤枯,调治方法自宜补益。高明见解,大略相同愚意,虚处固虚,而实处仍实。拟用煎丸二方,各走一经,虚实兼顾。

六君子汤法去半夏、茯苓,加黄芪、归身、白芍、谷芽。

又丸方 川连（酒炒） 胡连（酒炒） 苦参（炒） 黄柏 当归 乳香 没药 白芷 犀牛血珀 白矾 刺猬皮 象牙屑 海螵蛸

共为末，用黄蜡烊化作丸，每朝服五分。

（5）湿热结疝初起，肾囊红肿渐止，气上攻胁，胁肋肿痛，已及半月，防成胁痛。病在肝络，肝性上升，甚则恐致气升发厥，非轻证也。

川楝子 延胡 青皮 香附 楂炭 枳壳 旋覆花 桃仁 赤苓 新绛 葱管

（6）木郁不达，乳房结核坚硬，胸胁气撑，腰脊疼痛，气血两亏，郁结不解，论其内证即属郁劳，论其外证，便是乳岩，皆为难治。

党参 香附 川贝 当归 白芍 青皮 橘核 狗脊 杜仲 砂仁

（7）痰病二载，自颈延胁，或已溃，或未溃，或溃而不敛，或它处续生，累累然如贯珠，溃后色黑而脓稀，外软而内坚，诊脉部甚虚，饮食尚可，细询病由气郁而起，郁则肝、胆、三焦之火循经上走于络，结成疬核，小则为疬，大则为痰，收功非易，必放开胸襟，旷观物理乃佳。

夏枯草 昆布 山慈菇 远志（甘草汤煎） 元参 川贝母 当归身 天葵草 香附 功劳叶

（8）先天元气不足，胎中伏毒，因虚串络，颈项结核，或已溃，或未溃，或溃而不敛，兼以耳聋鼻塞，脑门遇阴雨则胀痛，咳呛牙关不利，皆阴虚阳亢，毒邪上蒙清窍之见端也。若徒治其虚，伏毒何能宣化。拟养阴化毒。

北沙参 花粉 当归 海螵蛸 仙遗粮 川贝 防风 银花 穞豆衣 珠粉 血珀 西黄

31. 妇女

（1）目之乌珠属肝，瞳神属肾，病因经行后，腰痛口干，乌珠起白翳，怕日羞明，瞳神散大，此肝肾之阴不足，而相火上炎也。补阴之药极是，再稍参清泄相火之品。

女贞子 旱莲草 生地 杞子（黄柏煎汁炒） 潼沙苑 谷精草 丹皮 元参 桑葚子 黑芝麻 另磁朱丸

再诊 血虚则木旺，木旺则脾衰，脾衰则痰湿不化，肝旺则气火易升，是以腹中时痛，脐右有块，目中干涩，口常甜腻，舌苔白而经水不调也。治法不宜制肝，制则耗其气，但当养阴以和肝，不可燥湿，则劫其阴。只宜和脾以运气，此仲景治肝补脾之要法也。

党参 当归 白芍 茯苓 冬术 半夏 陈皮 丹皮 香附 橘叶

三诊 《脉经》按虚微，是为元气之虚，重按细数，是属营阴之损，左尺细弱，肾水亏也。历诊病情，每遇经来其热辄甚，舌上即布白苔。良以胃中湿浊，因里热熏蒸而上泛也。少腹有块攻痛，聚散无常，是名为瘕，瘕属无形之气，隶乎肝肾为多。揆其致病之由，因目疾过服苦寒，戕伐生生之气，胃受寒则阳气郁而生湿，肝受寒则阴气凝而结瘕。阳气郁于胸中，故内热，阴气凝于下焦，故腹痛。经事过则血去而阴虚，故其热甚，甚则蒸湿上泛，故舌苔浊厚也。刻下将交夏令，火旺水衰，火旺则元气耗而不支，水衰则营阴涸而失守。惟恐增剧耳。图治之法，补脾胃以振元气，培肝肾以养营阴。是治其本也。稍佐辛温宣通下焦阴气，是兼治其瘕痛之标也。

党参 黄芪 冬术 茯苓 炙草 归身（酒炒） 萸肉（酒炒） 首乌 木香 白芍（吴萸煎汁炒） 马料豆 生熟谷芽

（2）血虚木横，两胁气撑胀痛，腹中有块，心荡而寒热，病根日久，损及奇经。《经》云：冲脉为病，逆气里急；任脉为病，男疝女瘕；阳维为病苦寒热，阴维为病苦心痛。合而参之，谓非奇经之病乎，调之不易。

党参 黄芪 当归 白芍 沙苑 茯神 杞子 香附 陈皮 白薇 紫石英

（3）忧愁抑郁，耗损心脾之营，而肝木僭逆，胸中气塞，内热夜甚，经事两月不来，脉沉而数，热伏营血之中。拟用柴胡四物汤，和营血以舒木郁。

党参 冬术 生地 当归 白芍 香附 青蒿 白薇 生熟谷芽

（4）经后少腹痛连腰股，肛门气坠，大便不通，小便赤涩。拟泻肝经之郁热，通络脉之凝涩。

金铃子 延胡 郁李仁 归尾 黑栀 柴胡 龙胆草 大黄（酒炒） 旋覆花 新绛 青葱管

（5）病起当年产后，虽经调理而瘥，究竟营虚未复。是以至今不育，且经事乖而且多，亦营虚而气不固摄之故。自上年九秋又感寒邪，入于肺为咳嗽，痰中带血。此谓上实下虚，血随气逆，蔓延旬日，加以内热渐成劳损。姑仿仲景法扶正化邪，以为下虚上实之法。

生地 党参 炙草 当归 豆卷 前胡 茯苓 怀药 麦冬 阿胶 川贝 杏仁 桂枝 枇杷叶

(6)咳嗽发热日久,前投补益脾胃之药六七剂,食谷加增,起居略健,但热势每交寅卯而盛,乃少阳旺时也。少阳属胆,与肝相表里,肝胆有郁热,戕伐生生之气,肺金失其清肃,脾胃失其转输,相火日益炽,阴津日益涸,燎原之势,不至涸极不止也。其脉弦数者,肝旺郁热之候也。刻下处交夏令,趁其胃旺加餐,拟进酸苦法,益阴和阳,清彻肝胆之郁热。考古方柴前连梅煎颇有深意,录出备正。

柴胡(猪胆汁浸炒) 川连(盐水炒) 白芍 前胡 麦冬 乌梅 党参 秋石 炙草 薤白

(7)经行后奔走急路,冷粥疗饥,少腹疼痛连腰胁,兼及前阴,此肝肾受伤,又被寒侵而热郁也。《经》云:远行则阳气内伐,热舍于肾,冷粥入胃,则热郁不得伸故痛也。遵寒热错杂例,兼腹痛治法。

川连(酒炒) 炮姜 桂枝 白芍(吴萸煎汁炒) 全当归 木通 香附 楂炭 黑栀 旋覆花 新绛

(8)《内经》有石瘕石水之证,多属阳气不布,水道阻塞之证。少腹有块坚硬者,为石瘕,水气上攻而腹满者,为石水。此证初起小便不利,今反小便不禁,而腹渐胀满,是石水之象。考古石水治法,不越通阳利水,浅则治膀胱,深则治肾,久则治脾。兹拟一方备采。

四苓散去猪苓 加大腹皮 陈皮 桑白皮 川朴 乌药 桂枝 鸡内金 另朝服肾气丸

(9)体气素虚,频年屡患咳嗽,今春产后悲伤,咳嗽复作,背寒内热,气逆痰多,脉虚数大,便溏。延今百日,病成蓐劳。按产后血舍空虚,八脉之气先伤于下,加以悲哀伤肺,咳嗽剧发,霆动冲脉之气上逆。《经》云:冲脉为病逆气里急,阳维为病苦寒热。频进疏风清热,脾胃再伤,以致腹痛便溏,食减无味。斯皆见咳治咳之弊。越人谓:上损及脾,下损及胃,俱属难治。姑拟通补奇经,镇摄冲脉,复入扶脾理肺,未能免俗,聊复尔尔。

熟地(砂仁炒炭) 当归(小茴香拌炒) 白芍(桂枝拌炒) 紫石英 牛膝(盐水炒) 茯苓 川贝

(10)前年小产,恶露数日即止。因而腹痛结块,心神妄乱,言语如癫。此所谓血风病也。胞络下连血海,上系心包,血凝动火,火炽生风,故见诸证,诊脉弦搏,肝阳有上亢之象。防加吐血,治法当以化瘀为先,稍佐清火可也。

丹参 延胡 五灵脂 川连 川贝 赤苓 蒲黄 黑栀 茺蔚子 香附 另回生丹

(11)乳房属胃,乳汁血之所化,无孩子而乳房膨胀,亦下乳汁,此非血之有余,乃不循其道,以下归冲脉而为月水,反随肝气上入乳房,变为乳汁,事出反常,非细故矣。夫血犹水也,气犹风也。血随气行,如水为风激而作波澜也。然则顺其气,清其火,熄其风,而使之下行,如风回波转可也。正何必参堵截之法,涩其源而止其流哉。噫可为知者道,难与俗人言也。

元精石 赤石脂 紫石英 寒水石 牡蛎 大生地 白芍 归身 茯神 乌药 麦芽 郁李仁

(12)痛经数年,不得孕育,经水三日前必腹痛,腹中有块凝滞,状似癥瘕伏梁之类。纳减运迟,形瘦神羸,调经诸法,医者岂曰无之。数载之中,服药无间,何以漠然不应?询知闺阁之时无是病,既嫁之后有是疾,痛之来源,良有以也。是证考古却无,曾见于《济阴纲目》中,姑勿道其名目。宗其意而立方,不必于平时服,俟其痛而进之,经至即止,下期再服。

荆三棱 莪术 延胡 香附 制军 归身 丹皮 川芎 桃仁 枳实

再诊 前方于第二期经前三剂,经来紫黑,下有似胎非胎一块,弥月不复痛而经至矣。盖是证亦系凝结于胞中者,今既下矣,复可虑乎?

白芍 石斛 川芎 醋炒柴胡 橘白 白术 归身 丹皮 谷芽

(13)经停三月,骤然奔冲,阅五月而又若漏卮,询系暴崩属虚,虚阳无附,额汗头震,闻声惊惕,多语神烦,脉微虚软,势将二气脱离,其危至速。拟回阳摄阴法,急安其气血。

附子 鹿角霜 杞炭 熟地 五味子 白芍 人参 龟甲 茯苓 山药

再诊 脱象既除,经漏较稀,脉犹濡细,神思尚怯,气血乍得依附,再宗暴崩属虚之例,拟温补法。

人参 熟地 杞子 鹿角胶 杜仲 巴戟

白芍　归身　阿胶　天冬

（14）上腊严寒生产，受寒必甚，当时瘀露未畅，脐下阵痛，迄今五月未止。阅所服药，皆宗产后宜温之例，固属近是，惜夫考经穴经隧耳。譬诸锁则买矣，何以不付以匙？买者不知，卖者当知；病者不知，医者当知。致使远途跋涉，幸遇善与人配匙者。

肉桂、细辛同研末，饭丸，匀五服，每晨一服。

32. 小儿

（1）幼稚伏邪挟积，阻滞肠胃，蒸痰化热，肺气窒痹，是以先泻而后咳，更继之以发热也。今者便泄已止，而气急痰嘶，肺气阻痹尤甚。法当先治其肺。盖恐肺胀则生惊发搐，其变端莫测耳。

葶苈子　莱菔子　六一散　枇杷叶

再诊　痰嘶气逆，平其大半，热势起伏，退而复作，时下多疟，须防转疟。

白萝卜汁（一杯）　鲜荷叶汁（半杯）　二味煎浓去上沫加入冰糖（三钱），烊化姜汁（一滴），冲服。

（2）先痢而后疟，已经两载，面黄内热，腹满足肿，脾气大虚，舌红形瘦，阴液大伤，童劳证也。

党参　茯苓　于术　陈皮　黄芪　泽泻　川连　神曲　防风根

再诊　疟痢三年，脾胃元气大伤，脉数舌红，腹满足肿，小溲短少，前投升阳益胃，热势略减，今拟补益脾阴，兼以化浊。然童稚阴亏，病延日久，夏令防其增剧。

党参　怀药　冬术　麦冬　五味　白芍　陈皮　茯苓　砂仁　鸡金

（3）先天不足，三阴亏损，筋络空虚，两足蜷挛，身热骨瘦，童劳痼疾，难治。

生地　当归　牛膝　川断　狗脊　苡米　鳖甲　羚羊角　桑枝

（4）断乳太早，元气薄弱，咳嗽发热，已逾四月，形瘦骨立，疳劳重证，唇红而善食，肠胃有疳虫也。

川贝　杏仁　茯苓　百部　川连　党参　地骨皮　陈皮　芫荑　款冬花　桑白皮

（5）马脾风极重，危险生倏忽，姑与牛黄夺命散。

大黄　槟榔　黑牵牛　共研末分二服白萝卜汁调服

（6）音哑喘咳，疾声嗄咯，风痰袭肺，肺胀夹惊险候。

麻黄　杏仁　射干　桔梗　枳壳　菖蒲　前胡　百前　紫菀　桑皮　另白萝卜汁冲服

（7）痧后挟积，移热于大肠，腹中热痛，每交寅卯二时痛甚，拟开肺金之郁，仿丹溪论参越桃意。

良姜　桔梗　川连　通草　滑石　黑栀　楂炭　砂仁　焦曲

第七章　内　科　学

一、六淫病

1. 伤寒

伤寒者，感受寒邪而病发也。其证治传变，仲景言之最精。大纲分太阳、阳明、少阳、太阴、少阴、厥阴六者。兹概举如下。

太阳病，头项强痛，腰背骨节疼痛，恶寒发热，时有微汗者，为风伤卫，法主桂枝汤，以驱卫分之风。壮热无汗者，为寒伤营，法主麻黄汤，以发营分之寒。头身疼痛，发热恶寒，不汗出而烦躁者，为风寒两伤营卫，法主大青龙汤，营卫互治，风寒并驱。太阳邪传膀胱，口渴而小便不利，法主五苓散，以去腑邪。有为蓄尿过多，膀胱满甚，胀翻出窍，尿不得出，憋胀异常者，名为癃闭，不可用五苓。愈从下利，其胀愈加，而窍愈塞，尿愈不得出，法宜白蔻、砂仁、半夏、肉桂、桔梗、生姜，使上焦得通，中枢得运，而后膀胱之气方能转运，斯窍自顺，而尿得出。若少腹硬满，小便自利者，为膀胱蓄血，宜桃仁承气汤。

阳明病，前额连眼眶胀痛，鼻筑气而流清，发热，不恶寒，法主葛根，以解阳明之表。口燥心烦，汗出恶热，渴欲饮冷，法主白虎汤，以撤其热。张目不眠,声音响亮,口臭气粗,身轻恶热,而大便闭者,法主小承气汤,微荡其热,略开其闭。加之胃实腹满,微发谵语者,可以调胃承气汤以荡其实而去其满。更加舌苔干燥,喷热如火,痞满实燥坚,与夫狂谵无伦者,法主大承汤,急驱其阳,以救其阴。

少阳头痛在侧,耳聋喜呕,不欲食,胸胁满,往来寒热,法主柴胡汤,以解少阳之表。口苦,咽干,目眩,法主黄芩汤,以泻少阳里热。

太阴腹满而吐,食不下,时复自痛自利,不渴,手足自温,法主理中汤加砂仁、半夏。若胸膈不开,饮食无味,而兼咳嗽者,乃留饮为患,法宜理脾涤饮。若由胃而下走肠间,沥沥有声,微痛作泄者,名曰水饮。若由胃而上走胸膈,咳逆倚息短气,不得卧者,名曰支饮。若由胃而旁流入胁,咳引刺痛者,名曰悬饮。若由胃而溢出四肢,痹软酸痛者,名曰溢饮。又有着痹、行痹二症,与溢饮相似而证不同,乃为火旺阴亏,热结经隧,赤热肿痛,手不可近,法宜清热润燥。若身目为黄,而小便不利,不恶寒者,为阳黄,法宜茵陈五苓散。若腹痛厥逆,身重嗜卧而发黄者,为阴黄,法宜茵陈附子汤。

少阴真阳素旺者,外邪传入,则必挟火而动,心烦不眠,嘴肤燦燥,神气衰减,小便短而咽中干,法主黄连阿胶汤,分解其热,润泽其枯。真阳素虚者,外邪则必挟水而动,阳热变为阴寒,目瞑倦卧,声低息短,少气懒言,身重恶寒,四肢逆冷,腹痛作泄,法主温经散邪,回阳止泄。

厥阴有纯阳无阴之证,有纯阴无阳之证,有阴阳错杂之证。张目不眠,声音响亮,口臭气粗,身轻恶热,热深厥深,上攻而为喉痹,下攻而便脓血,此纯阳无阴之证也,法主破阳行阴,以通其厥。四肢逆冷,爪足青黑,腹痛拘急,下利清谷,呕吐酸苦,冷厥关元,此纯阴无阳之证也,法主驱阴止泄,以回其阳。腹中急痛,吐利厥逆,心中烦躁,频索冷饮,饮而即吐,频渴转增,腹痛加剧,此阴阳错杂之证也,法主寒热互投,以去错杂之邪。

凡病总不外乎六经,以六经之法,按而治之,无不立应。一经见证,即用一经之法。经证腑证兼见,即当表里两解。若太阳与阳明两经表证同见,即用桂枝葛根以和解两经之邪。兼少阳,更加柴胡。兼口渴而小便不利,即以三阳表药,加入五

苓散之中。兼口苦咽干目眩,更加黄芩。兼口燥心烦渴欲饮冷,当合用白虎汤于其间,并三阳表里而俱解之。若三阳表证,与三阴里寒同见,谓之两感。即当用解表于温经之内。若里重于表者,俱当温里,不可兼表。无论传经合病并病,阴阳两感,治法总不外乎此。

桂枝汤 治太阳风伤卫。

桂枝一钱五分,去皮 芍药一钱五分 甘草一钱,炙 生姜一钱五分 大枣四枚,去核

麻黄汤 治太阳寒伤营症。

麻黄四钱,去节 桂枝二钱,去皮 甘草一钱,炙 杏仁十二枚,泡,去皮尖

大青龙汤 治风寒两伤太阳。

麻黄六两,去节 桂枝去皮,甘草各二两,炙 杏仁四十个,去皮尖 石膏如鸡子大一块,碎 生姜三两 大枣十二枚,擘

五苓散 治太阳蓄水症。

茯苓三钱 猪苓、泽泻各八分 桂枝一钱 白术一钱五分

桃核承气汤 治太阳蓄血症。

桃仁十个 大黄二钱五分 芒硝一钱五分 甘草一钱 桂枝五分

葛根汤 治阳明表证。

葛根四钱 麻黄三钱 生姜三钱 甘草二钱 桂枝二钱 大枣四枚 白芍二钱

白虎汤 治阳明里证。

石膏八钱,碎,绵裹 知母三钱 炙甘草一钱 粳米四钱

麻仁丸 此润肠之主方,治脾约大便难。

麻仁另研 芍药、枳实炒、厚朴各五钱 杏仁五两半,研作脂 大黄一斤,蒸焙

调胃承气汤 治阳明实症之和剂。

大黄四钱,清酒润 炙甘草一钱 芒硝三钱

小承气汤 治阳明实症之轻剂。

大黄四钱 厚朴、枳实各三钱

大承气汤 治阳明实症之重剂。

大黄二钱,酒润 厚朴四钱 枳实、芒硝各二钱

小柴胡汤 治少阳在经之邪。

柴胡四钱 人参、黄芩、炙甘草、生姜各二钱半 半夏二钱 大枣两枚

黄芩汤 治少阳在腑之邪。

黄芩三钱　甘草炙、白芍各二钱　大枣二枚

大柴胡汤　治少阳阳明合病。

柴胡四钱　半夏二钱　黄芩、白芍、枳实各钱半　生姜二钱半　大枣二枚　大黄五分

理中丸汤　治太阴病。

人参、白术、甘草、干姜各三两

茵陈五苓散　治阴黄。

茵陈、白术、茯苓各一钱五分　猪苓、泽泻各七分　肉桂五分

茵陈术附汤　治阴黄。

茵陈一钱　白术二钱　附子五分　干姜五分　甘草一钱，炙　肉桂三分，去皮

四逆汤　治少阴寒证。

甘草四钱，炙　干姜三钱　附子二钱，生用

黄连阿胶汤　治少阴热证。

黄连四两　黄芩一两　芍药二两　阿胶三两　鸡子黄两枚

四逆散　治厥阴热证。

甘草炙、枳实破水渍，炙　柴胡　芍药

乌梅丸　治厥阴寒热错杂之证。

乌梅九十三枚　细辛六钱　干姜一钱　当归四钱

黄连一两六钱　附子六钱，炮　蜀椒四钱，炒　桂枝、人参、黄柏各六钱

2. 温病

温为春气，其病温者，因时令温暖，腠理开泄，或引动伏邪，或乍感异气，当春而发，为春温。其因冬月伤寒，至春变为温病者，伏邪所发，非寒毒藏于肌肤，亦非伤寒过经不解之谓，乃由冬藏不密，肾阴素亏，虚阳为寒令所遏，仍蹈入阴中，至春则里气大泄，木火内燃。始见必壮热烦冤，口干舌燥，故其发热而渴，不恶寒，脉数盛，右倍于左，大异伤寒浮紧之脉。此热邪自内达外，最忌发汗，宜辛凉以解表热，葱白香豉汤，苦寒以泄里热，黄芩汤，里气一通，自然作汗。

若舌干便秘，或胁热下利，咽痛，心烦，此伏邪自内发，无表证也。其不由伤寒伏邪，第从口鼻吸入而病温者，异气所感，邪由上受，首先犯肺，逆传心包，或留三焦。夫肺主气，温邪伤肺，胸满气窒者，宜辛凉轻剂，杏仁、桔梗、栝楼、橘皮、枳壳、连翘。挟风，加薄荷、牛蒡。挟湿，加芦根、滑石。或透湿于热外，或渗湿于热下，俾风湿不与热相搏，则不贻风温、湿温之患。如辛凉散风，甘淡驱湿，热势不解，则入心营而血液受劫，咽燥舌黑，烦渴不寐，或见斑疹者。宜清解营热，兼透斑。斑出热不解者，胃津亡也，主以甘寒。若邪入心包，神昏谵语，目瞑而内闭者，宜芳香逐秽，宣神明之窍，驱热痰之结。盖热气蒸灼，弥漫无形，若药味重浊，直走肠胃，全与病隔矣。若气病不传血分，而邪留三焦，宜分消其上下之势，因其仍在气分，犹可冀其战汗解，或转疟也。

若三焦不得从外解，必致里结肠胃，宜用下法。若脘闷胸痛，若腹胀满或痛，邪已入里，必验其舌，或灰黄，或老黄，或中有断纹，皆当下之。

其病温复感风者，为风温。必阳脉浮滑，阴脉濡弱。风属阳，温化热。两阳熏灼，先伤上焦。上焦近肺，肺气即阻，致头胀脘痞，身热汗出。宜微苦以清降，微辛以宣通，忌温散劫津。若风温误汗，身灼热者，脉阴阳俱浮，自汗身重，多眠鼻鼾，语言难出，危症也。急用蔗浆、麦冬、白芍、生地、炙草、玉竹、阿胶之属。误下误火亦危。

其病温而湿胜者，为湿温，身热头重胸满呕恶，足胫冷。苍术白虎汤或滑石、芦根、苡米、茯苓、半夏。

其冬行春令，袭温气而成病者，为冬温。盖本燥秋之余气，故发热咳嗽，喉肿，咽干痰结，甚则见血。其脉虚缓，或虚大无力。

亦有先病冬温，更加暴寒，寒郁热邪，则壮热头痛，自汗喘咳，阳旦汤桔梗、茯苓。切忌风药升举其邪，致咳愈剧，热愈甚，遂变风温灼热以死。亦忌辛散，致咽喉不利，痰唾脓血，加减葱白香豉汤调之。若兼风寒外袭，葱豉汤加羌活、紫苏。寒邪盛，汗不出而烦扰者，葱豉汤加少许麻黄、石膏。

若冬温误汗，致发斑毒者，升麻葛根汤加犀角、玄参。如昏愦谵妄者，大便泻，手足冷，不治。

其病温更遇时毒者，为温毒。脉浮沉俱盛，烦闷呕咳，甚则狂言下利而发斑。凡烦闷燥热，起卧不安，皆发斑候也。热毒内攻，陷入营分，乃发斑毒，黄连解毒汤。斑不透者，犀角大青汤。凡红赤为胃热，人参化斑汤。紫为胃伤，犀角地黄汤。黑为胃烂，不治。鲜红起发者吉，紫色成片者重。黑色者凶，青色者不治。由失表者求之汗，由失下者取乎攻。火盛清之，毒盛化之，营气不足，助其虚而和之托之。其轻者则有疹㾦，细碎如粟，主治不

外肺胃二经，宜辛凉，或甘寒淡渗等法，皆温症中所宜细审者。

葱豉汤　凉解表热。

葱白一握　豆豉一升

苍术白虎汤　即白虎汤加苍术。

阳旦汤　即麻黄汤加黄芩。

升麻葛根汤

升麻二钱　葛根三钱　芍药二钱　甘草二钱

黄连解毒汤　泻血分热毒。

黄连　黄芩　黄柏　山栀

犀角大青汤

大青　犀角　栀子　香豉

人参化斑汤　即白虎汤加人参。

犀角地黄汤

犀角　生地　赤芍　丹皮

3. 中风

中风者，真中风也，有中腑、中脏、中血脉之殊。

中腑者，中在表也，外有六经之形症，与伤寒六经传变之症无异也。中太阳，用桂枝汤。中阳明，葛根汤加桂枝。中少阳，小柴胡汤加桂枝。其法悉俱伤寒门。

中脏者，中在里也。其人眩仆冒昏，不省人事，或痰声如曳锯，宜分脏腑寒热而治之。假如其人素挟虚寒，或暴中新寒，则风水相遭，寒冰彻骨，而风为寒风矣。假如其人素有积热，或郁火暴发，则风乘火势，火借风威，而风为热风矣。凡热风多见闭症，其症牙关紧急，两手握固，法当疏风开窍。先用搐鼻散吹之，次用牛黄丸灌之。若大便结闭，腹满胀闷，火势极盛者，以三化汤攻之。凡寒风多见脱症，其症手撒脾绝，眼合肝绝，口张心绝，声如鼾肺绝，遗尿肾绝。更有两目直视，摇头上窜，发直如妆，汗出如珠，皆脱绝之症，法当温补元气，急用大剂附子理中汤灌之。若痰涎壅盛，以三生饮加人参灌之。

间亦有寒痰壅塞，介乎闭脱之间，不便骤补者，用半夏、橘红各一两，浓煎至一杯，以生姜自然汁对冲，频频灌之。其人即苏，然后按其虚而调之。

然予自揣生平，用附子理中治愈者甚多。其用牛黄丸治愈者，亦恒有之。惟三化汤一方，并未举用。此必天时地土人事之不同。然寒热之剂，

屹然并立，古方俱在，法不可泯，故两存之，以备参酌。

中血脉者，中在经络之中也。其症口眼歪斜，半身不遂是也，大秦艽汤主之。偏在左，倍用四物汤。偏在右，佐以四君子汤。左右俱病，佐以八珍汤，并虎骨胶丸。此治真中之大法也。

至于口噤角弓反张，痉病也。但口噤而兼反张者，是已成痉也，小续命汤。口噤而不反张者，是未成痉也，大秦艽汤。

不语有心、脾、肾三经之异。又有风寒客于会厌，卒然无音者。大法若因痰迷心窍，当清心火，牛黄丸，神仙语丹。若因风痰聚于脾经，当导痰涎，二陈汤加竹沥、姜汁，并用解语丹。若因肾经虚火上炎，当壮水之主，六味汤加远志、石菖蒲。若因肾经虚寒厥逆，当益火之源，刘河间地黄饮子，或用虎骨胶丸加鹿茸。若风寒客于会厌，声音不扬者，用甘桔汤加疏散药。

遗尿谓之肾绝，多难救。然反目遗尿者为肾绝。若不反目，但遗尿者，多属气虚，重用参芪等药，补之即愈。

搐鼻散　治一切中症，不省人事。用此吹鼻中，有嚏者生，无嚏者难治。

细辛去叶　皂角去皮弦，各二两　半夏生用，五钱

牛黄丸　治中风，痰火闭结，或瘫痪瘫痪，语言謇涩，恍惚眩晕，精神昏聩，不省人事，或喘嗽痰壅烦心等症。

牛黄六钱　麝香、龙脑以上三味，另研　羚羊角　当归酒洗　防风　黄芩　柴胡　白术　麦冬去心　白芍各七钱五分　桔梗　白茯苓　杏仁去皮尖　川芎　大豆黄卷　阿胶各八钱五分　蒲黄　人参去芦　神曲各一两二钱五分　雄黄另研，四钱　甘草二两五钱　白蔹　肉桂去皮　干姜各三钱七分　犀角镑，一两　干山药三两五钱　大枣五十枚，蒸烂去皮　金箔六百五十片，内存二百片为衣

三化汤　治中风入脏，热势极盛，闭结不通，便溺阻隔不行，乃风火相搏，而为热风，本方主之。设内有寒气，大便反硬，名曰阴结。阴结者得和气暖日，寒冰自化，不可误用攻药，误即不能复救，慎之慎之。

厚朴姜汁炒　大黄酒洗　枳实面炒　羌活各

一钱五分

三生饮　治风寒中脏,六脉沉细,痰壅喉响,不省人事,乃寒痰厥逆之候。

生南星　生乌头去皮尖　生附子各一钱五分　生姜五片　生木香五分

大秦艽汤　治风中经络,口眼歪斜,半身不遂,或语言謇涩,乃血弱不能养于筋,宜用养血疏风之剂。

秦艽一钱五分　甘草炙　川芎　当归　芍药　生地　熟地自制　茯苓　羌活　独活　白术　防风　白芷　黄芩酒炒　细辛各八分

神仙解语丹

白附子炮　石菖蒲去毛　远志去心,甘草水泡　天麻　全蝎去尾,甘草水洗　羌活　南星牛胆制多次更佳,各一两　木香五钱　陈皮、茯苓、半夏姜汁炒、炙草各一钱五分

二陈汤

陈皮　茯苓　半夏姜汁炒、炙甘草各一钱五分

地黄饮子

熟地九蒸晒,二钱　巴戟去心、山萸肉去核、肉苁蓉酒浸、焙、石斛、附子炮、五味杵炒、白茯苓各一钱　石菖蒲去毛、桂心、麦冬去心、远志去心、甘草水泡,炒各五分

4. 热症

夏至前发为温症,夏至后发为热症。二症有因冬时伏寒,有因当时乍感。其冬月伤寒,至春夏变为温热者,邪有浅深,则发有迟速,皆自内达外,无表证。

温病以黄芩汤为主方,因春温之发,当少阳司令也。

热病以白虎汤为主方,因夏热之发,当阳明司令也。且热甚于温,必以白虎汤重为肃清,以其时方炎暑,其症不恶寒,反恶热,自汗而渴,脉洪大。故以石膏之辛寒,清胃腑蓄蕴之热。以知母之苦寒,净少阳伏邪之源。以甘草、粳米之甘平,保肺胃之气,而热可除也。

若舌上苔滑者,尚有表邪,栀子豉汤主之。

若渴欲饮水,口干舌燥者,热在里,必耗津,人参白虎汤主之。

如恶热烦渴腹满,舌黄燥,或干黑者,宜下,凉膈散、承气汤。

热兼暑湿者,凉膈散合天水散。

小便不利者,竹叶石膏汤。

宜与温病参合斟酌治之也。

栀子豉汤　除胸中虚烦。

栀子　豆豉

凉膈散　泻膈上实热。

连翘四两　大黄酒浸、芒硝、甘草各二两　栀子炒、黄芩炒、薄荷各二两

天水散　清暑利湿。

滑石六两　甘草一两

竹叶石膏汤　治肺胃有热,呕渴少气。

竹叶二把　石膏一斤　人参三两　甘草炙二两　麦冬一升　半夏、粳米各半升

5. 伤暑

古称静而得之为中暑,动而得之为中热。暑阴而热阳也。不思暑字,以日为首,正言热气之袭人耳。夏日烈烈,为太阳之亢气,人触之,则生暑病。

至于静而得之者,乃纳凉于深堂水阁,大扇风车,嗜食瓜果,致生寒疾。或头痛身痛,发热恶寒者,外感于寒也。或呕吐腹痛,四肢厥冷者,直中于寒也,与暑症有何干涉?

大抵暑症辨法,以自汗,口渴,烦心,溺赤,身热,脉虚为的。然有伤暑、中暑、闭暑之不同。伤暑者,感之轻者也,其症烦热口渴,益元散主之。

中暑者,感之重者也,其症汗大泄,昏闷不醒,或烦心,喘,妄言也。昏闷之际,以消暑散灌之,立醒。既醒,则验其暑气之轻重而清之。轻者益元气,重者白虎汤。

闭暑者,内伏暑气,而外为风寒闭之也。其头痛,身痛,发热恶寒者,风寒也。口渴,心烦者,暑也。四味香薷饮加荆芥、秦艽主之。

又有暑天受湿,呕吐泻痢,发为霍乱。此停食、伏饮所致,宜分寒热治之。热者,口必渴,黄连香薷饮主之。寒者,口不渴,藿香正气散主之。更有干霍乱症,欲吐不得吐,欲泻不得泻,搅肠大痛,变在须臾,古方以烧盐和阴阳水引而吐之,或以陈皮同煎吐之,或用多年陈香圆煎汤更佳,俗名搅肠痧、乌痧胀,皆此之类。此系秽气闭塞经隧,气滞血凝,脾土壅满,不能转输,失天地运行之常,则胀闭而危矣,是以治法宜速,切戒饮粥汤,食诸物,入口即败,慎之慎之。

四味香薷饮　治风寒闭暑之症,头痛发热,烦心口渴,或呕吐泄泻,发为霍乱,或两足转筋。

香薷、扁豆、厚朴姜汁炒各一钱五分　甘草炙,五分

藿香正气散　治暑月贪凉饮冷,发为霍乱,腹痛吐泻,憎寒壮热。

藿香　砂仁　厚朴　茯苓　紫苏　陈皮各一钱　白术土炒　半夏　桔梗　白芷各八分　甘草炙五分

清暑益气汤　预服此药,以防暑风。

黄芪一钱五分　白术一钱　人参、当归、陈皮、麦冬去心、炙甘草各五分　扁豆二钱　茯苓七分　升麻、柴胡、北五味各三分　神曲四分　黄柏、泽泻各三分

6. 湿证

湿为阴邪,乃重浊有质,不比暑热弥漫无形。其自外受者,雾露泥水,由地气之上蒸,经所谓地之湿气,感则害人皮肉筋脉也。

自内生者,水谷生冷,由脾阳之不运,经所谓诸湿肿满,皆属于脾也。

湿蒸于上,则头胀如蒙,经所谓因于湿,首如裹也。湿感于下,则跗肿攻注,经所谓伤于湿者,下先受之也。在经络,则痹痿重着,经所谓湿热不攘,大筋软短,小筋弛长。软短为拘,弛长为痿也。在脏腑,则呕恶肿胀,小水赤涩,经所谓湿胜则濡泄也。又或在肌表,则恶寒自汗。在肉分,则麻木浮肿,其身重如山,不利转侧,腰膝肿,筋骨痛,小溲秘,大便溏。又有湿兼风者,有湿兼热者,有湿兼寒者,有湿兼暑者,有中湿而口喝舌强,昏不知人。

类中风者,在表在上宜微汗,在里在下宜渗泄。中虚宜实脾。挟风而外感者,宜解肌。夹寒而在半表半里者,宜温散。夹暑热而滞于三焦者,宜清利分消。其湿热蒸痰,内闭昏厥者,宜宣窍逐曳,此治湿之要也。

故湿阻上焦者,头胀脘闷,不饥溺涩,宜开肺气,通膀胱。桔梗、通草、滑石、半夏、栝楼、厚朴、杏仁、蔻仁、薏米、茯苓、香豉、淡竹叶等。

湿滞中焦者,肠胃属腑,湿久生热,传送既钝,大便不爽,宜主温通,佐淡渗,如枳壳、砂仁壳、橘白、草果、藿香、半夏曲、大腹皮、猪苓、泽泻之类。

湿痰阻窍者,湿郁蒸痰,神呆语謇,宜主开郁,

佐辛香,玉金、石菖蒲、厚朴、半夏、佩兰、金银花、茯神、栝楼、枳壳之类。神昏内闭,邪入心包,宜芳香宣窍,佩兰、银花露、犀角、连翘心等送至宝丹。

湿留关节,体酸骨痛,不利屈伸,独活寄生汤。

风湿,一身尽痛,除湿羌活汤。

湿热,脉滑数,溺赤涩,引饮自汗,宜主清火,佐分利,清热渗湿汤。

寒湿,脉不滑数,溺清便利,身痛无汗,关节不利,牵掣作痛,宜温利,七味渗湿汤。

至宝丹　治心脏神昏,从里透表之方。

犀角　玳瑁　琥珀　朱砂　雄黄各一两　牛黄五钱　麝香　冰片各一钱　安息香一两　金银箔各五十片

独活寄生汤

独活　桑寄生　秦艽　防风　细辛　川芎酒洗　当归酒洗　白芍酒炒　熟地　桂心　茯苓　杜仲姜汁炒　牛膝　人参　甘草等分

除湿羌活汤

羌活　藁本　升麻　柴胡　防风　苍术

清热渗湿汤

黄柏　黄连　甘草　茯苓　泽泻　苍术　白术

七味渗湿汤

苍术　白术　茯苓　炮姜　丁香　橘红　炙甘草

7. 燥证

燥为阳明秋金之化,金燥则水源竭,而灌溉不周。兼以风生燥,火化燥,《原病式》所谓诸涩枯涸,干劲皴揭,皆属于燥也。燥有外因,有内因。

因乎外者,天气肃而燥胜,或风热致伤气分,则津液不腾,宜甘润以滋肺胃,佐以气味辛通。

因乎内者,精血夺而燥生,或服饵偏助阳火,则化源日涸,宜柔腻以养肾肝,尤资血肉填补。

叶氏以上燥治气,下燥治血,二语括之,最为简当。今析言之,燥在上,必乘肺,为燥嗽,喻氏清燥救肺汤加减。

燥在中,必伤脾胃之阴,为热壅,食不下,《金匮》麦门冬汤。

燥在下,必乘大肠,为大便燥结,其气秘,浊阴不降者,东垣通幽汤。此燥在脏腑者也。

若燥在血脉,多见风症,宜滋燥养荣汤治外,大补地黄汤治内。

诸痿由于肺热,热亢则液耗,百骸无所荣养,故手足痿弱不能自收持,反似痹湿之症,养阴药中加黄柏以坚之,切忌用风药。

凡诸燥症,多火灼真阴,血液衰少,故其脉皆细微而涩也。

清燥救肺汤 滋燥清火

桑叶三钱 石膏二钱五分 阿胶八分 人参七分 麦冬一钱二分 黑芝麻、甘草各一钱 枇杷叶一片

麦门冬汤

麦冬 半夏 人参 甘草 粳米 大枣

通幽汤

生地、熟地各五分 桃仁研、红花、当归身、甘草炙、升麻各一钱

滋燥养荣汤

当归 生地 熟地 白芍 甘草 黄芩 秦艽 防风

8. 疫疠

天行之气,从经络入,其症头痛发热,宜微散,香苏散散之。

病气传染,从口鼻入,其症呕哕胸满,宜解秽,神术散和之。

若两路之邪,归并于里,腹胀满闷,谵语发狂,唇焦口渴者,治疫清凉散清之。便闭不通者,加大黄下之。其清凉散内,人中黄一味,乃退热之要药,解秽之灵丹。

复有虚人患疫,或病久变虚,或妄治变虚者,须用人参、白术、当归等药,加入清凉药内,以扶助正气。如或病气渐重,正气大虚,更宜补益正气为主。

夫发散、解秽、清中、攻下四法外,而以补法驾驭其间,此收效万全之策也。予尝用麦冬、生地各一两,加人参二三钱,以救津液。又尝用人参汤送下加味枳术丸,以治虚人郁热便闭之症。病气退而元气安,遂恃为囊中活法,谨告同志,各自存神。

又有头面肿大,名曰大头瘟病者,颈项粗肿,名曰虾蟆瘟者,古方普济消毒饮并主之。但头肿之极,须用针砭,若医者不究其理,患者畏而不行,多致溃裂腐烂而难救。若颈肿之极,须用橘红淡盐汤吐去其痰,再用前方倍甘桔主之,须宜早治,不可忽也。

香苏散

紫苏茎叶各二钱 陈皮一钱 甘草五分

治疫清凉散

秦艽、赤芍、知母、贝母、连翘各一钱 荷叶七分 丹参五钱 柴胡一钱五分 人中黄二钱

二、杂病

1. 类中风

类中风者,谓火中、虚中、寒中、湿中、暑中、气中、食中、恶中也,共八种,与真中相类而实不同也。然类中有与真中相兼者,须细察其形症而辨之。凡真中之症,必连经络,多见歪斜偏废之候,与类中之专气致病者,自是不同。然而风乘火势,邪乘虚入,寒风相搏,暑风相炫,饮食招风,种种变症,所在多有,务在详辨精细。果其为真中风,则用前驱风法。果其为类中风,则照本门施治。果其为真中、类中相兼也,则以两门医法合治之,斯无弊耳。

兹举类中诸症,详列于下。

一曰火中。火之自来者,名曰贼,实火也。火之自内出者,名曰子,虚火也。中火之症,良由将息失宜,心火暴甚,肾水虚衰,不能制之,故卒然昏倒,不可作实火论。假如怒动肝火,逍遥散。心火郁结,牛黄清心丸。肺火壅遏,贝母瓜蒌散。思虑伤脾,加味归脾汤。肾水枯涸,虚火上炎者,六味地黄汤。若肾经阳虚,火不归元者,八味地黄汤,刘河间地黄饮子并主之。此治火中之法也。或问:火中而用桂、附者,何也?答曰:肾阳飞越,则丹田虚冷。其痰涎上壅者,水不归元也。面赤烦躁者,火不归元也。惟桂附八味能引火归元,火归水中,则水能生木,木不生风,而风自熄矣。

二曰虚中。凡人体质虚弱,过于作劳,伤损元气,以致痰壅气浮,卒然昏倒,宜用六君子汤主之。中气下陷者,补中益气汤主之。

三曰湿中。湿中者,即痰中也。凡人嗜食肥甘,或醇酒乳酪,则湿从内受。或山岚瘴气,久雨阴晦,或远行涉水,坐卧湿地,则湿从外受。湿生痰,痰生热,热生风,故卒然昏倒无知也。苍白二陈汤主之。

四曰寒中。凡人暴中于寒,卒然口鼻气冷,手足厥冷,或腹痛,下利清谷,或身体强硬,口噤不语,四肢战摇,此寒邪直中于里也。宜用姜附汤,或附子理中汤加桂主之。

五曰暑中。凡人务农于赤日,行旅于长途,暑

气相遇,卒然昏倒,自汗面垢,昏不知人,急用千金消暑丸灌之,其人立苏。此药有回生之力,一切暑药,皆不及此,村落中各宜预备。灌醒后,以益元散清之,或以四味香薷饮,去厚朴加丹参、茯苓、黄连治之。虚者,加人参。余详论伤暑门。

六曰气中。七情气结,或怒动肝气,以致气逆痰壅,牙关紧急,极与中风相似,但中风身热,中气身凉。中风脉浮,中气脉沉。且病有根由,必须细究。宜用木香调气散主之。

七曰食中。醉饱过度,或著恼怒,以致饮食填塞胸中,胃气不行,卒然昏倒。宜用橘红二两、生姜一两、炒盐一撮,煎汤灌而吐之,次用神术散和之。其最甚者,胸高满闷,闭而不通,或牙关紧急,厥晕不醒,但心头温者,即以独行丸攻之。药既下咽,其人或吐或泻,自应渐苏。若泻不止者,以冷粥汤饮之,即止。

八曰恶中。登冢入庙,冷屋栖迟,以致邪气相侵,卒然错落妄语,或头面青黯,昏不知人,急用葱姜汤灌之,次以神术散调之,苏和丸亦佳。

加味逍遥散　治肝经郁火,胸肋胀痛,或作寒热,甚至肝木生风,眩晕振摇,或咬牙发痉,一目斜视,一手一足搐搦。

柴胡、甘草、茯苓、白术、当归、白芍、丹皮、黑山栀各一钱　薄荷五分

贝母栝楼散

贝母二钱　栝楼仁一钱五分　胆南星五分　黄芩、橘红、黄连炒各一钱　甘草、黑山栀各五分

加味归脾汤

黄芪一钱五分　人参、白术、茯神、当归、枣仁炒各一钱　远志去心泡、甘草炙各七分　丹皮、黑山栀各八分　龙眼肉五枚

六味地黄汤　滋水制火,则无上盛下虚之患。

大熟地四钱　山萸肉去核、山药各二钱　丹皮、茯苓、泽泻各一钱五分

六君子汤　理脾祛痰。

人参、茯苓、白术陈土炒、陈皮去白、炙甘草、半夏汤泡七次各一钱　生姜五分　大枣二枚

补中益气汤　中气下陷,宜服此以升举之。

黄芪一钱五分　白术陈土炒、人参、当归、甘草炙各一钱　柴胡、升麻各三分　陈皮五分　生姜一片　大枣二枚

苍白二陈汤　即二陈汤入苍术、白术各一钱

木香调气散　平肝气和胃气

白蔻仁去壳研、檀香、木香各一两　丁香三钱　香附五两　藿香四两　炙甘草、砂仁、陈皮各二钱

神术散　此药能治行不正之气,发热头痛,伤食停饮,胸满腹痛,呕吐泻痢,并能解秽驱邪,除山岚瘴气,鬼疟尸注,中食中恶诸症,其效致速。

苍术陈土炒、陈皮、厚朴姜汁炒各二斤　甘草炙十二两　藿香八两　砂仁四两

独行丸　治中食,胸高满闷,吐法不效,须用此药攻之。若昏晕不醒,四肢僵硬,但心头温者抉齿灌之。

大黄酒炒、巴豆去壳去油、干姜各一钱

苏合丸　治劳瘵骨蒸,怔忡心痛,霍乱吐利,时气鬼魅,瘴疟疫疬,瘀血月闭,疬癖疔肿,惊痫中风,中气痰厥,昏迷等症。

白术、青木香、犀角、香附炒去毛　朱砂水飞、诃黎勒煨,取皮、檀香、安息香酒熬膏、沉香、麝香、丁香、荜拨各二钱　龙脑、熏陆香别研、苏合香各二两

2.虚劳

帝曰:阴虚生内热奈何?岐伯曰:有所劳倦,形气衰少,谷气不盛,上焦不行,下脘不通,胃气热,热气熏脑中,故内热。此言气虚之候也。东垣宗其说,发补中益气之论,卓立千古。朱丹溪从而广之,以为阳常有余,阴常不足。人之劳心好色,内损肾元者,多属真阴亏损,宜用六味汤。加知母、黄柏补其阴,而火自降。此又以血虚为言也。后人论补气者,则宗东垣。论补血者,则宗丹溪。且曰水为天一之元,土为万物之母,其说至为有理。然而阳虚易补,阴虚难疗。治虚损者,当就其阴血未枯之时早补之。患虚损者,当就其真阴未槁之时而重养之,而庶乎其可矣。

凡虚劳之症,多见吐血,痰涌发热,梦遗经闭,以及肺痿肺疽,咽痛音哑,侧卧传尸,鬼注诸疾。今照葛仙翁《十药神书》例,增损方法,胪列于下。甲字号方,止咳嗽为主。予见虚损之成,多由于吐血。吐血之因,多由于咳嗽。咳嗽之原,多起于风寒。仲景云:咳而喘息有音者,甚则吐血者。用麻黄汤。东垣师其意,改用麻黄人参芍药汤。可见咳嗽吐红之症,多有因于外感者,不可不察也。

予治外感咳嗽,用止嗽散,加荆、防、苏梗以散

之。散后肺虚,即用五味异功散,补脾土以生肺金。虚中挟邪,则用团鱼丸解之。虚损渐成,咳嗽不止,乃用紫菀散,月华丸,清而补之。此治虚咳之要诀也。乙字号方,止吐血为主。

凡血症,有阳乘阴者,有阴乘阳者。假如数脉内热,口舌干燥,或平素血虚火旺,加醇酒炙煿之物,此乃热气腾沸,迫血妄行,名曰阳乘阴,法当清降,四生丸等主之。吐止后,则用六味地黄丸补之。

又如脉息沉迟,口舌清润,平素体质虚寒,或兼受风冷之气,此谓天寒地冻,水凝成冰,名曰阴乘阳,法当温散,理中汤主之。

凡治血症,不论阴阳,俱以照顾脾胃为收功良策,诚以脾胃者吉凶之关也。书云:自上损下者,一损损于肺,二损损于心,三损损于脾,过于脾则不可治。自下损上者,一损损于肾,二损损于肝,三损于胃,过于胃则不可治。所谓过于脾胃者,吐泻是也。古人有言,不问阴阳与冷热,先将脾胃与安和。丹溪云:凡血症须用四君子之类以收功。其言深有至理,然而补脾养胃,不专在药,而在饮食之得宜。《难经》曰:损其脾者,调其饮食,适于寒温。诚以饮食之补,远胜于药耳。世之治损者,亦可恍然悟矣。

丙字号方,治大吐血成升斗者,先用花蕊散止之,随用独参汤补之。所谓血脱益气,阳生阴长。贫者以归脾汤代之。

丁字号方,治咳嗽吐红,渐成骨蒸劳热之症。如人胃强气盛,大便结,脉有力,此阳盛生热,法当清凉,清骨散主之。

若胃虚脾弱,大便溏,脉细虚,此阴虚发热,法当养阴,逍遥散四物汤主之。

若气血两虚而发热者,八珍汤补之。若元气大虚,变症百出,难以名状,不问其脉,不论其病,但用人参养荣汤,诸症自退。经云:甘温能除大热。如或误用寒凉,反伐生气,多至不救。

戊字号方,治肺痿肺痈,久咳不止,时吐白沫如米粥者,名曰肺痿。此火盛金伤,肺热而化金也,保和汤主之。咳嗽吐脓血,咳引胸中痛,此肺内生毒也,名曰肺痈,加味桔梗汤主之。

己字号方,治咽痛暗哑喉疮。夫劳病至此,乃真阴枯涸,虚阳上泛之危症,多属难起,宜用六味丸滋肾水,而以治标之法佐之可也。

庚字号方,治男子梦遗精滑。其梦而遗者,相火之强也。不梦而遗者,心肾之衰也,宜分别之。

辛字号方,治女人经水不调,并治室女经闭成损。按女人经水不调,乃气血不和,其病尤浅。室女经闭,则水源断绝,其病至深。夫所谓天癸者,癸生于子,天一所生之本也。所谓月经者,经常也,反常则灾病至矣。室女乃血气完足之人,尤不宜闭,闭则鬓发焦,咳嗽发热,诸病蜂起,势难为也。

壬字号方,治传尸劳瘵,驱邪杀虫。劳症之有虫,如树之有蠹,去其蠹而后培其根,则树木生长。劳症不去虫而徒恃补药养,未见其受益者。古法俱在,不可废也。

癸字号方,补五脏虚损。凡病邪之所凑,其气必虚,况由虚致病者乎,则补法为最要。《难经》云:损其肺者益其气,损其心者和其荣卫,损其脾者调其饮食,适其寒温,损其肝者缓其中,损其肾者益其精。按法治之。

团鱼丸 治久咳不止恐成劳瘵。

贝母去心、知母、前胡、柴胡、杏仁去皮尖及双仁者各四两 大团鱼一个,重十二两以上者,去肠

海藏紫菀散 润肺止嗽,并治肺痿。

人参五分 紫菀、知母蒸、贝母去心、桔梗、茯苓、真阿胶蛤粉炒成珠各一钱 五味子、甘草炙各三分

月华丸 滋阴降火,消痰祛痰,止嗽定喘,保肺平肝,消风热,杀尸虫,此阴虚发咳之圣药也。

麦冬去心,蒸、天冬去心,蒸、生地酒洗、熟地九蒸晒、山药乳蒸、百部蒸、沙参蒸、川贝母去心,蒸、真阿胶各一两 茯苓乳蒸、獭肝、广三七各五钱 白菊花二两 桑叶

四生丸 治阳盛阴虚,热迫血而妄行,以致吐血咯血衄血,法当清降。

生地黄、生荷叶、生侧柏叶、生艾叶各等分

花蕊石散 能化瘀血为水,而不动脏腑,真神药也。

花蕊石一斤 明硫黄四两

生地黄汤

生地三钱 牛膝、丹皮、黑山栀各一钱 丹参、玄参、麦冬、白芍各一钱五分 郁金 广三七、荷叶各等分

四君子汤

人参、白术、茯苓、炙甘草各一钱　大枣二枚　生姜一片

独参汤

人参一两,去芦

归脾汤

白术、人参、当归、枣仁炒、白芍各二钱　黄芪一钱五分　远志去心泡,七分　甘草炙,五分　圆眼肉五枚

清骨散

柴胡、白芍各一钱　秦艽七分　甘草五分丹皮、地骨皮、青蒿、鳖甲各一钱二分　知母、黄芩、胡黄连各四分

四物汤　治一切失血体弱或血虚发热,或痈疽溃后,及妇人月经不调,崩中漏下,胎前腹痛下血,产后血块不散。

大熟地自制　当归、白芍各一钱五分　川芎五分

八珍汤　治气血虚,发热潮热。

人参、白术、茯苓、甘草炙、熟地、当归、白芍各一钱　川芎五分　大枣两枚

人参养荣汤

白芍炒二钱　人参、黄芪蜜炙、当归、白术、熟地各一钱五分　甘草炙、茯苓、远志去心泡各七分北五味、桂心、陈皮各四分　姜一片　枣二枚

保和汤　治肺痿。

知母蒸五分　贝母二钱　天冬去心、麦冬去心各一钱　薏苡仁五钱　北五味十粒　甘草、桔梗、马兜铃、百合、阿胶蛤粉炒成珠各八分　薄荷二分

加味桔梗汤　治肺痈。

桔梗去芦　白及、橘红、甜葶苈微炒各八分甘草节、贝母各一钱五分　薏苡仁、金银花各五钱

百药煎散　治咽痛。

白药煎五钱　硼砂一钱五分　甘草二钱

通音煎　治音疮。

白蜜一斤　川贝母一两,去心为末　款冬花二两,去梗为末　胡桃肉十二两,去衣研烂

柳华散　治喉疮并口舌生疮,咽喉胀痛诸症。

真青黛、蒲黄炒、黄柏炒、人中白各一两　冰片三分　硼砂五钱

秘精丸　有相火必生湿热,则水不清,不清则不固,故本方以理脾导湿为先,湿祛水清而精自止矣,治浊之法亦然。

白术、山药、茯苓、茯神、莲子肉去心蒸各二两　芡实四两　莲花须、牡蛎各一两五钱　黄柏五钱车前子三两

十补丸　气浮能摄精,时下体虚者众,服此累效。

黄芪、白术各二两　茯苓、山药各一两五钱人参一两　大熟地三两　当归、白芍各一两　山萸肉、杜仲、续断各二两　枣仁二两　远志一两北五味、龙骨、牡蛎各七钱五分

泽兰汤　通经通血脉治闭经。

泽兰二钱　柏子仁、当归、白芍、熟地、牛膝、茺蔚子各一钱五分

益母圣金丹

熟地、当归各四两　白芍酒炒三两　川芎一两五钱　牛膝二两　白术、香附酒醋姜汤盐水各炒一次　丹参、茺蔚子各四两

驱虫丸

明雄黄一两　芜荑、雷丸、鬼箭羽各五钱　獭肝一具　丹参一两五钱　麝香二分五厘

补天大造丸　补五脏虚损。

人参二两　黄芪蜜炙、白术陈土蒸各三两当归酒蒸、枣仁去壳炒、远志去心、甘草水泡炒、白芍酒炒、山药乳蒸、茯苓乳蒸各一两五钱　枸杞子酒蒸、大熟地九蒸晒各四两　河车一具,甘草水洗鹿角一斤,熬膏　龟板八两,与鹿角同熬膏

3. 咳嗽

咳嗽症,虚劳门已言之,而未详及外感诸病,因故再言之。肺体属金,譬若钟然,钟非叩不鸣。风寒暑湿燥火,六淫之邪,自外袭之则鸣。劳欲情志饮食炙煿之火,自内攻之则亦鸣。医者不去其鸣钟之具,而日磨锉其钟,将钟损声嘶,而鸣之者如故也,钟能其保乎,吾愿治咳者,作如是观。

夫治风寒初起,头痛鼻塞,发热恶寒而咳嗽者,用止嗽散,加荆芥、防风、苏叶、生姜以散邪,即散而咳不止,专用本方,调和肺气,或兼用人参胡桃汤以润之。

若汗多食少,此脾虚也。用五味异功散加桔梗,补脾土以生肺金。

若中寒入里而咳者,但温其中而咳自止。

若暑气伤肺,口渴烦心溺赤者,其症最重,用

止嗽散加黄连、黄芩、花粉以直折其火。

若湿气生痰,痰涎稠黏者用止嗽散,加半夏、茯苓、桑白皮、生姜、大枣以祛其湿。

若燥气焚金,干咳无痰者,用止嗽散,加栝楼、贝母、知母、柏子仁以润燥。此外感之治法也。

然外感之邪,初病在肺,肺咳不已,则移于五脏,脏咳不已,则移于六腑,须按《内经》十二经见症,而加减如法,则治无不痊。经云:咳而喘息有音,甚则唾血者,属肺脏。此即风寒咳血也,止嗽散加荆芥、紫苏、芍药、丹参。

咳而两胁痛,不能转侧,属肝脏,前方加柴胡、枳壳、赤芍。

咳而喉中如梗状,甚则咽肿喉痹,属心脏,前方倍桔梗,加蒡子。

咳而右胁痛,阴引肩背,甚则不可以动,动则咳剧,属脾脏,前方加葛根、秦艽、郁金。

咳而腰背痛,甚则咳涎者,属肾脏,前方加附子。

咳而呕苦水者,属胆脏,前方加黄芩、半夏、生姜。

咳而失气者,属小肠腑,前方加芍药。

咳而呕,呕甚则长虫出,属胃腑,前方去甘草,加乌梅、川椒、干姜,有热佐之以黄连。

咳而遗矢,属大肠腑,前方加白术、赤石脂。

咳而遗溺,属膀胱腑,前方加茯苓、半夏。

久咳不止,三焦受之,其症腹满不食,令人多涕唾,面目浮肿气逆,以止嗽散合五味异功散并用,投之对症,其效如神。

又以内伤论,前症若七情气结,郁火上冲者,用止嗽散,加香附、贝母、柴胡、黑山栀。

若肾经阴虚,水衰不能制火,内热,脉细数者,宜朝用地黄丸滋肾水,午用止嗽散,去荆芥,加知母、贝母,以开水郁,仍佐以葳蕤胡桃汤。

若客邪混合,肺经生虚热者,更佐以团鱼丸。若病热深沉,变为虚损,或尸虫入肺,喉痒而咳者,更佐以月华丸。

若内伤饮食,口干痞闷,五更咳甚者,乃食积之火,至此时流入肺经,用止嗽散,加连翘、山楂、麦芽、卜子。

若脾气虚弱,饮食不思,此气弱也,用五味异功散加桔梗。此内伤之治法也。

凡治咳嗽,贵在初起得法为善。经云:微寒微

咳,咳嗽之因属风寒者,十居其九。故初治必须发散,而又不可以过散。不散则邪不去,过散则肺气必虚,皆令缠绵难愈。薛立斋云:肺有火则风邪易入,治宜解表,兼清肺火。肺气虚则腠理不固,治宜解表,兼补肺气。又云:肺属辛金,生于己土,久咳不已,必须补脾土以生肺金。此诚格致之言也。然清火之药,不宜久服,无论脉之洪大滑数,数剂后,即宜舍去,但用六味丸,频频服之,而兼以白蜜胡桃润之,其咳自住。

若脾肺气虚,则用五味异功散、六君子等药,补土生肺,反掌收功,为至捷也。

治咳者,宜细加详审。患咳者宜戒口慎风,毋令久咳不除,变为肺痿肺疽、虚损劳瘵之候。慎之戒之。

止嗽散　治诸般咳嗽。

桔梗炒、荆芥、紫菀蒸、百部蒸、白前蒸各二斤　甘草炒十二两　陈皮水洗去白一斤

人参胡桃汤　止咳定喘。

人参五分　胡桃肉三钱,连衣研　生姜三斤

4. 喘

经云:诸病喘满,皆属于热。盖寒则息微而气缓,热则息粗而气急也。由是观之,喘之属火无疑矣。然而外感寒邪,以及脾肾虚寒,皆能令喘,未便概以火断也。假如风寒外感而喘者,散之。直中于寒而喘者,温之。热邪传里便闭而喘者,攻之。暑热伤气而喘者,清而补之。湿痰壅遏而喘者,消之。燥火入肺而喘者,润之。此外感之治法也,各宜分治。

若夫七情气结,郁火上冲者,疏而达之,加味逍遥散。肾水虚而火上炎者,壮水制之,知柏八味丸。肾经真阳不足,而火上泛者,引火归根,桂附八味丸。若因脾虚不能润肺而喘者,五味异功散加桔梗,补土生金。此内伤之治法也。

夫外感之喘,多出于肺。内伤之喘,未有不由于肾者。经云:诸痿喘呕,皆属于下。定喘之法,当于肾经责其真水真火之不足而主之。如或脾气大虚,则以人参、白术为主,参术补脾土以生肺金,生金则能生水,乃隔二、隔三之治也。

更有哮症与喘相似,呀呷不已。喘息有音,此表寒束其内热,致成斯疾,加味甘桔汤主之,止嗽散亦佳。古今治喘症,方论甚繁,大意总不出此。

知柏八味丸　即六味丸加知母、黄柏。

加味甘桔汤　治喘定哮。

甘草五分　桔梗、川贝母、百部、白前、橘红、茯苓、旋覆花各一钱五分

5. 吐血

暴吐血，以祛瘀为主，而兼之降火。久吐血，以养阴为主，而兼之理脾。古方四生丸，十灰散，花蕊石散，祛瘀降火之法也。古方六味汤、四物汤、四君子汤，养阴补脾之法也。

然血症有外感内伤之不同，假如咳而喘息有音，甚则吐血者，此风寒也，加味香苏散散之。务农赤日，行旅长途，口渴自汗而吐血者，此伤暑也，益元散清之。夏令火炎，更兼秋燥，发为干咳，脉数大而吐血者，此燥火焚金也，三黄解毒汤降之。此外感之治法也。

又如阴虚吐血者，初用四生丸、十灰散以化之，兼用生地黄汤以清之，吐止则用地黄丸补之。阴虚大吐血成升斗者，初用花蕊石散以化之，随用独参汤以补之，继则用四君、八珍等以调之。脏冷吐血，如天寒地冻，水凝成冰也，用理中汤以温之。其或七情气结，怒动肝火者，则用加味逍遥以疏达之。伤力吐血者，则用泽兰汤行之。此内伤之治法也。夫血以下行为顺，上行为逆，暴吐之时，气血未衰，饮食如常，大便结实，法当导之下行。病势即久，气血衰微，饮食渐减，大便不实，法当养阴兼补脾气。大凡吐血、咯血，须用四君子之类以收功，盖阴血生于阳气，脾土旺则能生血耳。治者念之。

十灰散　祛瘀生新，止血之利剂。

大蓟　小蓟　茅根　茜根　老丝瓜　山栀　蒲黄　荷叶　大黄　乱发

6. 痹

痹者，闭也。风寒湿三气杂至，合而为痹也。其风气胜者，为行痹，游走不定也。寒气胜者，为痛痹，筋骨挛痛也。湿气胜者，为着痹，浮肿重坠也。然即曰胜，则受病有偏重矣。治行痹者，散风为主，而以除寒祛湿佐之，大抵参以补血之剂，所谓治风先治血，血行风自灭也。

治痛痹者，散寒为主，而以疏风燥湿佐之，大抵参以补火之剂，所谓热则流通，寒则滞塞，通则不痛，痛则不通也。

治着痹者，燥湿为主，而以祛寒散风佐之，大抵参以补脾之剂，盖土旺则能生湿而气足，自无顽麻也。通用蠲痹汤加减主之，痛甚者佐以松枝酒。

复有患痹日久，腿足枯细，膝头肿大，名曰鹤膝风。此三阴本亏，寒邪袭于经络，遂成斯症。宜服虎骨胶丸，外贴普救万全膏，则渐次可愈。失之则不治，则成痼疾而成废人矣。

蠲痹汤　通治风寒湿三气，合而成痹。

羌活、独活各一钱　桂心五分　秦艽一钱　当归三钱　川芎七分　甘草炙五分　海风藤二钱　桑枝三钱　乳香透明者、木香各八分

松枝酒　治白虎历节风，走注疼痛，或如虫行，诸般风气。

松节、桑枝、桑寄生、钩藤、川断、天麻、金毛狗脊、虎骨、秦艽、青木香、海风藤、菊花、五加皮各一两　当归二两

虎骨膏丸　治鹤膝风，并治瘫痪诸症。

虎骨（现已禁用）二斤，挫碎，洗净，用嫩桑枝、金毛狗脊背去毛、白菊花去蒂各十两，秦艽二两，煎水，熬虎骨成胶，收起如蜜样，和药为丸，如不足量加炼蜜　大熟地四两　当归三两　牛膝、山药、茯苓、杜仲、枸杞、续断、桑寄生各二两　熟附子七钱　厚肉桂去皮，不见火五钱　丹皮、泽泻各八钱　人参二两，贫者以黄芪四两代之

普救万全膏　治一切风气，走注疼痛，以及白虎历节风，鹤膝风，寒湿流注，痈疽发背，疔疮瘰疬，跌打损伤，腹中食积痞块，多年疟母，顽痰瘀血停蓄，腹痛泄利，小儿疳积，女人癥瘕诸症，并贴患处。咳嗽疟疾，贴背脊心第七椎。予制此膏普送，取效甚速。倘贴后起疱出水，此病气本深，尽为药力拔出，吉兆也，不必疑惧。

藿香、白芷、当归尾、贝母、大风子、木香、白蔹、乌药、生地、萝卜子、丁香、白及、僵蚕、细辛、蓖麻子、檀香、秦艽、蜂房、防风、五加皮、苦参、肉桂、蝉蜕、陈皮、白鲜皮、羌活、桂枝、全蝎、赤芍、高良姜、玄参、南星、鳖甲、荆芥、两头尖、独活、苏木、枳壳、连翘、威灵仙、桃仁、牛膝、红花、续断、花百头、杏仁、苍术、艾绒、藁本、骨碎补、川芎、黄芩、麻黄、甘草、黑山栀、川乌、牙皂、半夏、草乌、紫荆皮、青风藤各一两五钱　大黄三两　蜈蚣三十五条　蛇蜕五条　槐枝、桃枝、柳枝、桑枝、楝枝、榆枝、楮枝各三十五寸　男人血余三两以上，具浸油内　真麻油十五斤　松香一百斤棕皮滤净　百草霜十斤，细研筛过

7. 痿

痿，大症也，诸痿生于肺热。经云：五脏因肺热叶焦，发为痿躄。肺气热，则皮毛先痿而为肺鸣。心气热，则脉痿胫纵，不任地。肝气热则筋痿，口苦而筋挛。脾气热则肉痿，肌肤不仁。肾气热则骨痿，腰脊不举。

丹溪治泻南方、补北方法。泻南方则肺金不受刑，补北方则心火自下降。俾西方清肃之令下行，庶肺气转清，筋脉骨肉之间，湿热渐消而痿可愈也。然经云：治痿独取阳明。何也？盖阳明为脏腑之海，主润宗筋，宗筋主束骨而利机关也，阳明虚则宗筋纵，带脉不引，故足痿不用也。由前论之，则曰五脏有热，由后论之，则曰阳明之虚，二说似异而实同。盖阳明胃属燥土，土虚而感燥热之化，则母病传子。肺金受伤，而痿症作矣，是以治痿独取阳明也。取阳明者所以祛其燥。泻南补北者，所以清其热。治痿之法，不外补中祛燥、养阴清热而已矣。

五痿汤　治五脏痿。

人参、白术、茯苓各一钱　甘草炙四分　当归一钱五分　薏苡仁三钱　麦冬二钱　黄柏炒褐色知母各五分

虎潜丸

龟甲四两　杜仲、熟地各三两　黄柏炒褐色、知母各五钱　牛膝、白芍药、虎骨酒炙，酥、酒当归各三钱　陈皮四钱　干姜二钱

8. 脚气

脚气者，脚下肿痛，即痹症之类也。因其痛专在脚，故以脚气名之。其肿者名湿脚气，不肿者名干脚气。湿脚气，水气胜也，槟榔散主之。干脚气，风气胜也，四物汤加牛膝木瓜主之。

槟榔、牛膝、防己、独活、秦艽各一钱　青木香、天麻、赤芍各八分　桑枝二钱　当归五分

9. 疠风

疠风即癞也，早见于《内经》，俗称大麻风。乃湿热在内，而为风鼓之，则肌肉生虫，白屑重叠，瘙痒顽麻，甚则眉毛脱落，鼻柱崩坏，事不可为矣。治法清湿热，祛风邪。以苦参汤、地黄酒主之。外以当归膏涂之，往往取效。未可据视为废疾而忽之也。

苦参汤

苦参一钱五分　生地二钱　黄柏五分　当归、秦艽、牛蒡子、赤芍、白蒺藜、丹皮、丹参、银花、贝母各一钱

地黄酒

生地二两　黄柏、苦参、丹参、萆薢、菊花、银花、丹皮、赤芍、当归、枸杞子、蔓荆子、赤茯苓各一两　秦艽、独活、威灵仙各五钱　桑枝一两五钱　乌梢蛇去头尾一具

加味当归膏　治一切疮疹，并痈肿，收口皆效。

当归、生地各一两　紫草、木鳖子肉去壳、麻黄、大风子肉去壳研、防风、黄柏、玄参各五钱　麻油八两　黄蜡二两

10. 噎膈

古方治噎膈，多以止吐之剂通用。不思吐湿症也宜燥，噎膈燥症也宜润。经云：三阳结胃之膈结。结，热也，热甚则物干。凡噎膈症，不出胃脘干槁四字。槁在上脘者，水饮可行，食物难入。槁在下脘者，食虽可入，久而复出。夫胃即槁矣，而复以燥药投之，不愈益其燥乎，是以大小半夏二汤，在噎膈门为禁剂。予尝用启膈散开关，更佐以四君子汤调理脾胃。挟郁者，则用逍遥散主之。虽然，药逍遥而人不逍遥，亦无益也。张鸡峰云：此症乃神思间病，法当内观静养。斯言深中病情。然其间有挟虫、挟血、挟痰与食而为患者，皆当按法兼治，不可忽也。

启膈散　通噎膈，开关之剂，屡效。

沙参三钱　丹参三钱　茯苓一钱　川贝母去心，一钱五分　郁金五分　砂仁壳四分　荷叶蒂二个　杵头糠五分

调中散　通噎膈，开关，和胃。

北沙参三两　荷叶去筋净一两　广陈皮浸去白一两　茯苓一两　川贝母去心，糯米拌炒一两　丹参三两　陈仓米炒熟三两　五谷虫酒炒焦黄一两

河间雄黄散

雄黄、瓜蒂、赤小豆各一钱

11. 痢疾

古人治痢，多用坠下之品，如槟榔、枳实、厚朴、大黄之属，所谓通因通用。法非不善矣，然而效者半，不效者半，其不效者，每至缠绵难愈，或呕逆不食而成败症者，比比皆是。予为此症，细按揣摩不能置，忽见烛光，遂恍然有得，因思火性炎上

者也,何以降下于肠间而为痢,良由积热在中,或为外感风寒所闭,或为饮食生冷所遏,以致火气不得舒伸,逼迫于下,里急而后重也。医者不察,更用槟榔等药下坠之,则降者愈降,而痢愈甚矣。

予因制治痢散以治痢症。初起之时,方用葛根为君,鼓舞胃气上行也。陈茶、苦参为臣,清湿热也。麦芽、山楂为佐,消宿食也。赤芍药、广陈皮为使,所谓行血则便脓自愈,调气则后重自除也。制药普送,效者极多。

惟于腹中胀痛,不可手按者,此有宿食,更佐以朴黄丸下之。若日久脾虚,食少痢多者,五味异功散,加白芍、黄连、木香清而补之。气虚下陷者,补中益气汤升提之。若邪热秽气塞于胃脘,呕逆不食者,开噤散启之。若久痢变为虚寒,四肢厥冷,脉微细,饮食不消者,附子理中汤加桂温之。夫久痢必伤肾,不为温煖元阳,误事者众矣,可不谨与。

治痢散 嵩治痢疾初起之时,不论赤白皆效。

葛根、苦参炒、陈皮、陈松萝茶各一斤 赤芍酒炒、麦芽炒、山楂炒各十二两

朴黄丸 治痢疾初起,腹中实痛,不得手按,此宿食也,宜下之。

陈皮、厚朴姜汁炒各十二两 大黄一斤四两,酒蒸 广木香四两

开噤散 治呕逆食不入。书云:食不得入,是有火也。故用黄连。痢而不食,则气益虚,故加人参。虚人久痢,并用此法。

人参、川黄连姜水炒各五分 石菖蒲七分,不见铁 丹参三钱 石莲子去壳,即建莲中有黑壳者、茯苓、陈皮、陈米一撮 冬瓜仁去壳一钱五分 荷叶蒂二个

12. 泄泻

书云:湿多成五泻。泻之属湿也明矣。然有湿热,有湿寒,有食积,有脾虚,有肾虚,皆能致泻,宜分而治之。

假如口渴溺赤,下泻肠垢,湿热也。溺清口和,下泻清谷,湿寒也。胸满痞闷,嗳腐吞酸,泻下臭秽,食积也。食少便频,面色㿠白,脾虚也。五更天明,依时作泻,肾虚也。

治泻,神术散主之。寒热积食,随症加药。脾虚者,香砂六君子汤。肾虚者,加味七神丸。凡治泻,须利小便。然有积食未消者,正不宜利小便,

必算食积即消,然后利之。斯为合法。

加味七神丸 止肾泻如神。

肉豆蔻面裹煨、吴茱萸去梗,汤泡七次、广木香各一两 补骨脂盐酒炒二两 白术陈土炒四两 茯苓蒸二两 车前子去壳蒸二两

13. 疟疾

疟者,暴疟之状,因形而得名也。经曰:阴阳相搏而疟作矣。阴搏阳而为寒,阳搏阴而热,如二人交争,此胜则彼负,彼胜则此负,阴阳互相胜负,故寒热并作也。善治疟者,调其阴阳,平其争胜,察其相兼之症,而用药得宜,应手可愈。大法疟症初起,香苏散散之,随用加减小柴胡汤和之。二三发后,止疟丹截之。久疟脾虚,六君子汤加柴胡补之。中气下陷,补中益气汤举之,元气既回,疟疾自止。书云:一日一发者其病浅,两日一发者其病深,三日一发者,其病尤深。然而寒热往来,总在少阳,久而不愈,总不离乎脾胃,盖脾胃虚亦恶寒,脾虚亦发热也。疏理少阳,扶助脾胃,治疟无余蕴矣。

加减小柴胡汤 治疟症之通剂,须按加减法主之。

柴胡、秦艽、赤芍各一钱 甘草五分 陈皮一钱五分 生姜一片 桑枝二钱

止疟丹 治疟症二三发后,以此止之,应手取效。

常山火酒炒、草果仁去壳、半夏曲姜汁炒、香附米酒炒、青皮去穰醋炒各四两

14. 水肿

水肿症有表里、寒热、肾、胃之分。大抵四肢肿,腹不肿者,表也。腹亦肿者,里也,烦渴口燥,溺赤便闭,饮食喜凉,此属阳水,热也。不烦渴,大便自调,饮食喜热,此属阴水,寒也。

先喘而后肿者,肾经聚水也。先肿而后喘,或但肿而不喘者,胃经蓄水也。经云:胃之关也。关闭则水积,然胃病而关亦自闭矣。治胃者,五皮饮加减主之。治肾者,肾气丸加减主之。或问:书云:先喘后肿,其病在肺,何也? 答曰:喘虽肺病,其本在肾。经云:诸痿喘呕,皆属于下,是也。若外感致喘,或专属肺经受邪。内伤致喘,未有不由于肾者。治者详之。

五皮散 治胃经聚水,乃通用之剂,华佗《中藏经》之方也,累用累验。

大腹皮黑豆汁洗　茯苓皮、陈皮、桑白皮各一钱五分　生姜皮八分

金匮肾气丸　治肾经聚水,小便不利,腹胀肢肿,或痰喘气急,渐成水盅,其效如神。然肾经聚水,亦有阴阳之分,不可不辨也。经云:阴无阳无以生,阳无阴无以化。经又云:膀胱者州都之官,津液藏焉,气化则能出矣。假如肾经阳虚,阴无以生,真火不能制水者,宜用此丸。假如肾经阴虚,阳无以化,真阴不能化气者,宜用本方去附桂主之。东垣云:土在雨中化为泥,阴水之象也。河间云:夏热之甚,庶土蒸溽,阳水之象也。知斯意者,可以治水也。

大熟地八两　山药四两　山萸肉、丹皮、泽泻、车前子、牛膝各二两　茯苓六两　肉桂一两　附子一两,虚寒者倍之

15. 臌胀

或问:方书有鼓胀、蛊胀之别,何也?答曰:鼓者,中空无物,有似于鼓。蛊者,中实有物,非虫即血也。中空无物,填实则消。经所谓"热因寒用"是也。中实有物,消之则平,经所谓"坚者削之"是已。然胀满有寒热、虚实、浅深部位不同。若不细辨,何由取效。

假如溺清便溏,脉细无力,色㿠白,气短促,喜饮热汤,舌润口和,多属于寒。又如腹胀按之不痛,或时胀时减者为虚。按之愈痛,腹胀不减者为实。凡胀满饮食如常者,其病浅。饮食减少者,其病深。且胀有部分,纵是通腹胀满,亦必有胀甚之部,与病先起处,即可知属脏腑,而用药必以之为主。东垣治胀满,总不外枳术、补中二方,出入加减,寒热攻补,随症施治。予因制和中丸普送,效者甚多。有力者当修合以济贫乏。又气虚中满,宜用白术丸,而以六君子汤佐之。中空无物,不用枳实,恐伤气也。

枳术丸　除胀消食。
　枳实一两,麸炒　白术二两,陈土炒

和中丸
　白术陈土炒四两　扁豆炒三两　茯苓一两五钱　枳实麸炒二两　陈皮三两　神曲炒黑、麦芽炒、山楂炒、香附姜汁炒各二两　砂仁一两五钱　半夏姜汁炒一两　丹参二两酒炙　五谷虫三两,酒拌炒焦黄色　荷叶一枚

白术丸　治气虚中满。

白术、白茯苓、陈皮各二两　砂仁、神曲各一两五钱　五谷虫四两

三黄枳术丸　治熟食所伤,肚腹胀痛,并湿热胀满,大便闭结者。

黄芩一两,酒炒　黄连四钱,酒炒　大黄七钱五分,酒蒸　神曲炒、枳实面炒、白术陈土炒、陈皮各五钱

16. 积聚

积者,推之不移,成于五脏,多属血病。聚者,推之则移,成于六腑,多属气病。治积聚者,当按初、中、末之三法焉。邪气初客,积聚未坚,宜直消之而后和之。若积聚日久,邪盛正虚,法从中治,须以补泻相兼为用。若块消及半,便从末治,即住攻击之药,但和中养胃导达经脉。俾荣卫流通,而块自消矣。更有虚人患积者,必先补其虚,理其脾,增其饮食,然后用药攻其积,斯为善治,此先补后攻之法也。初治,太无神功散主之。中治,和中丸主之。末治,理中汤主之。予尝以此三法,互相为用,往往有功。

太无神功散　治痞积,不拘气血饮食、虫积痰水,皆效。

地萹蓄、瞿麦穗、大麦芽各五钱　神曲二钱五分　沉香、木香各一钱五分　甘草炙五钱　大黄酒蒸二两

奔豚丸
　川楝子煨,去肉一两　茯苓、橘子盐水炒各一两五钱　肉桂三钱　附子炮、吴茱萸汤泡七次各五钱　荔枝子煨八钱　小茴香、木香各七钱

17. 疝气

疝者,少腹痛引睾丸也。经云:任脉为病,男子外结七疝,女子带下瘕聚。七疝者,一曰冲疝。气上冲心,二便不通也。二曰狐疝。卧则入腹,立则出腹也。三曰癫疝。阴囊肿大,如升如斗也。四曰厥疝。肝气上逆也。五曰瘕疝。腹有瘕痞,痛而热,时下白浊也。六曰癀疝,内裹脓血也。七曰癃癀疝,内裹脓血,小便不通也。愚按:厥疝即冲疝,癃疝即癀疝。其名有七,其实五者而已。疝之根起于各脏,而归并总在厥阴。以肝主筋,又主痛也。治疝之法非一,而分别不外气血。气则逆走不定,血则凝聚不散也。橘核丸加减主之。

橘核丸　通治七疝。

橘核二两,盐酒炒、小茴香、川楝子煨去肉、桃

仁去皮尖及双仁者，炒、香附醋炒、山楂子炒各一两　广木香、红花各五钱　神曲三两

18. 痰饮

凡病未有不发热，不生痰者，是痰与热乃杂病兼见之症，似无容专立法门矣。然亦有杂病轻而痰饮重，则专以痰饮为主治。书有五痰之名，以五脏分主之也，五饮之名，随症见也，其实犹未确当。大抵痰以燥湿为分，饮以表里为别。

湿痰滑而易出，多生于脾，脾实则消之，二陈汤，甚则滚痰丸。脾虚则补之，六君子汤，兼寒兼热，随症加药。燥痰涩而难出，多生于肺，肺燥则润之，贝母栝楼散。肺受火刑，不能下降，以致真水上泛，则滋其阴，六味丸。

饮有在表者，干燥发热而咳，面目四肢浮肿，香苏五皮散。饮有在里者，或停心下，或伏两肤，咳则相引而痛，或走肠间，辘辘有声，用小半夏加茯苓汤，随其部位而分治之。此治痰饮之大法也。书云：治痰先理脾。以痰属湿，脾土旺则能胜湿耳，治痰如此，饮亦宜然。然脾经痰饮，当健脾以祛其湿。若肾虚水泛，为痰为饮者，必滋其肾，肾水不足，则用六君。若命门真火衰微，寒痰上泛者，则用八味肾气丸，补火生土，开胃家之关，导泉水下流，而痰饮自消矣。

二陈汤　治胃中寒湿痰浊之主方，然只能治实痰之标，不能治虚痰之本。吐血、消渴、妊娠忌用。

半夏、茯苓、陈皮去白各一钱　甘草炙五分　生姜二片　大枣二枚

滚痰饮　治实热老痰，变生怪症。

大黄蒸片刻、黄芩炒各四钱　青礞石硝煅金色、沉香细剉各三钱　辰砂细研水飞二钱

贝母瓜蒌散

贝母一钱五分　瓜蒌一钱　花粉、茯苓、橘红、桔梗各八分

十味肾气丸　即八味加车前、牛膝。

19. 吐呕哕

呕者，声与物俱出。吐者，有物无声。哕者，有声无物，世俗谓之干呕。东垣以此三者，皆因脾胃虚弱，或寒气所客，或饮食所伤，以致气逆而食不得下也，香砂二陈汤主之。然呕吐多有属火者，经云：食不得入，是有火也。食入反出，是有寒也。若拒格饮食，点滴不入者，必用姜水炒黄连以开

之，累用累效。至于食入反出，固为有寒。若大便闭结，须加血药以润之，润之不去，宜密煎导而通之。盖下窍开，上窍即入也。其有因脾胃虚弱而吐者，补中为主，理中汤。其有因痞积凝滞而吐者，消积为主，和中丸。若命门火衰，不能生土者，补火为主，八味丸。复有呃逆之症，气自脐下直冲上，多因痰饮所致，或气郁所发，扁鹊丁香散主之。若火气上冲，橘皮竹茹汤主之。至于大病中见呃逆者，是谓土败木贼，为胃绝，多难治也。

橘皮竹茹汤

陈皮去白，二钱　竹茹一团　半夏　人参甘草各一钱

20. 三消

经云：渴而多饮为上消，消谷善饥为中消，口渴小便如膏者为下消。三消之症，皆燥热积聚也。大法，治上消者，宜润其肺，兼清其胃，二冬汤主之。治中消者，宜清其胃，兼滋其肾，生地八物汤主之。治下消者，宜滋其肾，兼补其肺，地黄汤生脉散并主之。夫上消清胃者，使胃火不得伤肺也。中消滋肾者，使相火不得攻胃也。下消清肺者，滋本源以主水也。三消之治，不必专执本经，而滋其化源，则病易痊矣。

书又云：饮一溲一，或饮一溲二，病势危急。仲景用八味丸主之，所以安固肾气也，而河间则用黄芪汤和平之剂，大抵肺肾虚而不寒者，宜用此法。又按仲景少阴篇云：肾经虚，必频饮热汤以自救，乃同气相求之理。今肾经虚寒，则引水自灌，虚寒不能约制，故小便频数，似此不必与消症同论，宜用理中汤加益智仁主之。然予尝见伤暑发喘之症，小便极多，不啻饮一溲二者，用六味加知柏而效。可见此症，又由肾经阴虚而得，治宜通变，正当临症制宜，未可一途而取也。

二冬汤　治上消。

天冬二钱，去心　麦冬三钱，去心　花粉一钱黄芩一钱　知母一钱　甘草五分　人参五分　荷叶一钱

生地八物汤　治中消。

生地三钱　山药一钱五分　知母一钱五分麦冬三钱　黄芩一钱　黄连一钱　黄柏一钱　丹皮一钱五分　荷叶二处

生脉散

麦冬二钱　人参一钱　北五味十五粒

黄芪汤　治肺肾两虚，饮少溲多。

黄芪三钱　五味子一钱　人参　麦冬　枸杞子　大熟地　各一钱五分

21. 小便不通

小便不通，谓之癃闭。癃闭与淋症不同，淋则便数而茎痛，癃闭则小便点滴而难通。东垣云：渴而小便不通者，热在上焦气分也，宜用四苓散加山栀、黄芩等药以分利之。若大便亦闭，加大黄、元明粉之类。不渴而小便不利者，热在下焦血分也，宜用滋阴化痰之法，若滋肾丸之类是已。大法无阳则阴无以生，无阴则阳无以化。下元真阴不足，则阳气不化，必滋其阴。若下元真阳不足，则阴气不生，必补其阳。譬如水肿鼓胀，小便不通者，服金匮肾气丸，而小便自行，阴得阳以生也；复有用桂附服之而亦效者，阳得阴而化也。此阴阳气化之精义也。更有小便不通，因而吐食者，名曰关格。经云：关则不得小便，格则吐逆。关格者，不得尽其命矣，宜用假苏散治之。又丹溪治孕妇转脬，小便不通者，用补中益气汤，随服而探吐之，往往有效。譬如滴水之器，上窍闭则下窍不通，必上窍开，然后下窍之水出焉。丹溪初试此法，以为偶中，后来屡用屡验，遂恃为救急良法。每见今人治转脬症，投补中益气，而不为探吐，且曰古法不效，有是理乎？予尝用茯苓升麻汤，治此有验。盖用升麻以举其胎气，用茯苓以利小便，用归芎以活其胎，用苎根理胞系之缭乱。此升剂为通之法也。附录于此，以俟明哲。

四苓散　即五苓散去桂枝。

滋肾丸

黄柏炒褐色、知母蒸各二两　肉桂去皮，一钱

茯苓升麻汤

赤白茯苓各五钱　升麻一钱五分　当归二钱　川芎一钱　苎根三钱

22. 大便不通

经曰：北方黑色，入通于肾，开窍于二阴。是知肾主二便，肾经津液干枯，则大便闭结矣。然有实闭、虚闭、热闭、冷闭之不同。如阳明胃实，燥渴谵语，不大便者实闭也，小承气汤下之。若老弱人精血不足，新产妇人气血干枯，以致肠胃不润，此虚闭也，四物汤加松子仁、柏子仁、肉苁蓉、枸杞、人乳之类以润之，或以蜜煎导而通之。若气血两虚，则用八珍汤。热闭者口燥唇焦，舌苔黄，小便赤，喜冷恶热，此名阳结，宜用清药及攻下之法，三黄枳术丸主之。冷闭者，唇淡、口和舌苔白，小便清，喜冷恶热，此名阴结，宜用温药，而兼润燥之法，理中汤加归芍主之。凡虚人不大便，未可勉强通之，大便虽闭，腹无所苦，但与润剂，积久自行，不比伤寒邪热，消烁津液，有不容刻缓之势也。

予尝治老人虚闭，数至圊而不能便者，用四物汤及滋润药加升麻，屡试屡验，此亦救急之良法也。大小肠交，阴阳怫逆也，大便前出，小便后出，名曰交肠，五苓散主之。复有老人阴血干枯，大肠结燥，便溺俱自前出，此非交肠乃血液枯涸之征，气血衰败之候也，多服大剂八珍汤，或可稍延岁月耳。

遗尿有二症：一因脾胃虚弱，仓廪不固，肠滑而遗者。一因火性急速，逼迫而遗者，宜分别治之。脾虚，理中汤。火盛，芍药甘草汤加黄连。

脱肛亦有二症：一因气虚下陷而脱者，补中益气汤。一因脾胃有火，肿胀下脱者，四物汤，升麻、黄芩、荷叶之属。

23. 小便不禁

经云：膀胱不利为癃，不约为遗溺。所以不及者，其因有三。一曰肝热。肝气热则阴挺失职，书云：肝主疏泄是已，加味逍遥散主之。二曰气虚。中气虚则不能统摄，以致遗溺，十补汤主之。大抵老幼多见此症，悉属脬气不固，老人挟寒者多，婴儿挟热者众。挟寒者用本方，挟热者六味地黄丸。三曰肾败。狂言反目，溲便自遗者，此肾绝也。伤寒日久见之，多难救。中症见之，随用大剂附子理中汤频灌，间有得生者。盖暴脱者，可以暴复。若病势日深，则不可为也。然风症亦有阴虚而遗溺者，不宜偏用热药。治者详之。

24. 便血

便血症，有肠风，有脏毒，有寒有热。病人脏腑有热，风邪乘之，则下鲜血，此名肠风，清魂散主之。若肠胃不清，下如鱼肠，或如豆汁，此名脏毒，芍药汤主之。凡下血症，脉数有力，唇焦口燥，喜冷畏热，是为有火，宜用前方加黄芩、丹皮、生地之属。若脉细无力，唇淡口和，喜热畏寒，或四肢厥冷，是为有寒，宜用温药止之，理中用归芍主之。若便久不止，气血大虚，宜用归脾十全辈统血归经。血本属阴，生于阳气，治者宜滋其化源。

清魂散

荆芥三钱　当归五钱

25. 尿血

中心主血,心气热则遗热于膀胱,阴血妄行而溺出焉。又肝主疏泄,肝火盛亦令尿血,清心,阿胶散主之。平肝,加味逍遥散主之。若久病气血俱虚而见此症,八珍汤主之。凡治尿血,不可轻用止涩药,恐瘀于阴茎,痛楚难当也。

阿胶散

阿胶水化开冲服一钱　丹皮、生地各二钱　黑山栀、丹参、血余即乱发灰存性、麦冬、当归各八分

26. 遗精

梦而遗者,谓之遗精。不梦而遗者,谓之精滑。大抵有梦者,由于相火之强。不梦者,由于心肾之虚。然今人体薄,火旺者,十中之一,虚弱者,十中之九。

予因以二丸分主之。一曰清心泻火丸,止遗之法也。一曰十补丸,大补气血,俾气旺则能摄精也。其有因诵读劳心而得者,更宜补益,不可轻用凉药。复有因于湿热者,湿热伤肾,则水不清,法当导湿为先,湿去水清,而精自固矣,秘精丸主之。

清心丸　清心火,泻相火,安神定志,止梦泄。

生地四两,酒洗　丹参二两　黄柏五钱　牡蛎、山药、枣仁炒、茯苓、茯神、麦冬各一两五钱　北五味、车前子、远志各一两

十补丸

大熟地四两　当归二两　白芍二两　黄芪四两　人参二两　白术四两　茯苓二两　山药三两　枣仁二两　远志二两　山萸肉三两　杜仲三两　续断二两　北五味一两　龙骨一两　牡蛎一两

27. 黄疸

黄疸者,目珠黄,渐及皮肤,皆见黄色也。此湿热壅遏所致,如盦曲相似,湿蒸热郁,而黄色成矣。然湿热之黄,黄如橘子柏皮,间火气而光彩,此名阳黄。又有寒湿之黄,黄如熏黄色,暗而不明,或手足厥冷,脉沉细,此名阴黄。阳黄者,栀子柏皮汤。如便闭不通,宜用茵陈大黄汤。阴黄者,茵陈五苓散,如不应,用茵陈姜附汤。其间有伤食者,名曰谷疸。伤酒者,名曰酒疸。出汗染衣,名曰黄汗,皆黄之类也。

谷疸,胸膈满闷,嗳腐吞酸,以加味枳术汤加茵陈治之,应手辄效。酒疸,更加葛根。黄汗,用栀子柏皮汤加白术。其间有女劳黄,及阴疸之类,宜用姜附汤加参术补之。复有久病之人,及老年人,脾胃亏损,面目发黄,其色黑暗不明,此脏腑之真气泄露于外,多为难治,宜用六君子汤主之。

加味枳术汤

白术二钱　枳实、陈皮、麦芽、山楂、茯苓、神曲、连翘各一钱　茵陈、荷叶各一钱五分　泽泻五分

28. 不能食

有风寒食不消者,病气退而食自进。有积滞食不消者,祛其积而食自消。古方神术散、保和汤、枳术丸,皆消积进食之法也。然有脾气虚弱,不能消化者。有命门火衰,不能生脾土,而食不消者。东垣云:胃中元气盛,则能食而不伤,过时而不饥。脾胃俱旺,则能食而肥。脾胃俱衰,则不能食而瘦。坤土虚弱,不能消食,岂可更行克伐,宜用六君子、补中益气汤补之。许学士云:不能食者,未可专责之脾,肾经元阴不足,不能熏蒸腐化。譬如釜中水谷,底下无火,其何能熟?火为土母,虚则补其母,庶元气蒸腾,饮食增益,八味丸主之。世俗每见不能食症,辄用枳朴黄连,实者当之尤可,虚人得之,祸不旋踵。大凡不能食,而吞酸嗳腐,胸膈满闷,未必尽属积食也。多有脾虚肾弱而致此者,治者详之。

29. 不得卧

有胃不和,卧不安者,胃中胀闷疼痛,此食积也,保和汤主之。有心血空虚,卧不安者,皆由思虑太过,神不藏也,归脾汤主之。有风寒邪热传心,或暑热乘心,以致躁扰不安者,清之而神自定。有寒气在内,而神不安者,温之而神自藏。有惊恐不安卧者,其人梦中惊跳怵惕是也,安神定志丸主之。有湿痰壅遏,神不安者,其症呕恶,气闷,胸膈不利,用二陈汤导去其痰,其卧立至。更有被褥冷暖太过,天时寒热不均,皆令不得安卧,非关于病,医家慎勿误治也。

安神定志丸

茯苓、茯神、人参、远志各一两　石菖蒲、龙齿各五钱

30. 自汗盗汗

自汗症,有风伤卫自汗出者,有热邪传里自汗出者,有中暑自汗出者,有中寒冷汗自出者,治

法俱见本门。然风火暑热症,自汗太多,犹恐亡阳,尚当照顾元气。矧在虚寒者乎?是以人参芪术,为敛汗之圣药。挟寒者,则以附子佐之,轻剂不应,则当重剂以投之。设仍不应,则以龙骨、牡蛎、北五味等收涩之品,补助而行。或以人参养荣汤,相兼而用。盖补可去弱,涩可固脱,自然之理也。

其盗汗症,伤寒邪客少阳则有之,外此悉属阴虚。古方当归六黄汤,药味过凉,不宜于阴虚之人,阴已虚而更伤其阳,能无损乎?宜用八珍汤加黄芪、麦冬、五味主之。方有黄芪,以气旺则能生阴也。

当归六黄汤

当归、黄芪、黄芩、黄柏、黄连、甘草各等分

31. 癫狂痫

经云:重阴为癫,重阳为狂。而痫症,则痰涎聚于经络也。癫者,痴呆之状,或笑或泣,如醉如梦,言语无序,秽洁不知。此志愿太高,而不遂所欲者多得之,安神定志丸主之。狂者发作,刚暴骂詈,不避亲疏,甚则登高而歌,弃衣而走,逾垣上屋。此痰火结聚所致,或风伤阳明,邪热所发痰火,生铁落饮、滚痰丸并治之。伤寒邪热,大承气汤下之。

痫者忽然发作,眩仆倒地,不省高下,甚则瘛疭抽掣,目斜口㖞,痰涎直流,叫喊作畜声。医家听其五声,分为五脏,如犬吠者肺也,羊嘶者肝也,马鸣者心也,牛吼者脾也,猪叫者肾也。虽有五脏之殊,而痰涎则一,定痫丸主之。即愈之后,则用河车丸以断其根。

已上三症,皆频治取验者也,若妄意求奇,失之远矣。

生铁落饮

天冬去心、麦冬去心、贝母各三钱　胆南星、橘红、远志肉、石菖蒲、连翘、茯苓、茯神各一钱　玄参、钩藤、丹参各一钱五分　辰砂三分　生铁落煎汤代水,五钱

定痫丸　男妇小儿痫症并皆治之,凡癫狂症,亦有服此药而愈者。

明天麻一两　川贝母一两　胆南星九制者,五钱　半夏姜汁炒一两　陈皮洗去白七钱　茯苓蒸一两　茯神去木蒸一两　丹参二两　麦冬去心二两　石菖蒲石杵碎,取粉五钱　远志去心、甘草

水泡各七钱　全蝎去尾、甘草水洗、五钱　僵蚕甘草水洗,去嘴炒五钱　真琥珀五钱,腐煮灯草研辰砂细研水飞三钱

河车丸

紫河车一具　茯苓、茯神、远志各一两　人参五钱　丹参七钱

32. 惊悸恐

惊者,惊骇也。悸者,心动也。恐者,畏惧也。此三者皆发于心,而肝肾因之。方书分为三门,似可不必。经云:东方青色,入通乎肝,其病发惊骇。惊虽属肝,然心有主持则不惊矣,心惊然后胆怯,乃一定之理。

心气热,朱砂安神丸主之。心气虚,安神定志丸主之。悸为心动,谓之怔忡,心筑筑而跳,摇摇而动也,皆由心虚挟痰所致,定志丸加半夏、橘红主之。恐为肾志,亦多由心虚而得。经云:心怵惕思虑则伤神,神伤则恐惧自失。十全大补汤主之。若肾经真阳不足以致恐者,更佐以八味丸加鹿茸、人参之类。予尝治惊悸恐惧之症,有用大补数十剂,或百余剂而后愈者。毋谓七情之病,而忽视之也。

朱砂安神丸

黄连酒炒一钱五分　朱砂水飞一钱　甘草五分　生地黄酒洗五钱　当归酒拌二钱

33. 眩晕

眩谓眼黑,晕者头旋也,俗称头旋眼花是也。其中有肝火内动者,经云:诸风掉眩,皆属肝木是也,逍遥散主之。有湿痰壅遏者,书云:头旋眼花,非天麻半夏不除是也,半夏白术天麻汤主之。有气虚挟痰者,书曰:清阳不升,浊阴不降,则上重下轻也,六君子汤主之。亦有肾水不足,虚火上炎者,六味汤。亦有命门火衰,真阳上泛者,八味汤。此治眩晕之大法也。

予尝治大虚之人,眩晕自汗,气短脉微,其间有用参数斤而愈者,有用参十数斤而愈者,有用附子二三斤者,有用芪术熬膏近半石者,其所用方,总不离十全、八味、六君子等。惟时破格投剂,见者皆惊,坚守不移,闻者尽骇,及至事定功成,甫知非此不可。想因天时薄弱,人禀渐虚,至于如此,摄于生者可不知所慎欤?

半夏白术天麻汤

半夏一钱五分　天麻、茯苓、橘红各一钱　白

术三钱　甘草五分　生姜一片　大枣二枚

34. 头痛

头为诸阳之会,清阳不升,则邪气乘之,致令头痛。然有内伤外感之异,外感风寒者宜散之。热邪传入胃腑,热气上攻者宜清之。直中症,寒气上逼者,宜温之。治法相见伤寒门,兹不赘。然除正风寒外,复有偏头风,雷头风,客寒犯脑,胃火上冲,痰厥头痛,大头天行,破脑伤风,眉棱骨痛,眼眶痛等症。更有真头痛,朝不保暮,势更危急,皆宜细辨。偏头风者,半边头痛,有风热,有血虚。风热者,筋脉抽搐,或鼻塞常流浊涕,清空膏主之。血虚者,昼轻夜重,痛连眼角,逍遥散主之。雷头风者,头痛而起核块,或头中雷鸣,多属痰火,清震汤主之。客寒犯脑者,脑痛连齿,手足厥冷,口鼻气冷,羌活附子汤主之。胃火上冲者,脉洪大,口渴饮冷,头筋扛起者,加味升麻汤主之。痰厥头痛者,胸膈多痰,动则眩晕,半夏白术天麻汤主之。肾厥头痛者,头重足浮,腰膝酸软,经所谓下虚上实是也。肾气衰则下虚,浮火上泛,故上实也。然肾经有真水虚者,脉必数而无力,有真火虚者,脉必大而无力。水虚六味丸,火虚八味丸。

大头天行者,头肿者甚如斗,时疫之症也。轻者名发颐,肿在耳前后,皆火郁也,普济消毒饮主之,更加针砭以佐之。破脑伤风者,风从破处而入,其症多发抽搐,防风散主之。眉棱骨痛,或眼眶痛,俱属肝经,见光则痛者,属血虚,逍遥散。痛不可开者,属风热,清空膏。真头痛者,多属阳衰。头统诸阳,而脑为髓海,不任受邪。若阳气大虚,脑受邪侵,则发为真头痛。手足青至节,势难为矣,速用补中益气汤,加蔓荆子、川芎、附子,并进八味丸。间有得生者,不可忽也。

清空膏

羌活、防风各六钱　柴胡五分　黄芩半生拌炒一钱五分　川芎四分　甘草炙一钱　薄荷三分　黄连酒炒六分

加味附子汤

升麻一钱　苍术一钱　青荷叶一个全用、甘草炙、陈皮各八分　蔓荆子、荆芥各一钱五分　薄荷五分

羌活附子散

羌活一钱　附子、干姜各五分　炙甘草八分

加味升麻汤

升麻、葛根、赤芍、甘草各一钱　石膏二钱　薄荷三分　灯芯二十节

半夏白术天麻汤

半夏一钱五分　白术、天麻、陈皮、茯苓各一钱　甘草炙五分　生姜二片　大枣三个　蔓荆子一钱

普济消毒饮　治大头症,肿甚者宜砭之。

甘草、桔梗、黄芩酒炒、黄连酒炒各一钱　马勃、玄参、橘红、柴胡各五钱　薄荷六分　升麻二分　连翘、牛蒡子炒各八分

防风散　治破脑伤风。

防风、生南星炮各等分

35. 心痛

当胸之下歧骨陷处属心之部位,其发痛者,则曰心痛。然心不受邪,受邪则为真心痛,旦暮不保矣。凡有痛者,胞络受病也。胞络者,心主之宫城也。寇凌宫禁,势已可危,而况犯主乎,故治之宜亟亟也。心痛九种:一曰气,二曰血,三曰热,四曰寒,五曰饮,六曰食,七曰虚,八曰虫,九曰疰,宜分而治之。

气痛者,气壅攻刺而痛,游走不定也,沉香降气散主之。血痛者,痛有定处不移,转侧若刀锥不利,手拈散主之。热痛者,舌燥唇焦,溺赤便闭,喜冷畏热,其痛或作或止,脉洪大有力,清中汤主之。寒痛者,其痛暴发,手足厥冷,口鼻气冷,喜热畏寒,其痛绵绵不休,脉沉细无力,姜附汤加肉桂主之。饮痛者,水饮停积也,干呕吐涎,或咳,或噎,甚则摇之作水声,脉弦滑,小半夏加茯苓汤主之。食痛者,伤于饮食,心胸胀闷,手不可按,或吞酸嗳腐,脉紧滑,保和汤主之。虚痛者,心怔悸忡,以手按之则痛止,归脾汤主之。虫痛者,面白唇红,或唇之上下有白斑点,或口吐白沫,饥时更甚,化虫丸主之。疰痛者,触冒邪祟,卒而心痛,面目青黯,或昏愦谵语,脉来乍大乍小,或两手如出两人,神术散、葱白酒生姜汤并主之。此治心痛之大法也。

或问久痛无寒,暴痛无火,然乎否乎。答曰:此说亦宜斟酌。如人素有积热,或受暑湿之热,或热食所伤而发,则暴痛亦属火矣,岂宜热药疗之。如人本体虚寒,经年累月,频发无休,是久痛亦属寒亦矣,岂宜寒药疗之。且凡病始受热中,未传寒中者,比比皆是。必须临症审确,逐一明辨,斯无

误也。又或谓诸病为实,痛无补法亦非也。如人果属实痛,则不可补。若属虚痛,必须补之。虚而且寒,则宜温补并行。若寒而不虚,则专以温补主之。丹溪云:温即是补。若虚而兼火,则补剂中须加凉药,此治痛之良法,治者宜详审。至于《内经》论痛,寒症居十九,热症仅十一,则以寒滞热散故也。

沉香降气散 治气滞心痛。

沉香三钱,细锉 砂仁七钱 甘草炙五分 香附盐水炒五两 元胡索一两酒炒 川楝子煨,去肉,净一两

手拈散 治血积心痛。

元胡索醋炒 香附酒炒 五灵脂去土醋炒 没药箬上炙干,等分

清中汤 治热厥心痛。

香附、陈皮各一钱五分 黑山栀、金铃子、元胡索各八分 甘草炙五分 川黄连姜汁炒一钱

姜附汤 治寒厥心痛。

高良姜酒炒、香附醋炒等分

保和汤 治伤食心痛。

麦芽、山楂、莱菔子、厚朴、香附各一钱 甘草、连翘各五分 陈皮一钱五分

归脾汤 治气血虚弱,以致心痛。

黄芪一钱五分 白术、人参、茯神、枣仁、当归各一钱 远志七分 木香、甘草炙各五分 圆眼肉五枚

化虫丸 治虫啮心痛。

芜荑去梗、白雷丸各五钱 槟榔一钱五分 雄黄一钱五分 木香、白术、陈皮各三钱 神曲四钱,炒

36. 胸痛

胸者肺之分野,然少阳胆经受病,亦令胸痛,此邪气初转入里,而未深入于里,故胸痛也。古方用柴胡汤加枳壳治之,如未应,本方加小陷胸汤一服,其效如神。又风寒在肺,胸满痛气喘,宜用甘桔汤,加理气散风之剂。又饮食填塞者,宜用吐法。其肺痈、肺痿二症,详见虚劳,兹不赘。

37. 胁痛

伤寒胁痛,属少阳经受邪,用小柴胡汤。杂症胁痛,左为肝气不和,用柴胡疏肝散。七情郁结,用逍遥散。若兼肝火、痰饮、食积、瘀血,随症加药。右为肝移邪于肺,用推气散。凡治实症胁痛,

左用枳壳,右用郁金,皆为的剂。然亦有虚寒作痛,得温则散,按之则止者,又宜温补不可拘执也。

柴胡疏肝散 治左胁痛。

柴胡、陈皮各一钱二分 川芎、赤芍、枳壳麸炒、香附醋炒各一钱 甘草炙五分

雄黄散 治右胁痛。

枳壳一钱 郁金一钱 桂心、甘草炙各五分 桔梗、陈皮各八分 姜二片 枣二枚

瓜蒌散 治肝气燥急而胁痛,或发水疱。

大瓜蒌一枚,连皮捣烂 粉甘草二钱 红花七分

38. 胃脘痛

胃脘痛,治法与心痛相仿。但停食一症,其胀痛连胸者吐之,胀痛连腹者下之。其积食之轻者,则用神术散消之。又有胃脘痛症,呕而吐脓血者,不可妄治。书云:呕家有脓,不须治,呕脓尽自愈。

39. 腹痛

腹中痛,其寒热,食积,气血,虫蛊,办法亦与心痛相符。惟有肝木乘脾,搅肠痧,腹内痈之三症有不同耳。经云:诸痛皆属于肝,肝木乘脾则腹痛,仲景以芍药甘草汤主之。甘草味甘,甘者已也,芍药味酸,酸者甲也,甲已化土,则肝木平而腹痛止矣。伤寒症中,有由少阳传入太阴而腹痛者,柴胡汤加芍药。有因误下传入太阴而腹痛者,桂枝汤加芍药,即同此意。寻常腹痛,全在寒热食积,分别详明为主。

凡腹痛,乍作乍止,脉洪有力,热也,以芍药甘草汤加黄连清之。若嗳腐吞酸,饱闷膨胀,腹中有一条扛起者,是食积也,保和丸消之。消之而痛不止,便闭不行,腹痛拒按者,三黄枳术丸下之。设或下后仍痛,以手按其腹,若更痛者,积未尽也,仍用平药再消之。若按之痛止者,积已去而中气虚也,五味异功散补之。若消导攻下之后,渐变寒中,遂至恶冷喜热,须易温中之剂,此火痛兼食之治法也。

若腹痛绵绵不减,脉迟无力者,寒也,香砂理中汤温之。若兼饱闷胀痛,是有食积,不便骤补,香砂二陈汤加姜、桂、楂、芽、厚朴温而消之。消之而痛不止,大便反闭,名曰阴结,以木香丸药下之,下后仍以温剂和之。此寒痛兼食之治法也。若因浊气壅塞,走注疼痛,木香调气散散之。若因瘀血积聚,呆痛不移,泽兰汤行之。虫啮而痛,唇有斑

点,饥时更甚,化虫丸消之。伤暑霍乱,四味香薷饮解之。

更有干霍乱症,欲吐不得吐,欲泻不得泻,变在须臾,俗名搅肠痧是也。更有遍体紫黑者,名曰乌痧胀,急用烧盐,和阴阳水吐之,或用四陈汤服之,外或武侯平安散,点左右大眼角,其人即苏。其腹内痛一症,当脐肿痛,转侧作水声,小便如淋,千金牡丹皮散化之。

古方治腹痛症,多以寒者为虚,热者为实,未尽然也。盖寒症亦有实痛者,热症亦有虚痛者。如寒痛兼食则为实矣,挟热久痢则为虚矣。凡看症之法,寒热虚实,互相辨明,斯无误也。

芍药甘草汤 止腹痛如神。

白芍药酒炒三钱 甘草炙一钱五分

三黄枳术丸 消热食,除积滞,腹痛拒按,便闭溺赤,名曰阳结,宜用本方。若冷食所伤,宜用木香丸。若冷热互伤,须酌其所食冷热之多寡而并用之,此东垣法也。

黄芩一两 黄连五钱 大黄七钱五分 神曲、白术、枳实、陈皮各五钱 荷叶一枚

香砂二陈汤 即二陈汤加木香、砂仁。

木香丸 治寒积冷食,腹痛拒按,或大便闭结,谓之冷闭,名曰阴结,本方攻之。

木香、丁香各一钱五分 干姜三钱 麦芽炒五钱 陈皮三钱 巴豆三十粒,去壳炒黑

诸葛武侯平安散

朱砂二钱 麝香、冰片各五厘 明雄黄、硼砂各五分 白硝二分

四陈汤

陈皮去白、陈香圆去穰、陈枳壳去穰,麸炒、陈茶叶各等分

千金牡丹皮散 治腹内痈。

牡丹皮三钱 薏苡仁五钱 桃仁十粒 瓜蒌仁去壳去油,净二钱

40. 少腹痛

书云:大腹属太阴,当脐属少阴,少腹属厥阴。伤寒传至厥阴,少腹痛甚,此热邪也,宜下之。若热结在里,蓄血下焦,亦宜下之。若直中厥阴,少腹冷痛,则为寒邪,宜温之。治法已详本门。

寻常少腹痛,多属疝瘕奔豚之类。书云:男子内结疝瘕,女子带下瘕聚。古人更有疝癖癥瘕之名,皆一类也。疝如弓弦,筋扛起也。瘕者隐辟,

沉附着骨也。癥则有块可征,犹积也,多属瘀血。瘕者假也,忽聚而忽散,气为之也。奔豚者,如江豚之上窜,冷气上冲也。其癥瘕之气,聚于小肠,则曰小肠气。聚于膀胱,则曰膀胱气也。小肠气,矢气则快。膀胱气,少腹热,若沃以汤,涩于小便也。凡治少腹痛当用坠降之药,其行气皆当用核,乃能宣达病所以取效也,橘核丸、奔豚丸并主之。

橘核丸 通治癥瘕疝癖,小肠膀胱等气。

橘核盐酒炒二两 川楝子煅去肉 山楂子炒、香附姜汁浸炒各一两五钱 荔枝核煨研、小茴香微炒各一两 神曲四两

41. 身痛

身体痛,因伤外感均有之。如身痛而拘急者,外感风寒也。身痛如受杖者,中寒也。身痛而重坠者,湿也。劳力辛苦之人,一身酸软无力而痛者,虚也。治法,风则散之,香苏散。寒则温之,理中汤。湿则燥之,苍白二陈汤。虚则补之,补中益气汤。大抵身痛多属于寒,盖热主流通,寒主闭塞也。无论风湿与虚,挟寒者多,挟热者少,治者审之。

苍术二陈汤 即二陈汤加苍白术。

42. 肩背痛

肩背痛,古方主以茯苓丸,谓痰饮为患也,而亦有不尽然者。凡背痛,多属于风。胸痛多属于气,气滞兼痰凝,脏腑之病也。背为诸腧之所伏,凡风邪袭人,必从腧入,经络之病也。间有胸痛连背者,气闭其经也。亦有背痛连胸者,风鼓其气也。治胸痛者理痰气,治背痛者祛风邪,此一定之理。

理痰气,宜用木香调气散,并前丸。祛风邪,宜用秦艽天麻汤,挟寒者加附桂,挟虚者以补中益气加秦艽、天麻主之。如或风邪痰气,互相鼓煽,痰饮随风走入经络,而肩臂肿痛,则前丸二方酌量合用,治无不效矣。

茯苓丸

茯苓、半夏各二两,姜汁炒、风化硝、枳壳麸炒各三钱

秦艽天麻汤

秦艽一钱五分 天麻、羌活、陈皮、当归、川芎各一钱 炙甘草五分 生姜三片 桑枝三钱酒炒

43. 腰痛

腰痛,有风,有寒,有热,有湿,有瘀血,有气

滞,有痰饮,皆标也,肾虚其本也。腰痛拘急,牵引腿足,脉浮弦者,风也。腰冷如冰,喜得热手熨,脉沉迟或紧者,寒也,并用独活汤主之。腰痛如坐水中,身体沉重,腰间如带重物,脉濡细者,湿也,苍白二陈汤主之。若腰重疼痛,腰间发热,痿软无力,脉弦数者,湿热也,恐成痿症,前方加黄柏主之。若因闪挫跌扑,瘀积于内,转侧若刀锥之刺,大便黑色,脉涩或芤者,瘀血也,泽兰汤主之。走注刺痛,忽聚忽散,脉弦急者,气滞也,橘核丸主之。腰间肿,按之濡软,不痛,脉滑者,痰也,二陈汤加白术、萆薢、白芥子、竹沥、姜汁主之。腰痛似脱,重按稍止,脉细弱无力者,虚也,六君子汤加杜仲、断续主之。若兼阴冷,更佐以八味丸。

大抵腰痛,悉数肾虚,即挟邪气,必须祛邪。如无外邪,则惟补肾而已。然肾虚之中,又须分辨寒热二症。如脉虚软无力,溺清便溏,腰间冷痛,此为阳虚,须补命门之火,则用八味丸。若脉滑数无力,便结溺赤,虚火时炎,此肾气热,髓减骨枯,恐成骨痿,斯为阴虚,须补先天之水,则用六味丸,合补阴丸之类,不可误用热药,以灼其阴。

独活汤 治肾虚,兼受风寒湿气。

独活、桑寄生、防风、秦艽、威灵仙、牛膝、茯苓各一钱　桂心五分　细辛、甘草炙各三分　当归、金毛狗脊各二钱　生姜二片

泽兰汤 治闪挫跌扑,瘀血内蓄,转侧若刀锥之刺。

泽兰三钱　丹皮、牛膝各二钱　桃仁十粒,去皮尖研　红花五分　当归五钱　广三七一钱　赤芍药一钱五分

补阴丸 治肾虚气热,腰软无力,恐成骨痿。

熟地三两　丹皮、天冬、当归、枸杞子、牛膝、山药、女贞子、茯苓、龟甲、杜仲、断续各一两二钱　人参、黄柏各五钱

第八章　妇　科　学

一、经带

1. 月经不调

经,常也,一月一行,循乎常道,以象月盈则亏也。经不行,则反常而灾疾至矣。方书以趱前为热,退后为寒,其理近似。然亦不可尽拘也。假如脏腑空虚,经水淋漓不断,频频数见,岂可便断为热？又如内热血枯,经脉迟滞不来,岂可便断为寒？必须察其兼症。如果脉数内敛,唇焦口燥,畏热喜冷,斯为有热。如果脉迟腹冷,舌淡口和,喜热畏寒,斯为有寒。阳脏、阴脏,于斯而别。再问其经来,血色多鲜者,血有余也。血少色淡者,血不足也。将行而腹痛拒按者,气滞血凝也。既行而腹痛,喜手按者,气虚血少也。予以益母胜金丹及四物汤加减主之,应手取效。

益母圣金丹

大熟地砂仁酒拌,九蒸九晒、当归酒蒸各四两　白芍酒炒,三两　川芎酒蒸,一两五钱　丹参酒蒸,三两　茺蔚子酒蒸,四两　香附四两,醋、酒、姜汁、盐水各一两　白术四两,陈土炒、益母草八两

四物汤

调经养血之要药。如血热者,加丹参、丹皮、益母草;血寒者,加桂心、牛膝;经行而腹痛拒按者,加延胡、香附、木香;经既行而腹痛拒按者,加人参、白术;血少色淡者,亦并如此。若腹中素有痞,饮食满闷者,本方内除熟地,专用三物加丹参、陈皮、香附之属。

熟地　川芎　当归　白芍

2. 经早

先期至者主血热,加味四物汤,添鲜藕红枣。立斋分肝经血燥、脾经郁滞、肝经怒火、血分有热、劳役动火。景岳分血赤脓紫。脉洪多火而经早。微火阴虚,内热动血。脉症无火,心脾不摄,经亦早数项。若一月二三至者,乃气血败乱,当调其寒热虚实,不得以经早血热概之。大约血热者,腹多不痛,其来必多,固经丸加生地黄、芍药。

固经丸

黄柏、白芍各三两　黄芩二两　炙龟甲四两　椿根皮、香附各半两

3. 经迟

后期者主血虚,加味八珍汤。立斋分脾经血虚、肝经血少、气血俱弱。景岳分血淡不鲜。脉微迟无火而后期。亦有阴火内烁,血本热而仍后期者,乃水亏血少。过期作痛者,气血两虚。肥人过期色淡为痰。大约血虚者,腹多空痛,脉大无力或濡细,八珍汤加香附。

加味八珍汤

柴胡、黄芪各五分　香附、丹皮各八分　人参、云苓、白术、甘草、当归、川芎、地黄、芍药各八分

八物汤

地黄、当归、川芎、芍药、延胡、苦楝各一钱　木香、槟榔各五分

4. 经乱

迟早无定,乍前乍后,多因心肺虚损,滋血汤。或因受惊气,乱经亦乱者。或气盛于血,不受孕者。景岳分三阴亏,兼阳虚者,忧思损心脾者,食少脾不健运者。脾虚不摄,为淋漓者。肝虚不藏,多惊惕者。情志不遂,肝脾气结,经期乱者,宜别之。

滋血汤

人参、黄芪、茯苓、山药各一钱　川芎、芍药、地黄各八分

5. 经痛

有经前身痛拘急者,散其风。有经前腹痛畏冷者,温其寒。气滞者,行其滞。血瘀者,逐其瘀。气血结者,理其络。瘕瘕痞胀者,调其气血。虚寒急痛者,温其里。痛在经后者,补其虚。一切心腹攻筑,胁肋刺痛,月水失调者,和其肝。经滞腹痛,痛不可忍者,导其壅。《金匮》云:妇人腹中痛,当归芍药汤主之。此补中泻木。又云:妇人腹痛,小建中汤主之。此亦补脾伐肝之意。

当归芍药汤

当归、白芍、川芎、茯苓、泽泻各一钱

小建中汤

温中散寒,补脾伐肝。

芍药六两　桂枝　生姜各三两　甘草二两　枣十二枚　饴糖一升

6. 经色

凡经以色红为正,其紫者风也,四物汤加荆防、白芷。黑者热甚也,四物汤加芩连。紫黑兼腹痛者,气血并也,四乌汤加蓬术川连。不痛者,但加川连。淡白者,虚而兼带也,芎归汤加参芪术芍。或如米泔水,或如屋漏水,或带黄混浊模糊者,湿痰也,六君汤加苍术香附。如豆汁者,热也,四物汤加丹参、丹皮。成块成片者,血随气凝,或风冷乘之也,通瘀煎。

四乌汤

乌药　香附　甘草　川芎　当归　地黄　芍药

芎归汤

川芎　当归

六君子汤

即四君子加陈皮半夏

通瘀煎

当归尾　大黄各三钱　白术、木通各一钱　红花五分　桃仁泥三十粒

7. 倒经

经期气逆,直犯清道,而为吐衄,宜折其逆势而调之,用山栀、丹皮、生地、丹参、白芍、苏子、郁金、童便。或用四物汤,和韭汁、童便服。因怒火伤肝致逆者,龙胆、丹皮、青皮、黄芩、白芍、山栀。因心气不足,衄血面黄者,茯苓补心汤。又有三月一行为居经,俗名按季,或由脉微,气血俱虚。或由寸口脉微而涩,少阴脉微而迟。或由阳脉浮大,阴脉反弱。又一岁一行者为避年,此因禀受不齐,勿与经闭同治。

茯苓补心汤

茯苓六钱　桂枝三钱　甘草二钱　紫石英一两　麦冬、人参各五钱　大枣四枚　赤小豆一合

8. 室女经闭

妇人经闭,其治较易。室女经闭,其治较难。妇人胎产乳子之后,气血空虚,经水一时不至,俟其气血渐回,而经脉自通矣。室女乃浑全之人,气血正旺,不应阻塞,其闭也,若非血海干枯,则经脉逆转。血海枯,则内热咳嗽,鬓发焦而成怯证。经脉逆转,则失其顺行之常,而为吐为衄。夫血以下行而顺,上行为逆,速宜调其经脉。倮月水流通,庶几可救。予以益母胜金丹加牛膝主之。若其人肝经怒火炽盛者,则颈生瘰疬,或左胁刺痛,更佐

以加味逍遥散及消瘰丸。若其人脾气虚弱,不能消化饮食,血无从生,更佐以五味异功散。若其人精神倦怠,晡热、内热,此气血两虚,无经可行,更佐以八珍汤。此治室女闭经之良法。倘妄行霸道,破血通经,其不偾事者几希矣。

消瘰丸 此方治瘰疬奇效。

玄参蒸、煅牡蛎、蒸贝母各四两

五味异功散

即四君子汤加陈皮

9. 暴崩下血

《经》云:阴虚阳搏谓之崩。此言热迫血而妄行也。又曰:阳络伤则血外溢,阴络伤则血内溢。外溢者,从上出。内溢者,从下流也。病人过于作劳,喜怒不节,则络脉伤损而血妄行矣。前证若因热迫血而妄行者,用加味四物汤。若因络脉伤损者,用八珍汤。若于血凝积,佐以独圣丸。若因肝经火旺,不能藏血者,加味逍遥丸散。若因脾气虚,不能统血者,四君子汤加归芍主之。若因思虑伤脾,不能摄血归经者,归脾汤。若气血两亏,血崩不止,更用十全大补汤。丹溪云:凡血证须用四君子之类以收功。若大吐大下,毋以脉论,当急用独参汤救之。若潮热、咳嗽,脉数,乃元气虚弱假热之象,尤当用参术调补脾土。若服参术不相安者,即专以和平饮食调理之。此等证候,无不由脾气先损,故脉息虚浮而大,须令脾胃健旺,后天根本坚固,乃为可治。设或过用寒凉复伤胃气,反不能摄血归经,是速其危也。

独圣丸 治瘀血凝积,瘀血不去,则新血不得归经,此独圣丸主之。虚人以补药相间而用。

五灵脂去土,炒烟尽为末,醋丸绿豆大。每服一二钱,淡醋水下,清酒亦得。

10. 带下

带下,系湿热浊气流注于带脉,连绵而下,故名带下。妇女多有之。赤带属热,因血虚而多火。白带属湿,因气血而多痰。亦有五色兼下者,多六淫七情所伤,滑泄不止,则腰膝酸,宜调脾肾,或用升提,或用摄固。又当分白带、白浊、白淫三项。白带者,流出黏稠清冷,此出于胞宫,精之余也。白浊者,胃中浊气,渗自膀胱,水之浊也。白淫者,溺后滑精,流出无多,此房后男精不能摄也。按:景岳云:带症之因有六:一心旌摇,心火不静,而带

下者,清心莲子饮。如无邪火,但心虚带下者,秘元煎。一欲事过度,滑泄不固者,固精丸。一人事不畅,精道逆而为带浊者,威喜丸。一湿热下流而为带浊,脉必滑热,烦渴多热,保阴煎。一元气虚,而带下者,寿脾煎。凡带下,肥人多湿痰,越鞠丸加滑石、海石、蛤粉、茯苓、半夏、椿皮。瘦人多热痰,大补丸加滑石、败龟甲、椿皮。

清心莲子饮 清心火。

莲子二钱 人参、茯苓、黄芪各一钱 黄芩、麦冬、车前、地骨皮、甘草各七分

秘元煎 摄精。

远志、山药、芡实、枣仁、金樱子各二钱 白术、茯苓各一钱半 炙甘草、人参各一钱 五味子十四粒

固精丸 镇固。

牡蛎 菟丝子 韭子 龙骨 五味子 桑螵蛸 白石脂 茯苓

威喜丸 祛湿浊。

茯苓 猪苓 黄蜡

保阴煎

生地、熟地、白芍各二钱 山药、续断、黄芩、黄柏各一钱半 生甘草一钱

寿脾煎 温脾。

人参 白术 当归 甘草 山药 枣仁 炮姜 远志 莲子

越鞠丸

香附 苍术 川芎 神曲 栀子

大补丸

黄柏盐酒炒,研

二、胎产病

1. 恶阻

妊娠之际,经脉不行,浊气上干清道,以致中脘停痰,眩晕呕吐,胸膈满闷,名曰恶阻。法当理脾化痰,升清降浊,以安胃气,用二陈汤加枳壳主之。若脾虚者,用六君子汤加苏梗、枳壳、砂仁、香附主之。其半夏虽为妊中禁药,然痰气阻塞中脘,阴阳怫逆,非此不治。以姜汤泡七次,炒透用之,即无碍也。若与参、术同行,尤为稳当。凡安胎气,止呕定眩,须用白术为君,而以半夏、茯苓、陈皮、砂仁佐之,往往有效。夫妊娠恶阻,似属寻常,然呕吐太多,恐伤胎气。

二陈汤

陈皮一钱　半夏二钱　甘草五分　茯苓一钱

六君子汤

即四君子汤加半夏、陈皮。

2. 胎动不安

妊娠胎动不安，多因起居不慎，或饮食触犯禁忌，或风寒搏其冲任之脉，或跌仆伤损，或怒动肝火，或脾气虚弱，宜各推气因而治之。大法：若因母病而胎动，但治其病而胎自安。若因胎动而致病，但安其胎儿母病自愈。再诊其色，若面赤舌青，则子难保。若面青舌赤，吐沫，母亦难全。妊娠中切宜戒谨。

安胎饮

当归、川芎、白芍药酒炒、大熟地九制、茯苓、阿胶各一钱　甘草炙、艾叶各三分　白术二钱

佛手散

当归五钱　川芎二钱五分

3. 胎漏

女人之血，无孕时则为经水，有孕时则聚之以养胎，蓄之为乳汁。若经水忽下，名曰漏胎，血沥尽，则胎不保矣。大法：若因风热动血者，用四物汤，送下防风黄芩丸。若因血虚，用本方，加茯神、阿胶、艾叶。若因怒动肝火，用加味逍遥散。若去血太多，用八珍汤。如不应，用补中益气汤。凡脾虚下陷，不能摄血归经者，皆宜补中益气。假如气血俱盛而见血者，乃小儿饮少也，不必服药。

防风黄芩丸

细实条芩炒焦、防风各等分

4. 子悬

子悬者，胎上逼也。胎气上逆，紧塞于胸次之间，名曰子悬。其证由于恚怒伤肝者居多，亦有不慎起居者，亦有脾气郁结者，宜用紫苏饮加减主之。更有气逆之甚，因而厥晕，名曰子眩。并用前药主之。然子眩有由脾虚挟痰者，宜用六君子汤。若顽痰闭塞，而脾气不虚者，二陈汤加竹沥、姜汁。虚实之间，所当深辨也。

紫苏饮

当归、川芎、紫苏各一钱　甘草炙　人参　白芍药酒炒，各五分　大腹皮黑豆煎水洗，八分　生姜一片　葱白一寸

5. 胎不长

妊娠胎不长者，多因产母宿有疾，或不慎起居，不善调摄，以致脾胃亏损，气血衰弱，而胎不长也。法当祛其宿疾，补其脾胃，培其气血。更加调摄得宜，而胎自长矣。补脾胃，五味异功散主之。培气血，八珍汤主之。祛宿疾，随证治之。

6. 半产

半产者，小产也。或至三五月而胎堕，或未足月而欲生，均谓之小产。小产重于大产。盖大产如瓜熟自落，小产如生断其根蒂，岂不重哉？其将产未产之时，当以安胎为急，安胎饮主之。既产而腹痛拒按者，此瘀血也。法当祛瘀生新，当归泽兰汤主之。若小产后血不止，或烦渴面赤，脉虚微者，此气血大虚也，八珍汤加炮姜以补之。若腹痛呕泻，此脾胃虚也，香砂六君子汤，加姜桂以温之。其在产母，更宜慎风寒，节饮食，多服补药，以坚固气血，毋使轻车熟路，每一受孕，即至期损动，而养育艰难也。戒之！慎之！

当归泽兰汤

当归、泽兰、白芍酒炒、川芎、大熟地九制，各一钱五分　延胡索酒炒、红花、香附、丹皮各五分　桃仁去皮尖及双仁者，炒，研，七粒

7. 子烦

妊娠子烦者，烦心闷乱也。书云：孕四月，受少阴君火以养精。六月，少阳相火以养气。子烦之证，大率由此。窃谓妇人有孕，则君相二火，皆翕聚为养胎，不独四六两月而已。大法：火盛内热而烦者，淡竹叶汤。若气滞痰凝而闷乱者，二陈汤加白术、黄芩、苏梗、枳壳。若脾胃虚弱，呕恶食少而烦者，用六君子汤。子烦之候，不善调摄，则胎动不安矣。

淡竹叶汤

淡竹叶七片　黄芩、知母、麦冬各一钱　茯苓二钱

8. 子痫

妊娠中血虚受风，以致口噤，腰背反张，名曰子痫。其证最暴且急。审其果挟风邪，宜用羚羊角散定之。若兼怒动肝火，佐以逍遥散加人参。若兼胎气上逆，佐以紫苏饮。若兼脾虚挟痰，佐以六君子汤。若因中寒而发者，宜用理中汤加防风、钩藤。此证必须速愈为善。若频发无休，非惟胎妊骤下，将见气血随胎涣散，母命亦难保全。大抵此证胎气未动，以补气、养血、定风为主。胎气既下，则以大补气血为主。此一定之理，予屡治屡

验矣。

羚羊角散

羚羊角镑、独活、当归各一钱　川芎　茯神、防风、甘草炙各一分　钩藤三钱　人参八分　桑寄生二钱　生姜五分　大枣二枚

9. 子鸣

妊娠腹内自鸣,系小儿在腹内哭声也,谓之子鸣,又谓之腹内钟鸣。古方用鼠穴中土二钱,加麝香少许,清酒调下。或用黄连浓精呷之,即止。但黄连性寒,麝香开窍,不宜轻用。此证乃脐上疙瘩,儿含口中,因孕妇登高举臂,脱出儿口,以此作声。令孕妇曲腰就地,如拾物,一二刻间,疙瘩仍入儿口,其鸣即止。可服四物汤加白术、茯苓一二剂,安固胎气。

10. 子喑

妊娠至八九月间,忽然不语,谓之子喑。但当饮食调养,不须服药,昔黄帝问于岐伯曰:人有重身,九月而喑,何也?岐伯对曰:胞胎系于肾,肾脉贯系舌本,故不能言。十月分娩后,自为之言矣。愚按:肾脉贯系舌本,因胎气壅闭,肾脉阻塞,致不能言,自应调摄以需之,不必惊畏,用四物汤加茯苓、远志数剂亦可。倘妄为投药,恐反误事。

11. 鬼胎

凡人脏腑安和,气血充实,精神健旺,荣卫条畅,则妖魅之气,安得而乘之?惟夫体质虚衰,精神惑乱,以致邪气交侵,经闭腹大,如怀子之状。其面色青黄不泽,脉涩细或乍大乍小,两手如出两人,或寒热往来,此乃肝脾膹郁之气,非胎也。宜用雄黄丸攻之,而以各经见证之药辅佐元气。大法:干净郁火,佐以逍遥散。脾气郁结,佐以六君子汤。此证乃元气不足,病气有余。或经事愆期,失于调补所致。不可浪行攻击而忘根本,则鬼胎行而元气无伤矣。复有梦与鬼交者,亦由气血空虚,神志惑乱,宜用安神定志丸主之。

雄黄丸

明雄黄、鬼臼去毛、丹砂细研,水飞各五钱延胡索七钱　麝香一钱　川芎七钱　半夏一两,姜汁炒

安神定志丸

茯苓、茯神、人参、远志各一两　石菖蒲、龙齿各五钱

12. 热病胎损

妊娠热病不解,以致胎损腹中,不能出者,须验产母,母面赤舌青者,其子已损。若面青舌赤,母亦难全。古方通用黑神散下之。然药性燥烈,不宜于热病,应用平胃散,加朴硝五钱下之,为稳当也。

黑神散　隆冬寒月,及体气虚寒者,须此。

桂心、当归、芍药、甘草炙、干姜炒、生地黄各一两　黑豆炒,去皮二两　附子炮,去皮脐,五钱

平胃散

苍术泔浸二钱　厚朴姜汁炒、陈皮、甘草各一钱

13. 妊娠小便不通

妊娠中小便不通,乃小肠有热,古方用四物汤加黄芩、泽泻主之。然孕妇胞胎坠下,多致压胞,胞系缭乱,则小便点滴不通,名曰转胞。其祸最速,法当升举其胎。俾胎不下坠,则小便通矣。丹溪用补中益气,随服而探吐之,往往有验。予用茯苓升麻汤,亦多获效,皆升举之意也。然则仲景治转胞,用桂附八味汤,何也?予曰:此下焦虚寒,胎气阴冷,无阳则阴不化,寒水断流,得桂、附温暖命门,则阳气宣通,寒水解冻,而小便行矣。况方内复有茯苓、泽泻为之疏决乎。然亦有阳亢阴消,孤阳无阴,不能化气者,必须补其真阴,古方用滋肾丸,予尝用六味加车前牛膝,往往收功。斯二者,一阴一阳,一水一火,如冰炭相反,最宜深究。大抵右尺偏旺,左尺偏弱,脉细数而无力者,真水虚也。左尺偏旺,右尺偏弱,脉虚大而无力者,真火虚也。火虚者,腹中阴冷,喜热畏寒,小便滴沥而清白。水虚者,腹中烦热,喜冷畏热,小便滴出如黄柏。脉证自是不同,安危在于反掌,辨之不可不早也。复有于分娩之时,稳婆不谨,伤损尿胞,以致小便滴沥淋漓,不知约束,因思在外肌肉,尚可补完,腹中之肉,独不可补乎?遂用大剂八珍汤,加紫河车三钱,而以猪胞中汤,煎药饮之,如此数服即愈。但须早治,不可轻忽。

滋肾丸

黄柏、知母各二两　肉桂一钱

14. 胎水肿漏

妊娠胎水肿漏,名曰子肿,又名曰子气。其证多属胞胎壅遏,水饮不及通流,或脾虚不能制水,以致停蓄。大法:胎水壅遏,用五皮饮,加白术、茯

苓主之。脾虚不能制水,用六君子汤主之。凡腰以上肿,宜发汗,加秦艽、荆芥、防风。腰以下肿者,宜利小便,加车前、泽泻、防己。胎水通行,生息顺易,宜先时治之,不可俟其既产而自消也。

五皮饮　脾虚浮肿。

陈皮　茯苓皮　姜皮　桑白皮　大腹皮

15. 乳泣

妊娠乳自出,名曰乳泣,生子多不育。然予以为气血虚弱,不能统摄,用八珍汤,频频补之,其子遂育。夫医理有培补之功,赞化之能,岂可执常说而自画欤!

八珍汤

当归　生地　白芍　川芎　人参　白术　甘草　茯苓

16. 胞衣不下

胞衣不下,或因气力疲惫,不能努力,宜于剪脐时用物系定,再用归芎汤一服,即下。或血入衣中,胀大而不能下,以致心腹胀痛,喘急,速用清酒下失笑丸三钱,俾血散胀消,其衣自下。如不应,更佐以花蕊石散,或牛膝散亦可。

失笑丸　治瘀血胀胞,并治儿枕痛,神效。

五灵脂去土炒　蒲黄炒,等分

花蕊石散　治产后败血不尽,血迷血晕,胎衣不下,胀急不省人事。

花蕊石一斤　上色硫黄四两

牛膝散　治胎衣不下,腹中胀急。此药腐化而下,缓则不救。

牛膝、川芎、蒲黄微炒、丹皮各二两　当归一两五钱　桂心四钱

17. 产后血晕

产后血晕,宜烧漆器,熏醋炭,以开其窍。若瘀血上攻,胸腹胀痛拒按者,宜用归芎汤下失笑丸。若去血过多,心慌自汗,用清魂散。虚甚者,更加附子。若脾胃虚弱,痰厥头眩而呕恶者,用六君子汤。大抵产后眩晕,多属气虚,察其外症,面白眼合,口张手撒,皆为气虚欲脱之象。若兼口鼻气冷,手足厥冷,此为真虚挟寒,速宜温补,每用人参两余,而以姜、附佐之,庶得回春,不可忽也。

清魂散

泽泻、人参各二钱半　川芎八分　荆芥穗醋炒二钱　甘草一钱　童便一杯

18. 产后不语

不语之证,有心病不能上通者,有脾病不能运动舌本者,有肾病不能上交于心者,虽致病之因不同,而受病之处,总不出此三经耳。产后不语,多由心肾不交,气血虚弱,纵有微邪,亦皆由元气不足所致,古方七珍散主之。若兼思虑伤脾,倦怠少食,更佐以归脾汤。若兼气血两虚,内热晡热,更佐以八珍汤。若兼脾虚生痰,食少呕恶,更佐以六君子汤。若兼肾气虚寒,厥冷痹痛,更佐以地黄饮子。若兼水虚火炎,内热面赤,更佐以六味地黄汤,如此调治,自应渐愈,倘妄行祛风攻痰,失之远矣。

七珍散

人参、石菖蒲、生地黄、川芎各一两　防风、辰砂另研,水飞,各五钱　细辛二钱

地黄饮子　治心肾不交舌暗足痹。

地黄三两　巴戟酒浸、山茱萸、肉苁蓉、金石斛、附子炮、茯苓、菖蒲、远志、肉桂、麦冬各一两　五味子五钱

19. 产后发热

产后若无风寒,而忽发热者,血虚也,宜用四物汤补阴血,加以黑干姜之苦温从治,收其浮散,使归依于阴,则热即退矣。如未应,更加童子小便为引,自无不效。然产后多有脾虚伤食而发热者,误作血虚,即不验矣。法当调其饮食,理其脾胃,宜用五味异功散,加神曲、麦芽。大凡风寒发热,昼夜不退,血虚与伤食,则日晡发热,清晨即退,是以二证相似也。然伤食之证,必吞酸嗳腐,胸膈满闷,显然可辨。若血虚证,则无此等证候。然产后复有气血大虚,恶寒发热,烦躁作渴,乃阳随阴散之危证,宜用十全大补汤。如不应,更加附子,若呕吐泻利,食少腹痛,脉沉细或浮大无力,更佐以理中汤。此皆虚寒假热之候。设误认为火而清之,祸如反掌。

20. 产后癫狂

产后癫狂,及狂言谵语,乍见鬼神。其间有败血上冲者,有血虚神不守舍者。大抵败血上冲,则胸腹胀痛,恶露不行,宜用泽兰汤并失笑丸。若血虚神不守舍,则心慌自汗,胸腹无苦,宜用安神定志丸,倍人参加归芎主之,归脾汤亦得。此证多由心脾气血不足,神思不宁所致,非补养元气不可。倘视为实证而攻之,祸不旋踵。

泽兰汤

泽兰、生地酒洗、当归、赤芍各一钱五分　甘草炙五分　生姜一钱　大枣四枚　桂心三分

21. 心神惊悸

产后心神惊悸，或目睛不转，语言健忘，皆由心血空虚所致。夫人之所主者心，心之所主者血，心血一虚，神气不守，惊悸所由来也。法当补养气血为主。

22. 汗多变痉

产后汗出不止者，皆由阳气顿虚，腠理不密，而津液妄泄也。急用十全大补汤止之。如不应，用参附、芪附、术附等汤。若病势危急，则以参芪术三汤合饮之。如或汗多亡阳，遂变为痉。其症口噤咬牙、角弓反张，尤为气血大虚之恶候，更当速服前药，庶可救疗。或问：无汗为刚痉，有汗为柔痉，古人治以小续命汤者，何也？答曰：此外感发痉也。病属外感，则当祛邪为急。若产后汗多发痉，此内伤元气，气血大亏，筋无所养，虚极生风，藉非十全大补加附子，安能敛汗液，定搐搦，而救此垂危之证乎？且伤寒汗下过多，溃疡脓血大泄，亦多发痉，并宜补养气血为主，则产后之治法更无疑矣。甚矣！察证宜明，而投剂贵审也。

十全大补汤

即八珍汤加黄芪、肉桂。

23. 产后身痛

产后遍身疼痛，良由生产时百节开张，血脉空虚，不能荣养，或败血乘虚而注于经络，皆令作痛。大法：若遍身疼痛，手按更痛者，是瘀血凝滞也，用四物汤加黑姜、桃仁、红花、泽兰，补而化之。若按之而痛稍止，此血虚也，用四物汤加黑姜、人参、白术，补而养之。其或由兼风寒者，则发热恶寒，头痛鼻塞，口出火气，斯为外感，宜用古拜散加当归、川芎、秦艽、黑姜以散之。散后痛未除，恐血虚也，宜用八珍汤以补之，此治身痛之大法也。

古拜散　治产后受风，筋脉引急，或发搐搦，或昏聩不省人事，或发热恶寒，头痛身痛。

荆芥穗

24. 产后腰痛

书云：腰以下，皆肾所主。因产时劳伤肾气，以致风冷客之，则腰痛。凡腰痛上连脊背，下连腿膝者，风也。若独自腰痛者，虚也。风用独活寄生汤，虚用八珍汤加杜仲、续断、肉桂之属。若产后恶露不尽，流注腿股，痛如锥刺，手不可按，速用桃仁汤消化之，免作痈肿。凡病，虚则补之，实则泻之，虚中有实，实中有虚，补泻之间更宜斟酌焉。

独活寄生汤

羌独活、防风、当归、川芎、细辛、桂心、人参、半夏、菖蒲、茯神、远志、白薇各五钱　甘草炙二钱半

桃仁汤

桃仁十粒，炒，研　当归三钱　牛膝二钱　泽兰三钱　苏木一钱

25. 恶露不绝

产后恶露不绝，大抵因产时劳伤经脉所致也。其证若肝气不和，不能藏血者，宜用逍遥散。若脾气虚弱，不能统血者，宜用归脾汤。若气血两虚，经络亏损者，宜用八珍汤。若瘀血停积，阻碍新血，不得归经者，其病腹痛拒按，宜用归芎汤送下失笑丸，先去其瘀，而后补其新，则血归经矣。

归芎汤

当归、川芎各等分

26. 产后心腹诸痛

产后心腹诸痛，若非风冷客之，饮食停之，则为瘀血凝积。然产后中气虚寒，多致暴痛，宜各审其因而药之。大法：风寒者，口鼻气冷，停食者，吞酸满闷，俱用二香散主之。瘀血者，转侧若刀锥之刺，手不可按，痛不可移，失笑丸主之。中气虚寒者，腹中冷痛，按之稍止，热物熨之稍松，理中汤加桂心主之。若小腹痛，气自脐下逆冲而上。忽聚忽散者，此瘕气也，橘核丸主之。若小腹痛处有块，不可手按，此瘀血壅滞，名曰儿枕痛，并用前失笑丸，瘀血行而痛止矣。

二香散　散寒消食。

砂仁、木香、黑姜、陈皮、炙甘草各一两　香附三两，姜汁炒

橘核丸

橘核、川楝子、海藻、海带、昆布、桃仁各二两　桂心、厚朴、枳实、延胡、木通、木香各五钱

27. 蓐劳

产后气血空虚，真元未复，有所作劳，则寒热食少，头目四肢胀痛，名曰蓐劳，最难调治。大法：阳虚则恶寒，阴盛则发热。清气不升则头痛，血气不充则四肢痛，宜用大剂八珍汤以补之。若脾虚食少，即用六君子加炮姜以温补之，诸证自退。凡

产后调治之法,或补养气血,或温补脾土,虽有他证,从未治之。此一定之法也。

28. 喘促

新产后,喉中气急喘促,因荣血暴竭,卫气无依,名曰孤阳,最为难治,宜用六味汤加人参以益其阴。若脾肺两虚,阳气不足,宜用四君子汤加黑姜、当归以益其阳。若自汗厥冷,更加附子。若兼外感,即于四君子方内加荆芥、陈皮、炮姜、川芎、当归以散之。若瘀血入肺,口鼻起黑气及鼻衄者,此肺胃将绝之候,急服二味参苏饮,间有得生者。

二味参苏饮

人参一两　苏木三钱,杵细

三、乳疾

1. 乳汁多少

乳汁为气血所化,而源出于胃,实水谷精华也。惟冲脉隶属于胃,故升而为乳,降而为经。新产三日后,发寒热,名蒸乳,宜逍遥散去术。少妇初产,乳胀不得通畅,宜清利,连翘金贝煎。若产多乳少,由气血不足,宜滋补,异功散加归、芍、枸子、熟地、蒌仁,仍以羹臛引之。产后乳自出,属胃气虚,宜固补,七福饮加黄芪、五味子以摄之。乳多胀痛而溢者,以温帛熨而散之。有气血颇壮,乳汁不即下者,通草猪蹄汤,或秘传涌泉散行之。痰气闭阻经络,乳汁不下,肥人为多,神效栝楼散疏降之,或以丝瓜络、莲子烧存性,酒下三钱,盖被取汗,即通。其气血虚亏,乳汁不下,玉露散,或八珍汤加黄芪、麦冬调补之。因肺胃虚寒,乳汁不下,千金钟乳汤温养之。

连翘金贝汤

金银花、土贝母、蒲公英、花粉、夏枯草各三钱　红藤七钱　连翘五钱

七福饮

人参、地黄各三钱　当归、枣仁各二钱　白术钱半　炙甘草、远志各五分

涌泉散

王不留行　白丁香　漏芦　花粉　僵蚕　山甲片

瓜蒌散

瓜蒌一个,研　生甘草、当归各五钱　乳香、没药各一钱

玉露散

人参、茯苓、川芎、白芷、当归、白芍、桔梗各一钱　甘草五分

钟乳汤

石钟乳四钱　甘草、漏芦各二钱　通草　瓜蒌根各半两

2. 内外吹乳

小儿吮乳,鼻风吹入,令乳房壅结肿痛,名外吹,不急治,多成乳痈,内服栝楼散,外以南星末敷之,甚则连翘金贝煎。孕妇胎热,寒热肿乳,名内吹,用橘叶散治之。新产儿未能吮乳,余乳停蓄滋胀,发热内渴,肿硬结痛,名妒乳,宜挤去宿乳,或吮通之,以贝母、栝楼、甘草节、木通煎服,倘儿或不育,产母蒸乳,寒热胀痛,宜断乳法,以炒麦芽一两,煎服,消之。

橘叶散

柴胡、黄芩、青皮、陈皮、川芎、山栀、连翘、石膏各一钱　橘叶二十张

3. 乳痈

妇女胆胃二经热毒,壅遏气血,乳肿焮痛,名乳痈。初起寒热肿痛,肉色焮赤,宜凉血疏邪,四物汤加柴胡、山栀、丹皮、贝母、栝楼、甘草。乳房结核,肿痛色赤,宜疏肝清胃,内服牛蒡子汤,外用活鲫鱼,连头骨捣烂,以香腊糟一团研匀,敷上即消。气血凝滞,结核不散,连翘饮子。肝失条畅,乳痈结核,寒热肿溃,清肝解郁汤。心脾郁伤,乳痈发热,结核腐溃,归脾汤,芪、术、草生用。乳疬肿痛,用大贝母、白芷、乳香、没药、当归身,每服四钱,白酒下。乳疬溃烂,用两头尖、雄鼠粪、土楝子,经霜者佳,露蜂房,各三钱,俱煅存性,研末,分三服,酒下,间两日一服,痛止脓敛。如脓成不溃,或脓水清稀,用托里透脓散,溃久不敛,用桑根木芝,或茵,烧灰,和梅片末掺之,即愈。

牛蒡子汤

陈皮　牛蒡　山栀　银花　甘草　栝楼　黄芩　花粉　连翘　角刺　柴胡　青皮

连翘饮子

连翘、川芎、瓜蒌、角刺、橘叶、青皮、甘草节、桃仁各一钱

清肝解郁汤

当归　川芎　生地　白芍　陈皮　半夏　甘草　茯苓　青皮　贝母　苏梗　桔梗　山栀　远

志 木通 香附 姜

托里消毒散

人参、黄芪、白术、茯苓、当归、白芍各一钱 银花、白芷各七分

4. 乳岩

乳内结小核一粒如豆，不红不肿，内热倦怠，月事不调，名乳岩。急早调治，若年久渐大，肿坚如石，时作抽痛，数年溃腐，如巉岩深洞，血水淋沥者，不治。溃后大如覆碗，不痛而痒极者，内生蛆虫也。症因忧思郁结，亏损肝脾气血而成。初起小核，用生蟹壳爪数十枚，砂锅内焙，研末，酒下。再用归、陈、枳、贝、翘、姜、白芷、甘草节，煎服数十剂，勿间，可消。若未消，内服益气养荣汤，外以木香饼熨之。阴虚晡热，加味逍遥散，去焦术，加熟地。寒热抽痛，归脾汤。元气削弱，大剂人参煎服，可消。若用攻坚解毒，必致溃败不救。凡溃后，最忌乳没等药。

益气养营汤

人参、茯苓、陈皮、贝母、黄芪、熟地、白芍、当归、川芎、香附各一钱 甘草、桔梗各五分 生白术二钱

5. 乳悬

产后两乳伸长，细如鸡肠，垂过小腹，痛难刻忍，名乳悬，此怪症也，偶亦有之。急用芎归各一斤，切片，只取四两，水煎服。令产妇伏桌上，下置火炉，将余片芎归入炉漫烧，以口鼻及乳吸烟令上。如药尽未收，如前法煎服熏吸，便可缩上。否则用蓖麻子三粒，研涂发顶心，少顷便去之。即收。

四、前阴病

1. 阴肿

肝脉抵少腹，环阴器。督脉起少腹以下骨中央，女子入系廷孔，循阴器。凡妇科前阴诸症，不外肝督二经主病。

阴肿而玉门燉肿，俱痛，憎寒发热，小水涩少，肝经湿热也，龙胆泻肝汤渗而清之。阴肿急痛，寒热往来，肝火血虚也，加味逍遥散凉而调之。风热客于阴经，燉发肿痛，小水淋沥，积热闭结也。元参、荆芥、藁本、甘草梢，加入大分清饮，宜以泄之。阴肿下坠，气血虚陷也，补中益气汤举而补之。但肿痛者，加味四物汤凉而和之。肿痛而玉门不闭者，夹虚也，逍遥散，或十全大补汤，和而补之。湿痒出水，兼痛者，忧思过也，归脾汤加丹、芍、柴、栀，调畅之。腐溃者，内服逍遥散，外以黄柏面、海螵蛸末渗之。如因产伤阴户而肿者，不必治肿，但调气，肿自退。产后受风而肿者，芎归汤，加羌、防、荆芥等煎汤洗之。阴肿如石，痛不可忍，二便不利，用枳实、陈皮各四两，炒香研末，乘热以绢包，从上身熨至下部，并阴肿处频频熨之，冷则互换，气行自愈。又阴肿以海螵蛸散外敷。

大分清饮

茯苓、猪苓、泽泻、木通、山栀、枳壳、车前子各一钱

海螵蛸散 治阴肿阴痒及下疳皆效。

海螵蛸 人中白各等分

2. 阴痒

阴中痒，多由肝经湿热，化生蟁虫，微则痒，甚则痛，或脓水淋沥，治宜清肝火，加味逍遥散，龙胆泻肝汤。如小腹胀痛，晡发寒热者，加味小柴胡汤。怒伤肝脾，胸闷，阴痒者，加味归脾汤。瘦人阴虚燥痒者，六味丸三钱，合滋肾丸一钱，外用蛇床子、川椒煎汤熏洗，日三次。痒甚必有虫，以甘蔗渣烧灰，入冰片擦之。或以猪肝煮熟，纳阴中，引虫出。一妇患此，诸药不效，因食黍稷米饭粥而愈。

3. 阴冷

妇人阴冷，由风冷客于子脏，宜五加皮酒。其肥盛而阴冷者，多湿痰下流，二术二陈汤加羌活、防风。立斋谓：阴冷属肝经湿热，外乘风冷。若小便涩滞，小腹痞痛，宜龙胆泻肝汤。内伤寒热，经候不调，宜加味逍遥散。寒热体倦，饮食少思，加味四君子汤。郁怒发热，少寐懒食，加味归脾汤。下元虚冷，腹痛便溏，八味丸。阴冷，用温中坐药，蛇床子研末，白粉少许，和匀，如枣大，绵裹纳阴中，自热。或以蛇床子五钱，吴茱萸三钱，加麝少许，为末蜜丸，以绵裹纳之。

五加皮酒

五加皮、干姜、丹参、蛇床子、熟地、杜仲各三两 杞子一两 钟乳粉四两

二术二陈汤

即二陈汤加苍白术

4. 阴挺

妇人阴中挺出数寸，如茵如芝，因损伤胞络，或临产用力所致，以升补元气为主，补中益气汤。

若肝经湿热,小水涩滞,龙胆泻肝汤。阴虚滑脱,秘元煎。肝脾气郁,归脾汤。服药不效,用一捻金丸,妇人㿗聚,阴中突出如茄子,与男疝同,亦名癞疝,卧则上升,立则下坠,多因气虚,劳力举重,宜大补元煎。

一捻金丸

延胡　川楝肉　全蝎　茴香各等分

大补元煎

人参　熟地　山药　杞子　萸肉　当归　炙草　杜仲

5. 阴蚀

阴中生疮,如小蛆,名曰䘌。痛痒如虫行,脓水淋沥,乃七情郁火,伤损肝脾,致湿热下注。其外症突出蛇头,或如鸡冠,肿痛湿痒,溃烂水出。其内症,口干内热,经候不调,饮食无味,体倦发热,胸膈不利,小腹痞胀,赤白带下。其治法:肿痛者,加味四物汤。湿痒者,加味归脾汤。淋涩者,龙胆泻肝汤。溃腐者,加味逍遥散。肿闷脱坠者,

补中益气汤加山栀、丹皮。佐以外治法。《肘后方》:杏仁、雄黄、白矾各五钱,麝香二分,为末传入。

6. 阴脱

此症由忧思太过,致阴户开而不闭,痒痛水出。宜逍遥散,或归脾汤加柴胡、栀子、白芍、丹皮服之。有产后得者,宜补中益气汤加五味子、白芍服之。外俱用荆芥、枳壳、诃子、文蛤之属煎汤熏洗。

7. 阴吹

《金匮》云:胃气下泄,阴吹而正喧,此谷气之实也,膏发煎主之。盖因谷气既不能上升清道,复不能循经下走后阴,阴阳怪僻所致。亦有因产后食葱而致者,甚者簌簌有声。如后阴之矢气状,宜补中益气加五味。

膏法煎　使病从小便出。

猪膏半斤　乱发鸡子大,三枚

第九章　幼　科　学

一、初生

1. 不啼

儿生落地,啼声即发,形生命立矣。有不啼者,俗云草迷,多因临产时有生育艰难,以致儿生气闭不通也。急以葱鞭其背,使气通则啼。又有时值天寒之际,儿气为寒所偪,亦不能啼,宜用熏脐带法,急为挽回,庶气通而啼声出也。若气绝无声,面青甲黑,是形虽存而命已不立,安望其生。

2. 眼不开

小儿初生眼不开者,因孕妇饮食不节,恣情厚味,热毒熏蒸,以致热蕴于内也。治法当以熊胆少许,蒸水洗眼上,一日七次,如三日不开,用生地黄汤。凡初生小儿,须洗令净,若不洗净,则秽汁浸渍于眼眦中,使眼赤烂至长不瘥。

洗眼方

熊胆、黄连各少许

生地黄汤　治初生小儿眼不开。

干地黄　赤芍药　川芎　当归去芦　瓜蒌根甘草

3. 不乳

不乳谓初生胞胎不吮乳也。婴儿初出胎时,其声未发,急以手拭其口,令恶血净尽,不得下咽,即无他病。若拭口不全,恶秽入腹,则令腹满气短,不能吮乳,当用一捻金治之。若产母取冷过度,胎中受寒,致令儿腹痛多啼,面色青白,宜用茯苓丸治之;若四肢厥逆,理中汤治之。

茯苓丸

赤茯苓、川黄连去须、枳壳炒各等分

4. 吐不止

儿自胞胎即脱以后,有因便秘,腹中秽恶不净,令儿腹满,其吐不止者。木瓜丸主之。若生育时触冒寒邪,入里犯胃,则曲腰而啼,吐沫不止,香苏饮温散之。又有胎热受热,面黄赤,手足温,口吐黄涎酸黏者,二陈汤加黄连主之。若胎前受寒,面青白四肢冷,口吐清稀白沫者,理中汤主之。

木瓜丸

木瓜、麝香、腻粉、木香、槟榔各等分

香苏饮

藿香　苏叶　厚朴姜炒　陈皮　枳壳麸炒　茯苓　木香煨　炙甘草

黄连二陈汤

半夏姜制　陈皮　茯苓　生甘草　黄连姜炒

5. 不小便

小儿初生不尿者,多因在胎时,母恣食噉,热毒之气,流入胎中,儿饮其血,是以生而脐腹肿胀。如觉脐四旁有青黑色,及口撮,即不可救也。如未有青黑色,不饮乳者,宜服导赤散;热盛者,八正散主之。外用豆豉膏贴脐上,则小便自通矣。

导赤散

生地黄　木通　生甘草　淡竹叶

八正散

萹蓄　瞿麦　滑石飞　木通　赤苓　车前子　生大黄　生栀子

豆豉膏

淡豆豉一勺　田螺十九个　葱一大束

6. 不大便

小儿初生之日或次日即大便者,俗云脐下屎。此肠胃通和,幽门润泽也。若至二三日不大便者,名曰锁肚,乃胎中受辛热之毒,气滞不通也。其儿必面赤腹胀,不乳多啼,宜先用朱蜜法治之。设若不应,用一捻金量儿与之,继令妇人以温水漱口,咂儿前后手心足心并脐下共七处,以皮见红赤色为度。仍以轻粉半钱蜜少许温水化开,时时少许服之,以通为止。如更不通,即使肛门内合,当以物透而通之。金簪为上,玉簪次之,须刺入二寸许,以苏合香丸纳入孔中,粪出为快。若肚腹膨胀不能乳食,作呻吟声,至于一七,则难忘其生矣。

苏合香丸

苏合香五钱入安息香内　安息香一两另为末用无灰酒半斤熬膏　丁香、青木香、白檀香、沉香、荜拔、香附子、诃子煨去肉、乌犀镑、朱砂各一两水飞　熏陆香　片脑各五钱,研　麝香七钱半

7. 垂痈

一名悬痈。凡喉里上腭肿起,如芦箨盛水状者即是。芦箨芦笋也。此乃胎毒上攻,可以绵缠长针,留刃处如粟米许大以刺决之,令气泄,去青黄赤血汁。若一日未消,来日又刺之。不过三刺,

自消尽。余小小未消,三次亦止。刺后再以盐汤洗拭,急用如圣散,或一字散掺刷。

如圣散

铅霜、真牛黄、元精石、朱砂水飞曝干各等分

一字散

朱砂、硼砂各半钱,龙脑、朴硝各一字

8. 重舌

重舌者近舌根处,形如舌而短,故名。此因受胎时受热太盛,致发于上焦,急以鸡内金为末干掺口内,并用地黄膏掺之,内服清热饮。

地黄膏

郁金皂荚水煮干切焙、豆粉各半两　甘草一份炙　马牙硝研一钱

清热饮

黄连生　生地　木通　甘草生　连翘去心　莲子

9. 重龈重腭

两证皆因小儿在胎有热,蓄于胃中,故牙根上腭,重如水疱,名曰重龈重腭,治法用针刺破,以盐汤拭净,外敷一字散,内服清胃散,其肿自消。

清胃散

生地　丹皮　黄连　当归　升麻　石膏煅

10. 噤风

又名噤口,如果失治,多致不救。其候舌上生疮如粟米状,吮乳不得,啼声渐小,因胎热所致也。发当清热疏利,以龙胆汤主之。若肚腹胀硬,二便不通者,紫霜丸主之。又有一种口吐白沫,牙关紧急者,此胎热内结,复为风邪外袭,当以秘方擦牙散先擦其牙关,次服辰砂全蝎散。中病即止,不可过服。症退当调和脾胃,以匀气散主之。如口噤不开,服诸药不效者,擦牙散用指蘸生姜汁,于大牙根上擦之,立开。

龙胆汤

柴胡　黄芩　生甘草　钩藤钩　赤芍　大黄纸裹煨　龙胆草　蜣螂去翅足　桔梗　赤茯苓

秘方擦牙散

生南星三钱去皮脐　龙脑少许

辰砂全蝎散　治初生儿口噤。

辰砂飞半钱　全蝎头尾全去毒二十枚炙　硼砂、龙脑、麝香合一字

11. 鹅口

鹅口者,白屑生满口舌,如鹅之口,故名。由

在胎中,受母饮食热毒之气,蕴于心脾二经,故生后故发于口舌之间。治法以清热泻脾散主之。外用新棉花蘸水拭口,搽保命散,日敷二三次,白退自安。倘治之稍迟,必口舌糜烂,吮乳不得,则难痊矣。一法,用新棉花缠指头蘸井水揩拭之,睡时,黄丹煅出火气,掺于舌上。不效,则煮栗莪汁令浓,以棉缠指头拭之。春夏无栗莪,煮栗木皮,如用井水法,亦得。或用牙硝,细研,舌上掺之,日三五度,或用桑白皮汁和胡粉传之。

保命散　治婴儿初生七日内,胎毒舌上有白屑如米,连舌下有膜如石榴子大,令儿声不发。

白矾烧灰、朱砂水飞各二钱半　马牙硝半两

清热泻脾散

山栀炒　石膏煅　黄连姜炒　生地　黄芩赤苓

12. 撮口

婴儿胎气挟热,亦因母有邪热传染,或生下洗浴当风,褓褓失度,致令婴儿啼声不出,乳哺艰难,名曰撮口不开病。七日之内尤甚。舌强唇青,面色黄赤,乃心脾之热,受自胎中而然也。其症为危候。急当随症治之。如气高痰盛者,辰砂僵蚕汤主之。二便秘结者,紫霜丸主之,身热多惊者,龙胆汤主之。手足抽搐者,撮风散主之。若更口吐白沫,四肢厥冷,虽有神丹,终属无济。

辰砂僵蚕散

辰砂五分水飞　僵蚕一钱选直身者去丝嘴炒蛇蜕皮一钱炒　麝香五分

撮风散　治小儿撮口。

赤脚蜈蚣半条炙　钩藤二钱半　朱砂　真僵蚕焙、全蝎梢各一钱　麝香一字

13. 脐风

脐者,小儿之根蒂也,名曰神阙,穴近三阴,喜温恶凉,喜干恶湿。如断脐依法,脐风何自而起。惟不知慎重,以致水湿风冷之气,入于脐中,儿必腹胀脐肿,日夜啼叫,此脐风之将作也。须急用祛风散治之。若寒邪深入,已成脐风者,又当视其所兼之形症治之。如肚腹胀硬,大便不通者,风兼实也,黑白散主之;面青肢冷,二便不实者,风兼虚也,理中汤主之;痰涎壅盛,气高喘急者,风兼痰也,辰砂僵蚕散主之;身体壮热,面赤口干者,风兼热液,龙胆汤主之;面青呕吐,曲腰多啼者,风兼寒也,益脾散主之;撮口唇青,抽搐不止者,风兼惊

也,撮风散主之。若脐边青黑,口噤不开者,是为内抽,不治,脐风见于一腊者,亦不治。以腊者,七日也。儿生七日,血脉未凝,病已中脏,治之无益。

驱风散

苏叶　防风　陈皮　厚朴姜炒　枳壳麸炒木香煨　僵蚕炒　钩藤钩　生甘草

黑白银　治脐风气实者,及急惊壮热发搐。

黑牵牛半生半炒　白牵牛半生半炒　大黄生用、陈皮去白、槟榔各半钱　甘草炙三钱　元明粉二钱

益脾散

白茯苓、人参、草果煨、木香湿纸裹煨、甘草、陈皮、厚朴姜制、紫苏子炒各等分

14. 脐湿

儿生洗浴,不可久在水中,任意洗涤。既包裹毕,宜时当留意,勿令尿湿浸脐。如不知慎,遂致肚脐浸渍不干,此即所谓脐湿也,须以渗脐散敷之。若婴儿脐中肿湿,经久不瘥,至百日即危。

渗脐散

枯矾、龙骨煅各二钱　麝香少许

15. 脐疮

此因浴儿水入脐中,或尿湿(左衣右朋)袍,致脐中受湿,肿烂成疮。或一日解脱,为风邪所袭,入于经络,则成风痫。若脐肿不干,久则发搐。凡焮赤成疮者,须以金黄散敷之,庶寒湿之气,不至内攻。

金黄散

川黄连二钱半　胡粉、龙骨煅各一钱

16. 脐突

初生之儿,热在胸腹,频频呻吟,睡卧不宁,努张其气,冲入其间,故脐忽肿赤,虚大光浮,此由胎中母多惊悸,或恣食热毒之物所致。对证与药,其热自散,脐即归本,若以药传之,恐反为害。

17. 胎惊

小儿壮热吐呢,心神不宁,手足抽掣,身体强直,眼目反张,乃胎惊风证也。盖妊妇调摄乖常,饮酒嗜恣,忿怒惊扑,母有所触,胎必感之。或外挟风邪,有伤于胎,故儿生下即病。其候月内壮热,翻眼握拳,噤口咬牙,身腰强直,涎潮呕吐,抽掣惊啼,腮缩囟开,或两颊绛赤,或面青眼合。其有搭眼噤口之类,亦此一种之所发也。视其眉间气色,赤而鲜碧者可治,若黯黑者不治。虎口指纹

曲入里者可治,反出外者不治。先宜解散风邪,利惊化痰调气,及贴囟法。甚者以朱银丸利之。大抵小儿脏腑脆弱不可辄用银粉镇坠之剂。如遇此候,急取猪乳,细研牛黄、麝香各少许,调抹入口中,仍服导赤散,即愈。月里生惊,急取猪乳,细研辰砂、牛黄各少许,调抹口中,神效。乳母则服防风通圣散三剂,其惊自消。或用辰砂,以新汲水浓磨汁,涂五心上,治惊抽似中风欲死者,良效。或用全蝎,头尾全者,用生薄荷叶包,外以麻线缠扎,火上汁燥为末,别研生朱麝香少许,煎麦门冬汤调下。

朱银丸　治小儿胎风壮热,痰盛翻眼,口噤,取下胎中蕴受之毒,亦治惊积,但量与之。

水银一钱蒸枣研如泥　白附子一钱半　全蝎、南星、朱砂各一钱　天浆子、芦香、牛黄各半两　铅霜半钱和水银煅研　龙脑一字　麝香少许　真僵蚕炒七个

18. 胎痫

一名天钓,此因为产前,腹中被惊,或母食酸碱过多,或为七情所累,致伤胎气。儿生百日内有者是也。邪热痰涎,壅塞胸中,不得宣通,惊悸壮热,眼目上翻,手足瘛疭,爪甲青色,症似惊风,但目多仰视,较惊风稍异耳。痰盛兼搐者,九龙控涎散主之。惊盛兼风者,牛黄散主之。搐盛多热者,钩藤饮主之。爪甲皆青者,苏合香丸主之。

九龙控涎丹

赤脚蜈蚣一条酒涂炙干　滴乳香、天竺黄各二钱同研匀　腊茶、雄黄、炙甘草各二钱　荆芥穗炒、白矾枯各一钱　绿豆百粒半生半熟

牛黄散

牛黄一钱细研　朱砂一钱水飞细研　麝香五分　天竺黄二钱　蝎梢一钱　钩藤钩二钱

钩藤饮

人参　全蝎去毒　羚羊角　天麻　炙甘草钩藤钩

19. 内钓

此因肝脏素病,外受寒冷,其候粪青潮搐者,作汁有时也。伛偻腹痛者,曲腰而痛也。口吐涎沫,症虽与惊痫相类,但目有红丝血点。瘛疭甚者,钩藤饮主之,急啼腹痛者,木香丸主之,若肢冷甲青,唇口黑者,养脏散主之。然内钓至此,乃中寒阴盛不治之症。用此救治,庶或保全。

木香丸

没药、煨木香、茴香炒、钩藤钩、全蝎、乳香各等分

养脏散

当归、沉香、煨木香、肉桂、川芎各半两　丁香二钱

20. 胎风

小儿初生,其身如有汤火泼伤者,此皆乳母过食膏粱所致也。其母宜服清胃散及逍遥散以清其血。儿亦饮数滴可也。有身无皮肤,而不焮赤者,皆由产母脾气不足也,用粳米粉传之。焮赤发热者,皆由产母胃中火盛也,用石膏传之。如脑额生疮者,湿热下流,攻击肾水也,难治。如脚上有疮者,阴虚火盛也,此不满五岁而毙。如未满月而撮口握拳,腰软如随者,此肝肾中邪胜正弱所致也,三日内必不治。如男指向里,女指向外,尚可治。眉红亦不可治,可治者,用全蝎散、钩藤散等类治之。若因大病亏损胃气,而诸脏虚弱所致者,用补中益气汤、地黄丸。若面唇赤色,正属肾水不足,肝经阴虚火动,而内生风热耳,当滋水以制阳光。其身软者,由秉气不足,肌肉未坚也,当参无软而施治之。

21. 胎热

儿在胎中,母多惊悸,或因食热毒之物,降生之后,旬日之间,儿多虚痰,气急喘满,眼闭目赤,目胞浮肿,神困呵欠,呢呢作声,遍体壮热,小便赤色,大便不通,时时惊烦。此因胎中受热,或误服温剂,致令热蓄于内,熏蒸胎气,故有此证。若经久不治,则鹅口、重舌、木舌、赤紫、丹瘤,自此而生。宜先以木通散,煎与母服,使入于乳,令儿饮之,通心气,解烦热。然后以四圣散,温洗两目。目开进地黄膏,亦令母服。凡有胎疾,不可求速效,当先令乳母服药,使药过乳,渐次解之,百无一失。若即以凉药攻之,必生他病。乳母仍忌辛辣酒面,庶易得安,不致反复。

木通散　主小儿上膈热,小府闭,诸疮丹毒,母子同服。

木通、地篇蓄各半两　大黄、甘草、赤茯苓各三钱　瞿麦、滑石、山栀子、车前子、黄芩各二钱半

四圣散　主芽儿胎受热毒,生下两目不开。

灯心、黄连、秦皮、木贼、枣子各半两

地黄膏　治胎热。

上栀仁、绿豆粉各一两半

22. 胎寒

婴儿初生百日内,觉口冷腹痛,身起寒栗,时发战栗,曲足握拳,昼夜啼哭不已,或口合不开,名曰胎寒。其证在胎时,母因腹痛而致产。《经》云:胎寒多腹痛。亦有产妇喜啖甘肺生冷时果,或胎前外感风寒暑湿,治以凉药内伤胎气,则生后昏昏多睡,间或呞乳泻白,若不早治,必成慢惊慢脾。又有手足稍冷,唇面微青,额上汗出,不顾乳食,至夜多啼,颇似前证,但无口寒战,名曰藏寒。其疾夜重日轻,腹痛肠鸣,泄泻清水,间有不泻者。此证亦在百日内有之,皆因临产在地稍久,冷气侵偪,或以凉水参汤洗儿,或断脐带短,而又结缚不紧,为寒所伤如此,宜白豆蔻散主之。外用熨脐法,其效甚速。

白豆蔻散

白豆蔻、砂仁、青皮醋炒、陈皮、炙甘草、香附米制、蓬莪术、各等分

23. 胎肥胎怯

胎肥者,生下肌肉厚,遍身血红色,满月以后,渐渐羸瘦,目白,睛粉红色,五心烦热,大便难,时时生涎,浴体法主之。胎怯者,生下面无精光,肌肉薄,大便白水,身无血色,时时哽气,多哕目无精采,亦宜以浴体法主之。

浴体方

天麻二钱　蝎尾去毒、朱砂各五分　乌蛇肉酒浸焙干为末、白矾各三钱　麝香一字　青黛三钱

24. 胎黄

小儿生下,遍体面目皆黄,状如金色,身上壮热,大便不通,小便如栀汁,乳食不思,啼哭不止,此胎黄之候。皆因乳母受湿热而传于胎也。凡有此证,母子皆宜服地黄汤及地黄饮子。有生下百日,及半周,不因病后身微黄者,胃热也。若自生而身黄者,胎疸也,犀角散主之。若淡黄兼白者,胃怯也,白术散主之。

地黄汤

生地黄、赤芍药、天花粉、赤茯苓去皮、川芎、当归去芦、猪苓、泽泻、甘草、茵陈各等分

地黄饮子

治小儿生下满身面目皆黄,状如金色,或面赤身热,眼闭不开,满身生疮。

生地黄、赤芍药各二钱　羌活去芦、当归去芦、甘草各一钱

犀角散　治小儿胎黄,一身尽黄。

犀角、茵陈、瓜蒌根、升麻煨、甘草、龙胆草、生地黄、寒水石煅各等分

25. 胎赤

此因孕妇过食辛热之物,以致毒热凝结,蕴于胎中,遂令小儿生下,头面肢体,赤若丹涂,故名胎赤,当以清热解毒汤主之。热盛便秘者,化毒汤主之,或先用牛黄散托里,续用蓝叶散涂外,乳母服清凉饮子三大剂。

清热解毒汤

生地　黄连　金银花　薄荷叶　连翘去心　赤芍　木通　甘草生

化毒方

犀角、黄连、桔梗、玄参、薄荷叶、甘草生、大黄生各一两　青黛五钱

26. 呞乳

小儿呞乳,证非一端,有宿乳停痰,胃寒胃热之分,不可一例而治。如面色多赤,二便微秘,手足指热,此为热呞也,宜和中清热饮主之。面色青白,粪青多沫,手足指冷,此因寒而呞也,宜温中止吐汤主之。口热唇干,夜卧不宁手足心热,此为伤乳而呞也,宜平胃散主之。胸膈膨胀,呕吐痰涎,因此挺痰而呞也,宜枳桔二陈汤主之。若吃乳过多,满而自溢者,不须服药,惟节乳则呞自止矣。

和中清热饮

黄连姜炒　半夏姜制　陈皮　茯苓　藿香砂仁

温中止吐汤

白豆蔻研　茯苓　半夏姜制　生姜

平胃散

苍术炒　陈皮　厚朴姜炒　甘草炙　麦芽炒砂仁研

枳桔二陈汤

枳壳麸炒　桔梗　陈皮　半夏姜制　茯苓甘草制

27. 夜啼

小儿初生夜啼,其因有二。一曰脾寒,一曰心热,皆受自胎中,观其形色,便知病情矣。如面色青白,手腹俱冷,不欲吮乳,曲腰不伸者,脾寒也,钩藤饮主之。面赤唇红,身腹俱热,小便不利,烦

躁多啼者,心热也,导赤散主之。若非以上形证,但夜啼者,用蝉花散最当。

钩藤饮

川芎　白当归　茯神　白芍炒　茯苓　甘草　木香煨　钩藤钩

导赤散

生地黄　木通　生甘草　竹叶

蝉花散

蝉蜕不拘多少用下半截

28. 赤游风

小儿赤游风证,多由胎中热毒而成,或生后过于温暖,热毒蒸发于外,以致皮肤赤热而肿,色若涂丹,游走不定,行于遍身,故曰赤游风。多发于头面四肢之间。若内归心腹则死,治法,当服犀角解毒饮,如不愈,继以蓝叶散,外用砭法刺出毒血。毒甚者,敷以神功散,在百日内者,小儿忌砭血,以其肌肉难任也,须用猪肉贴法,或以赤小豆末,鸡子清调涂之,甚效。

犀角解毒饮

牛蒡子炒　犀角　荆芥穗　防风　连翘去心　金银花　赤芍药　生甘草　川黄连　生地黄

蓝叶散

蓝叶五钱　黄芩、犀角屑、川大黄剉微炒、柴胡、栀子生各二钱　川升麻一钱　石膏一钱　生甘草一钱

神功散

黄柏炒、草乌生各等分

29. 初生无皮

婴儿生下无皮,其证有二,或因父母素有杨梅结毒,传染胞中。故生下后,或上半身赤烂,或下半身赤烂,甚至色带紫黑,又有因月份未足,生育太早,遍体浸渍,红嫩而光。二证俱属恶症。遗毒者,内服换肌消毒散,外用鹅黄散敷之。胎元不足者,内服当归饮,外用稻米粉扑之。若能毒解形完,其皮自渐渐完生,而体亦坚实。

换肌消毒散

当归　生地黄　赤芍药　川芎　皂刺　土茯苓　金银花　连翘去心　甘草生　白芷　苦参　白鲜皮　防风

当归饮

何首乌制　白鲜皮　白蒺藜　甘草　当归　生地黄　白芍药　人参　黄芪　川芎

鹅黄散

黄柏生、石膏煅各等分

二、杂病

1. 天痘

痘疮由于胎毒,亦每因时令不正之气,及相传染而发,小儿所不能避者也。今牛痘盛行,此病渐减,爰仅择起发、灌浆、收靥、落痂四者略述之。痘疮起发,但以出匀为期,不可拘定日数。疮出以渐,其发亦以渐,谓之适中。若已齐发,便皮肉虚肿,此表气虚,毒气奔溃而出,表虚不能收敛,必生痒塌,或成溃烂。急宜救表十宣散,调活血散服之。若出已尽,当起不起,或起不透,此里气虚,毒气留伏,壅遏而不出,必增烦躁,腹满喘促,或后为壅毒,急宜救里。十全大补汤,合匀气散服之。凡痘疮出欲尽,发欲透,至于养脓,便要成脓。饱满者,脓已成也。浑浊者,脓之形也。黄白者,脓之色也。若当作脓之时,犹是空壳,气载毒行,血不附气,毒者血也。血既不至,则毒犹伏于血中而不出,四物汤合紫草饮加蝉蜕主之。如已成水,清淡灰白,不能做脓,此气血俱虚,所有之水乃初时一点血气,解而为水,非自内潮起之水,十全大补汤主之。此二证者,为痒塌,为壅毒,不可不知。痘疮成脓之后,鲜明肥泽,饱满坚实,以手拭之,疮头微焦硬着者,此欲靥也。大小先后以渐收靥,不失太急,不失太缓为正。已靥者,痂壳周圆,无有凹凸,洁净而无淫湿破渐者为正。大抵收靥不可拘以日数。痘疮本稀,元气实者,自然易出易靥。若疮本稠密,元气虚者,难出难靥,只须先后有次,疾徐得中,饮食如常,便无他证。如收太急者,毒邪未尽,煎熬津液,以致速枯,非正收也。必为目病为壅毒,为诸怪疾,甚则夭亡,微则残废。宜微利以彻其毒,五七日痂不焦。是内热蒸于外,不得焦痂也,宜宣风散导之,用生犀磨汁解之,必著痂矣。疮痂落后,其面瘢或赤或黑者,用四白灭瘢散,临睡时以清蜜水,调搽面上,至晓以水涤去之,自然白莹脱去。更宜爱护,不得早见风日,经年不灭,如疮瘢突起成凸者,此热毒未尽,解毒汤主之。外更用蚬子内水摩之,如陷下成凹者,人参白术散加黄芪主之。

十宣散　一名十奇散,又名托里十补散。

黄芪、人参、当归各二钱　厚朴姜制、桔梗各

一钱　桂心三分　川芎、防风、甘草、白芷各一钱

活血散　治痘色淡白。

当归、赤芍药酒炒、紫草、川芎、红花各五钱　血竭一钱　木香二钱

匀气散

白术、白茯苓、青皮、白芷、陈皮、乌药、人参各五钱　甘草炙二分半　木香一分半

紫草饮

紫草、芍药、麻黄、当归、甘草各等分

宣风散

槟榔二个　陈皮、甘草各半两　牵牛四两半生半熟

解毒汤

金银花五两　甘草一两　木通、防风、荆芥、连翘、牛蒡子各三钱

2. 水痘

小儿痘疮，有正痘与水痘之不同，其疮不薄，如赤根白头，渐渐赤肿，而有脓差迟者，谓之正痘。此里证发于脏也。其疮皮薄，如水泡，破即易干，渐次白色或淡红，冷冷有水浆者，谓之水痘。此证发于脏也，亦与疹子同，又轻于疹。发热二三日而出，出而即消，易出易靥，不宣早温，但用轻剂解之，麦汤散主之。若心闷烦躁，发热，及大小便涩，口舌生疮者，通关散主之。若水痘夹黑水流出，或手足冷者，前胡、甘草、生地、玄参、连翘、茯苓、木通、蝉蜕、麦门冬、川芎、陈皮、当归、生姜，水煎服。

麦汤散　治水痘。

地骨皮、滑石、甘草各半钱　甜葶苈、麻黄、大黄、知母、羌活、人参各一钱

3. 痧疹

痧疹形如痧，痘疹形如豆，皆象其形而名之也。痧痘俱胎毒，而痘出五脏，脏属阴，阴主闭藏，其毒深而难散。痧出六腑，腑属阳，阳主发散，其毒浅而易散。藏阴多虚寒，故痘可温补，腑阳多实热，故痧宜清宣。然痧随属腑，而其热毒之气，上蒸于肺，肺主皮毛，实受其毒。是以发热之初，虽似伤寒，而肺家见症独多。咳嗽喷嚏，鼻流清涕，眼胞肿在，眼泪汪溢，面肿腮赤是也。身体微汗，潮润，则出最轻，若气喘鼻干，作呕惊狂者最重。初见如疥如米尖，再后成片。红色者轻，紫色者险，黑色者逆，不可视为泛常，不可用药失序，又不可过为攻表，攻表太过，则胃气受伤，毒气不能达，

反令停毒攻肺。务宜辨寒热虚实察浅深而治之。治之之法，惟在宣发其毒以尽出之外，虽红肿之甚，状如漆疮，亦不足虑。以其既发于外，即可免内攻。不若痘家之必顾其收结业。此症若调治得法，十可十全，而调治失宜，则杀人亦如反掌。大抵初发热时，必当发表，宣毒发表汤主之。见形即宜清凉。一二日内解毒快斑汤主之。红肿太盛甚，化毒清表汤主之，其用药最忌酸敛温补燥热。古云：痧要清凉，痘要温。清凉者，清肺热也；温者，温补生浆也。一种初起，眼白赤色声哑唇肿作渴，腰疼腹胀，人事不清，口鼻出血，烦乱狂叫不安，此系闭塞不出，名曰闭症，最为难治。宜犀角解毒丸，服药后若能出现者，或可得生。鼻内流血者毒重，口内出血者毒尤重。初起手足心如火热非常者毒亦重。若初时失于清解，以致毒蕴于胃，口鼻出气腥臭，则生牙疳，清胃败毒汤主之。身热不退，余毒流入大肠，则成痢症，清热导滞汤主之，或过于发散，后来元气虚弱，骨瘦不堪，则成疳疾，调元汤主之，种种坏症，不可不慎。

宣毒发表汤　治痧初发热，欲出未出。

升麻、白粉葛各八分　防风去芦、桔梗各五分　荆芥、薄荷、甘草各三分　牛蒡子炒香研碎　连翘去心蒂研碎、前胡、枳壳炒、木通、淡竹叶各六分

解毒快斑汤　痧麻已见形一二日内。

连翘七分　牛蒡子炒研六分　荆芥七分　防风六分　蝉蜕五个　山楂肉二钱　归尾六分　生地二钱　桔梗八分　黄芩酒炒八分　川芎五分　干葛八分　紫草八分

化毒清表汤　痧麻已出而红肿太甚。

牛蒡、连翘、天花粉、地骨皮、黄连、黄芩、山栀炒、知母、干葛、玄参各八分　桔梗、前胡、木通各五分　甘草、薄荷、防风各三分

犀角解毒丸

生犀角一两　归尾八钱　连翘心一两　赤芍六钱　牛蒡子三两　生地黄二两　牡丹皮一两　紫草一两　甘草梢一两　川贝母去心一两　花粉一两　薄荷一两　黄连三钱

清胃败毒汤　毒气流注而成痢者用之。

黄连、条芩、白芍、炒枳壳、山楂肉各一钱　厚朴去皮姜汁炒、青皮、槟榔各六分　当归、甘草、牛蒡子、连翘各五分

调元健脾保肺汤

白茯苓　人参　黄芪　牡丹皮　陈皮　沙参
白芍酒炒　甘草　当归　百合　薏苡仁　麦门冬

4. 急惊风

急惊之候，身热面赤，搐搦上视，牙关紧硬，口鼻中气热。痰涎潮壅，忽然而发，发过容色如故。有偶因惊吓而发者，有不因惊吓而发者，然多是身先有热而后发惊搐，未有身凉而发者也。此阳证也。盖热盛生痰，痰盛生惊生风，宜用凉剂，以除其热而化其痰，则惊风自除矣，宜清热镇惊汤。切不可用辛燥等祛风药，反助心火而为害也。当其搐搦大作时，但可扶持，不可把捉，恐风痰流入经络，或至手足拘挛也。又不可惊慌失措，辄用艾火灸之，灯火烧之。此阳证大不宜于火攻。曾见有用火攻而坏事者矣。急惊有八候，不可不知。搐搦掣颤反引窜视是也。搐者，两手伸缩，搦者十指开合，掣者势如相扑，颤者头偏不正，反者身仰向后，引者臂若开弓，窜者目直似怒，视者睛露不活也。又有一证，欲出痘疹，先身热惊跳，或发搐搦者，此似惊风而非惊风也。最宜辨认，当服发散药，切不可误作惊风治之。

清热镇惊汤

连翘去心蒂研碎、柴胡、地骨皮、龙胆草、钩藤、黄连、山栀仁炒黑、片芩酒炒、麦门冬去心、木通、赤茯苓去皮、车前子、陈枳实各四分　甘草、薄荷各二分　滑石末八分　灯心一团　淡竹叶三片

5. 慢惊风

慢惊之候，多因吐泻，或因久泻，或因久疟而得之。身冷，或白或黄，不慎搐搦，且微微上视，口鼻中气寒，大小便清白，昏睡露睛，筋脉拘挛，俗谓之天吊风。盖由脾土极虚，中气不足，故寒痰壅盛，而风动筋急也。此阴证也，亦危证也。急宜温中补脾，则风痰自退。盖治本即所以治标，初不必治风治惊，彼用蜈蚣、全蝎、辰砂、牛黄等药皆误也。又有所谓慢脾风者，即慢惊失治而甚者耳，其实难大分别，亦不必别立法治。

温中补脾汤

白术用里白无油者去芦去皮炒一钱二分　制半夏七分　黄芪蜜炙、人参各八分　白茯苓、白豆蔻仁研、干姜炒、砂仁研各五分　官桂、陈皮、甘草炙、白芍酒炒各四分

6. 疳

小儿脏腑娇嫩，饱则易伤乳，乳食不调，甘肥无节，则积滞而成疳。是积者疳之本，疳者积滞标也。盖积郁既久，则生热，热蒸既久，则生虫，有热有虫而疳成矣。热盛虫盛，而诸恶症生焉。善治者当其有积时，即用药以消除之，则热自退，而虫不生。此能治其本者也。及其既成，用莪术、三棱、槟榔、厚朴等药以消积，川黄连、胡黄连等以清热，使君子、芜荑、川楝、芦荟等以杀虫。此治本而兼治其标者也。循此法而早治之。未有不得痊安。但恐治之既晚，而胸陷腹满，骨露齿张，肌硬目闭等症交作，则元气已脱。虽卢扁复生，难为力矣。然消积清热杀虫，此古人治疳要法，必用此先除其病，然后可以加补养。近世治疳者，杂用参术诃蔻等剂者，非盖疳积之源，虽由脾胃虚弱。然当其有积有疳时，而投以补剂，适足以增其积滞，益其郁热。是助病而非除病也。其有疳泻已久，脾胃极虚，而不可单攻者，当兼用六神散与肥儿丸相间服之，此攻补兼施活法也。

六神散

人参　白术炒　茯苓　甘草炙　山药炒　白扁豆姜水浸去壳炒　生姜二片　大枣一枚

肥儿丸

三棱　莪术　青皮　俱醋炒　神曲炒　川黄连　胡黄连　使君子去壳浸透去皮　各一两　芦荟　坚槟榔　香附子炒　陈皮去白　麦芽炒

7. 虚羸

母气不足，则羸瘦肉极。大抵小儿羸瘦，不生肌肤，皆为脾胃不和，不能饮食，故血气衰弱，不能荣于肌肤也。挟热者即温壮身热，肌肉微黄；挟冷者即时时下痢，唇口青白。又小儿经诸大病，或惊痫，或伤寒，或温壮而服药，或吐利发汗，病瘥之后，气血尚虚，脾胃犹弱，不能传化谷气，以荣身体。故虚羸也，冷者，木香丸主之；热者，胡黄连丸主之。伤寒后虚羸者，竹叶汤主之，常服四君子汤，异功散，参苓白术散及橘连丸，肥儿丸等。

木香丸

黄连净三钱　木香、紫厚朴姜制、夜明砂隔纸炒各二钱　诃子肉炒一钱

胡黄连丸

胡黄连半两　没药、木香各二钱半

8. 癖疾

小儿身瘦肌热，面黄腹大，或吐泻，腹有青筋，两胁结硬，如碗之状，名乳痫癖，俗呼奶癖是也。

乳痈得之绵帛太厚,乳食伤多,太热则病生肌表,太饱则必伤于肠胃。生于肌表者,赤眼,丹瘤,疥癣,痈疖,眉炼赤白,口疮,牙疳宣烂,及寒热往来,此乳母抱,不下怀,积热熏蒸之故。两手脉浮而数也。伤于肠胃者,吐泻,惊疳,哽气,腹胀,肌瘦面黄,肚大筋青,喜食泥土,揉鼻窍,头发作穗,乳瓣不化,此皆太饱而致然也。久而不愈,则成乳痈,两手脉沉而紧,此其辨也。以上诸证,皆乳母怀抱,奉养过度之罪,丁香化癖散主之。

化癖丸 主癖结气块在胁之间,日久不化,乍寒乍热,脏腑不调,米谷不消,哽气喘促,胸腹满闷。

南木香、陈皮去白、莪术炮剉、三棱炮剉、青皮用巴豆九粒去皮膜心微炒热去巴豆、枳壳去瓢麸炒、槟榔各半两 白术、丁香各二钱 细辛烧存性四钱

9. 龟胸

肺热胀满,攻于胸膈,即成龟胸,又乳母多食五辛,亦成。乳母乳儿,常捏去宿乳,夏常洗乳净,捏去热者。若令儿饮热乳,损伤肺气,胸高胀满,令儿高胸如龟,乃名龟胸。盖风痰停饮,聚积心胸,再感风热,肺为诸脏华盖,居于膈上,水其泛溢,则肺为之浮。日久凝而为痰,停滞心胸,兼以风热内发,其外证唇红面赤,咳嗽喘促,致胸骨高如覆掌。治法,宽肺化痰利膈,以除肺经痰饮,先用五苓散,和宽气饮,入姜汁葱汤调服。若投药愈而复作传变,目睛直视,痰涎上涌,兼以发搐,则难治矣。要之龟胸龟背,多因小儿元气未充,腠理不密,风邪所乘,或痰饮郁结,风热交攻而致。治当调补气血为主,而以清热消痰佐之。若因乳母膏粱厚味者,当以清胃散治其母,子亦服少许。

宽气饮

杏仁去皮尖炒 桑白皮炒 橘红 苏子炒 枳实麸炒 枇杷叶蜜炙 麦门冬去心 生甘草 苦葶苈

10. 龟背

坐儿稍早,为客风吹脊,风气达髓,使背高如龟,虽有药方,多成痼疾,以灸法为要。一说,婴儿生后一百八十日髋骨始成,方能独坐,若强令儿坐之太早,即客风寒吹着儿背及脊至骨,传入于髓,使背高如龟之状,以松蕊丹疗之。

松蕊丹 治龟背病。

松花洗焙干、枳壳去瓢麸炒、独活、防风去芦

各一两 川大黄炮、前胡、麻黄去节根、桂心各半两

11. 遗尿

《原病式》云:遗尿不禁为冷。《内经》云:不约为遗尿。《仁斋》曰:小便者,津液之余也。肾主水,膀胱为津液之腑,肾与膀胱俱虚,而冷气乘之,故不能拘制其水。出而不禁,谓之遗尿,睡里自出,谓之尿床,此皆肾与膀胱俱虚,而挟冷所致也。以鸡肠散主之。亦有热客于肾部,干于足厥阴之经,挺孔郁结极盛,而气血不能宣通,则痿痹而神无所用。故液渗入膀胱,而旋溺遗矢,不能收禁也。薛氏用六味地黄丸,脾肺气虚者,用补中益气汤,加补骨脂、山茱萸。曾氏谓乃心甚传送失度,小肠膀胱关键,不能约束,有睡梦而遗者,皆是下元虚冷所致,亦因禀受阳气不足。

鸡肠散

鸡肠一具,男用雌鸡,女用雄鸡,烧存性 牡蛎、茯苓、桑螵蛸炒各五钱 桂皮去粗皮、龙骨各二钱半

12. 五迟

五迟者小儿之步行生齿等,不能如其期也。行迟者,儿自变蒸,至能言语,随日数,血脉骨饰备,髌骨成,即能行。骨是髓养,禀生气血不足者,髓不充强,故骨不成,数岁不能行。麝茸丹主之。或用补肾地黄丸,加鹿茸、五加皮、麝香,则髓生而骨强,自然行矣。齿迟者,因小儿禀受肾气不足,不能上营,而髓虚不能充于骨,又安能及齿,故齿久不生也。芎黄散主之。发迟者,因小儿禀性,少阴之血气不足,即发疏薄不生。亦有因头而秃落不生者,皆由伤损其血,血气损少,不能荣于发也。小儿五迟之证,多因父母气血虚弱,先天有亏,致儿生下筋骨软弱,行步艰难,齿不速长,坐不能隐,要皆肾气不足之故。先用加味地黄丸滋养其血,再以补中益气汤调养其气。又足少阴为肾之经,其华在发,若少阴之血气不足,即不能上荣于发,芷胜丹主之。又有惊邪乘人心气,至四五岁,尚不能言者,菖蒲丸主之。

麝茸丹 治数岁不能行。

麝香别研 鹿茸酥炙黄 生干地黄 虎胫骨酥涂炙黄 当归洗焙干 黄芪剉

芎黄散 治小儿齿不生。

川大黄、生地黄各半两 山药、当归、甘草炙各一分

苣胜丹　治发不生。

当归洗焙干、生干地黄、芍药各一两　苣胜子二两　胡粉三钱

菖蒲丸

人参、石菖蒲、麦门冬去心、远志去心、川芎、当归酒浸、乳香、朱砂水飞各一钱

加味地黄丸　治小儿肾气不足五迟。

熟地黄一两　山萸肉一两　淮山药炒、茯苓各一钱　泽泻、牡丹皮各五钱　鹿茸三钱炙　五加皮、麝香各五分

13. 五软

五软者，头软、项软、手脚软、肌肉软、口软是也。无故不举头，肾疳之病，项脉软而难收，治虽暂瘥，他年必再发。手软则手垂，四肢无力，亦懒抬眉，若得声圆，还进饮食，乃慢脾风候也，尚堪医治。肌肉软则肉少皮宽，是虽吃食，不长肌肉，莫教泻利频并，却难治疗。脚软者，五岁儿不能行，虚赢脚软细小，不妨荣卫，但服参芪等药，长大自然肌肉充满。口软则虚舌出口，阳盛更须提防，必须治膈，却无妨。唇青气喘，则难调治，宜扶元散统治之。一说，头软者，脏腑骨脉皆虚，诸阳之气不足也，乃天柱骨弱。肾主骨，足少阴太阳经虚也。手足软者，脾主四肢，乃中州之气不足，不能营养四肢，故肉少皮宽，饮食不为肌肤也。口软者，口为脾之窍，上下龈属手足阳明，阳明主胃，脾胃气虚，舌不能藏而常舒出也。夫心主血，肝主筋，脾主肉，肺主气，肾主骨，此五者，皆因禀五脏之气，虚弱不能滋养充达，故骨脉不强，肢体痿弱。

扶元散

人参　白术土炒　茯苓　熟地黄　茯神　黄芪蜜炙　山药炒　炙甘草　当归　白芍药　川芎　石菖蒲

14. 五硬

五硬者，仰头取气，难以动摇，气壅作痛，连于胸膈，脚手心仰而硬，此阳气不营于四末也。《经》曰：脾主四肢。又曰：脾主诸阴。手足冷而硬者，独阴无阳也。故难治。若肚筋青急者，肝乘脾也。急用六君子汤加炮姜、肉桂、柴胡、升麻以复其真气。若系风邪，当参惊风治之。此证从肝脾二脏受患，当补脾平肝，仍参急慢惊风门治之。《百问》云：如审系风证，依中风治之，必有回生之理。小续命汤加减。

小续命汤

麻黄去节、人参、黄芩、川芎、芍药、甘草炙、杏仁去皮尖炒、汉防己、官桂去皮各半两　防风七钱半　附子炮去皮脐七钱半

附　种牛痘法

概说

天花亦名痘疮，此为急性之传染疾患。自古以来，即有此症，流行最广，传延最速，不限区域，不分人类，殆人人具有此病性之素因。故无有一人能获免者。然罹发一次之后，即具有免疫质，可免再发之虞。此症触发之后，始现恶寒头疼，旋见体温上升，且达四十度以上之高热。呕恶谵语，三四日后，先发红斑，既成丘疹，渐为脓疱，于第九日中体温再升。此次之热，为完全化脓之期，颜面肿胀甚盛，咽喉嘶哑，咽下困难。病者在此期中，死者颇多，至十二日或十三日之后，体温始降，脓疱干燥，结痂而愈。愈后留有疤结之痕，且为终身之憾矣。自牛痘术发明之后，预防有策，从此无辜之婴孩，沾惠良不浅鲜焉。

施术

种痘施术之时，医生当坐于室中明亮处，使受痘之小儿，露出上膊，以酒精棉花，细细洗拭上膊外侧，至无垢而止。再用无菌棉布抹干，乃取已消毒之牛痘刀，并痘苗，置于盘中，移放右侧，嗣以左手执小儿上膊，使紧张其皮肤，以右手拇中指三指，执定痘刀，如执铅笔状，以小指环抵于上膊面。刀与皮肤作四十五度角，轻轻浅切，切线不可过长，约有一分许，深达皮肤黏膜层，以红润为度，不可使甚出血，如流血过多，痘浆必被冲去，失其效力，切宜戒之，连切五处。或一手单种，或二手并种，均无不可。每处相离，须在一寸以上。其开切之式，有单线者，十字纹者，星状式者之别。而对于将来之发痘力，则单线为弱，十字纹次之，星状最强。单线切开状，宜于人种苗，用牛痘苗，则宜十字形或星状形也。

器械

器械中之最要者，为痘刀与痘盘。痘刀之式甚多，迄今之最通用者，为柳叶刀，状如柳叶而小，采浆种痘均可用之，消毒亦便，又有矛刀，头似矛而薄小，柄用铁制，长而重，用之切种，不必甚加力。以其重而切开皮肤时，不必加力，皮肤即开。

亦不至过深,运用便利,消毒亦易。此外尚有束针刀者,以数针聚作一束,藏之管中。一端有弹机,压之则针锋出露,不见针形,小儿可免畏惧之心。惟以消毒不便,易传染病毒,致有痘疱溃烂之虞。且痘刀每易生锈,故每用后,宜以酒精棉拭净血痕,涂油而藏之。痘盘,则以厚玻璃片为之,一面有凹窝,用以盛痘浆用也。

痘苗

有人化痘苗,天然牛痘苗二种。人化痘苗者,系以患痘儿之浆制成者,用此种痘浆最易梅毒、丹毒、结核等之传染病。故其为用,不若天然牛痘之为优。惟天然牛痘,须用新鲜者,倘存贮已久,则将失其效力。我国官家,无制造痘苗发卖专所。今所用者,惟仰他国之制造品,且远僻内地,不能遍及,故不得不兼用人化痘苗,以辅不及。惟采苗时,尤宜十分注意,慎重选择,以免遗患。故小儿必择六月以上,体质健全,营养佳良者,及无梅毒、无腺病,无结核,无皮肤病,及未染天痘等之小儿,父母健全。初次种痘,发痘在二颗以上者为度,其痘疱成熟之后,带有真珠色泽,不过大,不破溃,无血液秽暗赤色者为佳。若色泽不润,发痘一颗者,不可采用。纯牛痘苗,系采之于牛身,其牛痘苗系永远传种于犊身,并不移植于人体,故其效力伟大。其采制之时,又最慎重,严密消毒,一无遗患。荷兰国自古即有制而出售者,近日本梅野氏所制之痘苗,其效力,亦能永种不灭云。

消毒

种痘时小儿之膊,医师之手,接种之器械,均须清洁以消毒之,否则种后,传染病即由此引入。故消毒法,实为预防后患之要务。消毒水,用五千倍之升汞或二十倍至五十倍之石炭酸水,洗涤手掌,再用酒精棉花,抹拭手指。种痘之刀,一人用过之后,至第二人,亦必加以消毒,至要至要。

时令

种痘之时,四季俱可,惟酷暑严寒时,宜避之。因此时痘疱易于发育,痘浆易于分解,或不发育,继起险症。最为适宜者,为春秋二季,惟天花流行之时,不论冬夏,不问年龄,凡生后未经种者,或种痘已过三四年者,悉宜种之。

年龄

小儿初种痘,以生后六月至十月为最佳,因此时体质最健,抗力最强,知识浅薄,不感苦楚故也。六月以下之儿,种亦无妨,惟切线宜短,颗数应少耳。初种之后,至七岁时,再为种之,有定十三岁,二十岁,三十岁,各种一次者,迄今尚无定论。

感应

凡种痘善感应者,种后第一二日,施术部微现外伤之反应,针痕周围见淡红小斑,稍肿起,未几消灭。有时无之,至第三日,针痕部发轻炎,生小红点,稍隆起。但经过慢者,至第四五日始见之。至第四日,起赤色小结节,稍硬固,且隆起,即谓蕾疹。至第五日,结节尖端生小水疱,周围渐肿起,围以红晕。至第六日,水疱增大,变脓疱状,中央凹陷,周围隆起,疱中浆液稀薄,透明,稍带蓝色,红晕亦增大。至第七日,痘疱已成熟,诸症益加烈。此成痘疱之形状,随种法而异。刺肿,则大圆形;单线切,则椭圆形;十字切,则花瓣形。既成熟之痘疱,以显微镜检之,则见痘疱内表皮之黏液层,作多数小疱,内含浆液,宛如蜂巢,互相分隔。故采痘浆,须将各小疱个个切开,此时痘浆透明弱黄,放蛋白石光。检以显微镜则见红细胞白细胞纤维素之凝固物外,更含各种有机小体。至第八日,痘疱发育至极,疱液充实,变成真正脓疱,大如豌豆,因皮肤紧张,带真珠光,中心现褐色,周围益肿胀,稍感疼痛。红晕著大,色红如火,或发高热,或发清热,或全无热,或倦怠厌食,或见颜面苍白,或觉腋下疼痛,腋窝腺肿起,知觉过敏,小儿颇不安。有时漏少量之蛋白尿。至第九日,红晕益大,色泽较著,脓疱亦增其容积,有时破开。至第十日,痘浆酿脓作白浊色黄色脓液,痘疱发育达极度。中央稍凸起,其形扁圆。有热者,渐退热。至第十一日,痘疱形状,不复变化,自此始收靥。自中心向周围渐干燥,变褐色,红晕亦退。至第十二日,炎症稍散,结褐黑色坚实痂皮。因皮肤紧胀,不能剥落。至第二十一日,始剥痂,遗瘢痕,即痘疱是。圆形或椭圆形,其初赤色平滑,久之,则白色凹陷,底面网状不整,终身鲜明,不生毛发,有时略能消失。如再三种痘,其经过轻则速,六七日遂化脓,而只生结节,或形成水疱,不甚化脓,五六日即成熟,至七日已结痂者尤多。

第十章 外 科 学

一、外疡

1. 鬓疽

鬓疽,属肝胆二经怒火,或肾水不能生木,或风热凝结而成。凡发热作渴者,用柴胡清肝汤。肿焮痛甚者,用仙方活命饮。脓溃用参、芪、芎、归、白芷、银花之类托之。或水不能生木者,用六味丸。气虚者,用补中益气汤,皆当滋其化源为善。

柴胡清肝汤

柴胡、生地各一钱五分　当归二钱　赤芍一钱五分　川芎一钱　连翘二钱　牛蒡一钱五分　黄芩一钱　山栀、天花粉、甘草节、防风各一钱

仙方活命饮　肿伤疡再起,赤肿焮痛。

穿山甲三大片　皂刺五分　归尾一钱五分　甘草节一钱　金银花三钱　赤芍药炒、乳香、没药各五分　花粉一钱　防风七分　贝母一钱　陈皮一钱五分　白芷一钱

六味丸　生津止渴。

茯苓、山药、丹皮各四两　山萸肉五两去核　泽泻三两蒸　熟地八两捣膏酒煮

补中益气汤　气虚劳倦,口干发热,头痛恶寒,脉洪大无力,及下陷足肿等症。

黄芪一钱五分　甘草炙、人参、当归、白术各一钱　升麻、柴胡、陈皮各三分　麦门冬、五味子炒各五分

2. 大头瘟

大头瘟,因少阳之火,上至高顶,故通首俱肿,其形如疔毒之走黄,不日肿,但无顶象,红肿中自有水疱耳。肿至半头者治,若一头红肿则险甚矣。宜用黄连、犀角、石膏等味,或普济消毒饮加减治之。

普济消毒饮

黄芩、黄连各二钱　人参二钱　陈皮去白、玄参、甘草、柴胡、桔梗各一钱五分　连翘、马勃、牛蒡、板蓝根、升麻、僵蚕各五分

玉枕疽

玉枕疽,太阳膀胱湿热凝滞而成。红肿有脓者生,紫黑阴陷者死。神授卫生汤,托里消毒散,透脓散,量时用之。

透脓散　治痈疽内脓已成。

黄芪四钱　穿山甲一钱　川芎三钱　当归二钱　皂角刺一钱五分

托里消毒散　补虚托毒令其速溃。

人参、川芎、白芍、黄芪、当归、茯苓、金银花各一钱　白芷、甘草、皂角针、桔梗各五分

神授卫生汤　治痈疽初起,能宣热散风,行瘀活血,解毒散肿,疏通脏腑。

羌活八分　防风、白芷、穿山甲、沉香、红花、连翘、决明各六分　银花、皂角刺、归尾、甘草节、花粉各一钱　乳香五分　大黄二钱酒拌炒

3. 耳后发

耳后发,属于手少阳三焦、足少阳胆经。色红者怒火所致,色白者痰气所生。有头高肿易治,无脓软陷者不治。仙方活命饮主之。

4. 夹车毒

夹车毒,是足阳明胃经穴也,因穴定名,兼手少阳三焦地位。是怒火积热所致,犀角升阳散火汤主之。凡牙边出臭水者不治。

犀牛角升麻汤　初起清解。

犀角二钱五分　升麻一钱五分　黄芩八分　白附子八分面里煨热　生甘草五分　白芷八分　川芎八分　羌活一钱二分　防风八分

升阳散火汤　过服寒药,以致肌冷凝结,坚硬难消难溃者。

抚芎六分　蔓荆子、白芍、防风、羌活、甘草半生半炙、人参各一钱　柴胡、香附各一钱五分　葛根一钱　升麻一钱　僵蚕一钱五分

5. 耳根痈

耳根痈,是手太阳小肠经,连及足阳明胃经风热所致。与夹车毒相似,但非齿痛,不可不辨。宜仙方活命饮。

6. 发颐

发颐,因伤寒用药发散未尽,转化为热,以致项之前后,或单或双,结肿疼痛。初起表散,后宜托里。表散用荆防败毒散,托里用托里消毒。

荆防败毒散 寒热头疼,腮项俱肿。

荆芥、防风、羌活、独活、前胡、柴胡、桔梗、川芎、枳壳、茯苓各一钱 人参、甘草各五分

7. 颧骨疽

颧骨疽,上焦阳明郁火所致。灵枢经云,心病者颧面赤。又云,肾病者颧骨面黑,然则赤者。与黄连安神丸降心火,补心丸养心血。黑色者,以地黄丸滋肾水。不可执于阳明郁火也。

黄连安神丸

黄连净酒炒一钱五分 朱砂细研水飞 生地黄、当归头各一钱 甘草炙五分

补心丸

川芎、全当归酒洗、生地黄各一两五钱 人参、甘草各一两 远志去心二两五钱 酸枣仁炒、柏子仁去油各三两 金箔二十片 麝香一钱 琥珀三钱 茯神去皮木七钱 朱砂另研、牛胆南星各五钱 石菖蒲六钱

8. 破腮毒

破腮毒,属阳明胃经之火。此处难敛,必说明方可针之,否则以不敛归咎。然越三载亦可愈,宜柴胡葛根汤。

柴胡葛根汤

柴胡 葛根 石膏 花粉 黄芩各一钱 甘草五分 牛蒡 连翘 桔梗各一钱 升麻三分

9. 脑疽

脑疽,属太阳膀胱经。初起肿赤痛甚,烦渴饮冷,脉洪数有力,湿热上涌也。满肿微痛,渴不饮冷,阴虚火炽也。口舌干燥,小便频数,或淋漓作痛,肾水亏损也。若色暗不溃,溃而不敛,乃阴精消涸,名曰脑烁,不治。初起宜表散,万灵丹。不溃宜内托,神功散。溃后酌用十全汤或养营汤。

保安万灵丹 大加表散。

苍术八两 全蝎、石斛、明天麻、当归、甘草炙、川芎、羌活、荆芥、防风、麻黄、北细辛、川乌汤泡去皮、草乌汤泡去皮、何首乌各一两 明雄黄六钱

神功内托散 发背脑疽,不作腐溃,脉细身凉者宜。

当归、白术、黄芪、人参各一钱五分 白芍、茯苓、陈皮、附子各一钱 木香、甘草炙各五分 川芎一钱 山甲炒八分

十全大补汤 溃后作痛,元气虚也。

人参、白术、茯苓、川芎、当归、白芍、熟地、黄芪、肉桂各一钱 甘草炙五分

人参养荣汤 发热恶寒,不能收敛。

白芍一钱五分 陈皮、黄芪、桂心、当归、白术、甘草各一钱 熟地、五味子、茯苓各八分 远志五分

10. 瘰疬

瘰疬之症,多生于耳前后项腋间,肝胆部分,不问大小,其脉左关弦紧,右尺洪数者,乃肾水不能生肝木,以致胆火燥而筋挛,止宜补形气,调经脉,滋肾水,其疮自消散。使不从本而治,妄用伐肝之剂则误矣。盖伐肝则脾土泻而损五脏之原,可不慎哉。如缠颈至胸溃烂,精神怯薄者不治。防风解毒汤,连翘消毒饮,小柴胡汤,逍遥散,滋荣散坚汤,益气养荣汤等并主之。

防风解毒汤 风毒瘰疬,手足少阳部分,耳项结肿,或外寒内热,痰凝气滞者。

防风、荆芥、桔梗、牛蒡子、连翘、甘草、石膏、薄荷、枳壳、川芎、苍术、知母各一钱

连翘消毒饮 热毒瘰疬,湿痰作痛,不能转侧者。

连翘、陈皮、桔梗、玄参、黄芩、赤芍、当归、山栀、葛根、射干、花粉、红花各一钱 甘草五分

小柴胡汤 寒热兼瘰疬。

柴胡八分 半夏一钱 人参一钱 甘草五分 黄芩一钱 生姜二片 大枣三枚

逍遥散 散郁调经,潮热恶寒。

当归、白芍、茯苓、白术、香附各一钱 黄芩五分 陈皮一钱 薄荷五分 甘草六分生 柴胡八分

滋荣散坚汤 忧伤潮热,瘰疬坚硬肿痛未溃者。

川芎、当归、白芍、熟地、陈皮、茯苓、桔梗、白术、香附各一钱 甘草、海蛤粉、贝母、人参、昆布各五分 升麻、红花各三分

益气养荣汤 治七情抑郁,劳伤气血,颈项筋缩,结成瘰疬如贯珠,谓之筋病。

人参、茯苓、陈皮、贝母、香附、川芎、黄芪、熟

地、白芍各一钱　甘草、桔梗各五分　白术二钱

八珍汤　气血俱虚。

人参、白术、茯苓、川芎、当归、白芍、熟地黄各一钱　甘草炙五分

归脾汤　滋养心脾。

白术土炒、茯神、黄芪、枣仁炒、龙眼肉各一钱　木香、人参、甘草炙各五分　当归一钱酒洗　远志五分去心

11. 猛疽

痈发嗌中，名曰猛疽，又曰喉痈。属任脉及手少阴、手少阳积热忧愤所致。宜清热攻毒，清咽利膈汤或黄连解毒汤均可用。

12. 天疱疮

天疱疮，形如水疱，皮薄而泽，乃太阴、阳明风热所致，故见于皮毛肌肉之间。宜清火凉血，用解毒泻心汤。热解则愈，此症不独颈项有之。

解毒泻心汤　心经火旺，酷暑时临，天疱发及遍身者。

黄连、防风、荆芥、山栀、黄芩、牛蒡子、滑石、玄参、知母、石膏各二钱　甘草、木通各五分

13. 肩疽

肩系手足三阳交会之所，此处发疽，由风热蕴结，或负重伤损而然，内疏黄连汤主之。

内疏黄连汤

木香、黄连、山栀、当归、黄芩、白芍、薄荷、槟榔、桔梗、连翘各一钱　甘草五分　大黄二钱

14. 发背

发背，属膀胱、督脉，其名虽多，要惟阴阳二字尽之。其形焮赤高肿，发热疼痛，饮食颇进，脉洪数而有力者，为痈，热毒之症也，属阳易治。若漫肿微痛，色暗作渴，烦闷便秘，饮食少思，脉洪数无力，或微细者，阴虚之症也，属阴难治。其或脓出反痛，脓水臭败，烦躁时嗽，腹痛渴甚，饮食不进，泻利无度，小便如淋，此恶症也，皆不可治。凡属阳证，而神气清爽，饮食如常者，不可骤补，若外似有余，内实不足，脉微细而无痰嗽之疾，初起即当用参芪以峻补之，否则恐难结局也。方用琥珀蜡矾丸及回阳三建汤等。

琥珀蜡矾丸　护膜护心，恐其攻毒。

白矾一两二钱　黄蜡一两　雄黄一钱二分琥珀一钱另研极细　朱砂一钱二分　蜂蜜二钱

回阳三建汤　阴疽危症。

附子、人参、黄芪、当归、枸杞、陈皮、山萸肉各一钱　木香、甘草、紫草、厚朴、苍术、红花、独活各五分

15. 肾俞发

肾俞发，生于足太阳膀胱十四椎肾俞穴也，穴在两腰陷肉之间。由房劳太过，伤肾水而发。红活高肿，作脓者生。紫黑干枯，不作脓者，为真阴内败，不治。又咳嗽呕哕，腰间似折，不能俯仰者，亦不治。

金匮肾气丸　腰肾溃疡。

熟地四钱　山萸肉、淮山药各二两　茯苓、丹皮、泽泻各一两五钱　附子炮、肉桂各五钱

16. 乳痈乳岩

乳房属阳明胃经，乳头属厥阴肝经。男子房劳恚怒，伤于肝肾。妇人胎产忧郁，损于肝脾。凡乳房肿痛，色紫或渐肿色白，虽有阴阳之别，然或散或溃，总属胆胃气血壅滞，名曰乳痈，易治，宜荆防牛蒡汤、橘叶瓜蒌散、复元通气散、回乳四物汤、疏肝流风饮等选用。若内结小核，积日渐大，或巉岩崩破，如石榴，或内溃深洞，血水滴沥，此属肝脾郁怒，气血亏损，名曰乳岩，难治。如初起知觉，即益气养荣，服大补之剂，犹可消散，若行气补血则速成，至大如鸡卵，或溃时出水，或出血，虽仙手无能为矣，人参解郁汤、清肝解郁汤选用之。

荆防牛蒡汤　外吹，寒热肿痛。

荆芥、防风、牛蒡子炒研、金银花、陈皮、花粉、黄芩、蒲公英、连翘去心、皂刺各一钱　香附子、甘草生各五分

橘叶瓜蒌散　寒热退，仍肿。

橘叶二十个　瓜蒌半个或一个　川芎、黄芩、橘子生研、连翘去心、石膏煅、柴胡、陈皮、青皮、甘草生各五分

复元通气散　毒气滞塞不通。

青皮、陈皮各四两　瓜蒌仁、穿山甲各二两金银花、连翘各一两　甘草二两半生半炙

回乳四物汤　产妇无儿吃乳，致乳汁肿胀坚痛。

川芎、当归、白芍、生地各二钱　麦芽二两炒为粗末

疏肝流风饮　乳痈乳癖，由乎肝郁不舒。

当归二钱　白芍一钱五分　柴胡五分　黄芩

一钱五分 郁金一钱 丹皮二钱 山栀一钱五分 夏枯草四钱 薄荷一钱

人参解郁汤 郁火成核。

人参、茯苓、白术各一钱 甘草五分炙 川芎、当归、白芍、生地、陈皮、土贝各一钱 柴胡五分 丹皮一钱

清肝解郁汤 乳结肿硬,不疼,不痒,此忧郁气滞。

陈皮、白芍、川芎、当归、生地、半夏、香附各八分 青皮、远志、茯神、贝母、苏叶、桔梗各六分 甘草、山栀、木通各四分

17. 腹痈

腹痈,生于皮里膜外,起于膏粱、七情、火郁、脾虚气滞而成。其患漫肿坚硬,肉色不变,脓未成也。肿软或色赤,脓以成也。未成,用行经活血之药。已成,速针之。宜参苓白术散,扶脾胃壮元气为主。若脓多而不针,腹皮厚而膜脆,易至内溃,为患不小。

参苓白术散 泻久脾虚,饮食少进。

人参、茯苓、白术土炒、陈皮、山药、甘草炙各一斤 扁豆炒十二两 莲肉炒、砂仁、苡仁炒、桔梗各半斤

18. 腋痈

腋痈,生肩下隙,属手少阴心经、手厥阴心包络风热所致。亦有怒气伤肝,火郁而成。其见症坚硬如石,积久溃而出水,难以收功。宜柴胡清肝汤。

19. 胁痈

胁痈,因心肝火盛,虚中有热而发。属手厥阴心包络、足厥阴肝经。以柴胡清肝汤为主。胁肋发疽,属足厥阴肝经、足少阳胆经之积热。治略同。

20. 臂痈

肘之内生痈,属三阴经,乃心、肺、包络郁火,宜荆防败毒散,引经用黄连、升麻、柴胡。肘之外生痈,乃胃、大小肠积毒,引经用藁本、升麻、柴胡。若漫肿白色无头,服败毒药不效者,十全大补汤加桂枝、桔梗。

21. 手发背

手发背痈疽,是三阳经风热郁滞而成。手心红肿,名穿掌。若偏于掌边者,名穿边,此手厥阴心包络积热所致。俱宜羌活散及内疏黄连汤。

羌活、当归各二钱 独活、乌药、威灵仙各一钱五分 升麻、前胡、荆芥、桔梗各一钱 生草五分 肉桂三分

22. 鹅掌风

鹅掌风,由足阳明胃经血热受寒,以致紫斑白点,久则枯厚破裂。又或时疮余毒未尽之故。祛风地黄丸主之。

祛风地黄丸

生地、熟地各四两 白蒺藜、川牛膝酒洗各三两 知母、黄柏、枸杞子各二两 菟丝子酒制、独活各一两

紫白癜风

紫白癜风,紫因血滞,总由风湿凝滞毛孔,气血不行而致,遍体皆然,不独一手一指也,胡麻丸主之。

胡麻丸

大胡麻四两 防风、威灵仙、石菖蒲、苦参各二两 白附子、独活各一两 甘草五钱

23. 罗疔

罗疔,生于螺纹内。蛇头疔,起于指端。由手之三阴、三阳积毒攻注而然。如大指少商穴,是手太阴肺经。中指中冲穴,是手厥阴心包络。小指内侧少冲穴,是手少阴心经。食指商阳穴,是手阳明大肠经。无名指关冲穴,是手少阳三焦。小指外侧少泽穴,是手太阳小肠经。诸筋之邪火注于指头,则成罗蛇疔矣。初起麻木不仁,或寒冷如冰,肿胀至于手丫手背,彻心大痛,日夜无寐,此时罗内安然,穿溃反在丫手左右,渐溃至原所,若有调理,约百日腐烂出骨而愈。若初起不冷者,从肿胀痛极,不致脱骨,轻于前症矣。急用仙方活命饮、蟾酥丸辈。

24. 臀痈

臀,太阳膀胱部分也,居小腹之后,道远位僻,气血罕到。湿热凝滞者,患必红肿,自当活血散瘀,清利湿热,活血散瘀汤主之。然过于寒凉剋伐,致令软陷无脓,根散不痛,烦躁谵语,痰喘气粗,恍惚不宁,反为不治,黄芪内托散主之。若属阴分而白肿无头者,毋伤脾胃,毋损气血,但当固本为主。

活血散瘀汤

川芎、当归、防风、赤芍、苏木、连翘、天花粉、皂角针、红花、黄芩、枳壳各一钱 大黄二钱

黄芪内托散

黄芪、当归、川芎、金银花、皂角针、穿山甲、甘草各一钱

25. 脏毒

脏毒,属大肠,由醇酒厚味,勤劳辛苦,蕴毒流注肛门而成。发于外者,多实热,脉数有力,肛门突肿,大便秘结,小水不利,以通为主,属阳易治。发于内者,属阴虚湿,内脏结肿刺痛,小便淋沥,大便虚秘,寒热咳嗽,脉数虚细,以滋阴为主。属阴难治,候脓出则安。又有蕴毒注结肛门,内蚀串烂,污水流通,不食作渴者死。黄连除湿汤、凉血地黄汤、内托黄芪散、内沃消雪汤等,斟酌症情用之。

黄连除湿汤　脏毒初起,湿热流注肛门,结肿疼痛,小水不利,大便秘结,身热口干,脉数有力,或里急后重。

黄连、黄芩、川芎、当归、防风、苍术、厚朴、枳壳、连翘各一钱　甘草五分　大黄、朴硝各一钱

凉血地黄汤　脏毒已成未成,或肿或不肿,肛门疼痛,大便坠重,或泄或秘,时常便血,头晕眼花,腰膝无力。

川芎、当归、白芍、生地、白术、茯苓各一钱　黄连、地榆、人参、山栀、花粉、甘草各五分

内托黄芪散　脏毒已成,红色光亮,已欲作脓者。

川芎、当归、陈皮、白术、黄芪、白芍、穿山甲、皂角针各一钱　槟榔三分

内沃消雪汤　治痈疽发背,内痈脏毒初起,坚硬疼痛者。

青皮、陈皮、乳香、没药、连翘、黄芪、当归、甘草节、白芷、射干、天花粉、穿山甲、贝母、白芍、金银花、皂角刺各八分　木香四分　大黄二钱

26. 肛痈

肛痈,即脏毒之类,其成患之由,大略相同。但肛痈生于肛侧,或在上后在下,结肿如栗,破必成漏,酒伤戒酒。患此症者,慎起居,远嗜欲,节饮食,其漏自痊。若虚劳吐血,久嗽痰火,必致通肠,大便时其屎夹入,其痛异常,则名偷屎疽,势必沥尽气血而亡,非药能疗。参观脏毒施治可也。若脱肛属大肠气血虚而兼湿热,肺与大肠相表里。肺实热则秘结,肺虚则脱出。又肾主大便,故肾虚者多患此症。气虚者,补中益气汤为主,或加芩、连,或加桂、附。肾虚者六味丸,虚寒者,八味丸,各因症而治之。

27. 痔漏

痔漏,属肝脾肾三经。故阴精亏损者多成漏症,若由大肠二经风热者,热退自愈。不守禁忌者,亦成漏症。痔分内外,生于肛内者为雌痔,无形血出。生于肛外者为雄痔,有形出血。大约大便作痛者,润燥除湿。肛门坠痛者,泻火除湿。小便涩滞者,清肝导湿。其成漏者,养元气、补阴精为主。防风秦艽汤三黄二地汤、脏连丸、胡连追毒丸、黄连闭管丸,皆其要方也。

防风秦艽汤　痔疮不论新久,肛门便血,坠重作痛。

防风、秦艽、当归、川芎、生地、白芍、赤茯苓、连翘各一钱　槟榔、甘草、栀子、地榆、枳壳、槐角、白芷、苍术各六分

三黄二地汤　肠风诸痔,便血不止,及面色萎黄,四肢无力。

生地、熟地各二钱五分　苍术、厚朴、陈皮、黄连、黄柏、黄芩、归身、白术、人参各一钱　甘草、防风、泽泻、地榆各六分　乌梅一个

脏连丸　治痔无论新久,但举发便血作痛,肛门坠重。

黄连八两研净末　公猪大肠肥者一段一二寸水洗净

胡连追毒丸　治痔不拘远年近日,有漏通肠污从孔出者,先用此丸追尽毒脓,服后丸药,自然取效。

胡黄连一两切片姜汁拌炒　刺猬皮二两炙切片再炒黄研末　麝香二分

黄连闭管丸

胡黄连净末一两　穿山甲香油内炸黄　石决明煅、槐花微炒各五钱

28. 悬痈

悬痈生于阴囊之后,谷道之前,若悬物然,故名,是足三阴亏损之症。此处肉里如缕,易溃难合。九龙丹、滋阴八物汤主之。

九龙丹

木香　乳香　没药　儿茶　血竭　巴豆不去油

滋阴八物汤

当归、生地黄、白芍药酒炒、川芎、丹皮、花粉

各一钱　泽泻五分　甘草节一钱

29. 囊痈

囊痈,属肝肾二经阴虚湿热下注。丹溪云,但以湿热,入肝施治,佐以补阴,虽脱可治,故宜消补兼施。若专攻其疮,阴道愈虚,必生他患矣。宜清肝渗湿汤,或滋阴内托散。

清肝渗湿汤

黄芩、栀子、当归、生地、白芍药酒炒、川芎、柴胡、花粉、龙胆草酒炒各一钱　生草、泽泻、木通各五分

滋阴内托散

当归、熟地、白芍药酒炒、川芎各一钱五分　穿山甲炙、泽泻、皂刺各五分　黄芪一钱五分

阴疮

妇人阴疮,因七情郁火,伤损肝脾,湿热下注。宜逍遥散、龙胆泻肝等。亦有宜补益者,补中、归脾等酌用之。

30. 膝疡

膝之肿痛非一端,如两膝疼痛,寒热间作,股渐小而膝独大者,名鹤膝风,此足三阴阴虚,风邪乘虚而入,故有此亏损之症。初起宜独活寄生汤,后服大防风汤,温暖经络。

若一膝引痛,微红而软,名膝游风。膝之两旁肿痛,名膝眼毒。膝盖上白肿而痛者,属阴分,为膝疽。红肿而痛者,属阳分,亦名膝痈。膝之下面弯曲处,名委中毒。大约活命饮加牛膝为主。

独活寄生汤　肝肾虚弱,风热内攻,足胫缓纵,膝痹挛重。

独活二钱　茯苓、川芎、当归、防风、白芍、细辛、人参、桂心、杜仲、牛膝、秦艽、熟地、桑寄生各一钱　甘草五分

31. 大股疽

大股之内,阴囊之侧,在左为便毒,在右为鱼口。在夹缝之中,形长而肿者,为横痃,属厥阴肝经,因欲心不遂,或强固其精,以致败精瘀血,凝聚而成。治当散滞行瘀,如红花散瘀汤之类是也。

生于股之正面,伏兔穴处,属阳明胃经。股之内侧,名阴疽,属足之三阴。股之外侧,名咬骨疽,属足之三阳。股之下面,左为上马痈,右为下马痈,属足少阴肾经,足太阳膀胱经。寒热疼痛漫肿无头,俱宜早治。如活命饮加牛膝、木瓜、防己之类。若红活高肿者易治。腿脚沉重者,虎潜丸。

燉肿疼痛者,当归拈痛汤。

红花散瘀汤　瘀精浊血凝结,小水涩滞者。

当归尾、皂角针、红花、苏木、僵蚕、连翘、石决明、穿山甲、乳香、土贝母各一钱　大黄三分　牵牛二钱

虎潜丸　腿脚沉重,行步艰难。

黄柏、知母、熟地各三两　龟甲四两炙　白芍、当归、牛膝各一两　虎胫骨、锁阳、陈皮各一两五钱　干姜五钱

当归拈痛汤　腿游风形如堆云,燉肿疼痛。

当归、羌活、茵陈蒿、苍术、防风各一钱　苦参、白术、升麻各七分　葛根、泽泻、人参、知母、黄芩、甘草各五分　黄柏三分

32. 小股疽

小股生疮,外臁属足三阳,内臁足三阴。或因饮食起居,亏损肝肾,或因湿热下注,瘀血凝滞,或因磕损瘙痒,脓水淋漓,则为股蛀,此湿热为患,足小肚生疽,红肿坚硬,名黄鳅痈,一名腓腨发,此足少阴肾经肾水不足,积热所致。或去湿热,或补肾,各因症施治。参观大股疽及膝疡可也。

33. 足疡

足疡,属三阴经,精血亏损,或三阳经,湿热下注。若赤色作痛,而脓清者,元气虚而湿毒壅盛也,先服活命饮,次服补中益气汤,六味丸以补精血。色暗不痛者,肾气败而虚火盛者也,用十全大补汤,加减八味丸,壮脾胃,滋化源,多有得生者。若专攻其疮,复伤元气,必致不起。

34. 疔疮

疔疮之发,或中饮食之毒,或感不正之气,或因蛇虫死畜之秽,多生于头面四肢,或如小疮,或如水疱,或疼痛,或寒热,或麻木,或呕吐恶心,或肢体拘急,或走黄毒气攻心。并宜清热解毒之剂,如黄连解毒汤、五味消毒散、犀角地黄汤、蟾酥丸、琥珀蜡矾丸等。若生两足者,多有红丝至脐,生两手者,多有红丝至心,生唇面口内者,多有红丝入喉。皆急用针挑破其丝,使出恶血,以泄其毒。

黄连解毒汤　治疗疔毒入心,内热口干,烦闷恍惚,脉实者。

黄连、黄芩、黄柏、山栀、连翘、甘草、牛蒡子各等分

五味消毒散

金银花三钱、野菊花、蒲公英、紫花地丁、紫背

天葵子各一钱二分

犀角地黄汤

乌犀角、生地、丹皮、白芍各等分

蟾酥丸　治疗疮麻木，或呕吐昏愦等症。

蟾酥二钱酒化　轻粉五分　枯矾一钱　寒水石一钱煅　铜绿一钱　乳香一钱　没药一钱　胆矾一钱　麝香一钱　雄黄二钱　蜗牛二十一个　朱砂三钱

35. 流注

流注，或饮食伤脾，或房劳阴虚，或腠理不密，外邪客之，暴怒伤肝，郁结伤脾，或湿痰流注，或跌扑血滞，产后恶露，皆阴气虚而血注凝也。其形漫肿无头，皮色不变，毋论穴道，随处可生。治宜祛散寒邪，接补元气，若不补气血，节饮食，慎起居，戒七情，而专用寒凉尅伐，其不死者幸矣。木香流气饮、通经导滞汤、散血葛根汤、阳和汤、附子八物汤、调中大成汤等并主之。

木香流气饮　湿痰流注。

川芎、当归、紫苏、桔梗、青皮、陈皮、乌药、黄芪、枳实、茯苓、防风、半夏、白芍各一钱　甘草节、大腹皮、木香、槟榔、泽泻、枳壳各五分　牛膝一钱

通经导滞汤　产后瘀血，流注经络，结成肿块疼痛者。

香附、赤芍、川芎、当归、熟地、陈皮、紫苏、牡丹皮、红花、牛膝、枳壳各一钱　甘草节、独活各五分

散血葛根汤　跌扑损伤，瘀血凝滞，结成流注，身发寒热者。

干葛、半夏、川芎、防风、羌活、升麻、桔梗各八分　白芷、甘草、细辛、苏叶、香附、红花各六分

阳和汤　一切阴疽。

肉桂一钱　鹿角胶三钱　白芥子二钱　熟地一两　麻黄五分　炮姜五分　生甘草一钱

附子八物汤　房欲后受寒结肿，或遍身腿脚疼痛，不能步履。

川芎、白芍、熟地、人参、白术、茯苓、当归、附子各一钱　肉桂五分　木香、甘草各三分

调中大成汤　流注溃后，脓水清稀，饮食减少，不能生肌收敛。

白术、茯苓、归身、白芍、陈皮、山药、黄芪、砂仁、远志、甘草各五分　附子、肉桂各八分

36. 附骨疽

附骨疽，即俗称贴骨疽也。凡疽毒结余骨际者，皆谓之贴骨痈。然惟两股肉厚处，乃多此症。盖此症之因，有劳伤筋骨者，有恃酒房劳者，有忧思郁怒者，有风邪寒热所侵者，其端甚微，而后三阴三阳，无不连及，至全腿俱溃，诚危症也，急予五积散及大防风汤。若溃后脉和，虽困弱之甚，只以大补气血为主，皆可保全。若溃见恶症不治，始终不宜用凉药，当用温暖大补之剂，可以收功。

五积散　寒湿客于经络，腰脚酸痛，发热恶寒头痛。

苍术二钱　陈皮、桔梗、川芎、当归、白芍各一钱　麻黄、枳壳、桂心、干姜、厚朴各六分　白芷、半夏、甘草、茯苓各四分

大防风汤　或肿痛，或肿而不痛，宜先疗寒邪。

人参二钱　防风、白术、附子、当归、白芍、川芎、杜仲、黄芪、羌活、牛膝、甘草、熟地各一钱

二、内痈

1. 肺痈

肺痈，其候恶风咳嗽，鼻塞项强，胸胁胀满，咽燥作渴，呼吸不利，甚则四肢微肿，咳唾脓血，其气腥臭，入水则沉，胸中隐隐微痛，右寸脉滑数而实者，肺痈也，其所吐只是涎沫，或脓血，未成宜射干麻黄汤，欲成宜千金苇茎汤，已成宜桔梗白散，溃后宜紫菀茸汤，日久虚赢宜清金宁肺丸，若其脉虽数而虚，则为肺痿，治宜栀子仁汤，涤痰汤，降火涤痰。

射干麻黄汤　风郁于表，肺痈未成。

射干三钱　麻黄、生姜各四钱　细辛、紫菀、款冬花各三钱　大枣七枚　五味子、半夏各三钱

千金苇茎汤　咳有微热，烦闷，胸中甲错，脓欲成者。

苇茎一两　薏苡仁炒、瓜瓣即冬瓜仁各三钱　桃仁二钱去皮尖炒研

外台桔梗白散　吐脓腥臭，咳而胸满。

苦桔梗、贝母各三分　巴豆一份去皮熬研如脂

宁肺桔梗汤　溃后胸膈肋肋隐痛不止，口燥咽干，烦闷多渴，自汗盗汗，眠卧不得，咳吐稠痰腥臭，此系痈脓不尽，而兼里虚。

苦桔梗、贝母去心、当归、瓜蒌仁研、生黄芪、枳壳麸炒、甘草节、桑白皮炒、防己、百合去心、薏苡炒各八分　五味子、地骨皮、生知母、杏仁炒研、苦葶苈各五分

紫菀茸汤　痈脓已溃，喘满腥臭，浊痰俱退，惟咳嗽咽干，咯吐痰血，胁肋微痛，不能久卧者，此属肺痈溃处未敛，宜清补之。

紫菀茸、犀角末、甘草炙、人参各五分　霜桑叶、款冬花、百合去心、杏仁炒研、阿胶便润炒用，便燥生用、贝母去心、半夏炙如渴甚去此味加石膏、蒲黄生各七分

清金宁肺丸　咳嗽日久，浓痰不尽，身热虚羸，渐成劳瘵者。

陈皮、茯苓、桔梗、贝母、人参、黄芩各五钱　麦冬、地骨皮、银柴胡、川芎、白芍、胡黄连各六钱　五味子、天冬、生地酒浸捣膏、熟地捣膏、归身、白术各一两　甘草三钱

栀子仁汤　肺痿发热，潮热，或发狂乱，烦躁，面赤咽痛者。

栀子仁、赤芍药、大青叶、知母各七分　黄芩、石膏、杏仁、升麻各一钱五分　柴胡六分　甘草五分　淡豆豉百粒

涤痰汤　治心火克肺金，久而不愈，转为肺痿，咽嗌嘶哑，胸膈痞闷，呕吐痰涎，喘急难卧者，并服之。

陈皮、半夏、茯苓、甘草、麦冬、胆星、枳实、黄连、人参、桔梗各五分　竹茹一钱

2. 胃脘痈

圣济总录云，胃脘痈，由寒气隔阳，胃口热聚，寒热不调，故血肉腐坏，以气逆于胃，故胃脉沉细，以阳气不得上升，故人迎热甚，令人寒热如疟，身皮甲错，或咳嗽，或呕脓吐血，若脉洪数，脓成也，急排之。脉迟紧，瘀血也，急下之。否则其毒内攻，腐烂肠胃矣。凡胃痈，饮食颇进者可治，排宜赤豆薏仁汤，下宜牡丹皮汤。

赤豆薏仁汤

赤小豆、薏仁、防己、甘草各等分

3. 肠痈

肠痈为病，小腹重强，按之则痛，小便如淋，时时出汗，复恶寒，身皮甲错，皮急如鼓状，甚者腹胀大，转侧有水声，或绕脐生疮，或脓从脐出，或从大便下。内经云，肠痈不可惊，惊则肠断而死。患是

者，坐卧转侧，皆宜徐缓，静养调理，方可保全。方用大黄汤、活血散瘀汤、薏苡汤、丹皮汤、牡丹皮散等。

大黄汤　治肠痈，小腹坚硬如掌而热，按之则痛，肉色如故，或焮赤微肿，小便频数，汗出憎寒，脉紧实而有力，日浅未成脓者。

大黄炒、硝朴各一钱　牡丹皮、白芥子、桃仁去皮尖各二钱

活血散瘀汤　产后恶露不尽，或经后瘀血作痛，或暴急奔走，或受重大扑击，气血流注，肠胃作痛，渐成内痈，及腹痛，大便燥者并宜。

川芎、归尾、赤芍、苏木、牡丹皮、枳壳、瓜蒌仁去壳、桃仁去心尖各一钱　槟榔六分　大黄酒炒二钱

薏苡汤　脉见洪数，肚脐高突，腹痛胀满，不食，动转侧身，则有水声，便淋刺痛者，痈脓已成。

薏苡仁、瓜蒌仁各三钱　牡丹皮、桃仁各二钱

丹皮汤　腹濡而痛，少腹急胀，时时下脓。

丹皮、瓜蒌仁各一钱　桃仁、朴硝各三钱　大黄五钱

牡丹皮散　肠痈腹濡而痛，以手重按则止，或时时下脓。

人参、牡丹皮、白芍、茯苓、黄芪、薏苡仁、桃仁、白芷、当归、川芎各一钱　甘草、官桂各五分　木香三分

4. 肝痈

朱丹溪曰，肝痈始发，期门穴必隐痛，微肿，令人两脚胀满，胁痛，侧卧则惊，便溺艰难，由愤郁气逆而成。复元通气散、逍遥散、柴胡清肝汤酌用之。

5. 心痈

王肯堂曰，心痈始发，巨阙穴必隐痛微肿，令人寒热，身痛，头面色赤，口渴，随饮随干，由心火炽盛，更兼酗饮嗜热而成，治以凉血饮，及升麻葛根汤。

凉血饮

生地、麦门冬、连翘、天花粉、木通、赤芍、荆芥、车前子、瞿麦、白芷、甘草、薄荷、山栀各等分

升麻葛根汤　治酒毒为病者。

升麻　柴胡　黄芩　白芍　葛根　山栀　黄连　木通　甘草

6. 脾痈

王肯堂曰,脾痈始发,章门穴必隐痛,微肿。由过食生冷,兼湿热,或瘀血郁滞脾经而成,令人腹胀咽干燥,小水短涩也,宜大黄汤,赤豆薏苡汤。

7. 肾痈

王肯堂曰,肾痈,京门穴必隐痛微肿,令人寒热往来,面白不渴,小腹及肋下膜胀塞满,由肾经不足之人,房劳太过,身形受寒,邪气自外乘之而成,五积散主之。

附 外科证治大纲

虚实纲

齐氏曰,疮疽之证,有脏腑、气血、上下、正邪、虚实不同也,不可不辨。如肿起坚硬浓稠者,疮疽之实也。肿下软漫脓稀者,疮疽之虚也。大便硬,小便涩,饮食如故,肠满膨胀,胸膈痞闷,肢节疼痛,口苦咽干,烦躁作渴。身热脉大,精神闷塞者,悉脏腑之实也。泻利肠鸣,饮食不入,呕吐无时,手足厥冷,脉弱皮寒,小便自利,或小便短少,大便滑利,声音不振,精神困倦,悉脏腑之虚也。

凡疮疽肿起色赤,寒热疼痛,皮肤壮热,脓水稠黏,头目昏重者,气血之实也。凡脓水清稀,疮口不合,聚肿不赤,不甚热痛,肌寒肉冷,自汗色暗者,气血之虚也。头痛鼻塞,目赤心惊,咽喉不利,口舌生疮,烦渴饮冷,睡语呀呀者,上实也。精滑不禁,大便自利,腰脚沉重,睡卧不宁者,下虚也。肿焮尤甚,痛不可近,寒热往来,大便秘涩,小便如淋,心神烦闷,恍惚不宁者,邪气之实也。肩背不便,四肢沉重,目视不正,睛不了了,食不知味,音嘶色败,四肢浮肿,多日不溃者,正气之虚也。

又曰,邪气胜正则实,正气夺则虚也。又曰,诸痛为实,诸痒为虚也。又曰,诊其脉洪大而数者,实也。细微而软者,虚也。虚则补之,和其气以托里也。实则泻之,疏利而导其滞也。内经曰,血实则决之,气虚则掣引之。又曰,形伤痛,气伤肿,先肿而后痛者,形气伤也。先痛而后肿者,气伤形也。

立斋云,肿痛赤燥,发热饮冷,便秘作渴,脉洪数而实,即在严寒之令,必用苦寒之剂,泻其阳,以救其阴。若脉细皮寒,泻利肠鸣,饮食不进,呕吐逆冷,是曰五虚,即在盛暑,必用辛热之剂,散其阴,以回其阳。内经云,用寒远寒,用热远热,有假者反之,虽违其时,必从其症。此之谓也。

善恶纲

痈疽症,有五善七恶,不可不辨。凡饮食如常,动息自宁,一善也。便利调匀,或微见干涩,二善也。脓溃肿消,水浆不臭,内外相应,三善也。神采精明,语声清亮,肌肉好恶分明,四善也。体气和平,病药相应,五善也。七恶者,烦躁时嗽,腹痛渴甚,眼角向鼻,泻痢无度,小便如淋,一恶也。气息绵绵,脉病相反,脓血即泄,肿焮尤甚,脓色臭败,痛不可近,二恶也。目视不正,黑睛紧小,白睛青赤,瞳子上视,睛明内陷,三恶也。喘粗气短,恍惚嗜卧,面青唇黑,便污未溃,肉黑而陷,四恶也。肩背不便,四肢沉重,以溃青色,筋腐骨黑,五恶也。不能下食,服药而呕,食不知味,发呃呕吐,气噎痞塞,身冷自汗,耳聋惊悸,语言颠倒,六恶也。声嘶色败,唇鼻青赤,面目四肢浮肿,七恶者也。

五善者,病在腑,在腑者轻。七恶者,病在脏,在脏者危也。大抵发背,脑疽,脱疽,肿痛色赤者,乃水衰火旺之色,多可治。若黑若紫,则火极似水之象,乃其肾水已竭,精气枯涸也,决不治。又骨髓不枯,脏腑不败者可治。若老弱患此,疮头不起,或肿硬色紫,坚如牛领之皮,脉更涩,此精气已绝矣,不可治。或不待溃而死,有溃后气血不能培养者亦死。

兼合症

疮疡发热烦躁,或出血过多,或溃脓大泄,或汗多亡阳,或下多亡阴,以致阴血耗散,阳无所依,浮散于肌表之间,而非火也。若发热无寐,血虚也。兼汗不止,气虚也。发热烦躁,肉瞤筋惕,气血虚也。大渴面赤,脉洪大而浮,阴虚发热也。肢体微热,烦躁面赤,脉沉而微,阴盛发躁也。

李东垣云,昼发热而夜安静,是阳气自旺于阳分也。昼安静而夜发热,是阳气下陷于阴中也。如昼夜俱发热者,重阳无阴也,当峻补其阴。

王太仆云,如大寒而甚热,是无火也,当治其心。如大热而甚,寒之不寒,是无水也。热动复止,倏忽往来,时动时止,是无水也,当助其肾。故心盛则生热,肾盛则生寒。肾虚则寒动于中,心虚则热收于内。又热不胜寒,是无火也。寒不胜热,是无水也。夫寒之不寒,责其无水。热之不热,责其无火。热之不久,责心之虚。寒之不久,责肾之弱。治者当深味之。

疮疡作渴，若焮痛发热，便利调和者，上焦热也。肿痛发热，大便秘涩者，内脏热也。焮肿痛甚者，热毒蕴结也。漫肿微痛者，气血虚壅也。或因胃火消烁而津液短少者，或因胃气虚而不能生津液者，或因胃气伤而内亡津液者，或因胃水干涸口干舌燥者，或先口干作渴，小便频数而后患疽，或疽愈后作渴饮水，或舌黄干硬，小便数而生疽者尤恶也，苟能逆知其因，预滋化源，可免是患。

薛立斋曰，喜热恶寒而呕者，宜温养胃气。脉细肠鸣，腹痛滑泄而呕者，宜托里温中。喜寒恶热而呕者，宜降火。脉实便秘而呕者，宜泻火。若不详究其源，而妄用攻毒之药，则重者不能溃，溃者不能敛。虽丹溪云，肿疡时呕，当作毒气攻心治之。溃疡呕，当作阴痛补之，殊不知此大概言之耳。况今之热毒内攻而呕者，十之一二，脾胃虚寒或痰气而呕者，十居八九。大抵热毒内攻而呕者，必喜凉而脉数。脾气虚寒或痰气而呕者，必喜温而脉弱，故不可不辨明也。又曰，凡痛疽肿赤痛甚，烦躁脉实而呕者有余，当下之。若肿硬不溃，脉弱而呕者，乃阳气虚弱，当补之。若呕吐少食者，乃胃气虚寒，当温补脾胃。若痛伤胃气，或感寒邪秽气而呕者，虽在肿疡，当助胃壮气，若用攻伐，多至变症不治。

东垣云，疮疡热毒深固，呕哕心逆，发热而烦，脉沉而实，肿硬木闷，大便秘结，此毒害在脏腑，宜疏通之，故曰疏通其内，以绝其源。又曰，疮疡及诸面赤，虽有伏火，不得妄攻其里，若阳气怫郁，邪气在经，宜发表以去之，故曰火郁则发之。疮疡大便秘结，虚实当分。作渴饮冷，其脉洪大而有力者，属实火。口干饮汤，其脉浮大而无力者，属气虚。若肠胃气虚血燥而不通者，宜滋润之。若疮症属阳，或因入房伤肾而不通者，宜用辛温之药以回阳，多有得生者。若饮食虽多，大便不通，而肚腹不胀者，此内火消烁，切不可通之。若肚腹痞胀，而直肠干涸不通者，宜用猪胆汁导之。若误行疏利，复伤元气，则不能收敛。经曰，肾开窍于二阴，藏精于肾，津液润则大便如常。若溃疡有此，因气血亏损，肠胃干涸，当大补为善，设若不审虚实，而一余疏利者，鲜有不误。若老弱或产后而便难者，皆气血虚也，猪胆汁最效。甚者多用，更以养气血药助之，万不可妄行攻伐。

疮疡大便泄泻，或因寒凉克伐，脾气亏损，或因脾气虚弱，食不克化，或因脾虚下陷，不能升举，或因命门火衰，不能生土，或因肾经虚弱，不能禁止，或因脾肾虚寒，不能司职。张仲景云，下利肠鸣，当温之。脉迟紧，痛未止，当温之。大孔痛当温之，心痛当救里。精要云，痛疽呕泻，肾脉虚者不治，此发内经微旨也。凡此实难治之症，如按前法治之，多有可生者。疮疡小便淋漓频数，或茎中涩者，肾精亏损之恶症也，宜补阴。足胫逆冷者，宜补阳。若小便频而黄者，宜滋肺肾。若小便短而数者，宜补脾肺。若热结膀胱而不利者，宜清热。若脾气躁而不能化者，宜滋阴。若膀胱阴虚，阳无以生，或膀胱阳虚，阴无以化者，皆当其滋其化源，苟专用淡渗，复损真阴，乃速其危矣。

治肿疡法

肿疡有云忌补宜下者，有云禁用大黄者，此其为说若异，而亦以症不同耳。忌补者，忌邪之实也。畏攻者，畏气之虚也。即如肿疡多实，溃疡多虚，此常也。然肿疡亦多不足，则有宜补不宜泻者，溃疡伊尔或有余，则有宜泻不宜补者，此其变也。或宜补，或宜泻，总在虚实二字，然虚实二字最多疑似，贵有定见。如火盛者宜清，气滞者宜行，既热且壅宜下，无滞无壅，则不宜妄用攻下，此用攻之宜禁者也。至若用补之法，亦但察此二者，凡气道壅滞者不宜补，火邪炽盛者不宜温补。若气道无滞，火邪不盛，或饮食二便，清利如常，而患有危险可畏者，此虽未见虚症，然肿疡未溃，亦宜即从补托。盖恐困苦日久，无损自虚，若能预固元气，则毒必易化，脓必易溃，口必易敛。即大羸大溃，尤可望生。若必待虚症迭出，或自溃不能收敛，而勉力支持，则轻者必重，重者必危，能无晚乎。此肿疡之有不足也，所系非细，不可不察。

治溃疡法

立斋曰，脓熟不溃者，阳气虚也，宜补之。瘀肉不腐者，宜大补阳气，更以桑木灸之。脓清或不敛者，气血俱虚，宜大补之。寒气袭于疮口，不能敛口，或陷下不敛者，温补之。脉大无力，或微涩者，气血俱虚也，峻补之。出血或脓多，烦躁不眠者，乃亡阳也，急补之。凡溃脓而清，或疮口不合，或聚肿不赤，肌寒肉冷，自汗色脱者，皆气血虚也，非补不可。凡脓去多，疮口虽合，尤当补益，务使气血平复，否则更患他症，必难治疗也。

又曰，大抵脓血大泄，当大补气血为先，虽有他症,以末治之。凡痈疽大溃,发热恶寒,皆属气血虚甚。若左手脉不足者,补血药当多于补气药。右手脉不足者,补气药当多于补血药,切不可发表。盖痈疽全藉气血为主,若患而不起,溃而不腐,或不收敛,及脓少或清,皆气血虚也,俱宜大补之,最忌攻伐之剂。亦有脓反多者,乃气血虚而不能禁止也。常见气血充实之人,患疮者,必肿高色赤,易腐溃而脓且稠,又易于收敛。怯弱之人,多不起发,不腐溃,又难于收敛。若不审察,而妄投攻剂,虚实之祸,不免矣。至患后更当调养,若瘰病流注之属,尤当补益也,否则更患他症,必难措治,慎之。又曰,溃疡若属气血俱虚,固所当补。若患肿疡而气血虚弱者,尤当预补,否则虽溃而不敛矣。又凡大病之后,气血未复,多致再发,若不调补,必变为他症而危。或误以疮毒复发,反行攻伐,则速其不起,深为可戒也。又曰,疮疡若痛肿焮甚,烦躁脉大,则辛热之剂,不但肿疡不可用,即溃疡亦不可用也。

溃疡有余之症,其辨有四。盖一以元气本强,火邪本盛,虽脓溃之后,而内热犹未尽除,或大便坚实而能食,脉滑者,此形气病气俱有余,仍宜清利,不宜温补,火退自愈,亦善症也。一以真阴内亏,水不能制火,脓即泄而热反甚,脉反躁者,欲清之,则正气已虚,欲补之,则邪气愈甚,此正不胜邪,穷败之症,不可治也。一以毒深而溃浅者,其肌腠之脓已溃,而根盘之毒未动者,乃假溃非真溃也,不得遽认为溃疡,而概施补托,若误用之,则反增其害,当详辨也。又有元气已虚,极似宜补,然其禀质滞浊,肌肉坚厚,色黑而气道多壅者,略施培补,反加滞闷,若此辈者,真虚既不可补,假实又不可攻,最难调理,极易招怨,是亦不治之症也。总之溃疡有余者,十之一二,肿疡不足者,十常四五。溃疡宜清者少,肿疡宜补者多。此亦以痈疽之危险,有关生死为言,当防其未然也。至若经络浮浅之毒,不过肿则必溃,溃则必收,又何必惓惓以补泻为哉。

汗下法

仲景治伤寒有汗吐下三法,东垣治疮疡,有疏通托里和荣卫三法,用之得宜,厥疾瘳矣。假如疮疡肿硬木闷,烦热便秘,脉沉而实,其邪在内,当疏其内以下之。焮肿作痛,便利调和,脉浮而洪,其邪在表,当先托其里以汗之。元戎云,荣卫充满遏抑为痈者,当泄之,以夺盛热之气。荣卫虚弱壅滞而为痈者,当补之,以接虚怯之气。又东垣云,疮疡虽面赤伏热,不得攻里,里虚则下利。仲景云,疮家虽身疼体痛,不可发汗,汗之则发痉,苟不详审,妄为汗下,以致气血亏损,毒反延陷,少壮者难以溃敛,老弱者多致不救。

张景岳云,疮疡之属在表邪者,惟时毒、丹毒、斑疹及头面颈项上焦之症多有之,察其果有外邪,而脉见紧数,症有寒热者,方宜表散,然散之之法,又必辨其阴阳盛衰,故或宜温散,或宜凉散,或宜平散,或宜兼补而散,或宜解毒而散,此散中自有权宜也。又如里证,用下之法,毒盛势剧者,大下之。滞毒稍轻者,微下之。荣虚便结而毒不解者,养血滋阴而下之。中气不足而便结壅滞者,润导而出之。凡此皆通下之法,但宜酌缓急轻重,而用得其当耳,故必察其毒果有余,及元气壮实,下之必无害者,方可用下,否则不但目前,且尤畏将来,难结之患,是以表证不真者,不可汗,汗之则亡阳。里证不实者,不可下,下之则亡阴,亡阴亦死,亡阳亦死,医固可以孟浪乎。

消托法

痈疽之证,发无定处,欲内消于起初之时,惟在行气活血,解毒消肿而已。立斋云,疮疡之证,当察经之传授,病之表里,人之虚实,而攻补之。假如肿痛热渴,大便秘结者,邪在内也,疏通之。肿焮作痛,寒热头痛者,邪在表也,发散之。焮肿痛甚者,邪在经络也,和解之。微肿微痛而不作脓者,气血虚也,补托之。漫肿不痛,或不作脓,或脓成不溃者,气血虚甚也,峻补之。色暗而微肿痛,或脓成不出,或腐肉不溃者,阳气虚寒也,温补之。若泥其未溃而概用败毒,重损脾胃,不惟肿者不能成脓,而溃者亦难收敛,七恶蜂起,多致不救。丹溪云,肿疡内外皆壅,宜以托里表散为主,如用大黄,宁无孟浪之非。溃疡内外皆虚,宜以托里补接为主,如用香散,未免虚虚之失,治者审之。

辨脓法

立斋云,疮疡之症,毒气已成者,宜用托里,以速其脓。脓成者,当验其生熟深浅而针之。若肿高而软者,发于血脉。肿下而坚者,发于筋骨。皮肉之色不变者,发于骨髓。小按便痛者,脓浅也。大按方痛者,脓深也。按之而不复起者,脓未成也。按之而复起者,脓已成也。脓生而用针,气血既泄脓反难成。若脓熟而不针，腐溃益深，疮口难敛。若疮深而针浅，内脓不出，外血反泄。若疮浅而针深，内脓虽出，良肉受伤，若元气虚弱，必先补而后针其脓，脓出诸症自退。若脓出而反痛，或烦躁呕逆，皆由胃气亏损，宜急壮之。又曰，脓成之时，气血实壮者，或能自出。怯弱者不行针刺，鲜有不误。凡疮疡透膜，十无一生，虽以大补之药治之，亦不能生，此可为待脓自出之戒也。

去腐法

立斋曰，夫腐肉，恶肉也。凡痈疽疮肿溃后，若有腐肉凝滞者，必取之，乃推陈致新之意。若壮者筋骨强盛，气血充溢，正能胜邪，或自出或自平，不能为害。若年高怯弱之人，血液少，肌肉涩，必迎而夺之，顺而取之，是谓定祸乱，以致太平。设或留而不去，则有烂筋腐骨之患。予尝见腐肉即去，虽少壮者不补其气血，尚不能收敛。若怯弱者，不去恶肉，不补气血，未见其生也。古人云，坏肉恶于狼虎，毒于蜂虿（chai），缓去之则戕贼性命，信哉。又曰，元气虚弱，多服克伐之剂，患处不痛或肉死不溃者，急温补脾胃，亦有复生者，后当纯补脾胃，庶能收敛，此亦不可，妄用刀割，若因去肉出血，则阳随阴散，是速其危矣。

定痛法

齐氏曰，疮疽之候不同，凡寒热虚实，皆能为痛。故止痛之法，殊非一端也。世人皆谓乳没珍贵之药，可住疼痛，而不知临病制宜，自有方法。盖热毒之痛者，以寒凉之药折其热，而痛自止也。寒邪之痛，以温热之剂熨其寒，则痛自除也。因风而痛者，除其风。因湿而痛者，导其湿。燥而痛者，润之。塞而痛者，通之。虚而痛者，补之。实而痛者，泻之。因脓郁而闭者，开之。恶肉侵蚀者，去之。阴阳不和者，调之。经络闭涩者，和之。临机应变为上医，不可执方而无权也。

止血法

疮疡出血，因五脏之气亏损，虚火动而错经妄行，当以凉血降火为主。有肝热而血妄行者，有肝虚而不能藏血者，有心虚而不能生血者，有脾虚而不能统血者，有脾肺气虚而出血者，有气血俱虚而出血者，有阴火动而出血者，当求其经，审其因而治之。凡失血过多，见烦热发渴等症，勿论其脉，急补其气，所谓血脱补气，阳生阴长之理也。若发热脉大者，不治。

生肌收口法

陈良甫曰，痈疽之毒有浅深，故收敛之功有迟速，断不可早用生肌收口之药，恐毒气未尽，后必复发，为患非轻。若痈久不合，其肉白而脓少者，气血俱虚，不能潮运，而疮口冷涩也。又曰，脉得寒则下陷，凝滞肌肉，故曰留连肉腠，是为冷漏，须温补之。

立斋曰，夫肌肉者，脾胃之所主。收敛者，气血之所使，但当纯补脾胃，不宜泛敷生肌之剂，夫疮不生肌，而色甚赤者，血热也。色白而无神者，气虚也。晡热内热，阴血虚也。脓水清稀者，气血虚也。食少体倦，脾气虚也。烦热作渴，饮食如常，胃火也。热渴而小便频数，肾水虚也。若败肉去后新肉微赤，四沿白膜者，此胃中生气也，但当培补之，则不日而敛。如妄用生肌药，余毒未尽，而反益甚耳。盖疮疡之作，由胃气不调，疮疡之溃，由胃气腐化，疮疡之敛，由胃气荣养。东垣云，胃乃生发之源，为人身之本。丹溪亦谓，治疮疡当助胃壮气，使根本坚固。诚哉是言也。

薄贴法

徐灵胎云，今所用膏药，古人谓之薄贴。其用，大端有二，一以治表，一以治里。治表者，如呼脓，去腐，止痛，生肌，并遮风护肉之类，其膏宜轻薄而日换，此理人所易知。治里者，或驱风寒，或和气血，或消痰痞，或壮筋骨，其方甚多，药亦随病加减，其膏宜重厚而久贴，此理人所难知。何也，盖人之疾病，由外以入内，其流行于经络脏腑者，必服药乃能驱之，若其病既有定所，在于皮肤筋骨之间，可按而得者，用膏贴之，闭塞其气，使药性从毛孔而入腠理，通经贯络，或提而出之，或攻而散之，较之服药，尤有力，此至妙之法也。故凡病之气聚血结而有形者，薄贴之法为良。但制膏之法，取药必真，心志必诚，火候必到，方能有效，否则不能奏功。至于敷熨吊渫种种杂法亦相同，在善医者通变之而已。

围药法

外科之法，最重外治，而外治之中，尤重围药。凡毒之所最忌者，散大而顶不高，盖人之一身，岂能无七情六欲之伏火，风寒暑热之留邪，食饮痰涎之积毒，身无所病，皆散处退藏，气血一聚而成痈肿，则诸邪四面皆会，惟围药能截之，使不并合，则周身之火毒不至矣。其已聚之毒，不能透出皮肤，势必四布为害,惟围药能束之,使不能散漫,则气聚而外泄矣,如此则形小顶高,易脓易溃矣。故外治中之围药,较之他药为特重,不但初起为然,即成脓收口,始终赖之,一日不可缺,围药而用三黄散之类,每试不效,非围药无用,又如既破之后,而仍用围药者,因极轻之毒,往往至于散越而不可收拾,不得不用围药也。至于围药之方,亦甚广博,大都以消痰拔毒束肌收火为主,而寒热攻提和平猛厉,则当随症去取,固不可拘执者也。

第十一章　五官科学

一、目病

1. 目痛

目痛有二,一目眦白眼痛;一目珠黑眼痛。眦白属阳,昼痛点苦寒药则效,珠黑属阴,夜痛点苦寒药反剧,治目珠夜痛,夏枯草散;风热痛,洗肝散;天行赤热,怕热羞明,涕泪交流,大黄当归散;暴风客热,白仁壅起,包小乌睛,疼痛难开,泻肺散;赤肿痛甚,泻肺汤加黄连;目赤痛而头目浮肿,普济消毒饮;珠痛如针刺,心经实火,洗心散;雷头风,目痛便秘,清震汤;阳邪风症,眉棱骨痛,兼火者,选奇汤;阴邪风症,脑后枕骨疼,三因芎辛汤;巅顶风症,顶骨内痛,连及目珠,胀急瘀赤,外症之恶候也,若昏眇则内疾成矣。

夏枯草散

夏枯草　制香附　甘草

洗肝散

薄荷、当归、羌活、防风、山栀甘草各一两　酒大黄二两　川芎八钱

大黄当归散

大黄(酒制)、黄芩(酒制)各一钱　红花二钱、苏木、当归、山栀、木贼各五钱

泻肺汤

羌活、元参、黄芩各一钱　地骨皮、桑皮、大黄、芒硝、甘草各八分

普济消毒饮

黄芩　黄连　陈皮　甘草　前胡　桔梗　元参　连翘　升麻　薄荷　板蓝根　马勃　牛蒡子(鼠粘子)

洗心散

麻黄　当归　大黄　白术　芍药　荆芥　薄荷　甘草　姜

清震汤

升麻、苍术、荷叶各四钱

选奇汤

防风、羌活各三钱　黄芩一钱　甘草八分

三因芎辛汤

附子、川乌、南星、干姜、细辛、川芎各一钱　炙草五分　姜七片　茶一撮

2. 目赤

戴复庵云:眼赤皆血壅肝经所致。属表者,羌活胜风汤。属里者,泻肝散。赤久生翳膜者,春雪膏。并用碧云散,吹鼻。凡赤而肿痛,当散湿热;赤而干痛,当散火毒;赤而多泪,当散风邪;赤而不痛,当利小便。其或血灌瞳神,赤脉贯睛,凡外障有此,颇为难治。

羌活胜风汤

羌活、生白术各一钱　川芎、桔梗、枳壳、荆芥、柴胡、前胡、黄芩各八分　白芷六分　防风五分　细辛二分　薄荷、甘草各四分

泻肝散

栀子　荆芥　大黄　甘草

碧云散

鹅不食草　青黛　川芎

3. 目肿

肿有胞肿,珠肿不同,胞肿多湿,珠肿多火,暴风客邪,胞肿如杯,洗肝散。五轮壅起,目胀不能转,若鹊之睛,酒煎散。风毒湿热,瘀血灌睛,胞与珠胀出如拳,石膏散,加羌、辛、芎、芍、薄荷。若珠烂则无及矣。至于气轮平,水轮亦明,惟风轮泛起,或半边泛起,服以凉膈散;若水轮高,而绽起如螺,为肝热甚,内服双解散。神珠自胀麻大泪痛,

因五脏毒风所蕴,大黄当归散。

酒煎散

汉防己　防风　炙草　荆芥　当归　赤芍　牛蒡　甘菊花

石膏散

生石膏三两　藁本、生白术、炙甘草各两半　白蒺藜一两

双解散

即凉膈散去竹叶加麻黄、石膏、滑石、生白术、防风、荆芥、桔梗、川芎、当归、芍药、姜。

4. 目痒

风热,四生散。血虚,四物汤加羌、防、蒺藜、黄芪。大凡有病之目,痒一番则重一番,而病源非一,微痒则属虚火。治宜姜粉、枯矾、硼砂,津唾调如米大,时将一丸纳大眦,及盐汤蒸洗。

四生散

白附子、黄芪、桔梗、蒺藜等分

5. 外障

属风热上壅,上下胞睑肉蓓蕾,磨荡其睛,久之生翳,宜消风散热,外用点药退之。或如云雾,如丝缕,如秤星,在睛外遮暗,皆凉药过多,脾胃受伤,生气不能上升所致。自内眦而出者,羌活胜风汤,加蔓荆。自锐眦而入者,加胆草、藁本。自上而下者,加黄连,倍柴胡。自下而上者,加木通搐鼻,以碧云散,点药。皆用春雪膏、蕤仁膏,或以地栗粉和人乳点之。如去老翳,则以石燕丹、春雪膏、熊胆膏,选用。

张石顽曰:外障内治之药虽多,咸以神消散为主。外治之药不一,莫如石燕丹为最。血翳包睛,破血药,兼消黄,下之,或红翳如轻霞映日之状,治宜去风散血。若黄膜上冲,服以神消散,点以石燕丹。黄膜下垂,遮满瞳神,蝉花散加石膏、胆草、大黄,点以石燕丹。赤膜下垂,神消散去二蜕,加皂荚、石决明,点绛雪膏。凝脂翳,在风轮上,急用神消散。花翳白陷,龙胆饮。破坏风轮,神膏绽出,凸如蟹睛,防风泻肝散。斑脂翳,色白而带青黑,内服神消散,外点石燕丹。有翳从上而下,贯及瞳神,状如悬胆,服以石膏散,点以石燕丹。乌珠上白颗如星,蝉花散去苍术,加蒺藜、谷精,并用碧云散吹鼻。乌珠上细颗,或白或黄,或聚或散,或顿起,或渐生,多由痰火。服羚羊角散。睑肉起于大眦,渐侵风轮,掩过瞳神,宜和血清火,点以石燕丹,大眦起红肉如鸡冠一块。害及气轮,宜三黄丸加芒硝,点以绛雪膏。此治外障法也。

神消散

黄芩、蝉蜕、炙草、木贼各一两,苍术便浸,谷精各二两　蛇蜕四条

蝉花散

蝉蜕五钱　蛇蜕二钱　川芎、防风、羌活、炙草、当归、茯苓各一两　赤芍、石决明、苍术各一两半

龙胆饮

黄芩、犀角、木通、车前、黄连、元参各一钱　栀子、大黄、芒硝各钱半　胆草、淡竹叶各八分　炒黄柏五分

防风泻肝散

防风、羌活、桔梗、羚羊、赤芍、元参、黄芩各一两　细辛、甘草各五钱

羚羊角散

羚羊角一两　白菊花、川乌头泡、川芎、车前、防风、羌活、半夏、薄荷各五钱　细辛二钱

三黄丸

黄连　黄芩　大黄

6. 内障

属虚挟气郁,外似好眼,而不能照物,不痛不痒,惟瞳神里面,有隐隐青白者,皆脏腑中邪乘虚入而为翳也。青风障内有气色,如晴山笼淡烟之状,急宜治之,免变绿色。羚羊角汤。绿风障,瞳神浊而不清,久则变为黄风。方同上。黑风障,与绿风相似,但时时黑花起。先与去风,后用补肾磁石丸。黄风银风障不治。丝风障,瞳神内隐隐有一丝横经。宜六味丸加细辛、蒺藜。偃月障,如新月覆垂。先予三因芎辛汤,后用补肾丸。仰月障,瞳神下半边,有白气一湾,如新月仰,从下而上,补肾丸。银障,瞳神白色如银。初服羚羊补肝散,次服补肾丸。金障治同上。绿映瞳神,瞳神内隐隐绿色。先服黄连羊肝丸,后服补肾磁石丸。其自视如蝇飞花堕,旌旆飘扬,或黄或白,或青或黑。黄白者痰火伤肺,皂荚丸。青黑者宜补肾,补肾磁石丸。瞳神散大,六味丸加五味子、石决明。瞳神紧小,先服黄连羊肝丸,后服六味丸加二冬,或用滋肾丸。瞳神欹侧,六味丸加蒺藜、当归。暴盲,由于气脱而目不明,急服大剂独参膏。雀盲,蛤粉丸。至于膏伤珠陷,神水将枯,并宜大补肾精,不

可寒凉。又有目珠上下转运如辘轳,甚则瞳神反背,补中益气汤加羌活。此治内障法也。

羚羊角汤

羚羊角、人参各钱半　元参、地骨皮、羌活、车前子各一钱二分

补肾磁石丸

磁石醋煅、甘菊、石决明煅各一两　菟丝酒蒸、苁蓉各二两

补肾丸

巴戟、山药、补骨脂、丹皮各二两　茴香一两苁蓉、枸杞各四两　青盐五钱

黄连羊肝丸

黄连一两　羖羊肝一具

蛤粉丸

蛤粉、黄蜡各等分

7. 杂证

能远视不能近视,阴气不足也,治在心肾。能近视不能远视,阳气不足也,治在胆肾。倒睫拳毛,由目紧皮缩所致,久则赤烂,神水不清。以三棱针刺目眶,泻其湿热。睥翻粘睑,血壅于内,皮急吊于外,宜刮剔开导法。风沿烂眼,年久不愈,而多痒者,服柴胡饮子。若迎风赤烂,洗肝散。因风流泪,菊花散。其实热生疮,宜泻心火,祛风热。椒疮生于睥内,红粒如椒,而坚硬者是也,宜祛风热。粟疮亦生睥内,色黄而软如粟,宜退湿热。又或目为物伤,积血青紫,撞破白仁黄仁,宜酒煎散。渐生翳障,犀角地黄汤加大黄、当归。飞丝入目,宜头垢点之。此其大要也。

菊花散

苍术盐水炒三两　木贼、草决明、荆芥、旋覆花、甘草、菊花各五钱

二、耳病

1. 耳聋

耳为肾之窍,足少阴经所主。然心亦寄窍于耳,在十二经脉中,除足少阳、手厥阴外,其余皆入于中。人体精明之气,多走此窍,而听觉生矣。苟一经一络有虚实失调,即足乱此窍之精明,或鸣,或痒,以至聋聩,惟聋症须分虚实,由于年衰体弱精气不足者为虚,若黑瘦健壮而聋者,则精气固藏闭塞所致,乃禀赋有余之兆。例多高寿,无须治也。又有为外物所伤或大声所震,至听宫膜破者,

亦不能疗。仅暴聋之病,阴阳割绝未甚,经脉欲行而不通,冲击其中,鼓动听户,可审证施治,如劳力伤气者,补中汤加盐水炒黄柏知母菖蒲茯苓。房劳伤肾者,滋阴地黄汤。阴虚火动者,磁石六味丸。风邪入络者,必兼头痛,防风通圣散。大怒气壅者,清神散。

滋阴地黄汤

即六味地黄汤加当归　白芍　川芎　菖蒲远志　知母　黄柏

防风通圣散

荆芥　防风　当归　芍药　川芎　白术　茯苓　栀子　桔梗　甘草　连翘　麻黄　薄荷　大黄　芒硝　石膏　滑石　葱

清神散

羌活　防风　荆芥　川芎　菊花　甘草　僵蚕　木通　木香　菖蒲

2. 耳鸣

劳伤气血,精脱肾惫。每为耳鸣之根,其鸣或如蝉噪,或如钟鼓,或如水激,不一而足。然有作肾虚治而不效者,则因平昔饮酒厚饮,痰火积于上焦,郁于耳中之故,治宜清降痰火,加减龙荟丸主之。凡辨虚实之法。暴鸣声大,或手按之而鸣愈甚者属实,渐鸣声细,以手按之不鸣或少减者属虚,少壮热盛者多实,中年无火者多虚。

龙荟丸

当归、龙胆草、炒山栀、黄连、黄柏、炒黄芩各一两　大黄、青黛、芦荟各五钱　木香二钱　麝香五分

3. 耳痒

肝肾火炎,则耳中奇痒,必以铁刀划之。铮铮作声,其意始快,耳底坚硬如铁,非汤药可疗。宜用胡桃内煨热塞耳中,或以火酒滴入,或用生乌头一枚,乘湿削如枣核子塞耳中,日换数次,三五日可愈。

4. 耳衄

耳衄血从耳出也。不疼不痛者,为少阴之虚血,宜生地麦冬饮。暴出而疼痛者,为厥阴之火。宜柴胡清肝汤。外并以神塞丸塞之。

生地麦冬饮　凉血清肺治耳衄。

生地　麦冬各五钱

柴胡清肝饮　治肝胆三焦风热怒火。

柴胡、黄芩、人参、甘草各三分　山栀、川芎各

五分 连翘、桔梗各四分

5. 耳疳

耳内闷肿,出黑色臭脓也。由胃湿肝火相兼而成。宜柴胡清肝汤,气实火盛者,龙胆泻肝汤治之,外用酱茄内自然油滴入,肿消生肌自愈。

6. 耳痔

此症由肝经怒火,肾经相火,胃经积火,凝结而成。生于耳内,形如樱桃,亦有形如羊乳者,微肿闷疼,色红皮破,不可犯触,偶触则痛引脑巅,宜内服栀子清肝汤,外用硇砂散点之,可渐渐消化,又耳菌形类初生蘑菇,头大蒂小,微肿闷疼。耳挺形如枣核,胬出耳外,痛不可触,治均与耳痔同。

栀子清肝汤 治三焦肝胆风热。

黑山栀、软柴胡、丹皮各一钱 茯苓、川芎、白芍、当归、炒牛蒡各七分 粉甘草五分

7. 耳防风

此症耳内肿痛,或耳外亦肿,头痛,耳内出脓血,痛甚则口紧不能开,小便短赤,宜紫正地黄汤加龙胆草木通。

紫正地黄汤 亦治喉风。

紫荆皮二钱 荆芥穗、北防风各八分 北细辛四分

8. 耳胀

耳胀多由肝胆之火遏郁所致。多兼火重目赤等症。治宜羚羊、连翘、薄荷梗、苦丁茶、夏枯草、生香附、黑山栀辈。

9. 耳痛

《内经》曰:少阳之胜,耳痛。盖此症多属少阳相火炽盛,若痛而如虫走者风也;干痛者,风热也。湿痛者,风湿也;微痛者虚火也。宜生犀丸解热饮子、凉膈散等,分别施治。若耳痛生疮者,宜鼠粘子汤。

生犀丸 治耳中策策痛。

犀角、牛黄、南星、白附子、炮姜、丹砂、没药、半夏、龙脑、乳香、乌蛇(酒浸炙)、官桂各二钱半 防风、当归、麝香各五钱

解热饮子 耳聋彻痛,脓血流出。

赤芍、白芍各五钱 当归、炙甘草、蒸大黄、木鳖子各一两

鼠粘子汤

鼠粘子、黄芩、栀子、连翘、玄参、桔梗、甘草、龙胆草、板蓝根各一钱

三、鼻病

1. 鼻塞

肺窍于鼻,所以别香臭,不闻香臭者,病在肺也。以鼻之呼吸通脑肺,肺感风寒则鼻塞声重,参苏饮;若风热壅肺,亦致嚏涕声重。宜疏散,菊花茶调散;肺火盛鼻塞,宜清解,黄连清肺饮;鼻塞甚者,往往不闻香臭,荜澄茄丸。

参苏饮 风寒鼻塞。

人参 紫苏 茯苓 半夏 陈皮 葛根 枳壳 桔梗 甘草 前胡 木香

菊花茶调散 祛风热。

菊花、僵蚕、薄荷、川芎、羌活、甘草、白芷、防风、细辛各二钱

黄连清肺饮 治肺火。

黄连 山栀 豆豉

荜澄茄丸

薄荷二钱 荆芥穗一钱 荜澄茄二分

2. 鼻渊

鼻渊者,由风寒入脑,郁久化热。经云:胆移热于脑,令人鼻渊,宜辛凉,开上宣郁,辛夷消风散,加羚羊角、苦丁茶叶、黑山栀;有流涕成鼻鼽者,肺受寒而成,宜温散,苍耳散。有精气不足,脑髓不固,淋下,并不腥秽,天暖稍止,遇冷更甚者,宜温补,天真丸。三者似同实异,宜分别处之。

辛夷消风散

辛夷 细辛 藁本 川芎 防风 甘草 升麻 木通

苍耳散

苍耳子、辛夷、薄荷、白芷各等分

天真丸

人参 精羊肉 苁蓉 山药 当归 黄芪 白术 天冬

3. 鼻痔

鼻痔者,有息肉如枣核,生鼻中也,如由胃有食积热痰流注,星夏散。由肺热极,而生息肉如瘤子。下垂,闭塞鼻窍,气不得通,辛夷消风散。由膏粱积热,湿蒸肺门,如雨霁泥地突产菌芝,泻白散,外以白矾末加硼砂,吹其上,即化水而消。

星夏散

南星 半夏 辛夷 白芷 黄芩 黄连 甘草 苍术 神曲

4. 鼻赤

有鼻端红肿赤皰,名酒糟鼻。由饮酒不节,致风热上攻,血热不散,疏风散主之。外用蜜陀僧二两,研细人乳调涂。有不饮酒而鼻色赤,名肺风,由血热郁于肺,清肺饮。二证俱忌火酒辛热诸品。

疏风散

荆芥　防风　当归　芍药　黄芩　甘草　薄荷　蒺藜　灯草

清肺饮

杏仁、贝母、茯苓各一钱　桔梗、甘草、陈皮各五分　姜三片

四、齿病

1. 齿痛

齿为肾之标,故齿疾多肾症。条而析之,上齿则胃络所经,止而不动,喜寒饮而恶热饮。下齿则大肠络所贯,嚼物能动,喜热饮而恶寒饮,其为病,或痛摇宣露,疏豁枯落,不外风火虫虚。其风热痛,齿龈肿,犀角升麻汤,荆芥煎汁含漱。风冷痛,龈不肿,日渐动摇,温风散。肠胃积热,龈肿腐臭,凉膈散加石膏。客寒犯脑,齿连头俱痛,羌活附子汤。温邪上冒,痛连巅顶,玉女煎。少阳火郁,结核龈痛,羚羊角、山栀、丹皮、元参、金银花、连翘、知母,痰火注络攻痛,二陈汤,加细辛、枳壳。瘀血攻龈,痛如针刺,加减甘露饮。以醋煎五灵脂,含漱。齿龈有孔,虫食龋痛,一笑散,噙漱。龈腮俱痛,连头面肿者,实火也。升麻石膏汤。齿龈肿痛,头面不肿者,虚火也,滋阴抑火汤。

犀角升麻汤

犀角三钱　升麻一钱半　羌活、防风各二钱二分　白芷、黄芩、白附子各六分　炙甘草四分

温风散

当归、川芎、细辛、白芷、荜茇、藁本、蜂房各一钱

羌活附子汤

羌活　防风　升麻　白芷　黄芪　甘草　麻黄　苍术　生附子　僵蚕　黄柏

玉女煎

生石膏　熟地　麦冬　知母　牛膝

一笑散

川椒末　巴豆1粒

升麻石膏汤

荆芥　防风　当归　芍药　连翘　桔梗　黄芩　甘草　升麻　石膏　薄荷　灯芯

滋阴抑火汤

当归　熟地　荆芥　防风　丹皮　甘草　知母　黄柏　蒺藜　灯芯

2. 杂证

齿龈黑烂,由肾虚者,安肾丸。胃火上攻,齿缝出血者,清胃丸。齿根腐烂,血出不止者,犀角地黄汤。掺人中白散。牙宣出血,丝瓜藤烧灰搽效。牙挺出一二分,常用生地黄妙。牙日长出,妨食,名髓溢,白术煎汤效。牙痛由阳明热毒,先刺出血,后服清胃散。骨槽风名穿腮毒,生耳下及项,由小核渐大如胡桃,齿龈肿痛。牙关紧急,用鹅翎探吐风疾,内服黄连解毒汤。忌刀针点药。若肾元虚,牙龈宣露动摇,宜大补六味丸。又小儿牙疳口疮,其色通白,及为风疳蚀透,僵蚕炒黄,去毛研沫,蜜调敷效。齿龈忽出胬肉,生地汁一杯,皂角数片,炙热淬汁内,再炙再淬晒研服效。齿齘乃睡中上下齿相磨有声,由胃热也。取本人卧席下尘,一捻纳口中,勿令知效。齿蚧由食酸也,嚼胡桃肉良。又齿龈或上腭生多骨疽肿硬腐脱属肾虚,肾主骨也。补中汤,多服。其骨自出,骨脱后仍服补剂,此皆齿所生病也。

安肾丸

肉桂、川乌各一两半　白蒺藜、巴戟、山药、茯苓、石斛、草薢、苁蓉、补骨脂各四两八钱

清胃散

生地四钱　升麻一钱半　丹皮五钱　当归、黄连各三钱

黄连解毒汤

黄连　黄芩　黄柏　山栀

五、口舌病

1. 口疾

肝热则口酸,小柴胡汤加龙胆草、术皮。胆热则口苦,龙胆泻肝汤。心热亦口苦,黄连泻心汤。脾热则口甜,泻黄散加佩兰,胃热则口臭,清胃散,虚则口淡,养胃进食汤,肺热则口辣,泻白散。甚则口腥加减泻白散。肾热则口咸,滋肾丸。胸胃热郁则口臭,加减甘露饮。口糜者凉膈散。口疮

者,赴筵散掺之。通治具用龙脑鸡苏丸。唇病因火居多凉药必兼发散。上唇属肾,下唇属脾,两腮牙关属胃,有心脾热,唇口燥烈者,泻黄饮子。有唇口紧小,不能开合名茧唇者,苡仁汤,外用黄柏散敷之。

泻黄散

防风四两　藿香七钱　山栀一两　石膏五钱　甘草二两

养胃进食汤

人参　茯苓　白术　厚朴　陈皮　神曲　甘草　麦芽

加减泻白散

桑皮二钱　桔梗一钱半　地骨皮、炙甘草各一钱　黄芩、麦芽各五分　五味子十五粒　知母七分

赴筵散

黄芩　黄连　山栀　黄柏　姜　细辛各等分

龙脑鸡苏丸

薄荷一两六钱　生地六钱　麦冬四钱　蒲黄、阿胶、木通、柴胡各二钱　甘草一钱半　人参、黄芪各一钱

泻黄饮子

黄芩、白芷、防风、半夏、升麻、枳壳、石斛各一钱

苡仁汤

薏苡仁　当归　川芎　姜　桂枝　羌独活防风　白术　甘草　川乌　麻黄

2. 舌疾

舌病多属心,木舌由心经壅热,舌肿大塞口,不能转掉,不急救,杀人,黄连汤,外以针刺令血出则肿消,再敷药,龙脑破毒散,又硼砂沫,以生姜片,蘸揩效。重舌亦由心火太盛,舌根下生形如小舌,口不能声,饮食不入,急泻心火,青黛散掺之,内服黄连汤,外以针刺出恶血,以竹沥调黄柏沫涂搽。舌菌生舌上如菌状。色红紫,多因气郁所致,舌症主方掺青黛散,舌垫舌下起肿核,舌垫方,舌出不收,片脑沫掺舌上,应手而缩,产妇舌出不收,朱砂敷舌上,舌肿硬血出如涌泉,蒲黄散。不硬但肿痛流血,犀角地黄汤。舌肿满口,蒲黄散,舌猝肿满口,如猪胛,不治。杀人,醋调釜底墨,涂舌下,脱则更敷即消,舌卷囊缩为肝绝死。

黄连汤

黄连　山栀　当归　芍药　地黄　麦冬　甘草　犀角　薄荷

龙脑破毒散

盆硝四钱　蒲黄五钱　马勃三钱　僵蚕、甘草、青黛各八钱　麝香、龙脑各一钱

青黛散

黄连　黄柏　牙硝　青黛　朱砂　雄黄　牛黄　硼砂　冰片

舌垫方

荆芥　防风　细辛　白芷　羌活　独活　陈皮　香附　灯芯

蒲黄散

螵蛸　炒蒲黄

六、咽喉痛

1. 喉痹

喉以纳气而通于天,咽以纳食而通于地。会厌管乎其上,以司开合,惟其为心肺肝肾呼吸之门。饮食声音纳吐之道,关系死生,为害速矣。经云:一阴一阳结谓之喉痹。以君相二火,经脉并系咽喉,热结则肿痹,是喉痹肿痛闭塞,为风痰郁火,热毒上攻之症,去风痰,解热毒,自愈,牛蒡汤。如恶寒,寸脉小,一时患者皆同,为天行邪气,宜先表散,若不恶寒,寸脉大滑实,为阳盛阴虚,下之愈。其轻者可缓治,不可骤用寒凉。以痰实结胸,遇寒不运,渐至喘塞不治也,其气急闭塞欲死者,缓则僵蚕炒末姜汤下,立愈。或马兰根苗,捣汁,和醋含漱,急则用吹法,硼砂,胆矾末,吹患处或皂角末吹鼻,喷嚏亦开,吐法,捣皂角水,灌入或新汲水磨雄黄灌入,即吐,或鸡鹅翎蘸桐油探吐。针法用砭针于肿处刺血出,若口噤,针不能入,刺少商穴,左右皆刺二分,出血立愈。或捽顶心头发一把,力拔之,其喉自宽。又有阴虚阳浮痰结于上,脉浮大,重取或涩者,作实症治,必死。加减八味丸,喉痹连项肿,芩连消毒饮。

牛蒡汤

牛蒡　升麻　黄药子　元参　浮萍　花粉桔梗　甘草

芩连消毒饮

黄芩　黄连　陈皮　甘草　前胡　桔梗　元参　连翘　升麻　薄荷　板蓝根　马勃鼠粘子

2. 喉风

喉肿大,连项痛,喉有红丝缠紧,且麻且痒,指甲青,痰壅肢厥,由平时多怒,两日前胸不利,痰塞气促,症最急,过一日夜,目直视,齿噤喉响灯火近口即灭,此气已离根,不治。治法,如喉痹用金碧二丹频吹,内加牛黄,效更速。针法,手足冷,以水温之,针照海、然谷四穴,使血出如珠,若刺少商穴血出散而不收者,不治。

金丹 消肿除痰。

火硝九分 硼砂、冰片、薄荷末各一分 蒲黄二分

碧丹 消风痰,解热毒,性缓不及金丹。

炼矾、牙硝各三分 百草霜、硼砂各五分 薄荷末三分 灯草灰、冰片各一分 甘草二分

3. 乳蛾

乳蛾有单双,有连珠,单轻双重,连珠尤重。多因酒色郁热而生。单蛾生会厌一边,一日痛,二日红肿,三日有形,如细白星,发寒热者凶,吹药先用碧丹五、金丹一,后用金丹二、碧丹三。内服喉症主方,俟大便行,自痊,如至三日,喉中但红肿无细白星,即是喉痛,宜辨。双乳蛾生会厌左右两边,俱有细白星,药照前用,左属心右属肝,煎药于主方内,左加黄连,犀角,右加赤芍,柴胡,双蛾则兼用之。大便秘,加枳壳元明粉,连珠蛾,二白星上下相连,用药照前。

4. 喉癣

喉癣为虚火上炎,肺受燥热,致咽喉生红丝如哥窑纹,如秋海棠叶背纹,干燥而痒,阻碍饮食,虽不丧命,不能速愈,吹用碧丹,内服喉症主方,加土贝母,须戒忧怒、酒色,忌盐酱及一切动风助火之物,可愈。

5. 喉痛

喉痛红肿而痛,别无形状,因过食辛辣炙煿厚味而发,症属胃、大肠二经,重则寒热,头痛,犀角地黄汤,吹用金丹一碧丹十,四五日可愈。若鼻中出红涕,为毒攻脑,不治。又有重舌痛,凡肥人感热性躁者,多患此,犀角地黄汤加减,吹用金丹,但须吹至舌根下两旁,时刻勿间,方能速愈。喉内吹用碧丹十金丹一,亦须勤吹。凡舌下小舌,为重舌,连喉肿痛,即为喉痛;不痛者非痛。大约重舌兼喉痛而发,十有六七,其势凶,煎药多加黄连、山栀、犀角。

6. 喉菌

喉菌因忧郁气滞血热,妇人多患之,状如浮萍,略高,面厚色紫,生喉旁,初起吹碧丹九金丹一后用金丹二碧丹三,内服喉症主方,勿间断,轻则半月,重或经月,亦须守戒忌口。

7. 喉痧

喉痧即西医所谓猩红热,其症最重,初起憎寒壮热,咽痛烦渴,先宜解表,务令透达,或兼清散,若骤服寒凉,外邪益闭,内火益焰,咽痛愈剧,溃腐日甚矣。至丹痧透发,已无恶寒症等,则宜寒凉泄热,不宜杂进辛散,煽动风火,致增肿腐,必至滴水下咽,痛如刀割,盖此症由感风火湿热时邪而发,治法因风热者,主清透,普济消毒饮去升麻、柴胡,因湿热者,主清渗甘桔汤加瓜蒌,通灯草芯,因痰火凝结者,主消降,清气化痰丸,去半夏加贝母、淡竹茹,邪达则痧透,痧透则烂止,利膈汤,然证有可治不可治,其口气作臭,喉色淡黄,或深黄者,系痰火所致,皆可治。若烂至小舌,及鼻塞目闭,元气日虚,毒气深伏,色白如粉皮者,皆不可治。其愈后,四肢酸痛,难于屈伸者,由火灼阴伤,络失所养,宜进滋阴,勿与痹症同治。

甘桔汤

甘草、桔梗各三钱

清气化痰丸

南星 半夏 陈皮 枳壳 杏仁 瓜蒌 黄芩 茯苓

利膈汤

银花 荆芥 防风 黄芩 黄连 桔梗 栀子 连翘 牛蒡 薄荷 元参 大黄 朴硝 粉草

第十二章 花柳科学

一、内证

1. 淋证

肾有两窍,一溺窍,一精窍。淋出溺窍,病在肝脾。浊出精窍,病在心肾。同门异路。分别宜详,内经论淋,由于脾湿郁热,病源谓肾虚则小便数。膀胱热则水下涩,数而且涩,则淋沥引痛,其症有五,石淋、劳淋、血淋、气淋、膏淋是也。

石淋膀胱蓄热,溺则茎中急痛,频下沙石,如汤瓶久受煎熬,底结白碱,宜清其积热,涤去沙石水道自利,用神效琥珀散。初起之时,宜石膏滑石琥珀、木通或加味葵子散。盖重则为石,轻则为沙。

劳淋有二,因思虑烦扰负重远行,劳于脾者,补中汤加车前、泽泻,专因思虑者,归脾汤。因强力入房劳于肾者,生地黄丸,加麦冬、五味子。老人精衰入房,溺涩腹胀,牵引谷道者,肾气丸。

血淋,热甚搏血,失其常道,以心主血,与小肠为表里,血渗胞中与溲俱下,须辨血瘀血虚血热血冷。如小腹坚,茎痛,脉沉弦而数者,为血瘀,四物汤加牛膝、丹皮、木通。脉虚弱者,为血虚,六味丸加侧柏叶、车前子、白芍。如血色鲜红,脉数有力,心与小肠实热也,大分清饮,加生地、黄芩、龙胆草。如血色暗淡,面枯白,尺脉沉迟者,肾与膀胱虚冷,肾气丸。血淋小肠热甚者,牛膝、山栀、生地、犀角、藕节、车前子。血虚热者,生地三两、黄芩、阿胶各五钱,柏叶少许。血淋茎中痛,淡秋石宜之,或服薏苡根汁或日用黄茧丝煮汤服。

气淋,气化不及州都,胞中气胀,少腹满痛,溺有余沥,沉香散、瞿麦汤。如气虚,八珍汤倍茯苓,加杜仲、牛膝。气虚下陷,补中汤。膏淋便有脂腻如膏,浮于溺面,此肾虚不能约制脂液而下流也。菟丝子丸。

膏淋溺不痛者,须固精,六味合聚精丸。有热淋茎中痛者,导赤散加滑石、灯芯。茎不痛而痒者,八味丸去附子。溺艰涩如淋,不作痛,为虚,六味加鹿茸、肉苁蓉。老人气虚成淋,补中益气汤。又有寒客下焦,水道不决,先寒战而后溲便,由冷气与正气争,则寒战成淋,正气胜,则战解得便,是为冷淋。肉苁蓉丸。有过服金石,入房太甚,败精瘀隧而成淋者,海金沙散。有湿痰渗注而成淋者,渗湿汤。有淋而小腹胀甚者,滑利通阳,韭白汁、小茴、桂枝、归尾、两头尖、牛膝。妇人产后成诸淋者,白茅汤,不论石、膏淋皆治。

神效琥珀散

琥珀 桂心 滑石 大黄 腻粉 磁石 木通 木香 冬葵子

加味葵子散

冬葵子三两 茯苓、滑石各一两 芒硝、生草、肉桂各二钱半

生地黄丸

生地、黄芪各一两半 防风、鹿茸、茯苓、远志、瓜蒌仁、黄芩各一两 人参一两二钱半 当归五钱 赤芍、蒲黄、戎盐、车前、滑石各二两

大分清饮

茯苓、猪苓、泽泻、木通、山栀、枳壳、车前子各一钱

瞿麦汤

瞿麦穗 木通 大黄 黄连 桔梗 当归 延胡 枳壳 羌活 大腹皮 肉桂 射干 牵牛

菟丝子丸

菟丝子酒蒸、桑螵蛸炙各五钱 泽泻二钱半

聚精丸

黄鱼鳔、蛤粉炒各一斤 沙苑子八两

导赤散

生地、木通、甘草梢、竹叶各等分

苁蓉丸

苁蓉酒蒸、熟地、山药、石斛、牛膝、官桂、槟榔各五钱 附子、黄芪各一两 黄连七钱半 细辛、甘草各二钱半

海金沙散

海金沙、滑石各一两　甘草二钱半

渗湿汤

即胃苓汤加香附、川芎、砂仁、黄连

白茅汤

白茅根五钱　瞿麦、茯苓各一钱半　冬葵子、人参各一钱二分半　蒲黄、桃胶、滑石各七分　甘草五分　煅紫贝两个　煅江鱼牙四个

2. 浊证

赤白浊由心动于欲，肾伤于色，强忍不泄，败精流溢，窍端时有秽物，如疮之脓，如眼之眵。淋沥不断，由精败而腐居多，亦有湿热流注而成者，须分便浊精浊。浊在便者，色白如泔，乃湿热内蕴，由过食肥甘辛热炙煿所致。

徙薪饮，浊在精者，相火妄动，或逆精使然，至精溺并出。牛膝、赤苓、黄柏、远志、细辛、甘草，或血不及变精，乃为赤浊。加味清心饮。当分精瘀精滑，精瘀者先理其离宫腐浊，古方用虎杖散。继与补肾。六味丸。精滑者，乃用固摄，秘元煎、菟丝煎。浊久而滑，则任督脉必伤，须升固奇经，鹿茸、龟甲、杞子、核桃、杜仲、补骨脂、沙苑子、茯神。大法，夹寒者脉迟，萆薢分清饮。夹热者脉数，二苓清利饮。湿痰流注者，苍术二陈汤，心经伏暑者，四苓散加香薷、麦冬、人参、石莲。小便如常，少顷澄浊在底，或如米泔色者，萆薢分清饮。稠黏如胶，茎中涩痛者，肾气汤去桂、附。积想心动，烦扰伤精者，加味清心饮。肾虚气下陷者，补中汤。此外有白淫症，经言思想无穷，所愿不得，意淫于外，入房太甚，发为筋痿，及为白淫，宜降心火。又精伤白浊，小便推出髓条，痛不可忍者，乃由房事失节，皆精窍病也。

徙薪饮　治热浊。

陈皮八分　黄芩二钱　麦冬、白芍、黄柏、茯苓、丹皮各一钱半

加味清心饮　赤浊

茯苓、石莲各一钱半　益智仁、麦冬、人参、远志、石菖蒲、白术、泽泻、甘草、车前子各一钱　灯芯二十茎

虎杖散　精瘀。

虎杖二两　麝香一分

菟丝煎

人参、山药各二钱　当归、枣仁、茯苓各一钱半

菟丝子四钱　远志四分　炙草一钱　鹿角霜二钱

萆薢分清饮

益智仁、萆薢、石菖蒲、乌药各一钱

二苓清利饮

二苓　二冬　生地　甘草　茯苓　黄柏　牡蛎　泽泻　车前子

二、外证

1. 下疳

下疳一名阴蚀疮，邪火淫欲郁滞而成者也。其来有三，一由男子欲念萌动，阳物兴举，淫火猖狂而未经发泄，以致败精浊血，统滞中途，结而为肿；二由妇人阴器，瘀精浊气未净，遽与交媾，以致淫精传袭而成；三由房术热药，涂抹玉茎，洗搽阴器，兴助阳火，煽动阴精，侥幸不衰，久顿不泄，火郁未发而成。男子萌念火郁之证，初起必先涩淋，小便溺痛，次流黄浊败精，阳物渐损，甚则肿痛腐烂。妇人阴器不洁所致者，初起皮肤肿胀光亮，甚则有如水晶，皮破流水，肿痛日生，痒麻时发，男妇房术所伤。蕴毒所致者，初起阳物痒毒坚硬，紫色疙瘩渐生，腐烂渐作，血水淋漓，不是兴举，又有先发时疮，误用熏条擦药，结于此者，初起不红、不肿，睡不举阳，玉茎微损，小水自利者轻。已成微热微肿，皮色光亮，小便赤色，更兼白浊者平。已损，肉色红活，焮热坚肿，小便不疼，大便不秘者易。初起小便淋漓，伤损阳物，坚硬作疼，腐烂渐开者险。已成腐溃内攻，伤损玉茎，色紫无脓，疼如针刺者重。火郁之证，宜用八正散，感触淫毒而患者，以螵蛸散敷之，轻者自愈。若肿痛者，宜用芍药、蒺藜煎葱而治之。为房术所伤者，宜用黄连解毒汤。

八正散　治淋痛尿血。

木通　车前　萹蓄　大黄　滑石　甘草梢　瞿麦　栀子

螵蛸散　治湿热破烂下疳等疮。

海螵蛸、人中白各等分

黄连解毒汤　治一切邪热。

黄连七钱半　黄柏、栀子各五钱　黄芩一两

2. 妬精疮

妬精疮一名阴疮，一名耻疮。男子生阴头节下，妇人在玉门内，属手足太阳经不利，热毒下传，入于足厥阴经，因而发生或因久旷房屋，思色动欲，以致败精流入茎内，或由肾虚风湿相搏，邪气兼之，亦

能至此,初发形如粟粒,赤肿溃烂作血,痛痒妨肉,其痛或在茎之窍,或在茎之标,久之变紫黑色,渐成蚀疮,毁其茎而死。别有一种,搔痒成疮,浸淫汁出,尽是黄水,久则状如干癣,宜以子和泄水丸散导湿毒,无不愈者。若已成疮,先泄其根,次从标而治,外以葱白黑豆汁淋洗,拭干以黄连、木香、密陀僧、干胭脂之类,细末搽之或涂以阴疮膏。

泄水丸 治下疳疮。

大戟、芫花、甘遂、海带、海藻、郁李仁、续随子各五钱 樟柳根一两

阴疮膏 治男女阴疮。

米粉一酒杯许 芍药、黄芩、牡蛎、附子、白芷各七钱半 豕膏一斤

3. 便毒

生于小腹两腿合缝及阴毛之间,一名血疝,亦称便痈,或名外疝,俗称横痃,又左为鱼口,右为便毒,因行路远涉辛苦,或上或下,低闪岔气,或房事所伤,或男女大欲不得直遂其志,败精滞血,留聚中途,或梦寐之间不泄,或妄想不能忘情息念,渐结成毒,又或入房忍精,或思色不遂,或当泄不泄,凝滞为瘀,又商贾野合不洁淫妓,便构此疾。其证左右两边俱发。或先有疳疮而发,或卒然起核疼痛而发,初起之时,寒热交作,两腿牵绊难起,不能屈伸,乃证之渐也。初起,结肿不红微热,行走稍便,无寒热交作者轻。已成红赤肿痛,发热焮疼,举动艰辛,至夜尤甚者易。已溃脓稠肉色红活,肿消痛止,新肉易生,作痒者顺。初起结肿,坚硬如石,硬强刺疼,起坐不便,寒热者重。已溃,肉烂肿痛不减,脓水清稀,孔深口大,不敛者险,治当散滞行瘀,通利大小二便,九龙丹、山甲内消散,已出脓者,十全大补汤服之,庶易收敛,迟则恐生别症难愈。亦有初起时,用国老膏,入皂角炭少许者,外则用凤尾草煎汤洗净,以明松香为末,日三次干掺自愈。愈后仍戒房室行动。

九龙丹 治便毒初起,沿未成脓。

木香、乳香、没药、孩儿茶、血竭、巴豆各等分

山甲内消散

穿山甲、当归尾、大黄、甘草节各三钱 土木鳖三个 黑丑、僵蚕各一起钱

国老膏 消肿逐毒,治痈疽将发。

粉甘草

4. 杨梅疮

俗名广疮,一名绵花疮,又名时疮,属肝肾二经湿热或色欲太过,肾经虚损,感邪秽之气而成,或因下疳蓄毒缠绵不已而作,但气化传染者轻,精化欲染者重,其症肉反于外,状如蜡色,细小者名广豆,或则如赤根脓窠或先筋骨疼痛,结成风块,一块二年或数年后方发,其状坚硬,肉色平淡或痛或痒,少结于骨节头面喉鼻之间,经络交会之处,已破则脓水淋沥,甚可畏也。轻则发广癣,亦名千层癣。多生于手心,足底重叠不已,又有余毒亦名气毒,筋骨疼痛,来去不定,亦名湿毒。筋骨痛酸,乍作乍止,简言之,可分两种,其一先从上部见之,皮肤作痒,筋骨不痛,其形小而且干,其一,先从下部见之筋骨多疼,小水涩淋其形大而且硬,初起无头疼筋骨不作痛,小水无涩淋,疮干细者轻,已生头面稀少,口角无疮,项下胸背虽多,肛门无有者轻。初生疮发下疳,次生鱼口,筋骨疼痛,疮生红紫坚硬,手足遍生,形如汤泼泡状者,皆非轻浅者也,宜加味遗粮汤翠云散先后用之。

加味遗粮汤 治杨梅疮初起,筋骨疼痛及已成者。

川芎、当归、防风、薏苡仁、木瓜、金银花、木通、白鲜皮、苍术、威灵仙各一钱 甘草五分 皂荚子五个 土茯苓二两

翠云散 治杨梅疮已服内药,根脚不红,疮势已退者。

铜绿、胆矾各五钱 轻粉、石膏煅各一两

5. 结毒

熏火收遏,疮毒沉于骨髓,又有未经熏擦,见苗未久,服药不多,内毒未尽,便用点药收敛,郁遏毒气者,亦能致之,先从筋骨疼痛,自后渐渐肿起,发无定处,在关节中,则损筋伤骨,纵愈曲直不便,发于口鼻,则崩梁缺唇,虽痊破形更相。发于咽喉者,更变声音。发于手足者,妨于行走。情关一错,祸起百端,苦楚一生,毒遗数代,仙遗粮汤主之,兼施注射为是。

仙遗粮汤 治杨梅结毒初起,筋骨疼痛,已破肌肉溃烂者。

仙遗粮、防风、荆芥、川芎、当归、天花粉、金银花、白蒺藜、薏苡仁、威灵仙各一钱 山栀、黄连、连翘、干葛、白芷、甘草、黄芩各六分

第五篇

谦斋国医讲义

目　　录

生理学讲义

诊断学讲义

药物学讲义

内科学讲义

生理学讲义

上海秦之济伯未　述

吉林辛瑞锋

福建杨忠信　参订

吉林高仲山

浙江朱启后

尚文玲　孟凡红　整理

《生理学讲义》系秦氏《国医讲义六种》之一。本书是一部简明扼要、通俗易懂而又独具特色的中医生理学著作，可以作为高等中医院校专科教材，也是中医爱好者自学的重要参考书。

全书分为上编和下编。上编主要讲述生理学概论，从脏腑之关系，奇恒传化、四海与五脏、气化之感应、阴阳之变化到气血、营卫、津液、精卵、经乳、体温、音声、消化、皮肤、毛发、筋肉、骨骼及口、眼、耳、鼻、舌、齿、生殖器和经络等进行了研究。下编详细阐述了五脏、六腑及经络各自所具有的生理功能、体象、定位及它们之间相互密切的关系，并阐明人体作为一个整体，其各部分的功能活动是如何相互协调、相互制约，从而能在复杂多变的环境中维持正常的生命活动过程的。

此次点校本书以 1930 年上海秦氏同学会铅印本为底本。

上编　生理概论

一、生理之定义

生理学者，研究人体生活现象之学问也。人体有违反生理原则时，则为疾病。故生理为研究医学之基础。吾国自咸丰至光绪甲午间，欧美新学说东渐，通行之生理学为《全体新论》《全体阐微》《全体通考》等。自甲午以还，日本新学说输入，斋田氏[①]高桥氏[②]之生理学，流传坊肆，然大半视人体为机械式，局部分析固属明确，可言其作用，实失统系[③]。盖彼从解剖大体观察，故觉一脏自有一脏之作用，而不知从统系上精密研究，则各脏之作用，实有互相牵制，维扶之妙，得此旨者，惟中医而已。盖视西医之缕析条分，似有逊色，而大气盘旋，发皇周匝[④]，则固过之无不及也。学者能明乎此，方知中西医立足之不同，亦方许读生理学，此其一；第二，吾人身体器官构造如常，其生活机能依规则而无障碍，觉有健全活泼之状态，谓之健康。若身体器官有种种变化，障碍正规之机能，感有不快之状态，即谓之疾病。然疾病虽为健康生活之变化异常，而衡之于生理之生活机能，其根本上无甚差异，所异者，惟处时量三者，即威氏所谓异处性、异时性、异量性是也。异处性者，如卵巢内过氏胞破裂而出血，为生理现象；若子宫黏膜出血时，则为疾病。异时性者，如月经每四周间排泄一次，此生理现象；若排泄无一定时间，则为疾病。异量性者，如正规之脉搏为每息五至，此生理现象；若每息太过而为六七至，与不及而为三四至，则为疾病。总之在同一现象，或属生理或属病理，均因其处其时其量而差别，此为研究生理学前，亦亟须明了者也。

二、脏腑之关系

中医夙无生理学专书，均散见于《内经》之中。其于脏腑，锡[⑤]以十二官名。心为君主之官，神明出焉；肺为相傅之官，治节[⑥]出焉；肝为将军之官，谋虑出焉；脾为谏议之官，知周出焉；肾为作强[⑦]之官，伎巧出焉；膻中为臣使之官，喜乐出焉；胆为中正[⑧]之官，决断出焉；胃为仓廪之官，五味出焉；小肠为受盛之官，化物出焉；大肠为传道之官，变化出焉；膀胱为州都[⑨]之官，津液藏焉；三焦为决渎之官，水道出焉。名曰官者，谓上下相使，彼此相济，各司其事，不容失职，亦即表明各脏作用有牵制维扶之妙也。不特如是，更以心合小肠、肺合大肠、肝合胆、脾合胃、肾合膀胱，盖有脏以为体，即有腑以为用。脏之气行于腑，腑之精输于脏，二者相合，其功始著。所谓阴阳表里相输应也。惟考之十二经脉。心手少阴脉，起于心中，出属心系，下膈络小肠。小肠手太阳脉，入缺盆属心，下膈抵胃属小肠。肺手太阴脉，起于中焦，下络大肠，还循胃口，上膈属肺。大肠手阳明脉。入缺盆络肺，下膈属大肠。肝足厥阴脉，挟胃属肝络胆。胆足少阳脉，贯膈络肝属胆。脾足太阴脉，入腹属脾络胃。胃足阳明脉，下膈属胃络脾。肾足少阴脉，贯脊属肾络膀胱。膀胱足太阳脉，入循膂络肾属膀胱。则其间气化，固自相通，不仅以功用相合也。

---

① 斋田氏：指斋田功太郎（日本），清光绪年间由天津官报局出版其《生理卫生学》，该书由直隶学校司编译处译成。

② 高桥氏：指高桥本吉（日本），其《生理卫生学》曾由商务印书馆印刷发行。

③ 统系：即系统（下同）。

④ 发皇：发展提高。周匝：周到、周密。

⑤ 锡：同"赐"。

⑥ 治节：治理调节。因肺朝百脉，故有辅助心脏而治理调节脏腑气血之功。

⑦ 作强：功能作用强大。

⑧ 中正：正直无私，无偏倚。胆司勇怯，主决断，故有此称。

⑨ 州都：水液聚集之处。

三、奇恒与传化

脏腑之外，复立奇恒、传化二腑。其言曰：脑、髓、骨、脉、胆、女子胞，六者存于阴而象于地。存而不泻，名曰奇恒之腑[1]。胃、大肠、小肠、三焦、膀胱，五者受五脏浊气，泻而不藏，名曰传化之腑[2]。惟六者虽藏精气，自立一腑，而内实与五脏相属，如脑、髓、骨、胞属之肾，脉属之心，胆属之肝，故有一呈衰弱之象，仍当求之于脏也。若夫胞宫，男女俱有之，在女子名子宫，在男子名精室。特女子之胞厚而大，中空可验；男子之胞，扁薄难见。唐容川[3]论之綦详，可以索玩。至诘其所以名奇恒者，则因非脏非腑，而实功侔[4]脏腑，奇异也。恒常也，言异于常腑也，所以名传化者，则综其功能，惟传导化物也。

四、四海与五脏

人有四海，有髓海、有气海、有血海、有水谷之海。脑为髓海，膻中为气海，冲脉为十二经之海，胃为水谷之海。髓海有余，则轻劲多力。不足，则脑转耳鸣。胫酸眩晕，懈怠安卧。气海有余，则气满胸中。不足，则气少不足以言。血海有余，则常想其身大。不足，则常想其身小。水谷之海有余，则腹痛。不足，则饥不受谷食。在此四者之中，再考其同异，则为胃与冲脉，以《内经》有"胃为五脏六腑之海，冲亦为五脏六腑之海"之文。是胃冲俱为十二经之海，将何以辨？故特分水谷与血海二者。水谷之海者，言水谷盛贮于此，营卫由之而化生也；血海者，言诸经赖之灌注，精血在此而蓄藏也。矧[5]又云："阳明者，五脏六腑之海，主润宗筋[6]。宗筋主束骨而利机关；冲脉者，经脉之海，主渗灌溪谷，与阳明合于宗筋。阴阳总宗筋之会，会于气街[7]，而阳明为之长。"盖阳明为多血多气之海，故主润筋利关，冲脉为精血所聚之经，故主渗灌溪谷。二经并称，诚有非他经所可比也。

五、气化之感应

天地者，万物之上下也。万物吸天之气，食地之味，以生以长，人亦无独不然。故中医论生理，每与天地相参。如《内经》云："在天为风，在地为木。在体为筋，在脏为肝。在色为苍，在声为呼。在变动为握，在窍为目，在味为酸。在天为热，在地为火。在体为脉，在脏为心。在色为赤，在声为笑，在变动为忧。在窍为舌，在味为苦。在天为湿，在地为土。在体为肉，在脏为脾，在色为黄，在声为歌，在变动为哕[8]。在窍为口，在味为甘。在天为燥，在地为金。在体为皮毛，在脏为肺，在色为白，在声为哭，在变动为咳，在窍为鼻，在味为辛。在天为寒，在地为水。在体为骨，在脏为肾，在色为黑，在声为呻，在变动为栗，在窍为耳，在味为咸。"又如云："天气通于鼻，地气通于溢，风气通于肝，雷气通于心，谷气通于脾，雨气通于肾者，以譬气之入也，有摄收机能。六经为川，肠胃为海，九窍为水注之气者，以譬气之出也，有排泄作用。盖借天地以证人，非泥天地以断生理也。然则人秉五行而成五脏，凡秉五行之气而生者，皆可以类相属。所谓推其类，可尽天地之物，知所属，可明形气所归，而病之原委，药之宜忌，从可识矣。"

六、阴阳之变化

天地秉阴阳而化生五运六气，人身秉阴阳而生成五脏六腑。阴阳实天地之本，人身之根也。浅言人之阴阳，则外为阳，内为阴；言人身之阴阳，则背为阳，腹为阴；言人身脏腑中阴阳，则脏者为阴，腑者为阳。故背为阳，阳中之阳心，阳中之阴肺。腹为阴，阴中之阴肾，阴中之阳肝，阴中之至阴脾。广而言之，凡内外可以阴阳言，左右亦可以阴阳言，脏腑可以阴阳言，气血亦可以阴阳言，背腹可以阴阳言，头足亦可以阴阳言。阴阳二字，盖

---

① 奇：异。恒：常。奇恒之腑即异于恒常之腑。
② 传化之腑：传送运输之腑。
③ 唐容川：(1847－1897)清代医家，四川彭县人。又名唐宗海，对血证论治有独到之处。
④ 侔：音 móu，意为相等。
⑤ 矧：音 shěn，意为况且。
⑥ 宗筋：指诸筋的总汇。
⑦ 气街：是经气聚集运行的共同通路。
⑧ 哕：音 yuě，呕吐，气逆。

代表一切立于对待地位之事物者也。因五脏之分阴阳，于是治疗方面可得一标准。大抵心为阳脏，故心脏本病偏于热，治宜苦寒。肺为阳中之阴脏，故肺脏本病亦偏于热，治宜凉润，而有时宜辛。肾为阴脏，故肾脏本病偏于寒，治宜温化。肝为阴中之阳脏，故肝脏本病亦偏于寒，治宜温降，而有时宜凉。脾为阴中之至阴，则其本病，绝对偏于寒，而治宜辛温。惟遇外感六气，则仍以治外为主。然因其本性之不同，外邪久中，亦往往随之而化，是又不可不辨。今人每攻诋阴阳，不知阴阳实足区别万物之性，故徒知五脏之形，而不知五脏之性，不足与语生理；徒知阴阳之名，而不知阴阳之用，更不足与语医。试更旁征《伤寒论》，仲景以三阳三阴为提纲亦然。外感先伤于太阳，全身之卫阳行使外卫之职，起而抵抗，则发热恶寒，既而阳明，但热而不寒，少阳寒热往来，是三阳在外，热病居多，故以发热恶寒属于阳。阳经不解，传入三阴，则太阴腹满自利，少阴倦卧欲寐，厥阴气上厥逆，是三阴在内，寒证居多，故以无热恶寒属于阴。然则所谓三阳三阴经发病者，亦不过表其性而已，故能知五脏十二经之性，推阐变化，思过半矣。

七、气血之研究

上焦开发，宣五谷味，熏肤、充身、泽毛，若雾露之溉，是为气。气之名词，西医不称，而中医则认为无上重要。有宗气、中气、卫气、肾间动气等类。宗气者，积于胸中，出于喉咙，以贯心脉，而行呼吸者也。中气者，停于胃中，运化水谷之精气，即胃脘之阳也。卫气者，循皮肤之中，分肉之间，熏于肓膜[1]，散于胸腹，捍卫诸部者也。肾间动气者，十二经脉之根，呼吸之门，三焦之原，即生生之气也。盖气为后天所化，人得五谷之养，血脉充盈，百骸受泽。于是元气充足于周身，九窍毛孔，皆为气所出入之处。而最要则口鼻之呼吸也。血亦水谷精气之所生，生化于心，总统于脾，藏受于肝，宣布于肺，施泄于肾，灌溉一身。目得之而能视，耳得之而能听，手得之而能摄，掌得之而能握，足得之而能步，脏得之而能润，腑得之而能传注于脉。少则涩，充则实，常以饮食日滋，故能阳生阴

长。取汁变化而赤为血，是故血足则形盛，血贫则形衰。合气而并论之，则血譬水也，气譬风也，风行水上，有血气之象焉。血为气配，气为血帅，气行则血行，气止则血止，气温则血滑，气寒则血涩，气有一息不运，则血亦一息不行。故人身血以濡之，气以煦之，两者不得相失。西医只知有血，而不知有气。陋已。

八、营卫之研究

营卫二者，或谓气血之互词，或谓非气非血，另有其物。近人杨百城[2]曰：人受气于谷，谷入于胃，消化为二，一曰营，一曰卫。卫乃谷气之慓悍者，由脉外行，先走四末，以温肌肉，肥腠理。其功用，能扑灭霉菌，故卫者卫也，所以卫外也。营乃谷气之精专者，由脉中行，先荣四末，以润五脏六腑。其功用在滋养百骸，故营者营也，所以守内也。而营卫交流之域，则在细丝血管，营气至此，由脉中而渗出脉外，卫气至此，由脉外而渗入脉内。营气渗出脉外，能将所含之新物贯，以补人体之所耗，故百骸所赖以滋养者此。卫气渗入脉内，能将人体所含之旧物质，运之脉中，上至于肺，凭人呼吸之气，呼出浊气，吸入清气，而与营大会，此《内经》所谓"营卫生会"也。变血之紫者为赤，是旧物质去而新物质生。下至肾部，过肾脏，则漏出水分与盐质。入子宫，则男子化精，女子化经，此《内经》所谓"营卫留止，而生变化"也。是则营也卫也，所以营新陈代谢之事也。而余今简单言之，气血者言其质，营卫者言其用。

九、津液之研究

腠理发泄，汗出溱溱，是为津。谷入气满，淖泽注于骨，骨属屈伸泄泽，补益脑髓，皮肤润泽，是为液。此《内经》论津液之用也。尝考其发生之源，经有曰："廉泉、玉英者，上液之道也"。玉英谓唇内断交。胃腑之精液，一从任脉而出于舌下之廉泉，一从脊骨髓空而上通于脑。口中津液，由此滋生。西医称口中有三腺：一舌下腺，一腭下腺，一耳下腺，皆主津液。中医于耳下腺以腭下腺该之。腭下腺即玉英，舌下腺即廉泉也。至若《经》

---

[1]　肓膜：心尖脂肪为膏，心脏与隔膜之间为肓。另有穴位为"膏肓俞"。

[2]　杨百城：生理学家，著有《灵素生理新论》。

又云："营卫者精气也，血者神气也"。血之与气，异名同类。故夺血者无汗，夺汗者无血。则又为津血同源说之祖。盖亡血有吐、衄、便、溺四大症。亡津有呕、利、消、汗四大症。吐血出于贲门，与呕吐同。衄血名为红汗，与汗出同。便血出于魄门[①]，与下利同。溺血出于胞中，与下消同。两相比较，性质仿佛。况手阳明主津，足阳明主血。津血同经，本相连带。如霍乱吐泻不见血，然津液尽而血亦尽。故保津即所以保血，而养血即可以生津也。

十、精卵之研究

男子之胞名精室，亦名精囊，输出精细胞之所也。女子之胞名血海，亦名子宫，输进卵细胞之所也。故李东垣曰："胞者，男子藏精施化，妇人系胞有孕，俱为生化之源也。"女子之卵细胞，生殖于卵巢。男子之精细胞，生殖于睾丸。以近日解剖之精，似无疑义，然终非探源之论。盖卵巢之系卵细胞，由输卵管而输入胞宫。睾丸之藏精细胞，由输精管而输入胞宫。不过就其发见[②]之处而言，若探其生殖之源，当属命门。命门穴在第七节腰椎[③]间，为入脊通髓最深之窍，即天一之水所发源处。李潆[④]所谓"肾，慎也，慎守精室，不妄泄也，其精管自两肾骨间发源是也"。昔人以肾为男藏精，女系胞，即指此而言。以胞室为男藏精，女系胞，亦即指此而言。所以然者，两肾间之一系，即三焦之根，胞中之蒂，故卵细胞、精细胞，胥发源于此。此先天之精气所在，人生之灵根所托，几经氤氲，几经化生，及其发育成熟，而后为卵细胞、精细胞，以成人生原形质。若谓卵巢制造卵细胞，睾丸制造精细胞，是循其末而忘其本，不可不辨也。若夫《内经》"精"字，有广义、狭义两种，如曰："人始生，先成精，精成而脑髓生。"又曰："两神相搏，合而成形，常先身生，是谓精。"又曰："生之来，谓之精，精伤则骨酸痿厥，精时自下。"此皆狭义之精，即藏于睾丸之白色黏液也。如曰："营卫者，精气也。"又曰："热者，邪气也，汗者，精气也。"又曰："五脏六腑之精，皆上注于目，此皆广义之精，乃荣养身躯之一切精华也"。后人不明其义，混而为一。于是见冬藏于精，春不病温，亦以为狭义之精，而不知与冬不按蹻，春不病温之义相同。遂至治疗多悖谬，更不可不辨也。

十一、经乳之研究

妇人经水，每月一至，应时而下。其候不愆，及怀妊以后，经水不至，所以养胎也。分娩以后，经水仍不至，所以生乳也。乳汁之与经水，大有关系，然经水色赤，而乳汁色白，何耶？曰："人受气于谷，谷主化汁，人身一切之汁，皆本谷气所生"。《经》云："食入于胃，脉道乃行，此言胃中谷汁。上归于心，化血以行脉，为血之始"。又云：水入于经，其血乃成。此言胃中谷汁，奉心所化之血，由冲任二脉导引而下，与癸水会合，男子化精，女子化经，皆本乎此，而为血之终。女子血有余，以血为主。而血生于谷，谷气归心而化血，是以行经及其乳子。谷气奉心化血者少，而散精于左右乳房者多，是以血不足而经不行。当乳子期间，谷气上行，不得心火之化为血，而得肺金之化为乳。及儿断乳后，谷气归心，淫精于脉，脉气流经，是以乳断而血旺，经水复行矣。

十二、体温之研究

体温之发生，譬诸水蒸机器。机器之动作，由于燃烧煤炭，蒸水化气，经过唧筒，于是机器变热，且能动作。但机器作工之时，必燃烧煤炭，以保持其热度。若煤炭烧尽，则机器静止，且变而为冷，一如死亡之动物。人体亦然，能动作，且有热者，因人体内有一真火，时时燃烧，恰如机器之炉火，亦时时增其新鲜之燃料，此燃料即食物也。《经》云：清者为营，浊者为卫。营行脉中，卫行脉外，相随上下，如环无端，以周遍于全身。人身肉之大会为谷，小会为溪，溪谷之间，以行营卫，以会大气。是即卫气与营血相会，而发生温度之部。故又云：卫气者，所以温分肉，充皮肤，肥腠理，司开阖也。从此而探源于卫出下焦，是指卫气之生化，由于丹田、气海。谓人吸天阳，入肺历心，循脊过肾系，而

---

① 魄门：即肛门。魄通"粕"，肛门为糟粕所出之所，故称"魄门"。

② 见：同"现"。

③ 腰椎：原文为"腄"，据文义改为"椎"。

④ 李潆："潆"音 ying，清朝，著有《身经通考》一书。

至胞宫。蒸化谷气，为卫气发生之所，是为真火，即曰元气。在下冲脉禀之，渗三阴，灌诸络，以温肌肉。在上宗气宣之，熏肌泽肤，如雨露之溉，是以卫气内走脏腑，外达皮肤，卫气之所分布，即为温度之所分布也。

十三、音声之研究

人之发言，必有音声，主此音声之器官凡七。一为喉咙，乃肺之上管，在咽之前，主气之呼吸。气不利者，音声亦不利。故《经》曰：喉咙者，气之所以上下也。二为会厌，在喉咙之两旁，能辟能阖，食入则收掩其喉，音出则开张。故《经》曰：会厌者，音声之户也。三为口唇，唇开合而后语句清明，唇缓则音失。故《经》曰：口唇者，音声之扇也。四为舌，舌为心之苗，言为心声，舌能伸缩转掉以辨音。故《经》曰：舌者音声之机也。五为悬雍垂，即喉上腭之蒂丁，音从此出，哑人俱无。则会厌无关阑，而气不收束。气散则不能成音，是蒂丁亦为音声之关键。故《经》曰：悬雍垂者，音声之关也。六曰颃颡①，即上腭，气从此分出于口鼻。故《经》曰：颃颡者，气分之所泄也。七曰横骨，一名靷②骨，在会厌之下，与舌根相连，为发舌之机，又以膜相连，有筋牵之，最为灵动，以供心神肺气之使。故《经》曰：横骨者，神气所使，主发舌者也。若溯音声之来，则由气动，人之发，更备五音五声之全。肝声呼，音应角，调而和。心声笑，音应征，和而长。脾声歌，音应宫，大而和。肺声哭，音应商，轻而劲。肾声呻，音应羽，沉而深。相应则安，相乱则病矣。

十四、消化之研究

人之于饮食也，唇以摄收之，齿以咀嚼之，舌以转掉之，使之往复周回，然后咽入。从胃之上口贲门入胃，脾以磨之，肝以疏之，而后蒸化腐熟，由胃之津门，泄出水分。其汁由幽门传入小肠，经所谓小肠为受盛之官也。至小肠之阑门，又分泌津液，其水分皆由三焦传肾及膀胱，由溺孔而出，经所谓三焦为决渎之官也。是时谷气成精粕，传入大肠，至直肠则结为粪，由肛门而出，经所谓大肠

为传导之官也。自昔相传，肠胃之功用如此。洎西人消化作用之新理出，谓食物入于口中，先由唾腺分泌唾液，通食道而入于胃中。又从胃壁分泌胃液，进至肠中。由膵③脏分泌膵液，由肝脏分泌胆汁，由肠壁分泌肠液，凡体内各部特别机能，皆消化食物。总之，食物入口，可分五阶级。第一，经口内咀嚼，与唾液混合而咽下之。第二，至胃，则胃液消化之。第三，至肠，则胆液、膵液等溶解之。第四，胃肠吸收滋养分，送入血管，循环于全身。第五至肛门，则排泄渣滓。

十五、皮肤之研究

皮肤之组织，分为表皮、真皮、黏液层三层。表皮又名角质层，以数小层之细胞结合而成。最上层为半透明体，并无血管神经。真皮居表皮之下，以弹力性之纤维结合而成，伸张不易破裂，内部粗松，其外部渐紧密。皮肤之血管神经系焉，血管神经至真皮层为止，与表皮相接处，有多数隆起，名曰乳头，为神经末端，内有汗腺，为排汗机关，有毛囊包围毛根，有皮脂腺分泌皮脂。黏液层居表皮之下，真皮之上，内含色素，以抵抗日光之直射。而人种之分五色，即由所含色素多寡之不同也。至皮肤之作用，可分为五。一、防止外界之害物致伤筋肉，名曰保护作用。二、从汗液排泄体内废物，名曰排泄作用。三、排泄体内碳气，吸取多量养气，以清血液，名曰呼吸作用。四、触觉冷热，压之感激，名曰感觉作用。五、天时冷热，自有伸缩之力，调节体温，名曰调节作用。中医则属之于肺。故发汗必用宣肺之药，所谓肺主皮毛，亦所谓皮毛者肺之合也。

十六、毛发之研究

全体之毛发，皆皮肤之变形物，亦分三层。上层为毛上皮，下层为皮质，中层为髓质。外包毛囊而植于真皮之中，根部由毛球而发育。毛球内部，生有乳头，富于神经和血管，以供发育之需，此西医之论。而与中医归诸气血所化之说实同。盖太阳经与督脉经，一从背上头，一从脊贯头。二者皆

---

① 颃颡："颃"音 hang，"颡"音 sǎng，为咽上上腭与鼻相通的部位，亦即软口盖的后部，此处有足厥阴肝经通过。

② 靷：同"韧"。

③ 膵：音 cuì，胰的旧称。

隶于肾,其气血均交于头生发,所以为肾之荣。少壮,肾精足则发黑老大,肾精不足则斑白,职此故也。由是推之,发际以下,生于目眶之上曰眉,此足太阳经气之行于上体者。生于上唇曰髭,生于下唇曰须,生于承浆穴以下曰髯,此任冲脉所主。任冲脉隶于血海,血从气化,上颊绕唇,是生须髭。男子则然,以气为主也。女子则否,以有余于血,不足于气。气从血化,血海之血,内行下达,每月一泻,是为月事。其余气既已下泻,不复上行,所以上无髭须也。若阉人亦无须髯者,宗筋去,斯任冲脉伤也。天阉之人,未尝被伤,其血不脱,亦须髯不生者,此天之所不足。任脉不盛,宗筋不成,有气无血,故唇口不荣也。若夫生于各部分者,腋下毛美,由手阳明血气盛。胫上毛美,由足太阳血气盛,下毛美长至胸,由足阳明血气盛。无不各有所主也。

十七、筋肉之研究

《内经》详论人身之经筋,而西医则独详于筋肉。彼所谓筋肉者,指肌肉而言。谓肌肉占全身组织之大部分,以成吾人完全之形体。随所在而各呈其形式,即随所在而各施其作用,以为运动焉。初未尝一及于筋,考之《说文》,筋,肉之力也,从肉从力。所以明其义,从竹。竹多筋,所以明其形。则运动之力,肌肉为之,而肉之力生于筋也。故是太阳之筋为目上网,足阳明之筋为目下网,所以约束目睫司开阖,此其一。足少阳之筋结于目眦①为外维,所以使能左右盼视,此其二。足少阳之筋,前结于阳明之伏兔②,后结于督脉之尻,所以连臀膝而运枢机,此其三。有此三例,可知肌肉之作用,其主动不尽关于肌肉,筋为之也。而筋为肉力一语,可为千古定义。兹以西人所述汇录之,脑头盖部诸筋肉凡五种。①前头筋,前引辐状腱膜,或牵举前额之外皮。②后头筋,后牵帽状腱膜。③耳前筋,牵引耳软骨于前方。④耳上筋,上牵耳软骨。⑤耳后筋,牵引耳软骨于后方。颜面部诸筋肉凡四种。①眼睑筋,锁闭眼睑,牵引内眦。②口筋,牵引口角,上牵鼻翼上唇,下掣下唇,并闭锁口裂,上牵颐部之外皮。③鼻筋,下牵鼻翼,压鼻使缩小。④咀嚼筋,牵引下腭,并使关节头与下腭前进。躯干部诸筋肉凡四种。①颈筋,伸张颈部之外皮,牵引胸廓、舌骨、甲状软骨及肋骨、以助吸气,并使头盖屈于前方。②胸筋,牵引上膊骨及肩胛骨,并牵下肋软骨,固定锁骨,补助呼吸。③腹筋,缩小腹壁,使腹腔窄狭,以减小容积。④背筋,牵引肩胛骨及上膊骨,昂举肩胛骨、肋骨,牵下肋骨,屈伸脊柱与头盖,并旋回脊柱与头盖。上肢部诸筋肉凡四种。①肩胛筋,牵举上膊,使上膊向内外旋转,并紧张囊状韧带。②上膊筋,使前膊屈曲与伸展,并使上膊高举。③前膊筋,使前膊及手腕手指屈伸,并向内外旋转,及紧张腱膜。④手筋,使各指屈曲,并内外转。下肢部诸筋肉凡四种。①髋骨筋,使大腿前屈并外转。②大腿筋,使大腿内转,下腿屈伸并内转。③下腿筋,使下腿屈折,足之内外缘上举且旋转,并使足伸直。④足筋,使各趾屈曲,并内外转。在此诸筋肉中,复大别之为随意筋、不随意筋两种。随意筋者,其色红,由多数纤维集成,而有横纹,又名横纹筋。其作用附着于骨而司运动,伸缩悉随人之意识。不随意筋者,色淡红,纤维粗大,无横纹,又名平滑筋。用在构成肠胃等中腔器官之周壁,其伸缩全不与吾身之意识相谋。此西医之说,而与《内经》经筋篇,颇多互相发明处也。

十八、骨骼之研究

骨为硬固质与海绵质组织而成。硬固质主骨之外面,非常坚固,中备细孔,纵横分布,为血液之道路。海绵质在内部,构造粗松,亦有无数孔隙,为养骨之重要部分。其派别可分五类。①头骨,分为头盖骨与颜面骨。头盖诸骨,即天灵盖,概为扁平状,互相接续,贮藏脑髓。颜面诸骨,居头部前面,排置眼鼻口三窍。除下腭骨,除皆相合,坚结难摇。②脊柱骨,分为三十三枚之脊椎,上下连接,上连头骨之下,前后弯曲,附于体腔之内壁,以成人身之中轴。各脊椎骨中,备有孔隙,上下贯穿,成一大长管,以藏脊髓。③肋骨,扁长成弓形,左右各十二枚,成为胸腔之侧壁。后连脊柱,前除最下二条外,皆附胸骨。④胸骨,居胸腔前壁之中

---

① 眦:原文中眥,是"眦"的异体字。

② 兔:原文作兔,此应为"兔",伏兔穴别名外丘、外勾,属足阳明胃经。

线,为扁平之骨干。⑤肢骨,分为上肢骨与下肢骨。上肢骨左右共成一双,分为肩带、上膊、前膊与手四部。肩带以在前之锁骨与在后之肩胛连合而成。在上膊有上膊骨,在前膊有桡骨、尺骨,在手有腕骨、掌骨与指骨相连而成。下肢骨亦左右一双,分为腰带、大腿、小腿及足四部。在大腿则有大腿骨,在小腿则有胫骨、腓骨,在足则有跗骨、跖骨与趾骨相连而成。腰带者以肠骨、耻骨、坐骨三者集成,与脊柱下部之荐骨①相连,成为漏斗状之一大骨廓,称为骨盘②。因其形状地位之不同,作用亦随之而异。如头盖之扁平骨,为包藏贵重之器官。脊椎之互相重叠,成躯干之中轴,支持全体。四肢管状骨,则管理四肢而司运动,此其大略也。《内经》曰:肾生精,精生髓,髓生骨。故中医于骨病,俱责之肾。

十九、鼻之研究

人之生也,先成两肾,肾生精,精生髓,髓生骨。由脊骨而颅骨,由颅骨而上腭骨、下腭骨,而头部之骨以成。鼻骨即上腭骨之突起者,外凸而内凹,空灵之气所聚,后天呼吸之窍也。盖先天呼吸,其窍在脐。后天呼吸,其窍在鼻。畜门者鼻之外窍也,颃颡者鼻之内窍也。颃颡即上腭,气从此分出于口为唾,分出于鼻为涕,是为呼吸部。肺和则鼻能知香臭,宗气上出于鼻为嗅,合肺胃二者以致其功,遂成嗅觉,此嗅觉之一部。以经穴考之,即胃之迎香穴也。故气之呼吸司于肺,其用在窍。味之香臭归于胃,其用在穴。人闻臭恶之气及臭恶之味,则胃拒不受,逆而作恶。正气透于脑,味归于胃之证。至于风寒客于头脑,则气不通,此属于呼吸部之阻碍。冷气停滞,搏于津液,脓涕结聚,则鼻不闻香臭③,遂以成齆④,此属于嗅觉部之阻碍。古人所论,较之西医之专主嗅神经者,纤悉多矣。

二十、目之研究

目者,于以彰往察来,阐幽显微,辨黑白,审长

短。故两目之旁,穴曰精明。说者谓目之灵动,由脑主之。而不知肝脉上巅与督脉会,从脑而下,开窍于此。故曰在脏为肝,在窍为目。《经》又云:五脏六腑之精气,皆上注于目而为之精。精之窠为眼,骨之精为瞳子,筋之精为黑眼,血之精为络,其窠气之精为白眼,肌肉之精为约束。裹撷筋骨血气之精,而与脉并为系,上属于脑,后出项中,此脉系从下而上,从前而后也。是故眼之首尾赤眦属心,满眼白睛属肺,其乌睛圆大属肝,其上下肉胞属脾,而中间黑瞳一点如漆者属肾。又云:瞳子黑眼法于阴,白眼赤脉法于阳,阴阳合而精明。此则眼具五脏六腑之精,又合阴阳之气,故能如日月之明也。西医剖割眼球,极赞其重叠细络之妙,受光察照之神,惜于与脏腑之关系,未能检出,只能尽手术之能,不能擅调剂之巧,试绎《经》旨,益当叹服。

二十一、耳之研究

耳深处之穴,曰耳鼓箱,有薄翳盖之,曰耳膜。气搏则动,下有细骨若干⑤,传其动于穴底。耳翳接细络,如琴瑟之有弦,稀密拉放,以外音传于脑,此西医之说,可称巧妙之致。中医则探其源于肾精心神,盖耳窍通脑,尽人所知,凡人闻一切音声,由耳接收,传达于脑,辨之记之。耳固一脑之司听官,然脑之髓,肾精所生。《经》云:肾主耳。又云:肾在窍为耳。又云:肾气通于耳,肾和则耳能闻五音,是耳为肾之窍矣。肾气之所通,足少阴之经也。而足少阳三焦之脉,绕耳后尖骨陷中,为翳风穴。再上为瘈脉穴。又绕耳前为耳门穴,至眉毛空窍为丝竹穴。可见肾窍于耳,三焦与肾相连络,其经亦绕耳以应之。耳亦为心之窍,心气之所通,手少阴之经也。而手太阳小肠之经,至耳后曲颊之后,名天容穴。至面锐骨之端,名颧髎穴。而络于听宫。可见心窍于耳,小肠与心相表里,其经亦绕耳以应之,肾与心互为功用,既得阴血以和之,复得阳气以鼓之。而肺主周身之气,又贯于耳,节制其间,则耳窍司听之肌膜,接收音声,以传达于

---

① 荐骨:即为骶骨,此名源于希腊文(hieyon os toun,意为圣骨)。
② 骨盘:即骨盆,盘,同"盆"。
③ 臭:原文误作为"鼻"。
④ 齆:音 wèng,为鼻道堵塞。
⑤ 若干:原文误作"君干"。

脑者,益为灵活。凡音之清浊,声之洪纤,无不小叩小鸣,大叩大鸣,如传声机器矣。

二十二、口之研究

口者,胃之门户,而《内经》则指为脾窍。其言曰:中央黄色,入通于脾,开窍于口,藏精于脾。以饮食入口,肠胃迭为虚实,能纳入,能排出者,皆脾之消化力也。故胃为水谷之海,非脾,水无由蒸化为气。谷无由腐熟为糜,势将填塞于中,虽有琼浆玉液,海错山珍,亦难下咽。惟脾有化谷之功能,斯口有迎粮之欲望,经以脾窍于口,其义深矣。剽脾之于胃,以膜相连,膵脏及胆囊之脉管,同开口于胃底十二指肠之部,输其精汁,入胃化谷。一传谷化为浆液,而入小肠。再传谷变为糟粕,而入大肠。下能排出,上必纳入。是脾之消化,在内则开口于十二指肠,在外则开窍于口也。而太阴之气荣于上,又可于唇征之。脾阴足,唇润且泽。脾阴不足,唇燥而焦。故《经》又曰:其华在唇四白。唇者,口之门户,由口及唇,义益详备矣。

二十三、舌之研究

舌为味觉器,由舌之乳头与味神经而成。乳头为舌粘膜①上窿起之末稍②器,可以肉眼认识之。诸乳头内分布味神经,故能别甘、酸、苦、咸之味也。而《内经》又属之心,所谓脾气通于口,脾和则口能知五谷。心气通于舌,心和则舌能知五味矣。所以然者,心之本脉,系于舌根。脾之经脉,散于舌下。彼所称味神经,当即贯通心脾脉气之细腺也。要之舌尝五味,五味各走其脏,如酸走肝,苦走心,甘走脾,辛走肺,咸走肾。固由舌乳头味神经之感觉,抑亦各脏经脉互为连属,络于舌,系于舌,至于舌,以为之引导也。

二十四、齿之研究

齿者,骨之余。骨之所络,髓之所养,肾实主之。故肾衰则齿豁,精盛则齿坚。儿生八月,板齿始生。板齿,即口前两大扁齿。其两旁长者曰牙,牙亦通谓之齿。女子七岁肾气盛而齿更,三七肾气平均而真牙生。男子八岁肾气实而齿更,三七肾气平均而真牙生。真牙,即牙床穷处最后生者也。以西说考之,板齿即门齿也,居腭之前缘,各侧二枚,上下并列,总计八枚。齿根略如圆锥状,冠部如凿形,其缘利锐,适于啮切柔物。牙即犬齿也,在门齿两侧上下腭外角,每侧一枚。其根成圆锥形,冠部与根部相似,惟尖端锐利,故适于啮裂硬物。真牙即白齿之最后者,自犬齿而内,总名白齿,分列上下,每侧五枚。大小各异,前列之二枚,形小而根单简,名曰小白齿。后列之三枚,形大而根分歧,名曰大白齿。冠部均呈白状,咀嚼之面颇广,且多凹凸,颇适于磨碎食物。至中医论齿咀嚼之用,谓齿之根曰龈,即牙床也。上龈为足阳明胃经之脉所贯络,止而不动。下龈为手阳明大肠经之脉所贯络,动而不止。合之西说,其义益明。若论齿为骨之余者,以其亦为钙养质,即石灰质。齿成于三种相异之物质,一珐琅质,二齿质,三垩质。此三者皆含石灰质多量而坚故也。

二十五、生殖器之研究

生殖器之构造颇复杂,而中医绝少记载。其关于男子者,在体外为阴茎、尿道口、睾丸、阴囊。在体内为精囊、输精管、尿道之半部及摄护腺。阴茎为具有圆筒状之二条海绵形,与一条膜管。而包以外皮,在十二三岁以前,惟排尿作用,至十四五岁,乃有精虫。遂现柔软弛缓之状,一次春情发动,即坚硬而向前突出,以行生殖机能。其尖端膨胀,不覆包皮之部分,称为龟头,其中央之尿道口,排精与排尿并行。在阴茎根盘上部,稍稍隆起,称为阴阜,密生阴毛。睾丸则包于阴茎下部所垂之阴囊中,为最紧要之部分。输精管为无数精液之小管所合,而送于射精管,联合于摄护腺,送精液于尿道中。女子则不然,分内阴外阴为二,为司交接妊娠及分娩之机关。内阴部为膣③、子宫、卵巢、喇叭管、韧带。外阴部为阴核、大阴唇、小阴唇。膣为交接之要具,在子宫之下部,系扁平之管,成曲线形,而具坚牢浓厚橡皮性之膜,盖膣口开口于大阴唇,后连接之上部,未婚之女,于此有

---

① 粘膜:依当今之规定,旧"粘膜"今均称"黏膜"。下同。
② 末稍:即末梢,意为末尾,最后的部分。
③ 膣:音 zhì,妇女阴道的旧称。

处女膜被之。手宫①在膣之上部，其形如倒悬之茄子，为受胎及发育卵子之所。卵巢与男子睾丸同为必要，左右各一，以造卵子，为月经时作用之所。喇叭管则为由卵巢送卵子于子宫之管。韧带者，覆子宫而皱褶。阴核则如男子之龟头，同为色情兴奋之根元。大阴唇在阴阜直下，为左右之二唇，其外被以阴毛，其内分泌一种液体。大阴唇上部稍觉丰盈之处为阴阜，至发育年龄，阜毛自然繁生。大阴唇下部相合之处为会阴。膣口之上部与阴核之间为前庭，其中有尿道口。小阴唇在大阴唇之内侧，为瓣状紫色之唇，亦分左右为二，其上端虽相结合，而下端则渐狭小，至大阴唇之内面与膣之间，即消灭无迹，并能分泌黏液，以便交接焉。

二十六、经络之研究

中医治病，特重经络，此经络究属何物，殊无定论。或谓即是血管，其所以动而应手者。凡发血之管，皆与心房之鼓搏相呼应，鼓搏一动，即发血管中之血液运行一步。全身发血之管，本无一处不动，特深藏在肌肉之里者，扪之不觉其搏跃。必发血之管，浅在肌腠间者，乃按之即动，显而易辨。诸经脉俞穴，多有动脉应手者，皆其发血管之浅在皮里者耳。两手腕寸关尺部，即其一处。特其发血之管，源出于心之左下房，分支以遍布内外，渐分渐细，至于微丝血管，回行血液，渐渐并合以成回血管，总汇入肺，复归于心，是为血行之大循环。西学家言，确乎有据，则中医向谓十二经脉自为周环者，必非血液循行之真相。且即以古说证之，十二经信即血管。则又有奇经八脉，宁非血管？果尔十二经自为灌注，则八脉中之血液，又何自而来？何道而去？平心论之，实难自圆其说。惟②诸经脉之循行部位，按之病情病理，合于脏腑气化，确多佐证之处，不容废弃，特不可拘泥，太过

等于胶柱鼓瑟耳，兹试以实验证之。凡手太阴脉发病，恒见肺胀满，膨膨喘咳，缺盆中痛，甚则交两手而瞀③，臑臂内前廉痛厥，掌中热。手阳明脉发病，恒齿痛，头痛肿，目黄，口干，鼽衄④，喉痹，肩前臑痛，大指、次指痛不用。足阳明脉发病，恒见狂疟，温淫，汗出，鼽、衄、口㖞，唇胗⑤，颈肿，喉痹，大腹水肿，膝髌肿痛，循膺乳、气街、股、伏兔、骭外、廉上皆痛，中指不用。足太阴脉发病，恒见舌本强，胃脘痛，体不能动摇，食不下，烦心，心下急痛，股、膝内肿厥，足大指不用。手少阴脉发病，恒见嗌⑥干、心痛，胁痛，臑臂内后廉痛厥，掌中热痛。手太阳脉发病，恒见嗌痛，颔肿，不可以顾，肩似拔，臑似折，肘臂外后廉痛。足太阳脉发病，恒见冲头痛，目似脱，项如拔，脊痛，腰似折，髀不可以曲，腘似结，腨⑦如裂，小指不用。足少阴脉发病，恒见口热，舌干，咽肿，烦心，心痛，脊股内后廉痛，痿厥，足下热而痛。手厥阴脉发病，恒见手心热，肘臂挛急，腋肿，胸胁支满。手少阳脉发病，恒见耳聋，嗌肿，喉痹，目锐眦痛，颊肿，耳后、肩臑、肘臂外皆痛，小指次指不用。足少阳脉发病，恒见头痛、颔痛，目锐眦痛，缺盆中肿痛，胁下肿，马刀侠瘿，胸胁肋、髀、膝外至胫绝骨、外踝前，及诸节皆痛。足厥阴脉发病，恒见腰痛不可以俯仰，嗌干，胸满，狐疝，遗溺，闭癃。以上十二经见症，盖皆凿凿可据者也。总之，治病犹治贼，必先识贼之所在，斯不劳而获。倘贼在此界，而反于彼境捕之，则彼境无辜之民，徒增扰乱。而此界真贼，且不治而日炽。十二经所经之处，即十二经所辖，无异省治之分界也。如某处痛，某处痒，某处热肿，某处寒栗，即可知何经受病，又宁有误治之虑哉。至经络之循行，当于分论中详述之，其图已由中医书局彩色印行，兹从略。

---

① 手宫：应为"子宫"，原文误作"手宫"。

② 惟：同"唯"。

③ 瞀：音 mào，本义眼睛昏花。意为看不清楚或精神昏乱。

④ 鼽衄：病名，指鼻流清涕或鼻腔出血的病证。鼽，音 qiú，意为"鼻塞、鼻窒、鼻流清涕"。衄，音 nǜ，意为鼻出血。

⑤ 胗：音 zhēn，嘴唇溃疡。

⑥ 嗌：音 yì，意为咽喉。

⑦ 腨：音 shuàn，意为小腿肚子。

下编　生　理　分　论

一、脏腑

（一）五脏

肝脏

【体象】　肝脏赤褐色，前缘略锐，后缘钝圆，右端厚大，左端薄小。在横隔①膜之下，充填于右季肋部，质虽坚韧，而易于破碎，为长方形，上突而下凹。上以提肝韧带，连接于横膈膜，下由纵沟及横沟，区分左右前后四叶。右叶最为厚六，左叶扁小，被于胃之一部，前叶成四角形，后叶最小。右纵沟之前部，即胆囊所在之地，左纵沟之前部，受纳圆韧带而与静脉样韧带相通。横沟则为左右纵沟之连合处，又称肝门，以其为肝动脉、门脉及肝管之所出入也。

【功用】　肝主疏泄。西医谓肝制胆汁。入胃化谷，即木能疏土之义，又能疏水。王清任云：肝覆于胃之上，胃之下口湾曲②处有一门，在幽门之上，号曰津门，有津门管，导胃中之水外出，入油膜中，下渗膀胱。而肝叶正覆其上，后靠脊，前连膈膜，膈膜由人呼吸扇动，则肝之总提亦随之上下，抽出胃中之水，由津门入导水管，而为胃行水，据此肝主疏泄之义益明矣。肝为腺甚巨，含血滋多，故曰肝藏血，使血不经肝脏藏之，则回血管③之收缩，与发血管④之注射，其障碍于心脏功用甚大。故血藏于肝，正所以调节之，使血流各安其道也。

【关系】　肝与各器官之关系凡五。①与胆之关系，他脏腑相距远近不一，惟胆附于肝，最为切近，胆中精汁，均由肝脏所化。故肝与胆合，相为表里。②与膻中之关系，膻中即胸中，有一横膈膜，是谓之膻。心肺皆悬于膻中，故有宫城之譬。而膻之下即肝所系处，肝系上行则与心包络相连。

③与肺之关系。十二经脉循行之序，自手太阴始，至足厥阴终。肺为荣卫交会之处，肝为回血汇聚之处。④与目之关系。肝脉交巅入脑，由脑而通于目，肝藏魂，昼则魂游于目而为视，夜寐则目闭而魂返于肝。故肝开窍于目，其醒开寐闭，皆由肝藏血，血舍魂。⑤与筋之关系。肝中有大膈膜，内连油网，外连皮肤。凡有瘦肉，皆有网膜包之。凡肉之网膜，两头皆连于筋。肝之气，即从内膈膜发为外网膜，由网膜而发为筋，故曰筋者肝之合也。

【杂论】　肝在志为怒，肝悲哀动中则伤魂，魂伤则狂妄不精，此怒则肝火上犯，悲则肝木下郁，均属逆气。气逆则血逆，故俱能伤肝。肝音和而长，怒则发声为呼。言为心音，肝魂不宁，因而心神扰惑，则多语。人身运动，皆筋力所为。故肝为罢极之本，及其变动，则为拘急，为缩挛，为握拳透爪，搐搦瘈疭。肝之脉上巅入脑中，肝之系贯膈连心包，脑与心有神经系相连，即与肝相通，合脑力与心神，故亦为谋虑所出。所谓肝气横者，敢为狂乱。肝气虚者，每存怯惧是也。

心脏

【体象】　心脏为圆锥形、筋肉性之空洞器官，偏斜于胸部之左，其大如拳，内面被以心内膜，外覆以心囊，即心包络。心之基底后上方与第四胸椎相对。心之心尖，在第五、第六肋软骨间之前左方，前面丰隆，后面扁平，左缘钝，右缘锐。心之内部，分左右二腔，又由横中隔再分上下二腔，此四腔即右房、右室、左房、左室也。左前房其壁甚薄，附着左心耳，有四肺静脉开口于其间。右前房附着右心耳，有上下大静脉与大冠状静脉开口于其间。左右二房，各有一孔，谓之房室孔，盖左房由此以通左室，右房由此以通右室。心室在左右

---

①　横隔：是将腹腔和胸腔分隔开的膜状肌肉，因此"横膈"不应写作"横隔"。
②　湾曲：原文作"湾曲"，今正之应为"弯曲"。
③　回血管：民国时期称谓，指解剖学中之静脉。
④　发血管：民国时期称谓，指解剖学中之动脉。

二房之下,各有二口,一为动脉口,交通大动脉干,一为房室口,连通前房,共有瓣膜,心室开张时,则受血液于前房,心室收缩时,则驱出血液于大动脉干。左右二心室颇强厚,左室尤过之,以右室仅输血液于肺脏,左室则输血液于全身,用力比右室较巨也。

【功用】　心生血,其主脉,惟一作用,为掌血液循环。其循环之径路,肺静脉血入左前房,排二尖瓣流入左心室。此时左右室之筋肉收缩,乃排半月瓣,出大动脉,分上行下行二部,以达于毛细管。毛细管者,物质交换之场所也。组织必要之营养分,于此颁给之。不用之废物,于此摄取之,清血变为污血。再由下行上行大静脉,以复归于右前房,排三尖瓣,入右心室。此时右心室之筋肉收缩。遂排半月瓣,出肺动脉,入毛细管,又营交换作用。使肺脏毛细管,不用之废物,于此排出。必要之营养分,于此摄收,污血复变为清血。再入肺静脉,注入左前房,循环不息焉。夫血之原料为食,化有形之阴汁,此阴汁上归于心而化为血。所谓中焦受气取汁,变化而赤者是。谷之精汁,既化为血,则淫溢此精汁,散行于脉管,由大络散众络,众络散孙络,复由孙络入肌肉,肌肉入经隧,于是遍行一周。所谓食气入胃,浊气归心,淫精于脉。脉气流经者是,是中医于心之功用,盖亦早经发明矣。

【关系】　心与各器官之关系凡四。①与脉之关系。心有运血管、回血管,外则散达于周身,内则反入于心中。故心以运血回血之故,常跳动不休,而周身之脉应之。②与小肠之关系。心脉从心系上肺,小肠之支者亦别颊抵鼻,是营卫交换之处。心脉络小肠,小肠脉亦络心,是血液交换之径。③与包络之关系。心居胸腔,前有前纵隔膜,后有后纵隔膜,下又有横膈膜,以遮隔腹中浊气,使之不得上蒸。凡此诸膜皆所以保护包络,而包络又即以保护心脏,故邪不得遽入伤之。④与脑之关系。人身知觉运动,西医主脑,中医主心。实则中西学者,皆有心脑相通之说。西医谓脑气筋有自和脑筋一种,日本译作交感神经。计颈部三对,胸部十二对,膈部四对,骶骨五对。而在胸部

者,则司心脏翕张,此西说脑与心通之证。中医谓心主思,思之上半字像顶门骨。徐铉释曰:自囟至心,细丝血缕相贯不绝,故心与脑相辅成思,成此中说心与脑通之证。若谓心为蠢然一物,仅具发血回血之机能,绝无关于知觉运动,是殆未窥心脑相互之妙用焉。

【杂论】　心为君主之官,神明出焉。人之所以由感觉而生情志者,神主之也。神生于肾中精气,上归于心。阴精内含,阳精外护,是以光明朗润,烛照万物。及感触万物,发生七情。则喜、怒、忧、思、悲、恐、惊之千态万状,因之纷起,以扰乱神明。神一失守,虽躯壳独存,犹行尸耳。心音和而美,其主喜乐。故发声为笑,言为心声。心病则多言或独语,心有所忆者意也,意之所存者志也,志有所变者思也,思有所慕者虑也,虑有所处者智也,此皆心神之运用,故亦主智虑。

脾脏

【体象】　脾脏在右季肋部,楠①圆形独一无对,呈暗褐赤色,大小无定。外面为凸面,谓之横膈面,接于横膈膜之下面。内侧为凹面,中央部膨隆,其间有细长之沟,为血管神经出入于脾之路,谓之脾门。内侧面之脾门前部,谓之胃面。接于胃底之左后面。脾门之后部,谓之肾面,接于左肾上腺及左肾胃面与横膈面之移行缘,谓之前缘。肾面与横缘面之移行缘,上极曰上端,下极曰下端。下端之内侧面,接于膵尾。

【功用】　脾有散膏,西医曰甜肉,日本曰膵脏,即胰子也。在人体中,向胃曲抱,助胃消化。孙景思云:胃外有脂如网,包罗胃上,能磨化饮食是也。脾中有管,王清任②发现之,谓其为胃行水之管。水液从胃津门出,流入津管。津管分三叉,水液即由下叉从肝中间穿过入脾。脾中间之管,体相玲珑,名玲珑管。水液由此分流两边,入出水道。出水道形如鱼网,俗名网油。水由此渗出,泌入膀胱。又谓津汁者由浊津管上叉,卧则入血府,随血化血。精汁清者,从另一叉入髓府化髓,此即为西医所发现之淋巴管。盖中医之脾,统西医之淋巴腺。中医之足太阴经,统西医之淋巴管也。

【关系】　脾与各器官之关系凡五。①与肺胃

---

① 楠圆:应为"椭圆"。

② 王清任:(1768－1831)字勋臣,河北省玉田县人,清代著名医家。

之关系。《经》谓脾为胃行其津液,津与液,即水谷所化之精微。津为水气,液为谷气。西医分为明流汁与明养汁,明流汁即淋巴液,明养汁即乳糜液。液出之道,由乳糜管汇集于淋巴管,又由淋巴管汇入于胸管,以入静脉而上心肺。此脉道在中医悉属诸脾,《经》谓:脾有散精、藏营二大作用者即此。以脾为淋巴结之最巨者,于此场所,制造淋巴液为白细胞,自脾上肺,灌注百骸。而白细胞遂吸收各部分之废质,返之于肺,呼出炭气[1],吸入养气[2],则旧质去而新质生矣。②与四肢之关系。四肢皆禀气于胃,而不得至经,必因于脾,乃得禀受。故曰脾主四肢。③与九窍之关系。胃为水谷之海,赖脾脏上秉心火,下连气海,拥热力以蒸发之。浊者由胃肠下泄于前后阴,则为溲、为溺。清者上注于口、目、耳、鼻,则为唾、为泪、为涕、为液。故曰九窍为水注之气,脾脉不及,令人九窍不通也。④与血之关系。脾胃主中焦谷气之生化。而脾主消磨,以奉心脏,实为血液生化之产生地。其曰心生血者,言动脉中之血来自心也。曰肝藏血者,言静脉中之血返自肝也。而脾当血液循环圈之中心,故曰脾统血,关于心肝二脏甚巨。⑤与肉之关系。脾外合肉而内统五脏,五脏得所养则膏油自足。脾居连网之上,以司膏油。膏油得脾气之化,发生肥肉是谓肌。膏血得脾血之化,发生瘦肉,是谓肉。故肉有肥瘦,一从气生,一从血生,而脾为之本也。

【杂论】 先天之本在肾,后天之本在脾。一有此身,必资谷气,谷入于胃,洒陈于六腑而气生,和调于五脏而血生。而为胃生气血者,健运之功,脾实主之。此李东垣[3]之所以重脾胃也。脾气逆,则胃气亦逆。故为涩、为噫、为哕,其在音为宫,声大而和。及其变也,营卫不通,阴阳反作,阳气内击,阴气外伤。伤则寒,寒则虚,虚则举体消瘦,语音沉涩如破鼓之声。

肺脏

【体象】 肺叶右三左二,披离下垂,中拥心脏,充塞于胸腔,质松软如海绵,为小细泡所集成。小泡称曰气泡,各连细管,众管凑合,逐渐增大,遂成气管支两条,合为一体,沿经身体中腺,名曰气管,至咽喉通鼻及口。要之左右两肺,各成一囊,中有气管细支,分条繁密。胸壁内有薄膜一层,强韧光泽,称曰胸膜。其翳片覆包肺表,而胸膜与肺膜之间,不容外气稍入。故胸壁苟完,则气压在中而不由外,能令肺张大。若一破裂,空气同入胸膜内,则气压于肺,内外惟均,而肺质收缩矣。肺动脉起自右心室,分入两肺,枝枝相分,遂成毛管,缭绕气泡如网罗,再汇集而成肺静脉,归至左心耳。气泡及毛管之壁,薄且润,使血液易接空气。盖周身血流之静脉血,呈暗红色者,一经肺之气泡壁,收得养气,而自排出碳酸气,乃化暗红为鲜红,而回于心,再输养气,以及全身。

【功用】 肺为呼吸器官,一吸养气纳入,一呼碳气吐出。肺于以换气转血,实司人身重要之机能。故我国修养家以调息为先。所谓吐故纳新者,即呼碳吸氧之理也。夫肺主周身之气,以司呼吸,而为百脉之宗。一呼脉行三寸,一吸脉行三寸。由呼吸之息头,至中焦分歧,遍及左右手足三阴三阳之脉道,以行气血、宣五谷味,亦为营卫交换之所。谷入于胃,化分二气,营行脉中,卫行脉外,一昼一夜,漏下百刻,行度尽而大会于手太阴肺,此五脏六腑之所终始。故越人诊法独取寸口。

【关系】 肺与各器官之关系凡六。①与大气之关系。肺悬胸中,必须大气以包举之,而后得所附丽。必须大气以鼓动之,而后能以呼吸。大气即宗气。《经》所云:大气之搏而不行者,积于胸中,命曰气海是。②与脑之关系。《经》曰:上气不足,脑为之不满,耳为之苦鸣,头为之倾,目为之眩。人有一时大气下陷,若气不足以息,或努力呼吸者,即其先征。可知脑气筋亦为大气所统摄,必俟大气徐徐上升,达于心部,神明有依,始能知觉,达于肺部,始能呼吸。③与肾之关系。肺位至高,主通天气,以行营卫之气。然人未生时,其在母腹,皆由脐呼吸,即肾气动气。及胎气日盛,脐下元气,遂息息上升,主胸中而为大气。故肺主行气,肾主纳气,上下往复,如磁石之引针然,此肺肾之所以为子母脏也。④与心之关系。肺主气,心

---

① 炭气:指二氧化碳(CO_2),亦称碳酸气。

② 养气:氧气的旧称(O_2)。

③ 李东垣:(1180—1251)金代医家,名杲,字明之,号东垣老人,河北正定人。

主血。而血液出入心脏，则以肺为之机。肺一呼则心二跃，一吸亦二跃。每一跃送静脉血约一合于肺，而肺能立化之，使空气与血液中之气质相交换。凡血液自右心房，经入右心室，然后由肺动脉而入左右肺，再凑集成肺静脉，出肺而归左心耳，下左室，似此营其循环之作用。固由心脏之伸缩，实皆肺脏之弛张使然。故曰：心为君主，肺为相傅。⑤与大肠之关系。肺系油膜之中，由油膜以下达大肠。大肠全体，皆是油膜包里①。故肺极高，肠极下，气自灌注，足以相临。⑥与膀胱之关系。人饮之水，入于胃，上归于肺。故气由鼻出，带有水蒸气，其散入油膜者，则下膀胱。故经以肺为水之上源，膀胱为水之下游也。

【杂论】　肺主藏魄，其志为悲，其音清劲。及其变动，金实无声，破碎亦无声。故伤风、虚劳均见音哑。肺主清肃，逆则为咳。若王叔和云：语过多成嗽。则指气伤言矣。

肾脏

【体象】　肾在腹腔内，位于第一、第二腰椎之左右，为扁平蚕豆形，赤褐色。其内侧有凹坎，名曰肾门，与肾动脉、肾静脉及输尿管相通连。血液由心喷射，而通行大动脉者，有分派，由肾动脉而入左右肾，遍经于肾。然后由肾静脉而流注大静脉，仍归于心。血液之废质被肾滤去，故肾静脉之血，再为纯清。而肾所漏之废质曰尿。输尿管有二，细且长，左右各始于肾，沿脊柱两侧而下，络于膀胱。管壁为筋肉、纤维所生成，故能蠕动，使尿出于肾，以入膀胱。

【功用】　人之生命力有三，曰呼吸，曰消化，曰排泄。饮食入胃，所赖消化力化水谷为精微，补循环血液中之所耗。而循环血液中所含之废物，上则赖呼吸力以嘘去之，下则须排泄力以滤去之。《经》曰：肾水脏也，聚五脏六腑之精而藏之。盖谓肾主分析循环血中之废物，滤出其水分以输之膀胱为尿，存留其精气以返之于心为血，若下胞中则化精。故胞中亦号精室。读者于"精"字，宜分别观之。人之才力，均出于脑，而脑髓实由肾生。肾生精，精生髓，髓生骨。肾系着脊当第十四椎下，是为命门，为入髓最深之窍，即输髓入脑之路。人第知脑力足则才智精力以生，而不知所以生之者

在肾。于是读《内经》肾者，作强之官，伎巧出焉之语，益叹格物之精矣。

【关系】　肾与各器官之关系凡四。①与肺之关系。肾脉上行之路，即肾静脉。出肾门，入大脉，直上穿肝右纵沟之后部。胃膈过右心房，经右室而入肺中。肺脉下行之络，即由肺间动脉，复成静脉，归左心房。自左心室之大动脉口，出走大动脉分，沿左方下行，穿入横膈膜之裂孔，至第一、二腰椎间，由肾门入肾。唐容川所谓金水相生之路在此，心肾相交之路亦在此也。②与心之关系。血液由心喷射，而通行大动脉者有分派。由肾动脉而入左右肾，遍经于肾，然后由肾静脉而流注大静脉，仍归于心。此心肠间血液之一循环圈也。王冰所谓：肾藏之精，奉心神化赤而为血。修养家以坎离相交为久视长生之诀在此。③与膀胱之关系。《经》云：膀胱者津液藏焉，气化则能出矣。气何以化？由于肾间之真阳，即命门之真火。气化而上升则为津、为液，以营养周身。其剩余之水质，方下泄排出而为尿。④与三焦之关系。三焦之根，出于肾系，上连于肺。肺居上，为水源。肾居下，为水府。一上一下，为之联络者三焦也。

【杂论】　肾脏于卦象坎，于是有真阴真阳之说。更有左为肾，右为命门之说。不知命门处脊中一行，十四椎下节间，乃肾系贯脊之处，即藏精系胞之所。以形脏论，为男女施受之际，人之至命处，故称之曰门。督脉之所主，带脉之所托，任冲脉之所会也，一阳居于二阴之间，为人身之元阳，亦即人身之真火。心得之而神明有主，肝得之而谋虑，胆得之而决断，胃得之而受纳，脾得之而转输，肺得之而治节，大肠得之而传导，小肠得之而布化，肾得之而作强，三焦得之而决渎，膀胱得之而收藏，无不借命门之火以温养之，实生命之主也。肾在志为恐，在音低细，在声为呻。及其变也，呻而好恚，恚而善妄，恍惚若有所思。其生气不上交于肺，肺气上逆，则喝喝而喘，坐而欲起。

心包络

【体象】　心包络即心囊，为被包于心脏之浆液膜，心外膜为其连续之部分。故心囊为浆液膜之外板，心外膜为其内板。内外两板间贮有浆液，谓之心囊液。心囊在肺静脉下空静脉之根部，在

---

① 包里：应为"包裹"，原文误作"包里"。

上空静脉开口部一指,横径上方而翻转,渐渐变为包被。心房之心外膜,于大动脉在上行大动脉与大动脉弓之交界部,于肺动脉在分为左右肺动脉之部而翻转。包括大动脉、肺动脉,逐渐变为包被。心室之心外膜,覆于心囊之动脉管与心房之间有间隙,谓之心囊横窦,心囊前面之上部,合于胸腺及其遗残物,下部连于胸骨与心囊韧带,后面接于大动脉及食道左右两侧,合于心囊胸膜,下面紧系于横膈膜之腱心。横膈膜者,紧张于胸腔与腹腔之间,而为胸腹两腔之境界者也。

【功用】《经》云:膻中者臣使之官,喜乐出焉。此言心主包络,位居膻中而代君行令,故称臣使。心志喜,心主代君宣布,故出喜乐。西医言感觉之灵,以脑为主。《内经》以为君主,包络为臣使,几为近人所否认。不知人之灵机在脑,而所以役使,此灵机者在心。盖心主血脉,而脑需血甚多,设令心脏功用一息,血流中断,恐脑犹是也。而智识运动,将全然消失而死矣。又设令人于智识运动消失时,而审其心脏尚微微跃动,则知血液循环,犹未停顿,或可徐以恢复,此心能役使脑之灵机明证也。故以心为君主,包络为臣使者,血生于心,脉主于心包络也。

【关系】 心包络与各器官之关系凡二。①与命门之关系。李梴①《赋命门》云:下寄肾中,而丝系曲透膀肠之门。上为心包,而膈膜横连脂漫之外。又《内经》云:七节之旁,中有小心。指命门也。命门而以小心名,义益可见。②与三焦之关系。诸家言命门为相火,与三焦相表里。而《难经》只言心主与三焦为表里,无命门三焦表里之说,是则心主与三焦又摄行君火矣。

【杂论】 心志喜,而喜乐出于包络,此为臣使之义,乃就其常者言。及其变也,或啼、笑、骂、詈②、悲、思、愁、虑。且脉实大而数者,此为邪入心包,代心受之。若一入脏,实则热毒稽留,心神烦乱。虚则好忘多惊,梦寐飞扬矣。经言悲哀太甚,则心下崩,数溲血。盖悲则心系急,肺布叶举,而上焦不通,营卫不散,热气在中。故包络绝而阳气内动,发则心下崩。谓心包内崩,血内下也。

(二)六腑

胆腑

【体象】 肝为腺甚巨,中部具有胆囊,中储肝所生之胆汁。胆汁透明,或显茶色,或显绿色,其味甚苦,其管与胰管同开口于十二指肠之部。

【功用】 胆盛精汁,是谓中精之府。他腑皆浊,惟胆独清,他腑皆名传化,胆独不以传化名,则腑而类于脏矣。西医称肠内无消化之物,则胆汁贮之胆囊内,尤有合于藏而不泄之义。《经》因以胆属奇恒之腑,以六腑化谷,胆非胃、大小肠、三焦、膀胱五者比,彼为被动,此属主动也。故胆在身中,其特色有二。一为体之组织特殊,十一脏皆以内体构造而成,胆独包皮以外,全属液体。液质流出,分布于十一脏,直接间接各具功用。人身与胆相同者,只有一脑,贮藏浆质,有特别之机能。所以脑汁充足则智,缺乏则愚。胆汁充足则勇,缺乏则怯。一为色味之独异。十一脏内体,味皆肥甘,其色不外赤白。胆则味苦,其色黄绿,浓则微黑。惟眼球瞳子,与之同色,所以眼辨黑白,胆见勇怯,此又《内经》十一脏皆取决于胆之微旨也。

【关系】 胆与各器官之关系凡三。①与肝之关系。《脉经》云:肝之余气,溢入于胆,聚而成精。此与西医胆汁自肝回血管紫血分出义同。盖《脉经》所云余气,即西医所云回血。回血入肝既盈,盈则溢,溢入于胆囊中,受碱性之变化,遂暗紫色之血,变而为暗黄色之汁矣。②与心之关系。胆附肝,肝系脊,上循入肺系,连及于心。心之与胆,暗实相通。故胆气之强弱,实与心脏关系甚巨。胆气强则心气亦强,胆气弱则心气亦弱。以人生所重者血液,血液所本者谷气,胆有化谷之机能,斯心有生血之妙用也。③与目之关系。胆经号为少阳,与肝相合。胆腑命曰奇恒,与脑并列。胆与肝脑生有关系,即与眼目生有关系。人第知眼目为患,有视一为二,视正为斜者,为水晶体发现凹凸之弊,实则胆汁之不足有以致之。故《千金方》论云:胆汁足则目精明。若以目仅为肝之窍者,未能深究也。

【杂论】 胆为中正之官,有刚柔互济之用。临事自有决断,所禀太过,不得乎中,则失其正。

---

① 李梴:(生卒不详),明代医家,字健斋,江西南丰人,著有《医学入门》。

② 詈:音 lì,意为责骂。

是以有敢为横暴之人,不及者每存怯惧。华佗云:胆病则心中憺憺然恐人将捕之。李梴云:"胆热多眠,虚则不眠"。独卧神无所附,尤生畏恐,盖亦不得乎中正也。

胃腑

【体象】　胃形似囊,横居于横膈膜下,足纳食料八九合,左丰右狭,其隅通小肠。食道所达,称曰贲门。小肠所开,称曰幽门。胃壁为筋肉纤维纵横织成,壁之内面,蔽以黏膜,用显微镜验之,有无数小孔开于膜面,是为胃腺之口,饮食入胃,胃腺即发胃液以糜化之。

【功用】　胃主纳谷。故《内经》曰:"五味入口,藏于肠胃。味有所藏,以养五气,气和而生,津液相成,神乃自生"。此言人之气与神,皆生于谷气,而胃者水谷之海,五脏六腑皆于此禀气焉。《千金方》论曰:平人胃满则肠虚,肠满则胃虚。更满更虚,故气得上下,五脏安定,血脉和利,精神乃居。此言胃如囊形,具有弹力,能收能放,与肠互相消息,以化水谷,而生血气也。更考《内经》,谷入于胃,化生精微,其所出之道有三,一先出于胃之两焦。上焦出胃上口,中焦并胃中。此就胃间网膜当上脘、中脘之处,以状胃中水谷精微,如雾如沤。先从胃出,以传于肺,五脏赖以受气。一别出两行荣卫之道,别出者别于胃而出者,营出中焦,卫出下焦,一行脉中,一行脉外,阳津阴液,于此化分,及其交会于手太阴肺,受气变赤,化而为血,以奉心脏,莫贵于此。一上出胸中以养大气。大气者宗气,积于胸中,抟[1]而不行,出于肺,循喉咙,以司呼吸,于以吐故纳新。综此三者,天食人以五气,地食人以五味,溉五脏,生营卫,养宗气。凡诸百骸,皆本此营新陈交换之作用。所存者但糟粕,以次传下也。

【关系】　胃与各器官之关系凡二。①与心肺之关系。食气入胃,经种种作用,变为汁液。由脉中而归经,上循静脉管入心上肺。复由肺入心,由动脉出以灌注百脉,遍及皮毛,是心肺之所营,皆胃腑为其根也。②与脾之关系。《经》曰:饮入于胃,游溢精气,上输于脾。脾气散精,上归于肺。

盖脾居油膜之上,能拥热以腐化水谷,谷既化液,水亦化津,所谓中焦如沤,水气蒸腾,上归于肺,所谓上焦如雾。得肺清肃之气而下降,所谓下焦如渎。脾之与胃,一表一里,有如轼辙之不可离,可以觇见矣。

【杂论】　胃主纳而亦主消化。故食入肠胃,不能营消化吸收作用,仅消化一部分时,则大部分排泄于外,而生完谷不化等症。凡肠胃健者,食物入口皆甘,不健者入口皆苦。外感病非口淡即口苦,非但自恶食,且恶人之食,是其征也。又言动常变,与肠胃有绝大之影响。肠胃健全,则血脉通利,形与神俱。肠胃有湿,则怠惰沉困。肠胃伏火,则谵妄癫狂。因此《内经》以脾胃为后天之本。所云:"纳谷者昌,绝谷者亡。有胃气则生,无胃气则死"。实颠扑不破之论也。

小肠

【体象】　小肠为迂回蜿蜒之管,直径自一英寸至一英寸半,长约二十英尺。乳糜至此部,则黏液膜分泌液体,与胆液胰液等作用合而再经消化,提炼精华,黏液膜中有无数簇起之物曰绒毛,自其血管吸取食物之滋养分。此绒毛甚细,一平方寸中其数不下七千个。察以显微镜,不仅具毛管,且另具一种细管,杪[2]端不结网,称乳糜管。毛管及乳糜液管之于滋液,仅间薄黏膜,易于交流渗过。毛管之静脉,与被胃之静脉吸收之物,皆经门脉入肝脏,而后达于心。乳糜管集合成总管一条,名曰胸管。沿脊柱之前上行,将至心际,始通于静脉,而后循环于全身。

【功用】　小肠上承胃,下接大肠。其承胃处有幽门一束,接大肠处有阑门一束。故食物至小肠而泌清分浊,为消化器中最重要份子[3]。西医查察小肠壁处处有半月式自闭瓣,使所入滋养料得以缓行,此又所以完其消化,得竟泌别之用也。

【关系】　小肠与各器官之关系凡二。①与心之关系。《内经》曰:小肠之脉,交肩上,入缺盆,络心。又曰:别于肩解,入腋,走心,是小肠通心之脉有二。以西说考之,小肠壁内丛生绒毛,肠腺之

---

①　抟:音 tuán,同"团"。

②　杪:音 miǎo,意为树枝的细梢。

③　份子:应为"分子",原文误作"份于"。

口,即开口于绒毛液,以显微镜察之,发现毛管及乳糜管。此皆由小肠输液入心化血之起始脉管,毛管集合为静脉,经门脉入肝,以达于心。乳糜管集合为淋巴管,上胸前为淋巴干,由是近心际,通静脉以达于心,亦正是两路。故心血资生于小肠之液,此小肠所以为心之腑也。②与脾之关系。脾居连网之上,小肠通体皆与连网相附,连网中均有微丝管相通。脾生一物曰胰子,位于脾之后下部,形如舌,即《经》谓脾有凝散膏半斤。西医指为胰脏者是。胰胆有管,同开口于十二指肠。十二指肠者,小肠之起始部,上达幽门,约有十二指横径之长,故以名之。其弯曲部即胰胆开口输液处,此小肠与脾脏脉络贯通之路也。

【杂论】　小肠通体有油网包裹,王清任谓之鸡冠油。名为气府,即气海也。气海位于大肠之前,膀胱之后,为油膜中一大夹室,元气之所存在,腐化水谷,亦有绝大权力。

大肠

【体象】　大肠占全肠五分之一,以右肠骨窝为始,迂蜿曲折,而终于肛门,分盲肠、结肠、直肠三部。大肠之管壁,在直肠外面虽平滑,其他之部分具①纵走之结肠韧带,肠管因之绞缩,成膨起不等之形。盲肠在大肠之始端,颇见膨隆。下部附细小之空管,即虫样突起也。结肠分为三种。上行结肠,与盲肠无特别之经界,起自右肠骨窝内,沿后腹壁,向上直行。至肝脏之下面,即向左弯曲横行,是为横行结肠。自此横走于胃之下方,至季肋部向下方曲折,是为下行结肠。沿左侧后腹壁,至左肠骨窝弯曲如"S"状,谓之"S"状部。直肠上接于下行结肠之"S"状部,沿骶骨之前面而达于肛门。

【功用】　人之生命力,曰呼吸,曰消化,曰排泄。大肠在消化器之尾部,而又主排泄渣秽,此所以称为传导之府,主受水谷之余,化尽精微,而传之导之,糟粕赖是以下焉。

【关系】　大肠与各器官之关系凡三。①与肺之关系。他脏腑皆相近,惟此相距悬绝。然其气实上下贯注,其经脉亦在在相应②。故大肠为传

导,正以传导清肃之气而下,始能传导浊物而下也。②与脾胃之关系。胃性燥,有脾之湿以济之。脾性湿,有胃之燥以济之。燥湿相反,适以相成。故人受谷气,而大便自调。否则胃中虚而湿胜于燥,则病,大便溏泄。胃中实而燥胜于湿,则病,大便闭结。是大肠之气化,上禀承于脾胃可知。③与小肠之关系。大肠紧接小肠,是传导能力,必合小肠作用以成。故自阑门接小肠处,即分为上回、横回、下回三部,环小肠一周。

【杂论】　大小肠之会,曰阑门。为泌别清浊之所。水入膀胱,渣秽入大肠,是大肠受小肠之化物,皆其不消化者也。然其不消化之物质中,犹有可消化者在。故位置大肠位置特异,必环小肠一周,使吸收余沥,散尽水分,始由体中线而下居广肠,结成硬粪。故《经》论回肠,水谷并列,至广肠,但言谷而不及水,职是故也。至若肠胃安和,一日一便。病则非泄泻即秘结,泄泻多是脾胃病。以总出于肠中,故属大小肠,以肠属火以化谷,火虚则飧泄。大肠属金以燥粪,燥气不足则溏泄。小肠火甚则胶结为痢,大肠燥甚则复秘结不便,是又泄泻之变态矣。

膀胱

【体象】　膀胱在耻骨软骨结合缝之后上方,直肠之前面,为卵圆形,分顶、体、底、颈四部。顶向于前方,成狭小之带达于脐,谓之中膀胱韧帝③。体为膀胱之中部,其二侧有韧带达于脐,谓之侧膀胱韧带。底在体之最下部,略为扁平体。颈在底之前下部,狭小而直行于尿道。其全部之构造,一曰筋膜质,又分内部之横行纤维,与外部之纵行纤维两种。横行纤维强厚,在尿道之近旁,而围绕于横行纤维之颈部者,称为括约筋。纵行纤维前后颇强厚,称为利尿筋。二曰黏液膜,在三角形之一部,谓之膀胱三角,其基底向于后上方。左右两侧,为输尿管之开口部,尖端向于尿道,略为隆起,即膀胱尿道瓣。此二膜外,更被以浆液膜。

【功用】　肾为水脏,而以膀胱为腑。盖受藏肾脏分泌之尿,以待排泄。满则溢,虚则缩,有一

---

① 具:同"俱"

② 在在相应:处处相应。

③ 帝:应为"带",原文误作"帝"。

种弹力性也。《经》云:膀胱者,州都之官。称州都者,言其为水所汇潴处。称官者,言其司水之职,以蓄以泄,是其所责守也。西医谓尿道与膀胱连接处,有括约筋以锁闭尿道之口,必使膀胱中尿满,始弛缓而排泄之,是真如司水者之启闭以时矣。既曰州都,而又曰津液之府者,盖就水浑言之。津也、液也,皆得以水言。就水分析之,津也液也,不得以水概也。《经》名津液之府,谓人生津液,胥源于此,使膀胱之气不化,九窍何由含濡,百骸何由灌注,则津液之源绝矣。故但以膀胱为排尿之器,不知其有化气之能者,是知其一不知其二者也。

【关系】 膀胱与各器官之关系凡四。①与肾之关系。肾开窍于二阴,仓廪不藏,有为滑泄不禁者。肠虽为胃之使,肾实为胃之关。阳虚火败,则收摄无主,此后阴事也。膀胱不藏,有为虚则淋沥,实则癃闭者,此非肺闭于上,即属肾亏于下。阴竭水枯,则滞涩不行,此前阴事也。然肾虽主大便,亦主小便。其司肾之政令者,实在命门。故论膀胱之气化,俱以命门为归。②与肺之关系。水气之能散,肺气布之。故肺为水之上源,水散入油膜,而后入膀胱。③与小肠之关系。水由阑门散出,走入油膜。阑门为大小肠相接处,世称泌别清浊之所,水既散出,走下焦以达膀胱。④与三焦之关系。人身油膜,为行水之道路,油膜即三焦也。下焦当膀胱上口,水从上焦散布而下,至此口而注入焉。

【杂论】 膀胱实则癃闭,虚则遗溺,冷则湿痰上溢为多唾,下渗为带浊,人身气化,当以此为最烈。唐容川曰:膀胱者胞之室也。膀胱之前,大肠之后,有一大夹室,即是胞宫。胞宫之蒂,即是命门。膀胱之气化,以此发生。盖所谓胞宫者,即气海也。凡人鼻吸入之天阳,循脊而下,入脐下气海,以助命门真火,蒸发膀胱之水,化而为气。此气游溢口舌脏腑之中,则为津液。出于口鼻,则凝为露珠。出于皮毛,则发为汗。所谓气化津液能出者此也。其由溺道而出者,壮者溺少,化气多而水质少也。老人溺多,化气少而水质多也。是溺多溺少,又可验气化多少之数矣。

三焦

【体象】 三焦为人周身之油膜。内以包裹脏腑,外则达于皮里肉外,谓之腠理。其根出于肾中,两肾之间,有油膜一条,贯于脊骨,名曰焦原。从此发生板油,连胸前之膈,以上循胸中,入心包络,连肺系上咽,其外出为手背、胸前之腠理,是为上焦。从板油连及鸡冠油,著[①]于小肠,其外出于腰腹之腠理,是为中焦。从板油连及网油,后连大肠,前连膀胱,中为胞室,其外出为臀胫、少腹之腠理,是为下焦。故三焦即体腔内油膜。西医从横膈分之为胸膜、腹膜,就形迹上定之也。中医非不从形迹,又就气化上论定之,分为上、中、下三焦也。

【功用】 从无形之气化上言,则上焦如雾,中焦如沤,下焦如渎。盖上焦主出阳气,温于皮肤分肉之间,若雾露之溉。中焦主变化水谷之味,其精微上注于肺,化而为血,行于经隧,以荣五脏周身。下焦主通利溲便,以时传下,出而不纳,开通秘塞也。从有形之体象言,则上焦若窍,中焦若编,下焦若渎。窍者窍漏之义,可以通达之物,指胃之上脘。以上焦在胃之上口,主纳而不出也。编者编络之义,如物编包之象,指脾之大络,以能腐化饮食也。渎者沟渎之义,可以决渎,可以传导,乃小肠阑门,泌别水谷清浊之所,以主出而不纳也。若今人以心肺为上焦,脾胃为中焦,肝肾为下焦,则就脏腑高下而定,非真三焦之腑也。

【关系】 三焦与各器官之关系凡二。①与肺肾膀胱之关系。肺位于上,肾位于下,一为金脏,一为水脏,成金水相生之化源。而所以连属之者,则为三焦。故《经》曰:少阳属肾,肾上连肺,故将两脏。②与心包络之关系。心包、三焦,一脏一腑,皆由膜成,同为相火游行之所。朱震亨[②]谓天非此火不能生物,人非此火不能有生,故相为表里。

【杂论】 三焦主火,尽人所知,要皆归之命门。盖水中之火,乃先天真一之气,藏于坎中,此气自下而上,与后天谷气相接而化,实生生之本也。是以花萼之荣在根柢,灶釜之用在柴薪,使真阳不发于渊源,则总属无根之火。火而无根,即病

---

① 著:同"着"。
② 朱震亨:(1281－1358),金元四大家之一,字彦修,今浙江省义乌市人。

气,非元气矣。能明火之标在上,而火之本在下。更明火就燥,性畏寒,庶知命门阴胜,则元阳畏避,龙火无藏身之地,游散不归,而有烦热格阳等症。善治此者,惟从其性,但使阳和之气,直入坎中,据其窟宅而招之,则同求相气。虚阳无不归原,所谓甘温除大热者是也。倘三焦有客热邪火,则皆属凡火,不得不除耳。

二、经络

(一)正经

手太阴经

【部位】　肺手太阴之经脉,起端于中焦,下旋盘络腑配之大肠。复还循于胃口①,上本脏之隔膜,归属本脏之肺舍,乃从肺系②歧分,环出左右之腋下,下循肱肉嫩软为臑③。内行少阴④心主⑤之前行,下肘中,循臂内,上骨⑥之下廉,入寸口,上鱼,循鱼际,出大指之端。其支者,斜从腕后,直出次指内廉,出其端。

【功用】　肺脉起于中焦,不止一脉,始如散丝,上循胃口入肺,合总为一脉。出中府穴,上云门穴,走腋下,从肺系出腋下至肘臂。腋之所以生毛者,三阴皆出腋下。厥阴、少阴之血,从太阴肺气之化,泄出于腋,故生毛也。肘是上一节,臂是下一节。寸口者,诊脉之所,其长一寸。寸口本是肺脉,能诊各脏者,以肺为华盖,营卫每日一大会于肺,故寸口可以诊知各脏也。脉至鱼际,又散如丝,故不见,上鱼际,至大指内侧之少商穴,为金气⑦之所发泄也。

【杂论】　肺脉散而复合,至鱼际复散。凡各种之脉,隐见皆如此。足见脉道,非仅血管,或与血管会,或与气管会,或与脑筋交感,或与脏腑相连。《内经》分别经脉穴道,至精至悉也。

手阳明经

【部位】　大肠手阳明之经脉,接起两手大指、次指之端,循指上廉,出合谷两骨⑧之间,上入两筋⑨之中,合循臂上廉,入肘外廉,上臑外前廉,上肩,出肩端髃骨⑩之前廉,上出柱骨之会上⑪,下入缺盆,盘络脏配之肺。下本脏之隔膜,归属本大肠之腑器。其支者,歧分别从左右缺盆上颈贯颊,入下齿中,还出挟口,交互人中,左者之右,右者之左,上挟鼻孔。

【功用】　大肠为肺之腑,大肠经脉与肺经相表里。肺脉起于大指内侧,大肠经亦起于大指之端,而其支,又起于次指之端,以见同源异流。合谷穴俗名斧口,肺脉交会之所也。三阴经行肘内,三阳经行肘外,手阳明经由合谷上行,至曲池,上肩,贯颊,挟鼻孔。鼻孔者肺之窍也,大肠者肺之腑也。肺脏开窍于鼻,而腑之经脉,即上挟于鼻,于以见脏腑相应之巧也。下齿,入络肺,尤其气化所禀承者,由肺下膈,属于大肠。知经脉与肺相贯之故,即知大肠全秉肺之气化矣。

【杂论】　大肠与肺,皆主秋金,属商音。肺太阴起于少商者,商之阴也。大肠经起于食指内侧,名商阳穴,其主金商而属阳。此一脏一腑对举之穴,可以觇⑫其关系焉。

足阳明经

【部位】　胃足阳明之经脉,接起鼻之交頞⑬梁骨中。歧分,旁纳太阳之脉⑭,下循鼻外,入上

---

① 胃口:指胃之上口,即贲门。
② 肺系:为中医术语。意为气管、喉咙。其中,系,系带、悬系的意思。
③ 臑:音 nào,指上臂。
④ 少阴:指手少阴心经。
⑤ 心主:指手厥阴心包经。
⑥ 上骨:指桡骨。
⑦ 金气:肺五行属金,故"金气"即"肺气"。
⑧ 两骨:指第一、二掌骨。
⑨ 两筋:指拇长伸肌腱、拇短伸肌腱。
⑩ 髃骨:骨名,指肱骨头。
⑪ 柱骨之会上:"柱骨"为颈椎,柱骨之"会上"指大椎。
⑫ 觇:音 chān,本义,暗中查看。窥看,侦察。
⑬ 頞:音 è,鼻茎也。
⑭ 太阳之脉:指足太阳膀胱经。

齿中。还出挟口环唇，下交唇下之承浆，却循颐①后下廉，出曲颔前之大迎，循颊车，上耳前，过开口有空，合口则合之客主人②，循发际，至额颅。其支者，别从大迎前，下结两喉旁动脉之人迎，循喉咙，入缺盆，下膈膜，归属本胃之腑器，盘络脏配之脾。其直者，别从缺盆，下乳内廉，下挟脐，入气街③中。其支者，别从胃下口，循腹里，下至气街中，而合直经，以下股外骭，交纹中之髀关，抵髀前起肉之伏兔，入膝端盖骨之膝髌中，下循胫胻之外廉，下足跗上，入中间内间④。其支者，下廉三寸而别，下入中指外间。其支，别跗，上入大指间出其端。

【功用】　胃脉起于眼下，绕面行，故人之正面，均属阳明经。入上齿，龈肉全属焉。出环唇，环唇者脾开窍于口。故胃腑之脉从外环之，以应乎脾，胃与脾相表里也。亦如手阳明经夹鼻之意。下至喉旁一寸五分，循喉咙两旁动脉为人迎穴是矣。又下横骨内为缺盆，缺盆骨下陷中为气户穴，谓肺气与胃脉相通之门户也。下膈属胃络脾，所以秉气于脾也。又行脐旁二寸为天枢穴，膝外陷中名犊鼻穴，膝下三寸三里穴，皆胃气之大会。

【杂论】　足背为跌阳脉，可以觇胃气之强弱。胃为后天，统主前面，冲任皆归属之。

足太阴经

【部位】　脾足太阴之经脉，接起左右大指之端，循指内侧白肉际，过核骨⑤后，上胫骨内踝前廉，上股起肉曰腨⑥内，循胫骨后，交出厥阴⑦经脉之前行，上膝股内前廉，入腹，归属本脏之脾舍，盘络腑，配之胃，上膈，挟咽⑧，连舌本，散舌下。其支者，复从胃，别上膈，注于心中。

【功用】　脾经起于大指内侧隐白穴，循内踝

陷中名商丘穴，踝上三寸名三阴交穴，三阴之脉，交会于此。循膝内侧上股，循股之内面入腹，属脾脏，而又络胃。是胃阳明居太阴之中，故六气标本，谓太阴中见阳明也。上膈挟咽，与阳明同路，惟阳明发于面，而太阴终于舌本，一阴一阳，各有不同。盖阳明为阳之盛，故上于面以卫外。太阴为阴之至，故终于舌下，以生布津液，使津液出于口，用济阳明之燥，此阴阳之所以互为功用也。

【杂论】　三阴之脉会于三阴交，循膝入腹属脾，为食窦穴。言胃中之食，由脾所化，此为化食之窍道也。从此又络胃挟咽，连舌本。足见舌为心苗，又为脾经之根源矣。舌辨其味，故脾经散于舌下。

手少阴经

【部位】　心手少阴之经脉，接起于心中，出属本脏之心系⑨，下膈，盘络腑配之小肠。其支者，从心系歧分，上挟咽，系目系⑩，其直者，复从心系，却上肺，歧分下出腋下，下循臑内后廉，行手太阴心主之后，下肘，循臂内后廉，抵掌后锐骨⑪之端，入掌内后廉，循小指之内，出其端。

【功用】　手少阴经起自心中，独异于他经，他经脉皆由别处来属脏腑，此独不因别处生脉来属，以脉自心生也。出心系，即肺下悬心之系，由心系下膈络小肠。而心脉之作用，全在于此。盖心与小肠相为表里，小肠主液，心主血。液化为血，必与气交感，此营卫交会于肺，中焦之汁，所以化为赤也。络小肠而复上肺，是心脉亦自有血液循环之妙用，不俟一周而后然矣。西医将各脉管皆统于心，其说甚是，庸知手少阴心又有专属之脉乎。

【杂论】　心脉出腋下极泉穴，循肘抵掌后骨际为神门穴，终于小指内侧之少冲穴。此数穴者，

---

① 循颐：口角后，下颌部。
② 客主人：即上关穴别名，属足少阳胆经。
③ 气街：指"气冲部"。是经气聚集运行的共同通路。
④ 内间：实为入中趾内间。"内间"指其内侧趾缝，实则止于第 2 趾外侧端。
⑤ 核骨：骨骼部位名。指第一跖趾关节内侧圆形突起。
⑥ 腨：音 shuan，指小腿肚，即腓肠肌部。
⑦ 厥阴：指足厥阴肝经。
⑧ 挟咽：此处兼指食管。
⑨ 心系：指心脏与各脏相连的组织。
⑩ 目系：指眼后与脑相连的组织。
⑪ 掌后锐骨：手掌后小指侧的高骨，即"尺骨小头"。

皆经脉之枝叶也。针灸[1]家取之，盖心经之病，在外经而不在内脏，若内脏则不容受邪。故岐伯但取神门之穴，而病俱取诸余包络，以包络代心司化也。

手太阳经

【部位】 小肠手太阳之经脉，接起两手小指之端，循手外侧上腕，出踝[2]中，直上循臂骨[3]下廉，出肘内侧两筋之间，上循臑外后廉，出肩两旁，膂[4]上两角，曰肩解，绕肩解，下片骨内肩胛，交肩上，入缺盆，盘络脏配之心，循咽，下膈抵胃，归属本小肠之腑器。其支者，别从缺盆，循颈上颊，至目外角之锐眦，却入耳中。其支者，别从颊面骨之顒[5]，抵鼻，至目大角之内眦，斜络于颧。

【功用】 手少阴心之经脉抵掌中，而手太阳小肠经脉即循手外以应之。小肠为心之腑，一脏一腑，相为表里。而有阴阳内外之异，于此征之矣，入络心，故太阳经中见少阴也。下鬲[6]抵胃，小肠与胃，原相连接，以司其事也。此手太阳经脉之下行者，其上行者，至耳下曲颊之后，名天容穴。至面頄[7]锐骨之端，名颧髎穴。终于听宫，与足少阳相接壤。至此可知耳之所以司听者，手太阳与足少阳之妙用也。手太阳小肠主液，足少阳三焦主膜。西说大气之中，物与物相击，空气即生一种之波动，恰如以石投水，水面皱起波纹，圆环不绝。此空中之波，送入外听道，达于鼓室，振动鼓膜，自锤骨传于砧骨、镫骨，直敲卵圆窗之膜，递动内耳之液，亦起波动作用，刺激蜗牛谷内听神经。听神经即传于脑髓，遂成听觉。观于西医谓耳之所以能听，由于卵圆窗之膜，与内耳之液之作用。而耳之鼓膜何属？耳内之液何属？我国早详及之。《经》论：手太阳小肠经脉及足少阳三焦经脉，皆环绕耳之前后。然后知卵圆窗之膜，当属于三焦，三焦主膜也。内耳之液，当属于小肠，小肠主液也。合中西之说观之，斯无遗义矣。

【杂论】 手太阳经与膀胱合气，故其司化与足太阳相同。

足太阳经

【部位】 膀胱足太阳之经脉，接起左右目内眦，上额，交互于巅顶。其支者，别从巅至耳上角。其直行者，别从巅，入络于脑，还出别下项[8]，循肩膊[9]内，挟脊抵腰中，入循挟脊为膂，盘络脏配之肾，归属本膀胱之腑器。其支者，别从腰中，下挟脊，贯臀，入上膝后曲为腘中。其支者，别从膊内左右，别下贯膂内脊肉曰胛，挟脊内，过股外捷骨之下[10]，曰髀枢，从髀外后廉，下合腘中，以下贯踹内，出外踝之后，循足外侧大骨下，去白肉际陷中为京骨[11]，至小指外侧之端。

【功用】 三阳经全将人身绕尽，所以卫外为固也。少阳终于目锐眦[12]，阳明终于目下之承泣穴。故太阳经起于目内眦。以见三阳相交，而成其总统一身之局也。上额交巅顶上，全属太阳。所以头上生发者，乃膀胱中之气，挟胞中之血，合化上行，故发名血余，以其根于胞血也。头为阳气所萃，故其顶全属太阳经，下脑后风府穴，为太阳经脉之要会。挟脊抵腰，凡病伤寒腰脊痛，及角弓反张者，均属于太阳。入络肾，肾为水脏，阳气之原，膀胱为其腑也。其脉循髀外下至踝，终足小指，总之，行身之背，自上及下，以周于一身，而主卫外也。

【杂论】 至阴穴在足小指外侧，为阴之极地。太阳之阳，根于水阴之中，故其经亦起于至阴。睛明穴在眼之大角，而与阳明相交，故称睛明，以见

---

① 针灸：应是针灸，原文误作"针炙"。

② 出踝：指手腕后方小指侧的高骨。

③ 臂骨：指尺骨。

④ 膂：音 lǚ，本义：脊梁骨。此指脊柱两旁的肌肉。

⑤ 顒：音 zhuō，指眼眶下面的骨。相当于解剖学上的上颌骨与颧骨构成眼眶的下侧部分。

⑥ 鬲：应为"膈"，原文作"鬲"。

⑦ 頄：音 qiú，意为颧骨，泛指面颊。

⑧ 下项：原文指经脉从脑后浅出，并从天柱穴分别而下。另有观点认为足太阳经脉在头顶至后枕部有一外行线。

⑨ 肩膊：指肩胛区。

⑩ 捷骨之下：髀枢，当股骨大转子部，环跳穴所在。

⑪ 京骨：在足外侧，第五跖骨粗隆下方，赤白肉际处。又为穴位名。

⑫ 锐眦：指目外眦。

太阳之气,至头面而极盛也。膀胱与胞相连,而胞膜于腰下十九椎旁,故其穴名胞肓。肓之原根于肾系,上生肝系在十三椎旁,因名肓门。有肓即有膏,膏生于脾,而内护心,外会于脊,与肓相交,在第四椎旁,因名膏肓,此太阳与心相会之穴也。魄户在三椎旁,肺脏魄而合于太阳,故名魄户。观此诸穴,可知气之相通矣。

足少阴经

【部位】 肾足少阴之经脉,接起两足小指之下,斜趋足心,出内踝前,大骨下陷中,然谷之下,循内踝之后,别入足跟中,上腨内,出腘内廉,上股内后廉,贯脊,归属本脏之肾舍,盘络腑配之膀胱。其直者,则从肾上贯肝膈,入肺中。歧分,循喉咙,挟舌本。其支者,别从肺,出络心,并注于胸中。

【功用】 太阳经络足小指之外,少阴经即起足小指之下,以见一表一里,相趋应也。趋足心,循内踝,然骨在内踝下,前一寸。大溪①在内踝后,足跟骨上,此处有动脉,所谓跌阳脉也。《内经》皆以为诊,凡病且危,此脉不绝者,尚可救活。上股贯脊,属肾络膀胱,脏与腑所以交通,循喉咙者,肾上连肺,声音出于肺而生于肾也。挟舌本者,肾主液,所以出于口也。

【杂论】 足心涌泉穴,为肾脉极底,最忌疮漏泄气。其上络心,循喉咙,挟舌本。不列穴名,然肾经之主化,实在络心循喉挟舌处为多也。

手厥阴经

【部位】 心包络手厥阴之经脉,接起于胸中,出属本心包络之脏舍,下膈,历络腑配之三焦。其支者,别循胸。歧分出肋,下腋三寸,上抵腋下,下循臑内,行太阴少阴之中间,入肘中、下臂,行两筋之间,入掌中,循中指出其端。其支者,别从掌中,循小指、次指②,出其端。

【功用】 心形上阔下尖,心包乃周围黄脂。西医亦谓心之上面周围有夹膜裹之,即心包是。心包之络,上连肺系,由肺系连及于胸内之四面,皆是油膜。又下为膈膜,又下为网油膜。所谓膜者,皆三焦也。三焦与包络相通,其迹如此。故包

络之脉,下历三焦也。

【杂论】 包络与三焦,只一油膜相连,故其脉从三焦至胸中而归并于心包,出乳后一寸,腋下三寸之间,名天池穴。脉过腋下至肘,抵曲肘陷中,名曲泽穴。刺痧疫多取此出血,以泻心包之邪也。又中指之末名中冲,妇孕则此穴脉动,足见心包之血旺也。

手少阳经

【部位】 三焦手少阳之经脉,接起两手小指、次指之端,上出两指之间,循手表腕③,出臂外两骨之间,上贯肘,循臑外上肩,交出足少阳之后,入缺盆,布膻中④,散络脏配之心包,下膈,遍历本三焦之腑器。其支者,别耳后,入耳中,出走耳前,过客主人前,交颊,至目锐眦。

【功用】 三焦根于肾系,下为胞室,当膀胱上口为下焦。中为连网,附着小肠为中焦。上为胸膈,又循胸而上,统名为膻,上连肺系而下入为心包络。故三焦与命门同司相火,以其油膜相连也。三焦与心包相表里,亦以其油膜从膻膈而上入为包络也。三焦经脉贯肘,故肘上消烁、清泠渊二穴种痘,能发出肾中之毒,亦以三焦之原根于肾系故也。

【杂论】 少阳第一穴名关冲。小指、次指陷中名中渚。抵掌后高骨,凡三焦气旺者,此骨乃高起。上至肘外大骨缝中,名天井穴。再上二寸名清泠渊,以与手太阳经会,而合于寒水之气也。再上至肘外对腋为消烁,言其主相火也。上至缺盆天髎穴,即内入心包,散行下膈,而属于三焦。西医言人体腔内,有胸膜及腹膜,其状如网,意即三焦经脉散布之义。至缺盆,脉为一脉,支者更上耳后尖骨陷中,名医风⑤穴。再上为瘈脉穴。风、瘈皆肝筋所主,而焦膜乃生筋之原也,故此二穴,有此二名。又绕耳前为耳门穴。至眉尾空窍为丝竹穴。具见肾开窍于耳,而三焦为肾系,故其经绕耳以应之也。

足少阳经

【部位】 胆足少阳之经脉,接起左右目锐眦,

---

① 大溪:据文义应为"太溪",原文误作"大溪"。
② 次指:指无名指。
③ 手表腕:手背腕关节。
④ 膻中:指胸中,而非穴名。
⑤ 医风:应为"翳风"。原文中作"医风"。

上抵头角①,下耳后,循颈,自手少阳之前行至肩上,却交出手少阳之后,入缺盆。其支者,别从耳后入耳中,出走耳前,至目锐眦后。其支者,别从目锐眦下人迎,合手少阳抵于颛,下加颊车,下颈合缺盆,以下胸中,贯膈,盘络脏配之肝,归属本胆之腑器,循胁里,出气街,绕毛际②,横入髀厌中,髀厌即髀枢也。其直者,则从缺盆下腋,循胸,过季胁,下合髀厌③中,以下循髀外,行太阳阳明之间,历中渎、阳关为髀阳④,出膝外廉,下胻外辅骨之前,直下抵外踝以上,为绝骨⑤之端,下出外踝之前,循足面之跗,上入小指、次指之间。其支者,别从跗上,入大指之间,循大指歧骨⑥内出其端,还贯入爪甲,出三毛⑦。

【功用】 足少阳脉与手少阳脉,均行于耳,均司相火。内则三焦之膜,连肝而及于胆。外则三焦之经,络耳而交胆经。此以见脏腑相通之妙。足少阳起目锐眦名瞳子髎穴,绕耳前陷中名听会穴,绕耳后发际陷中名风池穴,皆少阳风木所发泄处。下至肩上陷中名肩井穴,循侧旁,下至肝期门之下五分日月穴,胆脉实从肝胆出于此穴,然后上下行也。下行至股外,至小指次指间窍阴穴而终。以见阳经根于阴穴,阴生于阳也。

【杂论】 胆主相火,其经绕耳,故耳鸣实症,多属于胆。又因其经出于肝,故肝火内郁,亦往往循之上升。

足厥阴经

【部位】 肝足厥阴之经脉,接起两足大指丛毛之际,上循足跗上廉,去内踝一寸,上踝八寸,交出太阴经脉之后行,上腘内廉,循阴股⑧内,入毛中,环绕阴器,抵小腹挟胃,归属本肝之脏舍,盘络腑配之胆,上贯膈,布胁肋,循喉咙之后,上入咽之颃颡,连目系,上出额,与督脉会于巅。其支者,别从目系,下颊里,环唇内。其支者,复从肝,别贯膈,上注肺,以袭肺。

【功用】 肝经起于足大指,而其间即生丛毛,毛发皆为血之余。肝之藏血,于此征之矣。阴器名为宗筋,乃通身筋之所至,属肝经,故肝脉绕于阴器也。小腹两旁皆属肝经,故有寒疝等症。络胆者,厥阴之脉中见少阳,肝与胆相表里也。挟胃者,肝木清阳之气,上升疏土,所以化物,贯膈循喉咙,故肝气逆有呕满诸症。上连目系,肝开窍于目也,与督脉会于巅顶。督脉属肾,为肝之母,子会于母也。目系巅顶内为脑髓,脑风昏迷,均肝所司,以其脉相通也。中医推源脑髓系督脉所生,又是肝脉所贯,其说精详如此。

【杂论】 肝经上至曲泉,在屈膝横纹尽处,诸筋会于膝之穴也。绕阴器,入毛中,肝血所发泄也。阳经惟足太阳最长,阴经惟足厥阴最长,乃气血之司领。十二经自肺始,至此而成一周焉。

(二)奇经

督脉

【部位】 督脉起于少腹以下,骨中央,女子入系廷孔,其孔溺孔之端也。其络循阴器,合篡间,绕篡后,别绕臀,至少阴与太阳中络者合。少阴上股内后廉,贯脊属肾。与太阳起于目内眦,上额交巅,上入络脑,还出别下项,循肩膊内,挟脊抵腰中。

【功用】 督脉起于胞中,出会阴穴,至尾骶骨端名长强穴,上至二十一椎名腰俞穴,是腰肾筋膜所连也。再上十四椎,当肾正中,为命门穴。乃肾系贯脊之处,为督脉之主,盖督脉是肾气所司,故命门为督脉之主穴。又上至第三椎为身柱穴,肺肾相交,为一身元气之宰,故称为柱。再上大椎,至发际一寸宛宛中,为风府。发上二寸五分为脑户,即西医脑后叶之中缝也。至巅顶为百会穴,与肝脉交会于此。前行当囟门,为囟会穴,谓心神上照于髓,以发知觉,是神与髓会之所也。又至额上发际为神庭,亦心神上出于此之义。下鼻准至齿

---

① 头角:人体部位名。亦称额角。指前发际两端弯曲下垂所呈之角。
② 毛际:指前阴上方长阴毛的皮肤边缘部。
③ 髀厌:即髀枢,相当于环跳穴。
④ 髀阳:《灵枢·经脉》中作髀阳,指大腿外侧。
⑤ 绝骨:又名悬钟。足少阳胆经。在小腿外侧,当外踝尖上3寸,腓骨前缘稍前方。
⑥ 歧骨:指第1、2跖骨。
⑦ 三毛:指足趾背短毛。
⑧ 阴股:大腿内侧。

缝,终于龈交穴。盖人吸天阳入鼻,循脊下肾系而入丹由①,总归督脉所主,化气化精,为生命之源,总督周身脏腑,故称督也。

【杂论】　西医于动物性神经,分脑神经、脊椎神经、脑髓、脊髓四种。谓其生于脑脊,与人身五官四肢体有关系。中医以先天精气,督脉所主,其理可以互通。考督脉起于下极之俞,即耻骨②软骨缝合部,由是循两阴间。所谓会阴者,线在男子为阴茎之根部,有海绵体球筋,及其他诸筋。以是成中隔部,分布内阴部神经,主会阴部之运动焉。历脊骨下端之长强,尾闾骨③上部之腰俞,分布尾闾骨神经。及荐骨神经之后支,主下肢及足跖之运动焉。乃上历阳关、命门、悬枢之次,分布腰椎神经及膝股之运动焉。至脊中、筋缩,至阳、灵台、神道、身柱、陶道之次,分布胸椎神经,主腹部及胸部肋间之运动焉。至大椎之次,分布颈椎及胸椎神经,主肩胛上肢及项部之运动焉。从脊上至风府,入属于脑。其在大椎,与手足三阳之脉交会,至痖门④与阳维交会,至百会与太阳交会,至鼻柱与阳明交会,下至人中与任脉交会。西说脑神经十二对,无非督脉所分布经穴与他经交感之部,以主头面运动知觉。走于鼻以主嗅觉,走于耳以主听觉,走于目以主视觉,走于舌以主味觉。凡人之五官百骸,俨于此听命焉,此则督脉有主司肢体动作之机能。

任脉

【部位】　任脉起于中极之下,以上毛际,循腹里,上关元,至咽喉,别络唇口,至承浆而终。再上颐循面入目,至睛明会于督脉。

【功用】　任脉起胞中,下至两阴之间,名会阴穴,谓与督脉相会而当两阴间,故名。上至少腹聚毛之处,名中极穴,又上至脐下三寸,为关元穴,男子藏精,女子蓄血,乃元阴元阳交关之所也。近世有谓任脉为输精管者,以此至脐上一寸为水分穴,当小肠下口,水谷至此,泌别清浊。脐上二寸为下脘穴,当胃之下下⑤,小肠之上口,水谷由是而入,此见任脉连及肠胃,有营运内脏动作之机能也。

出脐中上行至鸠尾上二寸为膻中穴,膻中是心包络,生血而出,随任脉上下运行。故任脉之穴,兼具包络之名,从膻中上行三寸二分陷中为紫宫穴,紫宫者,指心言。任脉至此,正内合于心,故以心位名之。此见任脉分布于血管,为后天血脉之总司也。

【杂论】　西医于植物性神经,分交感神经节两种。谓其内连脏腑,与脏腑有关系。中医以后天血脉,任脉所司,其理亦无不合。考任脉起于中极之下,即白腺之下端。白腺从耻骨软骨缝合,结于胸骨剑尖,为腹间诸筋之所附丽。经谓任脉所起,即谓此白腺下端而言,由此上毛际,循腹里,沿胸而上面,再以经穴次第推之,任脉由中极、关元、石门之次。为白腺部,内藏膀胱,分布骨盆部交感神经下腹丛,此丛移为痔丛、膀胱丛、输积管丛、窒子宫丛、阴茎海绵体丛等,以营运各部之运动焉。至气海、阴交、神阙、水分、下脘、建里,及中脘、上脘、巨阙、鸠尾之次,亦为白腺部,内藏小肠及胃府,分布腹部交感神经内脏动脉轴丛,此丛移为胃冠状丛、肝脏丛、脾脏丛、肾脏丛、上肠间膜丛等。又腹部动脉干丛,移为下肠间膜丛、精系丛等。各沿其动脉,以营运各部之运动焉。至中庭、膻中、玉堂、紫宫、华盖、璇玑之次,即胸骨部,分布胸部交感神经心脏丛,及大小内脏神经,以营心肺横膈膜间之运动焉。至天突、廉泉之次,即胸骨半月状切痕及甲状软骨部,分布由上颈神经节而来之喉头咽头支,以营运喉头、喉咽之运动焉。终至承浆而与督脉交会。此则任脉有营运内脏动作之机能也。

冲脉

【部位】　冲脉起气街,并少阴之经,挟脐左右五分上行,至胸中而散,会于咽喉,别而络唇口。

【功用】　冲脉者,大动脉干也。大动脉干出自心脏左室,而谓起自胞中者,以冲脉有导血下行、导气上行二大作用。故西说出自心左室者,主血言也。中说起自胞中者,兼气言也。气血二者,冲实兼主之。故胞中一名气海,经络为呼吸之根。

---

① 丹由:应为"丹田",原文误作"丹由"。
② 耻骨:即"耻骨"。
③ 尾闾骨:即"尾骨"。
④ 痖:同"哑"。
⑤ 下下:应为"下口",原文误作"下下"。

人之呼气,由气海上胸膈入肺管而入于喉。其路径全循冲脉而上,故云:"冲为气街"。胞中又名血海,胃中饮食之汁,奉心化血,下入胞中,即由冲脉导之使下。故云:"太冲脉盛,月事以时下"。总之胞中为先天肾气,后天胃血交会之所。冲脉起于胞中,导先天肾气上行,以交于胃。导后天阴血下行,以交于肾。导气而上,导血而下,通于肾,丽于阳明,其为人身干脉可知矣。

【杂论】　督、任、冲三脉皆起于胞中,而出于会阴之间。督行于背,任行于前,冲行于中。督者总督以为经,催趋经脉,环周不易。任者任化育以成脉,保持经隧,营身无已,冲者导气而上,导血而下,经脉之海,诸脉一源三歧,奇经中之主要脉也。

带脉

【部位】　带脉起于季胁,当十四椎,回身一周。

【功用】　十二经与奇经,皆上下周流,惟带脉横束如带。而冲、督、任三脉,同起异行,一源三歧,皆络带脉。故太冲所以能上养心肺者,须赖带脉以持之。一身二十七气之上下流行,亦赖带脉为之关锁。且其气整齐坚固,有以牢持于上下之间,而一身之强力,亦赖带脉以出。盖人身之力,悉出于膂,膂在季胁之下,即带脉所在。故《经》云:身半以上,天气主之。身半以下,地气主。人中为天枢,在气交之分,正指带脉而言也。

【杂论】　带脉即西医所称腰动脉,腰动脉起于动脉干之后侧,有四五对,沿各腰椎体外走。中医所谓足少阴之正至腘中,别走太阳而合,上至肾,当十四椎,出属带脉是也。带脉围身一周,前垂至胞中,故名曰带。以其总束诸脉,使不妄行,如人之束带者然。究带脉之所从出则贯肾系,是带当属肾,女子系胞,全赖带脉主之,盖以其根结于命门也。环腰贯脊,居身之中停,又当属之于脾。故脾病则女子带下,女科以带下为一大要症,治者辄用肾着汤。以脾为主,可谓知本。

跷脉

【部位】　跷脉有二,阳跷为足太阳之别脉,起于跟中,循外踝上行,入风池。阴跷为足少阴之别脉,起于跟中,循内踝,上行至咽喉,交贯冲脉。

【功用】　阳跷、阴跷皆起于足跟中,由外踝而行于左右者,是谓阳跷。由内踝而行于身之左右者,是谓阴跷。跷者,捷疾也,取跷越超绝之义也。

【杂论】　《内经》曰:"跷脉者少阴之别,起于然谷之后,上内踝之上,直上入颃,属目皆眦,合于太阳、阳跷而上行"。非谓起于然谷穴而终于睛明穴也。乃李时珍谓起于然谷,终于睛明。张介宾亦记然谷、交信、照海、睛明四穴,均非信,盖后世于奇经只重冲任督带,而跷维二脉,几无能道者矣。

维脉

【部位】　维脉亦有阴阳之分,阳维起于足太阳外踝,循膝外上廉,上髀关,抵少腹侧,循胁肋,斜上肘,会手足太阳、阳跷于臑俞,上循耳,会督脉于风府,上脑空,下至风池,与诸阳会于头。阴维起足于少阴内踝,循股内廉,上行入少腹,会足三阴,上腹里,循胁,会足厥阴于期门,上胸胁挟咽,与任脉会于颈。

【功用】　阳维之脉,主持诸阳。阴维之脉,主持诸阴。故云:阳维主卫气,阴维主营气,亦一身之纲维也。

【杂论】　冲、任、督、带,不受拘制于十二经。然阳维起于诸阳之会,阴维起于诸阴之交,阳跷为太阳之别,阴跷为少阴之别,实与六阴六阳经脉相通。惟六阴六阳,各行其分部,而统摄其大纲者,则赖此四脉。阳维统其表之水气,阴维统其里之谷气,阳跷统其背面之六阳,阴跷统其正面之六阴。故阳维、阳跷,其始也,由太阳经而起,阳跷上入风池,阳维与督脉会于风府痖门,是此二脉,亦督脉之亚也。阴维、阴跷,其始也,由少阴经而起,其卒也,阴跷上行至咽喉,贯冲脉。阴维上至天突、廉泉,交任脉,是此二脉,亦冲任之亚也。故跷维四脉,终归于奇经之列,而不为十二经所拘制也。

诊断学讲义

上海秦之济伯未　述

吉林辛瑞锋

福建杨忠信　参订

吉林高仲山

浙江朱启后

张伟娜　柳越冬　整理

《诊断学讲义》为中医诊断学著作，秦伯未著述，现存 1930 年上海秦氏同学会铅印本。本书是《秦氏国医讲义六种》之一，可以作为高等中医院校专科教材，也是中医爱好者自学的重要参考书。

全书分为上编和下编两部分。上编为诊断概论，包括诊断之种类、诊断之方法、脉之生理、脉之部位、脉之至数、脉之禀赋、脉之疑似、脉之变幻、脉与胃气、脉与病机、脉与逆顺、脉与器械、辨舌之原理、辨舌之质苔、辨舌之部位、辨舌之形色、辨舌之根地、辨舌之津液、辨舌之神气、辨舌之状态、辨舌之质本、辨舌之苔垢、面色之辨别、身形之辨别、声音之辨别、询问之辨别等 26 项，主要对中医诊断学的诊断种类和方法、脉与舌的生理、病理和鉴别及面色、身形、声音与询问的辨别等进行了总体的论述。下编为诊断分论，包括切诊、舌诊、问诊、杂诊 4 项，其中切诊分别论述了浮脉、沉脉等 28 种常见脉象和釜沸脉、鱼翔脉等 10 种怪脉的形状、主病及杂论；舌诊分为白舌苔、黄舌苔等 8 种舌象，每种之下又分若干种舌象，具体论述其形状、主病及杂论；问诊分别论述了寒热、汗等 8 种症候和年龄、居处等 7 种杂项的区别、主病及杂论；杂诊分别论述了气粗、气微弱等 16 种症象，额黑、鼻青等 7 种色泽和呻吟、吁气等 7 种声音的形状、主病及杂论。全书共计 5 万余字，条理清晰，要言不烦，便于读者查找和阅读。

此次据 1930 年上海秦氏同学会铅印本为底本进行点校整理。

上编　诊断概论

一、诊断之种类

中医诊断，不藉器械，而探赜①索隐，真有洞垣一方之妙。其所恃之具，曰目，曰耳，曰口，曰指。其所行之法，曰望，曰闻，曰切，曰问。问者，口问其所苦及经历，以求病之过去及现在。切者，指切其脉管。闻者，耳闻其声音。望者，目望其面舌色泽，以求病之现状也。惟四者之中，各能断病，要当相互合观，庶无谬误。如脉浮、舌白、声重，更询得寒热咳嗽，方可确断为伤风。否则脉浮、舌白、声重，虽主表邪，而暑热亦脉浮，寒湿亦舌白、声重，风燥亦能寒热咳嗽，执一为例，乌得真情！故《内经》曰：三伍合参，以决死生。又曰：能合色脉，可以万全。非谓得其片段，即能尽诊断之能事也。其间亦有参用西医之体温计者，测定热度，颇觉可恃。然要其用，不过测实热而止。若虚寒虚热，往往不确。且有时专恃切脉，亦可测其度数。平人每分钟之脉搏为七十二跃至八十跃，每加八跃，增高华氏一度。故以八十跃为衡，例如八十八跃为九十九度半，九十二跃为一百度，每多符合。是知西医诊断，处处用器械，真如胶柱鼓瑟②，刻舟求剑。中医于心领神会中得之，初似缥缈，实较精细。而诊断一科，遂为最难传授之学，非言语所能尽，笔墨所能宣，概可知矣。

二、诊断之方法

研究诊断学时，觉多种脉象，多种舌苔，无一定形式，供其引证，猝难领悟。此种境界，实为任何人所不能免。余谓：诊断上之各种脉舌，不过树其大体，吾人既能略明此脉主何病，此舌主何病后，即当寻得其系统。如舌苔白腻为表寒，黄为化热而渐入里，干黄为热盛于内，干黑则极热而津

枯。又如舌质淡红为正色，正红为热，深红为热深，绛为热甚，紫为热极，此其一。更须辨其疑似，如脉迟而不流利则为涩，中有歇止则为结，浮大且软则为虚。又如脉数而弦急则为紧，流利则为滑，中有歇止则为促，来如豆粒则为动，来而过极则为疾，此其二。前者能明，则逐日观其脉舌，可知病情之传变轻剧。后者能明，则临诊观其脉舌，可知病情之隐微显著，实为无法中之捷诀也。至于初临诊时，指下渺茫，舌苔变幻，不能确断病状，则惟一之方，先事细询详问，聆其所言，证以脉舌之象，自然能中肯綮③。如病人言咳嗽，观其脉浮苔白则为风寒，脉数苔黄则为燥热，脉细数而舌质红则为阴虚，脉濡滑而苔厚腻则为痰湿。于是疏之清之，养阴温化，无不攸利。积而久之，熟极生巧，虽不问而能测梗概，此中医所以重经验，以其阅历深也。

三、脉之生理

脉者，血之府也。血者，心所主也。脉之所以搏动，动之所以差别，皆本于血行，即皆本于心脏。盖血液周流全身，无时或已，无处不到。其运行本乎心动，其往复出自心脏，谓之血行循环。心脏本体自动，有收缩性与开张性。因其收缩，心房内压力胜于心室，则三尖瓣、二尖瓣之尖端分开，血液即自心房挤入于心室，瓣膜即复其原位，将心房闭锁，使血液不得逆流，还入于心房。次则心室血液既盈，室内压力胜于大动脉及肺动脉，则半月瓣开放，血即流入于大动脉、肺动脉中，半月瓣即复其原位，将动脉口闭锁，防止血液逆流入心。心脏开张，则中空，而受肺静脉中之血输入，斯时肺静脉口之脉瓣膜闭锁，所以使血不逆流于肺也。其开张与收缩停匀有序，继续不息。大动脉干发自左心室，分支上行者，缘颈项分布于头部，有颈项动

---

① 赜：音责，深奥之义。

② 胶柱鼓瑟：出自《史记·廉颇蔺相如列传》，比喻固执拘泥，不知变通。

③ 肯綮：比喻事物的关键。

脉，颈动脉外侧，又各分支，由两肩而达于两腕；其下行者，由脊骨至臀[①]分二支，以达于两脚。各分支渐分渐细，至于毛细管，分布于全身。从以上各节，乃知心房之弛张，激血运行，血压增进，遂成脉搏之波动。此波动在大动脉中最强，达动脉末梢，离心脏渐远，渐次减弱，至头项两旁，左右两腕，左右两脚等处，动脉皆有显著之搏动。乃知以上各处，皆有诊脉，不仅左右两腕地位也。至于脉动之迟数，关系血液流行之快慢；脉搏之软硬，关系心脏弛张之强弱；脉波之顿挫，关系心脏瓣膜之启闭，皆可从此得其梗概。

四、脉之部位

《内经》诊脉之所，或为三部九候，或为人迎气口。《伤寒论》有寸口、跌阳各诊，迄今历世相传。宗《难经》独持寸口，以脉总会之处在寸口。所谓肺朝百脉，而寸口为脉之大会也。寸口凡分三部，为寸、关、尺。诊时先以中指揣得腕际高骨，名曰关上。既得高骨，以食指于高骨之前，取寸口。又下无名指于高骨之后，取尺中。其脏腑之分配，则《内经》以左寸候心与膻中，左关候肝与膈，右寸候肺与胸中，右关候胃与脾，左右尺俱候肾与腹。王叔和[②]以小肠配左寸心，膀胱配左尺，大肠配右寸肺，命门、三焦配右尺。李濒和[③]以小大肠分配左右尺。张景岳[④]承之，而大小肠对易。各持有故，言皆成理，而要以《内经》为是。盖《内经》大要在前以候前，后以候后，上竟上者候上，下竟下者候下，实为一定不易之理。夫脉仅一条血管，必分三部于方寸之地以配脏腑，俨若脏腑居于两寸地位，可扪而得，似属不合科学，但征之事实，往往可验。因知以寸关尺候病，乃古圣探造化之精，始能言之，非末学识浅者所能悟，亦非仅剖死质者所容乱诋也。

五、脉之至数

健康之人，脉之至数，大约一息五至，每分钟七十二至八十至。然亦每随所因而有差异之点。一、年龄：初生婴儿，其脉搏之数，甚不一定，醒时一分钟约百四十至，睡时则为九十至一百至。十岁时，尚达至九十至，必十四五岁方与成人无异。迨衰老至六十岁时，乃复加至八十至。而全健康之老者，脉数常少，平均不逾六十至者，往往见之。二、男女：女子脉之至数，当较同年男子稍多。三、身长：身长增加时，其脉之至数，每觉减少。四、时期：脉之至数，亦如体之随定期而变动。日中数增，入夜减少。在日晡时达最大数，早晨则降至最少数。五、饮食：食顷与饱食后，或摄取热物之饮食时，此期间脉搏必增加，而不食时则减少。六、运动：身体运动，则周身热度奋发，常使脉数增加，视寻常增至一倍。亦有仅变位置，平卧时脉数则少，端坐起立则增加。重病恢复期之病人，受影响尤著，仅使床上起坐，每见脉著明增进，故欲就切脉以候其至数，仍以仰卧之位置为最宜。七、精神兴奋：寻常之脉数，每缘精神兴奋而增加。神经系感觉过敏者，尤较健康所受之影响为著。八、外围温度：外界温度变化剧甚时，亦影响于脉之至数。如温度上升则脉数增加，温度下降则脉数减少。以上八者，脉息至数每有不同，为医者宜随时消息之。

六、脉之禀赋

人之禀质，各有不同，而脉应之。如血气盛则脉盛，血气衰则脉衰，血气热则脉数，血气寒则脉迟，血气微则脉弱，血气平则脉和。长人脉长，短人脉短。急性人脉急，缓性人脉缓。寡妇、室女脉濡弱，婴儿、稚子脉滑数，老人脉弱，壮人脉强。男子寸强尺弱，女子尺[⑤]强寸弱。又有六脉细小同等，谓之六阴；洪大同等，谓之六阳。其他浮沉有得之禀赋者，趾高气扬脉多浮，镇静沉潜脉多沉。又肥人脉沉，瘦人脉浮也。有变于时令者，春夏气升则脉浮，秋冬气降则脉沉也。有因病而致者，病

---

① 臀：原文为"臂"，据文意改。

② 王叔和：西晋医学家(201－280)，名熙，高平(今山东省邹城市)人，著有《脉经》等。

③ 李濒和：即李濒湖，明代医药学家，原名李时珍(1518－1593)，字东璧，号濒湖，晚年自号濒湖山人，湖北蕲州(今湖北省黄冈市蕲春县蕲州镇)人，著有《本草纲目》《濒湖脉学》等。

④ 张景岳：明代医学家(1563－1640)，又名张介宾，字会卿，别号通一子，会稽(今浙江绍兴)人，是温补学派的代表人物，著有《景岳全书》等。

⑤ 尺：原文为"足"，据文意改。

在上在表在腑，则脉浮；在下在里在脏，则脉沉也。推之迟数滑涩[1]，大小长短，虚实紧缓，莫不皆然。

七、脉之疑似

医不明脉，固无以治病，而不明真假疑似，又无以别脉，将何从察元气之虚实，明生死吉凶之机要哉？盖大实有羸状，至虚有盛候，此处一差，生死反掌，为医之难，职是故耳。故持脉之道，先须理会其脉体，又须洞明其常变。凡平人之脉，有素大素小，素阴素阳，此赋自先天，各成一局，常也。邪变之脉，有倏缓倏急，乍进乍退者，此病气骤至，脉随气变也。故诊脉必须先识平脉，而后可察病脉。先识常脉，而后可察变脉。于常脉中可以察人之器局寿夭，于变脉中可以察人之疾病吉凶，此诊家之大要也。浮为在表，沉为在里，数为多热，迟为多寒，弦强为实，细微为虚，是固然矣。然疑似之中，尤当真辨。如浮虽属表，而凡阴衰血少，中气亏损者，必浮而无力，是浮不可概言表也。沉虽属里，而凡外邪初感之深者，寒束经络，脉不能达，必见沉紧，是沉不可概言里也。数为热，而凡虚损之症，阴阳俱困气血张皇，虚甚者数愈甚，是数不可概言热也。迟为寒，而凡伤寒初退，余热未清，脉多迟滑，是迟不可概言寒也。弦强类实，而真阴胃气大损，及阴阳关格等症，脉必豁大弦劲，是强不皆实也。微细类虚，而凡痛极气闭，荣卫壅滞不通者，脉必伏匿，是伏未必虚也。由此推之，凡诸脉中皆有疑似，诊能及此，其庶几乎！虽然脉有真假，而实由人见之不真耳，脉亦何从假哉！

八、脉之变幻

有是病必有是脉，病证之常也。乃有昨日脉浮，今日变沉。晨间脉缓，夕间脉数。午前脉细，午后脉洪。先时脉紧，后时脉伏。或小病而见危脉，或大病而见平脉。或全无病，而今脉异于昔脉。变态无常，难以拘执，然既有变态，定有变故。惟在善用心者，详问其故，核对于先后所诊之脉之症，则其脉变之由来，及新夹之证，皆洞明矣。苟不详问脉变之故，但据脉立方，鲜不误也。其次脉

因动静而变，故安卧远行，脉形有别，无足深怪。若顷刻之动静，不必远行，即转身起坐五七步间，其脉即见数疾。坐诊之顷，随即平静，即换诊举手，平疾必殊，一言一笑，无不变更。此种脉候，非五尸祟气之相干，即真元内脱之明验，惟其内气无主，脏气不治，而后经脉之气，失其根本，无所依据，而瞬忽变幻也。

九、脉与胃气

《经》[2]曰：脉以胃气为本。又曰：有胃气则生，无胃气则死。所称胃气者，意思忻忻，难以形容者是也。故曰：邪气来也紧而疾，谷气来也徐而和。又曰：脉弱以滑，是有胃气，命曰易治；脉实以坚，谓之益甚。徐而和者，胃气也；弱而滑者，病脉兼此，亦有胃气也。除此之外，更当注意其有根无根。有根者，重按有脉；无根者，重按即无脉也。凡劳病吐血脉浮，若重诊无脉，乃无根将脱也。一切虚症老病，久病新产，均贵重诊有脉也。大汗者，其脉轻诊弱，重诊强，此里实也，审其当下须下之；若轻诊强，重诊无，则将脱矣。惟浮沉皆得，脉力平缓，乃为愈象。禀赋素弱，及大病新瘥，其脉皆芤而濡，所谓芤而有胃气也。若浮诊强，与沉诊悬绝，乃无根欲脱之候矣。不但劳病久病，即卒厥、霍乱等急症，都以有根为贵也。

十、脉与病机

脉与病机有二义：一诊脉而知病起伏，一诊脉而知病新久也。

何谓知其起伏？有是病即有是脉，脉在病后也。若夫病证未形，血气先乱，则脉在病先[3]，诊脉而可以知将来之必患某病也。如今日脉沉，而来势盛，去势衰，可知其明日必变浮也，浮者病机外出也。今日脉浮，而来势衰，去势盛，可知其明日必变沉也，沉者病机向内也。迟而有力，知必变数。数而少神，知必变迟。服泻药而脉势不减，知来日之必进。服补药而脉力不增，知来日之必减。此中机括，微乎其微，能明其奥，妙用洞然矣。

何谓知其新久？凡伏匿不出之痼疾，身病而

---

[1] 涩：原文为"数"，据文意改。

[2] 《经》：指中医四大经典著作之一《黄帝内经》。

[3] 先：原文为"后"，据文意改。

脉常不病,酝酿未成之大患,脉病而身常无病。若宿疾而见脉症,则不名伏匿。如湿流关节,风藏骨髓、噎膈、臌胀、瘫痪、癫狂、哮喘、石瘕等类,皆有证有脉者也。盛启东[①]以新病之死生,系乎右手之关脉;宿病之死生,主乎左尺之关脉。盖新病谷气犹存,胃脉自应和缓,即或因邪鼓大,因虚减小,必须至数分明,按之有力,不至浊乱。再参以语言清爽,饮食知味,胃气无伤,虽剧可治。如脉势浊乱,至数不明,神昏语错,病气不安,此为神识无主,苟非大邪瞑眩,岂宜有此。《经》谓:浮而滑为新病,小以涩为久病。故新病而一时形脱者死,不语者亦死。口开、眼合、手撒、汗喘、遗尿,俱不可治。新病虽各部脉亏,细按尚有胃气,治之可愈。久病而左手关尺软弱,按之有神,可卜精血之未艾,他部虽危,治之可生。若尺中弦紧急数,按之搏指或细小空绝者,法在不治。缘病久胃气向衰,又当求其尺脉,为先天之根本也。启东又云:诊得浮脉,要尺内有力,为先天肾水可恃,发表无虞;诊得沉脉,要右关有力,为后天脾胃可凭,攻下无虞。可与前说互相发明也。

十一、脉与逆顺

脉之于病,有宜有不宜,不可以不辨。左有病而右痛,右有病而左痛,上病下痛,下病上痛,此为逆,死不可治。如伤寒未得汗,脉浮大为阳,易已;沉小为阴,难已。伤寒已得汗,脉沉小安静为顺,浮大躁疾者逆。然多有发热头痛,而足冷阳缩,尺中迟弱,可用建中和之者。亦有得汗不解,脉浮而大,心下反硬,合用承气攻之者。更有阴尽复阳,厥愈足温,而脉续浮者。苟非深入南阳[②]之室,乌能知此!

迨夫温病热病,热邪亢盛相同,绝无浮紧之脉。观《内经》所云:热病已得汗,而脉尚躁盛,此阴脉之极也,死;其得汗而脉静者,生。热病脉尚躁盛而不得汗者,此阳脉之极也,死;脉躁盛得汗静者,生。他如温病穰穰大热,脉数盛者生,细小者死。热病汗下后,脉不衰,反躁疾,名阴阳交者,死。历参温热诸病,总以数盛有力为顺,细小无力

为逆。得汗后脉不衰,反躁盛,犹逆也。

至于时行疫疠,天行大头,咸以脉数滑利为顺,沉细虚涩为逆。然湿土之邪内伏,每多左手弦小,右手数盛者,总以辛凉内夺为顺,辛热外散为逆。当知温热时疫,皆热邪内蕴而发,若与表散,如炉冶得鼓铸之力耳。然疫疠虽多,人迎不振,设加之下利足冷,又未可轻许以治也。故昔人谓阴阳俱紧,头痛身热,而下利足冷者死,以其下虚也。

至若温毒发斑、谵语发狂等症,总以脉实便闭为可治,脉虚便溏者难治。若斑色紫黑如果实,虽便闭能食,便通必随之而逝矣。其狂妄躁渴,昏不知人,下后加呃逆者,此阳去入阴,终不可救。

卒中风口噤,脉缓弱为顺,急实大数者逆。中风不仁,痿不遂,脉虚濡缓为顺,坚急疾者逆。中风遗尿盗汗,脉缓弱为顺,数盛者逆。中风便溺阻涩,脉滑实为顺,虚涩者逆。中寒卒倒,脉沉伏为顺,虚大者逆。中暑自汗,喘乏腹满,遗尿,脉虚弱为顺,躁疾者逆。暑风卒倒,脉微弱为顺,散大者逆。大抵卒中天地之气,无论中风、中寒、中暑、中暍,总以细小流利为顺,数大坚实为逆。散大涩艰,尤非所宜。不独六淫为然,即气逆、痰厥、食厥、蚘[③]厥,举不外此。盖卒厥暴中,有真气素亏者,脉宜小弱,不宜躁盛。正气犹强者,脉滑大而易治;真气已败者,脉大硬而难医。中恶胸满,则宜紧细微涩,不宜虚大急数。中百药毒,则宜浮大数疾,不宜细微虚涩。

内伤劳倦,气口虚大者为气虚,细弦或涩者为血虚。若躁疾虚大坚搏,大汗出,发热不止者死,以里虚不宜复见表气开泄也。内伤饮食,脉来滑盛有力者,为宿食停胃;涩伏模糊者,为寒冷伤脾。霍乱脉伏,为冷食停滞,胃气不行,不可便断为逆,搏大者逆,既吐且利,不宜复见实大也。霍乱止而脉代,为元气暴虚,不能接续,乃心行血,暂失功用之故,不可便断为逆,厥冷迟微者逆,心力已衰,势将暴脱,非温补强心,不能救疗。噎膈呕吐,脉浮滑,大便润者顺,痰气阻逆,胃气未艾也;弦数紧涩,涎如鸡清,大便燥结者逆,气血枯竭,痰火郁结也。腹胀,关部浮大有力为顺,虚小无神者逆。水

① 盛启东:明代御医(1374—1441),名寅,字启东,江苏吴江人,著有《脉药玄微》《医经秘旨》等。
② 南阳:即张仲景,东汉医学家,名机,字仲景,河南南阳人,著有《伤寒杂病论》等。
③ 蚘:音回,同"蛔",蛔虫之义。

肿,脉浮大软弱为顺,涩细虚小者逆。又沉细滑利者,虽危者可治;虚小散涩者,不治。臌胀,滑实流利为顺,涩短虚微者逆。肿胀之脉,虽有浮沉之不同,总以软滑为顺,短涩为逆。咳嗽,浮软滑利者易已,沉细数坚者难已。久嗽,缓弱为顺,弦急实大者逆。劳嗽骨蒸,虚小缓弱为顺,坚大涩数者逆,弦细数疾者死。上气喘嗽,脉虚宁宁伏匿为顺,坚强搏指者逆,加泻尤甚。上气喘息低昂,脉浮滑,手足温为顺,脉短涩四肢寒者逆。上气,脉散者死,谓其形损故也。历观上气喘嗽诸例,皆以软弱缓滑为顺,涩数坚大者逆。盖缓滑则胃气尚存,坚涩则胃气告匮也。肺痿,脉虚数为顺,短涩者逆,数大实者亦不易治。肺痈初起,微数为顺,洪大为逆;已溃,缓滑为顺,短涩者逆。吐血、衄血、下血,芤而小弱为顺,弦急实大者逆。汗出若衄,沉实细小为顺,实大坚疾者逆。吐血,沉小者顺,坚强者逆。吐血而咳逆上气,芤软为顺,细数者逆,弦劲者不治。阴血既亡,阳无所附,故脉来芤软。若细数则阴虚火炎,加以身热不得卧,不久必死;弦劲为胃气乏竭,亦无生理。蓄血,脉弦大,可攻为顺,沉涩者逆。从高顿仆,内有血积,腹胀满,脉坚强,可攻为顺,小弱者逆。金疮出血太多,虚微细小为顺,数盛急疾者逆。破伤发热头痛,浮大滑者顺,沉小涩者逆。肠下白沫,脉沉则生,浮则死。肠下脓血,沉小流连者生,数疾坚大,身热者死。久痢,沉细和滑为顺,浮大弦急者难治,虽沉细小弱,按之无神者不治。肠澼下利,《内经》虽言脉浮身热者死,然初病而兼表邪,常有发热脉浮,可用建中而愈者,非利久虚阳发露,反见脉浮身热、口噤不食之比。泄泻,脉微小为顺,急疾大数者逆。肠澼泄泻,为肠胃受病,不当复见疾大数坚之脉也。小便淋闭,脉滑疾者易已,涩小者难已。消瘅,脉实大,病久可治;脉悬小坚,病久不可治。消渴,脉数大软滑为顺,细小短浮者逆;又沉小滑为顺,实大坚者逆。目痛头痛,卒视无所见者死,清阳失守,邪火僭逆于上也。其脉浮滑为风痰上盛,可治[1];短涩为血虚火逆,不治。心腹痛,痛不得息,脉沉细迟小为顺,弦长坚实者逆。癥瘕,

脉沉实可治,虚弱者死。疝瘕,脉弦者生,虚疾者死。心腹积聚,脉实强和滑为顺,虚弱沉小者逆。癫疾,脉搏大滑久自已,小坚急不治。又癫疾,脉虚滑为顺,涩小者逆。狂疾,脉实大为顺,沉涩者逆。瘘痹,脉涩者为顺,紧急者逆。䘌蚀阴肛,虚小为顺,坚急者逆。痈疽初起,脉微数缓滑为顺,沉涩坚劲者逆;未溃,洪大为顺,虚涩者逆;溃后,虚迟为顺,数实者逆。肠痈,软滑微数为顺,沉细虚涩者逆。病疮,脉弦强小急,腰脊强,瘛疭[2],皆不可治。溃后被风多此。痉病,脉浮弦为阳,沉紧为阴,若牢细紧劲,搏指者不治。妊娠,宜和滑流连,忌虚涩不调。临月,脉宜滑数离经,忌虚迟小弱,牢革尤非所宜。新产,脉缓弱,忌弦紧。带下,脉宜小弱,忌急疾。崩漏,脉宜微弱,忌实大。乳子病热,脉悬小,手足温则生,寒则死。凡崩漏、胎产、久病,脉以迟小缓滑为顺,急疾大数者逆。痿痹紧急,或中病脉坚,外病脉涩,汗出脉盛,虚劳心数,风家脾缓,人瘦脉大而喘,形盛脉微短气,更有伤寒下利而脉不至,脉微厥冷烦躁,脉迟而反消食,与夫人短脉长,人滑脉涩,皆死兆也。

以上诸例,或采《经》论,或撮名言,咸以脉病相符为顺,相反为逆。举此为例,余可类推。

十二、脉与器械

西医有脉波计及脉压计两种器械,以供切诊之用。但脉学精微之处,全不可见。盖诊脉以神不以迹,断非器械所能测量。许叔微[3]所谓:脉之理幽而难凭。吾意所解,口莫能宣。凡可以笔墨载,口舌传,皆迹象也。夫以笔载,以言传,尚难见真际,乃假此呆板之器械以测脉,乌乎能耶!然在初学得之,未始不可引为入门之据,因述如后。

脉波计法者,乃于桡骨动脉,以器具描为曲线,而分别其为紧张脉、重复脉、单搏脉,及动脉硬变症各种类是也。据西学说谓常脉及动脉,均有一种不能以指触知之性质,乃就脉波计所得之脉,分为上行脚、下行脚,及逆冲隆起、弹力性隆起之脉曲线。此逆冲隆起之发生,由于心室收缩后,动脉收缩,血液因而压榨,其一部向末梢流注,一部

---

[1] 治:原文为"知",据文意改。
[2] 疭:原文为"痴",据文意改。
[3] 许叔微:南宋医学家(1079—1154),字知可,真州(今江苏仪征县)白沙人,著有《普济本事方》《伤寒发微论》等。

则逆流于中枢，血波与既闭之大动脉瓣冲突，复又反射之故。弹力性隆起，则以血液充满，而扩张之动脉管，当回复原状之际，以其弹力而生颤动之故。盖此隆起之大小，一则关于动脉距心之远近，二则关于动脉壁之紧张，三则视其弹力性如何。动脉去心愈近者，逆冲隆起愈著而速。弹力性隆起反是，动脉距心脏愈远则愈高。

在热性诸病，以高热故，血管为之麻痹，而动脉壁紧张减小，于是逆冲隆起著明，间亦可于指下触知之。脉有知为后搏者，即所谓重复脉，于剧性热病之经久见之。此外，每有见诸大失血后，及患结核病者。热性病人之见重复脉，不独以动脉壁紧张减小之故，而如刺络大失血后，贫血虚脱症，身体衰惫时，均可见之。诸症常见者为降脚重复脉，而单搏脉亦正不少。

动脉硬变性之类，动脉壁弹力减少，弹力性为之不明，甚者逆冲隆起，亦不可见，而呈徐脉。脉曲径上升较常迟缓，其顶广阔钝圆，徐徐下降。在高度之动脉硬变症，脉曲线之上行脚、下行脚，分为升脚隆起、降脚隆起二种。盖以动脉伸展性减少，扩张费时，如大动口狭窄，血液难于流入，即流入亦复缓滞，或又如大动脉瓣闭锁不全，及左室之肥大扩张，每收缩时射出大量血液，而脉管扩张，需时过久之类是也。此脉在我国谓之迟脉。

疾脉最多见于大动脉瓣锁闭不全，盖本症当心脏收缩时，自肥大之左室，以强力射出血液于动脉系，故其上行脚升高极速，曲线顶甚为尖锐，而下行脚当心脏收缩停止之际，血液急向毛细管，及左室两方逃避，小动脉管收缩，极其迅疾，故其下降亦斜而急。此等脉在我国亦谓之疾脉，又谓之来长去短脉。

故脉波计法，乃以脉波曲线之形状，知其动脉血压之比较的强度也。白解氏更制一种器械，以测定人身血压之法，则为脉压计法。吾人于手指触诊上以贴其心脏部之手指，加一定之压于桡骨动脉，至有防止血液流出于末梢部之程度，则其脉搏之紧张，即心脏收缩的血压，可以测知其大略。但此不得谓正确之法，何者？据水压之法，假令在

同一血压，以手指压迫动脉管时，其脉管之大小，乃由手指接触范围之广狭，其抵抗遂生强弱之差，因而误其血压测知。盖脉管大时抵抗大，脉管小时抵抗小也。然白解氏之改良脉压计法，则以所谓液体压子，压迫其管而连结之于验压器时，无论其脉管之大小，无不知其一定之血压云。

十三、辨舌之原理

舌者，五脏六腑之总使。心开窍于舌，胃咽上接于舌，脾脉挟舌本，肾肝之脉络亦上系于舌根，是以望舌可测脏腑经络寒热虚实。屠渐斋[1]云：辨舌欲知脏病，当先观其舌形。如舌瘦而长者，肝病；短而尖者，心病；厚而大者，脾病；圆而小者，肺病；短阔而动，如波[2]起伏者，肾病。此大要也，而尤以察胃气为至要。有胃气则舌柔和，无胃气则舌板硬。如中风入脏则舌难言，伤寒舌短即为死症，皆板硬而无胃气也。

其他，如过啖五味，内伤脏气，则舌亦现特征。《千金方》云：多食苦，则舌皮槁而外毛焦枯；多食辛，则舌筋急而爪干枯；多食酸，则舌肉肥而唇揭；多食甘，则舌根痛而外发落；多食咸，则舌脉短而变色。此五味太过致病，而亦能征之于舌也。又如舌通各经，内脏有病，无论属寒属热，与舌之味觉亦有特殊征象可辨。如胃虚则舌淡，胆热则舌苦，脾疸则舌甘，宿食则舌酸，寒胜则舌咸，脾肾虚留湿亦咸。风热则舌涩，郁热则口臭，凝滞则生疮，心火郁则舌出血，上焦热则舌尖裂，风火兼痰则舌胖短，风痰湿热则舌本强。脏热则舌生疮，引唇揭赤；腑寒则舌本缩，口噤唇青。肝壅则舌出血如涌。脾闭则舌白如雪。三经为四气所中，则舌卷不能言。七情气郁，则舌肿不能语。舌下有小舌者，心脾壅热。舌出数寸者，因产后中毒，及大惊。舌肿者，病在血。舌痿者，病在肉。舌偏斜者，病在经。舌缺陷者，病在脏。舌战动者，病在脾。舌纵、舌缩者，病在肝。舌裂、舌烂者，病在脉。舌卷、舌短者，心肝之证候。舌强、舌硬者，心脾之病形。弄舌者，太阴之形证。啮舌者，少阴之气逆。此皆病在内而显现于舌之证据也。

---

[1]　屠渐斋：清代医学家，江苏宜兴人。

[2]　波：原文为"伏"，据曹炳章《辨舌指南·辨舌察脏腑之病理》改。

十四、辨舌之质苔

章虚谷[1]曰：观舌质可验其正之阴阳虚实，审苔垢即知其邪之寒热浅深。《诊家直诀》[2]云：凡察舌须分舌苔舌质，舌苔虽恶，舌质如常，胃气浊秽而已。《形色简摩》[3]云：舌苔可刮而去者，属气分，主六腑；若刮而不去，即渐侵血分，内连于脏，全属血分与五脏。舌尖上红粒，如细粟者，乃心气挟命火真火而鼓起者也，然此皆属舌质也。至于苔乃胃气之所熏蒸，五脏皆禀气于胃，故可藉以诊五脏之寒热虚实也。吴坤安[4]云：舌之有苔，犹地之有苔。地之苔，湿气上泛而生。舌之苔，胃蒸脾湿上潮而生，故曰苔。平人舌中常有浮白苔一层，或浮黄苔一层。夏月湿土司令，苔每较厚而微黄，但不满不板滞。其脾胃湿热素重者，往往终年有白厚苔，或舌中灰黄。至有病时，脾胃津液为邪所郁，或因泻痢脾胃气陷，舌反无苔，或比平昔较薄。其胃肾津液不足者，舌多赤而无苔，或舌尖边多红点。若舌中有红路一条，俗称鸡心苔，血液尤虚，此平人之常苔也。周澂之[5]曰：尝见舌中心如钱大，光滑无苔，其色淡紫，但苔常遗滑，余无他病；又见舌质通体隐隐蓝色，余无他苔，但患胃气痛者。此皆痰血阻于胃与包络之脉中，使真气不能上潮，故光滑不起软刺，是血因寒而瘀也；通体隐蓝，是浊血满布于微丝血管也。故舌苔无论何色，皆属易治。舌质既变，即当察其色之死活。活者，细察底里，隐隐犹见红活，此不过血气之有阻滞，非脏气之败坏也；死者，底里全变干晦枯萎，毫无生气，是脏气不至矣，所谓真脏之色也。若血败凝瘀于中，舌必强硬而死也。故察舌之吉凶，则关乎舌质也。

十五、辨舌之部位

脉分三部，舌分五部。一曰舌尖，以候上焦心肺之疾。二曰舌中央，以候胃与二肠之疾。三曰舌根，以候肾与二便之疾。四曰舌傍，左以候肝胆之疾，右以候脾肺之疾。五曰舌边，以候三焦膜原与两胁之邪。盖以前后分三部，察上中下三焦，复以旁边分二部，察左右二方，与脉之前以候前，后以候后，理相一贯。故心有热则尖红生刺，胃有湿则中腻，肾有寒则厚根白滑；肝胆有湿热，则舌傍两条黄腻；三焦有火，或湿温伏邪，则苔纵白而边必红绛。方寸之地，部位分明，不爽毫厘者也。

十六、辨舌之形色

辨舌须分舌质与舌苔[6]，质为本而苔为标，质测脏而苔测邪，前已详述。言其形色，分列为八，八八错合，变化难穷。舌色八者，曰枯白，曰淡白，曰淡红，曰正红，曰绛，曰紫，曰青，曰黑。舌形八者，曰肿胀，曰长大，曰卷缩，曰尖削，曰薄瘦，曰痿皱，曰战弄，曰强硬。苔色八者，曰白，曰黄，曰灰，曰黑，曰蓝，曰酱，曰熟，曰嫩。苔形八者，曰油滑，曰润腻，曰微薄，曰碎裂，曰芒刺，曰焦斑，曰疮疱，曰透明是也。夫舌色当红，红不娇艳；其质当泽，泽非光滑；其象当毛，毛无芒刺，必得淡红上有薄白之苔，方是无病之征。薄白者，胃气也。

十七、辨舌之根地

周澂之云：前人只论有地无地，可以辨热之浮沉虚实，不知有根无根，亦可察中气之存亡也。地者，苔之里一层也。根者，舌苔与舌质之交际也。夫苔者，胃气湿热之所熏蒸也。湿热者，生气也。无苔者，胃阳不能上蒸也，肾阴不能上濡也。苔之有根者，其薄苔必匀匀铺开，紧贴舌面之上；其厚苔必四围有薄苔辅之，亦紧贴舌上，似从舌里生出，方为有根。若厚苔一片，四围净洁如截，颇似别以一物涂在舌上，不是舌上所自生者，是无根也。此必久病，先有胃气而生苔，继乃胃气告匮，不能接生新苔，而旧苔仍浮于舌面，不能与舌中之气相通，即胃肾之气不能上潮以通于舌也。骤饮

---

①　章虚谷：清代医学家，名楠，浙江会稽县人，著有《医门棒喝》等。

②　《诊家直诀》：清代医学家周学海著。

③　《形色简摩》：即《形色外诊简摩》，清代医学家周学海著。

④　吴坤安：清代医学家，名贞，浙江人，著有《伤寒指掌》等。

⑤　周澂：清代医学家（1856－1906），名学海，字澂之，安徽建德县人，著有《形色外诊简摩》《诊家直诀》等，收入《周氏医学丛书》。澂，原文为"微"，据薛清录《中国中医古籍总目》改。

⑥　苔：原文为"苦"，据文意改。

误服凉药伤阳,误服热药伤阴,乍见此象者,急救之犹或可复。若病势缠绵日久,渐见此象,真气已索,无能为矣。常见寒湿内盛之病,舌根一块白厚苔,如久经水浸之形,急用温里,此苔顿退,复生新薄苔,即为生机。亦见寒湿内盛之人,初病舌不见苔,及服温化之药,乃渐生白苔,而由白转黄,而病始愈。又如寒湿在里,误服凉药,呃逆不止,身黄似疸,而舌反无苔,脉象沉细无力,此脾胃气陷之征也。水气凌心,胃阳下陷,忽变无苔,日久即变黯紫也。苔亦有内热闭滞,致脾气不行,饮食津液,停积于胃,故舌生苔。若脾气不滞,则饮食运化,津液流通,虽内热未必有苔也。周氏又云:亦有常人胃中夙有冷痰凝血,舌上常见一块光平如镜。又凡有痞积及心胃气疼者,舌苔亦多怪异,妇人尤甚。又见病困将死之人,舌心一块厚苔,灰黄滞黯,四面无辅,此阴阳两竭,舌质已枯,本应无苔,而犹有此者,为病中胃强能食,五脏先败,胃气后竭也。或多服人参,无根虚阳,结于胸中,不得遽散,其余焰上蒸,故生此恶苔。尝见一肾阴肾阳大亏之人,舌质紫红,润泽无垢,近舌根生一块黑润厚苔,其苔上生紧密黑毛,长二三分,百药罔效,用大剂温肾填阴,服多剂,黑毛始脱,黑苔亦逐渐化尽而愈。此肾命大亏,浊阴上结而生苔毛,肾得温补,命火蒸腾,浊阴渐化也。

十八、辨舌之津液

夫肾主津液,内溉脏腑,经系舌本,外应病症。故察津液之润燥,可知胃气之盛衰;察津液之滑涩,可知病气之寒热。其他如腐腻可辨津液与湿浊,糙黏可辨秽浊与痰涎。此四者,察津液之要纲也。

夫滋润者其常,燥涩者其变。润泽为津液未伤,燥涩为津液已耗。湿症舌润,热症舌燥。此理之常也。舌色红润,属表、属阴、属寒、属虚;舌燥有苔,属里、属阳、属热、属实。无论润燥,大抵有苔垢者,湿病为多;无苔垢者,热病为多。然亦有湿邪传入血分,气不化津,而反燥者。如热症传入血分,而舌反润。亦有误用燥药,津液被劫,逼迫而上,胃阴不能下济,舌反润者。何报之[①]云:凡

脾胃有痰饮水血,则舌多不露燥象,不可误认为寒也。凡舌苔不燥,自觉闷极者,为脾湿盛也。张石顽[②]云:脾胃有痰饮水血者,舌多不燥,不可因其不燥,而延缓时日致误也。若阴虚夹食,亦黄而不燥,总宜即下,但下法微有分别耳。凡发热内夹瘀血者,舌心多黑润,不可误作阴证治。凡舌绛而润,为虚热;舌绛而燥,为实热;舌绛而光亮,为阴液不足。舌无苔而干燥者,肾藏不足,津液虚极也。舌中心黑厚而干燥者,谓之焙舌,邪传少阴,热甚津枯也。口干舌燥而渴者,少阴病也。舌上苔津液干燥,毒邪传里也。舌白者,阳气虚不能化津上润也。白而干者,津液已枯,虽有表邪,宜作里治。舌黄燥,下利不渴,胸中实,下不止者,死证也。腹满,口干舌燥者,肠间有水气也。润滑姜黄色苔者,为太阴寒化也。焦燥不渴者,阴液枯槁也。舌苔黄燥,若足冷脉沉,非纯阳证,切忌硝黄。无病舌红而涧,偶见红心点者,将欲发黄也。凡干燥之舌,皆属热毒亢甚,胃阴欲竭之势,切忌温燥淡渗伤阴之品,必须以存津为先。若燥而垢者,痰毒甚也。燥而黄者,胃热极也。燥而黑者,热极而阴竭也。全苔黄黑积滞,或干焦鳞裂芒刺者,实热也,宜清凉之。苔黑而燥,为痰热结胸。苔黑而润,为虚寒夹湿。灰黑苔,为湿食停滞。若初病发热胸闷,遍舌黑色而润,外无险恶情状,此胸膈素有伏痰也。久病舌起烟煤,为胃虚液涸。亦有舌无苔,而有如烟煤隐隐者,不渴肢寒,如口渴烦热而燥者,平时胃燥也。舌黑,望之虽燥而生刺,但渴不多饮,或不渴,其边或有白滑,其舌本淡而润者,属真寒假热。舌心并无黑苔,而舌根有黑苔而燥者,热在下焦。舌本无苔,惟舌尖黑燥,为心火自焚,不可救也。大抵辨舌之法,不论黄白灰黑,先宜区分燥润,及刮试坚松,以定胃肠津液之虚实。若无苔而舌色变幻,多属心肾虚证,或肝胆风火证,甚则脏腑绝证。此润燥之辨也。

滑者津足,扪之而湿。涩者津乏,扪之且涩。滑为寒,寒有上下内外之分。涩为热,热有表里虚实之辨。滑苔者,主寒主湿也。有因外寒而滑者,有因内寒而滑者。全舌淡白滑嫩,无点、无鳞缝、无余苔者,虚寒痰凝也。如邪初入里,全舌白滑而

---

① 何报之:清代医学家(1693—1764),名梦瑶,字报之,号西池,广东南海人,著有《医碥》等。
② 张石顽:清初医学家(1617—1701),名璐,字路玉,号石顽老人,长洲(今江苏吴县)人,著有《张氏医通》等。

浮腻者,寒滞中宫,胃阳衰也。若全舌白,而有点花、罅裂、积沙等苔者,真热假寒也。白滑者,风寒湿也。滑而腻者,湿与痰也。滑腻而厚者,湿痰与寒也。惟薄白如无,则虚寒也。但滑腻不白者,寒湿与痰也。两条滑腻者,非内停湿食,即痰饮停胃也。白浮滑薄苔,刮去即还者,太阳表证受寒邪也。白浮滑而带腻带涨,刮之有净、有不净者,邪在半表半里少阳证也。舌上白苔而腻滑,咳逆短气者,痰饮也。咳而口中有津液,舌上苔滑者,肺寒也。舌上无苔而冷滑者,少阴中寒也。脏结,舌上白苔滑者,难治也。舌色淡红,苔薄而滑者,内寒也。舌色深红,苔厚而滑者,外寒。苔黄而滑,目黄,头汗齐颈而还,小便不利者,必发黄也。舌黑而滑者,水极似火也。黑舌俱系危证,惟冷而滑如淡墨然者,乃无根虚火,可以化痰降火治之。若黄苔光滑,乃无形湿热,中虚之象也。若夫涩为热,苔薄而涩,舌淡红者,虚热也。苔厚而涩,舌深赤者,实热也。苔白而涩,热渐入里也。苔转黄腻,深入胃也。舌白粗涩,兼有朱点、罅裂纹之苔,白干胶焦燥满苔,刮不脱,或脱而不净者,刮去垢泥后,底子仍留污质腻涩,不见鲜红,皆里热结实也。又有其白苔在舌,如面上傅粉,刮之多垢,其白色与舌为两物,是实热也。若舌苔干涩如雪者,脾热也。舌赤明润,苔厚燥涩者,形气病气俱有余。舌淡红枯暗,苔薄冷滑者,形气病气俱不足。舌干口渴,苔不滑而涩者,邪传厥阴也。总之口干者,舌汁少也。舌干涩者,五脏内津液少也。凡病舌先干而后渐润者轻,舌先润而后干枯者重。此滑涩之辨也。

腐者无迹,揩之即去,为正气将欲化邪。腻者有形,揩之不去,为秽浊盘踞中宫。腐者,如腐渣,如腐筋,如豆腐堆铺者,其边厚为阳有余,能鼓胃中腐化浊气上升,故有此象。腻者,则中心稍厚,其边则薄,无毛孔,无颗粒,如以光滑之物刬[①]刮一过者,亦有刮而不脱,满积而干,而舌本尚罩一层黏涎,此谓厚腻之常苔,为阳气被阴邪所抑,必有浊湿、痰饮、食积、瘀血、顽痰为病,宜宣化。一为阳气所余,一为阳气被抑,盖厚腐之苔无寒症,由胃阳上蒸,浊气上达。故苔腐厚,

忌用温燥、宣化之剂,尤忌发表,宜清降导下。或中有直槽,气虚不能运化之故,宜补气。不得因苔色尚白而温表之、宣燥之,犯之必变灰暗,不可不知也。厚腐虽由胃中腐浊上泛,然尤有脓腐、霉腐之别。如舌上生脓腐,苔白带淡红,黏厚如疮脓,凡内痈多现此苔。肺痈及下痈结毒多白腐,胃痈多黄腐,肝痈多灰紫腐。若霉腐,满舌生白衣为霉苔,或生糜点如饭子样,谓之口糜。此由胃体腐败,津液悉化为浊腐,蒸腾而上,循食道上泛于咽喉,继则满舌,直至唇齿上下腭,皆有糜点,其病必不治矣。苔黄而腻,为痰热湿热。黄腻而垢,为湿痰初结,腑气不利,及食滞。滑厚而腻,为热未盛,结未定,宜清下之。黄腐苔,如豆渣炒黄堆铺者,下证也。白滑而腻者,湿浊与痰也。滑腻厚者,湿痰与寒也。滑腻不白,为湿痰。两条滑腻,非内停湿食,即痰饮停胃。舌苔黑而湿滑者,脏结证也。故曰:腐者无迹,揩之即去,为正气将欲化邪;腻者有形,揩之不去,为秽浊盘踞中宫。此腐腻之辨也。

糙者,秽浊也。黏者,痰涎也。苔白如糙石糙手者,此燥伤胃汁,不能润舌,肾气不能上达之候。亦有清气被抑,不能生津者。如舌苔黄黑相间,如锅焦黄色,摸之刺手,看之不泽,如胃被津液焦灼,舌干口燥之候。然亦有阳气为阴邪所阻,不能上蒸而化为津液者。当以脉证分别断之。凡黄苔有质地而起浊腐而黏者,邪已结里。黄浊愈甚,则入里愈深,热邪愈结,焦黄则热甚,宜下之。平人舌上有黏黄苔垢,拭之不净,经久不退,且口甜气秽,便是胃脘发痈之候,亦宜下之。若津液如常,口不燥渴,身发热,而苔白滑,迨寒化热,则舌苔不滑而枯,以热耗津液,糙者津液已燥也。若舌燥苔渐厚,是邪热入胃,挟浊饮而化火也。此时已不辨滋味矣。迨厚苔而转黄黏,邪热化火,已入阳明胃腑。若热甚失治,津液渐枯,则舌苔黑色,胃火已甚也。若擦去厚苔,而舌底红色者,火灼津亏也。皆表邪传里,津液多少之变。此糙黏之辨也。

---

① 刬:音敏,削之义。

十九、辨舌之神气

何廉臣[①]曰:舌色如朱柿,或如镜面,或如去膜腰子,或敛束如栗子肉,或干枯细长,而有直纹透舌尖者,病皆不治。更有舌质已枯,生气将绝,而舌质上面反罩一层苔色,洁白似雪花片,呆白似豆腐渣,或如嚼碎饭子,白兼青枯,白而起糜点,视其舌边舌底,必皆干晦枯瘘,一无神气,乃舌质之坏,脏气绝也,病必不治。张景岳[②]云:黑舌连地,灰黯无神,此其本原已绝,死无疑矣。若舌心焦黑,质地红活,未必皆为死证,阳实者,清其胃火,火退自愈。亦有元气大损,而阴邪独见者,其舌色黄黑。真火涸竭者,其舌亦干焦,此肾中水火俱亏,原非实热之证。但察其神气脉色,自有虚实可凭,而从补从清,反如冰炭矣。故凡焦黑干涩者,尚有非实火之证。再若青黑少神,而润滑不燥者,则无非水乘火位,虚寒证也。若误认为火,苦寒一投,则余烬随灭矣。凡见此者,但详求脉证神气,以定寒热虚实,亦不可以其焦黑断热,言清火也。兹将舌之神气,分淡浓、深浅、荣枯、老嫩四者述之。

何谓淡浓?舌色本红,淡红者,血虚也。淡红无苔,反微似黄白苔者,气燥不化液也。淡红兼青者,血分虚寒也。妇人子宫冷者,舌色亦多青。胎初死腹中,舌亦见淡青。若平素有痰,必有舌苔。其心虚血少者,舌色多淡红。或淡晦无神,邪陷多危。若舌质淡红无苔者,热初入阴分也。红而浓者,气不化津也。舌质淡红无苔,中有直沟如刀背印成者,阴津元气皆虚也。舌淡白者,气分寒有水。白而有发纹者,多湿。淡白而青者,寒深。淡黑者,气血虚寒。红之浓者,绛也。舌尖绛者,心火上炎也。舌根绛者,血热内烁也。通绛无苔,反似有苔黏腻者,血热又挟秽浊也。若绛而无苔,亦属阴虚。更有病后绛舌,如镜发亮而光,或舌底嗌干而不饮冷,此肾水亏极也。若绛而深紫而干晦者,肝肾内竭也。紫而浓者,热伤阴液也。紫润而暗者,中脘瘀也。紫而专黑者,络瘀化毒,血液枯

润也。舌本无苔,隐隐若掺烟煤者,若兼之烦渴,乃平素胃燥舌也,吸烟体多有之。不渴而肢冷也,为阴证。舌光黑苔者,肾水凌心也。

何谓深浅?诸色深者邪实,诸色浅者正虚。赤为热,赤之深者实热,赤之浅者虚热。青为寒,青之深者实寒,青之浅者虚寒。舌明润,而或赤或青,则生。枯暗之浅者,虽病轻而当死。舌赤者,心之正色也。赤者,火之色也。干红,火之甚也。赤黑相杂,则为紫色,水克火也。火少甚,则舌尖起刺,火之焰也。火亢甚,则舌中焦刺。深赤者,为太过。若朱红喜热,热饮者,为龙雷之火上炎也。浅红者,为不及。深而紫者,血分热。深青者,瘀血疼痛。深赤而黑者,热极。深黄腻厚者,大热也。浅黄腻薄者,微热也。

何谓荣枯?荣者,有光彩也,凡病皆吉。枯者,无精神也,凡病皆凶。荣润则津足,干枯则津乏。荣者谓有神,神也者,灵动精爽,红活鲜明,得之则生,失之则死。明润而有血色者生,枯暗而无血色者死。凡舌质有光有体,不论黄白灰黑,刮之而里面红润,神气荣华者,诸病皆吉。若舌质无光无体,不拘有苔无苔,视之里面枯晦,神气全无者,诸病皆凶。凡病初起舌即干者,津竭可知。病久而舌犹润者,胃气尚存。望之若干,扪之却润,其色鲜红者,湿热蒸浊也。色紫而暗者,瘀血内蓄也。望之若润,扪之却燥,其苔白厚者,气浊痰凝也。白苔而薄者,气虚伤津也。

何谓老嫩?凡舌质坚敛而苍老,不论苔色白黄灰黑,病多属实。舌质浮胖兼娇嫩,不拘苔色灰黑黄白,病多属虚。舌圆大碎嫩,其质红润者,皆属心经虚热,病尚可治。舌枯小卷短,其质焦紫者,皆属肝肾阴涸,病多速死。若舌本无苔,而舌皮光薄,且红白柔嫩,宛如新生,望之若有津唾,抹之燥涸殆甚者,此因妄汗吐下,走亡血液所致,虽不板硬,亦死不治。若舌红色柔嫩,望之似润,而实燥干者,数行汗下,津液告竭也,病多不治。如淡红嫩红,白中带红,是温邪之轻证。初起微寒,继则发热不已,口渴甚者是也。舌心绛干而老,乃

---

① 何廉臣:清末民初医学家(1861－1929),名炳元,号印岩,浙江绍兴人,创办《绍兴医药学报》,著有《全国名医验案类编》《廉臣医案》等。

② 张景岳:明代医学家(1563－1640),又名张介宾,字会卿,别号通一子,会稽(今浙江绍兴)人,为温补学派的代表人物,著有《类经》等。

胃热上烁心营，舌尖绛干，乃心火上炎。余如黄苔亦有老嫩之不同，老黄色为胃阳旺盛之候。若厚腐堆起，此胃中饮食消化腐质之气上达之候，为湿温化热之始，湿热传入阳明之候。黄如炒枳壳色，为胃阳盛极，阳亢阴虚之候。胃气欲伤，胃汁干槁，故苔色如枳壳炒过状，以其苔色干枯不润泽也。嫩黄色者，由白而变为黄，乃胃阳初醒之吉兆也，为饮食消化腐浊初生也。牙黄色者，为胃中腐浊之气始升也。牙黄无孔，谓之腻苔，中焦有痰也。裱心纸色，苔虽黄而兼灰青，此伤风初候。或阳明抑郁，则苔无正色，当舒气化郁。黄如粟米，颗粒分明，此为胃阳太旺，胃热之候。黄如蜡敷，湿温痰滞之候。

二十、辨舌之状态

舌之状态，最显者，为软硬、胀瘪、战痿、歪斜、伸缩、吐弄数者，能辨脏腑经络之寒热虚实，病之可治不可治也。

软者，痿柔也，气液自滋。硬者，强硬也，脉络失养。有胃气则舌柔和，无胃气则舌板硬。舌软者，软而不能动也。舌红痿软难言者，心脾虚也。心清语塞，舌软无力难言者，营卫不足也。软而淡红者，宜补气血；深红者，宜凉气血；赤红者，宜清凉脏腑；紫红者，宜寒凉攻泻；鲜红灼红者，宜滋阴降火。绛红而光痿软者，阴亏已极，不治之症也。舌痿软黄燥，腹满不得睡，将发黄也。声乱音嘶，舌痿[①]，声不得前者，因误发其汗也。舌痿，人中满，唇反者，脾经气绝也。在病后乏力之时，舌亦痿软不能言，养胃益阴则自复也。

舌强硬者，如木舌、重舌、肿舌、大舌之类，皆脏腑俱热，而心经尤为热极也。舌忽肿而不硬者，木舌也。舌肿满口，溢出如猪胞，气息不得通，硬如木石者，血壅气滞也。舌本硬者，厥阴病也。舌红而强硬失音者，死候也。凡红舌强硬，为脏腑实热已极。或燥火内伏，误服温药，则舌根亦强硬，不能言语。或时疫直入三阴，皆里证实热，舌边四围红色，中间至根有干硬黑色。如有长小舌，其上有刺者，热毒坚结大肠也。有痰者，舌灰胖而硬，宜豁痰。亦有白苔干硬如砂皮者，俗名水晶苔，此

邪热在表时津液已干燥，后虽入胃，不能变黄，宜下之，下后白苔润泽者生。凡疫症苔如积粉，此火极水化。若误认为寒，妄投温燥，其苔愈厚，津液愈耗，水不上升，二火煎熬，变白为黑。其坚硬似铁，其厚似甲，敲之戛戛有声，言语不清，非舌卷也，专用甘寒以充津。大抵温暑热症，舌硬不语，下症为多。杂症，舌强硬，胃气将绝也。如中风入脏，则舌难言。伤寒舌短，亦为死症。皆板硬无胃气也。凡板硬之舌，不论何色，不治者多。有苔硬如石，如茧裂，为龟纹，刮之不去，在舌心者可治，满舌如是者不治。

胀者，浮而肿大也，或水浸，或痰溢，或温热上蕴。瘪者，薄而瘦小也，或心虚，或血微，或内热消肉。舌肿胀者，病在血。舌赤胀大满口者，心胃之热也。舌赤肿满不得息者，心经热甚而血壅也。舌肿大者，或因热毒，或因药毒也。唇舌紫黯青肿者，中毒也。舌紫肿厚者，酒毒上壅，心火炎上也。或饮冷酒，壅遏其热也。舌紫短圜[②]者，食滞中宫，而又热传厥阴也，宜即下之。如神志清爽，舌胀大不能出口，此属脾湿胃热，郁极化风化痰，毒延口也。邪在脾胃，唇口亦肿也。如胀大不能出口，神不清者，病在心脾两脏也。更须参辨苔色，如舌色白滑黑滑者，多由水气浸淫。黄腻满布者，由湿热郁而化毒。白腻黄腻者，痰浊相搏，上溢为胀也。舌黄胀大满口者，乃胃腐湿热，蕴绝不消。舌红胀大满口者，乃心胃俱有热毒也。红舌胀出口外不舔者，热毒乘心也。

舌瘪者，薄瘦也。舌肉属心脾，心脾虚则舌瘦瘪也。亦须辨其苔色，若淡红嫩红者，心血不足也。紫绛灼红者，内热动风也。舌干绛，甚则紫暗，如猪肝色者，皆心肝血枯。舌紫枯瘪，形如猪肝色，绝无津液，乃不治证也。舌质不赤，中黄无苔枯瘦者，乃过汗津枯血燥，死证也。舌红干瘪不能言者，亦死证也。舌红干瘪能言者，因证治之，或可救也。

舌战者，舌颤掉不安也。舌红而战动难言者，心脾虚也，汗多亡阳者有之。舌挺出振战者，多见于酒客湿热病神经衰弱者。大抵舌战由于气虚者，蠕蠕微动；由于肝风者，习习煽动。更宜参之

---

① 痿：原文为"萎"，据上文改。
② 圜：音峦，圆之义。

舌色,如舌色淡红而战者,气血俱虚也。嫩红而战者,血虚液亏也。鲜红而战者,血液亏,肝风内动也。紫红而战者,肝脏热毒动风也。

舌痿者,舌软而不能动也,为舌神经麻痹所致,有暴久之分。如暴痿多由于热灼,故常现于红干之舌。如深红者,宜清凉气血。紫红者,宜宣泄肝热,通腑气。鲜红,宜滋阴降火。色淡红者,宜补血气。若病久,舌色绛而痿软者,阴亏已极,津气不能分布于舌本,为不治。

歪邪者,斜偏一边也,痉痱与偏枯常见,当再辨其色。若色紫红势急者,由肝风发痉,宜熄风镇痉。色淡红势缓者,由中风偏枯。若舌偏歪,语塞,口眼㖞歪,半身不遂者,偏风也。舌偏向左者,左瘫;舌偏向右者,右痪。宜补气舒筋,通络化痰。

舒者,伸也。伸之无力者,气虚也,宜补中。欲伸如有绵吊者,经脉不和,非燥即寒也。热病舌难伸出,伸则频振,语言不清者,正气虚弱之险症也。舌出不能收,不能语者,心绝也。舌伸长收缓,面红烦躁,口渴溺赤者,心经有热也。舌形坚干,伸出似有摺纹者,气盛有火也。若形松润,如絮浸水中者,气虚有湿也。舌常欲伸出口外者,心有热痰,舌中胀也。常以舌舐唇者,胃热而唇燥也。舌伸出长而尖者,热未甚,尚宜透邪;伸出圆长而平者,热已甚,急宜清热。伸舌圆短,不能出齿外,热已盛极,速当泻火。舌绛欲伸出,而抵齿难骤伸者,痰阻舌根,内有肝风也。伸而常舐唇者,脾燥也。红舐者,全舌必紫而兼瘀,脏腑为疫毒内攻,逼迫心经。所以舌出口外,时动不止,或上下唇左右口角,或舐至鼻尖不等,皆宜苦寒清热泻腑也。偶时伸出弄唇者,中蛇毒也。伸出不收者,痰涎上壅也。若发热口噤,临死舌出数寸者,此女劳复,阳气虚极也。阴阳易,舌出数寸者,死证也。舌出数寸者,又有因产后与中毒大惊之候也。据证治之,犹可生也。小儿病,舌出不能收者,心气散也,不治。

缩者,卷短也。凡因病缩短,不能伸长者,同为危证。邪陷三阴,皆有此证。如邪客于少阴,则舌卷而短。客乎少阳之络,令人喉痛舌卷,口干心烦。客乎阳明之筋,其病支痛,转筋,舌卷。客厥阴络者,则舌卷唇青,卵上缩。凡舌短囊缩者,属热极。舌短囊不缩者,属虚寒。舌短而胖者,属痰湿。舌本短缩者,厥阴有热,外证必目睛直视,男子囊缩,妇人乳缩,乃脏腑热极而肝血竭也。

舌伸长而收缓者,为吐舌,乃心脾积热,水不上济。舌微出口外而即收者,为弄舌,属心脾亏损,兼有微热。若心火亢盛,肾阴不能上制,所以舌往外舒。肝火助焰,风生动摇,胃热相煽,舌难存放,故舌如蛇舐。左右上下,伸缩动摇,谓之弄舌。《小儿总微论》[1]云:弄舌者,其证有二:一者心热,心系舌本,热则舌本干涩而紧,故时时吐弄舒缓之;二者脾热,脾络连舌,亦干涩而紧,时时吐弄舒缓之,皆欲饮水,因心热发渴,脾热则津液耗。二证虽引饮相似,惟心热面赤,睡即口中气热,时时烦躁,喜冷咬牙,治宜耗心经之热。脾热者,身面微黄,大便稠硬赤黄色,治宜微导之,不可用凉药,又不可用下法。若误下之,则脾胃虚津液耗,又加五心烦热,面黄肌瘦,变为疳也。

二十一、辨舌之质本

舌生点刺,舌生瓣晕,舌生星斑,舌生裂纹,及舌中凹如剥去,舌生凹块,均为认察舌质之纲要。

凡苔点凹而起瘰者,枭毒内伏也。凹而缺陷者,脏形萎顿也。苔点如粞[2]者,内有虫蚀也。若苔现槟榔纹,隐隐有点者,亦属虫蚀也。亦有红舌中更有红点,如虫碎之状者,热毒炽甚也。若舌绛碎而有黄腐点者,此温热邪火,蕴久不宣,蒸腐气血,化为淤浊。香岩[3]云:舌绛而有碎点白黄者,当生疳也,黄连、金汁皆可用,即此症也。满舌红点坟起者,心火燔灼也。若舌紫肿而起大红点者,乃热毒乘心。舌红而有大红点者,营热甚也。苔白而带黑点者,亦胃热也。舌苔青蓝杂色,如斑如点者,此疫疬秽邪也。舌本不红苔滑者,为虚寒。舌本赤而干燥者,为实热。面赤舌红,舌边有一点紫泡如黄豆大,或舌边缺曲如锯齿者,在左者重,

---

[1]　《小儿总微论》:即《小儿卫生总微论方》二十卷,作者不详,刊于1156年。

[2]　粞:音西,碎米之义。

[3]　香岩:即叶天士(1666-1745),清代温病四大家之一,名桂,号香岩,别号南阳先生,晚年又号上律老人,江苏吴县(今苏州市)人,著有《温热论》等。

在右者轻,在中间者更轻。舌赤起紫泡者,心经热极也。又有舌根白苔板厚,如水疱形,而两边现红肉两点者,是下焦寒水甚结,真阳不宣也。如舌黑而灰,或黄而发疱,生虫蚀腐烂,虽为湿热,亦属肝伤,俱为危候。舌常有刺者,热也。无刺者,气衰也。刺大刺多,邪气实。刺微刺少者,正气虚。故舌上生芒刺者,皆上焦热极也,苔必焦黄或黑。无苔者,舌必深绛。其苔白或淡黄者,胃无大热,必无芒刺。或舌尖或舌边有赤小瘰,是营热郁结,当开泄气分,以通营清热也。如白滑灰刺,如湿润刮之即净,为真寒假热。干厚刮不净,是脾胃湿热困心肺,里证热极也。白苔黑刺满舌者,如刮之黑刺即净,光润不干,渴不多饮,在杂病为真寒假热。若刮之不净,干燥粗涩,乃表经皆热极,传入阳明里证,始有此舌。又有白苔满布,中有朱砂点子者,是暑疫失解,抑郁心阳。如厚黄苔燥刺,或边黄中心焦黑起刺,脐腹胀满硬痛,乃阳明里证也。若纯红鲜红起刺,此胆火炽,营分热。如舌尖独赤起刺,心火上炎之故。若舌红极而有黄黑芒刺者,热毒入腑[1]也。若舌起红紫刺,心经极热,而又受疫邪熏蒸而发也。若舌尖灰黑干燥起刺,是得病后,如常饮食,乃热极津枯,宿食不消也。若黑而燥刺,是热邪已入太阴,黄而生芒刺黑点者,为热势极。黄而瓣裂者,为胃液干,下证尤急也。

苔起瓣晕,由脏腑实火蒸熏,见于温湿、瘟疫等病为多。瓣则黑色为多,晕则灰黑为多。瓣则一二瓣尚轻,三四瓣已重,六七瓣极重而难治。《石室秘录》[2]云:凡舌见黄苔,而隔一瓣一瓣者,乃邪湿已入大肠。若舌黄而涩,中有花瓣形者,热入胃腑,邪毒甚也。极黄而瓣裂者,为胃液干枯。亦有黑苔生芒刺,及燥裂纹隔瓣者,看下瓣底舌质红者可治,宜即下之。若舌质俱黑,不治矣。晕则一晕尚轻,二晕则重,三晕必死。亦有横纹二三层者,与此相同,宜急泻火解毒,急下存阴,服至灰晕纹退净,则气津血液渐复可愈。凡灰色苔起深黑重晕者,温热疫毒传遍三阴也。热毒传内一次,舌增灰晕一层,最危之症。凡舌有纯灰色,中间独两晕黑者,亦瘟疫毒秽将入肾也。亦有舌根淡红,中有红晕一圈,而弦又纯黑者,乃心包络蕴热。后受

邪火,二火相逼,亦有舌边黑晕二重,而中心红者,乃阳明热毒传厥阴心包。若舌苔上见圆晕分二三色者,乃燥热内结,燥粪不下之候,其证必险。

星者,较点大也,亦属脏腑血分热也。凡纯红舌而有深红星,乃脏腑血分皆热也,燥火疫毒,及实热症,误用温燥药皆有之。若舌淡红,尖起紫色蓓蕾星点,乃热毒中心血也,时疫、酒湿、梅毒等证皆有之。舌红而起白星点者,乃心火有邪也。若红舌上起白星点如珍珠者,乃火极水化之象,较之紫赤黄苔上芒刺者更重,瘟疫多见之。若舌红而有黑星点者,乃胃热已极,将发癍疹之证。大抵舌上星点鼓起者,皆心火胃热也。在两旁主肝胆热,在尖主心热。淡而陷下者,胃虚也。凡红舌中见紫斑者,将发斑也。舌淡红,中见红赤斑点,将发黄也。舌红极有紫斑及红斑,如遍身发斑者,阳毒入心。若舌浑紫,满舌有红斑,为酒毒内蕴,湿中生热。若白苔黑斑舌,如刮之即净者,为湿热微也。刮不净者,为脏腑皆实热,阴液欲竭也。

舌有纹者,血衰也。纹少纹浅者,衰之微。纹多纹深者,衰之甚。舌生横裂者,素体阴亏也。舌生裂纹如冰片纹者,老年阴虚常见之象也。淡白舌有发纹满布者,乃脾虚湿侵也。舌红露黑纹数条而苔滑者,水乘火位,寒证也。舌淡红,中见紫黑筋数条,肝经寒证也。全舌绛色无苔,或有横直罅纹而短小者,阴虚液涸也。舌现蓝纹者,在伤寒为胃气衰微,在杂病为寒物积滞中宫。碎裂者,血痕伤迹也。舌衄与抓伤当辨。凡有伤痕血迹者,必问曾经抓挖否。不可见有血,而便认为枯证也。如裂纹出血者,血液灼枯也,此因内热失治,邪火炽甚者有之。如舌尖出血,乃手少阴心经邪热壅盛所致。凡舌见裂纹断纹,如人字、川字、爻字,及裂如直槽之类,虽多属胃燥液涸,而实热内逼者亦有之。中有裂纹者,多属胃气中虚。间有本无裂纹,经下后反见人字纹者,此为肾气凌心。若舌根高起,累累如豆,中露人字纹深广者,胃有积也。若舌红而开裂纹如人字者,乃邪初入心。舌红润而有黑纹,为厥阴之寒候。若舌纯红干燥,中露黑纹两三条,为火极似水。一带纯黑者,俱不可治。舌黄如有虎斑纹者,为气血两燔之候,急宜清泄

---

① 腑:原文为"腐",据曹炳章《辨舌指南·辨舌之质本》改。

② 《石室秘录》:清代医学家陈士铎著。

之。舌红赤苔腻厚而裂纹者,脏腑实热也,即宜苦寒泄热。如无苔无点而裂纹者,阴虚火炎也,宜苦寒兼育阴。舌红极而裂纹,燥热入肝也,宜清凉兼下。凡舌绛光燥裂纹,为阴液大伤。但裂不光,为胃阴不足,痰热凝结。若舌色绛红,边尖破碎,舌有血痕而痛者,此阴液大亏,心火上炽也。舌大赤裂,大渴引饮者,上消之证也。

舌起瘰而凸者,多见温毒时疫症,多肠胃枭毒内伏,急宜凉泻,速攻其毒。若凹陷而有缺点者,有虚有实,实者舌间先起糜[1]点,糜脱去则现凹点;虚者由胃阴中竭,气盛则凸,气陷则凹。余如霉点性溃,溃则舌上乳头缩小成凹。亦有舌生疮,久蚀成穴,屡服凉剂不效,用黑锡丹以镇浮阳而得瘥。舌生疮者,上焦热也。舌生疮裂破,引唇揭赤者,心藏热也。舌黑中烂凹陷者,不治。舌中剥蚀,边有腻苔者,湿痰停积也。更有红点坑烂,凸似虫蚀草者,乃水不济火,热毒炽甚也。

二十二、辨舌之苔垢

苔者,如地上之草,根从下生。垢者,如地上浮垢,刷之即去。无根者,表分浊气所聚,其病浅。有根者,邪气内结,其病深。有根之舌,又当辨其无病常苔,及病时所变,有无食物触染,与苔之偏全及厚薄。偏者,邪结一脏。全者,苔全铺满舌也,有虚有实。厚者邪重,薄者邪轻。及化退先后,郁滞内结。然后参以脉证,则寒热立判,虚实可辨也。

常变者:常者,舌苔始终一色,不拘白黄灰黑,即有厚薄、滑涩、干润、浓淡之不同,总属常苔;变者,如苔色一日数变,或由白而黄,由黄而黑,或乍有乍无,乍赤乍黑者,皆为变苔。感变、缓变者,吉;暴变、骤变者,凶。欲知其变,先察其常。如平人无病常苔,宜舌地淡红,舌苔微白隐红。须要红润内充,白苔不厚,或略厚有底,皆干湿得中,斯为无病之苔,乃火藏金内之象也。所谓变者,有因感触而变,有因得病而变者,有因病中误药而变,感触及因病而变者。如阴虚火旺之人,平时舌质淡红无苔,偶因用力过度,或行路太急,则舌质骤变深红。或常舌淡红,素不饮酒,而强饮至醉,则舌

亦变深红,甚则红紫。或平时舌淡红无苔,在早起食物未进之前,亦有淡薄白苔一层,食后仍退者。亦有平时苔润,在卧时口不紧闭,则醒觉后舌必干燥,因肾系蒸腾之气液,随口开而外出,故舌干燥也。亦有在惹厌之时,舌小而尖。痰阻胸膈之时,舌胖短而润。在晕厥并停呼吸之时,舌之热度减少。在霍乱吐泻时,舌之热度更极少,并其呼吸亦稀。在热病热退后,再用凉降药太过,舌色先青,而后黑润而冷,呼吸气亦稀而寒。新病血足者,色或鲜红。久病血枯者,色必淡白。《利济外乘》[2]云:无病之舌,形色各有不同。有常清洁者,有稍生苔层者,有鲜红者,有淡白者。或为紧而尖,或为松而软。或当伸出之时,润而软弱。或收束紧时,而成尖锋。此皆禀赋之不同,舌为异呈也。

触染者,如舌本红白,偶食酸甜等物,皆能染成黑色,非因病而生也。又如食枇杷,白苔则成黄色。食橄榄,则成黑色。然染成之色,必润而不燥,刮之即净。如虚寒舌润能染。若舌苔干燥,实热之证,亦不染也。章虚谷云:有黄白苔垢,而食酸味,其色即黑,尤当辨其润而不燥。又如灯下看黄苔,亦似白色。凡吸烟之人,无病常见燥苔,一经染病,不拘白苔黄苔,必兼灰黑,或兼裂纹。故临诊之时,先须问其吸烟与否。常苔染苔,斯可攸分。爱吸烟之人,上焦皆燥痰,中焦皆积滞,下焦则寒湿。其热在腑,其虚在脏,且脉象便尿,亦与常人不同也。

全者,苔铺满地也,为湿痰滞中。偏者,其苔半布也,有偏内、偏外、偏左、偏右之分。凡偏外者,外有苔而内无也,邪虽入里,而尤未深也,而胃气先匮。偏内者,内有苔而外无也,里邪虽减,胃滞依然,而腹积尚存,及素有痰饮者,亦多此苔。偏左滑苔,为脏结证,邪并入脏,最为难治。偏右滑苔,为病在肌肉,为邪在半表半里。再看苔色,以分表里。白色多表证,黄黑灰色及生芒刺、黑点、裂纹、皆里热已结。又有从根至尖直分二三条者,为合病;从根至尖横分二三截者,为并病。又有边厚中薄,或中道无苔者,阴虚血虚也。中道一线深陷极窄如隙者,胃痿也。舌根高起,累累如

---

① 糜:原文为"糜",据文意改。
② 《利济外乘》:20世纪初中医药期刊《利济学堂报》子栏目之一。

豆,中路人字纹深广者,胃有积也。舌中小舌者,传变危象也。舌有中道一条,或拇指大黑润浮苔,两边或黄或白者,两感证也。石顽所谓:凡舌苔半黄半黑,或半黄半白,或中燥边滑,或尖干根润,皆为传变之邪,寒热不和之候也。

薄厚者:苔垢薄者,形气不足;苔垢厚者,病气有余。苔薄者,表邪初见。苔厚者,里滞已深。白而苔薄者,寒邪在表,或气郁不舒。薄白无苔,为虚寒。白而苔厚者,为中脘素寒,或湿痰不化。薄黄,为热。薄黄而滑,表犹未罢,热未伤津。苔黄而厚,湿热内滞。黄苔有根地而浊者,邪已入里。黄浊愈深,入里愈深,热邪愈结。若望之似有薄苔,一刮即净,全无苔迹者,血虚也。一片厚苔,或黄或白,如湿粉所涂,两边不能渐匀渐薄者,胃绝也。若白厚粉湿滑腻,苔刮稍净,而又积如面粉发水形者,里寒湿滞也。凡舌苔初则粗白,渐厚而腻,是寒邪入胃,挟浊饮而欲化火也。迨变黑,则胃火已甚也。或干而燥裂,则毒火更甚也。若苔厚渐退,而舌底红色者,火灼水亏也。平人舌中常有薄苔者,胃中之生气也。《诊家直诀》所谓:舌苔以匀薄有根为吉也。

化退者,苔随食化者,中虚之候。舌苔忽剥蚀而糙干,为阴虚。剥蚀边仍有腻苔,为湿痰。剥换由尖及内,症可渐平。四围傍退中留,胃败变至。凡苔之真退真化,真退必先由化而后退,假如苔由厚而退薄,由板而生孔,由密而渐疏,由有而渐无,由舌根外达至舌尖,由尖而渐变疏薄,乃里滞减少,是为真退。由退而后生薄白新苔,乃胃气渐复,谷气渐进之吉兆。若骤然退去,不复生新苔,或如驳去,斑斑驳驳存留,如豆腐屑铺舌上,东一点,西一点,散离而不连续,皆逆象也。皆因误用攻伐消导之药,或误表之故,胃气胃液,均被伤残,故现此候。若满舌厚苔忽然退去,舌苔仍留污质腻涩,或见朱点,或有发纹者,是为假退,一二日间即续生厚苔。亦有满舌厚苔,中间驳落一瓣,或有罅纹,或有凹点,底见红燥者,须防液脱中竭。若厚苔忽然退去,舌光而燥者,此胃气渐绝也,病多凶危。假如风温之邪,首伤肺经气分,故舌多无苔,即有黄白苔,亦薄而滑。渐次传里,与胃腑糟粕相为搏结,苔方由薄而厚,由白而黄而黑而燥,

其象皆板滞不宣。迨下后苔始腐,腐者,宣松而不板实之象。由腐而退,渐生浮薄新苔一层,乃为病邪解尽。

滞郁者,凡食滞于中宫,则舌现灰白。滞积甚,则黄厚。灰白宜消运,黄厚宜攻下,食消则苔必自退。邪郁于血分,则舌红。郁甚,则舌紫。紫而枯燥者,血郁热甚也。紫而滑润者,寒郁血瘀也。若舌本红紫杂现,而色不匀者,营血瘀滞也。郁于气分者,则舌苔薄白。湿而不浮,苔如地生之草,胃气和调,苔必升浮。中气郁滞,苔必紧闭也。阳为阴郁,则舌青。升阳,则青退。阴竭,则舌光亮,阴枯则死。

二十三、面色之辨别

脱血者,面色㿠白。阴虚火炎者,颧际红。疸病者,色黄。湿温者,色晦。面色之变化,虽不能十分明显可恃,要亦诊断之一助也。

第一当分部位。天庭候首面,阙上候咽喉,阙中候肺,下极候心,直下候肝,肝左候胆,下以候脾,方上候胃,中央候大肠,挟大肠候肾,当肾候脐,面王以上候小肠,面王以下候膀胱、子处,颧以候肩,颧后候臂,臂下候手,目内眦上候膺乳,挟绳而上候背,循牙车以下候股,中央候膝,膝下候胫,当胫以下候足,口旁大纹处候股里,颊下曲骨候膝膑。此五脏六腑肢节之部也。

第二当知色泽。青如草滋,黄如枳实,黑如煤炭,赤如衃[1]血,白如枯骨,此五色之见死也。青如翠羽,赤如鸡冠,黄如蟹腹,白如豕膏,黑如乌羽,此五色之见生也。生于心,如以缟裹朱。生于肺,如以缟裹红。生于肝,如以缟裹绀。生于脾,如以缟裹栝楼实。生于肾,如以缟裹紫。此五脏所生之外荣也。

第三当知主病。青黑为痛,黄赤为热,白为寒。寒多则凝泣,凝泣则青黑。热多则淖泽,淖泽则黄赤。此其常也。而五色之间,更当知其夭泽。夭者枯晦,泽者明莹。明莹者轻,枯晦者重。《经》所谓:色明不粗,其病不甚,不明不泽,沉夭为甚也。夫精明五色者,脏气之华,精微之象,非细察不能烛其隐,凶兆见,寿必不远矣。

---

① 衃:音胚,瘀血之义。

二十四、身形之辨别

平人身瘦者阴虚，身肥者阳虚而多痰湿。病人身轻能自转侧者易治，身重不能转侧者难已。此身形之显而易见者，不可不辨也。盖阴证多身重，足冷而蜷卧，常好向壁卧，闭目不欲向明，懒见人，阴痛，身如被杖之痛，身重如山，不便转动。中风中湿，皆主身重疼痛，不可转侧。若头重视身，此天柱骨倒，元气败也。伤寒传变，循衣摸床，两手撮空，此神去而魂乱也。《经》云：必清必净，上观下观。清净者，谓心神不扰，专一意志也。上下者，谓周身全部，均须考察也。今人舍脉舌之外，几不复顾及其他，安得周详乎？

二十五、声音之辨别

声音之辨别，即闻诊也。五脏者中之守，各有正声。故闻病人之呻吟于床第，可识诸苦也。如喘粗有热，知其有余。喘急气寒，知其不足。息高者，心肺之邪有余。吸弱者，肝肾之气不足。怒骂粗厉者，邪实内热也。怒骂微苦者，肝逆气虚也。鼻寒声重喷嚏，风寒未解也。言语轻迟气短，中气虚也。噫气者，脾内困也。嗳气者，胃中不宽也。嗳逆冷气者，胃之寒也。呕吐酸苦者，肝之火也。自言死者，必虚也。喜言食者，胃有火也。干咳无痰者，胃中伏火也。痰作清白者，寒也。稠黄者，火也。谵语收财帛者，元已竭也。狂言多与人者，邪方实也。气促喘息，不足以息者，虚热也。平人无寒热，短气不足以息者，多属痰火为实也。脉之

呻者，痛也。言迟者，舌謇也。声如从室中言者，中气之湿也。攒眉呻吟，苦头痛也。叫喊以手抚心下，中脘痛也。呻吟不能转身，腰痛也。摇头以手扪腮，齿痛也。呻吟不能起行，腰脚痛也。诊时吁气，属郁结也。坐而气促，痰火哮喘也。独言独语，无首无尾，思虑伤神也。鼻塞气重，伤风也。卒口噤，背反张，痉病也。心下汩汩有声，先渴后呕，停水也。喉中漉漉有声，痰也。肠若雷鸣，寒气挟湿也。若杂病发喘，痨瘵声哑，危病也。诸如此者，随症体察，神乎其技矣。

二十六、询问之辨别

询问一法，实为诊断所必要。盖病有自觉症与他觉症二种。他觉症，旁人能知之。自觉症，非旁人所能知，必据病家之自述，此其一也。病有传变，目前之痛苦，将来之变化，医家可以测知。已往之经历，非医家所能知，又必据病家之自述，此其二也。乃医家以问为可耻，病家亦以问为术陋。乌知圣如岐黄，列切脉于问诊之下；贤如东坡，遇病必尽情告医，问之一道，其可忽哉？前贤问法，综之为八。先之以寒热，辨其在表在里也。继之以汗，亦察表里也。继之以头身，察其上下表里。继之以二便，察其寒热虚实。继之以饮食，察脏腑之阴阳。继之以胸，察膻中之有邪无邪。继之以耳聋，察其深浅。终之以口渴，察里证之寒热。然于年龄、居处、性情等，每与病因有关。妇人之胎产经带，尤与用药多斟酌，均宜详究也。噫嘻！诊断之法有限，而诊断之变无涯。端在解人，能自化裁耳。

下编　诊断分论

一、切诊

（一）二十八脉

浮脉

【形状】　浮在皮毛，如水漂木；举之有余，按之不足。

【主病】　主病在表。无力表虚，有力表实。

寸浮伤风。左关浮，风在中焦；右关浮，风痰在膈。尺部浮，风客下焦。浮紧伤寒，浮缓中风。浮数风热，浮迟风湿。浮芤失血，浮短气病，浮洪虚热，浮虚伤暑，浮涩伤血，浮濡气败。

【杂论】　浮而盛大，为洪。浮而软大，为虚。浮而细柔，为涩。浮而弦芤，为革。浮而无根，为数。浮而中空，为芤。疑似之间，相去千里，不可

不细心体认也。若夫《金匮》[①]云：病人脉浮者在前，其病在表；浮者在后，其病在里。腰痛背强不能行，必短气而极也。《经》凡单言浮者，皆有来盛去衰之意。若再盛则为洪矣。其浮而怠缓，应指无力者，乃气血两虚之候。或气虚之人患风湿，亦多见之。若再衰则为涩为散矣。总之，脉既曰浮，气多上升而不下降，形体亦多近薄，虽按之不似芤脉全空，而其主病无非上实下虚，阳强阴弱也。短气而极者，气逼于上而不纳也，阳虚而阴不能吸，非陷下也。《难经》曰：前大后小，即头痛目眩；前小后大，即胸满短气。此郁于中而不畅，其义稍别，而亦相通，皆脉力之能浮者也。

沉脉

【形状】 沉行筋骨，如水投石；按之有余，举之不足。

【主病】 主病在里。无力里虚，有力里实。寸沉，短气而胸痛引胁，或为痰饮。关沉，中寒痛结，或为满闷吞酸，筋急。尺部沉，腰膝背痛，或阴下湿痒，或淋浊痢泄。沉迟痼冷，沉数内热。沉滑痰饮，沉涩血结。沉弱虚衰，沉牢坚积。沉紧冷疼，沉缓寒湿。

【杂论】 沉而细软，为弱脉。沉而弦劲，为牢脉。沉而着骨，为伏脉。刚柔浅深之间，大有区别。矧[②]每见表邪初感之际，风寒外束，经络壅盛，脉必先见沉紧。或伏或止，是又不得以阳证阴脉为惑，惟急投以疏表之剂，则应手汗泄而解矣。又沉虽属寒，然必察其有力、无力以辨虚实。沉而实者，多滞多气，故得下手脉沉，便知是气。气停积滞者，宜消宜攻。沉而虚者，因阳不达，因气不舒。阳虚气陷者，宜温宜补。不得一概混治也。

迟脉

【形状】 迟脉为阴，象为不足；往来迟慢，三至一息。

【主病】 得之主病，在脏寒冷。有力积冷，无力虚寒。寸迟上寒，或心痛停凝；关迟中寒，或癥瘕挛筋；尺迟火衰，小便不禁，或腰、足、疝痛牵阴。浮迟表冷，沉迟里寒。迟涩血少，迟缓湿寒，迟滑胀满，迟微难安。

【杂论】 脉一息五至，为和平。若一息三至，则迟而不及矣。阴性多滞，故阴寒之症，脉必见迟。迟而不流利，则为涩。迟而有歇止，则为结。迟而浮大且软，则为虚。至于缓脉，绝不相类。缓以脉形之宽紧得名，迟以至数之不及为义。故缓脉四至，宽缓和平。迟脉三至，迟滞不前。二者迥别也。张石顽曰：迟为阳气失运，胸中大气，不能敷布之象。故昔人隶之虚寒，然多有热气内结，寒气外郁，而见气口迟滑作胀者。程郊倩[③]曰：迟脉有邪聚热结，腹满胃实，阻塞经隧而然者，癥瘕痃癖，尤多见之。窃谓：凡此类者，其脉必中手有力，按之必实。凡诊脉必兼察体势，若至数虽迟，而其势强体厚者，不但可知其热郁于内，并可测其病之入于血分矣。《经》曰：迟为在脏。正以其病在血分也，在血分则气行缓，故出入迟也。

数脉

【形状】 数脉属阳，象为太过；一息六至，往来越度。

【主病】 得之主病，在腑燥热。有力实火，无力虚火。寸数喘咳，或口疮肺痈；关数胃热；尺部数，相火内动，或遗淋浊癃。浮数表热，沉数里热。右数亢火，左数阴戕。

【杂论】 火性急速，如阳盛之诊，脉来必数。数而弦急，则为紧脉。数而流利，则为滑脉。数而中止，则为促脉。数而过极，则为疾脉。数如豆粒，则为动脉。相似之间，极易明辨。又有如数脉，人多不察，安知生死关路，尤宜体认。盖数按不鼓，则为虚寒相搏之脉。数而大虚，则为精血销竭之脉。细疾若数，阴燥似阳之候。沉弦细数，虚劳垂死之期。又有驶脉，即如数脉，非真数也。假热之病，误服凉药，亦见数也。世人诊得脉息急疾，竟不辨新病久病，有力无力，鼓与不鼓之异，率投苦寒，遽绝胃气，安得不速人于死乎！

滑脉

【形状】 滑脉替替，往来流利；盘珠之形，荷露之义。

【主病】 得之主病多痰。寸滑咳嗽，或胸满吐逆。关滑胃热，或壅气伤食。尺滑病淋，或痢

---

①　《金匮》：即《金匮要略》，东汉医学家张仲景著。

②　矧：音审，况且之义。

③　程郊倩：清代医学家，名应旄，字郊倩，新安县人，著有《伤寒论后条辨》等。

积,男子溺血,女子经郁。浮滑风痰,沉滑痰食。滑数痰火,滑短气壅。滑而浮大,阴茎溺痛。滑而浮散,中风瘫①痪。滑而冲和,则妊娠之兆。

【杂论】　气血有余,则脉来流利如水。兼浮者毗于阳,兼沉者毗于阴。世以或寒或热,古无定衡,不知衡之以浮沉可耳。其有骤诊如滑,不大不小,息数如常,只觉平动不鼓,喋喋而去,稍按即无,此为元气已脱,仅存余气流连脏腑经络之间,未尽断耳。先于死期旬日内便见此脉,乃绝脉也,虽卢扁②亦难复苏。每见医者尚于此际执以为痰,化气消痞,攻剂任投,只速其死耳。至于滑脉平匀,本属胃气。然虚损多弦滑之脉,肺气衰败而然也。泻利多弦滑之脉,脾肾津液已伤也,又不得通以胃气论矣。

涩脉

【形状】　涩脉蹇滞,如刀刮竹;迟细而短,三象俱足。

【主病】　得之主病,血少精伤。寸涩心痛,或怔忡。关涩,阴虚中热。右关上热,左关胁胀。尺涩遗淋,或血痢,孕为胎病,无孕血竭。涩而坚大,为实热。涩而虚软,为虚火。

【杂论】　涩脉而见极细极软,似有若无,为微脉。浮而且细且软,为濡脉。沉而且细且软,为弱脉。三者皆指下模糊不清,实有区别也。凡尺中沉涩者,必艰于子嗣,正血少精伤之证。如怀子而得涩脉,则血不足以养胎。无孕而得涩脉,将有阴衰髓竭之虑矣。然或禀赋经脉不利,或七情伤怀莫释,或过服补剂,以致血气壅盛;或饮食过度,不即运化;或久坐久卧,体拘不运,独见涩象,则非伤精亡血之比也。

虚脉

【形状】　虚合四形,浮大迟软;及乎寻按,几不可见。

【主病】　得之主病,血虚或伤暑。左寸虚,惊悸怔忡。右寸虚,自汗气怯。左关虚,血不荣筋。右关虚,食不消化。左尺虚,腰膝痿痹。右尺虚,火衰沉寒。

【杂论】　虚之为义,中空不足之象,专以软而无力得名。其异于散脉者,虚脉按之虽软犹可见,散脉按之绝无不可见。异于濡脉者,虚则迟大而无力,濡则细小而无力。异于芤脉者,虚则愈按而愈虚,芤则重按而仍见也。仲景③云:脉虚身热,得之伤暑。东垣④云:气口虚大,内伤于气;虚大而时显一涩,内伤于血。凡血虚非见涩弱,即弦、细、芤、迟。盖伤暑脉虚,为气虚。弦、细、芤,为血虚。故脉芤及尺中微细者,为虚劳亡血失精。平人脉虚微细者,善盗汗出也。慎斋⑤有云:洪大而虚者防作泻,此脾家气分之病,大则气虚不敛之故耳。

实脉

【形状】　实脉有力,长大而坚;应指幅幅,三候皆然。

【主病】　得之主病,血实热结。左寸实,舌强气涌。右寸实,呕逆咽疼。左关实,肝火胁痛。右关实,中满气疼。左尺实,便闭腹痛。右尺实,相火亢逆。实而紧,寒积稽留。实而滑,痰浊凝聚。

【杂论】　实脉必大而且长,更浮中沉三候皆有力。其异于紧脉者,紧脉但弦急如切绳,而左右弹人手,实则且大且长。紧则热为寒束,故其象绷急而不宽舒。实脉乃邪为火迫,故其象坚满而不和柔。张石顽曰:实在表,则头痛身热;实在里,则膜胀腹满。大而实者,热由中发。细而实者,积自内生。在伤寒阳明不大便而脉实,则宜下,下后脉实大,或暴微欲绝,热不止者死。厥阴病下利脉实者,下之死。下利日十余行,脉反实者死。实脉之逆,从可见矣。盖实坚太过,劈劈如弹石状,为肾绝之兆。其消瘅、鼓胀、坚积等症,皆以脉实为可治。若泄而脱血,及新产骤虚,久病虚羸,而得实大之脉,良不易治也。

长脉

【形状】　长脉迢迢,首尾俱端;直上直下,如循长竿。

---

①　瘫:原文为"痛",据明代医学家李中梓《诊家正眼·辨二十八脉·滑脉》改。

②　卢扁:即战国时代名医扁鹊,因家于卢国,故又名"卢扁"。扁鹊(前407—前310),姬姓,秦氏,名越人,又号卢医。

③　仲景:即张仲景,东汉医学家,名机,字仲景,东汉南阳郡涅阳县人,著有《伤寒杂病论》,包括《伤寒论》和《金匮要略》。

④　东垣:即李东垣,金元时期医学家(1180—1251),又名李杲,字明之,晚年自号东垣老人,真定(今河北省正定)人,著有《脾胃论》《内外伤辩惑论》等,是补土派创始人,脾胃学说开创者。

⑤　慎斋:即周慎斋,明代医学家(约1508—1586),名之千,号慎斋,宛陵(今安徽宣城)人,著有《周慎斋三书》等。

【主病】 得之主病，有余。左寸长，君火旺。右寸长，胸满逆。左关长，木实。右关长，土郁。左尺长，奔豚。右尺长，相火。

【杂论】 长之为义，首尾端直也。凡实、牢、弦、紧四者，俱兼长脉。或以过于本位为长，不知寸而上过，则为溢脉；寸而下过，即为关脉；关而上过，即为寸脉；关而下过，即为尺脉；尺而上过，即为关脉；尺而下过，则为覆脉，安得以过于本位言乎？惟其状如长竿，齐起齐落，首尾相应，非若他脉之上下参差，首尾不匀也。《经》云：长则气治，短则气病。长主于肝，短主于肺，皆平脉也。反此则为有余之病，非阳毒癫痫，则阳明热深。若长而缓，百病皆愈，大概虽主乎病，亦属轻浅之症。其有如长之脉，或鳏寡思色不遂，心肝两部则洪长而溢鱼际，此是七情为患，而非有邪之脉也。或癫疝而左尺偏长，是又宿疾留经，而非无病之脉也。或寒入经腑，六部细长不鼓，此非投以辛热，不能蠲除。若细长而鼓，又须清解，灵变在人耳。看得长脉多有兼见，不得偏执谓悉无病，但病得此，终非死脉。若老人两尺沉长滑实，寿可期颐，且征瓜瓞[1]之盛。

短脉

【形状】 短脉涩小，首尾俱俯；中间突起，不能满部。

【主病】 得之主病，不及。左寸短，心神不宁。右寸短，肺虚头痛。左关短，肝气损伤。右关短，膈间窒塞。左尺短，少腹疼。右尺短，真火衰。

【杂论】 短之为义，两端沉下而中间独浮也。或以两端断绝，不知上不贯通，则为阳绝；下不贯通，则为阴绝，俱为必死之脉。特两端稍沉，而气自贯通也。夫脉，血脉也，其所以动者，气也。气充满于脉管中，则首尾齐起齐落，故形见长。气虚不能充贯于脉，则气之来也，鼓指有力，气过之候，心房懈缓，不能应指矣，故其形似断非断而见短也。《经》曰：短则气病。于此益明。

洪脉

【形状】 洪脉极大，状如洪水；来盛去衰，滔满指。

【主病】 得之主病，气壅火亢。左寸洪，心烦舌破。右寸洪，胸满气逆。左关洪，肝横逆。右关洪，脾胀热。左尺洪，水枯便难。右尺洪，龙火燔灼。

【杂论】 洪者，喻其盛满也。凡洪脉只是根脚阔大，却非坚硬。若大而坚，则为实脉矣。夫浮洪表热，多由阴虚；沉洪里热，多为寒束，前言之矣。更有中洪之脉，浮沉俱见细弱，独中候形体宽大，应指有力，此主脾阳不足，中气不畅，胸满腹胀之症。大致病根总由于湿，兼数则热，兼迟则寒。湿寒而脉洪者，正以气郁中焦，阴霾充塞，阳气不得宣行通畅，清浊升降不分也，此东垣升阳除湿汤之症治也。洪脉本属大热，其热为寒湿所郁者，中间必隐带一分弦意。若夫阴虚阳陷，内热郁蒸，脉见中洪，则不必兼弦矣。杨栗山[2]曰：温病邪从内发，其脉不浮不沉，中得洪长滑数，重浊不清，此津液枯干，内热蕴结不散，脉见中洪者也。高鼓峰[3]曰：有一种脉重按有力，却不弦紧，从肌肉渗开，漫无界限，此近于浮洪豁大，是阴亡也。此即所谓喘脉，满指虚动，不见正形，不见边际。若按之有力属实，是肝肾之血热；按之空豁无力属虚，是肝肾之阴燥也。实宜苦寒，虚宜甘润。此阴虚之中洪脉也。又尝见阴虚内热，阳陷入阴，血热沸腾，证见小便热赤，大便秘结，五心烦热，气短食少，脉来沉弦滑数，应指有力，实大异常。喻嘉言[4]论热入血室曰：血热交并，则脉见洪盛是也。此阴虚之沉洪脉也。投清热养液，佐以宣疏，略兼健脾，提出阳气，出阴归阳，脉乃渐见和平。故叶天士曰：养阴不在补血，而在生津。王孟英[5]谓：为增水行舟之法。凡洪大之脉不宜空，以其正气当盛也；不宜过实，以其邪气向外也。空则根不坚，实则邪内痼矣。

微脉

【形状】 微脉极细，而又极软；似有若无，欲绝非绝。

【主病】 得之主病，气血大衰。左寸微，惊

---

① 瓞：音叠，小瓜之义。
② 杨栗山：清代医学家，名璿，字玉衡，号栗山，江苏溧水县（今江苏溧阳县）人，著有《伤寒疫条辨》。
③ 高鼓峰：清代医学家（1623－1670），名斗魁，字旦中，浙江鄞县人，著有《医家心法》等。
④ 喻嘉言：明末清初医学家，名昌，字嘉言，号西昌老人，江西南昌府新建（今南昌市新建县）人，著有《寓意草》《医门法律》等。
⑤ 王孟英：清代医学家，名士雄，自号半痴山人，晚号梦隐，又号潜斋，浙江人，著有《温热经纬》等，温病四大家之一。

怯。右寸微,气促。左关微,寒挛。右关微,胃冷。左尺微,髓竭精枯。右尺微,阳衰命绝。

【杂论】　微者,软而无力,细而难见也。轻取之而如无,故主阳气衰。重按之而欲绝,故主阴气竭。久病得之,多不可救,以真气将次灭绝也。卒病得之,犹或可生,以邪气不至深重也。

细脉

【形状】　细脉直软,累累萦萦;状如丝线,较显于微。

【主病】　得之主病,诸虚劳损。左寸细,怔忡不寐。右寸细,呕吐气怯。左关细,肝阴枯竭。右关细,胃虚胀满。左尺细,泄痢遗精。右尺细,下元冷急。

【杂论】　细者,小甚也。微则模糊而难见,细则显明而易见,故细比诸微,稍稍较大,然俱为阳气衰残之候耳。大抵细而血小气衰,有此证则顺,无此证则逆。故吐利失血得沉细者生。忧劳过度之人,脉亦多细。春夏之令,少壮之人,俱忌细脉,以不与时合,不与形和也。故《内经》细脉诸条,如细则少气,细而附骨者,积也。尺寒脉细,谓之后泄。头痛脉细而缓,为中湿。种种皆阴邪为患。故胃虚少食,冷涩泛逆,便泄腹痛,自汗失精,皆有细脉。且以兼浮兼沉,在尺在寸,分别裁决。如平人脉来细弱,皆忧思过度,内戕真元所致。若形盛脉细,少气不足以息,及病热脉细,神昏不能自持,皆脉不应病,法在不治。

濡脉

【形状】　濡脉细软,见于浮分;举之乃见,按之即空。

【主病】　得之主病,髓竭阴伤。左寸濡,健忘惊悸。右寸濡,腠虚自汗。左关濡,血不营筋。右关濡,脾虚湿侵。左尺濡,精血枯损。右尺濡,命火衰微。

【杂论】　濡者,软之类也,必在浮候,得见细软,若中候沉候,不可得而见也。夫濡脉之浮软,与虚脉相类,但虚脉形大,濡脉形小。濡脉之细小,与弱脉相类,但弱脉在沉分,濡脉在浮分。濡脉之无根,与散脉相类,但散脉从浮大而渐至于沉绝,濡脉从浮小而渐至于不见。从大而至无者,为全凶之象。从小而至无者,为吉凶相半之象。浮主气分,浮举之而可得,气犹未败。沉主血分,沉按之而全无,血已伤残,在久病、老年之人见之,尚未至于必绝,脉证合也。若平人及少壮并暴病见之,名为无根,去死不远矣。

弱脉

【形状】　弱脉细小,见于沉分;举之则无,按之乃得。

【主病】　得之主病,真气衰竭。左寸弱,惊悸健忘。右寸弱,自汗短气。左关弱,挛急。右关弱,泄泻。左尺弱,水涸。右尺弱,阳陷。

【杂论】　弱为沉而细小之候也。脉弱以滑,是有胃气。脉弱以涩,是为久病。以弱堪重按,阴犹未绝。若兼涩象,气血交败,生理灭绝矣。夫浮以候阳,今取之如无,阳衰之明验也。故《伤寒》[1]首言弱为阴脉,在阳经见之,固属阳气之衰。《经》言:寸口脉弱而迟,虚满不能食;寸口脉弱而缓,食卒不下,气填膈上。上二条一属胃寒,一属脾虚,故皆主乎饮食,又形作伤寒,其脉不弦紧而弱。太阳中暍,身热疼重而脉微弱。可见脉弱无阳,必无实热之理。只宜辨析真阳之虚,与胃气之虚,及夏月伤冷水,水行皮中所致耳。在阴经见之,虽为合脉,然阳气衰微已极,非峻温峻补,谅难春回寒谷也。惟血痹虚劳,久嗽失血,新产及老人久虚,宜微弱,然必弱而和滑,可卜胃气之未艾。若少壮暴病而见脉弱,咸非所宜。即证虚脉弱,而苟兼之以涩,即为气血交败,其能荧爨[2]下之薪乎!

紧脉

【形状】　紧脉有力,左右弹人;如绞转索,紧如切绳。

【主病】　得之主病,寒邪及诸痛。左寸紧,心满急痛。右寸紧,伤寒喘嗽。左关紧,伤寒。右关紧,伤食。左尺紧,脐下痛。右尺紧,奔豚疝疾。浮紧伤寒,沉紧伤食。急而紧,为遁尸。数而紧,主鬼击。

【杂论】　张石顽曰:紧为诸寒收引之象,亦有热因寒束,而烦热拘急疼痛者,如太阳寒伤营症是也。然必人迎浮紧,乃为表证之确候。若气口盛

---

① 《伤寒》:即《伤寒论》,东汉医学家张仲景著。

② 爨:音窜,炉灶之义。

紧,又为内伤饮食之兆。《金匮》所谓:脉紧头痛风寒,腹中有宿食也。而少阴经中又有病人脉阴阳俱紧,反汗出者,亡阳也。此属少阴,法当咽痛而复吐利,是为紧反入里之征验。又少阴病脉紧,至七八日下利,而脉暴微,手足反温,脉紧又去,为欲解也。虽烦热下利必自愈,此即紧去人安之互辞。不可下脉证中,则有脉来阴阳俱紧。恶寒发热,则脉欲厥。厥者脉初来大,渐渐小,更渐渐大,是其候也,此亦紧反入里之互辞。因误下而阳邪内陷,欲出不入,有此厥逆进退之象,故言欲厥。脉变而紧状依然,非营卫离散,乍大乍小之比。而脉法中复有寸口脉微尺紧,其人虚损多汗,知阴常在绝不见阳之例,可见紧之所在,皆阳气不到之处,故有是象。若脉至如转索,而强直不和,是但紧无胃气也,岂堪引目乎!

缓脉

【形状】　缓脉四至,来往和匀;微风轻飐[1],杨柳初春。

【主病】　得之主胃和无病,视其兼见,方可断证。浮缓伤风,沉缓寒湿。缓大风热,缓细湿痹。缓涩脾薄,缓弱气虚。左寸涩缓,血虚。右寸浮缓,风邪。左关浮缓,肝风内鼓。右关沉缓,土弱湿侵。左尺缓涩,精宫不及。右尺缓细,真阳皆衰。

【杂论】　缓者,宽舒和缓也。与紧脉正相反,不浮不沉,不大不小,不疾不徐,难以名状,所谓胃气脉也。但又有缓迟之缓,缓纵之缓,缓弱之缓。缓迟者,伤湿也。缓纵者,风热也。缓弱者,气虚也。缓而兼涩者,血虚也。浮缓者,风伤经络。沉缓者,湿伤脏腑。洪缓者,湿热。细缓者,寒湿。是皆有病之脉,非真缓脉也。尚有阴虚浮洪无力而缓,阳虚沉细无力而缓,是仅肖缓之体,而未得缓之神也。

弦脉

【形状】　弦如琴弦,轻虚而滑;端直以长,指下挺然。

【主病】　得之主病,肝风痰饮,及痎疟。左寸弦,心痛。右寸弦,胸痛。左关弦,痎疟癥瘕。右关弦,胃寒膈痛。左尺弦,下焦停饮。右尺弦,足挛疝痛。浮弦支饮,沉弦悬饮。弦数多热,弦迟多寒。弦大主虚,弦细拘急。阳弦头痛,阴弦腹痛。单弦饮癖,双弦阴痼。

【杂论】　弦为六贼之首,最为诸经作病。故伤寒坏症,弦脉居多。虚劳内伤,弦常过半。总由中气少权,土败木贼所致。但以弦少弦多,以证胃气之强弱。弦实弦虚,以证邪气之虚实。浮弦沉弦,以证表里之阴阳。寸弦尺弦,以证病气之升沉。无论所患何证,兼见何脉,但和缓有神,不乏胃气,咸为可治。若弦而劲细,如循刀刃;弦而强直,如新张弓弦,如循长竿,如按横格,此皆弦无胃气,不可治也。又伤寒以尺寸俱弦,为少阳受病。如弦而兼浮兼细,为少阳之本脉。弦而兼数兼缓,即有入腑传阴之两途。若弦而兼之以沉涩微弱,得不谓之阴乎。又伤寒脉弦细头痛发热者属少阳,此阳弦头痛也。阳脉涩阴脉弦,法当腹中急痛,此阴弦腹痛,皆少阳部位也。凡表邪全盛之时,中有一部见弦,或兼迟兼涩,便是夹阴,急宜温散汗下,猛剂咸非所宜。即非时感冒,亦须体此。至于素有动气怔忡,寒疝脚气,种种宿病,而夹外感之邪,于浮紧数大中委曲搜求,弦象必隐于内,多有表邪脉紧,于紧中按之,渐渐减少,纵之不甚鼓指,便当作弦脉例治。于浮中按之敛直,滑中按之搏指,沉中按之引引,涩中按之切切,皆阴邪内伏,阳气消沉,不能调和。而显弦直之状,良非客邪紧盛之比也,不可不察。

动脉

【形状】　动脉有力,其形如豆;厥厥动摇,必兼滑数。

【主病】　得之主病,痛惊。左寸动,惊悸。右寸动,自汗。左关动,惊悸拘挛。右关动,心脾疼痛。左尺动,亡精。右尺动,龙火迅奋。

【杂论】　动者,动摇而急数也。两头俯下,中间突起,极与短脉相类。但短为阴,不数不硬不滑。动脉为阳,且数且硬且滑为辨耳。

促脉

【形状】　促脉急促,数时一止;如趋而蹶,进则必死。

【主病】　得之主病,火亢而停物。左寸促,心火炎炎。右寸促,肺鸣咯咯。左关促,血滞。右关促,食滞。左尺促,遗精。右尺促,灼热。

---

[1]　飐:音展,颤动之义。

【杂论】　促者,急促,阳盛也。脏腑乖违,则稽凝沍①阻,其运行之机,因而歇止者为轻。若真元衰惫,则阳弛阴涸,失其揆度之常,因而歇止者为重。然促脉之促,得于脏气乖违者,十之六七;得于真元衰惫者,十之二三。或因气滞,或因血凝,或因痰停,或因食壅,或外因六气,或内伤七情,皆能阻遏运行。故虽往来急数之时,忽见一止也。张石顽曰:促为阳邪内陷之象。《经》云:寸口脉中手促上击者,肩背痛。观"上击"二字,则脉来搏指热盛,于《经》之义,朗然心目矣。而仲景太阳例有下之后脉促胸满者,有下之利不止而脉促者,有下之脉促不结胸者,有脉促手足厥冷者。一为表未尽,一为并入阳明,一为邪去欲解,一为转次厥阴。总以促为阳,里不服邪之明验。虽症见厥逆,只宜用灸以通阳,不宜四逆以回阳。明非虚寒之理,具见言外,所以温热发斑,瘀血发狂,及痰食凝滞,暴怒气逆,皆令脉促。设中虚无凝,必无歇止之脉也。

结脉

【形状】　结脉凝结,缓时一止;徐行弗急,颇得其旨。

【主病】　得之主病,阴寒或凝积。左寸结,心痛。右寸结,气滞。左关结,疝瘕。右关结,痰滞。左尺结,痿躄。右尺结,阴寒。

【杂论】　结者,迟滞,阴盛也。热则流行,寒则停滞。少火衰弱,中气虚寒,失其干健,则气血痰食,互相纠缠,故脉应之而结也。但须看有力无力。结而有力,方为积聚。结而无力,为真气衰弱。越人云:结甚则积甚,结微则气微。言结而少力,为正气本衰,虽有积聚,脉结亦不甚也。

代脉

【形状】　代脉禅代,止有常数;不能自还,良久复动。

【主病】　得之主病,脏衰危恶。脾脏败坏,中寒不食,吐利腹痛。两动一止,三四日死;四动一止,六七日死。

【杂论】　代为元气不续之象。《经》云:代则气衰,在病后见之,未为死候。若气血骤损,元气不续,或七情太过,或颠仆重伤,或风家痛家,脉见止代,只为病脉。伤寒家有心悸脉代者。腹痛心疼,有结涩止代不匀者。凡有痛之脉止歇,乃气血阻滞而然。若不因病脉见止代,是一脏无气,而他脏代之,真危亡之兆也。即因病脉代,亦须至数匀者,犹或可生。若不满数至一代,每次依数而止,此必难治。《经》谓:五十动不一代者,以为常也。以知五脏之气,予之短期者,乍疏乍数也。又曰:数动一代者,病在阳之脉也。泄及便脓血,此则阳气竭尽无余之脉耳。所以或如雀啄,或如屋漏,或如弦绝,皆为代脉,见之生理绝矣。惟妊娠恶阻,呕逆最剧者,恒见代脉,以谷入既少,气血尽并于胎息,脉气不能接续。然亦二三月时有之,若至四月胎已成形,当无歇止之脉矣。

革脉

【形状】　革脉弦急,浮取即得;按之乃坚,浑如鼓革。

【主病】　得之主病,表寒或中虚。左寸革,心血虚痛。右寸革,肺虚气壅。左关革,疝瘕。右关革,脘痛。左尺革,精虚。右尺革,危殆。其在孕妇,半产漏下。

【杂论】　革者,言如皮革之坚也。表邪有余,内实不足,恰似鼓皮之外急而中空。或以为即牢脉,不知革浮牢沉,革虚牢实,形证俱异也。大概革浮坚,牢沉实,每在外感寒热极盛之时得之。革即格阳,牢即关阴。盖尺寸阴阳也,浮沉亦阴阳也,溢于寸与溢于浮无异也。其来势汹涌,而形体滑大者,或汗或下,犹可施治。若来势怠缓无神,徒见形体坚搏劲急,此死阴之气,非寻常虚寒可比,峻用温补,犹恐未能挽回。大抵脉中革与散之浮,牢与微之沉,皆虚实之极,致阴阳之偏绝,虽有神丹,百难救一。

牢脉

【形状】　牢脉沉分,大而弦实;浮中二候,了不可得。

【主病】　得之主病,内有坚积。左寸牢,伏梁。右寸牢,息贲。左关牢,积血。右关牢,痞癖。左尺牢,奔豚。右尺牢,疝瘕。

【杂论】　似沉似伏,牢脉之位。实大弦长,牢脉之体。惟其沉分,故患属阴寒。亦惟弦实,故病多坚积。若亡血失精之人,则内虚而当得革脉,乃为正象。反得牢脉,脉证相反,可卜死期矣。

---

① 沍:音户,凝聚之义。

散脉

【形状】 散脉浮乱,有表无里;中候渐空,按之则绝。

【主病】 得之主病,本伤危殆。左寸散,怔忡不卧。右寸散,自汗。左关散,胀满蛊坏。右关散,溢饮。左尺散,水竭。右尺散,阳消。

【杂论】 散者,散乱而自有渐无也。故浮候之大,中候之顿觉无力,至沉候之,则杳不可得矣。凡心脉浮大而散,肺脉浮大而散,皆平脉也。心脉软散,为怔忡。肺脉软散,为汗出。肝脉软散,为溢饮。脾脉软散,为胕肿。皆病脉也。若肾脉软散,诸病脉代散,皆死脉也。

芤脉

【形状】 芤脉草名,绝类慈葱;浮沉俱有,中候独空。

【主病】 得之主病,失血。左寸芤,丧血。右寸芤,阴亡。左关芤,肝血不藏。右关芤,脾血不摄。左尺芤,便红。右尺芤,精漏。

【杂论】 荣行脉中,脉以血为形。芤脉中空,正脱血之象也,惟必于大脱血后始见耳。但芤固属于亡血,若芤而内外上下匀净如一,来往不大者,可峻用温润以补其精血。若虽芤而中有一细劲线,或寸关尺有一部独大而鼓指,或来去大小不匀,此即虚中夹实。宜察其在气在血,为寒为热,设法疏之散之,攻之驱之,攻补兼施,须量邪正虚实之浅深,以定其缓急轻重也。

伏脉

【形状】 伏脉隐伏,更下于沉;推筋着骨,始得其形。

【主病】 得之主病,深入。左寸伏,血郁。右寸伏,气郁。左关伏,肝血在腹。右关伏,水谷寒凝。左尺伏,疝瘕。右尺伏,火衰。

【杂论】 伏者,气闭也,非气脱也。若全身脉沉,则亦气闷而死矣。故寸关之脉既伏,则尺中之脉不可伏也。头面之脉既伏,则心腹之脉不可伏也。两手之脉既伏,则趺阳太溪之脉不可伏也。既伏者无可诊也,诊其不伏之处。涌盛上争,有踊跃之势者,伏也。旋引旋收,辙乱旗靡,有反掣之意者,脱脉也。世谓伏脉推筋著骨而始见,是犹有可见,只可谓为沉之甚者,细之甚者,微之甚者,而不得谓之伏。伏则两手直不见脉也,主暴病实病,凡卒尸急痛者有之。若久病虚弱,不宜有此。

故伤寒十三日以上不间,脉尺寸陷者危。陷者突然脉沉小无力,此气欲脱也。《脉经》曰:伏者霍乱,此气闭也。《难经》以入尺为覆,为内关外格,阳乘之脉。覆,即伏也,阳内闭而不出,阴外入以格拒之也。治伏者,只宜宣散,必无热补,以其外阴内阳,阳伏于内,实有物焉而非虚也,故曰伏也。若内阴外阳而至无脉,是阴阳离绝,即脱矣。

疾脉

【形状】 疾脉急速,数之至极;七至八至,脉流搏疾。

【主病】 得之主病,阳极阴绝。左寸疾,勿戢自焚。右寸疾,金被火乘。左关疾,肝阴绝。右关疾,脾阴消。左尺疾,涸辙难濡。右尺疾,赫曦过极。

【杂论】 疾者,急速甚也。惟伤寒热极,方见此脉,非他疾所恒有。若劳瘵虚惫之人,亦或见之,则阴髓下竭,阳光上亢,可决死期矣。盖人之生死由乎气,气之聚散由乎血。凡残喘之尚延,只凭一线之气未绝,今一息八至,气已欲脱,安望有生哉!

(二)十怪脉

釜沸脉

【形状】 脉在皮肤,有出无入。如汤涌沸,息数俱无。

【主病】 三阳数极无阴之候,朝见夕死,夕见朝死。

【杂论】 怪脉者,其来不伦,夭亡之兆也。此脉气浮无根,尤以肺绝者多。

鱼翔脉

【形状】 脉在皮肤,头定尾摇。浮浮泛泛,三阴数极。

【主病】 亡阳之征,当以死断。

【杂论】 心绝亦多见之。

弹石脉

【形状】 脉来促坚,辟辟凑指。

【主病】 胃气败绝,主死。

【杂论】 肾绝亦多见此。

解索脉

【形状】 脉如解绳,散散无序。

【主病】 脾胃气绝,主死。

【杂论】 解索者,言其忽疏忽密,与《内经》乍疏乍数同义。

屋漏脉

【形状】　脉在筋肉,如溜之下。良久一滴,溅起无力。

【主病】　胃绝,主七八日死。

【杂论】　此亦坚而无胃气之候也。

虾游脉

【形状】　脉在皮肤,如虾游波。杳然不见,忽来又急。

【主病】　大肠绝。

【杂论】　《内经》曰:脉至如丸,滑不直手。不直手者,按之不可得也,是大肠气予不足也,与此同义。

雀啄脉

【形状】　脉在筋肉,连连凑指。忽然顿无,如雀啄食。

【主病】　肝绝。

【杂论】　《内经》以脉至如横格,为胆气之不足。与此宜合参。

偃刀脉

【形状】　脉如循刃,无进无退。其数无准,四日难疗。

【主病】　肾绝。

【杂论】　《内经》云:偃刀者,浮之小急,按之坚大急,五脏菀热,寒热独并于肾也。其人不得坐,立春而死。

转豆脉

【形状】　脉来如豆,周旋辗转,并无息数。

【主病】　三阴气绝,死可立待。

【杂论】　即《内经》所称转丸也。

麻促脉

【形状】　脉如麻子,细微至甚。

【主病】　三阳气绝,轻者三日死,重者一日死。

【杂论】　脉最忌息数不匀,浮而无根,及坚搏不柔。所称怪脉者,失其常态,而即以此三者为纲领也。

二、舌诊

(一)白苔舌

微白薄苔舌

【形状】　中根微白,边尖淡红,苔光滑有津。

【主病】　无病之舌,惟元气元津不厚。

【杂论】　无病人见此舌,可勿药。里虚症有此舌,宜投温补。若初感寒邪在太阳,头痛身热,恶寒无汗,脉浮紧,而见此舌,宜温散表药。

白苔略厚舌

【形状】　中根白苔滑厚有花,舌尖红,舌边淡红。

【主病】　此苔不但无病,且元津元气充厚。

【杂论】　无病人有此苔,可勿药。

薄白滑苔舌

【形状】　中根苔薄白而滑,尖深红,或淡红。

【主病】　太阳里证舌。

【杂论】　若偏于脾胃寒湿,则舌白滑,湿而多津。若偏于心经热重,则舌深红少津。若初感热邪,在太阳则头痛身热无汗,眩晕口干,鼻气热者,宜用辛凉散邪,得汗自愈。凡白舌苔虽薄而燥,或舌边、舌尖带红,此风热之邪,伤于气分,病在手太阴肺,只宜轻清凉解气分。若白苔边尖深红少津,是温邪入肺,灼干肺津,不可辛温过表,宜清轻凉散为当,不可拘定白色为寒。

厚白滑苔舌

【形状】　中根白厚滑苔,边尖淡红。

【主病】　表病三四日,其邪尚在太阳,亦主脾胃有寒湿。

【杂论】　此舌表里证皆有之。伤寒邪在太阳,口不干,舌不燥,头痛发热,无汗恶寒,身痛脉浮紧者,发汗自愈。若杂病里证,则宜温化矣。

干厚白苔舌

【形状】　中根干白,苔厚无砂,边不红。

【主病】　表病四五日未汗,热深微渴,过饮生冷,郁遏于内。

【杂论】　亦主脾热胃滞。盖舌苔白厚而干燥者,胃燥气伤而浊结不能化。若苔薄而干者,肺津伤也。

淡白透明苔舌

【形状】　全舌明净无苔,淡白湿亮,间或稍有白浮胖,似苔非苔。

【主病】　年高胃弱,虽有风寒,不能变热。或误服汤药,伤其胃气。

【杂论】　不论老幼,见此舌即是虚寒。如伤风伤寒证,均无此舌。此舌为虚寒之本色。若感寒邪者,必有薄浮滑苔。

左边白苔舌

【形状】 全舌淡红薄白苔,惟左边中截至根白苔偏厚。

【主病】 脏结之症,邪并入脏,最难疗治。

【杂论】 若见口浊腹胀喜冷之阳证,可用下法,勿拘。

右边白苔舌

【形状】 全舌淡红薄白苔,惟右边中截至根白苔偏厚。

【主病】 病在肌肉,邪在半表半里,必往来寒热。

【杂论】 有咳嗽引胁下痛,而见此舌,宜小青龙汤。夏月自利多汗,宜人参白虎汤。

白苔黄心舌

【形状】 全舌白苔,中心黄苔仍润滑者,热轻。老黄兼黑者,热重。

【主病】 太阳初传阳明腑病。

【杂论】 此舌伤寒传至阳明也。若微黄而滑润,仍当汗解。若苔焦口渴烦躁,谵语烧热,始宜清下。若杂病里证见此舌,中黄刮不净者,脾胃实热也。若中间黄苔,一刮即明净,余苔俱白色不红,而多津湿润者,则为寒证,宜分经辨准。

白苔黄边舌

【形状】 中根白滑,边黄薄滑苔。

【主病】 里寒外热,兼恶寒者,必泄泻。

【杂论】 刮不脱或不净者,亦主脾胃真热假寒。心、肺、膀胱、肝,为阳火逼迫,而移热于大肠也。其为病多咳痛,心胸热,小便涩,大便或结或泄,或泻红白痢不等。

白苔双黄舌

【形状】 白苔中夹两条黄色苔。

【主病】 阳明里证夹温,邪热上熏,土色上溢,故令双黄。

【杂论】 杂证见此舌,为脾胃热而诸经无病。

半白滑半黑黄舌

【形状】 半边白苔,半边或黑或老黄苔,不拘或左或右。

【主病】 寒邪结热在脏也。

【杂论】 白滑无苔舌,虚寒体也。感寒邪者,色亦如此。若半边有黄黑苔,则寒邪已传里,郁结在脏,久而化火矣。当舍其白滑,急治其标。看某边色见老黄或黑者,即从黄黑边治。左黄黑者,邪火逼肝也。右黄黑者,邪火逼胆也。

白舌黑根苔

【形状】 舌苔白,渐黑至根。

【主病】 火被水克之象。

【杂论】 若黑根无积腻,白苔薄滑,刮之即净,舌上多津,口不渴,或渴而不消水者,真寒假热也。若黑根积腻粗涩,白苔干厚,刮之不净,无津燥苔,口渴消水者,真热假寒也。

白苔尖红舌

【形状】 满舌白苔,而尖色鲜红。

【主病】 热邪内盛,复感客寒。

【杂论】 若舌根白,舌尖红,湿渐化热,余湿犹滞。若舌边尖红,中心燥白,乃上焦气分无形之热,其邪不在血分,切勿妄投滋腻血分之药。

白苔中红舌

【形状】 白苔舌,中轮红,尖亦兼白。

【主病】 太阳经初伤寒邪之舌,元津内亏,亦有少阳受寒,经血素虚,而郁热俱不能解者。

【杂论】 此太阳经初传也,无汗宜发汗,有汗宜解肌。

白苔尖红根舌

【形状】 舌尖苔白,根里红润。

【主病】 邪居半表半里,经血内亏,而郁热不解。

【杂论】 此邪在半表半里也。其证寒热往来,耳聋口苦,脚痛脉浮弦,宜和解之。

根白苔尖红舌

【形状】 舌尖红,根苔白厚。

【主病】 表邪不解,遏热不化。

【杂论】 舌红尖是本色,白苔为表邪。如恶寒头痛身热,宜汗之。不恶寒身热头痛烦渴者,宜两解之。

白尖中红根黑舌

【形状】 舌尖中心红,舌根灰黑。

【主病】 少阳邪热传腑,热极而伤冷饮。

【杂论】 若黑根多,白尖少,中鲜红或不甚红而干涩者,宜急下,黑根退净乃愈。

白苔弦淡红舌

【形状】 全舌白苔,边沿淡红。

【主病】 在表证为邪初入里,丹田有热,胸中有寒,乃少阳半表半里证。

【杂论】 凡邪在半表半里者,多宜散表防里。

若里证见此舌,乃寒结脾胃也。

白苔红点舌

【形状】 白苔满布不滑,中有朱砂红点。

【主病】 暑疫失解,抑郁心阳。

【杂论】 此舌暑热入营,表邪未解,宜清营热,泄暑邪。

纯熟白苔舌

【形状】 白苔老极,如煮熟相似,到底不变,厚如物裹舌者。

【主病】 心气绝而肺之真脏色见也。因食瓜果、冰水、冷物,胃气先伤,阳气不得发越所致,为必死之候。

【杂论】 纯熟白舌,乃气血两虚,脏腑皆寒极也。急投甘温,至白色生活,方可转危。若用药迟疑,虚寒过度,难治。

遍白舌

【形状】 全舌光白无苔。

【主病】 属虚寒症。如淡白兼微红无苔,则无病人也。

【杂论】 若瘟疫见此舌,则舌上必有烟雾白色盖满,而有恶寒发热,胸腔不清,或呕吐,头痛身痛,日晡烦热,口臭难闻等证,非表证也。

白苔积粉舌

【形状】 白苔厚腻如积粉,边沿红。

【主病】 此瘟疫初犯膜原舌。

【杂论】 吴坤安云:凡时疫初起,苔形粉白而厚,四边红绛者,此疫症初入膜原,未归胃腑,其势最雄,顷刻传变。吴又可用达原饮,加引经表药,透之达之。如兼太阳加羌活,阳明加葛根,少阳加柴胡。章虚谷云:瘟疫白苔,如积粉之厚,其秽浊重也。若舌本红绛,则邪热为浊所闭,故当急急透解。梁特岩[①]云:倘舌白如积粉遍布,滑而不黄者,乃寒滞也,宜温中行滞,表证无此舌。

白苔燥裂舌

【形状】 舌苔白厚,甚燥而裂。

【主病】 过汗伤营,血不能上荣于舌。

【杂论】 白苔燥裂,多因误服温补,灼伤真阴所致。无黄黑色者,真阴将枯竭。舌上无津,苔已干燥,故不能变显他色。脏腑有逼坏处,故舌形鳞裂也。

白苔干硬舌

【形状】 白苔干硬舌,有似砂皮,或燥如白砂。

【主病】 津液已干,燥邪入胃。若白苔润泽者,邪在膜原也。

【杂论】 初起白苔即燥如白砂者,亦名白砂苔。此温燥之邪过重,亦有苔至黑而不燥者,或黄黑苔中,有一二条白者。或舌前虽燥,舌根苔白厚者,皆夹湿夹痰饮之故。亦有苔虽黄色,浇薄无地质者,胃阴虚故也。

珍珠白泡舌

【形状】 舌质红或紫,起粉白薄苔,间杂白泡如珍珠。

【主病】 火极水化之象。较之紫赤黄黑、芒刺者更重。

【杂论】 按:以上论白苔舌之症状变化也。白色为寒,表证有之,里证有之,而虚者、实者、寒者、热者皆有之。凡白浮滑薄,其苔刮去即还者,太阳表证受寒邪也。白浮滑而带腻带涨,刮之有净有不净者,邪在少阳证半表半里也。全舌白苔,浮涨浮腻,渐积渐干,微厚而刮不脱者,寒邪欲化火也。辨伤寒舌,大约如此。若杂病之人,舌白嫩滑,刮之明净者,里虚寒也。白厚粉湿滑腻苔,刮稍净,而又积如面粉发水形者,里寒湿滞也。舌白粗涩,兼有朱点、有鳞裂纹之苔,白干胶焦燥满苔,刮不脱,或脱而不净者,皆里热结实也。若白苔夹变别色,见于某部,即是某经病重。凡表里寒热虚实症皆同。

(二)黄苔舌

初病微黄色舌

【形状】 舌边淡红,中根淡黄而润滑。

【主病】 初病者,表邪将罢而入里也。

【杂论】 伤寒初病大汗,表邪入里见此舌者,每发谵语。若热邪内传入深,及杂病里证见此舌,均为实热。

久病微黄舌

【形状】 舌微黄而不甚燥。

【主病】 表邪失汗,初传于里。

【杂论】 杂病里证见此舌者,均为实热。如

① 梁特岩:清代医学家,字特岩,广东茂名人,著有《舌鉴辨正》。

黄色一刮极净者，为无病，可以勿药。

微黄不滑舌

【形状】 白中带黄，或微黄而薄，苔不滑，边尖仍淡红。

【主病】 少阳证罢，初见阳明里证。

【杂论】 白苔变微黄舌，伤寒表邪，失于汗解，初传阳明，寒邪已化火，其证多大热大渴，从阳明经发汗清解之自愈。此邪在半表半里，不可骤下，致成陷胸。如全舌皆变黄而苔涩，则宜大承气汤下之。

深黄尚滑舌

【形状】 苔色深黄而滑，边尖淡白微红。

【主病】 邪热失汗，迫于中宫。

【杂论】 张石顽云：黄滑而湿者，为热未盛，结当未定，不可便攻。叶香岩云：黄苔不甚厚而滑者，热未伤津，犹可清热透表。苔虽薄而干者，邪虽去而津受伤也。苦重之药当禁，宜甘寒轻剂可也。

纯黄微干舌

【形状】 全舌纯黄，微干少津。

【主病】 舌见黄苔，胃热迫于内。若见微干，火灼津伤矣。

【杂论】 纯黄微干舌，伤寒传经至阳明腑，寒邪已化火，故舌中尤黄，其证多大热大渴，谵语不等。如杂病里证见此舌者，是脏腑皆热极。吴坤安曰：舌苔黄而兼燥，外症不恶寒反恶热，是伤寒外邪初入阳明之里，或湿热内邪，欲出阳明之表。斯时胃家热而未实，宜栀豉白虎汤清之可也。必验其舌形黄厚焦老，中心裂纹，或起刺，腹中鞕满胀痛，方用承气下之。

黄干舌

【形状】 全舌干黄。

【主病】 里热已极，急下勿缓。

【杂论】 全舌干黄，脏腑均大热，有病皆属里证。不论伤寒杂证见此舌，即为实热。

黄尖舌

【形状】 中根淡红，舌尖苔黄。

【主病】 热邪传入胃腑，元阴素亏。

【杂论】 黄尖舌，邪热初传胃腑也。如脉浮恶寒，则为表证未尽。

根中渐黄舌

【形状】 根中渐黄，边尖白滑厚苔。

【主病】 根中渐黄，舌外有白厚苔，热邪传膜原也。舌根渐黄，至中央，邪初入胃也。

【杂论】 如有疫症，为已传三阳。如胸膈满痛，大渴烦躁者，为伏邪内攻。

黄尖白根舌

【形状】 黄尖中根白厚。

【主病】 舌根白尖黄者，其色倒见，反乎寻常，必少阳邪热传入阳明腑也。

【杂论】 此属伤寒少阳，传入阳明。须视其阳明证多者，宜大柴胡汤。少阳证多者，宜小柴胡汤。如谵语烦躁内热者，宜调胃承气汤。

白尖黄根舌

【形状】 舌尖白，舌根黄苔。

【主病】 表邪将解，而里热盛也。

【杂论】 如大便难，胸中闷，睡时多梦者，里证实热也。又如伤寒见尖白根黄，为表证未罢，宜先解表热，然后攻里。若杂病见此舌，属实热里证，宜分经审病，用苦寒药。

黄根白尖短缩舌

【形状】 舌根黄，中心红，尖色白，短缩不能伸出口外。

【主病】 痰挟宿食，占据中宫。

【杂论】 此证多谵语烦乱，若黄根白尖中红赤者，表少里多也。

黄大胀满舌

【形状】 舌黄胀大满口。

【主病】 阳明胃经湿热，蕴结不消。

【杂论】 黄大胀满舌，俱属阳明胃经湿热，每致令人眼黄身黄，身热便闭，口渴烦躁。

黄苔黑心舌

【形状】 全舌黄苔，中心黑滑或通尖。

【主病】 阳明里热甚。

【杂论】 其黑滑在中者，均阳明里证。

红心黄滑舌

【形状】 舌根黄滑，中淡红，尖红赤。

【主病】 湿热内盛，阳明胃腑受病。

【杂论】 若无病人见此舌，为脏腑微热，可以勿药。倘有病发，勿投温补。

黄变沉香色舌

【形状】 舌苔老黄，而兼灰焦燥之状，似沉香之色。

【主病】 黄变沉香色，老黄焦燥之状也。若胸满热甚,则全舌将变黑生芒刺,邪毒最深。

【杂论】　舌苔老黄燥裂,为阳明实满,满及脐下少腹。若舌苔白而黏腻,为太阴湿满,满在心下胃口。石芾南[①]云:若舌如沉香色,或黄黑而燥,脉沉实而小甚者,沉微似伏,四肢发厥,或渴喜热饮,此皆里气不通,速下其邪,即所以存津液也。

按:以上论黄苔舌之症状变化也。黄色舌苔,表里实热证有之,表里虚寒证则无。刮之明净,即为无病。刮之不净,均是热证。浅黄腻薄者,微热也。干涩深黄腻厚者,大热也。芒刺焦裂,老黄或夹灰黑色者,极热也。黄苔见于全舌,为脏腑俱热;见于某部,即是某经之热。表里证均如此辨,乃不易之理也。表证风火暑燥,皆有黄舌。惟伤寒邪在太阳少阳时,均无黄苔。待邪传阳明腑,其舌必黄。初浅久深,甚则老黄,或夹变灰黑,皆邪火里逼,实热里结诸危证。其脉往往伏代散乱,奇怪难凭,则当舍脉凭舌,专经急治,斯为尽善。

(三)黑苔舌

纯黑苔舌

【形状】　全舌纯黑,有润有燥。

【主病】　全舌黑苔,润者属寒,燥者属热,多主危凶。

【杂论】　满黑舌,凡舌色纯黑,本为阴绝,当即死。而有迟延未死者,非脏腑极热,即为极寒。尚留一线生机,苟能辨准寒热,却可不死。如全黑无苔,而底纹粗涩干焦,刮之不净者,极热也。如全黑无苔,而底纹嫩滑湿润,如水浸腰子,淡淡瀜瀜,洗之不改色者,极寒也。

纯黑无苔舌

【形状】　全黑无苔,无点刺。

【主病】　全舌无苔,中心淡黑,冷而滑者,少阴寒证也。干而燥者,热极津枯也。

【杂论】　全黑无苔舌,如无点无罅,湿滑多津,如水浸腰子,淡淡瀜瀜者,极虚寒也。如无点无罅,干燥少津,光亮似钱者,即绛舌之变,阴虚肾水涸也。妊娠者亦有之,加减酌用。如有点有罅,干燥无津,涩指如锉者,极实热也。如黑色暗淡,无苔无点无罅,非湿非干,似亮不亮者,阳虚气血亏也。久病见之不吉。凡见此舌,皆危证也。寒

热虚实,务当详辨,稍有不明,便易取祸。

纯黄黑苔舌

【形状】　纯黄舌质,满黑苔垢滑润。

【主病】　阳明里证。

【杂论】　纯黄黑苔舌,乃实热已极,逼伤真阴也。不论何病何脉,确见其舌纯黄兼黑,苔厚干涩,刮之不净,或刮不脱者,即用凉下。

中心黑苔舌

【形状】　边黄白色,中心黑苔。

【主病】　脾胃郁热。

【杂论】　中心黑苔舌,若刮之即净,湿润多津者,真寒假热也。若刮之不净,干焦腻厚者,脾胃热极也。

黑燥厚心苔舌

【形状】　舌中心黑厚苔干燥,而边尖红色。

【主病】　邪热灼烁,津液枯槁之候。

【杂论】　中心黑厚苔,舌苔燥厚,脾胃热极也。宜白虎大承气汤,相间连服,至黑净乃愈。

中黑无苔干燥舌

【形状】　舌黑无苔,边红干燥。

【主病】　津液受伤,邪火用事,脉必细数,证必昏沉。

【杂论】　此舌宜详辨。如中黑无苔,而舌底干燥有小点纹可见者,乃胃经实热,并无六气侵扰也。如中黑无苔,而舌底湿嫩光滑,无苔无点纹者,乃胃经虚寒,亦非六气所扰也。

中黑无苔枯瘦舌

【形状】　舌形枯瘦,质不甚赤,色黑无苔。

【主病】　伤寒过汗,津枯血燥。

【杂论】　若杂病里证见此舌者,乃脾胃素热,而又误服温补辛燥药,伤其真阴也。张石顽曰:中黑而枯,或略有微刺,色虽黑而中无积苔,舌形枯瘦,舌质亦不甚赤,其证烦渴耳聋,身热不止,大便五六日,或十余日不行,腹不硬满,按之不痛,神识不昏,昼夜不得睡,稍睡或呢喃一二句,或常笑,或叹息,此为津枯血燥之候,急宜炙甘草汤。亦有直中少阴真寒,始病不发热,舌心便黑色,非由黄白而变黑。其苔虽黑而滑,舌亦瘦小,此真脏寒。外证必厥冷昏沉,自利呕吐,脉沉迟,四逆附子辈急温之,稍缓则不救。

① 　石芾南:清代医学家,名寿棠,字芾南,安东(今涟水县)人,著有《医原》。

黑干短舌

【形状】　舌干焦黑短缩。

【主病】　手厥阴心包、足厥阴肝经，热势极深。

【杂论】　此极危症，用急下法，十中可救二三。

白滑黑心舌

【形状】　边白苔，中心黑苔。

【主病】　表邪入里之候。

【杂论】　若刮之即净而湿润者，真寒假热舌也。若刮不净，而腻涩粗燥者，实热里证也。

干白黑心舌

【形状】　舌心燥黑，边干白无神。

【主病】　太阳汗出不彻，热已入腑也。

【杂论】　按：以上论黑苔舌之症状变化也。凡舌苔见黑色，病必不轻，寒热虚实，各证皆有之，均属里证，无表证也。在伤寒病寒邪传里化火，则舌苔变黑，自舌中黑起，延及根尖者多，自根尖黑起者少。热甚则芒刺，干焦鳞裂，其初必白，由苔变黄，由黄变黑，甚至刮之不脱，湿之不润者，热极伤阴也。病重脉乱，舍脉凭舌，宜用苦寒以泻阳，急下以救真阴。在杂病见黑苔，皆因实热传里也。亦惟连泻炽火，毋使枯竭。若虚寒而舌黑者，则必湿滑无苔，多津，口不苦，唇不燥，无朱点，无芒刺，无鳞裂，刮之明净，如水浸猪腰，有淡淡瀜瀜之形，是脏腑极寒之舌也。亦有真寒假热证而见黑舌者，其舌必全黑而不分经，且必由淡白之时，忽然转黑。其初无变黄之一境，约略望之，似有焦黑芒刺干裂之状，然刮之必净，湿之必润，环唇皆白而不红焦，寒结在脏也。其证亦周身大热，烦躁恶衣被，与实热邪火证相似，实则中宫寒极，阳气尽发于外也。口大渴，喜饮冷水且不多，与实热诸证略异，外假热内极寒也。患此假证之人，必烦乱昏沉，六脉必迟弱无力，大便结，常欲下而不下。更有肾阴水亏，而舌黑者，颇似寒舌之光亮无苔，又似热舌之焦干无津。若肾虚绝，则舌黑过尖，言归于命，别无治法。

（四）灰苔舌

纯灰色舌

【形状】　全舌灰色。

【主病】　火邪直中三阴而夹冷食也。

【杂论】　纯灰舌，全舌无苔而少津者，乃火邪直中三阴证也。外证或烦渴，或二便闭，或昏迷不省人事，脉必散乱、沉细、伏代不等。含脉凭舌，均属里证。张石顽云：凡直中三阴，始病无燥热，便见灰色，舌润无苔，更不变别色，此必内挟寒食，及冷痰水饮，或蓄血如狂等证，当随证治之。又有感冒夹食，屡经汗下消导，二便已通，而舌上灰黑未退，或湿润，或虽不湿，亦不干燥者，不可因其湿，误认为寒，妄投姜附。亦不可因其不润，误与硝黄。此因汗下过伤津液，虚火上炎所致。其脉必虚微少力，治宜救阴为急。虽无心悸脉代，亦当用炙甘草汤主之。内有生地、阿胶、麻仁、麦冬之甘润，可以滋阴润燥。盖阳邪亢盛，则用硝黄以救阴；阴血枯涸，则宜生地以滋阴，可不辨乎！

灰尖舌

【形状】　舌尖灰黑，中渐渐红至根。

【主病】　已经汗解，舌尖见灰色者，宿食在胃口。或又伤饮食，热邪盛膈于内也。

【杂论】　灰黑尖舌，伤寒已经汗解，为宿食未消。或又伤饮食，热邪复盛之故，以调胃承气下之。若杂病里热见此舌，宜大承气汤重加黄连。

灰多黄少舌

【形状】　中尖灰多，惟根黄色苔。

【主病】　热传厥阴，膈寒盛而胃有食停。

【杂论】　如苔厚干燥，刮之不净者，乃热入厥阴，脏腑实热，而脾胃之火尤炽也。其证多胃有积滞，二便闭，发热，大渴消水，自汗不止，出至颈以下不出。

心灰弦黄舌

【形状】　舌心中根灰色，边弦皆淡黄。

【主病】　脏腑本热，疫毒复中脾胃。

【杂论】　此舌多见于伤寒证误服补中药，燥伤脾胃，宜大柴胡汤下之。

灰色重晕舌

【形状】　淡灰舌中，起灰黑重晕一二层，或灰舌黑晕。

【主病】　瘟疫热毒，传遍三阴也。热毒传内一次，舌增灰晕一层。一晕尚轻，二晕为重，三晕必死。

【杂论】　热毒中脏腑，火气交攻，故令舌灰色。内兼黑晕，为时疫热毒。内中脾胃，逼及于肾，多见此舌。伤寒救治失宜，邪陷厥阴，亦有此舌。

灰黑沿红舌

【形状】　舌心灰黑，边沿与尖皆红。

【主病】　伤寒化火，传入阳明而逼太阳。

【杂论】　此舌多脾胃实火郁结，不得流通。

灰中带紫舌

【形状】　边围淡灰，中根淡紫。

【主病】　时时自啮舌尖，为夹阴证，乃少阴厥气上逆，难治。

【杂论】　瘟疫中脏者居多。伤寒邪传手少阴，热逼心营者亦有之。其症多卒然倒地，不省人事，或狂妄昏迷，或疾呼大叫，或自啮舌尖，或拍胸嗟恨不等。

灰中红底舌

【形状】　全舌底红，中尖灰色。

【主病】　凡灰色见舌中央，而消渴气上冲心，饥不欲食，食即吐蛔者，此热传厥阴寒伤胃口之候。

【杂论】　若杂病见此舌，为实热里证。

全灰干刺舌

【形状】　全舌灰黑，满生干刺。

【主病】　邪热结于手足少阴，肾水涸极之候。

【杂病】　若灰黑舌起裂纹者，血液灼枯也。内热失治，邪火毒炽者有之，宜增液承气汤，急下以救真阴，则裂纹自平。

灰短硬卷舌

【形状】　舌灰黑而燥，卷短而硬。

【主病】　伤寒邪陷三阴，及实热证火逼三阴，危证也。

【杂论】　按：以上论灰苔舌之症候变化也。灰色不列五色，乃色不正也。舌见灰色，病概非轻，均里证，无表证。有实热症，无虚寒症，有邪热传里证，有时疫流行症，郁积停胸症，蓄血如狂症。其证不一，而治法不外寒凉攻下。《舌鉴总论》[1]为热传三阴，则有灰黄干苔，皆当攻下泄热是也。凡灰黑与淡黑色颇相似，惟灰则黑中带紫，淡则黑中带白之殊耳。若寒邪直中三阴者，其舌淡黑无苔，宜温经散寒。如热邪直中三阳者，其舌灰黑无苔，宜三黄、白虎、大承气汤，并用连投。失

出失入，其害非轻。望舌者，小心谨慎焉。

（五）红舌

纯红舌

【形状】　红赤如瘀血之色，不杂他苔。

【主病】　温热内蓄，自里达表。

【杂论】　纯红舌，非纯而不杂，即瘀血之色也。脏腑极热者，中时疫者，误服温补者，皆有之。此舌亦有表证者，则两脸周身必发热，头晕目眩，乍寒乍热，脉浮数，邪热在太阳也。

光红柔嫩舌

【形状】　全舌鲜红柔嫩，光而无津液，或谓镜面舌。

【主病】　汗下太过，元精耗极于内。

【杂论】　红嫩无津舌。全舌鲜红柔嫩而无津液，望之似润，而舌燥涸者，乃阴虚火旺也。若舌绛而光亮者，胃阴亡也。薛生白[2]云：舌光如镜，外证口大渴，胸闷欲绝，干呕不止，此乃胃液受劫，胆火上冲，宜西瓜汁、金汁水、鲜生地汁、甘蔗汁，磨服木香、郁金、香附、乌药等味。

红中微黄滑舌

【形状】　淡红舌中，见黄滑薄苔。

【主病】　伤寒五七日，舌中见黄苔，则为阳明证热势初盛也。若苔干燥者，内邪热盛也。

【杂论】　吴坤安云：若舌质绛黏腻苔上浮，暑湿酿蒸痰浊，蒙闭心包也。急用芳香逐秽，宣窍涤痰之品。若舌绛中，仍带黄白等苔，是邪在营卫之间，当用犀羚以透营热，荆薄以散卫分表邪，两解以和之可也。

红中黑斑舌

【形状】　全舌纯红，中有小黑斑点。

【主病】　瘟疫热毒，陷于阳明，热极则斑黄狂乱，身上亦有红紫斑。

【杂论】　生斑舌，全舌纯红，而有小黑斑点者，脏腑皆热也。伤寒邪传阳明腑失治，以致邪火逼入三阴证。或疫毒直中三阴证，或实热人误用辛温药，燥伤三阴证，均有之。

红内红星舌

【形状】　纯红舌中，满布深红红星，如珠

---

① 《舌鉴总论》：舌诊著作，原题清代徐大椿著。

② 薛生白：清代医学家（1681－1770），名雪，字生白，号一瓢，又号槐云道人，吴县人，著有《湿热条辨》等。

鼓起。

【主病】　温热伤于心脾也。

【杂论】　红星舌，乃脏腑血分皆热也。中燥火者，中疫毒者，实热人误服温补者，皆有之。其病多大热大渴，心胸胀满，皮肤燥痒，日夜不能眠，大便闭，小便涩不等。

红内白泡舌

【形状】　舌红短，而起白泡。

【主病】　口疮舌短，而起白泡，声哑咽干，烦躁者，乃瘟疫强汗，伤其津液，伤寒失汗，遏热伤经。

【杂论】　张石顽曰：此火气燔灼，因浮浅不入血络，故起白泡。

红内紫疮舌

【形状】　纯红舌上，起紫色疮。

【主病】　瘟疫多此舌，乃疫毒上熏，肺胃受病。

【杂论】　红色紫疮舌，疮在心肺经位者，乃时疫毒中心肺，或杨梅毒注心肺，皆有之。

深红虫碎舌

【形状】　深红舌中，更有红点坑烂，如虫蚀之状。

【主病】　水火不能既济，热毒炽盛。

【杂论】　吴坤安云：舌绛碎而有黄白腐点者，此湿热邪毒，蕴久不宣，蒸腐气血，化为瘀浊，得风木之气化而成虫也。叶桂曰：舌绛而有碎点黄白者，当生疳也。

红色人字纹舌

【形状】　深红舌中，有裂纹，如人字、川字、爻字者。

【主病】　相火上乘君位，致令舌红燥而纹裂作痛也。

【杂论】　人裂舌，红色中有裂纹如人字者，相火燔灼，热毒炎上，故发裂。然不论白黄红黑各舌，若中有裂纹，如川字、爻字、人字不等，或裂直槽者，多有实热人，误服温补药，以致热火在脏腑相争。

红细枯长舌

【形状】　舌色干红，枯而细长。

【主病】　少阴之气绝于内，而不上于舌也。脉若衰绝，朝夕难保。

【杂论】　倘绛红无苔，干枯红长，而有直纹透

舌尖者，此阴亏已甚，手少阴之气已绝于内，不能上通舌根，故不显苔也，命绝难治。若赤紫红色，中间尚带显苔腻者，虽有直纹透尖，亦为脏腑实热症，宜白虎、承气，合投可愈。辨之详慎，方不误人。

红胀出口舌

【形状】　舌红长大，胀出口外，不舔者。

【主病】　热毒乘心，舌本弛长也。

【杂论】　用银针砭去恶血，以梅冰片和人中黄末，掺于舌上即愈。

红战舌

【形状】　全舌深红或淡红，蠕蠕瞤动于口中。

【主病】　深红属实热，淡红属虚寒。

【杂论】　深红赤红而战者，宜三黄、石膏等汤。紫红瘀红而战者，宜三黄、白虎汤。淡红而战者，宜十全大补汤。鲜红灼红而战者，宜六味地黄汤。此舌虚火实火皆有之，误治即坏。

红痿舌

【形状】　舌本痿软，不能举动，色淡红、深红、赤红、灼红不等。

【主病】　心脏受伤，心气不振，当参脉证施治。

【杂论】　痿者，软而不能动也。淡红痿者，宜补气血。深红痿者，宜凉气血。赤红痿者，宜清凉脏腑。紫红痿者，宜寒凉脏腑。鲜红灼红痿者，宜滋阴降火。惟绛红痿者，为阴亏已极，无药可救。

红硬舌

【形状】　全舌深红或紫红，舌根强硬不语。

【主病】　邪结咽喉，舌根强硬，失音不语，死证也。脉若有神，外无危证者，亦有得生。

【杂论】　红硬舌，脏腑实热已极，又为燥火浸淫，或误服温药，则舌根强硬，不能言语。或时疫直中三阴者，亦有之。均里证实热症，无表证虚寒症。若舌尖能动，而舌根胖硬，不能言语，此痰阻舌根，有内风上逆也。脾肾之脉，皆连舌本，亦有脾肾气败，而舌短硬不能伸者。其形貌面色，则必枯瘁，多为死证也。

红舔舌

【形状】　全舌紫红，频出口外，舔至鼻尖上下，或口角左右。

【主病】　热伤心脏，热极生风。

【杂论】　天行燥火时疫症，多有之。全舌必

紫而兼瘀,脏腑为疫毒内攻,逼迫心经,所以舌长出口外,时弄不止。

按:以上论红舌之症候变化也。全舌淡红,不浅不深者,平人也。有所偏则为病。表里虚实热症,皆有红舌,惟寒证无此舌。如全舌无苔,色浅红者,气血虚也。色深红者,气血热也。色赤红者,脏腑俱热也。色紫红瘀红者,脏腑热极也。中时疫者有之,误服温补者有之。色鲜红,无苔无点,无津无液者,阴虚火炎也。色灼红,无苔无点而胶干者,阴虚水涸也。色绛红,无苔无点,光亮如钱,或半舌薄小而有直纹,或有泛涨,而似胶非胶,或无津液而咽干带涩不等,红光不活,绛色难名,水涸火炎,阴虚已极也。瘦人多火,偏于实热。医者拘于外貌,辄指为虚,误服温补,灼伤真阴,或误服滋补,使郁火渐耗真阴,亦绛舌,而为阴虚难疗矣。不论病状如何,见绛色舌则不吉。《舌鉴》引仲景云:冬伤于寒,春变为温病,至夏变为热病,故舌红面赤,此专言瘟疫与伤寒也。而红舌各病,实非瘟疫伤寒所可赅括,勿泥古以致误。

(六)紫舌

纯紫苔舌

【形状】　全舌浑紫色,上无浮苔。

【主病】　舌见浑紫色者,乃酒后伤寒舌也。或伤寒在表,不用药而以葱酒发汗,或未汗,又饮烧酒取汗,致令酒毒入心,心含酒毒,故舌见紫色。况汗未尽,邪热至甚,又加酒毒,愈助其热。

【杂论】　伤寒寒邪化火,或中时疫毒,或误服温补药,或内热郁结诸症,皆有之。

紫上白苔舌

【形状】　全舌紫色,中心白苔上罩。

【主病】　此醉后伤寒,或误饮冷酒,停积不散,亦令人头痛身热恶寒,是酒毒在太阳也。

【杂论】　紫上白滑舌,为脏腑本热,或因感冒时邪。若白苔不滑而厚腻,则实热内蓄也。

紫上黄苔湿润舌

【形状】　外淡青紫色,中有黄滑湿润苔。

【主病】　食填胃口,寒伤太阴。

【杂论】　此即阴证夹食之候,脉必沉细,而心下脐傍,按之必硬痛。

紫上黄苔干燥舌

【形状】　外紫干色,中有黄燥苔。

【主病】　嗜酒食辛之人,又伤寒邪,至四五日,舌紫上积干黄苔者,是湿火内盛。

【杂论】　紫上黄苔干燥舌,乃脏腑素热。脾胃尤甚,或嗜酒积热,或燥火入里,或误服温补所致,皆实热里证。

淡紫灰心舌

【形状】　外边皆淡紫,舌心带灰,或青黑不燥。

【主病】　湿中生热,热伤血分。

【杂论】　此舌虽有下证,只宜犀角地黄汤,加酒洗大黄微利之。

淡紫带青舌

【形状】　全舌淡紫带青,滑润无苔,舌质瘦小。

【主病】　伤寒直中肾肝阴证,阴寒之象。外证若见面青唇紫,男子囊缩,妇人乳缩,厥逆筋急,直视等症,厥阴败症也,不治。

【杂论】　此舌急宜吴茱萸汤、四逆汤温之。

紫上青肿干焦舌

【形状】　舌边紫,而中心赤肿或青肿。

【主病】　伤寒阳明受邪,或已下后,即食酒肉,邪热复聚。

【杂论】　杂病见此舌,乃脾胃实热已极。急与凉下,至赤肿消尽则愈,过于迟疑,势必误人。

紫尖痞瘰舌

【形状】　舌色淡紫,尖生痞瘰。

【主病】　感寒后不戒酒食,或醉饱后感寒,遏热于里,血气不得流通。

【杂论】　时热、酒湿、梅毒等症皆有之。

按:以上论紫色舌之症候变化也。紫见全舌,脏腑皆热极也。紫之微甚,亦热毒之微甚也。见于舌之某部,即某经之郁热也。伤寒邪化火者,中时疫者,内热熏蒸者,误服温补者,酒食湿滞者,皆有紫舌。有表里实热症,无虚寒症。凡辨舌无苔,则论舌之本色。有苔,则凭舌之见色。参之望问,以判表里、寒热、虚实之真假。虽不中,不远矣。

(七)霉酱舌

纯霉酱色舌

【形状】　全舌黄赤兼黑之色,如沉香色。

【主病】　饮食填塞于胃,复为寒邪郁遏,内热不得外泄,湿气熏蒸。

【杂论】 纯霉酱色舌,为实热蒸胃,为宿食困脾,伤寒传阴,中暑躁烦,腹痛泻利,或闭结,大渴大热,皆有此舌。

中霉浮厚舌

【形状】 全舌灰黑兼紫,中霉厚苔如酱饼,浮于舌中。

【主病】 食结中宫,湿滞不化之象。

【杂论】 此舌亦有宿食在中,郁久内热,胃伤脾困。刮不净而顷刻复生者,宜下之。

霉黄色舌

【形状】 舌霉色中有黄苔者。

【主病】 湿热之物,郁滞中宫。

【杂论】 按:以上论霉酱舌之症候变化也。霉酱色者,有黄赤兼黑之状,乃脏腑本热,而夹有宿食也。凡内热久郁者,夹食中暑者,夹食伤寒传太阴者,皆有之。凡见此舌,不论何症何脉,皆属里证、实热症,无表证、虚寒证。

(八)蓝舌

纯蓝色舌

【形状】 全舌纯蓝,如染布三蓝之色。

【主病】 中土气衰,胃阳将绝之候,见之百不一生。

【杂论】 凡病舌见蓝色无苔者,不治。若蓝色而有苔者,心、肝、肺、脾、胃为阳火内攻,热伤气分,以致经不行血也。其证有癫狂大热大渴,哭笑怒骂,捶胸惊怪不等,下之或愈。若孕妇舌见蓝色者,胎死腹中也。

蓝纹舌

【形状】 全舌微蓝,上有蓝色之纹。

【主病】 胃土气衰,肝气相乘之候。

【杂论】 在伤寒,为胃气衰微。在杂病,为寒食积滞。

葡萄瘟舌

【形状】 全舌微蓝,中兼青、兼紫、兼黄、兼酱等,具有五色杂呈。

【主病】 瘟病中之一,原杂病气尸气与杂气蕴酿而成。其舌或青,或紫,或酱,或黄,或蓝,犹可按法治之。

【杂论】 口舌起疱如葡萄,并有青、黄、紫、黑、绿色罩于舌上,唇肿咽痛,口秽喷人,臂斑或蓝,或紫,或起紫疱,甚则心胸亦见,灼热神昏,便闭溲短,彻夜不寐,脉形细数而涩。此痰阻上焦,热伏营分,气机郁结,热毒上涌也。

按:以上论蓝舌之症候变化也。蓝者,绿与青碧相合,犹染色之三蓝也。舌见蓝色,而尚能生苔者,脏腑虽伤未甚,犹可医治。若光蓝无苔者,不论何脉,皆属气血极亏,势难延年。

三、问诊

(一)症状

寒热

【区别】 寒热之有无、多少及时间。

【主病】 辨病之在表在里。

【杂论】 人伤于寒,则病为热。故凡身热脉浮,头疼体痛,而得于暂者,必为外感。若无表证而身热不解,多属内伤,然亦必有内症相应。凡身热经旬或至月余不解,亦有仍属表证者,盖因初感寒邪,身热头痛,早用寒凉,以致邪不能散,或虽经解散,而药不及病,以致留蓄在经。其病必外证多,而里证少,此非里也,仍当解散。凡内证发热者,多属阴虚,或因积热,必有内证相应,而其来也渐。盖阴虚者,必伤精。伤精者,必连脏。故其在上而连肺者,必为喘急咳嗽;在中而连脾者,或妨饮食,或生懊恢,或为躁烦焦渴;在下而连肾者,或精血遗淋,或二便失节,然必寒热往来,时作时止,或气怯声微,是皆阴虚证也。怒气七情,伤肝伤脏而为热者,总属真阴不足。所以邪火易炽,亦阴虚也。劳倦伤脾而发热者,以脾阴不足,故易于伤,伤则热生于肌肉之分,亦阴虚也。内伤积热者,在症瘕必有形证,在血气必有明征。或九窍热于上下,或脏腑热于三焦。若果因实热,凡火伤在形体而无涉于真元者,则其形气声色脉候,自然壮丽,无弗有可据而察者,此当以实火治之。凡寒证尤属显然,或外寒者,阳亏于表;或内寒者,火衰于中。诸如前证,但热者多实,而虚热者最不可误;寒者多虚,而实寒者间亦有之。

汗

【区别】 有汗抑或无汗。

【主病】 察病之表里。

【杂论】 凡表邪盛者必无汗。有汗者邪随汗去,已无表邪,此理之自然。故有邪尽而汗者,身凉热退,此邪去也。有邪在经而汗在皮毛者,此非真汗。故有得汗后，邪虽稍减，而未得全尽者，犹有余邪。又不可因汗而必谓其无表邪也，须因脉证而详察之。凡温暑等证，有因邪而作汗者，有虽汗出而邪未去者，皆表证也。总之表邪未除者，在外则连经，故头身或有疼痛；在内则连脏，故胸膈或生躁烦。在表在里，有证可凭。或紧或数，有脉可辨。须察其真假虚实，孰微孰甚而治之。凡全非表证，则或有阳虚而汗者，须实其气；阴虚而汗者，须益其精；火盛而汗者，凉之自愈；过饮而汗者，清之可宁。

头身

【区别】　头身之痛不痛。

【主病】　头察上下，身察表里。

【杂论】　头痛者邪居阳分，身痛者邪在诸经。前后左右，阴阳可辨。有热无热，内外可分。但属表邪，可散之而愈。凡火盛于内而为头痛者，必有内应之证，或在喉口，或在耳目，别无身热恶寒，在表等候者，此实盛于上，病在里也。察在何经，宜清宜降，高者抑之，此之谓也。若用轻扬散剂，则火必上升，而痛愈甚矣。阴虚头痛者，举发无时，是因酒色过度，或遇劳苦，或逢情欲，此为里证。或精或气，非补不可。头痛属里者，多因于火，此其常也。然亦有阴寒在上，阳虚不能上达而痛甚者，其证则恶寒呕恶，六脉沉微，或兼弦细，当温补之。凡云头风者，此世俗之混名。然必有所因，须求其本，辨而治之。眩晕或头重者，可因之以辨虚实。盖病中眩晕者，多因清阳不升，上虚而然。至于头重，尤属上虚，所谓上气不足，脑为不满，头为之苦倾也。凡身痛之甚者，亦当察其表里以分寒热。若感寒作痛者，或上或下，原无定所，随散而愈，此表邪也。若有定处而别无表证，乃痛痹之属。邪气虽亦在经，当以里证视之，但有寒热之异耳。若因火盛者，或肌肤灼热，或红肿不消，或内生烦渴，必有热证相应，治宜以清以寒。若并无热候而疼痛不止，多属阴寒，以致血气凝滞而然。所谓痛者寒气多也，有寒故痛也，必温其经，使血气流通，其邪自去矣。若劳损病剧而忽加身痛之甚者，此阴虚之极，不能滋养筋骨而然，营气惫矣，无能为也。

二便

【区别】　二便之有无、多少及色泽。

【主病】　无论内伤外感，察此以辨寒热虚实。

【杂论】　前阴通膀胱之道，而其利与不利，热与不热，可察气化之强弱。凡患伤寒而小水利者，以太阳之气未剧，吉兆也。后阴开大肠之门，而其通与不通，结与不结，可察阳明之虚实。凡大便热结，而腹中坚满者，方属有余，通之可也。若新近得解而不甚干结，或旬日不解而全无胀意者，便非阳明实邪。所谓大便先硬后溏者，不可攻。可见后溏者，虽有先硬，已非实热。矧夫纯溏而连日得后者，又可知也。若非真有坚燥痞满等证，则原非实邪，其不可攻明矣。凡小便但见其黄，便谓是火。而不知人逢劳倦，小水即黄。焦思多虑，小水亦黄。泻痢无期，小水亦黄。酒色伤阴，小水亦黄。使非有或淋或痛，热证相兼，不可因黄，便谓之火。中气不足，溲便为之变，义可知也。若小水清利者，知里邪之未甚，而病亦不在气分。以津液由于气化，气病则小水不利也。大小皆为元气之关，必真见实邪，方可议通议下，否则最宜详察审慎，不可误攻。使非真实而妄逐之，导去元气，则邪之在表者，反乘虚而深陷，因内困者，必由泻而愈亏。所以凡病不足，慎勿强通。最喜者小便得气而自化，大便坚固者弥良，营卫既调，自将通达。即大肠秘结旬余，何虑之有？若滑泄不守，乃非虚弱者所宜，当首先为之防也。

饮食

【区别】　能否饮食，嗜食何味及冷热。

【主病】　一察胃之清浊，二察脏腑之阴阳。

【杂论】　病由外感而食不断者，知其邪未及脏，而恶食不恶食者可知。病因内伤而食饮变常者，辨其味有喜恶，而爱冷爱热者可知。素欲温热者，知阴脏之宜暖。素好寒冷者，知阳脏之可清。或口腹之失节，以致误伤，而一时之权变，可因以辨。故饮食之性情，所当详察；而药饵之宜否，可因以推也。凡诸病得食稍安者，必是虚证；得食更甚者，或虚或实皆有之。

胸

【区别】　胸之闷不闷。

【主病】　辨膻中之间有邪无邪，及宜补宜泻。

【杂论】　凡胸腹胀满，不可用补；不胀不满，不可用攻，此为大法。然痞与满不同，当分轻重。重者胀塞中满，此实邪也，不得不攻。轻者但不欲食，不知饥饱，似胀非胀，中空无物，乃痞气耳，非真满也。此或邪陷胸中者有之，或脾虚不运者有之。病者不知其辨,但见胃气不开,饮食不进,问之亦曰饱闷,而实非真有胀满。此在疑虚疑实之间,若不察其真确,未免补泻倒施,必多致误,危害不小。今人病虚证者极多,非补不可。但用补之法,不宜造次。欲察其可补不可补之机,则全在先察胸腹之宽否何如,然后以渐而进。如未及病,再为放胆用之,庶无所碍,此用补之大法也。虚证势在危急,补剂难容少缓,亦必先问其胸宽者乃可骤进。若元气真虚,而胸腹又胀,是必虚不受补之证。若强进补剂,非惟无益,适足偾①事。

聋

【区别】　耳之聋不聋。

【主病】　察病之经界。

【杂论】　伤寒三日,少阳受之,故为耳聋。此以寒邪在经气闭而然,然未有不因气虚而然者。所谓精脱者耳聋,又耳聋无闻者,阳气虚也。盖属气虚者什九,气闭者什一耳。耳聋有轻重,轻者病轻,重者病重。若随治②渐轻,可察其病之渐退,进则病亦进矣。若病至聋极,甚至绝然无闻者,此诚精脱之证,皆主不治。

渴

【区别】　口之渴不渴。

【主病】　察里证之寒热,而虚实之辨亦从以见。

【杂论】　凡内热之甚,则大渴喜冷水不绝,腹坚便结,脉实气壮,此阳证也。口虽渴而喜热不喜冷者,此非火证,中寒可知。既非火证,何以作渴,水亏故耳。凡病人问其渴否？则曰：口渴。问其欲汤水否？则曰：不欲。盖其内无邪火,所以不欲汤水；真阴内亏,所以口无津液。此口干也,非口渴也,不可以干作渴治。凡阳邪虽盛,而真阴又虚者,不可因其火盛喜冷,便云实热。盖其内水不足,欲得外水以济水涸精亏,真阴枯也。必兼脉证细察之,此而略差,死生立判。

（二）杂项

年龄

【区别】　稚幼壮老。

【主病】　察气血之盛衰。

【杂论】　病有与年龄相关者,痰饮等疾。非壮年所有,以其阳气充足,不易搏聚津液。又如妇人五十岁时,月经淋沥不止,即须防其血崩之渐。故于年龄之询问,虽非每病需要,而有时实可借以取断。况同一病症之宜大下大汗者,因年事之过稚过老,即须审慎斟酌乎！

居处

【区别】　潮湿干燥。

【主病】　察禀赋之寒热。

【杂论】　人恒谓南方无正伤寒,此言殊未可信。但东南卑湿温暖之区,湿热独重,气多薄弱,香岩之方,洵多特效,不可拘泥一家也。尝见舟子等以水为事,感寒积湿为多,药偏辛温多功,可见一斑。故余尝劝人议病立法,因人施方,虽不命中,胜于偏颇。

性情

【区别】　躁静刚柔。

【主病】　察气血之舒郁。

【杂论】　性刚者,肝胆气旺,易于恼怒。性柔者,肝胆气弱,易于忧郁。恼怒则相火易动,而多失血等症。忧郁则脾气易结,而多痞癜③等症。故七情之病,多关于平日性情,尤宜详问。

嗜好

【区别】　烟酒色欲。

【主病】　察体质之阴阳。

【杂论】　嗜好为人生所不能免,而体质为之无形移化。如吸烟,则阴虚。嗜酒,则胃热。色欲,则伤肾。凡吸烟而大便秘结,乃肠中液枯,只宜滋润,不须大下。若见泄泻不止,即属烟漏,委为难治,不可不注意及之。

环境

【区别】　安舒愁闷。

【主病】　察气分之舒郁。

【杂论】　性情属于禀赋,环境由于人事。《内经》所举先富当贫,先贫后富,先贵后贱,先贱后贵等,均为环境立说。尤甚者,且有由环境而移易其性情,则医者不仅因此可以断病,并得因此施以精神治疗矣。

---

①　偾：音愤,破坏之义。

②　治：原文为"时",据《四诊抉微·问聋》改。

③　癜：音冈,烦闷之义。

职业

【区别】　劳心劳力。

【主病】　察气血之强弱。

【杂论】　劳力者所病,以外邪饥饱为多。劳心者恒多内外相兼。故治劳力易,而调劳心难。况有种种疾病,随其工作而起。如多坐少动者,每患气滞。多言少默者,每患气耗。所谓职业病者,是。此时不从根本着想,必无消弭之一日。

经过

【区别】　进退变化。

【主病】　察病机之趋向。

【杂论】　时病最多变化,其已往之象,决非诊断所知。杂病每费时日,其已往之迹,亦非诊断能知,则惟赖于详问矣。故医者但顾目前,不追已往,最足偾事。且以前所服之方,处处足资借镜乎。

四、杂诊①

(一)症象

气粗

【形状】　呼吸有力,而不和平也。

【主病】　阳明热盛时见之。

【杂论】　气粗为肺举叶张之浅者,就其标言,病在肺;求其本言,病在胃。胃中积热,气不清降,肺为所薄也。凡太阳、少阳,鲜有是症。

气微弱

【形状】　呼吸低细,为气粗之反。

【主病】　诸虚不足,病在于阴。

【杂论】　气微弱者,正气固衰,邪气亦衰也。故恒见于热病已愈,正气未复之时。若在杂病,以失血症为最显。在伤寒,以两候后为多见。

气短

【形状】　呼吸较常人为短。

【主病】　内伤虚症。

【杂论】　气短微弱,俱属不足。但实际不同,微弱者静,短者躁。微弱无声,短则带粗。微弱者,气不足以息,言不足以听,状态则自然;短者,气若有所窒,语若不能续,状态则勉强。故微弱,为病退之时;气短,属病进之候。

气喘

【形状】　呼吸粗而且促,有起有迄,俗称气急。

【主病】　肺胃有热,或风寒痰沫壅塞肺气。

【杂论】　伤寒有汗而喘,无汗而喘,属于太阳、阳明热盛。小儿之肺风痰喘,属于风痰堵塞上焦,似以实症为多,但亦有肾不纳气而致者,必须察其兼证,庶免误认不足之阴证为有余之阳证。

鼻扇

【形状】　鼻孔弛张不已,有如扇状。

【主病】　肺气壅塞而不利,或肺气衰竭而难息,多属危候。

【杂论】　此症每与气急并见。初病见之为急性肺病,不当作寻常伤风论,急与宣达,不可清降。久病见之,为肺肾气绝,如褥劳、肺痿、煎厥等,例多不救。

息高

【形状】　呼吸及胸而止,其肺部之起落,仅在胸膈以上。

【主病】　虚症危候。

【杂论】　伤寒下后息高,多死。杂病、久病见息高,为衰弱甚,亦多难救。

息坌②

【形状】　胸高肺胀,其喘息大起大落,有如鼓气之风箱。

【主病】　多属急性肺病。

【杂论】　息坌者,气息坌涌也。甚者胸腹皆膨胀,鼻孔窒狭难通。以小儿伤风,妄施泻肺为最多。

肩息

【形状】　每次吸气,其肩必动。

【主病】　肺气大虚,肾不能纳。

【杂论】　此症每于哮喘最剧时见之。盖气道极窒,体力极弱,吸气时非用全力不可,既出全力,必肩为振动。标虽在肺,源实在肾,所谓肾不纳气也。若兼见面部浮肿,或大肉削脱,去死不远矣。

气咽

【形状】　喘息只见吸入,不见呼出,其势

---

① 　诊:原文为"病",据原文目录改。

② 　坌:音笨,聚积之义。另,古同"笨",蠢笨之义。

甚疾。

【主病】 临死气绝之象。

【杂论】 无论何病,至最后时,类有一称喘息,与他种迥然不同,有似呜咽,生命在顷刻间矣。

囟陷

【形状】 囟门下陷,宛如碟子。

【主病】 惟三岁之内小儿有之,均属危殆。

【杂论】 初生小儿,囟门多动。先天薄弱者,有至二三岁而仍翕翕浮动者,但不可陷。若陷而兼见舌根及上腭有白糜,轻者数点,重者满口,目上帘、眼眶骨之内埏①陷作弧形,及泄泻清水等,则尤为大危极险之候。

颈脉动

【形状】 结喉两旁脉起落跃动。

【主病】 水肿及温病热盛。

【杂病】 凡病势暴急而险者,及势渐而临危者,亦多颈脉跳动,特水肿热盛则较剧烈耳。

手颤

【形状】 手臂或手指颤动,不能禁制。

【主病】 肝风惊厥。

【杂论】 《内经》云:肝之变动为握。握赅拘挛抽搐而言,俱血虚热蓄之象,非轻症也。

抽搐

【形状】 手足忽伸忽缩,亦称瘛疭。

【主病】 肝风内动,见于惊痉等病。

【杂论】 此亦肝虚热蓄之象。西医认为司运动之神经,因热炙而紧张所致。其理相通,盖中药所称之肝病,多属西药之神经病。但热病例与神经无直接影响。热病而与神经生关系,必其受病之初,会经七情郁结,或误服热药,此理宜辨。

脚蜷

【形状】 两足蜷曲,能使伸直,但须臾之间,不知不觉,又复蜷曲。

【主病】 阳气不足,寒邪盘踞,病在少阴。

【杂论】 仲景以但头汗出,蜷卧欲寐,脉沉细,为少阴病。蜷卧,即脚蜷也。

项反折

【形状】 颈项反折,头脑后仰。

【主病】 痉病,及小儿惊风。

【杂论】 此症有初起即见者,有外感传变始见者,有久病虚甚,延成慢惊而见者,不能一例。西医称为延髓膜炎。

戴眼

【形状】 两眼向上,凝静不活。

【主病】 肝经热盛精绝,及太阳精绝之候。

【杂论】 目之所以圆转自如者,因有筋为之系,目为肝之窍,肝热精绝,则目系急而上戴。又太阳之脉起于目内眦,故绝亦上戴。

(二)色泽

额黑

【形状】 颜额黑暗。

【主病】 肾虚,女劳疸,及水气病。

【杂论】 肾虚而水色上泛为多,预后不良。其有眼帘上一块黑斑,他处皆无者必死。妇人眼眶现黑晕者,大半肝肾虚而带下。

鼻青

【形状】 鼻旁色青。

【主病】 中宫寒冷,小儿慎旁抽搐。

【杂论】 脾胃阳虚,腹痛泄泻,多见青色,以小儿为最显。若环唇亦青,乃险症也。

唇黑

【形状】 口唇黑如涂墨。

【主病】 阳热亢盛。

【杂论】 唇色本红。红而鲜艳,为热。红而紫,紫而黑,则亢甚矣。往往兼见干燥如破裂,急投养阴清火,或可转安。

齿枯

【形状】 齿如枯骨。

【主病】 热盛津干。

【杂论】 伤寒、温病末传皆有之,轻者干而不枯。

面尘

【形状】 面色灰滞不洁,如蒙尘垢。

【主病】 湿温病最易发现。

【杂论】 湿热蕴蓄太阴、阳明,其气不清,色随混浊。故湿温病以面尘、足不温为据。

甲错

【形状】 肌肤糙如鱼鳞,抚之忤手。

【主病】 血虚及瘀血。

---

① 埏:音研,边缘之义。

【杂论】　仲景以大黄䗪虫丸治肌肤甲错，即泻其瘀血也。但瘀血既净，及血不润养而致者，非滋血不可。

爪甲白

【形状】　爪甲下血色淡白不华。

【主病】　产后，脱血，虚劳。

【杂论】　验爪甲亦为诊断之确据，以其为人身上血色最显处也。色白者，为脱血。色紫者，为瘀血。色黄者，为黄疸。色青者，为厥冷。均宜知之。

（三）声音

呻吟

【形状】　缠绵困苦之音。

【主病】　主痛。兼攒眉者，头痛。不能转侧者，腰痛。手抚心下者，脘痛。

【杂论】　呻吟者，病人不胜其痛苦之音也。凡病至沉重，往往闻之，虽不专主乎痛，而以痛为最甚。

吁气

【形状】　时作太息之音。

【主病】　气分郁结。

【杂论】　肝气胸脘闷痛，恒多吁气，以气出则闷痛舒畅也。故此症实者多而虚者少，与噫气相同。

独语

【形状】　喃喃自语，如有所遇。

【主病】　思虑伤神，心血不足。

【杂论】　久病精血不足，心神不安，往往自诉已往，或虑将来，语言不清，杂乱无序，勿以等闲视之。

声轻

【形状】　语声低微。

【主病】　气分不足。

【杂论】　此气虚不能发扬也，甚则断续不相连接。

声重

【形状】　语声重浊不清。

【主病】　伤风及疼痛。

【杂论】　伤风咳嗽之声，最为重浊易辨。湿遏中气，亦多遇之。

声高

【形状】　声高叫喊，甚于平常。

【主病】　热盛发狂。

【杂论】　阳明热极，轻狂不静，多见此症。甚则骂詈①，不避亲疏。

声嘎

【形状】　咽喉喑哑，发声不扬。

【主病】　肺受风寒，气络闭塞。

【杂论】　肺虚津燥，音亦易哑。所谓金实不鸣，金破亦不鸣也。

---

① 詈：音立，责骂之义。

药物学讲义

上海秦之济伯未　述

吉林辛瑞锋

福建杨忠信　参订

吉林高仲山

浙江朱启后

程　英　陈素美　整理

　　《药物学讲义》为中药学著作,秦伯未著述,现存 1930 年上海秦氏同学会铅印本。本书是秦氏《国医讲义六种》之一,可以作为高等中医院校专科教材,也是中医爱好者自学的重要参考书。

　　全书分为上编和下编两部分。上编为药物概论,包括药物与疾病、药物与气味、气味与效能、性质与产生、甘味之研究、苦味之研究、辛味之研究、酸味之研究、咸味之研究、升浮药之研究、降下药之研究、根实茎叶之区别、首尾节芽刺皮心汁筋瓤之区别、动植矿之区别、分经用药法、六气用药法、血病用药法、气病用药法、痰病用药法、郁病用药法、药物之炮制、药物之反畏 22 项,主要对中药的治病原理,四气五味、升降浮沉等性能,不同部位、种类的区别,各种用药方法以及中药炮制和配伍禁忌等进行了总体的论述。下编为药物分论,共收载常用中药 286 种,按主要功效分为发散药、利尿药、泻下药、涌吐药、补益药、收敛药、化痰药、驱虫药、理气药、理血药、温热药、寒凉药 12 章,章下适当分节。每味中药均从气味、归经、主治、用量、杂论 5 个方面进行具体说明。全书共计 4 万余字,章节分明,内容简要。

　　本书中,秦氏在阐述药理时,并不是一味地抽象总结,多是用具体的药物应用经验来举例说明;在分述每味药物时,着重对药物独有的应用特点与应用禁忌进行说明,虽寥寥数语,却化艰深为浅显,并且切中要点,令人折服。

　　此次依 1930 年上海秦氏同学会铅印本为底本进行点校整理。

上编 药物概论

一、药物与疾病

药者,草根、树皮、昆虫、土石之属,其能治病者何也？曰:天地以阴阳二气生万物,人禀其气之全,物得其气之偏,故人身之气偏胜偏衰,则生疾病。可借药物一气之偏,以调吾身之盛衰,而使归于和平。盖假物之阴阳,为药物之效用。然亦惟其受气不全,故久服误施,往往致变。《内经》云:"大毒治病,十去其六;常毒治病,十去其七;小毒治病,十去其八;无毒治病,十去其九。"名曰毒者,以其气偏;名曰大小常无者,以其气偏有微甚。此所以当用而用,硝黄足以起沉疴;不当用而用,参术亦足以杀人也。

二、药物与气味

历来治药物者,皆注意其效能。指授药物者,亦皆令人注意其效能。斯法也,众人循之,率无异议,而不知似是而实非。盖药之所重者,在气味性质,不在效能。故半夏贝母竹沥,同为除痰之品,然因半夏辛温用化湿痰,贝母辛平用祛风痰,竹沥甘寒用降热痰。又如黄芪沙参山药同为补虚之品,然因黄芪甘温用补气虚,沙参甘寒用养肺阴,山药甘平用益脾弱。其效相同,其终绝异,皆气味性质为之也。类此者,非惟混投无效,抑且增加疾患。若仅重效能,则势必遇痰症而群驱除痰之药,遇虚症而群驱补虚之药,杂乱无章,焉能取效？此余十年来教授生徒所以侧重于气味性质之讲解,使彻底明了其效能之所由来,然后不治效能而效能无不知。进步之速、获益之宏,远非昔比。今敢贡献于从吾游者。

三、气味与效能

能明药之气味性质,不特易悟其效能,且能预测其效能。盖药性不外气味,寒热温凉平气也,酸苦辛甘咸淡味也。气为阳而主升,味为阴而主降。气厚者为纯阳,薄为阳中之阴。味厚者为纯阴,薄为阴中之阳。气薄则发泄,厚则发热。味厚则泄,薄则通。故辛甘发散为阳,酸苦涌泄为阴;咸味降泄为阴,淡味渗泄为阳。酸咸无升,辛甘无降。寒无浮,热无沉。用气者取其动而能行,用味者取其静而能守。此为千古不变之定律。试本此而有以证之。则五味子之能敛,味必不离酸;紫苏叶之能散,气必不离辛。亦如木通之气味苦寒,必功偏下泄,而无发散之力;麻黄之气味辛温,必功偏外发,而无泄降之力。药物虽庞,能扼定阴阳,岂难透彻哉。

四、性质与产生

原药之所由生而成其性质,则秉阳之气而生者其性阳,秉阴之气而生者其性阴,或秉阴中之阳,或秉阳中之阴,总视其生成以为区别。唐容川所谓必原一物之终始,与夫形色气味之差分,而后能定其性也。故其论药偏于地理天时。如曰:青礞石化红皮荔枝核,皆秉东方木气,或能平肝以行痰,或能散肝以解郁,故以广东产者佳;川贝母生石膏桑白皮,皆秉西方金气,或利肺降痰,或清肺去热,故以川西产者佳。此属于地理者。如曰:夏枯花生于冬末,长于三春,正得水木之气,遇夏而枯,其气退谢,故能除肝胆经之火;款冬花生于冬月冰雪,坎中含阳,故能利痰止咳,引肺中阳气下行。此属于天时者。殊多发明之处,堪供研究时之参考。特甘草入脾,不生于河南而生于甘肃;半夏化痰,得燥金之气而无涉于夏令。则亦不可过事拘泥失实耳。

五、甘味之研究

甘味之药,俱归脾经,然甘味之药多矣,或正入脾胃,或兼入四脏,殊难指定。盖得甘之正味者方入脾,若兼苦兼酸兼咸兼辛,则皆甘之兼味,能走四脏。故甘草纯甘,能补脾之阴,能益胃之阳,或生用,或熟用,或以和百药,无所不宜。山药甘而带酸,补脾而兼入肝肺;白术甘而苦温,和肝气以伸脾气；茭苣甘而有汁，能生津；莲米甘而带涩，能止利；赤石脂黏涩味甘，则能填补止泻；禹余粮甘而微咸，则能补正涩精。若以畜物论：牛肉甘温，大补脾胃；羊肉虽甘而有膻气，则补脾兼补肝；猪肉虽甘而兼咸味，则滋脾兼润肾。更以诸果论：大枣纯甘，亦补脾胃；梨甘而含水津，则润脾肺；荔枝甘而带酸，则温脾肝。是则甘味皆入脾，更必审其所兼之味，而主治方详也。

六、苦味之研究

苦为火味，而味苦者均不补火，反能泻火，则以物极则复，阳极阴生也。故黄连之味正苦，入心以泻火；栀子味苦象心包，泻包络之火；连翘微苦质轻扬，清上焦之火；莲子中心极苦，清心中之火；黄芩中多虚空，泻三焦之火；龙胆草胡黄连苦而坚涩，兼水木之性，皆泻肝胆之火，惟胆草根多深细，又兼降利；大黄苦而形大气烈，则走脾胃，下火更速。至如花粉色白，苦而有液，则泻火之功轻，而生津之力重；元参色黑，苦而多汁，则泻火之功少，而滋肾之力多；丹皮色红味苦，则清心火而行血；青黛色青味苦，则清肝火而息风。总之得火苦味者，皆得水之寒性，遂能泻火。通观药物，自无不明。其有故纸艾叶巴戟远志等味苦而能补火者，必微苦而犹存火之本性，且必带辛温，不纯苦也。

七、辛味之研究

金性主收，而辛为金味，皆主散不主收，此药之气味，有体有用，相反而实相成也。故得金之味者，皆得木之气。木气上达斯主散，木之气温斯祛寒，木之气宣斯祛闭。薄荷辛而质轻，气极轻扬，轻则气浮而走皮毛以散风寒，扬则气升而上头目以祛风寒。辛夷花在树梢，其性极升而味辛气散，故能散脑与鼻间之风寒。荆芥性似薄荷，故能散皮毛，而质味比薄荷略重，故能入血分散肌肉；羌活独活根极深长，得黄泉水气而上升生苗，味辛气烈，故入太阳经，散头项之风寒；独活黑色，兼入少阴以达太阳，故能散背脊之风寒；防风辛而味甘，故入脾散肌肉之风寒；紫苏色紫入血分，味辛气香，能散血分之风寒。因紫苏而旁及之：苏枝四达，则散四肢；苏梗中空有白膜，则散腹中之气；苏

子坚实，则下行而散肺气以降痰。同一辛味，又有根枝子叶之不同，更须视其轻重升降之性以别其治矣。

八、酸味之研究

与辛味相反而亦相成者，则为酸味，以木性散而独味酸主收也。五味子酸敛肝木，使木气戢①而不逆，故主咳逆上气；五倍子则性味略浮，专主敛肺；白芍为春花之殿，而根微酸，故主敛肝降火行血；山茱萸酸而质润，故主入肝，滋养阴血；乌梅极酸，能敛肝木，能化蛔虫。至若酸主收敛，而酸之极者，又能发吐。则犹辛主升散，而辛之极者，则主温降，物上极则反下，物下极则反上也。观仲景大小柴胡汤治肝火之吐逆，吴茱萸汤治汗寒之吐逆，知凡吐者必挟肝木上达之气，则知导之使吐，亦必引其肝气上行。故二矾极酸，变为涩味，酸则收而引津，涩则遏而不流，肝气过急，反而上逆，力能发吐，且胆矾生铜中，有酸木之味，而正得铜中金收之性，金性缓则能平木气而下行，金性急则能遏木气而上吐，金木常变之理，可以细参。

九、咸味之研究

如上所论，则咸得水味，当得火性矣。然旋覆花咸而润降痰火，泽泻咸而润利湿热，昆布海藻咸而清肝火，芒硝寒水石咸而泻脾火，皆得咸之味，具水之性，未尝反得火之性也。盖味之平者，不离其本性，味之极者，必变其本性。譬如微苦者有温心火之药，而大苦则反寒。故微咸者秉寒水之气，而大咸则变热。离中有阴，坎中有阳，理固然也。旋覆花微咸，滴露而生，得金气多而水气少，能润利肺金；昆藻微咸，生于水中，其质秉水木二气，能清火润肝，俱不能作纯咸论，亦不能作咸极变化之性论。若夫童便本能滋阴，而煎作秋石，则锻炼已甚，虽得水之味，已具火之性矣。

十、升浮药之研究

《内经》曰："积阳为天，积阴为地。天食人以五气，地食人以五味。"故药之本于阳者，以气为主，而上行外达，升而气浮，能走上焦以发表；本于阴者，以味为主，而内行下达，降而气沉，能达下焦

---

① 戢：意为收敛，止息。

以行里。此升降浮沉之所来也。然薄荷、辛夷、麻黄、桂枝、生姜、柴胡、白头翁、升麻、菊花、连翘、银花、苍耳子、青蒿、炉甘石、海浮石，皆升浮之品，而其用各异，不可不辨。薄荷、辛夷，同一辛味，气皆轻清，而形态不同。薄荷、细辛[①]，丛生不止一茎，故能四散，又能升散巅顶。辛夷生于树梢，花朵尖锐向上，故专主上达，散脑与鼻孔之风寒。麻黄虽一茎直上，而其草丛生，与薄荷相近，故能上升，又能外散。惟薄荷得天气之轻扬，而味辛兼得地味，故亦入血分；若麻黄则茎空直达而上，且无火味，纯得轻扬之气，故专主气分，透达周身上下之皮毛。桂枝辛味较厚，斯入血分，散血脉肌肉中之风寒。生姜土中之根，辛味独胜，则兼能降气，虽其气升散，而与麻桂之纯升者不同。柴胡、白头翁皆一茎直上，花皆清香，故能升发郁结。惟白头翁无风独摇，有风不动，采于秋月，得金木交合之气，故从肺金以达风木之气，功在升举后重，而止痢疾；柴胡一茎直上，采于夏月，得水木之气味，故从中土以达木火之气，功在透胸前之结。升麻味甘，能升脾胃之气，则因根中有孔道，引水气上达于苗，然不似柴胡系苗叶，遂无四散之性。银花连翘甘菊味清而质轻，故能升清气，清上焦头目之热，然无辛散之气，故不主散。若青蒿苍耳皆不辛散而能主散者，则青蒿枝叶四散而味苦，遂能散火；苍耳轻扬有芒，遂能散风。炉甘石海浮石质皆轻浮，然究系石体，沉中之浮，故不能达表上巅，而只能散肺胃痰火之结。凡此皆举其浅显者，苟能神而明之，一隅三反，进乎境矣。

十一、降下药之研究

以言乎降，则芒硝、大黄、巴豆、麻油、蓖麻子、葶苈、杏仁、枳壳、厚朴、陈皮、槟榔、沉香、茄楠、苡仁、泽泻、车前、茯苓、射干、贝母、旋覆、木香、橘核、楂核、荔枝核等，或降而收散，或降而攻破，或降而渗和[②]，或入血分，或入气分，亦可议焉。大抵降者皆得地之味，味厚者其降速，味薄者其降缓，而合之形质，又有轻重之别。

芒硝味咸能软坚，下气分之热，以其得水之阴味，而未得水中阳气，故降而不升；大黄苦寒，得地

火之阴味，则能退火，专下血分之结，而与芒硝不同。然巴豆辛热，与大黄相反，亦主攻下，则油滑之用，非辛热之力。凡食麻油蓖麻子皆能滑利，下大便，但麻油不热，则其行缓，不辛则气不走窜，故下大便缓；蓖麻子味辛气温，是有气以行其油滑之性，故其行速。巴豆与麻油蓖麻同一滑性，而大辛则烈，大热则悍，以悍烈行其滑利，故剽劫不留。葶苈有油味辛，与巴豆相似，味苦，又与大黄相似，是一物而寓二者之性，故大泻肺中之痰饮脓血，性极速降；若杏仁亦有油，但得苦味而无辛烈，则降而不急矣。再观所入脏腑：葶苈、杏仁色白入肺；枳壳、厚朴木质入脾；陈皮辛香，故能上达于肺；枳壳不辛香，则不走肺；厚朴辛香而其气太沉，则亦不走肺；槟榔为木之子，其性多沉，故治小腹疝气。沉香木能沉水，味又苦降，又有香气行之，故性能降气。茄楠香而味甘，则与沉香有别。故茄楠之气能升散，而沉香之气专下降，服茄楠则噫气，服沉香则矢气，一甘一苦，升降又殊。夫降而沉者味必苦，质必重；降而散者味必辛，气必香；降而渗利者，味必淡，气必薄，故苡仁、泽泻、车前、茯苓，皆味淡气薄，不能行在上之清窍，而行下窍以利小便矣。至于降气更须分三焦，盖降药虽沉，未有不由上焦而下者，故赭石能从上焦以坠镇，槟榔能兼利胸膈。大抵气味重且速者，直达下焦而不能兼利上焦；气味轻且缓者，皆能降利上焦。葶苈泻肺，杏仁利肺。射干微苦，利喉中痰；厚朴花性轻，利膈上气；川贝母性平，利胸肺之痰气。旋覆质轻，润肺降痰。陈皮气味不重不轻，故可降上焦，可降中焦；惟木香气浮味沉，上中下三焦皆理。他如性之重者：橘核、查核、荔枝核，皆专治下焦之气。性之速者，如大黄、巴豆、牛膝，则直走下焦。此同而不同之点，全在体认比类得之，最宜留意。

十二、根实茎叶之区别

药有根、实、茎、叶之殊，根主上升，故性多升；实主下垂，故性多降；茎身居中，能升能降，故性多和；枝叶在旁，主宣主发，故性多散。是以根如升麻、葛根、黄芪，或大或深，皆主升达，惟葛根根实，则升津而不升气；升麻根空，则升气而不升津；黄

[①]　细辛：二字应删除，因前句中"然薄荷、辛夷、麻黄……海浮石"并未提及细辛，疑为与"辛夷"相混之误。

[②]　降而渗和：其中的"和"字应为"利"，结合后面"降而渗利者，味必淡，气必薄……而行下窍以利小便亦"可知。

芪根亦虚松,但味厚则升而能补;升麻味不厚,则升而不补。实如牵牛、车前,皆兼降利;荔核、楂核,皆主降散,砂仁、蔻仁,味虽辛而究在温中以降气;柏子、枣仁,功虽补而要在润心以降火。茎如藿梗、苏梗,气味和平,专主和气。惟藿香味甘,则和脾胃;紫苏味辛,则和肝肺。叶如荷叶能散皮肤之热,桃叶能散血分之寒,竹叶能清肌肉,菊叶能散风邪,皆可覆按也。然牛膝用根,亦主下降,则因根既坚实而形不空,无升达之道,味既苦泻而气不发,无升发之力;苍耳、蔓荆用子,亦主上升,则因苍耳有芒而体轻松,蔓荆味辛而气发散;葱白、木通用茎,亦偏升偏降,则因葱白中空而气味轻清,遂主宣散。木通藤蔓而气味苦寒,遂主通泄;枇杷槐树用叶,亦或利或清,则因杷叶禀金水之气而性潜,槐叶得秋金之气而性凉。是则辨药之时,又须视其形色气味,更须视其力所专重,而后用之,方多中肯,有非笔墨所能尽者矣。

十三、首尾节芽刺皮心汁筋瓢之区别

药更有用首、用尾、用节、用芽、用刺、用皮、用心、用汁、用筋、用瓢,其意无他,只取药力专注处,以与病相得而已。用首、尾者如当归,首之性升,故主生血;尾之性降,故主行血。地榆首之气味厚,故行血更有力;尾之气味薄,故行血之力轻。用节者,以其形似,如松节治人之骨节,牛膝利人之膝胫。用芽者,取其发泄,如麦本不能疏利,发芽则其气透达;谷本不能行滞,发芽则可以疏土。用刺者,一取锐利攻破,如皂刺是;一取钩曲和散,如钩藤是。用皮者,取以皮走皮,故姜皮、茯苓皮、槟榔皮皆治皮肿。用心者,取以心入心,故桂心、莲子心、竹叶心皆治心脏。用汁者,或取象人之水津,如姜汁、竹沥以祛痰饮;或取象人之血液,如藕汁、桃胶以清瘀血。用筋、用瓢者,如续断多节,故续绝伤;杜仲多膜,故坚筋骨;竹茹像筋膜,则清络脉之热以和血;瓜蒌像隔膜,则散胸膈之结以理气;橘皮腹毛有似人腹,故二物又治大腹之气。皆取其象也,各物略有不同者,则在气味各别,因而各归其脏,主治亦异,难以尽举,当通观之。

十四、动植矿之区别

昔人于药物多称本草,神农以《本草》名经,实其先例。是药物似以草木尚矣,然而金石、禽兽、昆虫、鱼介,莫不属之。则以草木虽备五气,终得木气之偏,于人之五脏六腑,气化或未尽合,不得不借金石、禽兽、昆虫、鱼介以济之。所以然者,草木植物也,昆虫动物也,动之性本能行,而又具攻性,较之静而不能行者,力自胜也。故鳖甲攻破肝气,去癥瘕;穿山甲攻破疮脓,去坚积;水蛭除瘀血之积;虻虫行上下之血,皆非植物所及。然而植物之性,亦含动机,求其绝对镇静者,厥惟金石。故凡安魂魄、定精神、填塞镇降,又以金石为要。如金箔入肺,赖肺气以收止心浮;朱砂入心,借填补以止制心神;赤石脂禹余粮石中之土,又具涩性,能填涩肠胃;铜乃石中之液,能入血分,擅接续筋骨,又为动植所不逮。至于禽兽,血肉与人相类,多能补益。猪肉性平,则专滋燥;牛肉性温,则补脾胃;鸭得金水之性,则能滋肺;鸡得木火之性,则能温肝;鹿得阳气,为壮阳补精髓之圣药;龟得阴气,为益阴滋心肾之妙品,更能独擅胜场。是则植动物之俱入药笺,正为医者之善于运用,可以见矣。

十五、分经用药法

分经用药,为仲景之大法,故《伤寒论》以六经括病,实治病用药之一定门径。惜后人以麻黄入太阳经,粉葛入阳明经,柴胡入少阳经,白芍入厥阴,白术入太阴,细辛入少阴,拘守数味,未能尽妙。盖本于天地之六气,而生人身之脏腑,有脏腑然后生经脉,即有气化往来出入于其间,不得单以经脉论,必合脏腑、气化、经脉而共求药性之主治,始能洞彻微奥,且能更明分经用药,不仅在引经报使而已。此于上述各节,已寓其义,今再演而伸之:如肝为风脏,其经厥阴,厥阴之脉,与胆经同循而行,但分表里,俱由身侧上项入脑至巅顶,故凡柴胡、蔓荆能引少阳经者,皆能入肝经以上于头而散风邪。苍耳有芒角,得风气所生,味苦质轻,故入肝经散头目之风热;钩藤有钩刺,亦入肝经,然系枝蔓,多主四达,故治筋脉之风热;巡骨风、五加皮皆有毛,性辛温,故能散肝经之风寒,祛周身之痹痛;川芎气温,温者阴中之阳,恰是风木本气,其气走窜,根性主升,故能入肝至巅顶以散风寒。然亦有性不上升,而能上治头痛者,仲景头痛如破用吴茱萸,以其速降肝胃之寒,而使不上充于头,则治脏腑而经脉自治也。又如膀胱属寒水,其经

太阳,麻黄茎细丛生,中空直上,气味轻清,故能通下焦之阳气,出于皮毛而泄汗,遂为太阳伤寒要药。或用羌活代麻黄,亦以根深茎直,引膀胱之阳,以达经脉,惟味较辛烈,兼能去湿,不似麻黄轻清,直走皮毛。若阳气不升,水停不化,用细辛以达水中之阳,附子以助水中之阳,则肾与膀胱为表里,治其脏而腑亦治,不限于太阳本经药也。又如脾为湿脏,其经太阴,湿为水火相蒸而成,故治湿之药,其性皆平,须有水火兼治之力。茯苓、扁豆、苡仁,其味皆淡,是为利湿正药;湿甚则脾困,莲米、芡实,微甘而涩,能收寒气,是为健脾正药;白术有油,以补脾之膏油,而油不黏水,故能利水,气香温,又能升发,使土气上达,遂为补脾正药。然湿兼水火之化,水化胜者为寒湿,则宜吴萸、苍术、桂枝、生姜;火化胜者为湿热,则宜黄连、黄柏、黄芩、胆草矣。胃属燥气,其经阳明,燥为水不濡火之象,故用石膏以清其热,葛根以升其津,遂为阳明主药。然有火太甚而屎燥者,则用芒硝以润涤,大黄以攻利,此攻下正是救津液,有津液则不燥,所谓釜底抽薪也。又如胆属火气,其经少阳。火逆呕苦,黄芩为主,以苦而色绿,能直清胆腑;柴胡得木气透达,使火不郁;胆草苦而根多,使火不升,遂皆为少阳之药。其黄连与胡黄连味均苦而所入不同者,以黄连得苦之正,故入心泻火;胡黄连得苦兼酸之变味,其质中空,因入肝胆。此则兼味所致也。又如肾属热气,其经少阴,元精石、寒水石,得水气以清热;玄参、地黄,禀黑色以制热,遂为主药。有用黄连、阿胶、鸡子黄者,以阿胶得阿井伏流之水性,能伏水中之阳;黄连大寒去热;鸡子黄滋补心液,乃填离清坎之法也。观此,则分经用药亦以形质色味而定,后人不能致意于此,徒执《伤寒论》六经之主方,以为引经之药,不过麻黄、葛根、柴胡辈,皆未明药理之言。能知乎此,不特引经之药,可以神会,而六气之治法,亦可左右逢源矣。

十六、六气用药法

虽然,六气中火热二气最难分辨,往往有失之毫厘,差之千里者,不可不加细析。夫夏月烈日,挥汗淋漓,此为热,天之阳也;燔柴炙炭,势若燔原,此为火,地之阳也。其在人身,少阴心肾系人之坎离,虽心属于火,正如天之有日,积阳而成,非若丽①木则明,故少阴不名火而名热,更于此气实根于肾,由命门上交而成,故心中烦热,仲景出黄连阿胶之治。栀子苦寒,有皮膈,像心包;豆蒸为豉,升肾阴,降心热,故心中懊侬,仲景又出栀子豉汤之治。其他连翘、莲子,形似心脏,专清心热;竹叶、寒水石、石膏,均禀天水之气,则治一切之热。惟火则不然,盖天之阳,在空中为热气,附于木则燃为火;人之阳,在心中亦为热,附于血分则归包络,合肝木而为火。故大黄秉地气,入后天血分,是治火之药;芒硝禀天气,入先天气分,是治热之药。紫雪丹不用大黄,而用石膏、芒硝、犀角、羚羊、寒水石、金箔,皆本天水之阴以清热也。牛黄清心丸,有大黄入血分,牛黄走隔膜,是入包络,本地火之阴以泻火也。又心肾阴虚则生热,天王补心丹用二冬、二地、人参、玄参,皆益水阴以济心中之热。骨蒸、盗汗、痨热,乃水气外泄,阳越而热,亦非火气,用地骨、丹皮、知母、黄柏、桑叶、阿胶、地黄、麦冬,清润收降。观此火热异治,不难洞然,本此用药,可以丝丝入扣矣。至有瘀血阻气,则阳不入阴,亦蒸热汗出,宜破其血,使气得入于血中,自不壅热。桃仁、丹皮为主,蟅虫丸、温经汤,皆破血以通气,是为治热之变法。

十七、血病用药法

外感内伤,为疾病之两大纲领。以上所述,似偏于外感方面,不知病虽百出,理止一贯,故有专治时症而不治调理症者,或有专治调理症而不治时症者,非眩人以专长,即医理未参透,今为彻底明了计,姑述气血痰郁四者,以为内伤一隅之举。血者五谷所化之汁,经心火鼓铸而成,其象为阳中之阴,其义为水交于火。观仲景复脉汤,既用胶地以滋水,又用桂枝以助火,不啻将生血之理,曲曲描出,故当归其味辛温,其汁油润,恰具水火二气,为补血正药;川芎辛温而无汁液,但能助火以行血;地黄有汁液而不辛温,但能益水而滋血源;桂枝色赤,入心助火;丹皮、红花,色赤味苦,即能泻血。他如蒲黄生于水中,本属气分,能止血者,气行则血行,与白茅根利水行气而能行血正同。是

---

① 丽:音为"lì"。意为附着,结合后句"惟火则不然,盖天之阳,在空中为热气,附着于木则燃为火"可知。

以吐血必咳痰，以气逆水升，然后引出其血，用川贝、杏仁，降气行痰，气降血亦降矣。由是推阐，可得无量法门。凡气滞血瘀、寒热身疼、女子经闭不通，亦当行血中之气，香附、灵脂、元胡、郁金、川芎、降香、乳香为主。胎血下漏，必先漏水，宜升、麻、参、芪，以升补之，苎麻根以滋之，俱不言而喻。

十八、气病用药法

滋生元气，莫如人参；扶达元气，莫如黄芪。气者水中之阳，水不得火，则气不化；火壮太甚，则气为耗。个中玄机，务宜明辨。故火气过旺，伤其津液，则气虚而喘。五味、麦冬以润之；气泄而盗汗，生地、丹皮、地骨、龙骨以清敛之；气滞而便涩，苁蓉、当归、麻仁、杏仁以滑之。更如肾阳有余，阴气不蓄，喘咳虚瘵之证作，必大滋其阴，用熟地、龟甲、玄参等，以水配火，不使壮火食气，斯为得之。若阳虚不能蒸水化气，则必助以温药，仲景肾气丸有桂附，又有萸地，阴中之阳，遂为少火生气之主方。然其人本有阴寒，则必纯用桂附纯阳之品，乃能化耳。

十九、痰病用药法

痰由水湿不化，凝聚而生。水湿之化根乎气，气与痰遂有密切之关系。气寒则为寒痰，清而不稠，古名为饮，以补火为主。干姜温脾，是以土制水；附子温命，是以火化水；茯苓利水，半夏降水，皆为水饮正治之法。水停为积，先宜攻之，甘遂、大戟、芫花，行水最速，下后继以补养。大枣、白术、甘草，培中最胜。脏热嗜酒，则生热痰，宜知母、射干、硼砂、花粉，以清利之。然亦有饮酒停为冷痰者，宜砂仁、白蔻、半夏、茯苓，以温利之。痰结心膈之间，非牛黄不能透达；痰滞肺络之内，非贝母不能润降。南星辛散，能散风，故去风痰；礞石燥烈，能下气，故降顽痰。凡行气之药，皆能行痰。即行痰之剂，必赖行气。总见痰是气不化所生。药味殊多，不能枚举。

二十、郁病用药法

痰是气不化，郁是血不和。盖血和则肝气舒畅①，而不忧抑。逍遥散为治郁良方，能和血以达肝气也。归脾汤用远志、木香以行气，又用当归、龙眼以生血，治心脾之血以开郁也。郁金能解诸郁，实则行气，以盆盛牲血，注郁金末，其血即分开，可见其逐血之力矣。故癥瘕血痛，必用香附、荔枝核、槟榔、茴香、橘核，纯是入血分以散气。莪术尤能破血中之气，故积聚通用之。若三棱入气分，则破积之用，不如莪术。总之积皆血中气滞，故行气用沉香、槟榔，行血兼用当归、川芎。血结则为寒，肉桂、艾叶以温之；气结则为火，黄连、黄芩以消之。破积古方，往往寒热互用，正以两行血气也。

二十一、药物之炮制

药物之炮制，为医者所必考，盖生用炮用，足以异其功效。特《雷公炮制》一书，几于不施炮制，即不堪服，未免失之偏耳。如炙甘草汤取其益胃，则用炙而气升；芍药甘草汤取其平胃，则用生而气平。甘草干姜侧柏叶汤，其姜皆炮过，则温而不烈；四逆理中汤，其姜皆不炮，则气烈去寒。一生一炮，有一定之理，凡读仲景书者，类能知之。又如葶苈不炒则不香，不能散，故必炒用；苏子、白芥子亦然。半夏、南星，非制不用，去其毒质。礞石必用火硝煅过，性始能发，乃能坠痰。山甲不炒珠，其性不发；鸡金不煅，其性亦不发；古铜钱、花蕊石，均非煅不行。乃世人不察，借此矜言炮制。朱砂亦用火煅，中含银水尽失；地黄用生姜砂仁酒煮，反寒为温；童便煎作秋石，以为滋阴，实则反能发热；熟地烧炭则燥，安有滋润之功？殊属可哂②。大抵性平之药，不可火制，以竭其力。猛峻有毒者，非制不堪用，且有制得其宜而功益妙者。如大黄直走下焦，用酒炒至黑色，则质轻味淡，能上清头目；清宁丸中九蒸九晒，则清润而不攻下。可谓善于审量者也。今再以处方习用者言之，凡酒炒则升提，姜炒则温散；用盐可入肾而软坚，用醋则注肝而收敛；童便除劣性而降下，米泔去燥性而和中；乳能润枯生血，蜜能甘缓益元；土炒者借土气以补中州，曲制者抑醋性而勿伤上膈；黑豆甘草汤浸，并能解毒和中；羊酥猪脂涂烧，使其易以

渗骨;去穰者免胀,去心者免烦;用陈久者取其烈性渐减,火性渐脱,新鲜者取其气味之全,功效之速,其概要也。

二十二、药物之反畏

药性之相反者,有如冰炭水火之不能相容,因是本草书有十八反十九畏等说。十八反者,药性相反之最著者凡十八种。如半夏、瓜蒌、贝母、白敛、白及与乌头相反,海藻、大戟、甘遂、芫花与甘草相反,人参、沙参、苦参、丹参、细辛、芍药与藜芦相反,不可用于同一剂中。十九畏者,药性相畏之最著者凡十九种。如硫黄与朴硝相畏,水银与砒霜相畏,狼毒与密陀僧相畏,巴豆与牵牛相畏,丁香与郁金相畏,牙硝与三棱相畏,川乌、草乌与犀角相畏,人参与五灵脂相畏,官桂与石脂相畏,亦不可同用于一剂中是也。然甘遂与甘草反,而仲景用甘遂甘草汤,取其相战以成功,似亦不可尽拘,惟吾人识力不及,总以避免为是耳。

下编　药物分论

一、发散药

(一)发散风寒药

麻黄

【气味】　辛、苦,温。无毒。

【归经】　入肺、膀胱二经。

【主治】　发汗,祛寒,宣肺。

【用量】　三分至八分。

【杂论】　性升属阳,为发汗之良品,散肺经壅遏之专药。凡寒邪客于皮毛之间,致腠理闭拒,荣卫气血不行者,功能解泄实邪。惟用时不宜过量,以防汗多亡阳。若诸虚有汗、肺虚痰嗽、气虚发喘、阴虚火炎眩晕,及类中瘫痪、平素阳虚、腠理不密、阴虚下元不固、伤风六脉不浮紧者,均忌。

桂枝

【气味】　辛、甘,温。无毒。

【归经】　入肺、膀胱二经。

【主治】　温经,解肌,和荣卫。

【用量】　五分至钱半。

【杂论】　气薄能升,实表祛邪,而无过汗伤表之患。然性能动血,偏阳、阴虚者,忌之。

荆芥

【气味】　辛,温。无毒。

【归经】　入肝经气分,兼入胆、胃二经。

【主治】　发表,祛风,理血。

【用量】　钱半至三钱。

【杂论】　气味俱薄,性浮升阳,有寒能散,有热能发,痧疹之蕴于经络者,非此不能宣透,血液之失其常轨者,非此不能归经,乃疏散药之入血分者。今人但遇风症,辄荆防并用,不知惟风在皮里膜外者宜之,若风入骨肉,则防风为主,非荆芥所能效。凡表虚有汗、血虚寒热,及头痛面赤因于阴虚火炎者,均忌。

紫苏

【气味】　辛,温。无毒。

【归经】　入心、肺、胃三经。

【主治】　发表,散寒,理气。

【用量】　钱半至三钱。

【杂论】　叶之功用偏于疏散,梗之功用偏于流通,俱走气分而能入血分。同陈皮、砂仁则行气安胎;同藿香、乌药则温中止痛;同香附、麻黄则发汗解肌;同桔梗、枳壳则利膈宽肠;同杏仁、莱子则消痰定喘;同木瓜、厚朴则散湿解暑。但性香能泄真气,凡阴虚之寒热头痛,及火升作呕者,均忌。

升麻

【气味】　甘、苦、平,微寒。无毒。

【归经】　入脾、胃二经。

【主治】　升阳,散风,解毒。

【用量】　五分至钱半。

【杂论】　气味俱薄,能引阳气于最下之处,又能散最高之邪。凡胃虚伤冷,郁遏阳气于脾脏者,非此不能宣发。故能引参芪以固卫气之虚,引石膏以止阳明齿痛,引犀角以透血中斑疹,引葱白以散皮肤表邪,但上盛下虚、吐血衄血、咳嗽多痰、阴亏火动、气逆呕吐等,均忌之。

葛根

【气味】　甘、辛,平。无毒。

【归经】　入胃、膀胱二经。

【主治】　解肌,升阳,生津。

【用量】　八分至钱半。

【杂论】　阳明引经之要药,治清气下陷,灵妙异常。惟多用反有升散太过,伤劫胃阴之弊。若太阳初病头痛,未入阳明,或斑痘已见红点,夏月表虚多汗,忌之。

柴胡

【气味】　苦、平。无毒。

【归经】　入胆、肝、心包、三焦四经。

【主治】　升散退热,和里解郁。

【用量】　八分至钱半。

【杂论】　在脏主血,在经主气。佐黄芩行手足少阳,佐黄连行手足厥阴。治外感宜生用,清肝脏宜熟用。有汗咳者宜蜜水炒,内伤升气宜酒炒。惟虚人气升呕吐,或阴虚火炽者,慎用。

细辛

【气味】　辛,温。无毒。

【归经】　入心、小肠二经。

【主治】　开窍,搜风,散寒。

【用量】　三分至八分。

【杂论】　气厚味薄,阳中之阳。虽入心与小肠,亦为肝肾血分药,故得当归、芍药、白芷、芎䓖、丹皮、藁本、甘草,能治妇科诸疾。然性过烈,多用令人头晕气窒,凡血虚内热、气虚有汗、火郁头痛、发热咳嗽等,切忌。

生姜

【气味】　辛,微温。无毒。

【归经】　入肺、心、脾、胃四经。

【主治】　散寒,开痰,止呕。

【用量】　八分至钱半。

【杂论】　能行脾胃津液,和荣卫,调阳气,治寒呕尤为要品。与大枣同食,益中而去湿;与芍药同用,温经而散寒;和半夏治寒痰,竹沥去热痰。惟目疾及痔疮人宜避。

葱白

【气味】　辛,平。无毒。

【归经】　入肺、肝、胃三经。

【主治】　散寒,活血,通阳。

【用量】　一钱至钱半。

【杂论】　发散阻闭之寒邪,宣通上下之阳气,独擅其长。凡曾经得汗或表虚易汗之症,当忌。

(二)发散风热药

薄荷

【气味】　辛,凉。无毒。

【归经】　入心、肺二经。

【主治】　散风,祛热,清头目。

【用量】　八分至钱半。

【杂论】　解散上焦风热之良药,故善治头目咽喉及小儿惊风等病。然性香伐气,多服损肺伤心。阴虚发热、咳嗽自汗者,忌之。

菊花

【气味】　苦,平。无毒。

【归经】　入心、肝、脾、肺、胆、胃、大、小肠八经。

【主治】　散风热,清头目。

【用量】　钱半至三钱。

【杂论】　有壮水制火、扶金抑木之功,善清上焦邪热,可升可降。

牛蒡

【气味】　辛,平。无毒。

【归经】　入肺、胃二经。

【主治】　除风,散结,泻热。

【用量】　二钱至三钱。

【杂论】　疏散上焦之风热,透发经络之壅滞,为咽喉麻疹等要药。惟性含滑利,宜于血热便闭。若气虚色白、大便泄泻、痘症虚寒、痈疽已溃,俱忌。

苍耳子

【气味】　甘、苦,温。小毒。

【归经】　入肺经。

【主治】　散风,除湿。

【用量】　钱半至二钱。

【杂论】　上通脑顶,下行足膝,外达皮肤。善发汗而散风湿,治鼻渊鼻瘜,使清阳之气上行,殊有功效;妇人血风攻脑,头旋闷绝,亦验。惟终属散气耗血之品,虚人忌之。

蔓荆子

【气味】　辛、苦,微寒。无毒。

【归经】　入肝、胃、膀胱三经。

【主治】　散风热,利九窍。

【用量】　钱半至二钱。

【杂论】　专散上部最高之风热。若头痛目痛,不因风邪,而由血虚有火者,忌之。

辛夷

【气味】　辛,温。无毒。

【归经】　入肺、胃二经。

【主治】　散风热,利九窍。

【用量】　八分至钱半。

【杂论】　助胃中清阳上行,达于头脑,逐阳分之风邪,辛香走窜,惟偶感风寒而鼻塞者宜之。若头痛属血虚火炽,齿痛属胃火者,忌。

谷精珠

【气味】　辛,温。无毒。

【归经】　入肝兼入胃经。

【主治】　清风热,明眼目。

【用量】　钱半至三钱。

【杂论】　清热明目,功与望月砂相埒①,而在菊花之上,与水银结合,即成砂子。

柽柳

【气味】　甘、咸,温。无毒。

【归经】　入心、肺、胃三经。

【主治】　祛风,发麻疹。

【用量】　八分至钱半。

【杂论】　升发疏散,兼解血分之毒。治风疹不能发出,或因风而闭者,殊有奇效。

桑叶

【气味】　苦、甘,寒。小毒。

【归经】　入胃、大肠二经。

【主治】　除风,凉血,滋燥。

【用量】　钱半至三钱。

【杂论】　性主肃降,功专清火。阴虚盗汗,用之亦验。

淡豆豉

【气味】　苦,寒。无毒。

【归经】　入肺、胃二经。

【主治】　发汗,除烦热。

【用量】　二钱至三钱。

【杂论】　苦泄肺,寒胜热。得葱则发表,得盐则涌吐,得酒则治风,得薤则治痢。伤寒直中三阴,与传入阴经,及热结胸闷,宜下不宜汗者,均忌。

蝉衣

【气味】　咸、甘,寒。无毒。

【归经】　入肝、肺二经。

【主治】　宣肺气,散风热。

【用量】　八分至钱半。

【杂论】　轻清之品,功在上焦,亦发痘疹,及治皮肤疮疡。

(三)发散风湿药

防风

【气味】　甘,温。无毒。

【归经】　入肝、大肠、三焦三经。

【主治】　散风邪,逐寒热②。

【用量】　一钱至二钱。

【杂论】　散内外诸风,疏经络寒湿之凝滞,得葱白则其力尤胜,能行周身。惟肺虚有汗喘乏、气升作呕、火升发咳,及妇人产后血虚发痉,小儿泻后脾虚发搐,均忌之。

白芷

【气味】　辛,温。无毒。

【归经】　入肺、胃、大肠三经。

【主治】　祛风燥湿,排脓止痛。

【用量】　五分至一钱。

【杂论】　阳明引经本药。惟燥能耗血,散能损气,阴虚火炽者,忌之。

威灵仙

【气味】　苦,温。无毒。

【归经】　入膀胱经。

【主治】　除风湿,通经络。

【用量】　八分至钱半。

【杂论】　横行攻窜,能疏宣五脏,通行十二经络。用于积年风湿痼疾,大有殊功。然性极快利,

---

①　埒:音为"liè"。意为同等,相等。

②　逐寒热:秦氏将防风之性定为"温",且《杂论》中曰"疏经络寒湿之凝滞",并未提及"逐热"之功效,似应"逐寒湿"。然参阅高学敏主编,中国中医药出版社出版之《中药学》,其将防风之性定为"微温",可配伍应用于:外感表证之风热表证;风疹瘙痒之风热、湿热及兼里实热者;风湿痹痛之热痹者,且在鉴别用药中言其亦可用于风热感冒、发热、微恶风寒、头痛、咽痛等。由此,秦氏言防风可"逐热"亦无误。

善走不守,久服损气耗血,病非风湿,或血虚作痛者,忌之。

五加皮

【气味】 辛,温。无毒。

【归经】 入肝、肾二经。

【主治】 祛风湿,壮筋骨。

【用量】 钱半至三钱。

【杂论】 下部无风寒湿邪,而肝肾有虚火者,忌之。

藁本

【气味】 辛,温。无毒。

【归经】 入膀胱经。

【主治】 通脑,祛风寒湿。

【用量】 八分至钱半。

【杂论】 性升力雄,太阳头痛必用之药。但温病头痛、伤寒阳证头痛,及产后血虚火炎头痛,均忌。

羌活

【气味】 苦、辛,温。无毒。

【归经】 入膀胱经。

【主治】 发表、胜湿。

【用量】 八分至钱半。

【杂论】 与独活略同,但羌活入太阳,独活入少阴;羌活性燥而散,独活性专而达;羌活治上,独活治下。故疗风多用羌活,兼水则用独活。盖气雄而散,味薄上升,能急走经络,祛寒散湿,昔人治劳力感寒,加于补中益气汤中,殊妙。

天麻

【气味】 辛,温。无毒。

【归经】 入肝经。

【主治】 疏痰气,治诸风湿痹。

【用量】 八分至钱半。

【杂论】 祛风良品,肝虚者宜之。若血虚无风、火炎头痛、口渴便闭者,忌。

海桐皮

【气味】 苦,平。无毒。

【归经】 入脾、胃二经。

【主治】 祛风湿,利血脉。

【用量】 钱半至三钱。

【杂论】 祛风逐湿,专入血分,通行经络,直达病所。倘腰膝等痛而不因风湿者,忌之。

虎骨

【气味】 辛,微热。无毒。

【归经】 入肝、肾二经。

【主治】 搜风,胜湿,健骨。

【用量】 钱半至三钱。

【杂论】 专治骨节间诸病。头风用头骨,手足诸风用胫骨,腰背诸风用脊骨,各从其类也。惟筋骨疼痛,由血不足以养筋者,慎用。

蝎尾

【气味】 甘、辛,平。有毒。

【归经】 入肝经。

【主治】 追风邪,定惊痫。

【用量】 一对。

【杂论】 治中风口眼斜,语言謇涩,半身不遂,手足抽掣等之要药。但窜散力甚,类中风及小儿慢脾风等虚症,勿轻用。

(四)发散寒湿药

香薷

【气味】 辛,微温。无毒。

【归经】 入心、脾、胃三经。

【主治】 发汗,燥湿。

【用量】 五分至八分。

【杂论】 辛散皮肤之蒸热,温解胸腹之凝结,上疏肺经,下利小便,乃夏月解表之药,犹冬月之麻黄也。如元气素虚,饮食不节,以及劳役斫[1]伤之人,虽患中暑,不可施用。

苍术

【气味】 苦,温。无毒。

【归经】 入脾、肺、胃、大、小肠五经。

【主治】 散风寒,燥痰湿。

【用量】 八分至钱半。

【杂论】 发汗之功,胜于白术,补中焦除脾胃湿之力则逊之。凡阴虚血少,便秘滞下,肝及肾有动气者,俱忌。

秦艽

【气味】 辛,微温。无毒。

【归经】 入胃、大肠兼入肝、胆经。

---

[1] 斫:音为"zhuó"。意为①本义为大锄,引申为刀斧砍,斩;②劈削木材;③击。

【主治】　和血通络,除风寒湿痹。

【用量】　钱半至三钱。

【杂论】　泄散疏利之品,治寒湿体痛最良。惟血虚体痛,下体虚寒酸痛,及小便清利者,均忌之。

木贼草

【气味】　甘、微苦,温。无毒。

【归经】　入肝、胆二经。

【主治】　解肌,除湿,退目翳。

【用量】　钱半至三钱。

【杂论】　与麻黄同形同性,兼能升发火郁风湿,故治眼目诸血疾尤良。惟多服则损肝,令人目肿,若目疾由于怒气,及暑热伤血暴赤肿痛者,忌之。

浮萍

【气味】　辛,寒。无毒。

【归经】　入肺经。

【主治】　发寒邪,行水湿。

【用量】　八分至钱半。

【杂论】　发汗胜于麻黄,利水捷于通草。证非实热,不可轻试。虚人及表虚自汗者,尤忌。

艾叶

【气味】　苦,温。无毒。

【归经】　入肝、脾、肾三经。

【主治】　温气血,逐寒湿。

【用量】　一钱至二钱。

【杂论】　兼通十二经之血气,能回垂绝之元阳,服之则走三阴而逐寒湿,灸之则透诸经而治百病,功效甚大。然性终香燥,凡阴虚火旺、血燥津亏者,忌之。灸亦伤阴,血虚者尤宜慎用。

川椒

【气味】　辛,温。有毒。

【归经】　入脾、肺兼入心包络经。

【主治】　散寒燥湿,下气壮阳。

【用量】　五分至一钱。

【杂论】　禀性属火,久服必被其毒,甚至伤血失明,多食则乏气喘促,夏月食之则损气伤心,令人善忘。凡肺胃素热、大肠积热,一切阴虚阳盛、火热上冲之证,均忌。

茴香

【气味】　辛,平。无毒。

【归经】　入心、脾、膀胱三经。

【主治】　暖丹田,祛寒湿。

【用量】　八分至钱半。

【杂论】　辛而不窜,善降浊阴,开胃治疝,尤见特效。惟多食能昏目发疮,若胃肾多火,阳道数举,及得热而呕者,忌之。

二、利尿药

(一)通利淋浊药

木通

【气味】　苦,微寒。无毒。

【归经】　入心、肾、膀胱、小肠四经。

【主治】　行水,除热。

【用量】　钱半至三钱。

【杂论】　达九窍,行十二经。上行心包,降火清肺热,使津液化生;下通大小肠、膀胱,导湿热由小便出。利小便兼通大便,与琥珀同功。除湿热之功同防己,而防己宜血分,此宜气分;利水之功同泽泻,而泽泻宜相火,此宜君火。然内无湿热、精滑气弱与妊妇,并宜忌之。

石韦

【气味】　苦,微寒。无毒。

【归经】　入肺、膀胱二经。

【主治】　利水道,清湿热。

【用量】　钱半至三钱。

【杂论】　性寒滑利。能清肺脏以滋化源,通膀胱而利水道。或谓能补五脏益精气者,以有清热除湿之功,非真含补性也。证无湿热者,忌之。

瞿麦

【气味】　苦,寒。无毒。

【归经】　入心、小肠二经。

【主治】　通淋,清热,逐瘀。

【用量】　钱半至三钱。

【杂论】　利水破血,通淋要药。惟性猛善于下逐,凡肾气虚,小肠无火热,胎前产后,均忌。

萹蓄

【气味】　苦,平。无毒。

【归经】　入胃、膀胱二经。

【主治】　通淋杀虫。

【用量】　钱半至三钱。

【杂论】　清利湿热之良品,亦治黄疸病,与茵陈之功相埒。

萆薢

【气味】 苦,平。无毒。

【归经】 入肝、胃、肾三经。

【主治】 祛风湿,治淋浊。

【用量】 钱半至三钱。

【杂论】 逐水通肠,分清去浊。功与土茯苓相近,但能损阴液。凡下部无湿、肾虚腰痛及阴虚火炽者,皆忌。

冬葵子

【气味】 甘,寒、滑,无毒。

【归经】 入大、小肠二经。

【主治】 通肠、利窍、润燥。

【用量】 钱半至三钱。

【杂论】 冷利殊甚,孕妇食之,易于滑胎。

苎麻根

【气味】 甘,寒。无毒。

【归经】 入肝经。

【主治】 清热,治血淋。

【用量】 钱半至三钱。

【杂论】 解热散瘀,能消子宫内淫欲之火,故亦治血热胎漏。病人胃弱泄泻,及诸病不由血热者,忌之。

海金沙

【气味】 甘,寒。无毒。

【归经】 入小肠、膀胱二经。

【主治】 通淋,解热毒。

【用量】 钱半至三钱。

【杂论】 能除小肠、膀胱二经血分之湿热。然禀性淡渗,若小便不利之由于肾虚者,忌之。

滑石

【气味】 甘,寒。无毒。

【归经】 入膀胱经。

【主治】 滑尿窍,利湿热。

【用量】 三钱至四钱。

【杂论】 上清水之化源,下走水之州都。为通利泻热、燥湿滑窍之良品。惟脾虚下陷及精滑者,忌之。病当发表者,尤不可用。

（二）淡渗水湿药

通草

【气味】 甘、淡,寒。无毒。

【归经】 入肺、胃二经。

【主治】 利水,退热。

【用量】 八分至钱半。

【杂论】 气寒而降,体轻而升。与灯草同功,能引热下行而利小便,通气上达而下乳汁。凡阴虚窍涩而不利,水肿闭而不行,用之立通。惟中寒虚脱人及孕妇,忌之。

灯芯

【气味】 甘,寒。无毒。

【归经】 入心、肺、小肠三经。

【主治】 清心、肺,利水。

【用量】 五分至八分。

【杂论】 气清质轻,与通草类似。性亦通利,虚脱及中寒,小便不禁者,忌之。

车前子

【气味】 甘,寒。无毒。

【归经】 入肾兼入肝、小肠二经。

【主治】 利水道,渗湿热。

【用量】 钱半至三钱。

【杂论】 利水而不泄气,与茯苓同功。惟性偏冷利,内伤劳倦、阳气下陷、肾气虚脱者,均忌。

薏苡仁

【气味】 甘,微寒。无毒。

【归经】 入胃经。

【主治】 健脾胃,利湿热。

【用量】 三钱至五钱。

【杂论】 渗湿可以益土,故健脾;益土所以生金,故亦清肺。惟其力和缓,难见近功。性偏渗利,津枯便秘者,忌之。

茯苓

【气味】 甘,平。无毒。

【归经】 入心、肺、肾、脾、胃五经。

【主治】 健脾,利湿。

【用量】 三钱至五钱。

【杂论】 兼能通心气于肾,使热从小便而出。小便结者能通,多者能止,为补利兼优之品。其色有赤白两种,补益心脾,以白为宜;清利湿热,以赤为宜。然久服亦损人,凡肾亏阴虚、虚寒精滑者,忌之。

土茯苓

【气味】 甘、淡,平。无毒。

【归经】 入胃、大肠二经。

【主治】 祛湿热,利关节。

【用量】　三钱至五钱。

【杂论】　淡而能渗,甘而能和,健脾胃而调营卫,去风湿而利筋骨。凡杨梅疮疾,为轻粉所误,致毒气窜入经络,有拘挛痛漏诸变症者,以此治之,最为有效。惟淡渗伤阴,肝肾阴亏者,忌之。

猪苓

【气味】　甘,平。无毒。

【归经】　入肾、膀胱二经。

【主治】　除湿,解毒。

【用量】　二钱至三钱。

【杂论】　气味俱薄,为泄滞利窍之良品。然淡渗太燥,能亡津液,久服损肾昏目,无湿者,忌之。

泽泻

【气味】　甘、咸,寒。无毒。

【归经】　入肾、膀胱二经。

【主治】　行水,利湿。

【用量】　二钱至三钱。

【杂论】　入膀胱利小便,入肾脏泄火邪。擅利水渗湿之功,而泻血液中之废物。凡脾胃湿热,用此能令清气上行,除头目诸症。特久服则降泄太过,真阴潜耗,故无湿及肾虚精滑者,均忌。

三、泻下药

(一)泻下热积药

大黄

【气味】　苦,寒。无毒。

【归经】　入肝、脾、胃兼入心包、大肠经。

【主治】　泻热积,下瘀血。

【用量】　钱半至三钱。

【杂论】　荡涤肠胃。泻实热有长驱直捣之功,下积滞有推陈致新之效,其性走而不守。病在五经血分者宜之,若妄用于气分,不免诛伐无过。苗名番泻叶,功用相仿,凡胃寒血虚,或年高血枯气衰,及妇女妊娠产后阴虚者,均忌。

郁李仁

【气味】　苦、酸,平。无毒。

【归经】　入脾、大、小肠三经。

【主治】　破血,消食,滑二便。

【用量】　二钱至三钱。

【杂论】　导大肠燥结,利周身水肿。功效偏

于脾经气分,阴虚津液不足者,忌之。

麻仁

【气味】　甘,平。无毒。

【归经】　入脾、胃、大肠三经。

【主治】　润五脏,滑大肠。

【用量】　钱半至三钱。

【杂论】　其性滋润,润肠部燥结之便闭最宜。然多食能损血脉,滑精痿阳,妇人则发带疾。肠滑者,尤忌。

皂荚

【气味】　辛、咸,温。有小毒。

【归经】　入肺、大肠二经。

【主治】　泻痰积,下垢秽。

【用量】　五分至八分。

【杂论】　痰滞闭结,非此不足以开其壅塞,涤其污垢。然大伤元气,不宜轻用。

芒硝

【气味】　辛、苦,咸寒。有小毒。

【归经】　入胃、大肠、三焦三经。

【主治】　泻热,润燥,软坚。

【用量】　一钱至三钱。

【杂论】　去实热,涤肠中宿垢。走而不守,孕妇及热结不坚者,忌之。玄明粉去肠胃之热积,虽不若芒硝之力峻伤血,然脾胃虚寒,及阴虚火动者,亦忌。

(二)泻下寒积药

巴豆

【气味】　辛热,有毒。

【归经】　入胃、大肠二经。

【主治】　攻痰积,泻寒滞。

【用量】　八分至钱半。

【杂论】　峻利无匹,能荡涤五脏六腑,故有斩关夺隘之称。峻用具劫病之功,微用擅和中之妙。惟性能损阴,无寒积者勿轻用。

蓖麻子

【气味】　辛、甘,平。有小毒。

【归经】　入胃、大肠二经。

【主治】　泻积滞,通窍道。

【用量】　八分至钱半。

【杂论】　性近巴豆,善走泄,通经络,拔毒气外出,为外科要药,内服宜慎。

硫黄

【气味】　酸,温。有毒。

【归经】　入肾、大肠二经。

【主治】　助阳,利肠。

【用量】　三分至五分。

【杂论】　禀纯阳之精,助命门相火,疏利大肠,惟虚寒者宜之,然亦不可久服,热邪亢盛者,大忌。

硇砂

【气味】　咸、苦,辛。有毒。

【归经】　入肝、肾二经。

【主治】　壮阳,泻积,破。

【用量】　二分至四分。

【杂论】　卤①液所结,秉阴毒之气,含阳毒之精,虽为破积攻坚之良品,但性毒烈,不宜多服。

（三）泻下水饮药

葶苈

【气味】　辛、寒。无毒。

【归经】　入肺、大肠、膀胱三经。

【主治】　泻肺,逐痰,行水。

【用量】　八分至钱半。

【杂论】　有甜、苦二种,甜者性缓,苦者性急。凡肺中水气急满者,非此不除。惟性甚猛烈,过剂令人虚怯。肿满,由于脾虚;小便不利,由于膀胱无气以化者,均忌。

甘遂

【气味】　苦、大寒。有毒。

【归经】　入肺、脾、肾三经。

【主治】　大泻水积痰饮。

【用量】　五分至八分。

【杂论】　攻坚破结,直达水饮所结之处。惟峻利之品,大损真元。若误用于脾阴不足之人,祸不旋踵。即大实大水证,亦只可暂用,不宜久服。

芫花

【气味】　辛、温。有小毒。

【归经】　入肺、脾、肾三经。

【主治】　泻五脏水饮。

【用量】　五分至八分。

【杂论】　行水迅速,能直达水饮窠僻之处。用于湿痰内壅②之症,取效甚捷。但毒性至烈,泄人真元,宜中病即止,体虚者,忌之。

大戟

【气味】　苦,寒。有小毒。

【归经】　入肺、脾、肾三经。

【主治】　大泻水饮。

【用量】　五分至八分。

【杂论】　专治蛊毒水积,与甘遂同功。上泻肺气,横行经脉,下走肾阴,凡浊阴填塞之症宜之。若肝肾虚寒之人,阴水泛滥,服之立毙。故非元气壮实者,不可轻用。

商陆

【气味】　辛、平。有毒。

【归经】　入肺、脾、肾三经。

【主治】　行水,疏五脏。

【用量】　五分至八分。

【杂论】　下行利水,功同甘遂、大戟。胃气虚弱者,忌用。若肿胀由于脾虚,误服此药,虽一时奏效,久而复发,必至不救。

牵牛

【气味】　辛、苦,寒。有小毒。

【归经】　入肺经。

【主治】　逐痰消饮,下气利水。

【用量】　八分至钱半。

【杂论】　峻下善走,泻气分湿热,通下焦郁遏,卓有殊功。分黑白两种,白者偏于利肺,黑者偏于泻肾。惟性皆雄壮猛烈,气虚及湿热在血分者,忌之。

防己

【气味】　辛、苦,寒。有小毒。

【归经】　入膀胱经。

【主治】　泻湿热,通经络。

【用量】　钱半至三钱。

【杂论】　牵牛泻上焦气分之湿热,此则泻下焦血分之湿热。凡湿热流注十二经,以致二便不通者,非此不能奏效。惟瞑眩之剂,多服令人饮食减少。若阴虚多汗、口舌苦干及胎前产后血虚者,

---

①　卤:音为"lǔ"。意为制盐时剩下的黑色汁液,是氯化镁、硫酸镁、溴化镁及氯化钠的混合物,味苦有毒,供制豆腐用,也叫"苦汁"或"盐卤"。

②　壅:底本作"塈",据文义改。

忌之。

青礞石

【气味】 甘、寒，平。无毒。

【归经】 入肝经。

【主治】 泻痰积，平惊痫。

【用量】 钱半至三钱。

【杂论】 体重沉坠，最伤胃气。虚寒久病，气弱脾虚者，忌之。

四、涌吐药

（一）涌吐痰涎药

甜瓜蒂

【气味】 苦，寒。有毒。

【归经】 入肺、脾、胃三经。

【主治】 吐热痰，宣上膈。

【用量】 一钱至钱半。

【杂论】 除上焦之邪，具发散之力，为涌吐良品。惟能损胃伤血，耗气夺神。上部无实邪者，忌之。

乌附尖

【气味】 辛，温。有大毒。

【归经】 入脾、肾二经。

【主治】 治风痰癫痫。

【用量】 五分至一钱。

【杂论】 乌头为附子之正根，此系附子正根之尖端，其气锐，能直达病所，宣吐风痰之良品也。

常山

【气味】 辛、苦，寒。有毒。

【归经】 入肺、心、肝三经。

【主治】 吐痰，截疟，行水。

【用量】 钱半至三钱。

【杂论】 得甘草则吐，得醋则呕，得大黄则利。然性阴毒暴悍，善损真气，用以截疟，须在发散表邪出阳分之后；若疟在三阴，及元气虚寒者，皆忌之。其苗轻扬，兼能发散上焦之邪热。

藜芦

【气味】 辛，寒。有毒。

【归经】 入肝、肺、胃三经。

【主治】 吐上膈风涎。

【用量】 八分至钱半。

【杂论】 治风痰蛊毒之专药，惟实邪壅塞于胸膈者宜之，体虚气弱者，忌。

（二）涌吐毒物药

老鸦蒜

【气味】 辛，温。有毒。

【归经】 入肺、胃二经。

【主治】 辟恶秽，吐毒物。

【用量】 八分至钱半。

【杂论】 喉症由于风痰郁聚者，用此尤见殊功。体虚者，忌之。

桐油

【气味】 甘、微辛，寒。有大毒。

【归经】 入肺、大肠二经。

【主治】 吐风痰，解砒毒。

【用量】 三钱至五钱。

【杂论】 只可外用。和水扫入喉中，探吐之。

芥末

【气味】 辛，温。有毒。

【归经】 入肺、胃二经。

【主治】 利膈，豁寒痰。

【用量】 五分至八分。

【杂论】 通利上焦痰滞。性极辛散，久食能动风动气。

胆矾

【气味】 酸、辛，寒。有毒。

【归经】 入胆经。

【主治】 吐痰涎，解麻醉毒。

【用量】 八分至钱半。

【杂论】 性敛而能上行，故宣壅风热痰涎，发散肝胆相火，治口齿疮毒，喉痹欲死，殊有奇功。

五、补益药

（一）补气助阳药

人参

【气味】 甘、苦，微寒。无毒。

【归经】 入肺经。

【主治】 大补元气，生津。

【用量】 八分至钱半。

【杂论】 得升麻则补上焦之气，泻肺中之火；得茯苓则补下焦之气，泻肾中之火；得麦冬则生脉；得干姜则温气；得黄芪、生甘草则除热泻火；得白术则健脾，以培后天之本。惟肺气不利，及表有邪者,忌之。

黄芪

【气味】 甘,微温。无毒。

【归经】 入肺兼肾、大肠经。

【主治】 补气,固表。

【用量】 钱半至三钱。

【杂论】 固表宜生用,补气宜炙用,然极滞胃口。凡胸胃不宽、表实有邪、气实多怒及阴虚火旺者,忌之。

白术

【气味】 甘,温。无毒。

【归经】 入脾、胃二经。

【主治】 补脾,益气,去湿。

【用量】 钱半至三钱。

【杂论】 以白为佳,以润为妙。入补气药宜饭上蒸,入肺胃久嗽药宜蜜水拌蒸,入脾胃痰湿药宜姜汁拌晒,入健脾药宜土炒,入泻痢虚脱药宜炒存性,入风痹药宜生用。得枳实则消痞利气,佐黄芩则安胎清热。惟肾虚及脾虚无湿者,忌。

甘草

【气味】 甘,平。无毒。

【归经】 入脾、胃二经。

【主治】 补脾,和中,解毒。

【用量】 五分至一钱。

【杂论】 专能协和群药,使不相争。入和剂则补益脏腑气血;入汗剂则解肌表寒热;入凉剂则泻内外邪热;入峻剂则缓正气,而使姜附无僭上之嫌,硝黄无峻下之患。凡脾胃不足、心火盛者,宜生用;三焦元气不足,及散寒除热缓气养血者,宜炙用。中实脾满之证,忌之。

白扁豆

【气味】 甘,微温。无毒。

【归经】 入脾、胃二经。

【主治】 除湿,消暑,暖脾胃。

【用量】 钱半至二钱。

【杂论】 化湿降浊,专治中宫,惟多食能壅气。伤寒寒热,外邪方炽者,忌之。

胡桃

【气味】 甘、平、温。无毒。

【归经】 入肺、肝、肾三经。

【主治】 益气,养血,补肾。

【用量】 三钱至五钱。

【杂论】 固补之品,佐以补骨脂,则通命门,利三焦,有木火相生之妙。入润燥药宜去皮,入敛涩药宜留皮。然能动风痰、助肾火,若肺有痰热、命门火炽者,忌之。

附子

【气味】 辛,温。有大毒。

【归经】 入脾、肾、膀胱、三焦四经。

【主治】 补虚,回阳,逐寒湿。

【用量】 八分至钱半。

【杂论】 走而不守,降多升少。能引补气药行十二经,以复散失之元阳;引补血药入血分,以养不足之真阴;引发散药开腠理,以逐在表之风寒;引温暖药入下焦,以除在里之寒湿。用于三阳厥逆,三阴沉寒之证,有斩关夺隘,回生起死之功,回阳退阴之不可少者也。惟热厥似寒,及霍乱由于热结,一切阳证火证、阴虚内热、血液衰少者,均忌。

肉桂

【气味】 甘、辛,大热。有小毒。

【归经】 入肝、肾二经。

【主治】 补命火,温血脉。

【用量】 二分至五分。

【杂论】 气味俱厚,阳中之阳。能抑肝木而扶脾土,通百脉而补下焦,则下行温补之品也。性最燥烈,若阴虚失血,脉弦细数者,大忌。

肉苁蓉

【气味】 甘,微温。无毒。

【归经】 入心包、肾二经。

【主治】 补肾,兴阳,滑肠。

【用量】 钱半至三钱。

【杂论】 补而不峻,故有从容之称。然胃虚者服之,令人呕吐泄泻。及强阳易兴而精不固者,均忌。

鹿茸

【气味】 甘,温。无毒。

【归经】 入肾,兼入心、肝、心包经。

【主治】 补阳气,益精血。

【用量】 五分至一钱。

【杂论】 禀纯阳之质,含生发之气,为峻补下元真阳妙品。阴虚及阳强者,忌之。

补骨脂

【气味】 辛,大温。无毒。

【归经】　入脾、肾、心包三经。

【主治】　补命火，纳肾气。

【用量】　钱半至三钱。

【杂论】　命火衰微，不能熏蒸脾胃，以致消化不良，或下元虚寒，精关不固等症，服此最宜。阴虚有火、梦泄、溺血、大便闭结者，忌之。

骨碎补

【气味】　苦，温。无毒。

【归经】　入肝、肾二经。

【主治】　补肾，续骨，和血。

【用量】　钱半至三钱。

【杂论】　补益之品，并治妇人血气要药。但性降收，不宜与风燥药同用。

蛤蚧

【气味】　咸，平。有小毒。

【归经】　入肺、肾二经。

【主治】　补肺，润肾，止喘。

【用量】　一对。

【杂论】　补肺气，定喘止渴，功同人参；益阴血，助精扶羸，功同羊肉。劳损痿弱，引为要药。

（二）补血养阴药

西洋参

【气味】　甘、寒，微苦。无毒。

【归经】　入肺、胃二经。

【主治】　补肺，生津，清火。

【用量】　八分至钱半。

【杂论】　味厚气薄，肺脏阴虚有火者最宜。胃有湿浊者，忌之。

北沙参

【气味】　苦，微寒。无毒。

【归经】　入肺，兼脾、肾二经。

【主治】　益气，养阴，清火。

【用量】　钱半至三钱。

【杂论】　治肺经热嗽，及肺阴不足者最善。寒嗽忌之。产南省者为南沙参，形小力逊。

石斛

【气味】　甘，平。无毒。

【归经】　入胃、肾，兼入心、脾二经。

【主治】　清胃，生津，除热。

【用量】　钱半至三钱。

【杂论】　霍石斛最良，川石斛次之。用于胃、肾虚热者，甚见功效，久服能厚肠胃。胃、肾虚而无火者，忌之。

玉竹

【气味】　甘，平。无毒。

【归经】　入心、肺二经。

【主治】　润心肺，治虚热。

【用量】　钱半至三钱。

【杂论】　甘而性平，补而不壅。用代参芪，不寒不燥。祛邪养正，大有殊功。入散风药宜生用，入补药宜蒸用。无热者，忌之。

麦冬

【气味】　甘，平。无毒。

【归经】　入心、肺，兼入胃经。

【主治】　润肺，清心，生津。

【用量】　钱半至三钱。

【杂论】　清润之品，专行肺经气分，为治肺热要药。凡风热作嗽，及虚寒作咳者，均忌。天冬功用相似，而效力逊之。

山药

【气味】　甘，平。无毒。

【归经】　入脾、肺二经。

【主治】　补脾肺，生津液。

【用量】　钱半至三钱。

【杂论】　清热补虚，兼能益肾，故六味丸中亦用之。

山茱萸

【气味】　酸，平。无毒。

【归经】　入肝、肾二经。

【主治】　温肝补肾，强阴涩精。

【用量】　钱半至三钱。

【杂论】　收涩补助之良品。惟命门火燥、赤浊淋痛、阳强不痿、小便不利者，均忌之。

地黄

【气味】　甘、苦，寒。无毒。

【归经】　入心、肝、肾三经。

【主治】　补血养阴。

【用量】　钱半至三钱。

【杂论】　生地黄功偏清火凉血，妇女血热者最宜。以天冬作引，尤能生精血；干地黄功偏滋阴凉血，补肾最宜；熟地黄性较温，功擅滋阴养血，用于阴虚血衰，功效最大。但性泥滞，痰多气郁之人，能窒碍胸膈，须斟酌之。

当归

【气味】 甘、苦,温。无毒。

【归经】 入心、肝、脾三经。

【主治】 补血,活血,润燥。

【用量】 钱半至三钱。

【杂论】 归身偏养血,归尾偏破血,全用则活血。若同人参、黄芪,则补气而生血;同牵牛、大黄,则行气而泻血。同桂、附、吴萸则热;同大黄、芒硝则寒。血虚者,以人参、赤脂为佐;血热者,以生地、条芩为佐。然性善走,又与胃气不宜,凡肠胃薄弱,泄泻、食不易化者,虽在胎前产后,均忌之。

白芍

【气味】 苦,平。无毒。

【归经】 入脾、肺、肝三经。

【主治】 养血,敛阴。

【用量】 钱半至三钱。

【杂论】 同白术补脾,同川芎补肝,同人参补气,同当归养血,同甘草养阴,同黄连止泻痢,同防风发痘疹,同姜枣温经散湿。惟肠胃中冷,腹痛作泄者,忌之。

酸枣仁

【气味】 酸,平。无毒。

【归经】 入心、脾、肝、胆四经。

【主治】 宁心,敛汗,生津。

【用量】 钱半至三钱。

【杂论】 生用酸平,专补肝胆;熟用酸温,醒脾安睡,大有功效。惟肝胆有邪热者,忌。

柏子仁

【气味】 甘,平。无毒。

【归经】 入心、肝、肾三经。

【主治】 润五脏,益神智。

【用量】 钱半至三钱。

【杂论】 补脾药多燥,惟此清香舒脾,燥脾药中,兼用最妙。然能滑肠作泻,凡膈间多痰,阳道数举,肾热及暑湿作泻者,忌之。

何首乌

【气味】 苦、涩,微温。无毒。

【归经】 入肝、肾二经。

【主治】 补肝肾,涩精气。

【用量】 钱半至三钱。

【杂论】 性质中和,补阴不滞不寒,强阳不燥不热,功在天冬诸药之上。

黑芝麻

【气味】 甘,平。无毒。

【归经】 入脾,兼肝、肾、肺三经。

【主治】 补肝肾,利大、小肠。

【用量】 钱半至三钱。

【杂论】 补益滋润之品。年老血衰津枯,可以久食。惟精气不固者,忌之。

菟丝子

【气味】 辛、甘,平。无毒。

【归经】 入肝、肾兼脾经。

【主治】 补三阴,续绝伤。

【用量】 钱半至三钱。

【杂论】 辛而不燥,甘而能补,调元卫气,卓有殊功。然性终偏阳,肾藏火盛者,忌。

沙苑子

【气味】 甘,温。无毒。

【归经】 入肾、肝二经。

【主治】 养血益精。

【用量】 钱半至三钱。

【杂论】 性降,兼清肺气,为平补之品。惟温终助火,若肾与膀胱偏热,及阳道数举者,忌之。

枸杞子

【气味】 甘,平。无毒。

【归经】 入肺、肝、肾三经。

【主治】 滋三阴,治劳伤。

【用量】 钱半至三钱。

【杂论】 益精滋液,力最捷速。于明目尤有专长。惟脾虚有湿及肠滑者,忌之。

女贞子

【气味】 苦,平。无毒。

【归经】 入肝、肾经。

【主治】 益肝肾,健腰膝。

【用量】 钱半至三钱。

【杂论】 秉性至阴,为除热益精之良药。惟老人用之,须加温暖之剂,以免腹痛作泄。

芡实

【气味】 甘、涩,平。无毒。

【归经】 入脾、胃,兼心、肾二经。

【主治】 补脾胃,涩精气。

【用量】 二钱至三钱。

【杂论】 遗精带下,延久不止,用此涩补,敛而无弊。治肺痨叶腐,尤有弥补之力。惟二便不利者,忌之。

莲子

【气味】 甘、涩,平。无毒。

【归经】 入脾,兼心、肾、胃三经。

【主治】 交心肾,厚肠胃。

【用量】 二钱至三钱。

【杂论】 滋养后天,功效最著。大便燥结者,忌之。

龙眼肉

【气味】 甘,微温。无毒。

【归经】 入心、脾二经。

【主治】 补心脾、增血液。

【用量】 二钱至三钱。

【杂论】 思虑过度,劳伤心脾,血不归经,健忘怔忡,服此滋益水源最佳。核敷金刃伤,定痛、止血、生肌,愈后无瘢,优于他药。

阿胶

【气味】 甘,平。无毒。

【归经】 入肺、肝、肾三经。

【主治】 养三阴,和血液。

【用量】 钱半至三钱。

【杂论】 治一切血症,瘀者能通,崩者能止,升清降浊,俾周身血液,复其常轨,为妇科益阴清热之要药。惟气味虽平,性属黏腻难化,脾胃弱者,忌之。

龟甲

【气味】 甘、咸,平、寒。无毒。

【归经】 入肾,兼心、肝、脾三经。

【主治】 养阴潜阳。

【用量】 四钱至八钱。

【杂论】 酒炙水浸蒸胶,名龟甲胶。用于阴虚阳亢之症,功效尤良。惟肾虚无热、胃虚不食、便溏及孕妇,均忌之。

冬虫夏草

【气味】 甘,平。无毒。

【归经】 入肺、肾二经。

【主治】 养肺、益肾、治痨。

【用量】 钱半至三钱。

【杂论】 夏则为草,性属甘寒;冬则为虫,性属甘热。分用则各有利弊,合用则兼具阴阳。功效同于人参,为治劳嗽、膈症、诸虚百损之良品。

六、收敛药

(一)收敛血管药

白及

【气味】 苦,平。无毒。

【归经】 入肺经。

【主治】 敛肺,止血。

【用量】 五分至一钱。

【杂论】 收敛血管,功似树胶。惟血症初起,或内有瘀血者,忌之。

地榆

【气味】 苦,微寒。无毒。

【归经】 入肝、肾、大肠兼胃经。

【主治】 凉血,止血,固下。

【用量】 钱半至三钱。

【杂论】 专理下焦血分湿热,若气虚下陷而崩带,及久痢脓血,瘀晦不鲜者,忌之。

棕榈皮

【气味】 苦、涩,平。无毒。

【归经】 入肝、脾二经。

【主治】 止血,治崩中。

【用量】 钱半至三钱。

【杂论】 苦能泄热,涩能收脱。血症初起,及瘀血未尽者,忌之。

藕节

【气味】 涩,平。无毒。

【归经】 入心、肝、胃三经。

【主治】 解热毒,止诸血。

【用量】 三钱至五钱。

【杂论】 藕主去瘀生新,节则性偏散血,而无耗伤真元之患,故血症多用之。

乌梅

【气味】 酸、涩,温。无毒。

【归经】 入脾、肺二经。

【主治】 敛肺,涩肠,和肝。

【用量】 五分至八分。

【杂论】 虫得酸则静,得辛则伏,得苦则下,故又能杀虫。惟收敛太甚,风寒初起、疟痢未久及当发表之症,切忌用之。

木瓜

【气味】 酸,温。无毒。

【归经】 入脾经。

【主治】 和脾,敛肺,舒筋。

【用量】 钱半至三钱。

【杂论】 气脱能收,气滞能和,筋急者得之能舒,筋缓者得之能利,为筋病之要药。惟多食损齿骨、病癃闭。脾胃有积滞者,忌之。

赤石脂

【气味】 甘、咸、辛,大温。无毒。

【归经】 入心、肾、大肠三经。

【主治】 厚肠胃,固下,止血。

【用量】 钱半至三钱。

【杂论】 体重而涩,性降而收,用于久痢脱肛甚宜。但火热暴注,初痢有积热者,忌之。

禹余粮

【气味】 甘,寒。无毒。

【归经】 入胃、大肠二经。

【主治】 固大肠,治崩中。

【用量】 三钱至五钱。

【杂论】 与赤石脂同用,固下焦脂膏之脱,实胃涩肠,功效极著。惟有实邪者,忌之。

(二)收敛精气药

五味子

【气味】 酸,温。无毒。

【归经】 入肺、肾二经。

【主治】 生津,敛汗。

【用量】 五分至八分。

【杂论】 五味俱备,而功偏益肺滋肾。惟风邪在表、痧疹初发、一切停饮及肺有实热者,均忌之。

五倍子

【气味】 酸,平。无毒。

【归经】 入肺经。

【主治】 敛肺,敛肠。

【用量】 一钱至钱半。

【杂论】 噙之善收顽痰,解热毒。凡嗽由外感、泻非虚脱及肺火实盛者,均忌。

金樱子

【气味】 酸、涩,平。无毒。

【归经】 入肾、膀胱、大肠三经。

【主治】 涩精,敛气,固肠。

【用量】 钱半至二钱。

【杂论】 遗精滑泄,用于补药队中,功效甚捷。用以熬膏,则化涩为甘,其补益之功尤胜。惟阴虚多火者,忌之。

诃子

【气味】 苦,温。无毒。

【归经】 入肺、大肠二经。

【主治】 涩肠,敛肺。

【用量】 五分至八分。

【杂论】 生用清肺行气,熟用温胃固肠。凡嗽痢初起,及肺有实热、火冲气喘者,忌之。

御米壳

【气味】 酸、涩,微寒。无毒。

【归经】 入肾经。

【主治】 止泻,固精,敛气。

【用量】 五分至八分。

【杂论】 固涩收敛,为治骨病及久嗽、久痢而肺虚肠滑之妙品。惟多用闭胃妨食。若痢疾初起、风寒作嗽及挟有火邪者,大忌。

莲须

【气味】 甘、涩,温。无毒。

【归经】 入心、肺、肾三经。

【主治】 固精气,止失血。

【用量】 五分至八分。

【杂论】 与莲子功效相类,而收涩独甚。小便不利者,忌之。

白果

【气味】 甘、苦、涩,平。无毒。

【归经】 入肺经。

【主治】 涩带浊,止痰哮。

【用量】 六七枚。

【杂论】 气薄味厚,性涩而收,多食令人壅气动风,胀闷欲绝。

龙骨

【气味】 甘,平。无毒。

【归经】 入肝、胆、肾,兼心、大肠二经。

【主治】 敛精气,潜浮阳。

【用量】 钱半至三钱。

【杂论】 固摄浮越之正气,收敛虚散之精神,殊甚著效。惟非久痢虚脱等症,切勿妄投。失血失精者误用,多致溺赤涩痛,而精愈不能收摄。

牡蛎

【气味】 咸,平、微寒。无毒。

【归经】　入肝、胆、肾三经。

【主治】　涩精化痰,潜阳止汗。

【用量】　三钱至五钱。

【杂论】　养阴以生用为宜,收涩以煅用为是。惟治房劳精滑,有咸降之虑;治亢阳精伤,有涩敛之虞,均应斟酌。若虚症有寒、肾虚无火、精寒自出者,均忌之。

七、化痰药

(一)温化寒痰药

半夏

【气味】　辛,温。有毒。

【归经】　入脾、胃、胆,兼心、肺、大肠三经。

【主治】　化痰,燥湿,降逆。

【用量】　钱半至三钱。

【杂论】　能走能散,而和胃之力独长,凡痰涎阻滞,非此不能奏效。惟能燥津液,凡血证、汗证及阴虚肺燥、血少津液不足者,皆忌。其姜制者为姜半夏,宜于寒痰;竹沥制者为竹沥半夏,宜于热痰;法半夏则介于二者之间,宜于不寒不热之痰;又仙半夏宜于壮人痰火有余;宋半夏宜于虚体有痰,当区别之。

南星

【气味】　苦,温。大毒。

【归经】　入肺兼肝、脾二经。

【主治】　燥湿化痰,祛风下气。

【用量】　八分至钱半。

【杂论】　功同半夏,而性烈过之。非真中风,及阴虚痰燥者,忌之。

远志

【气味】　苦,温。无毒。

【归经】　入心、肾二经。

【主治】　化痰,通窍,安神。

【用量】　八分至钱半。

【杂论】　可升可降,功能交通心肾。气虚挟滞者,与养气补气药并用,资其宣导,臻于太和。惟水亏火旺,及肾虚无滞者,忌。

橘皮

【气味】　苦、辛,温。无毒。

【归经】　入脾、肺二经。

【主治】　理气,消痰。

【用量】　钱半至三钱。

【杂论】　入和中药留白,入疏通药去白。同白术则补脾胃;同甘草则补肺;同杏仁治大肠气闷;同桃仁治大肠血闷;同生姜止呕;同半夏豁痰,盖随所配药而补泻升降也。惟消伐太峻,多服久服,损耗真元。无滞者,忌之。

白芥子

【气味】　辛,温。无毒。

【归经】　入肺经。

【主治】　利气豁痰。

【用量】　钱半至三钱。

【杂论】　通行经络,搜剔内外痰结,及胸膈寒痰、冷涎壅塞,凡痰在皮里膜外及胁下,非此不能达。惟肺经有热,及阴虚火亢、气虚久嗽者,忌之。

鹅管石

【气味】　甘,温。无毒。

【归经】　入胃经。

【主治】　温肺气,降痰逆。

【用量】　钱半至三钱。

【杂论】　镇坠之品,其气慓疾,性偏助阳,宜于痰饮寒嗽,阴虚者,大忌。

(二)清化痰热药

川贝母

【气味】　辛,平。无毒。

【归经】　入心、肺二经。

【主治】　润肺,化痰,解郁。

【用量】　钱半至三钱。

【杂论】　宜于肺胃阴伤之症。若湿痰恶心,痰饮气促等俱忌。其产于浙江者浙贝母,偏于疏散,宜于风邪外束之痰;产于他省者为土贝母,偏于破结,宜于经络凝滞之痰,用当分别。

枳实

【气味】　苦,寒。无毒。

【归经】　入脾、胃二经。

【主治】　破气行痰。

【用量】　八分至钱半。

【杂论】　力猛而速,有冲墙倒壁①之势,多服

---

①　壁,应为"壁"。

大损真元。肺虚脾弱者,虽有痰热积滞,亦忌之。

竹沥

【气味】 甘,大寒。无毒。

【归经】 入肝经。

【主治】 泻火,降痰,润燥。

【用量】 五钱至一两。

【杂论】 专于走窍,善透经络,为中风之要药。凡痰在经络四肢及皮里膜外,非此不达不行,同参并用,效力益彰。然能寒胃滑肠,因风火燥热而有痰者,始为相宜。若寒痰湿痰,及饮食所生之痰,切忌之。

天竺黄

【气味】 甘,寒。无毒。

【归经】 入心经。

【主治】 泻热豁痰,凉心镇肝。

【用量】 钱半至三钱。

【杂论】 功同竹沥,而性较和缓,无寒滑之患,为幼科之要药。惟久服亦能寒中。

橄榄

【气味】 甘,寒。无毒。

【归经】 入肺、胃二经。

【主治】 生津化痰,清咽醒酒。

【用量】 四五枚。

【杂论】 清解之品,最宜于肺热痰结,风火喉痛等症。

莱菔子

【气味】 辛、甘,平。无毒。

【归经】 入肺、脾二经。

【主治】 下气,化痰,消食。

【用量】 钱半至三钱。

【杂论】 治痰有推墙倒壁之功,利气有熟降生升之妙。惟虚弱者,忌之。

牛黄

【气味】 苦,平。有小毒。

【归经】 入心、肝、胆经。

【主治】 清神,逐痰,定惊。

【用量】 二分至五分。

【杂论】 入肝治筋病。凡中风入脏者,必用牛雄脑麝[①]剂,入骨髓、透肌肤,以引风出。若风之中腑及血脉者用之,则反引风邪入窜。

---

① 牛雄脑麝:指牛黄、雄黄、冰片(龙脑冰片)、麝香。

猴枣

【气味】 苦,寒。无毒。

【归经】 入心、肝二经。

【主治】 治痰厥,平惊痫。

【用量】 一分至三分。

【杂论】 治热痰最灵捷之圣药,较之犀黄,功效尤胜。

海蛤壳

【气味】 苦、咸,平。无毒。

【归经】 入心、肾二经。

【主治】 清热,化痰,降逆。

【用量】 钱半至三钱。

【杂论】 软坚润下之品。脾胃虚寒者,忌之。

海浮石

【气味】 咸,寒。无毒。

【归经】 入肺经。

【主治】 清肺,下气,化痰。

【用量】 钱半至三钱。

【杂论】 咸能软坚,寒能润下,功与海蛤相似。惟损人血气,不宜多服。

(三)消化痰积药

射干

【气味】 苦,平。无毒。

【归经】 入心、心包、三焦,兼肺、肝、脾三经。

【主治】 清肺,解毒,消痰。

【用量】 八分至钱半。

【杂论】 性降下泄,多服损人。凡脾胃弱、藏寒、气血虚及病无实热者,均忌之。

山慈姑

【气味】 甘、微辛。有小毒。

【归经】 入肺、脾二经。

【主治】 清热,散结,除痰。

【用量】 五分至八分。

【杂论】 治瘰疬有特长。惟虚人忌之。

海藻

【气味】 苦、咸,寒。无毒。

【归经】 入胃经。

【主治】 化痰,软坚,泻热。

【用量】 钱半至三钱。

【杂论】　能消瘿瘤、结核、阴之坚聚,而除浮肿、脚气、留饮、痰气之湿热,使邪气从小便而出。惟脾虚有湿者,忌之。

昆布

【气味】　咸,寒,滑。无毒。

【归经】　入胃经。

【主治】　化痰结,利水道。

【用量】　钱半至三钱。

【杂论】　功同海藻,而滑性过之,故瘿坚如石,非此不除。然善下气,多服久服,令人瘦削。

荸荠

【气味】　甘,微寒,滑。无毒。

【归经】　入肺、胃二经。

【主治】　泻热,消痰,攻积。

【用量】　六七枚。

【杂论】　性凉峻,削肺气,兼耗营血,多食令人患脚气。虚劳咳嗽者,大忌之。

僵蚕

【气味】　咸、辛,平。无毒。

【归经】　入肺、肝、三焦三经。

【主治】　祛风,化痰,消肿。

【用量】　钱半至三钱。

【杂论】　气味俱薄,轻浮而升。凡诸病,由于血虚而无风寒客邪者,忌之。

八、驱虫药

(一)消积杀虫药

百部

【气味】　甘,微温。无毒。

【归经】　入肺经。

【主治】　温肺,杀痨虫。

【用量】　八分至钱半。

【杂论】　治肺痨专药。功与天冬相似,但此宜于寒嗽,且无论久近,均皆有效。特能伤胃滑肠,脾胃虚弱者,与补气药并行为佳。

榧子

【气味】　甘、涩,平。无毒。

【归经】　入肺经。

【主治】　消积杀虫。

【用量】　钱半至三钱。

【杂论】　功专润肺杀虫。惟肺胃实热者,忌之。

使君子

【气味】　甘,温。无毒。

【归经】　入脾、胃二经。

【主治】　杀虫,消积,治五疳。

【用量】　钱半至三钱。

【杂论】　小儿虫病之要药。

芦荟

【气味】　苦,寒。无毒。

【归经】　入肝、心包二经。

【主治】　涤疳热,泻虫积。

【用量】　五分至八分。

【杂论】　性与龙胆草相近,最易伤胃。胃虚食少者,忌之。

槟榔

【气味】　苦、辛,温。无毒。

【归经】　入胃、大肠二经。

【主治】　泻气行水,消积杀虫。

【用量】　钱半至三钱。

【杂论】　同木香则调气,同黄芩、枳壳则宽肠,为破滞散邪之品。多食令人发热,若气虚下陷,及脾胃弱者,忌之。

鹤虱

【气味】　苦、辛,小毒。

【归经】　入肝经。

【主治】　杀蛔虫,泻疳积。

【用量】　钱半至三钱。

【杂论】　善调厥阴逆气,为杀虫之要药。

雷丸

【气味】　苦,寒。小毒。

【归经】　入胃、大肠二经。

【主治】　消虫积,清湿热。

【用量】　钱半至三钱。

【杂论】　性降属阴,利于男子,不利于妇人,但多食久食,亦能令人阴痿。

(二)燥湿杀虫药

芜荑

【气味】　辛、苦,温。无毒。

【归经】　入脾、胃二经。

【主治】　治风湿,消虫积。

【用量】　八分至钱半。

【杂论】　小儿久痢有虫,大肠虚冷,用此有奇效。惟多食能令人发热。

赤小豆

【气味】　甘、酸,平。无毒。

【归经】　入心、小肠二经。

【主治】　利水,涌吐伏虫。

【用量】　三钱至四钱。

【杂论】　入阴分,治有形之病,于湿气脚气,尤为要品。惟多服则下降太过,津血渗泄,令人肌瘦身重。

雄黄

【气味】　苦,温。有毒。

【归经】　入胃经。

【主治】　燥湿,解毒,杀虫。

【用量】　五分至八分。

【杂论】　性热,能化血为水,宜于外用,内服中病即止,不可过剂。

轻粉

【气味】　辛,冷。有毒。

【归经】　入胃、大肠二经。

【主治】　燥湿杀虫,劫痰解毒。

【用量】　一分至三分。

【杂论】　化纯阴为燥烈,而阴毒之性犹存,走而不守,善驱淫秽,搜涤毒邪,故治梅疮多用之,以取速效。然暴悍善窜,深入筋骨,毒气内攻,久之发为结毒,甚至臭烂成瘫痪,用时慎之。

九、理气药

(一)宣肺顺气药

桔梗

【气味】　辛,微温。有小毒。

【归经】　入肺、心兼胃经。

【主治】　宣发肺气,清利咽喉。

【用量】　八分至钱半。

【杂论】　气薄性升,能引诸药力至最高之处,肺经气分要药。然升提太过,凡攻补下焦之药,及阴虚久嗽者,忌之。

马兜铃

【气味】　辛、苦,冷。有毒。

【归经】　入肺、肾二经。

【主治】　开肺,利气,化痰热。

【用量】　八分至一钱。

【杂论】　善降阴气,同阿胶治阴虚劳咳有特长。凡肺寒咳嗽、胃寒恶食者,忌之。

前胡

【气味】　苦,微寒。无毒。

【归经】　入肺、三焦兼脾、胃、肝、大肠、膀胱五经。

【主治】　散风邪,祛痰热。

【用量】　钱半至三钱。

【杂论】　与柴胡同为风药,但柴胡主升,前胡主降。凡阴虚火炽,凝结为痰而嗽者;胸胁逆满头痛,不因于痰者;内热心烦,外现寒热,而非外感者,均忌之。

白前

【气味】　甘,微温。无毒。

【归经】　入肺经。

【主治】　泻肺,降气,下痰。

【用量】　钱半至二钱。

【杂论】　较白薇稍温,较细辛稍平,为肺经之要药。惟肺虚而气哽者,忌之。

苏子

【气味】　辛,温。无毒。

【归经】　入肺经。

【主治】　下气,化痰。

【用量】　钱半至三钱。

【杂论】　咳嗽气急之主药,清利上下者宜之。肠滑气虚者,忌之。

紫菀

【气味】　苦,温。无毒。

【归经】　入肺、胃二经。

【主治】　温肺,下气,化痰。

【用量】　钱半至二钱。

【杂论】　温而不燥,苦而下达,专入血分。与二冬、百部、桑皮、地黄等治肺虚吐血,功效尤多。惟阴虚肺热、咳逆喘嗽者,忌之。

款冬花

【气味】　辛,温。无毒。

【归经】　入肺经。

【主治】　润心肺,平痰咳。

【用量】　钱半至三钱。

【杂论】　得肾之体,先肝之用,性温而不燥血,能轻扬上达。阴虚劳嗽者,忌之。

旋覆花

【气味】　咸,温。小毒。

【归经】　入肺、大肠二经。

【主治】　顺气,化痰,泻结。

【用量】　八分至钱半。

【杂论】　咸能软坚,温能通血脉,有走散之功,而无香燥之弊。但阴虚劳嗽,及风热燥咳当忌。

杏仁

【气味】　甘、苦,温、冷、利。小毒。

【归经】　入肺经。

【主治】　宣肺顺气,润燥化痰。

【用量】　三钱至四钱。

【杂论】　专治肺脏风寒痰滞,同橘皮并用,则行气分。凡阴虚咳嗽、热痰失血等,均忌之。甜者为吧哒杏,功专滋润,有湿痰者,忌之。

枇杷叶

【气味】　苦,平。无毒。

【归经】　入肺经。

【主治】　润肺,下气,消痰。

【用量】　三钱至四钱。

【杂论】　气薄味厚,为下气之良品。治肺热咳嗽甚效,故虚劳症多用之。以之提露,清肺更长;以之煎膏,润肺尤著。惟虚寒呕吐、风寒咳嗽者,忌之。

（二）通气行滞药

香附

【气味】　甘,微寒。无毒。

【归经】　入肝,兼肺、三焦二经。

【主治】　解六郁,利三焦。

【用量】　钱半至二钱。

【杂论】　通行气分,为女科要药。得参、术则补气,得归、地则补血,得木香则疏滞和中,得檀香则理气醒脾,得沉香则升降诸气,得川芎、苍术则解诸郁,得栀子、黄连则降火热,得茯苓则交心肾,得茴香、补骨脂则引气归元,得厚朴、半夏则决壅消胀,得紫苏、葱白则散邪气,得三棱、莪术则消积块,得艾叶则暖子宫。惟终耗血散气,气血两虚者,忌之。

乌药

【气味】　辛,温。无毒。

【归经】　入胃、肾、肺三经。

【主治】　顺气,止痛。

【用量】　八分至一钱。

【杂论】　性温而和,气香而窜。上入脾肺,下通膀胱,能疏胸腹邪逆之气,及一切气病。惟走泄太甚,凡气血虚而内热,及月事先期者,忌之。

藿香

【气味】　辛,微温。无毒。

【归经】　入脾、肺,兼胃经。

【主治】　快气,祛浊,止逆。

【用量】　钱半至三钱。

【杂论】　通利气机之品,上、中二焦有壅滞者最宜。阴虚火旺、胃热胃虚之呕,均忌。

佩兰

【气味】　苦、辛,温。无毒。

【归经】　入肺、胃二经。

【主治】　清暑湿,和胃气。

【用量】　钱半至三钱。

【杂论】　清芬之气,专走气分,凡胃中陈腐之物,以及湿热蕴结于胸膈,皆能荡涤而使之宣散。夏季暑湿郁蒸之时,实与藿香同为开胃和中之妙品,但藿香偏于脾,此则偏于胃,微有异耳。如阴虚血燥,舌绛胃枯,不能纳谷,及气分虚者,均忌之。

沉香

【气味】　辛,微温。无毒。

【归经】　入脾、胃、肾,兼心、肝二经。

【主治】　行气,温中。

【用量】　五分至八分。

【杂论】　行气而不伤气,温中而不助火,为坠痰涎、补命门之要药。惟降多升少,若气虚下陷,及心有实邪者,忌之。

大腹皮

【气味】　辛,微温。无毒。

【归经】　入脾、胃二经。

【主治】　下气,行水,宽中。

【用量】　钱半至三钱。

【杂论】　痰滞中焦,湿热郁积,胸膈不利者,用之大有殊功。且其下气较缓,非若槟榔之性烈也,但病涉弱虚者,忌之。

青皮

【气味】　苦、辛,温。无毒。

【归经】 入肝、胆二经。

【主治】 疏气,散痞,破滞。

【用量】 八分至钱半。

【杂论】 芳烈而沉降,能引诸药至厥阴之分,下饮食于太阴之仓。惟伐损真元,若气虚无滞,及多汗者,忌之。

香橼

【气味】 辛、酸,温。无毒。

【归经】 入肺、脾二经。

【主治】 理气,进食,止呕。

【用量】 八分至钱半。

【杂论】 善理上焦之气,进中州之食,为止呕健脾之良品。惟能损正气,须与参术并行,单用多用慎之。

佛手

【气味】 辛,平。无毒。

【归经】 入脾、肺二经。

【主治】 理气,和中。

【用量】 八分至钱半。

【杂论】 与香橼功效相似,惟香橼兼化痰水,此则专擅疏气。用以制露,宽胸解郁,为消痞之要药,亦平肝之良品。

山楂

【气味】 酸、甘,微温。无毒。

【归经】 入脾、胃、肝三经。

【主治】 破气,消食,磨积。

【用量】 钱半至三钱。

【杂论】 专去腥膻油腻之积,与麦芽仅消谷积者不同。惟多食损齿,令人嘈烦易饥,反伐脾胃生发之气。胃中无积,脾虚恶食,均忌。

麦芽

【气味】 甘,温。无毒。

【归经】 入脾、胃二经。

【主治】 下气,开胃,消食。

【用量】 三钱至四钱。

【杂论】 能助胃气上行,而资健运,其消食之力,较谷芽为大,而补益则逊之。性泥滞,入消导药宜多炒。妊妇忌之,脾胃无积滞者亦忌。

谷芽

【气味】 苦,温。无毒。

【归经】 入胃、脾二经。

【主治】 下气,和中,消食。

【用量】 三钱至四钱。

【杂论】 具生化之性,功专调理脾胃。生用养胃阴,炒用化胃浊。

神曲

【气味】 甘、辛,温。无毒。

【归经】 入脾、胃二经。

【主治】 行气,化痰,消食。

【用量】 钱半至二钱。

【杂论】 生用能发生气,熟用能敛暴气。惟脾阴虚、胃火盛者,忌之。

(三)行气通窍药

菖蒲

【气味】 辛,温。无毒。

【归经】 入心、脾二经。

【主治】 开心窍,祛痰浊。

【用量】 八分至钱半。

【杂论】 芳香利窍,能佐天冬、地黄之属,资其宣导。惟能耗气血,善鼓心包之火,凡阳亢阴耗,精滑汗多者,忌之。

冰片

【气味】 辛、苦,微寒。无毒。

【归经】 入肺、心、脾三经。

【主治】 通诸窍,散郁火。

【用量】 一分至三分。

【杂论】 气味芳烈,为诸药之冠。性升善窜,能直透骨髓。惟耗散真气,风病在骨者,方可用;若在血脉肌肉,反致引风入骨。故目暗由于阴虚者,亦忌之。

麝香

【气味】 辛,温。无毒。

【归经】 入脾经。

【主治】 通窍,辟秽。

【用量】 五厘至一分。

【杂论】 走窜飞扬,内透骨髓,外彻皮毛。风病在骨髓者,用之能使外泄;否则反致引风入骨,如油入面,莫之能出,与冰片相似。凡病属虚者,均忌之。

十、理血药

(一)活血通络药

丹参

【气味】 苦,微寒。无毒。

【归经】　入心、肝二经。

【主治】　祛瘀生新。

【用量】　钱半至三钱。

【杂论】　治妇人血病，均可通用。然长于行血，妊娠及大便不实者，宜忌。

赤芍

【气味】　苦，平。无毒。

【归经】　入脾、肺、肝三经。

【主治】　清血，散瘀。

【用量】　钱半至三钱。

【杂论】　白芍偏于脾经血分，兼泻肝火；赤芍专入肝家血分，清泄血液之热。血虚及泄泻者，忌之。

郁金

【气味】　辛、苦，寒。无毒。

【归经】　入心、肝兼肺经。

【主治】　行气，解郁，祛瘀。

【用量】　钱半至二钱。

【杂论】　轻扬上行，辛香不烈，功与姜黄、蓬术①相近，但姜黄入脾，兼治血中之气；蓬术入肝，兼治气中之血；郁金则入心，专治心包之血，有破宿生新之能。凡阴虚失血，及阴火迫血上逆，肺肝气逆者，均忌之。

泽兰

【气味】　辛、甘，平。无毒。

【归经】　入肝、脾二经。

【主治】　通血脉，利水气。

【用量】　钱半至二钱。

【杂论】　与补药同用，能逐下焦湿热邪垢，强阴而净血海。惟多服久服，令人肾气大泄。

三七

【气味】　甘、微苦，温。无毒。

【归经】　入肝、胃二经。

【主治】　散瘀，定痛。

【用量】　八分至钱半。

【杂论】　治金疮杖疮之圣药。惟能损新血，无瘀者，忌之。

落得打

【气味】　甘，平、温。无毒。

【归经】　入脾经。

【主治】　祛风，调气，活血。

【用量】　钱半至二钱。

【杂论】　治跌打损伤，神效异常。惟胃弱者服之，能令作吐。

鸡血藤

【气味】　苦，温。无毒。

【归经】　入肝、肾二经。

【主治】　活血，舒筋。

【用量】　钱半至三钱。

【杂论】　气清性捷，专走血分，为治虚劳百病之良品。凡男子不能生育，妇女不受胎孕者，甚有功效。

狗脊

【气味】　苦，平。无毒。

【归经】　入肾、肝二经。

【主治】　通脉络，利关节。

【用量】　钱半至三钱。

【杂论】　补而能走之品，健脊骨、利俯仰，大有殊功。惟肾虚有热，小水不利，或黄赤而涩，及口苦舌干者，均忌之。

牛膝

【气味】　苦、酸，平。无毒。

【归经】　入肝、肾二经。

【主治】　强腿足，散恶血。

【用量】　钱半至二钱。

【杂论】　能引诸药下行，得酒则强肝肾，生用则去恶血。如筋骨痛风在下者，可加重用之。惟病在上焦、梦遗失精、脾虚下陷，因而腿膝肿痛，及妇女血崩不止、经闭未久、疑似有孕或已受孕者，均忌之。

杜仲

【气味】　辛、甘，温。无毒。

【归经】　入肾、肝二经。

【主治】　补腰膝，坚筋骨。

【用量】　钱半至三钱。

【杂论】　温而能补，辛而能润，惟亦能引诸阳下走。若肾虚火炽，及梦遗而痛者，均忌之。

续断

【气味】　苦，微温。无毒。

【归经】　入肝、肾二经。

---

① 蓬术：即蓬莪术，主产于四川、广东、广西。

【主治】　通血脉,理筋骨。

【用量】　钱半至三钱。

【杂论】　补而不滞,行而不泄,女科、外科,需用至多。同当归、牛膝、肉桂、延胡则行血理伤;同阿胶、地黄、麦冬、杜仲、人参、山萸、杞子、黄芪则补虚止血;同凉血、补血、顺气药则安胎。然治血痛用苦寒药,治胎前用大辛热药,均忌之。

桑枝

【气味】　苦,平。无毒。

【归经】　入肝经。

【主治】　利关节,祛风湿。

【用量】　三钱至四钱。

【杂论】　内证通络,外证补托,性质和平,洵①为良品。

苏木

【气味】　甘、咸,平。无毒。

【归经】　入肝、脾、肾,兼心、胃二经。

【主治】　行血,祛风。

【用量】　八分至钱半。

【杂论】　少用则和血,多用则破血。若无瘀滞,大便不实,及产后恶露已尽,因血虚腹痛者,均忌之。

蒲黄

【气味】　甘,平。无毒。

【归经】　入肝、心包二经。

【主治】　散血结,通经络。

【用量】　八分至钱半。

【杂论】　生用性滑,擅行血消肿之长;炒则性涩,有补血止血之功,为疗血专品。若劳伤发热、阴虚内热,而无瘀血者,忌之。

血竭

【气味】　甘、咸,平。无毒。

【归经】　入肝、心包二经。

【主治】　和血,散瘀,止痛。

【用量】　三分至五分。

【杂论】　和血之良品。惟性急能引脓,宜少用,非有瘀血者,忌之。

乳香

【气味】　辛,温。微毒。

【归经】　入心、脾、肝三经。

【主治】　调气,行血,止痛。

【用量】　三分至五分。

【杂论】　活血伸筋之良品,痈疽、疮疡、心腹痛之要药。惟辛香善窜,若痈疽已溃,诸疮多脓,及胃弱者,俱忌之。

没药

【气味】　苦,平。无毒。

【归经】　入肝经。

【主治】　通瘀,理气,定痛,生肌。

【用量】　三分至五分。

【杂论】　与乳香同用,有相得益彰之妙。然骨节、胸腹、胁肋诸痛,非由血瘀而由血虚者,产后恶露去多,腹中虚痛者,痈疽已溃者,均忌之。

五灵脂

【气味】　甘,温。无毒。

【归经】　入肝经。

【主治】　行血,消积。

【用量】　八分至钱半。

【杂论】　功能引经,不能生血,而于散瘀行血,则有奇效。凡血虚腹痛经闭,产后出血过多发晕,心虚有火作痛,一切血虚而无瘀滞者,均忌之。

两头尖

【气味】　甘,微寒。无毒。

【归经】　入肝经。

【主治】　通经,明目。

【用量】　钱半至三钱。

【杂论】　专走厥阴血分,误食令人目黄成疸。

穿山甲

【气味】　咸,微寒。无毒。

【归经】　入肝兼胃、大肠二经。

【主治】　通经络,祛瘀结。

【用量】　钱半至二钱。

【杂论】　功专行散,能直达病所,风疟、疮科、通经、下乳,用为要药。惟性猛烈,用宜斟酌。痈疽已溃,及痘疮元气不足者,忌之。

(二)破血祛瘀药

三棱

【气味】　苦,平。无毒。

【归经】　入肝经。

---

① 洵:音为"xún"。意为诚然,的确。

【主治】　行气,破血,除癥①,消积。

【用量】　八分至钱半。

【杂论】　厥阴气分药,其破气散结,近于香附而力峻,不可久服。真气虚者,忌之。

莪术

【气味】　苦、辛,温。无毒。

【归经】　入肝经。

【主治】　行气,通瘀,消癖。

【用量】　八分至钱半。

【杂论】　厥阴血分药,与三棱治气滞血瘀、疬癖作痛甚验。惟气血两虚,脾胃素弱而无积滞者,忌之。

益母草

【气味】　辛、甘,微温。无毒。

【归经】　入心、肝二经。

【主治】　祛瘀,顺气,除水。

【用量】　钱半至三钱。

【杂论】　活血行气,有补阴之功,为女科要药。但滑利辛散,虽属行中有补,虚火盛而瞳子散大,以及脾胃虚弱、大肠不实者,忌之。用以熬膏,统治妇人经脉不调、胎产气血诸病。

红花

【气味】　辛,温。无毒。

【归经】　入肝经。

【主治】　行血,祛瘀。

【用量】　八分至一钱。

【杂论】　能行男子血脉,通女子经水。但不可过服,致血行不止。

茜草

【气味】　苦,寒。无毒。

【归经】　入心、肝、肾、心包四经。

【主治】　行血,凉血。

【用量】　钱半至二钱。

【杂论】　燥湿热,无伤阴之患;除虫毒,有嘉草之名;治妇女经闭,功效尤著。惟病泄泻及饮食不进者,虽有血症,亦宜禁用,无滞瘀者,尤忌之。

刘寄奴

【气味】　苦,温。无毒。

【归经】　入肝经。

【主治】　降气,下血,散结。

【用量】　八分至钱半。

【杂论】　秉性走散,不可过服。若气血虚,脾胃弱,易作泄者,尤忌之。

桃仁

【气味】　苦、甘,平。无毒。

【归经】　入心、肝二经。

【主治】　破瘀血,润大肠。

【用量】　钱半至三钱。

【杂论】　苦重于甘,气薄于味,为祛瘀润燥之良品。用干漆拌炒,大破宿血。气血两虚、大便作泄者,忌之。

琥珀

【气味】　甘,平。无毒。

【归经】　入心、肝、小肠三经。

【主治】　散瘀,宁神。

【用量】　二分至三分。

【杂论】　产后瘀血上冒,神识昏糊多用之。然淡渗伤阴,若阴虚内热、火炎水亏,及血少而小便不利者,忌之。

䗪虫

【气味】　咸,寒。有毒。

【归经】　入肝经。

【主治】　破坚症,泻瘀血。

【用量】　五分至八分。

【杂论】　攻窜之力,与穿山甲相埒,而尤善去经络之瘀积。惟虚者及无瘀血停留者,忌之。

水蛭

【气味】　苦,平。有毒。

【归经】　入肝、膀胱二经。

【主治】　逐恶血,破癥结。

【用量】　五分至八分。

【杂论】　与虻虫为一飞一潜之吮血物,在上之瘀,飞者抵之;在下之瘀,潜者当之。为破血之猛将,脉证俱实者可偶用,否则忌之。

虻虫

【气味】　苦,微寒。有毒。

【归经】　入肝、三焦二经。

【主治】　利血脉,破癥积。

【用量】　五分至八分。

【杂论】　攻血行血,遍行经络,下胎在顷刻之

---

① 　癥:音为"zhēng"。意为腹内结硬块的病。

间。体虚者,忌之。

十一、温热药

(一)温运中气药

干姜

【气味】　辛,温。无毒。

【归经】　入心、肺、脾、胃、肾、大肠六经。

【主治】　燥湿,温中,祛寒。

【用量】　八分至钱半。

【杂论】　升散力减于生姜,而温性则过之。能引血药入血分,气药入气分,去恶生新,使阳生阴长。引以黑附,则入肾而祛寒湿,通绝脉而回元阳;同五味则利肺气而治寒嗽,燥脾湿而补脾阳,通心阳而补心气。但多食耗气燥阴,若阴虚内热、阴虚咳血、表虚有热、自汗、盗汗、脏毒下血、因热呕恶等,均忌之。

高良姜

【气味】　辛,大温。无毒。

【归经】　入脾、胃二经。

【主治】　温中,散寒,止痛。

【用量】　八分至钱半。

【杂论】　治胃脘寒痛之主药,虚人可与参、术同用。惟胃火作呕、伤暑霍乱、火热注泻、心虚作痛者,均忌之。

豆蔻

【气味】　辛、涩,温。无毒。

【归经】　入脾、胃二经。

【主治】　行气,消食,温中。

【用量】　八分至钱半。

【杂论】　南方卑①湿,多山岚瘴气,脾胃常有寒湿郁滞之病,非此芳香辛散,不能祛邪奏效。惟心胃热痛、泻痢胀满,或因暑湿而小便秘者,忌之。

砂仁

【气味】　辛、涩,温。无毒。

【归经】　入脾、胃、肝、肾,兼肺、大肠、心包三经。

【主治】　行气,温中,消食。

【用量】　八分至一钱。

【杂论】　得豆蔻、檀香入肺,得人参、益智入脾,得黄柏、茯苓入肾,得赤、白石脂入大、小肠。然辛燥耗气烁血,凡血虚火炎、阴虚咳嗽、孕妇气虚、血痢延久及新产妇人,俱忌之。

草果

【气味】　辛,热。无毒。

【归经】　入脾经。

【主治】　祛寒湿,疏痰气。

【用量】　八分至钱半。

【杂论】　与豆蔻略同,佐常山能截疟;与知母同用,取其一阴一阳之义,治瘴疟寒热,以草果治太阴独胜之寒,知母治阳明独胜之热也。若疟不因于岚瘴,或气不实、邪不盛者,慎用。

荜茇

【气味】　辛,燥、大温。无毒。

【归经】　入胃、大肠二经。

【主治】　温中,下气,祛痰。

【用量】　五分至八分。

【杂论】　能入阳明经散浮热,故为头痛、鼻渊之要药。惟耗散真气,能动脾肺之火。凡喘咳目昏、肠虚下重者,忌之。

丁香

【气味】　辛,温、燥。无毒。

【归经】　入肺、脾、胃三经。

【主治】　暖胃,温肾,燥脾。

【用量】　五分至八分。

【杂论】　秉纯阳之气,为胃寒冷呃之妙品。惟能损肺伤目,若火热病,非虚寒者,忌之。

木香

【气味】　辛,温。无毒。

【归经】　入三焦经。

【主治】　行气,开郁,导滞。

【用量】　五分至八分。

【杂论】　为三焦行气之专药。惟香燥偏阳,凡肺虚有热、血枯而燥及阴火冲上者,均忌之。

益智仁

【气味】　辛,温。无毒。

【归经】　入脾兼心、肾二经。

【主治】　温脾肾,涩精气。

【用量】　钱半至三钱。

【杂论】　行阳退阴,温养下元。宜于肾虚滑

---

①　卑:指地势低。

精,胃虚多唾,以及三焦命门气弱等症。但血燥有火、温热暴注,及因热而遗浊者,均忌之。

薤白

【气味】　辛、苦,温。无毒。

【归经】　入肺、大肠二经。

【主治】　通阳利窍,蠲[①]浊泄滞。

【用量】　五分至八分。

【杂论】　宜于气血阻滞、胸痹疼痛之症。惟能发宿疾,不宜多食。无滞者,忌之。

厚朴

【气味】　辛、苦,温。无毒。

【归经】　入脾、胃二经。

【主治】　下气散满,消痰化食。

【用量】　五分至八分。

【杂论】　气味俱厚,性降而泻,极能耗气。若脾胃虚者,及孕妇均忌之。其花力逊于皮,和平无燥烈之害,气郁之轻者宜之。

(二)温和血分药

川芎

【气味】　辛,温。无毒。

【归经】　入肝兼心包、胆二经。

【主治】　和血郁,疏气滞。

【用量】　八分至一钱。

【杂论】　功专和血通肝,为妇科血分要药。得牡蛎治头风吐逆,得细辛治金疮。但骨蒸盗汗、阴虚火炎、咳嗽吐血、下部有热、阳强易举及气弱者,均忌之。

炮姜

【气味】　辛、苦,温。无毒。

【归经】　入脾、肾二经。

【主治】　温经,止血。

【用量】　五分至八分。

【杂论】　功与干姜略同,但干姜温多散少,尚不免升发之性;此则曾经炮过,守而不走。故凡脾肾元阳衰弱,腹中虚冷,肠泄不固者宜之;又因色黑,能入血分,故凡吐衄下血,有阴无阳者宜之。凡阴虚而阳无所附之证,以此与补阴药同用而热自退。惟血分有实热者,忌之。

延胡索

【气味】　辛,温。无毒。

【归经】　入肝兼入肺、脾、肾、心包四经。

【主治】　利气,活血,止痛。

【用量】　一钱至钱半。

【杂论】　能行血中气滞、气中血滞,瘀滞有余者宜之。但走而不守,凡经事先期、体虚崩漏、产后血虚而晕者,均忌之。

桂心

【气味】　辛、甘,温。无毒。

【归经】　入心、心包二经。

【主治】　温血,通经。

【用量】　二分至五分。

【杂论】　去外层苦燥之性,得中心甘润之味,为补阳活血之良品,托痈疽、痘毒,能入心经引血、化汗、化脓,凡心痛、腹冷、疰癖诸病,治之最宜。

吴萸

【气味】　辛,温。小毒。

【归经】　入肝、肾兼脾、胃二经。

【主治】　温肝,化滞,降逆,止痛。

【用量】　五分至八分。

【杂论】　性虽热而能引热下行,治浊阴不降,厥气上逆,膈塞胀满等症,功效如神。惟能损气动火,若一切阴虚之病,及脏腑有热无寒者,均忌之。

乌骨

【气味】　咸,微温。无毒。

【归经】　入肝、肾二经。

【主治】　通血脉,祛寒湿。

【用量】　钱半至三钱。

【杂论】　醋炒能治崩漏带下。惟血病多热者,忌之。

伏龙肝

【气味】　辛,微温。无毒。

【归经】　入肝经。

【主治】　调中,止血,燥湿。

【用量】　五钱至一两。

【杂论】　得火土之气,治先便后血之远血症有殊功。惟阴虚吐血者忌之,痈肿甚者亦忌独用。

---

① 　蠲:音为"juān"。a. 通"涓",意为清洁;b. 通"捐",意为免除。

十二、寒凉药

（一）清热降火药

知母

【气味】 苦,寒。无毒。

【归经】 入肺、胃二经。

【主治】 润肺,清胃,滋肾。

【用量】 钱半至三钱。

【杂论】 气味俱厚,性降属阴,泻火而上清肺金,滋水而下润肾燥,用酒浸焙则上行,盐水润焙则下行。然能令人泄,忌多服。若外感表证未除,及脾胃虚弱、肾虚溏泻者,均忌之。

芦根

【气味】 甘,寒。无毒。

【归经】 入肺、脾、肾三经。

【主治】 清胃,降热,生津。

【用量】 五钱至一两。

【杂论】 阳明热症,用之最宜。一切虚寒者,均忌之。

青黛

【气味】 咸,寒。无毒。

【归经】 入肝经。

【主治】 散郁火,清疳热。

【用量】 五分至八分。

【杂论】 除热解毒,与蓝略同,而止血、拔毒、杀虫之功则过之。但性极凉,中寒及阴虚有热者,均忌之。

夏枯花

【气味】 苦、辛,寒。无毒。

【归经】 入肝、胆二经。

【主治】 清肝火,散郁结。

【用量】 钱半至二钱。

【杂论】 散结解热,直清厥阴血脉,治妇女肝阳肝气极良,但久服伤胃。

钩藤

【气味】 甘,微寒。无毒。

【归经】 入肝、心包二经。

【主治】 祛风热,定惊风。

【用量】 钱半至三钱。

【杂论】 中和不燥,为息风静火良品,专治肝风相火诸疾,故小儿科用之。但无火者,忌之。

山栀

【气味】 苦,寒。无毒。

【归经】 入心、肺、胃三经。

【主治】 除郁热,清上焦。

【用量】 钱半至三钱。

【杂论】 臣使心肺热邪屈曲下行,从小便而出,又清胃脘之血,为泄火之良品。内热用仁,外热用皮;生用泻火,炒用止血。但能损胃伐气,若脾胃虚弱,血虚发热,及心肺无邪热,小便闭由膀胱气虚者,均忌之。

桑白皮

【气味】 甘,寒。无毒。

【归经】 入肺经。

【主治】 泻肺清热。

【用量】 八分至钱半。

【杂论】 甘而能补,辛而能泻。惟性不纯良,若肺虚无火,及因风寒而嗽者,均忌之。

青葙子

【气味】 苦,微寒。无毒。

【归经】 入肝经。

【主治】 清肝明目。

【用量】 钱半至二钱。

【杂论】 善祛风热,治目疾以时行赤眼为宜,虚症而瞳仁散大者,忌之。

石膏

【气味】 辛、甘,寒。无毒。

【归经】 入胃兼肺、三焦二经。

【主治】 清胃火,解肌热。

【用量】 三钱至五钱。

【杂论】 寒能清热降火,辛能发汗解肌,甘能缓脾生津,为治伤寒热症,邪在阳明之要药,发斑发疹之良品。惟内伤阴证,误用之,生死反掌。他若伤寒中风太阳症,未传阳明者;及七八日,邪里结,有燥屎,往来寒热,宜下者;暑气兼湿作泄,脾胃弱甚者,均大忌之。

代赭石

【气味】 苦,寒。无毒。

【归经】 入肺、心包二经。

【主治】 清血热,镇虚逆。

【用量】 钱半至三钱。

【杂论】 与旋覆花同用,治肺肾虚气上逆甚效。惟下部虚寒及阳虚阴痿者,均忌之。

石决明

【气味】　咸,平。无毒。

【归经】　入肝、肾二经。

【主治】　息风,潜阳,明目。

【用量】　三钱至五钱。

【杂论】　血虚头晕,肝热惊风,用以清降,功效颇著。但多食令人寒中。

(二)清热燥湿药

黄连

【气味】　苦,寒。无毒。

【归经】　入心,兼肝、胆、脾、胃、大肠五经。

【主治】　凉血,泻火,燥湿。

【用量】　三分至五分。

【杂论】　泻心脏实火之专药,入中焦宜姜汁炒,下焦宜盐水炒。凡阴虚烦热、脾虚泄泻、五更肾泄、妇人产后血虚烦热、小儿痘疹气虚作泻等,均忌之。

胡黄连

【气味】　苦,寒。无毒。

【归经】　入肺、胃二经。

【主治】　清湿热,疗惊疳。

【用量】　五分至八分。

【杂论】　能直入下焦,泻淫毒之火。凡阴血本虚、真精耗竭、脾胃俱弱者,大忌之。

黄芩

【气味】　苦,寒。无毒。

【归经】　入心、肺、大、小肠,兼胆经。

【主治】　清中焦,除湿热。

【用量】　钱半至二钱。

【杂论】　得酒则上行;得猪胆汁则除肝胆火;得桑皮则泻肺火;得柴胡则退少阳寒热;得厚朴、黄连则止腹痛;得芍药则止痢;得白术则安胎。惟血虚发热、肾虚挟寒及孕妇胎寒下坠,脉迟小弱者,均忌之。

黄柏

【气味】　苦,寒。无毒。

【归经】　入肾、膀胱二经。

【主治】　泻相火,清湿热。

【用量】　钱半至三钱。

【杂论】　气味俱厚,善清三阴湿热。生用降实火,熟用不伤胃;酒制治上,蜜制治中,盐制治下。但性属滑渗,不利虚热。若中气虚而邪火炽,及阴阳两虚,脾胃薄弱者,均忌之。

苦参

【气味】　苦,寒。无毒。

【归经】　入肾经。

【主治】　泻火,逐湿。

【用量】　八分至钱半。

【杂论】　能清血中湿热,又能坚阴。其子名鸦胆子,治大肠热痢,尤有殊功。但不可久服,致损肾气。若脾胃虚而饮食减少,肝肾虚而火衰精冷,及年高之人,均忌之。

连翘

【气味】　苦,微寒。无毒。

【归经】　入胆、大肠、三焦,兼心、心包二经。

【主治】　清火,除湿,散结,解毒。

【用量】　钱半至三钱。

【杂论】　专行气分,为疮家之圣药。惟清而无补,多饵令人减食。若痈疽已溃、脓清色淡,及虚火而非实热,与胃弱作泄者,均忌之。

茵陈蒿

【气味】　苦,微寒。无毒。

【归经】　入膀胱经。

【主治】　利湿热,疗诸黄。

【用量】　钱半至二钱。

【杂论】　清利水道,以泄太阳、阳明之湿热,为治黄疸主药。属阳者佐以大黄,属阴者佐以附子。惟虚甚而宜温补者,忌之。

秦皮

【气味】　苦,微寒。无毒。

【归经】　入肝、胆二经。

【主治】　清热,燥湿,止血。

【用量】　五分至八分。

【杂论】　收敛之品,为眼科及血痢之要药。胃虚食少者,忌之。

白头翁

【气味】　苦,寒。无毒。

【归经】　入胃、大肠二经。

【主治】　清血热,疗肠风。

【用量】　五分至八分。

【杂论】　火郁湿蒸,秽气奔迫广肠,以致热痢下重者,能平走窍之火,升水气之下陷,佐以秦皮之苦涩,尤佳。惟胃虚大便不化、痢久下稀淡血水者,忌之。

白鲜皮

【气味】　苦,寒。无毒。

【归经】　入脾、胃,兼肺、大肠二经。

【主治】　清热,利湿,除风。

【用量】　钱半至二钱。

【杂论】　气寒善行,味苦性燥,为治诸黄、风痹之良品,皮肤湿疮,并可煎水洗涤。但下部虚寒者,虽有湿,亦忌之。

龙胆草

【气味】　苦、涩,大寒。无毒。

【归经】　入肝、胆、胃三经。

【主治】　泻肝火,清湿热。

【用量】　五分至八分。

【杂论】　肝胆气分药,肝胆火盛者,非此不能直折。惟疏泄太过,多食令人小便不禁。凡胃虚血少,脾胃两虚作泻,病虚有热者,均忌之。

金铃子

【气味】　苦,寒。有小毒。

【归经】　入肝、心包、小肠、膀胱,兼肺、脾、胃三经。

【主治】　泄肝邪,清湿热。

【用量】　钱半至三钱。

【杂论】　善导湿热下行,为肝经腹痛及疝气要药。但脾胃虚寒者,忌之。

(三)清热解毒药

银花

【气味】　甘,寒。无毒。

【归经】　入肺经。

【主治】　除热,祛风,解毒。

【用量】　钱半至三钱。

【杂论】　芳香而甘,性极平和,善解血液之毒,清经络之湿,用于痈疽初起,或已溃之后,均有奇效,故亦为外科圣药。惟气虚脓清之外症,以及食少便泻者,均忌之。

地丁草

【气味】　苦、辛,寒。无毒。

【归经】　入心、肝二经。

【主治】　泻热毒,疗疔肿。

【用量】　钱半至二钱。

【杂论】　治疔毒之要药,有紫花、白花之别,

各随疗色用之。惟性寒不利于阴证,若漫肿无头,或不赤不肿者,慎用。

蒲公英

【气味】　甘,平。无毒。

【归经】　入肾兼肺、胃二经。

【主治】　化热毒,散郁滞。

【用量】　钱半至二钱。

【杂论】　本属通淋妙品,而消肿核、化热毒,功效尤奇,遂为治妇人乳症之专药。惟秉性降多升少,虚寒气陷者,慎用。

山豆根

【气味】　甘,寒。无毒。

【归经】　入心、肺、大肠三经。

【主治】　泻热,解毒,消肿,止痛。

【用量】　八分至钱半。

【杂论】　善降阴气,泻心火,去肺及大肠之风热,为喉症中之要药。惟病属虚寒,及脾虚食少者,忌之。

板蓝根

【气味】　苦,寒。无毒。

【归经】　入心、胃二经。

【主治】　清狂热,解瘟毒。

【用量】　钱半至三钱。

【杂论】　解散热毒,为伤寒发斑、天行时疫必用之要药。惟虚寒脾弱者,忌之。

马勃

【气味】　辛,平。无毒。

【归经】　入肺经。

【主治】　清肺,解毒。

【用量】　八分至一钱。

【杂论】　轻虚上浮,能清肺中邪热,故咽喉肿痛多用之。用以敷治疮疥,尤无热毒内攻之弊。

绿豆

【气味】　甘,寒。无毒。

【归经】　入心、胃二经。

【主治】　清积热,解百毒。

【用量】　三钱至五钱。

【杂论】　功效在皮,去壳即壅气,如解金石、砒霜、草木诸毒,宜连皮生研,新汲水服。若脾胃虚寒滑泄者,忌之。

枳椇子

【气味】　甘,平。无毒。

【归经】 入胃、大肠二经。

【主治】 止烦渴,解酒毒。

【用量】 钱半至三钱。

【杂论】 解酒消渴,与蜂蜜同功,惟多食能发蛔虫。

人中黄

【气味】 甘,寒。无毒。

【归经】 入胃经。

【主治】 泻痰热,解疫毒。

【用量】 八分至钱半。

【杂论】 大解热毒,凡奔走发狂,热病似癫,如见鬼神,久不得汗,及不知人事,由阳明蕴热所致者,非此不能除。若伤寒瘟疫非阳明实热,及痘疮非大热郁滞,而紫黑干陷倒靥者,均忌之。

人中白

【气味】 咸,平。无毒。

【归经】 入肝、肾、三焦、膀胱四经。

【主治】 降火,清瘀。

【用量】 八分至钱半。

【杂论】 人中黄为粪汁所制之甘草,故解毒之力长;此为人溺之沉淀物,故润下之力胜,而专走血分。凡虚寒及溏泄,或食不消者,均忌之。

金汁

【气味】 苦,寒。无毒。

【归经】 入心、胃二经。

【主治】 降痰水,解热毒。

【用量】 三钱至五钱。

【杂论】 功与人中黄相同,痰热黏滞咽喉,声如洩①锯,服此即降,但胎禀虚寒,体瘦色白者,忌之。

(四)清热凉血药

丹皮

【气味】 辛,寒。无毒。

【归经】 入心、肝、肾、心包四经。

【主治】 除血热,清伏火。

【用量】 钱半至二钱。

【杂论】 专清血热之良品。惟妇人血崩及经行过期不净,属于虚寒者,均忌之。

白薇

【气味】 苦、咸,平。无毒。

【归经】 入胃经。

【主治】 凉血液,清虚火。

【用量】 钱半至三钱。

【杂论】 阳明经及冲任二脉之要药。但久服多服,亦能损人。凡胃虚少食泄泻,及喘咳多汗,阳气外泄者,均忌之。

茅根

【气味】 甘,寒。无毒。

【归经】 入心、脾、胃三经。

【主治】 清热,凉血,止哕。

【用量】 二钱至五钱。

【杂论】 与芦根功效相类,惟彼偏气分,此能入血。凡因寒发哕,中寒呕吐,湿痰停饮发热者,均忌之。

青蒿

【气味】 苦,寒。无毒。

【归经】 入肝、胆二经。

【主治】 清暑,泻热,止疟。

【用量】 钱半至二钱。

【杂论】 所治以少阳厥阴血分之病为主。凡苦寒药多与胃家不利,独此芳芬袭脾,不犯冲和之气。惟脾弱虚寒泄泻,及产后气虚内寒,亦俱慎用。

地骨皮

【气味】 苦,寒。无毒。

【归经】 入肾、三焦二经。

【主治】 除虚热,清骨蒸。

【用量】 钱半至三钱。

【杂论】 擅清血分之热,泻肾火,去胞中火,降肺中伏火,功同白薇而胜之。惟中寒者,忌之。

元参

【气味】 苦,微寒。无毒。

【归经】 入肺、肾二经。

【主治】 清肾火,益阴精。

【用量】 钱半至二钱。

【杂论】 壮水制火,管领诸气,使上下清肃而不浊。但血少目昏、停饮支满、血虚腹痛及脾虚泄泻者,均忌之。

山茶花

【气味】 甘、寒、微辛。无毒。

---

① 洩:应为"曳",音"yè"。意为用力拉、拖。

【归经】 入肝经。

【主治】 凉血热,止吐衄。

【用量】 钱半至三钱。

【杂论】 清血之中,有和血去瘀之力,故吐衄症每用之。

侧柏叶

【气味】 辛,寒。无毒。

【归经】 入肝、肾二经。

【主治】 养阴,凉血。

【用量】 钱半至三钱。

【杂论】 养阴而不腻,凉血而不涩,为吐衄、咳血之良品。但善伐胃气,能令人减食作泻。凡真阴虚者,忌之。

藕

【气味】 甘,平。无毒。

【归经】 入心、肝、脾、胃四经。

【主治】 凉血,散瘀。

【用量】 三钱至五钱。

【杂论】 生用性寒,熟用性温,捣汁滋胃液,制粉益血液,其节性专散血,而无耗伤真元之患。

犀角

【气味】 苦、酸、咸,寒。无毒。

【归经】 入心、肝、胃三经。

【主治】 清营血,解热毒。

【用量】 二分至五分。

【杂论】 清肃血分之力至大,故疗诸血及惊狂斑疹等证甚神。惟痘疹气虚而无热者,伤寒阴症发躁,脉沉细,足冷,渴而不多饮,且后吐出者,均大忌之。

羚羊角

【气味】 咸,寒。无毒。

【归经】 入肝兼心、肺二经。

【主治】 凉肝,息风,解毒。

【用量】 二分至五分。

【杂论】 妇科多用以治肝风,幼科多用以清肝火。与犀角虽同为凉血之品,而一走心,一走肝,故犀角以热陷心包之神昏为宜,羚羊以热郁肝胆之内风为宜。然能伐生生之气,若虚而无热者,大忌之。

内科学讲义

上海秦之济伯未　述

吉林辛瑞锋

福建杨忠信　参订

吉林高仲山

浙江朱启后

李　娟　徐汇雁　整理

《内科学讲义》为中医内科学著作，秦伯未著述，现存 1930 年上海秦氏同学会铅印本。本书是秦氏《国医讲义六种》之一，可以作为高等中医院校专科教材，也是中医爱好者自学的重要参考书。

本书溯本求源，依从《内经》《难经》《伤寒》《金匮》《温病》等古典医著，论述内科学从时病、杂病两方面提纲挈领地介绍了疾病的病因、传变、辨证、治疗。其论简而明，诊断详而备，治疗方药环环相扣，而且将家传秘方付梓公之于众。

此次点校本书以 1930 年上海秦氏同学会铅印本为底本。

上编 内科概论

一、时病之界说

时病者,乃感四时六气为病也。春之温,夏之暑,秋之忿,冬之寒,以遂天地之生长收藏,人冒其气,统称时症。故《内经》曰:谨候其时,气可与期。又曰:谨守病机,毋失气宜。而其冬伤于寒,春必病温。春伤于风,夏生飧泄。夏伤于暑,秋生疟。秋伤于湿,冬生咳嗽。雷少逸氏演之为八,曰伤寒,曰温病,曰伤风,曰飧泄,曰伤暑,曰疟,曰伤湿,曰咳嗽。著《时病论》八卷,尤能予研究时病者以权舆。其在《金匮》,则有未至而至、至而不至、至而不去、至而太过之文。譬之冬至之后,甲子夜半少阳起,少阳之时阳始生。天得温和。以未得甲子,天因温和,此为未至而至。以得甲子,而天未温和,此为至而不至。以得甲子,而天大寒不解,此为至而不去。以得甲子,而天温如盛夏五六月时,此为至而太过。盖非其时而有其气,中之者亦为时病也,故时病之生,不必传染。往往于一时期内,见多数类似之症,西医称之为流行性感冒。如最近之春温痉病,形寒身热,头项强痛,咳嗽口渴,甚则神昏谵语,牙关紧闭,率由冬令酷冷,春雪过量,外寒内燥,郁而化热,循经入脑,其一例也。

二、杂病之界说

杂病者,对时病而称。时病不外六淫之感受,六经之传变,有统系可寻,一定之治。杂病则各自为症,连带者少,故昔贤张景岳撰《杂病谟》,徐大椿撰《杂病源》,皆于伤寒之外,别树一帜。而《金匮要略》一书,尤为后世治杂病之准则,分章立论,俱以病症为主,不能以经络脏腑统率也。有之,惟芊绿(即沈金鳌)之《杂病源流犀烛》,如咳嗽之归于肺,泄泻之归于脾,癫狂之归于心,淋浊之归于肾。然亦就其大体而言,盖五脏皆能致咳嗽,肾虚肠寒皆能致泄泻,肝胃膀胱皆能致癫狂淋浊,决不能以一脏限之,特挈领提纲,颇便寻索,亦入门之阶也。

三、时症之传变

内科中惟时病最多变化,《伤寒论》云:伤寒一日,太阳受之。脉若静者为不传,颇欲吐,若躁烦脉数急者,为传也。又曰:伤寒二三日,阳明少阳证不见者,为不传也。所称传者,即变化也。如曰:太阳病三日,已发汗,若吐若下若温针,仍不解者,此为坏病,桂枝不中与也。又曰:太阳病不解,转入少阴者,胁下硬满,干呕,不能食,往来寒热,尚未吐下,脉弦细者,与小柴胡汤。若已吐下发汗温针,谵语,柴胡症罢,此为坏病。知犯何逆,以法治之,所称坏病者,亦变化也。惟前者属于病进之自然变化,后者属于药误之被促变化,有以异耳。故治时症时,务宜活泼泼地,审症用药,万不可拘执成见,墨守不化。不信,试观《伤寒论》三百九十七法,一百一十三方,其治纯粹之伤寒法有几,治纯粹之伤寒方有几,盖大半为应付变化而设者也。

四、杂病之传变

杂病与时病不并立,固矣,然其治疗方剂,颇多一贯之处,即以仲景书论,可见其梗概。如太阳篇之小青龙汤,痰饮篇亦用之。阳明篇之大承气汤,下利篇亦用之。少阳篇之小柴胡汤,呕吐篇亦用之。其他桂枝汤,桂枝加附子汤,白虎加人参汤,瓜蒂散,甘草泻心汤,小建中汤,麻仁丸,小承气汤,五苓散,十枣汤,茵陈蒿汤等,均两见于《伤寒》《金匮》。盖有是病,用是药,不得截然分为两途。又如此,故时病与杂病,在表面上大相径庭,在实际上正多会通。时病中未尝无虚症,即不应从时病治。杂病中未尝无外感兼症,即有时宜参时病治而杂病中更未尝无变化。如《内经》云:二阳之病发心脾,有不得隐曲,女子不月,其传为风消[1],其传为息贲。又一阳发病,少气善咳善泄,其传为心掣,其传为膈[2]。则杂病之治,正亦如时症之宜如珠走盘。今人有能治时病而不能治杂病,有能治杂病而不能治时病,皆未识个中真理者也。

五、求因说

治内科须先寻得提纲,提纲者六淫七情是也。盖中医治病,注重病因,能明二者之变化,即能测百病之状态,亦即能出百病之治法。如断定所病发热或腹痛为伤于寒,则用药不离乎温。发热者温散之,腹痛者温运之。更从而推之,苟断定其月经停闭为冲任受寒,痰饮咳嗽为脾肺受寒,则治亦不外温下温化。是知病之变化綦[3]繁,而病之发动实简。治疗之方法綦繁,而方药之根据实简。此避繁就简之妙,世人能行之而不知,能知之而不宣。遂使习医之士,终日孜孜,不能融会,用力多而得益少,读书愈富而心曲愈乱,殊属可慨。至有訾议[4]中医无病理书籍者,或更附和而谓中医只能治病,不能论病者,安知求其因,即所以明其理,不溯其源,何以穷其流,不齐其本,何以修其末,盖亦不思之甚也。

六、辨证说

有因必有果,症者因之果也。故藏诸内者,必形于外。如伤风病必见形寒发热,头痛咳嗽等症。伤食病必见恶食吞酸,中脘胀闷等症。临床者可因其病而测其症,亦可因其症而断其病,是辨证之法,亦至重也。然在实际上或有适得其反,且原因不同,而所现之象或竟相仿。则辨证一道,实觉可恃而不可恃。故必即症以合其因,其病方无遁情。善哉!朱丹溪著《脉因证治》,秦景明著《症因脉治》,俱以见症原因并提,洵为治病之不二法门也。

七、六淫与七情

六淫者,风寒暑湿燥火也。此六者本属天地之正气,万物赖以生长收藏,故亦称六气。惟遇太

过淫溢,即能病人,故又名曰贼邪。考其所以为风为寒为暑为湿为燥为火,则不外空气之变化。空气变化,约分三类,一位置变化,二温度变化,三湿度变化。空气流动,名之曰风。流动过剧,气压低降,人身抵抗力不足,或卫气不固,遂成伤风中风之症。此空气变易位置,影响于人身者也。空气温度太低,名之曰寒。人身戚之,温度放散,斯时体表之皮肤,必紧缩而发热,体内之肠胃,必停水而难运,遂成伤寒寒中之症。若空气温度太亢,人体散热不及,则身内之水,蒸发尤速,身内之血,膨胀骤增,蒙压脑筋,神昏烦渴,遂成中暑热、中等症。此空气变易温度,影响于人身者也。至空气水分太多,即为湿气,是时人身水气,不易放散,其势必转内蒸,神经失其清灵,而头裹目蒙之湿病成。或水分不足,燥化过亢,则津枯液涸之燥病成。此空气变易湿度,影响于人身者也。凡此诸义,皆古人深体物情所得,确具至理。盖密切人身之物,厥惟空气,空气和畅,不失常度,人在气交之中,自然舒泰。若空气剧变,溢出常型,人身调节功能一时不能应付,即感而为病。彼西医执一病一菌以诊治,乌知中医之玄妙哉。七情者,喜怒忧思惊恐悲也。七者皆属精神之变动,变动之极,乃生内伤,其结果与气有连带之关系。故喜之来如草木逢春,使志愉快,本不病人,惟心中怀有特殊希望,与万难必得之恐怖,一旦遂其心意,或得之意外,则不免因而生惊,惊喜交集,遂成日夜不休之笑病。怒为刚暴之气,当其怒时,以尽量发泄为是。若怀怒于中,怒气未消,勉强进食,则不免遗患。因怒时牵动胃气,纵然纳食入胃,胃气尚未平复,断难继续工作,消化食物,遂成停食积聚等病。忧与思各有个别之原因,而每多相因而生。如人怀不可必得之情欲,于是乎忧。不可得而求所以必得。于是乎因忧而生思。怀有求必得之希望,本属于思,转一念又以为不可必得,于是又因思以生忧。转辗循环,纠结不解,气沉且结,融成一片。呼吸因之微,食量因之减,当其深沉之时,直举视觉听觉,一时俱失。惊则气乱,恐则气下,惊由外

---

① 风消:古病名,见《素问阴阳别论》,指因情志郁结而形体瘦削的一种症候,妇女则见经闭,其发展可因血虚气郁而生内热,阴液不断被消耗,故形体日渐消瘦。《张氏医通》说“风消者,发热消瘦。”

② 膈:指噎膈,《素问·阴阳别论》“一阳发病,其传为膈”,又谓“三阳结,谓之膈”。

③ 綦:qí,极、很的意思。

④ 訾议:非议、议论,指责人的缺点。

界暴来之刺激，恐为内部常存之畏怖，然畏怖之因，亦多由外界之刺激。故畏怖之情状，多对于外界之防备。是惊恐二者，亦相连带。惟因惊生病，其来猝，其发暴。因恐生病，其蓄久，其发缓。悲则气消，缓而轻，则食欲减少，渐见精神萎靡，形体消瘦；急而重，则恒至于自杀。以七情发生，虽原因各别，却有过去现在未来三境界。怒与惊为对于现在之感触，忧与思为对于将来之想望，究竟结果，殊无一定。惟有悲之一种，对于过去之失败，结果已定，故其极端，往往厌世。至于喜乐惊恐，多能耗散正气，或为怔仲失志精伤痿厥等不足之病。悲怒忧思，多能蕴结邪气，成为癫狂噎膈肿胀疼痛等有余之疾，特在治疗上无论其有余不足，要皆属情志内伤，称为难治耳。

八、真假与虚实

症候之不可恃，即在真假之易于混淆，何以言之。真寒者脉沉而细，或弱而迟，为厥逆，为呕吐，为飧泄下利，为小便清频。即有发热，必欲得衣，此浮热在外而沉寒在内也。真热脉数有力，滑大而实，为烦躁喘满，为声音壮厉，或大便秘结，或小水赤涩，或发热掀衣，或胀痛热渴。假寒者外虽寒而内则热，脉数有加，或沉而鼓击，或身寒恶衣，或便热秘结，或烦渴引饮，或肠垢臭秽，此则恶寒非寒，明是热证，所谓热极反兼寒化，阳盛隔阴也。假热者，外虽热而内则寒，脉微而弱，或数而虚，浮大无根，或弦芤断续，身虽炽热而神则静，语言妄而声则微，或虚狂起倒而禁之则止，或蚊迹假斑而浅红细碎，或喜冷饮而所用不多，或舌质虽赤而衣被不撤，或小水多利，或大便不结，此则恶热非热，明是寒证。所谓寒极反兼热化，阴盛隔阳也。以言虚实，至虚有盛候，则有假实矣。大实有羸状，则有假虚矣。虚者精气虚也，为色惨形瘦，为神衰气怯，或自汗不收，或二便失禁，或梦遗精滑，或呕吐隔塞，或病久攻多，或气短似喘，或劳伤过度，虽外证似实，而脉弱无神者，皆虚证之当补也。实者邪气实也，或外闭于经络，或内结于脏腑，或气壅而不行，或血流而凝滞，虽外证似虚，而脉来盛实者，皆实证之当攻也。然则寒热虚实之间，最多疑似，倘执一二外证，而不能求其真情，能不偾①事者几希，此亦内科之所以难于疡科也。

九、环境与疾病

疾病发生，不越天时、地理、人事三项。天时者即六气之变化，多属流行病。《内经》曰：风气流行，脾土受邪，民病飧泄，食减体重，烦冤肠鸣，腹支满。炎暑流行，金肺受邪，民病疟，少气咳血，血溢血泄注下，嗌②燥耳聋，中热肩背热。雨湿流行，肾水受邪，民病腹痛清厥，意不乐，体重烦冤。燥气流行，肝木受邪，民病两胁下少腹痛，目赤痛眦疡，耳无所闻。寒气流行，邪害心火，民病身热，烦心躁悸，阴厥上下，中寒谵妄，心痛。又曰：岁木不及，燥乃大行，民病中清，胠③胁痛，少腹痛，肠鸣溏泄。岁火不及，寒乃大行，民病胸中痛，胁支满，郁冒蒙昧，心痛暴暗。岁土不及，风乃大行，民病飧泄霍乱，体重腹痛，筋骨繇复，肌肉瞤酸，善怒。岁金不及，炎火乃行，民病肩背瞀④重，鼻涕，血便注下。岁水不及，湿乃大行，民病腹满，身重濡泄，寒疡流水，腰股痛发，足痿清厥，甚则肿，皆其属也。

地理者，因五方不同，酿病各异，谓之地方病。亦可以《内经》证之，其言曰：一病而治各不同，皆愈者，地势使然也。故东方之域，天地之所始生也，鱼盐之地，滨海傍水，其民食鱼而嗜盐，皆安其处美其食。鱼者使人热中，盐者胜血，故其民皆黑色疏理，其病皆为痈疡。西方者金玉之域，沙石之处，天地之所收引也。其民陵居而多风。水土刚强，其民不衣而褐荐，华食而脂肥，邪不能伤其形体，其病生于内。北方者天地所闭藏之域也，其地高陵居，风寒冰冽，其民乐野处而乳饮，藏寒生满病。南方者天地所长养，阳之所盛处也，其地下水土弱，雾露之所聚也，其民嗜酸而食胕，故其民皆致理而赤色，其病挛痹。中央者其地平以湿，天地所以生万物也众，其民食杂而不劳，故其病多痿厥

---

① 偾：fèn，败坏，破坏。
② 嗌：yì，咽喉。
③ 胠：qū，腋下。
④ 瞀：mào，目眩、眼花。

寒热。

人事者，多由饮食起居七情环境所伤。故《内经》亦曰：凡诊病者，必问饮食起居，暴乐暴苦，始乐后苦，皆伤精气。精气竭绝，形体毁沮，暴怒伤阴，暴喜伤阳。又曰：凡未诊病者，必问尝贵后贱，虽不中邪，病后内生，名曰脱营。尝富后贫，名曰失精，五气留连，病有所并，多为内伤情志病，其有因兵火连年，疫气横行，人感而成，则俱属于传染病及历史病。吾侪于张华《博物志》《太平御览》《襄阳府志》《后汉书》，唐宋金元诸史中见之。实人事中之最可恻怆者也，因此三者之关系，遂于诊断之时，不可不加细察。而于治疗之际，尤应权宜变化。

十、细菌与疾病

西医以疟疾之生，由于疟原虫。白喉之生，由于短杆菌。喉痧称猩红热，责之连锁状球形细菌。肺痨称肺结核，责之结核杆菌。盖认一病之生，莫不有一病之菌，于是细菌之学，占世界医学上重要位置。西医之诊病，更以检查细菌为惟一首务，结果仅能认识细菌，而不能治疗疾病，此西医之缺陷，迄今沉溺其中而莫知振拔者也。要之细菌散布于空气饮料土壤之中，无处不在，因种种媒介，以传染于人身。人之生活，既不能不吸空气，不引饮料，不接触媒介物，则细菌之传染终不能免。夫人人染细菌，日日染细菌，而多数人不病，则细菌为绝对之病原，其说何能成立。所以然者，人体有自然疗能，对于外来之刺激及有害物，自具抵抗之能力。大疫流行之际，虽一地方之人，亦或病或不病，即系于其人抵抗力之强弱。故欲求绝对之病原，与其归于细菌，毋宁归于抵抗力之减弱。抵抗力之所以减弱，根于气候不正，气候不正则人病，病则生理起变化而抗毒力弱，平日所染之细菌，得以发育繁殖。传染病初起，不能检得细菌，以其病由六淫而起，细菌尚未繁殖也。故细菌之繁殖，必于寒温燥湿有适当之条件而后可。六淫之病不愈，其条件适宜于某种细菌，该种细菌即因而繁殖，以显该病固有之症状。中医遂定疾病之原因为内因、外因、不内外因三大系，而细菌不与焉，此诚颠扑不破之理。后此考彼肠热杆菌之繁殖，适宜于外因，遂以伤寒为肠窒扶斯而归于肠，不知肠窒扶斯症已为伤寒之第二步阳明病。苟能注意太阳之时，乌有焦头烂额之日。又考肺结核菌之繁殖，适宜于内因，遂以肺痨为肺结核而归于肺，不知肺结核症多属内伤七情而起，不顾其根本之发生，虽日以美食将养，空气消息，奚能收效。西医迷信细菌之说，自以为诊断学病理学极进步，不知其治疗法极退步也。

十一、治疗法

治疗不越两途，一为原因疗法，一为对症疗法。原因疗法者，以诊断探悉其病之所起，后根本上划除之。对症疗法者，就暂时之所苦，施以相当之解除。暂时者不能断其根，药过则依然。惟在痛苦难受之际，亦不可无此以制止。若中医之特长，大抵不在此而在彼，遂于原因治法，不能不重言明之。凡人之所苦谓之病，所以致此病者谓之因。同一身热，其因有风有寒，有痰有食，有阴虚火升，有郁怒忧思，劳怯虫蛊。知其因则不得专以寒凉治热病，盖热同而所以致热者不同，药亦异。病之因不同，而治各别者尽然，是病一而治法多端矣。况病又非止一症，必有兼见之症。如身热而腹痛，则腹痛又为一症，而腹痛之因，又复不同。有与身热相合者，有与身热各别者。如感寒而身热，其腹亦因寒而痛。此相合者也。如身热为寒，其腹痛又为伤食，则各别者也，又必审其食为何食，则以何药消之。故治疗之法，必切中二者之病因而后定方，则一药而两病俱安。若不问其本病之何因，及兼病之何因，徒曰某病以某方治之，其偶中者投之或愈，再治他人，不但不愈反以增病。且并前此之愈，亦不自明，皆在不明病因所致。因是益叹《内经》治病必求其本，及先其所因而伏其所主二语之可贵，然千载下能诵其言而彻底悟解以为我用者，有几辈耶？程钟龄曰：人身之病，不离乎内伤外感。风寒暑湿燥火，外感也。喜怒忧思悲恐惊与阴虚伤食，内伤也。总计之，共一十九字，而千变万化之病，于以出焉。莫枚士曰：百病之因有八，一邪气，二水湿，三鬼神，四虫兽，五器物，六饮食，七药石，八人事。前五者在身外，后五者在身内，而八纲之中，各有数目，总计其目，二十有余。此二家对于治疗方法，颇能提要钩玄，探赜索隐。然依愚见观之，尚有增损，酌定为痰、食、气、血、虚、风、寒、暑、湿、燥、火、疫、虫十三纲。尝著《治疗新律》一书，以发挥其妙用，驱千头万绪之症候方剂而归于一,此中医不传之秘,亦中医万古不灭之本。能明此理,以治内科,恢恢乎游刃有余矣。

十二、处方法

处方亦有诀,得其诀则纵极繁复之病症,可以措置裕如,井然不紊。今之授门弟子者,辄曰血症用四物汤加减,气虚用四君子汤增损。于是汤头歌括,几为习医必读之秘笈,亦几为临诊无上之捷经。治温病必桑菊饮,治湿温必三仁汤,治疝气必济生橘核丸,治淋浊必萆薢分清饮。执方应病,千篇一律,不特其诀为死诀,即处方亦为死方,治病岂若是之易哉。余之教人也,曰清,曰温,曰补,曰和,曰宣,曰化,曰汗,曰吐,曰下,曰消,十字而已。合之为清补,为温补,为清化,为温化等等,可以穷百法,可以控百病。盖处方必有标准,标准必赖诊断。诊断其所病为阳虚,则处方之标准为温补,药物之选用,不外附桂参术。诊断其所病为阴虚,则处方之标准为清补,药物之选用,不外地麦阿甲。倘必以症合方,则温病之变化綦繁,决非桑菊三仁足以酬应。而疝气淋浊之种类甚多,亦决非橘核萆薢足以敷衍。故成方治病,虽不能谓绝无根柢,但诊断大法,无形消减,已失去辨证识病之原则。余实不愿从吾游者,风从之也。虽然成方皆先贤经验所得,自多足取。故成方之研究,亦不可不论,凡阅一方,必须认识其主治之点,如大承气汤、麻仁丸同为下剂,须知其一为猛下,一为缓下,一泻实热,一润津燥。则自不以承气治脾约,麻仁治腹满大实痛之阳明腑症矣,此其一。又如小承气汤与厚朴三物汤同为厚朴、大黄、枳实,一重荡实,故君大黄,一重利气,故君厚朴,品味不殊,意义大异,此其二。再如调胃承气汤与凉膈散,一为大黄、芒硝、甘草,一为再加连翘、薄荷、黄芩、栀子,遂使一则调胃,一则凉膈,加减之间,功效顿变,此其三。即此三例,研究成方难,引用成方更难。今人于处方时,不辨其主治,不辨其轻重,不辨其加减,默诵其药,填塞满纸,虽能诵古,奚足取耶。

十三、肺病源流

肺主皮毛,皮毛纯属太阳之部,故太阳之伤风伤寒,与形寒饮冷,皆能伤肺。其现证如鼻塞声重,喘咳气逆,肩背痛,喷嚏,胸满烦心,亦与太阳同。五志之火上炎,阴虚内烁,亦能伤肺,故其现证如肺萎肺痈,痿躄,吐血声嘶,息有音,魫䏶掌热,喘不休,口血出,皮毛焦,皆由火燥焦熯(熯:hàn,干燥,热,烧,烘烤)所致。若虚则少气不能报息,耳聋嗌干诸证以生,其由外伤,治与足太阳所感病同法。邪盛郁塞,必于足太阳泻之。其伤于内者,正气衰,金被残,必于足太阴培之,使母能生子,而大气得以涵育;亦可于足少阴养之,使子能助母,大气不致耗泄。盖补水培土,实养金善法也,犹有进之,金性下沉,隐于子胎,肾家水火两病,肺俱能受其害,故有时肾水上泛为痰,肺受之则喘壅而嗽。有时肾火上浮于胸,肺受之则喘息而鸣,皆肾气上逆而影响为病也。《内经》云:风寒入舍于肺,名曰肺痹,发咳上气。又云:肺气虚则鼻息不利少气,实则喘咳,胸频伸息。又云:大骨枯,大肉陷,胸中气满,喘息不便,其气动形,期六月死,真脏脉见乃与之。《难经》云:外证面白善嚏,悲愁欲哭,内证右有动气,按之牢若痛,其病喘,洒淅而寒热。此又见于经籍之可考者也。

十四、心病源流

《内经》云:心病者,胸中痛,胁支满,胁下肩背胛间痛,两臂内痛,虚则胸腹痛,大胁下与腰相引痛。就《经》所言,皆在血脉而不在心也。以心为血脉之主,故其实其虚,皆不见本脏,而在血脉。其在血脉,必先于在经络者病之也。其虚而腹胸大,则缘脾胃不上纳气于心而然。虚而胁下与腰相引痛,又缘肝肾不上贡精于心而然。此其病,非止于本经络,可由本经络而推者也。又曰:若心经络病者,动则嗌干心痛,渴而欲饮,目黄胁痛,臂内后廉痛厥,掌中热痛。其皆为本经络病固已,而其病却能及心,盖支脉挟咽,病则通于心,故嗌干者心火必炎,心痛火炎者,阴耗而心液干必渴。凡诸心病皆由于不能养精以驭气,而使神以气存,气以精宅也。其在《难经》,则曰:外证面赤口干善笑,内证脐上有动气,按之牢若痛。其病烦心,心痛,掌中热而哕(哕:yuē,古同"哕",干呕)。其在仲景,则曰:心家阳气衰者为癫,阴气衰者为狂。又曰:心伤者劳倦则头面赤而下重,心中痛而自烦发热,脐上跳,其脉弦,此为心脏伤所致也。

十五、肾病源流

肾有水火两病，火病者龙火腾炽，上烁为害也，其证有口热咽干、烦心、心如悬、喝喝而喘、面如漆柴、咳唾有血等类。水病者，寒湿之淫，所胜为灾也。其证有跗肿、骨痛、阴痹，时眩清厥，腹大胫肿，喘身重，寝汗头项痛，饥不欲食，寒气自伤，意不乐等类。以肾脏本水火之宅也，水不足者，勿扑其火，须滋阴之源以配之。火不足者，勿伤其水，须益火之源以配之。此阴平阳秘之法，在各脏皆然，而尤以肾为最重，考之经籍。《内经》云：邪在肾，则病骨痛阴痹。阴痹者，按之而不得，腹胀腰痛，大便难，肩背胫项痛，时眩。又云：脾传之肾，名曰疝瘕。少腹冤热而痛，出白，一名曰蛊。《难经》云：久坐湿地，强力入水，则伤于肾。又云：外证善恐，数欠面黑。内证脐下有动气，按之牢若痛，其病逆气，少腹急痛，利下重，足胫寒而逆。

十六、脾病源流

脾掌太仓之运量，而以升为德，其部当水谷之海，故恶湿。其病遂不外湿淫、热郁两端，湿由水气，病则壅，壅则伤气，气虚而不运，必腹胀胃痛，肠鸣飧泄，身重，食不化。热由火气，病则不濡，不濡则伤血，血枯而燥，必胃气厚。善饥，肉痿，足不能行，善瘛，脚下痛，口干，舌本强，食即吐，饮不下，烦心，水闭，黄疸，脾约，皆脾经病也。治之者，务使三焦之气流转和通，则土润而升，不忧其燥，而火气不得病之，土健而运，不忧其湿，而水气亦不得病之矣。《内经》云：脾气虚则四肢不用，五脏不安。实则腹胀，大小不利。又云：邪在脾胃，则病肌肉痛。阳气有余，阴气不足，则热中善饥。阳气不足，阴气有余，则寒中肠鸣腹痛。《难经》云：外证面黄，善噫善思善味。内证当脐有动气，按之牢若痛。其病腹胀满，食不消，体重节痛，怠惰嗜卧，四肢不收，有是者脾也，无是者非也。至于脾统四脏，脾有病恒波及之，四脏有病，亦恒待养于脾。故脾气充四脏皆赖煦育，脾气绝四脏不能自生。东垣因谓后天之本绝，较甚先天之根绝，非无故也。治内伤杂证，务须顾及。

十七、肝病源流

肝为藏血之脏，中寄一阳，其体柔而刚，直而升，其性条达而不可郁。其气偏于急而激暴易怒，故其为病也多逆。逆则头痛耳聋，颊肿目瞑，两胁下痛引少腹，善怒善，四肢满闷。虚则目无见，耳不聪，善恐，如人将捕之。经病则腰痛不可俛仰，丈夫疝痛，妇人少腹肿，甚则嗌干面尘，色脱遗溺癃闭。其郁与胜，必侵及乎脾，脾受木邪，则胸满呕逆飧泄，总而计之，其为寒热虚实邪气侵克，本经自病。与经气相加，种种诸证，其由肝之不足者，固可勿论。即属有余，亦由肝之阴不足，故有郁胜所生病也。夫肝气之逆，因肝志之郁，然虽郁不可用攻伐。《经》故曰：以辛散之，以辛补之也。肝火之实，因肝血之虚，然既虚则不得废滋养。《经》故曰：以酸收之，以甘缓之也。至若阴邪犯入，必阴厥，阴厥宜温，是补肝之气也。阴虚不荣，必阳厥。阳厥宜清，是凉肝之血也。气则温补，血则清凉，尚有肝木之病哉。《内经》云：有所坠堕，恶血留内。有所大怒，气上不下，积于胁下，则伤肝。又云：邪在肝，则两胁肿痛，恶肿恶血在内。又云：肝藏血，血舍魂。肝气虚则恐，实则怒。又云：肝病者，两胁下痛引少腹，令人善怒。又云：肺传之肝，病名肝痹，一名厥，胁痛出食。肝热者，色苍而爪枯。《难经》云：外证面紫而青，善怒。内证脐左有动气，按之牢若痛。其证四肢满闭，脉涩，便难，转筋。

十八、包络病源流

心为五脏六腑之大主，其脏坚固，邪不能容，容之则伤心，心伤则神去，神去则死矣。故诸邪之在于心者，皆在心之包络。包络者，裹心之膜也。实则病心痛，心中大热，手心热，面黄目赤，笑不休，时臂挛急，腋肿，胸胁支满。虚则烦心，心澹澹大动。其证多属于火，所以然者，君火虽不用，有奉天行职，又不得同于君火者，于是包络掌相火之令也。

十九、胃病源流

脾与胃，俱属土，脾内而胃外。以脏腑言之也，脾阴而胃阳。以表里言之也，脾主运而胃主化。以功用言之也，而阳明为多血多气之海。故胃之腑，气独盛，血独旺，热独多，其为病亦皆实热有余之症。试观狂疟温淫汗出，鼻衄口喝，唇胗腮肿，喉痹斑黄，狂乱谵妄潮热，登高而呼，弃衣而走,骂詈不避亲疏。凡其在经在络在腑,无不以气实血热为显症。仲景曰:阳明之为病,胃家实也。是实固指气独盛,血独旺,热独多。所发之病,皆属有余而言,非仅燥满便鞭,下焦坚实之谓也。虽然,胃家病,虽属有余,而亦时形不足。譬如相火既虚,不能为胃蒸化,胃气即不能旺。气不旺,即怯而不支,故亦有虚寒之症。试观洒洒振寒,善伸数欠,颜黑恶人与火,闻木音惕然而惊,心欲动,独闭户牖而处,身以前皆寒。胃中寒膜胀,阳明之虚寒有如此者,安得泥胃家实之一言,概从有余治之哉。《内经》云:食饮不下,隔塞不通,邪在胃脘也。《入门》云:脾胃不和,不思饮食,心腹胀痛,呕哕恶心,噫气吞酸,面黄肌瘦,怠惰嗜卧,常多自利,或发霍乱,及膈气反胃。《千金》云:脾胃虚弱,饮食不进,面黄肌瘦,胸膈痞闷,食不消化,更足见其虚实之不同。

二十、胆病源流

胆动为病,亦重虚实,实则口苦,耳聋鼻渊,善太息,心胁痛,不能转侧,甚则面尘,体无膏泽,足外热,头额痛,目锐眦痛,缺盆中肿痛,腋下肿痛,马刀挟瘿,胸中胁肋髀膝外至胫绝骨外踝前及诸节皆痛。汗出,振寒疟,虚则易惊,或不得眠,身寒潮热,而潮热在平旦,由气中之火,上主于肺,潮热在日晡,由血中之火,下主于肾也。《入门》去胆候咽门,热壅则生疮肿痛,此一阳之火,易于升腾,尤宜知驾驭之法焉。

二十一、小肠病源流

小肠与胃,皆为化物之器,故其病略与胃同,惟本经与心络并行隧道。故本经病,亦延及于心。然亦只在经络而已,无与于心之脏也。其为病,实则嗌痛颔肿,不可以顾,肩似拔,臑似折,节弛肘废,小水不利及赤,或涩痛尿血。虚则遗尿,面白苦寒,耳前热,小肠气生疝,小者患指痂疥。虚实之间,各有别矣,至遗溺闭癃,更有由肝所生,及膀胱不约者,固不尽由小肠也。至《内经》云:小肠病者,小腹痛,腰脊控睾而痛,时窘。又云:小肠为

泄,亦以小肠为消化器,积滞不去,则为病也。

二十二、大肠病源流

大肠者传导之官,乃指其排泄言也。故大肠之病,仅在能排泄与否,及排泄之是否正当而已。大抵实则脐腹膨胀,气满便硬。虚则腹痛泄利,肠鸣脱肛。观《内经》云:大肠病者,肠中切痛而鸣濯濯,冬日重感于寒即泄,当脐而痛,不能久立。又云:肠中寒则肠鸣飧泄,肠中热则出黄如糜。又云:肠痹者,数饮而出不得,中气喘急,时发飧泄。仲景云:大肠有寒多鹜溏,有热便肠垢,其为传道失司可见。

二十三、膀胱病源流

膀胱太阳也,膀胱为水府,太阳为外藩,一内一外,病各不同。《伤寒论》之恶寒发热,头项强痛,指其太阳之经也。《内经》之实则小便不得,虚则不约遗溺,指其膀胱之府也。故《入门》论膀胱病,亦云:热结下焦,小腹苦满,胞转,小便不利,令人发狂,冷则湿痰上嗌而为多唾,小便淋沥故遗尿,盖膀胱之用在排尿。故其为病,正如大肠之以能否排泄及排泄之是否正当为衡也。

二十四、三焦病源流

三焦所主之部位,上焦当胃上口,承接心肺,为膈以上一段。下焦当胃下口,联络二肠膀胱,为脐腹一段。中间则胃实主之,胃之正中,正中焦之所主。故昔贤状阳明化物之升气,而称上焦如雾。状化时沃溢之气,而称中焦如沤。亦状挤泌流水之象,而称下焦如渎。诚有见三焦之气化,一为胃之气化,一为相火之所成功耳。故其病而燥实,则有耳鸣喉痹肿痛,耳后连目锐眦痛,肩痛,内外皆疼,头面赤热,赤白游风等证。虚则有腹寒短气少气等证。海藏曰:上焦不散则为喘满,此出而不纳也。中焦不利则为留饮不散,久为中满,此上不能纳,下不能出也。下焦不降则为肿满,此上纳而下不出也,是则三焦之病。急当调之,使一气流通也。

下编 内科分论

一、时病

（一）中风

1. 真中风

【症象】 卒然倒仆,身热口噤,志乱神昏,四肢俱废,良久不省。《内经》名曰风痱,东垣所谓中藏之重症也。若仓卒仆倒,少顷即醒,身热痰涎,或见左瘫右痪,半身不遂。《内经》名曰偏枯,东垣所谓中腑之稍轻者。外无六经寒热,内无便溺阻隔,无痰无喘,言语分明,惟见皮肤不仁,或麻或木,口眼㖞斜,东垣所谓中血脉之最轻者。

【原因】 或坐卧当风,风入五内,或衣单被薄,卒遇暴风,或披星戴月,风露袭入,外邪乘虚入于诸经。

【诊断】 左关浮弦,病在足厥阴少阳。左寸浮弦,病在手少阴少阳[①]。左尺浮大,病在足少阴太阳。右寸浮洪,病在手太阴阳明。右关浮大,病在足太阴阳明。右尺浮大,病在三焦及命门。

【治疗】 初起宜祛风涤邪。有表者,小续命汤,羌活愈风汤汗之。有里者,三化汤下之。表里俱见者,大秦艽汤,防风通圣散和之。痰涎壅盛者,竹沥二陈汤合胆星汤,牛黄清心丸。积热神昏,海藏清心丸。

【方药】 **小续命汤** 通治中风六经表证。

麻黄 人参 黄芩 白芍药 甘草 防风 杏仁 川芎 防己

羌活愈风汤 治表里已解,服此为善后调理。

羌活 防风 防己 川芎 独活 蔓荆子 麻黄 细辛 秦艽 柴胡 前胡 甘菊花 黄芪 枳壳 当归 芍药 苍术 黄芩 生地 半夏 白芷 知母 甘草 地骨皮 厚朴

三化汤 外无六经表证,内有便溺阻隔,以此方利之。

厚朴 大黄 枳实 羌活

大秦艽汤 治外无六经表症,内无便溺阻隔,惟手足言语不便者。

羌活 独活 防风 黄芩 白术 白茯苓 生地 白芷 细辛 熟地 秦艽 石膏 甘草 川芎 当归 白芍药

防风通圣散 治表里未除,以此方和解。

麻黄 石膏 桔梗 黄芩 山栀 荆芥 滑石 白术 白芍药 甘草 川芎 当归身 防风 大黄 芒硝 连翘 薄荷 广皮

竹沥二陈汤 治中脘痰滞。

熟半夏 白茯苓 广皮 甘草 竹沥

胆星汤 治痰涎壅盛。

陈胆星 广橘红 苏子 钩藤 甘草 菖蒲

牛黄清心丸 治痰迷心窍。

真牛黄 犀角 羚羊角 辰砂 陈胆星 天竺黄 麝香 薄荷 雄黄 防风 冰片

海藏清心丸 治积热迷心。

黄柏二两 黄连、麦冬各一两 龙脑一钱 炼蜜为丸

2. 类中风

【症象】 平居无故,倏尔仆倒,随即苏醒。一年半载,又复举发,三四发作,其病渐重,或犯半身不遂,口眼㖞斜,甚则痰涎壅闭,便溺不通,至手撒口开,遗尿不语,乃为不治。

【原因】 或本元素弱,劳役过度,五志厥阳之火,煎熬真阴。阴虚则热,热则风生,风火相搏,痰涎自聚,不由外邪,其病自发。或膏粱积久,湿热之气,上熏成痰,迷其心窍,亦能倒仆而成。

【诊断】 脉来空大气虚,微细血弱,沉数沉实,膏粱积热。

【治疗】 初起脉细神清,宜活血安神,加减茯神汤。古人云:治风先治血,血行风自灭。此指内伤中风虚者而言也。若脉数沉实,昏冒不省,先宜清火为急,安神丸。痰涎壅盛,当化痰理气,涤痰

---

① 手少阴少阳,疑为"手少阴太阳"。

汤。膏粱积热者,清胃汤。俟诸症平安,然后养血安神。气虚者,四君子汤。血虚者,四物汤。气血皆虚,加味归脾汤。

【方药】 加减茯神汤

白茯神　当归　远志　麦冬　知母　羚羊角犀角

安神丸　治痰迷心窍。

麦冬　白茯神　山药　辰砂　甘草　马牙硝寒水石

涤痰汤　治痰涎壅盛。

南星　半夏　枳实　石菖蒲　竹茹　橘红甘草　白茯神

清胃汤　治胃中湿热。

川黄连　升麻　山栀　甘草

四君子汤　治气虚不足。

人参　白术　白茯苓　炙甘草

四物汤　治血虚。

当归　白芍药　川芎　怀熟地

归脾汤　诸症平安,此方调理。

白术　白茯神　远志　枣仁　当归　黄芪广皮　白芍药　甘草　丹皮　山栀　人参

【杂论】 六淫之邪皆能中人,非止得风邪也。故《准绳》书立卒中七条,以感而轻者名伤,感而重者名中。若忽然中倒,遍身发热,世名中风。方书充栋,惟河间立四时加减续命汤诸方,以治中风外有六经表证,开示化方用药之妙悟。立愈风汤,通圣散,以和解有表有里之症。又立三化汤,以治内有便溺阻格,土太过之里实症。又立十全大补等,以治土不及之虚中。则散邪,和解,清里,补虚,四法全备。东垣复发卒中昏倒,偏废手足,舌强语謇之类中风,而立理气开郁,疏通经络,以治气中。丹溪又补痰涎壅闭,痰火攻冲,而立竹沥、姜汁、半夏、南星等,豁痰散结,以治痰中。此皆发明卒中之症,不独外中于风,有因气郁痰迷内伤壅闭致病者,《家秘》于是分外感、内伤,各立一条。又发内伤卒中,气郁痰迷,手足偏废,多因膏粱积热,酒湿成瘫所致,中风一症,盖无余蕴矣。

(二)中暑

1. 阴暑

【症象】 头疼身痛,恶寒发热,去衣则凛凛,着衣则烦躁,口渴懊恼,足冷耳聋,谵语喘呕,或手足无汗,或两足独冷,即静而得之为中暑症也。

【原因】 瓜果之冷积于中,时令之热感于内,或因纳凉太过,或因居处太静,身无汗出,热气无从发泄。又被早晚阴寒,束其肌表,则恶寒身痛,身热足冷之症作矣。

【诊断】 脉见浮紧,太阳表邪。若见洪大,阳明有邪。或见弦数,少阳有邪。

【治疗】 头疼身痛,恶寒发热无汗,羌活败毒散汗之。有汗者,羌活冲和汤和之。脉伏烦躁者,升阳散火汤发之。待足暖有汗,脉出不伏,然后清其里热。肺素有热者,桔梗汤。心热甚,导赤各半汤。心肺俱热,凉膈散。若足冷耳聋,寒热而呕,有斑者,升麻干葛汤加柴胡。无斑者,小柴胡汤。若手足汗少,两足不温,邪热未曾发越,亦用升阳散火汤。热令人手足应温,今反见足冷,乃是表邪未散,即上身热极,上身多汗,尚是表邪烦热,犹宜散表。

【方药】 羌活败毒散

羌活　独活　柴胡　前胡　枳壳　川芎　广皮　人参　甘草

羌活冲和汤

羌活　防风　苍术　川芎　细辛　白芷　生地　黄芩　甘草

升阳散火汤

升麻　干葛　羌活　独活　人参　白芍药柴胡　防风　甘草

桔梗汤

导赤各半汤

凉膈散

三方俱见下阳暑。

2. 阳暑

【症象】 发热昏沉,闷乱口噤,烦躁大渴,神识不清,遗尿便赤,外无表证,此即古名动而得之为中热症也。

【原因】 时值夏令,天之热气下降,地之热气上升,人在气交之中,日中劳役,扰动其阳,热邪直中阳经,则有中热之症矣。

【诊断】 脉息洪数,六经皆热,或见洪长,阳明之热。或见沉数,里有结热。身热脉数,中热之别。

【治疗】 忽然倒仆,闷绝不知,切勿置极热极冷之处,宜以鲜藿香煎汤,调六一散,微温灌服,得汗乃佳。若治之太热,则增其热。治之太冷,则遏其热。直待手足自汗,热邪外出,人事少知,然后以黄连香薷饮,三黄石膏汤治之。渴者,人参白虎汤加干葛。若肺家多热,桔梗汤。心脏有热,导赤各半汤。心肺俱热,神志不清,凉膈汤。湿热甚,苍术白虎汤。燥热甚,竹叶石膏汤。

【方药】 **黄连香薷饮** 通治暑热。

黄连 香薷 白扁豆 厚朴 加鲜藿香同煎

三黄石膏汤 治无表邪,多汗口渴,里热甚者。

黄连 黄柏 黄芩 石膏 山栀 玄参 知母 甘草

人参白虎汤 治阳明经里热之症。

人参 石膏 知母 粳米 甘草 葛根

桔梗汤 治肺素有热,烦热喘咳,口燥咽干。

薄荷 桔梗 黄芩 山栀 连翘 甘草 竹叶

导赤各半汤 利去小肠之热,则心火自退,故曰导赤。泻去心火,则小肠自利,故曰泻心汤。

黄连 生地 木通 犀角 山栀 黄芩 麦冬 灯心 甘草

凉膈汤 治上焦热甚,表解里热之症。

黄芩 山栀 桔梗 连翘 天花粉 黄连 薄荷

苍术白虎汤 治阳明湿热。

苍术 石膏 知母 甘草

竹叶石膏汤 治阳明燥热。

人参 石膏 知母 麦冬 甘草 竹叶

【杂论】 洁古东垣,虽有动而得之之中热,静而得之之中暑。然其治法,似乎未纯。夫中热中暑,均是热症。但得之有动静之分,则治之不无差别。盖动而得者,行役气扰,外引时令之热,直中阳经,并无寒邪外束,即俗云热病也。静而得者,里有热邪,伏于身中。又因纳凉太过,束其内热,不得外越,郁而发热,此即俗云寒热病也。古人因其均是热病,以动而得,明其无表邪,故曰中热。以静而得,明其有表邪,故曰中暑。后人不解其义,概用寒凉,不知治热病,原有两条分别,无表邪者,不必用发表,即可寒凉。若有表邪者,先散外束之寒邪,后用寒凉可也。此症与仲景冬月伤寒相似,但冬月伤寒,内无暑热,故初起无口燥舌干

内热之象,直待日久,寒郁成热,然后口燥咽干。今夏秋寒热病,内有暑热,外冒风寒,初起即见外寒里热之症,故不同冬月伤寒治法。妄用辛温,但宜辛凉散表以治之。今有重视表证者,误用仲景麻桂发表,碍其暑热,重视暑热者,误用寒凉清里,抑遏表邪,良以不明夏秋之热病,不同冬月伤寒治法耳。

(三)咳嗽

1. 伤风咳嗽

【症象】 憎寒壮热,头痛眼眶痛,自汗恶风,鼻塞涕流,痰结肺管,咳嗽不已。

【原因】 肺家伏热,外冒风邪,束于肌表,肺热不得发泄。

【诊断】 脉多浮大。浮紧风寒,浮数风热,浮缓风湿,浮滑风痰。

【治疗】 脉浮紧,恶寒发热,羌活汤。头痛,眼眶痛,干葛汤。脉浮数,自汗身热,加味泻白散。表邪尽散,痰结肺管,咳嗽不止者,苏子杏仁汤。肺中伏热,家秘泻白散。

【方药】 **羌活汤**

羌活 防风 荆芥 桔梗 甘草 柴胡 前胡

葛根汤

干葛 柴胡 防风 荆芥 桔梗 甘草

加味泻白散

桑白皮 地骨皮 甘草 防风 荆芥 桔梗

苏子杏仁汤

苏子 杏仁 桔梗 枳壳 防风 半夏 瓜蒌霜

家秘泻白散

桑白皮 地骨皮 甘草 黄芩 石膏

2. 伤寒咳嗽

【症象】 头痛身痛,恶寒发热,无汗喘咳。

【原因】 时令寒邪,外袭皮毛,内入于肺,不得外伸,郁而发热,则肺内生痰,恶寒无汗,头痛喘咳。

【诊断】 若见浮紧,里未郁热。若见浮洪,肺已郁热。紧而带数,为寒包热。

【治疗】 脉浮紧,寒伤肺,未郁热者,冬月麻黄杏仁汤。若三时,恶寒身热,咳嗽,前方加石膏、半夏。寒伤肺,郁而变热者,羌防泻白散。三时,

寒伤肺者,通用此方。

【方药】 麻黄杏仁汤

麻黄 杏仁 桔梗 甘草

羌防泻白散

桑白皮 地骨皮 甘草 羌活 柴胡 葛根
防风

3. 伤湿咳嗽

【症象】 身重身痛,或发热有汗,或面目浮肿,或小便不利,骨节烦疼,气促咳嗽。

【原因】 或时行雨湿,或坐卧湿所,或湿衣所侵,肺主皮毛,皮毛受湿,则身重鼻塞之症作矣。

【诊断】 脉多濡软。浮缓风湿,沉紧寒湿,沉数湿热,沉涩湿郁。

【治疗】 带表证,防风胜湿汤。湿热壅肺,神术泻肺汤。汗后兼利小便,通苓散。古人有清肺则小便自利,此则利小便而肺自清也。

【方药】 防风胜湿汤 《家秘》治风湿咳嗽。

防风 荆芥 葛根 白芷 桔梗 甘草

神术泻肺汤 《家秘》治伤湿咳嗽。

苍术 石膏 桑皮 地骨皮 桔梗 甘草

通苓散 利湿清肺之方。

麦门冬 淡竹叶 车前草 赤茯苓 木通

4. 伤暑咳嗽

【症象】 身热引饮,内热烦躁,外反恶寒,或身痛口渴,咳嗽身倦。

【原因】 时值夏秋,或气虚身弱,触冒暑湿,或热甚于中,偶感时行,内外夹攻,蒸酿胸胃之间,上熏于肺。

【诊断】 经曰:脉虚身热,得之伤暑。又云:伤暑之脉,濡奭者多,大抵右寸口脉或虚或数。

【治疗】 身热引饮,内热烦躁者,石膏知母汤。身痛口渴,外反恶寒,十味香薷饮,泻白益元散。外冒暑邪,内伤积热者,凉膈散。脉虚身热,气虚身乏之人,清暑益气汤。

【方药】 石膏知母汤 《家秘》治暑热伤肺。

石膏 知母 桔梗 桑白皮 地骨皮 甘草

十味香薷饮

香薷 厚朴 白扁豆 陈皮 白茯苓 苍术
黄柏 升麻 葛根 桑白皮 地骨皮 甘草

泻白益元散

桑白皮 地骨皮 甘草 水煎调益元散服。

凉膈散

山栀 黄芩 川黄连 大黄 桔梗 天花粉
连翘 薄荷 玄参 甘草

清暑益气汤 治气虚伤暑,补中救肺之方。

黄芪 苍术 升麻 人参 白术 陈皮 神
曲 泽泻 黄柏 葛根 当归 麦冬

5. 伤燥咳嗽

【症象】 口渴唇焦,烦热引饮,吐痰不出,或带血缕,二便赤短,喘急咳嗽。

【原因】 天行燥烈,燥从火化,肺被燥伤,则失清降。

【诊断】 多见躁疾,或见数大,或见沉数,或见浮急。

【治疗】 石膏泻白散,清燥救肺汤,人参白虎汤。口渴,加门冬饮子。

【方药】 石膏泻白散 《家秘》治燥火伤肺喘咳之症。

石膏 知母 桑白皮 地骨皮 甘草

清燥救肺汤

桑叶 石膏 人参 麦门冬 枇杷叶 杏仁
真阿胶 甘草

人参白虎汤 治口渴,唇焦,烦热,引饮,脉见沉数。

人参 石膏 知母 甘草

门冬饮子

天门冬 麦门冬 桑白皮 枳壳 桔梗 荆
芥 甘草

6. 伤热咳嗽

【症象】 咽喉干痛,面赤潮热,夜卧不宁,吐痰黄浊,或带血腥臭,烦躁喘咳,每咳自汗。

【原因】 湿热行令,热伤肺气,或时令应寒而反温,应凉而反热。

【诊断】 右脉洪数,洪为肺火,数为里热,洪数而滑,肺热痰结。

【治疗】 寸口脉大,家秘泻白散。面赤潮热,柴胡饮子,栀连清肺饮。脉数而实,吐痰黄浊,凉膈散加川贝母。烦躁喘嗽,带血腥臭,犀角地黄汤,加山栀、黄芩。

【方药】 家秘泻白散

桑白皮 地骨皮 甘草 川连 黄芩

柴胡饮子

柴胡 黄芩 人参 大黄 广皮 甘草 当

归　白芍药

栀连清肺饮

　　山栀　川连　桔梗　甘草　杏仁　天花粉
黄芩　薄荷

凉膈散　见暑咳。

犀角地黄汤

　　犀角　生地　牡丹皮　白芍药

7. 肺咳

【症象】　气急喘咳,痛引缺盆,右胁下洒淅恶
寒,或右臂筋吊痛,痰咯难出,或吐白涎,口燥声
嘶,此肺咳之症也。肺咳不已,大肠受之,大肠咳
状,则遗矢粪水也。

【原因】　或真阴不足,劳伤火动。或肺脾素
燥,不慎辛热炙煿。或恼怒思虑忧愁动火,三者皆
能伤其肺以成咳嗽也。

【诊断】　右寸洪数,肺受火刑,或见迟细,肺气
不足。或见滑数,肺有热痰。或见沉数,郁火内伏。

【治疗】　右寸洪数,泻白一物汤,清肺饮。脉
见迟细,人参补肺饮,人参生脉散,琼玉膏。肺有
热痰,青黛海石丸,节斋化痰丸。久嗽肺虚,百花
膏主之。

【方药】　**泻白一物汤**　即泻白散加黄芩。

清肺饮

　　桔梗　甘草　杏仁　天花粉　黄芩　山栀
薄荷　连翘

人参补肺饮

　　人参　麦冬　五味子　天冬　米仁　黄芪
百合　炙甘草

人参生脉散

　　人参　麦门冬　北五味

琼玉膏

　　生地　白茯苓　人参

青黛海石丸

　　青黛　海石　瓜蒌仁　川贝母

节斋化痰丸

　　瓜蒌霜　天冬　海石　青黛　连翘　桔梗

百花膏

　　款冬花　百合　等分为末煎膏蜜收

8. 脾咳

【症象】　咳而右胁下隐隐作痛,痛引心脾,神

衰嗜卧,面色萎黄,腹胀黄肿,身重不可以动,动则
咳剧,此脾经咳嗽之症。脾咳不已,则胃受之。胃
咳之状,咳而呕,甚则长虫出。

【原因】　或膏粱积热,湿热蒸酿,脾胃之火,
上熏于肺。或土不生金,母虚子病,则为脾虚
肺损。

【诊断】　右寸洪数,肺家有火。右关弦急,积
热肠胃。寸口虚大,肺气不足。右关微弱,中气
衰弱。

【治疗】　肺有热者,家秘泻白散。脾胃热积,
栀连二陈汤。肺气不足,生脉散。土不生金,四君
子汤。有痰,六君子汤。虚热,加丹皮、山栀。热
甚,加栀连。

【方药】　**家秘泻白散**　见伤热咳。

栀连二陈汤

　　陈皮　半夏　甘草　山栀　黄连　茯苓

生脉散　见肺咳。

四君子汤

　　人参　白术　茯苓　甘草

六君子汤　前方加半夏、陈皮。

9. 心咳

【症象】　咳则心痛,喉中介介如梗状,甚则舌
肿咽痛,此心咳之症也。心咳不已,则小肠受之,
小肠咳状,咳而矢气,气与咳俱失。

【原因】　焦心劳思,心火妄动,金被火囚,肺
叶焦满,为喘为咳。或心血不足,心气亏损,心神
不安,上为喘咳。

【诊断】　左寸洪数,心经有热。右寸洪数,肺家
有热。左寸细数,心经虚火。右寸细数,肺经虚热。

【治疗】　左寸洪数,导赤各半汤、朱砂安神
丸。右寸洪细数,家秘泻白散①。右寸虚数,人参
平肺散。

【方药】　**导赤各半汤**

　　生地　木通　甘草　黄连　麦冬　山栀　赤
茯苓　车前子　灯心

朱砂安神丸

　　朱砂　黄连　甘草　生地　麦冬　当归　远
志　白茯苓

家秘枯芩散

　　枯黄芩　地骨皮　甘草　石膏　麦冬　瓜蒌

---

①　家秘泻白散:据后文应作"家秘枯芩散"。

杏仁　百合

人参平肺散

人参　桑白皮　甘草　地骨皮　拣麦冬①　橘红　川贝母

10. 肝咳

【症象】　咳则两胁痛，痛引小腹，或寒热往来，面青色筋急，此肝经咳嗽。肝咳不已，则胆受之，胆咳之状，咳呕胆汁，而口为之苦。

【原因】　肝气怫郁，肝火时动，火盛刑金，则为喘咳。或肝经少血，肝气亏损，则木燥火生，亦为喘咳。

【诊断】　左关弦数，或见弦急，肝经有热。或见弦细，或见弦涩，肝经少血。

【治疗】　左关弦数，泻青各半汤。寒热往来，宜柴胡饮子。左关弦细，加味逍遥散。

【方药】　**泻青各半汤**　《家秘》治木火刑金，咳嗽胁痛。

黄芩　山栀　桑白皮　地骨皮　甘草

柴胡饮子

柴胡　黄芩　陈皮　甘草　人参　大黄　当归　白芍药

加味逍遥散

白芍药　当归　白茯苓　甘草　柴胡　白术　广皮　丹皮　山栀

11. 肾咳

【症象】　咳则腰痛，五心烦热，涌泉热。阴火上炎，时见干咳，痰味带咸，此肾经咳嗽也。肾咳不已则膀胱受之，膀胱咳状，咳则遗溺。

【原因】　有劳伤肺气，则金不生水，有色欲过度，则真阴涸竭。水虚火旺，肾火刑金。有真阳不足，水泛为痰。

【诊断】　左尺滑数，真水不足。或见沉实，肾经有火。右尺虚软，肾气不足。或反浮大，真阳外越。

【治疗】　劳伤肺气，金不生水，生脉散，合四君子汤。左尺滑数，知柏天地煎。真阴涸竭，人参固本丸，三才丹。右尺虚软，生脉散。真阳不足，八味丸主之。

【方药】　**生脉散**

四君子汤　二方俱见肺咳。

人参固本丸

人参　天门冬　麦门冬　生地　熟地

三才封髓丹

天冬　人参　熟地

知柏天地煎

天门冬　地黄　知母　黄柏

八味丸　即六味丸加附子、肉桂。

12. 气虚咳

【症象】　面黄肌瘦，气怯神离，咳嗽吐痰，痰色清稀，饮食减少。

【原因】　或劳役过度，肺气有伤，或饮食劳倦，中气有损。脾伤则土不生金，肺伤则气怯喘嗽。

【诊断】　右寸脉微，肺气有损。右关脉濡，中气不足。寸关皆涩，脾肺俱虚。浮软者生，数实不得卧者死。上气喘急，面肿肩息，脉浮大者死。

【治疗】　土旺则金生，宜四君子汤，参术膏。损其肺者益其气，补中益气汤。润肺即是补肺，琼玉膏，生脉散。久嗽不止，百花丸。

【方药】　**参术膏**

人参　白术

补中益气汤

黄芪　白术　人参　炙草　陈皮　当归身　升麻　柴胡　生姜　大枣

琼玉膏

生脉散

百花丸

三方见肺咳。

13. 血虚咳

【症象】　盗汗自汗，潮热骨蒸，下午嗽多，形体黑瘦，五心烦热。

【原因】　形役阳亢，阴血亏损，血虚则内热，煎熬真阴，阴火日旺，肺金被克。

【诊断】　左寸细数，肺阴有损。中部脉弱，气不生血。左脉弦数，肝火煎熬。两尺细数，肾虚水竭。

【治疗】　血虚补血，海藏四物汤，归芍地黄汤，天地煎。虚寒之人，血脱益气，四君子汤合生脉散。虚热之人，肝肾阴虚，龙雷之火，刑肺而嗽者，宜敛阴降火，家秘肝肾丸合黄芩泻白散。

【药方】　**海藏四物汤**

熟地　白芍药　牡丹皮　当归

归芍地黄汤

生地　归身　白芍药　枸杞　丹皮　知母
人参　甘草　地骨皮

天地煎

天门冬　熟地

四君子汤　见前脾咳。

生脉散　见前肺咳。

家秘肝肾丸

当归　白芍药　天冬　地黄　知母　黄柏

黄芩泻白散　见前肺咳。

14. 食积咳

【症象】　每至五更嗽发，嗽至清晨，或吐痰味甜，胸前饱闷。

【原因】　食滞中焦，不能运化，成痰成饮，每至五更，痰火上升。

【诊断】　气口洪大，或见沉滑，或见沉数，或见沉实。

【治疗】　脉沉滑，胸满闷者，二陈平胃散，三子养亲汤。若沉数而滑，加栀连。肺火上升，咳嗽汗出，石膏泻白散加枳桔。

【方药】　**二陈平胃散**

熟半夏　白茯苓　广皮　甘草　熟苍术
厚朴

三子养亲汤

莱菔子　山楂子　紫苏子

石膏泻白散

桑白皮　地骨皮　甘草　枳壳　桔梗　石膏

15. 积热咳

【症象】　面赤烦躁，嗽则多汗，夜卧不宁，清晨嗽多，小便赤涩。

【原因】　膏粱积热，酒客浩饮，热气聚于中焦，阳明受热，肺被火刑。

【诊断】　右关长大，或见浮洪，或见洪数。

【治疗】　家秘清胃汤，以清中焦。咳嗽不已，家秘泻白散。热结大肠，枳壳黄连汤。

【方药】　**家秘清胃汤**

升麻　生地　川连　山栀　甘草　干葛
石膏

家秘泻白散　见前伤风咳。

枳壳黄连汤

枳壳　川连　甘草

【杂论】　积热咳嗽，得食暂停，少顷复发，嗽而多汗，栀连保和散合家秘泻白散。以多汗而定内有积热，不独咳嗽一症。以多汗而以清热主治，亦不独治咳嗽一症。例如胃痛胸胁痛，痛即汗出，亦为火痛，即身表发热，若见多汗，亦用清热主治。如前外感咳嗽条身热身痛，咳嗽，本表症也。若一见多汗口渴，而在夏秋，不作伤寒表证而治，又作伤暑主治。同一咳嗽发热恶寒身痛，而应发表，应清里，下手分别，惟以有汗无汗，渴而引饮二症上端的。又如夏秋热病，若身热身痛，无汗发热，此为内伏暑热，外冒表邪，当服羌独败毒散或羌活冲和汤。若见咳嗽，兼用荆防泻白散，先散表邪。若身热多汗，口渴引饮，即用白虎汤清里。兼咳嗽者，家秘泻白散，清燥汤清里。

（四）疟疾

1. 寒疟

【症象】　疟之来，先寒后热，腰背头项痛，脊膂强，呵欠呻吟。始则寒极而战动，终则大热而汗解。发在午前者，此太阳经疟。若目痛鼻干，寒栗鼓颔，略寒即热，发在午后者，此阳明经疟。以上二条，乃《内经》寒邪伤营，名寒疟之症也。

【原因】　夏伤暑热之气，入于皮肤之内，肠胃之外，营气所舍之处。又值早晚寒冷之邪，外束暑热，至日中阳旺之时，发泄不出，后感寒邪，近表，是以先寒，先感暑热，在里，是以后热。

【诊断】　浮大而紧，太阳之症。长大洪实，阳明之疟。弦大之脉，少阳之诊。

【治疗】　在太阳者，桂枝羌活汤。在阳明者，桂枝葛根汤。在少阳者，桂枝柴胡汤。三经俱见症者，三方互用。

【方药】　**桂枝羌活汤**　治寒伤太阳，寒多热少，无汗寒疟。

桂枝　羌活　防风　甘草

桂枝葛根汤　治寒伤阳明，寒多热少，有汗之疟。

葛根　白芍药　桂枝　生姜　甘草

桂枝柴胡汤　治寒伤少阳，寒多热少之疟。

桂枝　柴胡　芍药　甘草　生姜　红枣

2. 风疟

【症象】　《内经》云：风伤卫气，先热后寒。此言先后者，言多少也。言热多寒少之疟，是以不曰恶寒,而曰恶风,自汗,烦躁,伸欠也。不恶寒,则寒少也。发热直至烦躁,热多也。若头痛背痛,发于午前者,太阳也。目痛鼻干,发于午后者,阳明也。发于寅卯者,少阳也。

【原因】　《内经》云:暑邪既伏,秋气收之。汗出遇风,与卫气并居,阴阳分争,内外相搏。

【诊断】　左脉浮缓,太阳疟也。右脉洪长,阳明疟也。左右皆弦,少阳疟也。

【治疗】　疟在太阳有汗,桂枝石膏汤。在阳明,白芷石膏汤。在少阳,小柴胡汤。三阳俱见症者,《准绳》和解汤。

【方药】　**桂枝石膏汤**

桂枝　知母　石膏　黄芩

白芷石膏汤　治阳明经温疟。

白芷　石膏　知母

小柴胡汤

柴胡　黄芩　广皮　半夏　甘草　人参

《准绳》和解汤　治三阳经寒热之疟。

柴胡　升麻　葛根　羌活　知母　石膏　黄芩　猪苓　山甲　甘草　广皮　防风

3. 瘅疟

【症象】　但热不寒,少气烦冤,手足热而欲吐呕,面赤口渴,虽热已而六脉仍数大者,《内经》名热伤阳明瘅疟之症。仲景发明《内经》阳明瘅疟,则曰身无寒,骨节疼痛,烦冤时呕,更其名曰温疟是也。

【原因】　夏秋暑热之令,热气伤人。《内经》云:阴气先绝,阳气独发,此暑热伤于阳经,阳独用事,毫无阴寒,故名曰瘅热疟也。

【诊断】　六脉弦数,少阳有热。若见洪长,阳明有邪。若见沉数,里有热结。

【治疗】　仲景以脉平者,用白虎加桂枝汤,治太阳阳明。家秘用桂枝黄芩汤,兼治少阳阳明。《准绳》于风邪疟中,补出之三阳和解汤。余于瘅疟中,亦补立三阳和解法也。

【方药】　**白虎加桂枝汤**　治但热无寒,骨节疼痛,时呕之疟。

知母　甘草　石膏　粳米　桂枝

桂枝黄芩汤

柴胡　黄芩　人参　甘草　半夏　石膏　知母　桂枝　广皮

4. 湿疟

【症象】　身体重痛,肢节烦疼,呕逆胀满,胸膈不舒。

【原因】　《内经》云:因得秋气,汗出遇风,及得之以浴,水气舍于皮肤之内,与卫气并居。卫气者,昼日行于阳,夜行于阴,此气得阳而外出,得阴而内搏,内外相搏,则疟日作。

【诊断】　若见浮紧,表有寒湿。若见浮缓,乃是风湿。若见弦数,湿而兼热。

【治疗】　《内经》有其论,仲景无其方。余意身体重痛,肢节烦疼,脉浮紧者,羌活败毒散。右脉弦长,呕逆胸满者,柴葛平胃散。六脉洪数湿热者,加味香薷饮调益元散。

【方药】　**羌活败毒散**　治湿疟有表邪者。

羌活　独活　柴胡　前胡　川芎　桔梗　枳壳　广皮　甘草

柴葛平胃散　治湿疟,胸次不平者。

苍术　厚朴　广皮　甘草　柴胡　干葛

加味香薷饮　治暑湿之疟。

香薷　厚朴　扁豆　甘草　川黄连

5. 瘴疟

【症象】　疟发之时,神识昏迷,狂妄多言,或声音哑暗。

【原因】　山岚溪涧之间,湿毒蒸酿之热,瘴气入人脏腑,血聚上焦,败血瘀于心窍,毒涎聚于肝脾。

【诊断】　或大或小,或见沉伏,或见数大,或见沉涩。

【治疗】　解方宜之毒,消岚瘴之气,治无一定之治,方无一定之方,当随地以措方,随机以应变,古不定方,余亦未补方也。

6. 牝疟

【症象】　牝疟之症,即痰饮之疟。先寒后热,寒多热少,胸前满闷,欲吐不吐。

【原因】　风寒之邪,伏于心胃界分,不得外出,凝结痰涎作患,则胸满恶心之疟作矣。

【诊断】　脉多弦滑,弦主乎疟,滑主乎痰。滑数热痰,沉弦饮结,气口沉实,食痰兼杂。

【治疗】　仲景治以蜀漆散,牡蛎汤。予今推广二条,海石二陈汤,常山草果饮。

【方药】　**蜀漆散**　仲景治牝疟原方,表无寒邪者。

蜀漆　云母　龙骨

牡蛎汤　仲景治牡疟原方,表有寒邪者。

牡蛎　麻黄　甘草　蜀漆

海石二陈汤　家秘痰疾常方。

海石　半夏　广皮　甘草　白茯苓

常山草果饮　《家秘》治食痰之疟。

常山　草果　半夏　广皮　厚朴　制苍术
甘草

7. 疟母

【症象】　即痰血疟癖也。疟久不愈,胸腹胁
肋,有瘕痞癖,为患不瘥。

【原因】　邪干脏腑,凝结痰血,假物成形,凭
陵为患。

【诊断】　或牢或结,或见沉弦,或见沉滑。沉
弦疟邪,沉滑痰结,沉实食积,沉涩血结。

【治疗】　仲景用鳖甲煎丸,陶氏加味二陈汤。

【方药】　**鳖甲煎丸**　治疟母。

鳖甲　乌扇　黄芩　柴胡　鼠妇　干姜　大
黄　芍药　桂枝　葶苈　石韦　厚朴　丹皮　瞿
麦　紫葳　半夏　人参　䗪虫　阿胶　蜂巢　赤
硝　蜣螂　桃仁

加味二陈汤　即二陈汤加常山、草果、海石、
瓦楞子。

8. 食积疟

【症象】　胸膈不利,噫气吞酸,临发胸前饱
闷,呕吐不宁,多发午后未申之时。

【原因】　饮食过饱,停积中宫,或痰或饮,互
相交结,偶遇六淫之邪,内外交争。

【诊断】　滑实停滞,滑数兼热。右手弦滑,痰
食之诊。左手弦滑,疟邪尚结。

【治疗】　草果饮,清脾饮,枳术汤,香砂平胃
散,海石二陈汤,常山饮。

【方药】　**草果饮**　治寒疟初愈,服此进食
理脾。

草果　紫苏　川芎　青皮　白芷　甘草
生姜

清脾饮　治食滞太阴,脾有痰饮,寒热发疟
之症。

青皮　厚朴　白术　草果　柴胡　黄芩　茯
苓　半夏　甘草　生姜　大枣

枳术汤　治食积成疟之方。

枳实　白术

香砂平胃散　治食积胃家成疟之症。

藿香　苍术　厚朴　甘草　熟砂仁

海石二陈汤

常山草果饮

二方见前牡疟。

9. 三阴疟

【症象】　三阴经疟也。发于子午卯酉日者,
少阴疟也。发于寅申己亥日者,厥阴疟也。发于
辰戌丑未日者,太阴疟也。以其间两日而发,故名
三阴疟。

【原因】　三阴经藏气不和,六淫之邪,得以外
入。阴经属脏,脏主乎里,而三日一发。如阳经之
疟,邪气初入太阴(疑为太阳),其经主表,其位主
外,是以一日一发。若入阳明少阳,则在肌肉之
内,其经稍深,其发渐迟,是以间日而发。今乃邪
入三阴,其经深,其发迟,是以三日一发也。

【诊断】　弦数多热,弦迟多寒,弦滑者痰,弦
涩者血。弦细者虚,弦大者实。左脉弦大,表邪
之别。

【治疗】　疟在太阴经,加减白术膏。在少阴
经,加减地黄汤。在厥阴经,加减逍遥散。又有何
首乌四味截疟汤,当归补血汤,乃通治三疟之
方也。

【方药】　**加减白术膏**　此治太阴经疟。

白术　当归　黄芪　柴胡　芍药　何首乌
广皮　炙甘草　大枣肉,同煎取膏。

加减地黄汤　治少阴经疟。

熟地黄　牡丹皮　白茯苓　山茱萸　山药
泽泻　柴胡　白芍药

加减逍遥散　治厥阴疟。

当归　白术　柴胡　广皮　白茯苓　丹皮
甘草　山栀　白芍药

四味截疟汤　治一切诸疟。

何首乌　羌活　山楂肉　青皮　上合煎,露
一夜,临发日,五更温好,服之。

当归补血汤　《家秘》治三阴久疟不愈。

当归　黄芪　柴胡　白芍药

【杂论】　人伤风寒,则恶寒发热。若得汗出,
则邪散身凉而愈。今疟疾始而恶寒,继而发热,继
而汗出,身凉而愈。但愈后或一日,或间一日,至
其时而仍发者,何也? 以其不比暴感之症,但伤肌
表,疟疾之邪,渐积而成,已经伤里,非一寒热,汗

出所能了其局。至外邪深伏，则为三疟。不论日数，但看病邪若何，如发时先见恶寒足冷，此太阳之邪，伏于阴分，宜以羌独败毒散。重加当归、芍药，提其血分之伏邪外解。若久病人虚，略加人参于羌独方中，则邪易出。若见胸前饱闷，则兼痰食，加半夏、厚朴、青皮、槟榔、山楂同煎，临发清晨服。若发时先见胸前饱闷，呕恶，此名痰疟，用家秘草果饮，消积化痰。若见恶寒，加羌独升麻，引拔内伏之邪外出。此治疟之真诀，不独三疟，凡疟皆要散邪去根。从来治三疟不效者，以其未得治伏邪之法，不能拔去病根，反用补塞闭窍，遂至饮食阻滞，变肿变胀，不知疟症不愈，皆因痰结中焦，荤腥不忌，早服补药所至。余以散邪、消滞、补虚，前后次序而用。以见治疟妙法，先去病邪，然后补元者。例如外感痢久不愈，非补塞太早，即是失散表邪。内伤痢久不愈，非补塞太早，即是失戒荤腥生冷故也。夫不思饮食，而疟不愈，宜消其痰食，胃气清和，而热自除，人人知之。能食而发热不除，禁其饮食，不助热邪，而热自减，人所不知也。此法不独疟疾，凡是热病，及膏粱积热疳火，皆如是。

（五）痢疾

1. 寒湿痢

【症象】　初起恶寒，发热，身痛，头疼，呕吐不食，不作渴，痢下脓血，或下黑水，腹反不痛，谨察时令，无湿热燥热，但有阴寒雨湿，此寒湿痢症也。身痛，头疼，感于太阳，呕吐，饱闷，感于阳明。寒热往来，感于少阳。三阳不解，传入于里，在伤寒曰传经之邪，在痢疾曰风邪内缩，从阳经传入于里之症也。

【原因】　寒水湿土之政，流衍卑监，寒湿时行，内气不足，乘虚感入，郁遏营卫，卫郁营泣，内传肠胃，则水谷不化，气血与糟粕，互相蒸酿。

【诊断】　左脉浮紧，太阳寒湿。右脉浮大，阳明寒湿。寒湿内伏，脉乃沉紧。若是少阳，脉见弦紧。

【治疗】　身痛发热，脉浮紧者，宜用败毒散，辛温散表。呕吐，饱闷，脉长者，干葛平胃散，和胃宽胸。小水不利者，散表利湿，五苓散。不比燥热痢，禁利小便。又不同燥热痢，妄用大黄。又不可同湿热痢，误用川连。若寒凉太早，则寒湿不散，

抑遏内缩，传入于内。仍要先治外邪，使之从表而出，故寒湿痢必要先用表散者也。

【方药】　**败毒散**　治风寒湿痢。

人参　羌活　独活　川芎　柴胡　前胡　陈皮　桔梗

干葛平胃散　治寒湿胸满痢。

干葛　苍术　厚朴　广皮　甘草

五苓散

白术　猪苓　泽泻　桂枝　白茯苓

2. 湿热痢

【症象】　初起，先水泻，后两三日，便下脓血。湿气胜，腹不痛。热气胜，腹大痛。肛门重滞，里急后重，此外感湿热症也。若呕吐不食，目痛口渴，湿热伤阳明也。恶寒，发热，身痛，头痛，湿热伤太阳也。寒热往来，胁痛口苦，湿热伤少阳也。如三阳不解，则湿热内陷，传里而成痢矣。

【原因】　湿土之年，君相二火行令，天之湿气下临，地之湿气上升，当长夏火令司政。人在气交之中，受其蒸酿，则日饮水谷，不能运化，与天行湿热之气互相郁蒸，遂成赤白淡黄三色之积，而里急后重，努责不宜之症作矣。

【诊断】　脉必数大，浮数表热，沉数里热。表热宜汗，里热宜下。洪大伤气，细数伤血。

【治疗】　若恶寒头痛，身热有表邪者，荆防解毒汤解表。如无表邪，当清里，腹痛后重，酒煎大黄汤，黄连枳壳汤，香连丸，六一散，八正散，通苓散，分利等药。古人云：湿热下结，分利甚捷。不比燥热痢，禁发汗。利小便者，当遵流湿润燥之法。凡下痢红积而腹不痛者，湿伤血分也，宜服河间黄连汤。

【方药】　**荆防解毒汤**　治湿热痢初起，表未解者。

荆芥　防风　薄荷　连翘　枳壳　桔梗　木通　甘草　淡竹叶

酒煎大黄汤　治湿热痢，无表邪者。

川大黄酒煎，去大黄，服酒。

黄连枳壳汤　治湿火伤于气分。

川黄连　枳壳　广皮　甘草

香连丸　治湿火伤气分下痢。

川黄连　木香

六一散

滑石　甘草

八正散

瞿麦　滑石　山栀　木通　甘草　车前子　泽泻　赤苓　淡竹叶

通苓散　治湿热结于膀胱，小水不利之症。

麦门冬　淡竹叶　车前子

河间黄连汤　治下痢血积，腹反不痛，湿热伤于血分者。

川黄连　当归　甘草

3. 燥热痢

【症象】　内热烦躁，口燥舌干，腹痛频并，脓血稠黏，枯涸难下，肛门热痛，小便全无，夜卧不宁，此燥热痢症也。如口渴唇干，燥伤阳明也。热结膀胱，燥伤太阳也。寒热口苦，燥伤少阳也。

【原因】　燥火之年，赫曦流涸，肺与大肠，互相交困，金不生水，反现燥金之火。燥火伤气，则气液凝聚而成白积。燥火伤血，则血液凝聚而成赤积。气血俱伤，则成赤白之痢矣。

【诊断】　脉必洪数。浮数伤表，沉数伤里。洪数伤气，细数伤血。浮沉皆数，气血皆伤。

【治疗】　燥伤血分者，当归大黄丸，散热清燥。次用当归银花汤，润燥滋燥。燥伤气分者，枳壳大黄汤合益元散。燥热退，一味生津养血，不比湿热痢可用香连丸，苦燥于前，又不可用五苓散，白术散，燥脾于后。

【方药】　**当归大黄丸**　治燥伤血分，下痢赤积，腹中作痛。

当归　大黄

当归银花汤　治燥火伤血，凉血润燥。

当归　银花　生地　生甘草

枳壳大黄汤　治燥伤气分，下痢白积，腹中作痛。

大黄　枳壳　桔梗　甘草

益元散　即六一散加辰砂。

河间芍药黄连汤　治燥热气血两伤，下痢腹痛者。

当归　大黄　甘草　赤芍药　川黄连

4. 疫痢

【症象】　长幼相似，沿门合境，一齐发作，下痢脓血，或下纯血，或下黄水，或下紫血水，身热头痛，胸满不食。

【原因】　运气所主，或流衍之纪，雨湿连绵，寒水时行，或二火司政，赫曦（赫曦：炎暑炽盛貌。）

行令。湿热大作，或燥金行令，燥火时行，三者皆成疫毒症，此所谓天行病也。

【诊断】　寒湿所伤，脉多濡散，或见微迟，或一手脉伏。脉若洪数，湿热之邪。脉若躁疾，燥火之诊。

【治疗】　寒湿脉微者，人参败毒散。脉伏者，升麻葛根汤，以升阳发散，则脉自起。若早用凉药，则疫毒内伏，胸次不舒，而脉愈不出矣。待表邪已散，然后分湿火、燥火，治之。湿热脉洪，香连丸，六一散。满闷不舒，香连平胃散。燥火脉数，当归银花汤，调六一散，送下当归大黄丸。

【方药】　**人参败毒散**

羌活　独活　柴胡　前胡　川芎　人参　甘草　枳壳　桔梗　白茯苓

升麻干葛汤

升麻　干葛　甘草　白芍药

香连丸　见湿热痢。

香连平胃散

川黄连　木香　熟苍术　厚朴　广皮　甘草

当归银花汤

当归　生地　甘草　银花

当归大黄丸　见前燥热痢。

5. 七情痢

【症象】　初起，先见饮食难化，后复大便不实，时常清泄，久久不愈，渐下脓血，宛似外感湿热痢。先水泻，后便脓，但病来迟缓，与外感暴发为异，此即方书所谓脾泄痢，《内经》所谓脾邪传肾，为贼邪症也。

【原因】　忧愁思虑则伤脾，脾阴既伤，则转输失职，日饮水谷，不能运化，停积肠胃之中。气至其处则凝，血流其处则泣，气凝血泣，与稽留之水谷，互相胶固，脾家壅滞。

【诊断】　脉必重虚。虚大伤气，虚细血亏。虚缓者生，弦大者死。弦而有胃，尚可挽回，弦多无胃，必死不治。

【治疗】　宜先用楂术膏兼补兼消，助脾化积，次用参苓白术散，补脾固本。久泻不止，元气下陷，用补中益气汤。久泻虚寒，用理中汤，归脾汤治之。滑泄不禁加固涩，切不同外感痢，误用寒凉克削，又不可补涩太早。因此症虚中有滞，补涩太早，反助病气矣。如肾阳不足，见阴冷之症，用肾气八味丸。如肾阴不足，见虚热燥候，六味丸与白术散,朝暮对服。

【方药】 **楂术膏** 治脾虚,多食,停积成痢之症。

　　白术　楂肉　广皮　甘草　煎膏服

参苓白术散 补脾实脾,虚痢方中必用。

　　人参　白术　茯苓　甘草　山药　苡仁　桔梗　莲肉　扁豆

补中益气汤 治脾元虚弱,久泻下陷之症。

　　人参　白术　黄芪　当归　广皮　炙甘草　升麻　柴胡

理中汤 治虚寒泻痢。

　　人参　白术　炮姜　甘草

归脾汤

　　人参　白术　黄芪　枣仁　远志　白茯神　木香　甘草

6. 劳役痢

【症象】 起于大劳之后,下利纯血,或腰背作楚,胁肋作痛,四肢倦怠,嗜卧减食。节劳稍缓,劳重即发。

【原因】 起居不谨,劳役无度,或饥饿不节,负重远行,营伤卫损,则血下溜大肠,而症作矣。

【诊断】 脉见虚损。虚数伤血,虚大伤气。虚缓者生,数实者死。

【治疗】 先用当归活血汤,生新去旧。后用当归补血汤,调养气血。气血和平,用补中益气汤,归脾汤,扶元保本。切不可兜涩太早,又不可误用苦寒。

【方药】 **当归活血汤**

　　当归　红花　桃仁　楂肉　甘草　牡丹皮

当归补血汤

　　当归身　黄芪

补中益气汤

归脾汤 见前七情痢。

7. 食伤痢

【症象】 胸前饱满,不思饮食,腹痛胀满,或泻下殠馊,久久不愈。或下脓血,痛而欲痢,痢后稍减。或饮食太过,即发积痢。又有食积下痢,痢下纯血,如肠风血。

【原因】 胃强脾弱,过食伤脾,损伤肠胃。气凝血泣,停积于中,与损伤之血,互相胶结,结久不愈,而成赤白之积。

【诊断】 多见滑大,或见弦紧,滑大实积,弦

小虚滞。

【治疗】 先用胃苓散,健脾消积,后用四君子汤,异功散等,以养脾。切不可补涩太早,又不可妄用苦寒。必要认真是膏粱积热,方用三黄丸清利之。若系冷食伤脾,则五积散亦当用也。刘河间云:食人即泻,胃有宿食,胃满无余地,故即泻也。枳实汤,家秘消积散治之。酒入即泻,肠胃积热,胃热之甚,见酒性之热,乃寻窍下泄也,干葛清胃汤主之。若饮食伤脾,久痢纯血,家秘独圣散。

【方药】 **胃苓散**

　　广皮　苍术　厚朴　甘草　猪苓　白茯苓　泽泻　白术

四君子汤

　　白术　人参　白茯苓　炙甘草

异功散

　　白术　人参　真广皮　炙甘草　白茯苓

三黄丸 治膏粱积热。

　　大黄　黄芩　黄连

五积散 治寒积泻痢。

　　苍术　厚朴　广皮　甘草　干姜　桂心　半夏　枳壳

枳实汤 治肠胃停食。

　　厚朴　广皮　麦芽　陈枳实

家秘消积散 治饮食伤脾,积痢不止。

　　苍术　厚朴　广皮　甘草　神曲　红曲　山楂　鲜麦芽

干葛清胃汤

　　干葛　升麻　甘草　山栀　生地　川黄连　牡丹皮

家秘独圣散

　　山楂肉一斤,研细末,滚白汤调服,服完即愈。

8. 休息痢

【症象】 暴发热痢而起,后乃久久不愈,或暂好一月半月,旋复发作,绵绵不愈,积滞不除。

【原因】 外感六淫之邪,以成痢疾。或失于解表,或寒凉抑遏外邪,或早食膏粱助其邪热,或补涩太早,邪伏肠胃。

【诊断】 脉若见涩,气凝积滞。或见沉滑,食积未彻。或见沉数,内有积热。或见沉弦,脾伤气血。

【治疗】 脉涩滞者,和气四七汤。脉沉滑者,行积香连丸。脉沉数者,泼火散。脉沉弦者,助脾消积,枳术汤合保和丸。久痢不止,下纯血,家秘

独圣散,煎汤服。

【方药】 和气四七汤 治气凝积滞。

枳壳 厚朴 广皮 紫苏子

泼火散 治火伤血痢之方。

川黄连 赤芍药 地榆 青皮 甘草

枳术丸合保和丸 可治休息痢。

陈枳实 白术

保和丸 治食积痢。

莱菔子 楂肉 神曲 麦芽 广皮 甘草

独圣汤 见食伤痢。

【杂论】 凡痢,第一要戒荤腥。外感痢,不论日久,第一要先散表邪。若风寒寒湿而见太阳表证,羌独败毒散。兼见阳明少阳者,羌防柴葛汤。若胸次不宽,兼平胃保和散。若内伤之痢,不带外感,则不用表药。若下纯红者,治以家秘独圣散,或煎汤频服。赤白相杂者,家秘消积散。积滞未除,脾气已虚,大安丸作散,白汤调服。大凡病症各有分别,例如咳嗽吐血,水肿痛痹,筋挛痉痿,以外感为轻,内伤为重。若泄泻痢疾,则以内伤为轻,外感为重。故发热泄痢者,常有不治。夫外感之邪,必要仍从毛窍而出。凡病一见表邪起影,即当先散表邪。如内伤痢,兼见外邪,必当先散表邪。秦景明曰:夫痢本于内伤,但夏秋时行疫痢,乃是疫毒致病。内伤者,一人自作之孽。疫症者,天灾流行之病也,古人立败毒散,以治外感疫毒,最为妙诀。乙酉年,夏秋多雨,连次风潮,后发疫痢。恶寒身痛,发热呕吐,病形相似,服寒药多有变症。时余酌一方,表证甚者,重用败毒散,佐以苍朴,名败毒平胃散。胸次不宽,里证甚者,重用平胃散,佐以羌独柴胡,名平胃败毒散,随手取效。此系寒湿之邪,伤人肌表,侵入肠胃,而成有表邪之疫痢也。又于丁卯年夏秋亢旱,赤日燥裂,沿门合境,下痢赤积,腹痛频并,肛门如火,积滞难出,用香连丸等,痢势反加。余因悟燥火伤血,不比湿火同治,香连丸,治湿火伤气之药,遂化立当归大黄汤,清血分之燥火,血积潜消,顷刻平安。此系燥火之邪,伤人口鼻,直入肠胃,而成无表之疫痢也。同一外感,而有表证,无表证,天壤各别。同一火,而湿火燥火,伤气伤血,治各不同。又如乙未年,三时雨湿,热令阴寒,深秋多发头痛身痛,胸满寒热之症,早用寒凉生冷,则胸前凝结,不能敷布作汗,死者比比。余亦以乙酉治痢法,用败毒平

胃散,则胸宽汗出而愈。夫治痢而因雨湿阴寒,用败毒平胃散,散表取效。此从时行外感寒热病中,化出治法。今治外感寒热病,又以阴寒雨湿,治痢之败毒平胃散散表。此因天灾流行,皆系毛窍口鼻,从外感入之表邪,必要仍从毛窍肌表而出。痢疾与寒热病症虽别,而发散表邪,彼此可以悟用。是以时行暑热燥火,无表邪有里热之症,而用清里之法,亦可化用治暑热燥火时行之痢矣。因此悟得发瘕之症,皆因邪火伤血,然湿火伤血,则大便滑泄,家秘用川连枳壳木通,分利二便。若燥火伤血,而大便干结,方书有当归大黄丸,清血中之火,而润大肠秘结。余今以下痢纯血腹痛之痢,化用此方以清血中燥火,反止大肠下痢,彼此互发,随处生花,以开后人妙悟。

(六)泄泻

1. 风泻

【症象】 自汗头汗,恶风发热,头痛额疼,泻下水谷,或下清水,此飧泄之症也。

【原因】 风邪入于肠胃之间,则有泄泻之患。经云:春伤于风,夏必飧泄。此即风邪内陷之症也。

【诊断】 脉浮而弦,左关浮弦,风木之邪。大肠脉浮,乃是肠风。右关脉浮,胃风之诊。

【治疗】 左关浮弦,柴胡防风汤调五苓散。大肠脉弦,风入阳明,干葛防风汤调下六一散。右关脉弦,风邪入胃,防葛汤调胃苓散。总之有表当散表,表既散当分利小便,风散湿去,则泻自止。

【方药】 柴胡防风汤

柴胡 防风 荆芥 羌活 川芎 干葛 广皮 甘草

五苓散

白术 泽泻 猪苓 肉桂 白茯苓

干葛防风汤

干葛 防风 荆芥 羌活 川芎 枳壳 甘草

防风汤

防风 葛根

胃苓散 见食伤痢。

2. 寒泻

【症象】 恶寒身痛,不发热,口不渴,小便清白,腹中疼痛,泄泻水谷,此寒邪直中三阴经之寒

泻症也。若恶寒身痛,身反发热,口反渴,此寒伤三阳经之热泻症也。

【原因】 真阳素虚,偶值时令之寒,直中三阴之经,则身不发热,口不发渴,小便清利,腹中疼痛,而中寒下利之症作矣。若肠胃有热,外寒束皮毛,内热不得发泄,则寒变为热,而成伤寒热利之症矣。

【诊断】 右关沉迟,寒中太阴。左尺沉迟,寒中少阴。左关沉迟,寒中厥阴。若身热脉浮紧,寒伤太阳也。身热脉浮弦,寒伤少阳也。身热脉长,右寸关独大,寒伤阳明也。

【治疗】 三阴寒泻,理中汤,四逆汤,真武汤主之。寒伤三阳热泻,应解表。太阳经,羌活汤。阳明,葛根汤。少阳,小柴胡汤。应清热者,葛根黄芩黄连汤,黄芩汤主之。

【方药】 **真武汤**

生姜　白术　附子　白芍药　白茯苓

羌活汤

羌活　防风　川芎　黄芩　苍术　白芷

葛根汤

葛根　桂枝　芍药　甘草　麻黄

小柴胡汤

柴胡　黄芩　广皮　人参　半夏　甘草

葛根黄芩黄连汤

葛根　黄芩　黄连　甘草

黄芩汤

黄芩　大枣　甘草　白芍药

3. 暑泻

【症象】 时值夏秋之令,忽然腹痛,烦闷口渴,板齿干焦,暴泻粪水,肠鸣飧泄,痛泻交作。

【原因】 火令当权,天之热气下降,地之湿气上升,暑湿之气,充塞宇内,人感热淫之邪,伤于肠胃。

【诊断】 虚细中暑,洪滑中热,濡散暑湿,促结郁热。

【治疗】 宜清理暑湿,分利阴阳。脉虚细,藿香参橘煎调服六一散。脉洪滑热重者,黄连香薷饮调服六一散。热轻者,木通汤调下六一散,胸次不舒,平胃六一散。

【方药】 **藿香参橘煎**

人参　橘红　藿香

黄连香薷饮

黄连　香薷　厚朴　扁豆　甘草

平胃六一散

苍术　厚朴　广皮　甘草　滑石

4. 热泻

【症象】 发热口渴,唇干齿燥,面赤烦躁,小便赤涩,小腹中一泛即泻,一泻即止,少顷复痛复泻,肛门如火,粪色多黄。

【原因】 热淫所胜,湿火炎蒸,积热之人,又中邪热。

【诊断】 浮大而数,热中在表。若见沉数,热中在里。数而实者,中热之重。数而不实,中热之轻。

【治疗】 热在表,柴葛芩连汤。热在里,家秘枳壳黄连汤,家秘木通黄芩汤,调六一散。二便皆滞,八正散。

【方药】 **柴葛芩连汤**

柴胡　干葛　黄芩　川连

家秘枳壳黄连汤

川连　枳壳　木通　甘草

八正散

瞿麦　滑石　木通　萹蓄　甘草　车前子　山栀　赤茯苓

5. 湿泻

【症象】 泻水肠鸣,腹反不痛,身重身痛,或呕而不渴。

【原因】 久雨阴湿,湿土司政,太阴被湿淫所伤。

【诊断】 脉见濡软,或见细涩,或见浮缓。

【治疗】 宜燥湿利小便,胃苓散,平胃散。身痛身热,脉浮应汗者,败毒散,羌活胜湿汤。小便不利,木通煎调五苓散,或生姜汤调六一散。利小便,则湿自去,而泻自止。

【方药】 **平胃散**

苍术　厚朴　陈皮　甘草

羌活胜湿汤

苍术　防风　羌活　黄柏　泽泻　白茯苓　广皮　甘草

6. 痰积泄泻

【症象】 或泻或止,或多或少,或下白胶如蛋白,腹中漉漉有声,或如雷鸣,或两肋攻刺作痛。

【原因】 饮食过当,或食后即卧,或肥甘纵口,或临食粗咽,磨化渐难,遂成痰积,下溜大肠。

【诊断】 脉见弦滑,弦主寒饮,滑主痰结。弦滑而数,痰兼积热。

【治疗】 二陈平胃散,脉滑实者,导痰汤。有下症者,加大黄玄明粉,通因通用。又有痰积在肺,肺移于大肠,清肺经之痰,则大肠之泻自止,用节斋化痰丸。

【方药】 **二陈平胃散** 即平胃散加半夏茯苓。

导痰汤

半夏 南星 橘红 枳壳 甘草 赤茯苓 海石 生姜

节斋化痰丸 本治痰嗽之方,家秘用治痰泻。

海石 青黛 橘红 桔梗 连翘 瓜蒌霜 芒硝 黄芩 香附 天门冬

7. 食积泄泻

【症象】 腹痛即泻,泻后即减,少顷复痛泻,腹皮扛起,或成块成条,泻下臭如败卵。

【原因】 饮食自倍,膏粱纵口,损伤脾胃,不能消化。

【诊断】 右脉沉滑,或见沉数,或见沉弦。沉数热积,沉弦寒积。

【治疗】 宜消痰者,保和丸,枳术丸。热积脉数,宜清者,栀连平胃散。宜下者,大小承气汤。寒积脉迟,宜温者,红丸子。寒积脉实,宜下者,煮黄丸。

【方药】 **保和丸**

山楂 神曲 半夏 茯苓 连翘 莱菔子 陈皮

枳术丸

枳实 白术

栀连平胃散 即平胃散加栀子黄连。

红丸子

莪术 陈皮 干姜 胡椒 京三棱

煮黄丸

雄黄 巴豆霜

8. 脾虚泄泻

【症象】 身弱怯冷,面色萎黄,手足皆冷,四肢倦怠,不思饮食,时时泻薄。

【原因】 脾气素虚,或大病后,过服寒冷,或饮食不节,劳伤脾胃。

【诊断】 脉多微弱,或迟而缓,或迟而涩,和缓易治,弦急为逆。

【治疗】 宜理中汤,四君子汤,参术膏,参苓白术散。肾阳虚,八味丸,补水之火,以生助脾元。

【方药】 **参术膏**

人参 白术

参苓白术散

人参 白术 扁豆 莲肉 苡仁 白茯苓 山药 桔梗 干葛

八味丸

生地 丹皮 萸肉 泽泻 山药 白茯苓 肉桂 附子

9. 五更泄泻

【症象】 每至五更,即连次而泻,或当脐作痛,痛连腰背,腹冷膝冷。

【原因】 真阳不足,肾经虚寒,火不能生土,肾主闭藏,肾虚则封闭之令不行,肾主五更,至此时则发泻也。

【诊断】 脉两尺浮大,虚阳外浮,按之细小,肾气不足。右关弦大,脾气不足。右尺虚软,真火不足。

【治疗】 尺脉细小,火不生土者,肾气丸。尺中皆软,脾肾俱虚者,五味子丸。

【方药】 **八味肾气丸**

生地 丹皮 泽泻 山药 萸肉 白茯苓 肉桂 附子

五味子丸

人参 白术 山药 五味子 补骨脂 肉果 益智仁

【杂论】 按食入即泻,有寒热虚实之别。脾胃积热,火性急速,则食入即泻。河间云:食入即泻,肠胃填满,无容物之地故也,栀连平胃散。酒入即泻,肠胃热甚,复得酒性之热,则寻窍下泄也,川连枳壳汤加木通干葛,此湿热之泻也。脾肾两虚,真火不足,不能腐化水谷,封闭失权,则完谷直下,此虚寒之泻也,快脾丸,五味丸主之。夫脾胃虚寒而泄泻,人人知之,脾胃实热而泻,有不知者。大凡著书立说,不能尽举,有虚寒一条,即有实热一条,则虚实并著,可以类推矣。

(七)霍乱

1. 湿霍乱

【症象】 既非饮食所伤,无七情恼怒,但因时令湿淫之气,一旦挥霍撩乱,吐泻水饮,此外感岁土湿郁之症。《内经》云:太阴所至,土郁之发,民病霍乱,呕吐注下,即此症也。

【原因】　湿土司政,从气太过,脾胃主土,恶湿喜燥。今以湿土之气太过,中州受伤,遂成此症。

【诊断】　脉见沉伏,或见促止,或见代结,或见濡软。

【治疗】　仲景用五苓散,今推广平胃散,正气散,加青藿香。若应汗者,防风胜湿汤。

【方药】　**五苓散**　治不吐下泻。

白术　猪苓　泽泻　肉桂　白茯苓

不换金正气散　治表邪发热。

苍术　厚朴　广皮　甘草　木香　鲜藿香

防风胜湿汤

防风　荆芥　苍术　白芷　羌活　川芎

2. 风霍乱

【症象】　无饮食内伤,七情恼怒,但因时令风淫,头痛身热,上吐下泻,心腹绞痛,甚则转筋,此风木太过之症。《内经》云:岁土不及,风乃大行,民病霍乱飧泄,即此症也。

【原因】　岁土不及,风木太过,来克中土,则风淫木贼,水谷不化。

【诊断】　浮紧风寒,浮数风热,浮濡风湿。左关脉浮,风木之邪。右关脉浮,土受木贼。

【治疗】　风寒,败毒散。风热,家秘神术汤。风湿,海藏神术汤。风木之邪,柴胡防风汤。内兼食滞者,荆防平胃散。

【方药】　**防风败毒散**

荆芥　防风　羌活　独活　川芎　枳壳　广皮　葛根　甘草

家秘神术汤

苍术　防风　石膏

海藏神术汤

苍术　防风

柴胡防风汤

柴胡　防风　羌活

荆防平胃散　治表里两兼之症。

荆芥　防风　苍术　厚朴　广皮　甘草

3. 热霍乱

【症象】　时值湿热,心腹绞痛,上吐下泄,烦闷扰乱,昏不知人。

【原因】　暑热行令,岁土混浊,挥霍缭乱,即《内经》所云:岁土不及,时有热至,则霍乱吐泻也。

【诊断】　脉见洪数,或见沉数,或见促止,或见躁疾。

【治疗】　清暑益元散,家秘甘露饮,黄连香薷饮,煎热,冲益元散服。内兼停滞,栀连平胃散。

【方药】　**清暑益元散**

香薷　鲜藿香　煎汤调六一散

家秘甘露饮

人参　薄荷　葛根　滑石　泽泻　鲜藿香　甘草　白茯苓　麦门冬

黄连香薷饮　见中暑。

4. 寒霍乱

【症象】　时值暴寒,恶寒身痛,腹痛吐利,唇青爪青,此寒气霍乱。即仲景三阴经寒霍乱症也。

【原因】　阳气素虚,中气不足,偶值时令寒邪,直中三阴。

【诊断】　脉多沉迟,或见沉伏,或见沉紧,寒重阳竭,六脉不至。

【治疗】　太阴霍乱,理中汤,补中汤。少阴厥阴霍乱,姜附四君子汤,四逆汤。内有停滞者,治中汤。

【方药】　**理中汤**　见前　加陈皮青皮名治中汤。

补中汤

白术　人参　干姜　茯苓　陈皮　甘草

姜附四君子汤

干姜　附子　人参　白术　茯苓　炙甘草

四逆汤

甘草　干姜　附子

5. 食霍乱

【症象】　胸前饱闷,胀痛嗳气,吐泻交作,呕出食物,泻下酸馊。

【原因】　饮食过饱,损伤中气,不能运化,膏粱厚味,肠胃凝泣。清气不升,浊气不降,又值风暑湿之邪外袭,则挥霍缭乱,此症患者独多。

【诊断】　脉见滑大,或见沉实,填寒太仓,脉反沉伏。

【治疗】　在上因而越之,当用盐汤探吐之。在中者,枳朴平胃散消之。在下者因而竭之,枳朴大黄汤下之。挟六气触发,原随六气散表,寒用温散,热用凉散。风则祛风,湿则利湿,暑用清暑。温散,败毒散清散,冲和汤。

【方药】　**枳朴平胃散**

枳实　厚朴　苍术　广皮　甘草

枳朴大黄汤　见痰饮门。

羌独败毒散　见风霍乱。

羌活冲和汤　见寒泻。

6. 霍乱转筋

【症象】　霍乱后，腿筋收引，甚则转折挛缩，遍身疼痛难忍，俗名抽筋泻。

【原因】　阳明主束骨而利关节，润养宗筋。今因外感风寒暑湿暍热之气，一时暴吐暴下，宗筋失养，外感之邪，又束其故热，无从发泄，则筋转而抽痛矣。

【诊断】　脉多微涩，或代而散，或隐而伏，不可凶断。

【治疗】　宜祛风湿，清暑暍。风胜者，平胃散加荆芥、防风、木瓜、秦艽。湿胜者，平胃散加秦艽、木瓜。暍气胜者，清暑汤。转筋主阳明，倍用木瓜、秦艽。转筋虽主乎火，若外有风寒所束，或无汗脉伏，忌用木瓜、秦艽酸收之味，又忌寒凉抑遏，必用羌独败毒散发表。

【方药】　**平胃散**　见腹痛。

清暑益气汤　见咳嗽。

羌活败毒散　见中暑。

7. 干霍乱

【症象】　身热烦闷，胸腹绞痛，手足逆冷，升降不通，不吐不泻，俗名绞肠痧。

【原因】　积温成热，积热成燥，又感时行燥热之气，外蒸内酿，燥甚于中，不得流利，则上不得吐，下不得泻，而成干霍乱之症也。

【诊断】　脉多沉伏，或见洪数，或见滑大，或见沉数。

【治疗】　上焦痛多，用冷盐汤以探吐。中焦痛多，急刺委中穴、少商穴，并刺十指出血，煎藿香汤调益元散，以滑顺大腹。若脉沉伏，再用气药疏通经络。

【方药】　**藿香汤**　调六一散，温服。

【杂论】　刘河间云：吐下霍乱，三焦为水谷传化之道路，热气甚则传化失常，而为吐泻霍乱。火性急速，火性躁动故也。世俗止谓停食者，特一端耳。转筋者，亦是肝木自甚。肝热烁燥于筋，故筋急而挛痛，实非寒主收引之谓，此发火热霍乱一门

也。巢氏云：霍乱者，由阴阳清浊二气相干，乱于肠胃之间。因遇饮食太过，忽然心腹绞痛。挟外邪者，身发寒热，头痛身疼。无外邪者，但见心腹绞痛吐泻而已。又有饮酒食肉，厚味稠黏又或生冷不禁，露庭当风入于三焦，传于脾胃，皆成霍乱，此发饮食霍乱一门也。张子和曰：风湿暍三气，合而为邪。脾土得风，则热乃发发则火炎上。故呕吐者，暍也。脾土得湿则下注，故注泄者，湿也。风急甚则转筋，故转筋者，风也。此申明《内经》运气之风湿热三条也。王好古云：风湿热外至，生冷食内加，内外合病，乃成霍乱。总括外感内伤霍乱致病之由也。

二、杂病

（一）劳伤

1. 感寒劳伤

【症象】　初起恶寒发热，咳嗽气逆，胁肋刺痛，或无汗身热，或朝凉暮热，此即感寒成劳，伤风成劳之症也。

【原因】　玄珠云：体虚之人最易感邪，不去其邪，便服补剂，或不忌荤酒，邪气得补，留滞发热，热伤肺气，为喘为咳。

【诊断】　脉见浮紧。左脉浮紧，血分感寒。右脉浮紧，气分感寒。

【治疗】　左脉浮紧，血分感寒者，羌活柴胡汤加川芎、芍药治之。右关浮紧，气分感寒者，干葛防风汤加紫苏、广皮治之。

【方药】　**羌活柴胡汤**

羌活　独活　柴胡　防风　川芎　白芍药

干葛防风汤

干葛　防风　荆芥　柴胡　紫苏　广皮

2. 感热劳伤

【症象】　内热躁闷，喘咳气逆，唇焦口渴，小便赤涩，此久蒸成劳，因痃成劳之症也。

【原因】　机要云：劳损之疾，因虚而感，如远行劳倦，逢大热而渴，则热舍于肾。水不胜火，则骨枯髓虚，而成感热劳伤之症。

【诊断】　脉多洪数[1]。左脉浮数，血分感热。右脉浮数，气分感热。

---

[1]　洪数，结合后文疑为"浮数"。

【治疗】 左脉浮数,血分感热者,柴胡归芍汤加生地、丹皮。右脉浮数,气分感热者,柴胡地骨皮散加紫苏、广皮以治之。

【方药】 **柴胡归芍汤** 治血分感热。

柴胡 黄芩 山栀 甘草 当归 白芍药 生地 丹皮

柴胡地骨皮散 治气分感热。

柴胡 地骨皮 知母 甘草 紫苏 广皮 干葛

3. 心虚劳伤

【症象】 惊悸恍惚,神志不定,心痛咽肿,喉中介介如梗。实则毛焦发落,唇裂舌赤,烦热咳逆。

【原因】 曲运神机,耗散心血,内而欲心妄动,外而起居如惊,则诸念动处皆是火,火旺伤金,咳逆气急。

【诊断】 左脉多浮。左寸浮缓,心气不足。左寸浮数,心血不足。

【治疗】 心气不足,虚寒者,归脾汤。虚热者,天王补心丹。心血不足,虚热者,门冬安神丸,实热者,导赤各半汤。

【方药】 **归脾汤** 见吐血。

天王补心丹 见咳血。

门冬安神丸

拣麦冬 川黄连 生地 白茯神 远志 朱砂 甘草

导赤各半汤 见前咳嗽。

4. 肝虚劳伤

【症象】 筋挛烦闷,眼目赤涩,毛焦色夭,腹痛指甲痛。咳则胁下痛,口苦口酸,筋骨酸疼,寒热咳逆。

【原因】 谋虑不决,或恐或怒,肝气怫郁,木火刑金,肺气有伤,而肝虚劳伤之症成矣。

【诊断】 左关浮弦,肝气有损。左关沉弦,肝血不足。弦而大数,肝家实火。弦而细数,肝家虚火。

【治疗】 肝气有损,四物汤。肝血不足,有火者,调肝散。若虚火者,家秘肝肾丸。女科门,黄芩四物汤。

【方药】 **四物汤** 见咳嗽。

调肝散

当归 生地 白芍药 川芎 柴胡 山栀 黄芩 广皮 甘草

家秘肝肾丸 见咳血。

黄芩四物汤 即四物汤加黄芩。

5. 脾虚劳伤

【症象】 气胀咽满,噫气食不得下,四肢不和,面黄喘咳,肿胀脾泄。

【原因】 意外思虑,失饱伤饥,脾土之真阴受伤,中州之冲和有损,土不生金,为喘为咳。

【诊断】 右关弦大,脾气损伤。右关细软,脾气不足。右关细涩,脾血不足。右关细数,血虚有热。

【治疗】 脾气损伤者,调中汤。脾气不足,四君子汤。脾血不足,归脾汤。血虚有热者,知柏四物汤,知柏补血汤,女科黄芩四物汤,黄芩补血汤。

【方药】 **调中汤**

白术 茯苓 当归 黄芪 木香 广皮 甘草

归脾汤 见吐血。

知柏四物汤 即四物汤加黄柏、知母。

知柏补血汤 即当归补血汤加黄柏、知母。

黄芩补血汤 即当归补血汤加黄芩。

6. 肺虚劳伤

【症象】 呼吸少气,喘咳气逆,胸胁作痛,痛引肩背缺盆,面目浮肿,夜卧不能转侧。

【原因】 悲哀动中,形寒饮冷,形燠饮热,预事而忧,五志之火,时起于中,上炎刑金,则咳嗽喘逆。

【诊断】 右寸浮大,肺气伤损。右寸脉细,肺气不足。寸关皆细,土不生金。寸脉数大,肺被火克。

【治疗】 肺气伤损者,人参平肺散。肺气不足者,生脉散,人参固本丸。土不生金者,四君子汤,补中益气汤。肺被火刑者,泻白散,加各经清火之药。女科黄芩泻白散。

【方药】 **人参平肺散**

生脉散

人参固本丸

四君子汤

泻白散

上五方见前咳嗽。

黄芩泻白散 即泻白散加黄芩。

7. 肾虚劳伤

【症象】　遗精白浊,腰脊如折,面黑遗尿,骨蒸咳逆。

【原因】　矜持失志,夜行喘恐,入房太甚,水衰火旺,上炎喘咳。

【诊断】　两尺细数,真阴不足。两尺数大,肾中有火。两尺沉迟,真阳不足。

【治疗】　真阴不足者,人参固本丸,家秘肝肾丸。肾中火旺者,知柏天地煎。真阳不足者,金匮肾气丸。

【方药】　**人参固本丸**

家秘肝肾丸

知柏天地煎

金匮肾气丸

以上四方见前咳嗽。

8. 精虚劳伤

【症象】　大骨枯槁,大肉陷下,尻以代踵,脊以代头,或骨蒸潮热,大小便牵引作痛。

【原因】　精神素亏,或色欲过度,或尽力劳动,或焦心劳思,厥阳之火,时动于中,煎熬真阴,则阴火刑金,为喘为咳。

【诊断】　沉细而数。左脉细数,肝肾精虚。右脉细数,肺脾液少。细而未数,精亏未竭。细而兼数,阴精已竭。

【治疗】　肝肾精虚,三才汤,家秘肝肾丸,龟鹿二仙胶为丸。脾肺精虚,生脉散,琼玉膏,参苓河车丸。心阴不足者,天王补心丹。

【方药】　**三才汤**　见咳血。

家秘肝肾丸

生脉散

琼玉膏

上三方见咳嗽。

龟鹿二仙胶　即玄武胶、鹿角胶。

参苓河车丸

河车　酒煮烂,收干,打白茯苓为丸,加人参更妙

天王补心丹　见咳血。

9. 气虚劳伤

【症象】　面黄肌瘦,气怯神离,动作倦怠,上半日咳嗽烦剧,下午身凉气爽。

【原因】　或本元素虚,或形劳气散,或思想无穷,神气内夺。

【诊断】　软弱细小,或虚大无力。左脉细弱,肝肾气虚。右脉细软,脾肺气弱。弱而和缓,补之可生。弱而带数,有热难补。

【治疗】　肝肾气虚,三才丹,玄武天地煎。脾肺气弱,脉缓者,归脾汤,生脉散。脉数有热者,知柏参冬饮。

【方药】　**三才丹**　见咳血。

玄武天地煎　即天地煎加玄武胶。

归脾汤　见吐血。

生脉散　见前咳嗽。

知柏参冬饮

知母　黄柏　人参　麦冬　广皮　甘草

10. 血虚劳伤

【症象】　脾肉消瘦,五心烦热,毛焦皮燥,暮夜发热,昼则身凉,小便赤涩,大便干结。

【原因】　阳盛阴虚,五志厥阳之火,时动于中,煎熬真阴,阴血日损,阳火独旺,来克肺金。

【诊断】　虚小细数,兼见芤涩。细小血虚,芤涩血痹。左寸细数,心血不生。左关细数,肝血不荣。右脉细数,脾虚血少。右脉芤涩,阳明血结。

【治疗】　血虚,用四物汤。血痹,用活血汤。心血不生,天王补心丹。肝血不荣,补肝汤。脾虚血少者,归脾汤。

【方药】　**活血汤**

当归　赤芍药　丹皮　红花

天王补心丹　见前咳嗽。

补肝汤　见前肝劳。

归脾汤　见咳血。

家秘补阴丸　治阴虚内热。

当归　白芍药　黄柏　知母　天门冬　生地

家秘补阳丸　治阳虚内寒。

当归　白芍药　肉桂　附子　天门冬　生地

家秘坎离丸　治阴阳两虚。

补阴丸加鹿角胶三两　补阳丸加玄武胶三两

【杂论】　劳伤之症,即发热咳嗽,劳瘵骨蒸之症,今人患者比比。考之《内经》,但有言虚,未见言劳。然于病因条内,则有因虚成病之语,即可谓之虚劳矣。致《金匮》书,则发明虚劳之症,立论立方,而劳伤之症始彰。至巢氏撰《诸病源候论》,分别五者为劳,七者为伤,则劳伤之义已著。后又立六极三十三蒸,反觉太烦太碎,能循余所立诸症,可以应用无穷矣。

（二）吐血

1. 胃热吐血

【症象】　身无表邪，脉不浮大，起居如故，饮食自若，时而呕吐纯血，一连数口，此胃家吐血之症。若倾盆大出者，则肝家吐血也。

【原因】　或积热伤血，血热妄行。或失饥伤饱，胃气伤损。或浩饮醉饱，热聚于中。或盐醋辛辣，纵口不忌。或恼怒叫喊，损伤膈膜，则血从口出。

【诊断】　两关独盛，或见洪大，或见浮数。右关独大，胃家有伤。左关独大，肝家之损。和缓沉小者易治，弦急细数者难治。

【治疗】　胃家之血，犀角地黄汤，加干葛、知母。积热甚者，加黄连、石膏。大便结，加酒蒸大黄，即釜底抽薪之法。酒客致咳必至吐血者，干葛石膏汤合泻白散，此胃火上冲伤肺之条。若倾盆大出，肝经血，犀角地黄汤加黄芩、玄武胶，此清肝摄血之法。面色白，脉沉迟，内无热，阳虚不能摄血，归脾汤主之，此即血脱益气之条。胸前痛，血色紫而成块，红花桃仁汤。失肌伤饱，调理胃气，饮食得法，则胃气自和而病自愈。

【方药】　**犀角地黄汤**

　　犀角　生地　丹皮　山栀　白芍药　荆芥　黄芩　玄武胶

　　干葛石膏汤合泻白散

　　干葛　石膏　桑白皮　地骨皮　甘草

　　归脾汤

　　当归　白术　人参　甘草　白茯苓　木香　远志　黄芪　龙眼肉　酸枣仁

　　红花桃仁汤

　　红花　桃仁　丹皮　红曲　楂肉　赤芍药　泽兰　归尾

2. 外感吐血

【症象】　身发寒热，喘促气逆，咳嗽不止，嗽痰带血，甚则吊动胃气，呕吐痰涎，饮食齐出。

【原因】　有肺胃伏火，失于清理。风寒外束，肺热内郁，肺主皮毛，不得发泄，上冲于喉。又有时令燥热，伤其肺气。清化之令不行，相傅之官怫逆，二者皆令咳嗽吐血者也。

【诊断】　左脉浮大，表邪未散。右寸数大，火邪伤肺。或见沉数，肺中伏火。若见躁疾，燥火刑金。

【治疗】　表邪外束，身发寒热，咳嗽带血者，泻白散加荆防柴葛。热邪伏内者，泻白散加干葛、石膏。燥火伤肺，清燥救肺汤主之。

【方药】　**泻白散**

　　桑皮　地骨皮　甘草　荆芥穗　防风　柴胡　葛根

　　又泻白散

　　桑白皮　地骨皮　甘草　干葛　石膏

　　清燥救肺汤

　　桑叶　石膏　甘草　人参　桑白皮　阿胶　麦冬　杏仁　枇杷叶　知母　地骨皮

3. 肺伤吐血

【症象】　身无表邪，咳嗽吐血。《金匮》有三大法门，若先咳嗽吐痰，后咳嗽吐血者，此是肺胃积热，痰火上冲之症也。若先咳吐纯血，后乃咳嗽吐痰者，此是阴虚阳旺，劳瘵骨蒸之症也。若面色白，脉沉迟，内无热者，此是土不生金，阳虚不能收摄之症也。

【原因】　有膏粱积热，痰火伏于肺胃之间，久嗽失治，土中之火刑金，即《金匮》所云酒客致咳，必致吐血之一条也。有房劳精竭，肾火刑金。有思虑伤脾，脾火消阴。有郁怒伤肝，肝火怫郁。有用心太过，心火妄动，即《金匮》咳逆上气，脉数有热之一条也。有阳虚不足，血虚气弱，土不生金，即《金匮》病人面色白，内无热，脉沉迟之一条也。

【诊断】　右手洪数，膏粱积热。若见滑大，痰火内结。左尺躁疾，房劳精竭。右关细数，脾阴消竭。左关弦数，肝家郁结。左寸躁疾，心火妄动。六脉沉迟，阳虚之别。

【治疗】　膏粱积热，热伤肺金之气，泻白散合干葛石膏汤。热伤肺金之血，黄芩一物汤。胃火上冲，清胃汤，化痰丸。房劳精竭，肾火刑金，先用犀角地黄汤，后用归芍天地煎，三才丹。脾阳不足，土不生金者，加味归脾汤。脾阴不足，土中之火刑金，加味戊己汤。怒动肝火，木火攻冲者，柴胡引子。肝血不足者，加味补肝散。心火妄动者，导赤各半汤。心血不足者，天王补心丹。肾火不足，阳虚不能摄血者，八味肾气丸。

【方药】　**黄芩一物汤**　治火伤肺血，咳嗽痰血。

　　黄芩

　　清胃汤　治胃火上冲。

升麻　黄连　生地　山栀　甘草　干葛
石膏

化痰丸

天门冬　瓜蒌霜　连翘　香附　黄芩　海石
青黛　桔梗

犀角地黄汤　凉血止血之方。

犀角　生地　丹皮　白芍药

归芍天地煎

天门冬　生地　当归　白芍药　丹皮　山栀
玄武胶

三才丹

天门冬　生地　人参

家秘肝肾丸

天门冬　地黄　白芍药　当归　黄柏　知母

上为细末，玄武胶为丸

加味归脾汤

当归　白茯神　黄芪　白术　木香　人参
甘草　龙眼肉　远志　酸枣仁

加味戊己汤

白芍　甘草　黄柏　知母

柴胡引子　治怒动肝火，木火上冲。

柴胡　黄芩　广皮　甘草　人参　当归　大
黄　白芍药

加味补肝散　治肝血虚，火旺。

当归　生地　白芍　川芎　广皮　甘草　柴
胡　山栀　黄芩

导赤各半汤　治心火妄动，上刑肺金。

生地　木通　甘草　川黄连　麦门冬　犀角

天王补心丹

人参　玄参　丹参　五味子　柏子仁　当归
远志　桔梗　生地　天门冬　麦门冬　甘草　黄
连　酸枣仁　白茯神

肾气丸　治肾阳不足，真火衰者。

生地　山药　泽泻　丹皮　山萸肉　白茯苓
附子　肉桂

【杂论】　先嗽痰，后见血，皆是胸膈痰盛。此
膏粱积热，实火攻冲，先伤肺经之气，煅炼而咳白
痰，日久不愈，因伤肺经之血，逼迫而嗽血者也。
治宜泻白散加石膏、知母，先清肺经气分之火，以

治其本。后用犀角地黄汤，黄芩一物汤，清肺经血
分之火，以治其标。此即《金匮》酒客致咳，必致吐
血，六脉数大，宜清肺胃两家之火者也。若先咳
血，后嗽痰，皆是阴虚火动，津竭血燥，水中火发，
先伤肺经之血。故先咳纯血，日久不愈，因伤肺经
之气，然后咳嗽白痰。治宜犀角地黄汤加荆芥、黄
芩，先凉肺经血分之火，以治其本。后用天地煎，
玄武胶合泻白散，清肺经气分之火，以治其标。此
即《金匮》阴虚劳瘵之症。六脉细数，不可补气，而
遵壮水之主以镇阳光之条者也。有真阳不足脾肾
虚寒，面色萎黄，时或咳嗽见血，脉多空大无力，此
土不生金，肺经亏损。肺气虚，不能摄血，大宜温
补，切忌苦寒，此即《金匮》面色白，脉沉迟，越人所
谓损其肺者益其气之条也。夫吐血与咳血不同，
咳血纯是肺家伏火，故一切温剂补剂，与兜涩之剂
皆不可用。节斋[①]有服参必死之戒。单为积热痰
盛，咳血嗽血者言，至吐血家亦有久吐而致阳虚
者。盖吐血虽是阳旺，若久而不止，则真阳亦虚。
故仲景有血脱益气之法，又有吐血不止，用柏叶
汤。柏叶性燥，《纲目》但有益脾之名。仲景以久
吐不止，则阳随阴耗，用寒凉止血之药皆不应，故
用柏叶性燥辛香之味，引血归于脾经。是以原文
止治久吐血，且曰不止者，并不列于咳血门中也。
今人不会前人本意，误治咳血嗽血，因并表而出
之，以示区界。

（三）衄血

1. 外感衄血

【症象】　恶寒身热，头疼身痛，鼻孔出血，此
寒伤太阳经，侵入阳明，而成衄血之症也。若目痛
鼻干不眠，身热口渴，脉长而洪，此阳明本经郁热
衄血之症也。

【原因】　其人内有积热，外冒风寒，伤于太阳
之经，郁而发热。经络热甚，热侵阳明，迫血妄行
于鼻。又有阳明本经郁热，热邪在经，不得发越。
又有过服辛温，或以火劫汗，两阳相搏。

【诊断】　浮大而紧，太阳衄血。脉若弦长，热
在阳明。脉沉洪数，里有热结。脉若躁疾，误用
火劫。

【治疗】　恶寒脉浮紧无汗，冬月，仲景用麻黄

---

① 王纶，字汝言，号节斋，明朝成化间慈溪人，成化二十年进士，历任礼部郎中，广东参政，湖广、广西布政使等官位。著有《明医杂
著》《本草集要》《医论问答》《节斋小儿医书》《胎产医案》等书。

汤。有汗脉浮缓,桂枝汤。三时,节庵羌活冲和汤。阳明郁热无汗,干葛解肌汤。有汗,犀角地黄汤加升麻、干葛。火劫至衄,黄芩芍药汤。

【方药】麻黄汤

麻黄　桂枝　甘草　杏仁

桂枝汤

桂枝　芍药　甘草　生姜　大枣

羌活冲和汤

羌活　黄芩　防风　苍术　川芎　生地　细辛　白芷　甘草

干葛解肌汤

葛根　桂枝　芍药　甘草　麻黄

犀角地黄汤

犀角　地黄　白芍　丹皮

黄芩芍药汤

黄芩　白芍药　生地　丹皮　甘草　加茅根全煎磨京墨冲服

2. 内伤衄血

【症象】身无表邪,目睛或黄,五心烦热,鼻孔出血。

【原因】或房劳伤肾,阴精不足,水中火发。或恼怒伤肝,肝火易动,阴血随火上升,错经妄越。

【诊断】左尺脉浮,肝肾阴虚。左寸沉数,心火妄动。右寸脉洪,肺家火旺。右关脉数,脾胃积热。

【治疗】肾阴不足,左尺脉浮者,加味犀角地黄汤,凉八味丸。肝火攻冲,清肝饮。心火刑金,天王补心丹。热甚者,泻心汤。肺火上炎,泻白一物汤。膏粱积热,清胃汤加酒大黄。

【方药】加味犀角地黄汤　治肾火上冲。

犀角　生地　丹皮　白芍药　山栀　黄连

凉八味丸　治肾火上冲。

生地　山药　泽泻　丹皮　山萸肉　白茯苓　黄柏　知母

清肝饮

当归　川芎　生地　柴胡　黄芩　白芍药　丹皮　山栀　青皮

天王补心丹　治心血不足者。

人参　玄参　丹参　五味子　柏子仁　当归　远志　生地　黄连　天门冬　麦门冬　枣仁　桔梗　白茯神

泻心汤　治心火上炎。

黄连　甘草

泻白一物汤　即泻白散加黄芩。

清胃汤

升麻　黄连　生地　山栀　甘草　干葛　石膏　犀角

【杂论】夫血有吐血、咳血、衄血,分立三条,经络各别。胃中呕出之血,虽轻于肺中咳血,然有大吐不止而死者。鼻中流血,本为轻症,然有鼻血不止,久久变症。故以三症同名血症,皆因火载上冲。下手真诀,必要先去血中之火,家秘归经汤,以黄芩、黄柏与当归全用,更用生地、丹皮、白芍和阴,则血中之火去,而血自立刻归经。然后再以肝肾丸,补其真阴。

(四)痰证

1. 风痰

【症象】头痛身痛,发热恶寒,吐嗽痰沫气逆。

【原因】外感风邪,袭人肌表,束其内郁之火,不得发泄,外邪传里,内外熏蒸。

【诊断】脉多浮滑,浮数风热,浮紧风寒。若见沉滑,风邪内结,洪大易治,沉细难痊。

【治疗】有风寒、风热之分。外感风寒,宜辛散表邪,如三拗汤合小半夏汤,小青龙汤,加减治之。外感风热,宜辛凉解热,如参苏饮,荆防甘桔汤,荆防泻白散选用。

【方药】三拗汤合小半夏汤　治风寒痰嗽等症。

麻黄　杏子　甘草　半夏　生姜

小青龙汤　见饮证。

参苏饮　治风痰咳嗽。

人参　紫苏　前胡　葛根　半夏　枳壳　桔梗　广皮　甘草

荆防甘桔汤　治风热痰嗽。

荆芥　防风　桔梗　甘草　薄荷

荆防泻白散　治风热入肺,肺风痰喘。

荆芥　防风　桑白皮　地骨皮　甘草

2. 湿痰

【症象】身发寒热,面目浮肿,恶寒头重,身痛不能转侧,呕吐恶心,烦满不渴。

【原因】或坐卧卑湿,或冲风冒雨,则湿气袭人,内与身中之水液,交凝积聚。《灵枢》所云:风雨袭阴之虚,病起于上而成积。清湿袭阴之虚,病生于下而生聚。

【诊断】　脉多浮大,浮缓兼风,浮涩主湿,浮滑湿痰,沉滑顽结。

【治疗】　身热脉浮大者,宜散风除湿,羌活胜湿汤。胸满脉滑者,宜化痰,二陈汤平胃散。

【方药】　**羌活胜湿汤**　散表除湿,则痰自化。

羌活　独活　防风　川芎　甘草　藁本

二陈汤　消痰利湿。

半夏　白茯苓　广皮　甘草

平胃散　燥湿化痰。

苍术　厚朴　广皮　甘草

3. 燥痰

【症象】　发热唇焦,烦渴引饮,喘咳短息,时作时止,吐咯难出。

【原因】　或亢阳行役,时逢火令,燥热之气,干于肺家,为喘为咳。伤于肠胃,为痰为嗽。

【诊断】　脉必洪数,浮数伤表,沉数伤里。左脉洪数,燥伤肝胆。右脉洪数,燥伤肺胃。

【治疗】　宜清热润燥,降火化痰,竹叶石膏汤,二母石膏汤,二母二陈汤。

【方药】　**竹叶石膏汤**

石膏　拣麦冬　竹叶　人参　半夏　知母　甘草

二母石膏汤

知母　川贝母　石膏

二母二陈汤

知母　贝母　半夏　白茯苓　陈皮　甘草

4. 郁痰

【症象】　胸满饱胀,九窍闭涩,懊憹烦闷。或咽中结核,睡卧不宁。或肠胃不爽,饮食有妨。或气逆不利,倚肩喘息。

【原因】　七情所伤,易成郁结。肺气凝滞,脾元不运,思则气结,闷郁成痰。

【诊断】　脉多沉涩,沉迟寒郁,沉数为热,沉实顽痰,沉牢内结。

【治疗】　寒郁辛散,香芎二陈汤。热郁清解,栀连二陈汤。肺经郁痰,节斋化痰丸加昆布、胆星。

【方药】　**香芎二陈汤**　治寒痰。

半夏　白茯苓　广皮　甘草　香附　抚芎　白芥子

栀连二陈汤　治热痰。

半夏　白茯苓　广皮　甘草　川连　山栀

5. 食积痰

【症象】　饱满不食,恶心呕吐,或攻四肢,肩背作楚,下遗大肠,时泻时止,或时吐痰,口中觉甘。

【原因】　胃强能纳,脾弱不运,前食未消,后食随进,停积成痰。

【诊断】　脉多滑大。滑大不数,寒凝痰结。滑大而数,积痰而热。

【治疗】　宜消食化痰,佐以利气宣导,导痰汤,枳朴二陈汤,三子养亲汤,甚者滚痰丸。

【方药】　**导痰汤**

南星　橘红　白茯苓　半夏　甘草　枳壳

枳朴二陈汤　治胃家有痰。

枳实　厚朴　半夏　白茯苓　广皮　甘草

三子养亲汤　治食积痰。

山楂子　莱菔子　白芥子

滚痰丸　见饮证。

【杂论】　饮因水湿,痰因火动,然就火而论,有湿火、燥火之分。肺火成痰为燥痰,胃火成痰为湿痰。治燥用润,治湿用燥,人人知之。然用润而已结之痰凝滞不化,用燥则助火,而痰愈生,将何取舍耶? 因思《金匮》以门冬、半夏同用,又以石膏、半夏同用,节斋化痰丸以香附、天冬同用,凡此皆是用润以制燥,用燥以制润。方书以二陈汤加栀连治湿火之痰,家秘以二陈汤加知母石膏,兼治燥火之痰。良以用半夏则已结之痰,从半夏而化,同石膏则燥热之火从石膏而清。半夏同石膏,亦能散热,石膏同半夏,亦能化痰,立此法门。用燥不犯辛燥,用润不犯凝滞,《家秘》治夹食伤寒,用平胃保和散恐太燥,多冲竹沥、萝卜汁,广而推悟者也。

(五)饮证

1. 痰饮

【症象】　其人素肥渐瘦,水走肠间,沥沥有声,心下胸胁支满,目眩。

【原因】　饮食不节,水浆不忌,胃虽能纳,脾不能运,肺不通调,停积于胃,则成痰饮。痰饮内积,外不荣于肌表,则素肥渐瘦。由胃下流,水走肠间,则沥沥有声矣。

【诊断】　脉见弦数,或见弦紧,或见双弦,甚则沉伏。弦紧寒饮,弦数热痰。

【治疗】　《金匮》立法二条,一曰病痰饮者,当以温药和之,而不立方。以水寒凝结,温中健脾,则气化痰行。若用寒凉,反凝结不散矣。一曰心下有痰饮,胸胁支满目眩,苓桂术甘汤主之。若短气,有微饮,当从小便去之,苓桂术甘汤主之,肾气丸亦主之。痰饮胸满,推广苍朴二陈汤。

【方药】　**苓桂术甘汤**　治心下有痰饮,胸胁支满目眩。

茯苓　桂枝　白术　甘草

肾气丸　治痰饮短气,当从小便去者。

怀生地　泽泻　白茯苓　山药　丹皮　山茱萸　附子　肉桂

推广苍朴二陈汤　治胃家有水饮,胸满呕吐不渴者,饮伤肺则喘咳,饮伤胃则呕逆。

熟半夏　广皮　甘草　白茯苓　熟苍术　厚朴

2. 悬饮

【症象】　饮后水流在胁下,咳唾气逆,引痛胸胁。

【原因】　饮食不节,水浆不忌,脾肺不能运化,水流在胁下,上攻肺家,故咳吐气逆,阻绝肝胆生升之令,是以痛引胸胁。

【诊断】　脉沉或弦,沉为有水,故曰悬饮。弦为气结,故曰内痛。

【治疗】　《金匮》只立一方,曰:脉沉而弦,悬饮内痛,十枣汤主之。以悬饮主痛,故用下法。今余推广二方,滚痰丸,加味二陈汤。

【方药】　**十枣汤。**

芫花　甘遂　大戟　大枣

滚痰丸

青礞石　大黄　沉香　黄芩

加味二陈汤

熟半夏　白茯苓　广皮　甘草　枳实　桔梗　杏仁　瓜蒌仁

3. 溢饮

【症象】　水气流行,归于四肢,身体疼重,支节烦疼。

【原因】　饮入于胃,游溢精气,上输于脾。脾气散精,上归于肺,通调水道,下输膀胱。若饮水多,水性寒冷,停滞气逆,逆则溢于四肢。当汗不

得汗,不能外散,身得湿则重,复得寒则疼,故曰身疼重而成溢饮之症矣。

【诊断】　《金匮》曰:脉弦而数,脉沉而弦,悬饮也。又云:病溢饮者当发汗,不言脉象,意必浮大浮紧,未必沉弦沉数。

【治疗】　《金匮》治悬饮内痛,用十枣汤。又曰:病溢饮者当发汗,大青龙汤主之,小青龙汤亦主之。夫悬饮脉沉弦,饮悬于内而痛者,故用下法。溢饮溢于外,故用汗法。

【方药】　**大青龙汤**　治溢饮身体疼重,肢节烦疼,当发汗者。

麻黄　桂枝　甘草　生姜　杏仁　大枣　石膏

小青龙汤

麻黄　甘草　桂枝　白芍药　五味子　干姜　半夏　细辛

4. 支饮

【症象】　咳逆倚息,气短不得卧,其形如肿。

【原因】　饮邪偏注,停留曲折之间。盖肺与大肠之脉,下膈络肠。今饮积于中,外不得达于表,内不得循于里,而偏碍肺与大肠交通之气道,则咳逆倚息,呼吸不得流利,气逆而咳,喘促而不得卧矣,形如肿者,水饮之外现也。

【诊断】　脉多沉紧,脉弦为水,脉弱可治。数实者死,其脉虚者,必苦眩晕。

【治疗】　《金匮》曰:膈间支饮,其人必喘,心下痞坚,面色黑,其脉沉紧。得之十数日,医吐下之不愈,木防己汤,虚者即愈。实者三日复发,复与,不愈者,以前方去石膏加茯苓芒硝主之。以胃有痰饮之积热,石膏只清无形气分之热,不能去有形痰饮之实热,故易芒硝。又云:心下有支饮,其人苦冒眩,泽泻汤主之。又云:支饮胸满者,厚朴大黄汤主之。支饮不得息,葶苈大枣汤主之。呕家本渴,今反不渴,心下有支饮故也,小半夏汤。又云:卒呕吐,心下痞,膈间有水,眩悸者,小半夏加茯苓。咳家,其脉弦,为有水,十枣汤主之。夫有支饮家,咳烦胸中痛,不卒死,至一百日,或一岁,十枣汤主之。咳逆倚息不得卧,小青龙汤主之。又有腹满口舌干燥,此肠间有水气,己椒苈黄丸主之。假令瘦人脐下有悸,吐涎沫而颠眩,此水也,五苓散主之。

【方药】　**木防己汤**

木防己　石膏　桂枝　人参

泽泻汤　治心下有支饮,其人苦冒眩。

泽泻　白术

厚朴大黄汤　治支饮胸满者。

厚朴　大黄　枳实

葶苈大枣汤

葶苈子　大枣肉

半夏汤

半夏　生姜

小半夏加茯苓汤

半夏　生姜　白茯苓

小青龙汤　见前溢饮。

己椒苈黄丸

防己　椒目　葶苈　大黄

五苓散

泽泻　猪苓　白茯苓　白术　肉桂

5. 留饮

【症象】　《金匮》云:心下有饮,其人背寒冷如掌大。又云:留饮者,胁下痛,引缺盆,咳则辄已。又云:胸中有留饮,其人短气而渴,四肢历节痛,脉沉者,必有留饮。

【原因】　始因水饮停积,结成痰饮,日久不化,即曰留饮。夫留者,聚而不散之谓也,饮留于背,妨督脉上升之阳而为背寒。少阳肝胆之脉,由缺盆,过季胁,饮留于胁,阻绝肝胆生升之气,故胁下痛引缺盆。饮留胸中,其人短气而渴,四肢历节痛。

【诊断】　脉多沉者,胸有留饮。双弦者寒,偏弦者饮。

【治疗】　病者脉伏,其人欲自利。利反快,虽利,心下续坚满,此为留饮欲去故也,甘遂半夏汤主之。

【方药】　**甘遂半夏汤**

甘遂　半夏　芍药　炙甘草

6. 伏饮

【症象】　痰满喘咳吐,发则寒热背痛腰疼,目泣自出,其人振振身瞤剧。

【原因】　水饮不散,伏于胸中,阻其肺气,则痰满喘咳。阻其中气,则吐发。伏于腰背,太阳表邪外束,则寒热背痛。伏于上焦,阻绝清升之气,则目泪自出。饮伏胃家,胃阳凝塞,不能四布,振振瞤剧。夫曰:吐发则寒热背痛。可见不发即不

吐,不吐即不发矣。以其有饮内伏,故外邪触之即发也。

【诊断】　左脉浮紧,寒邪束饮。寸脉沉弦,上焦阻绝。关脉沉弦,中脘凝塞。沉脉主伏,弦脉主饮,沉弦之脉,伏饮之诊。

【治疗】　有寒热,则病在表。腰背痛,则病在太阳。此内有伏饮,外有表邪,当从表里并治,小青龙汤,木防己汤主之。盖留饮,里证也,故用行痰逐饮之药。今伏饮,有寒热、背痛、吐发等表证,故从表散也。

【方药】　**小青龙汤**　见前溢饮。

木防己汤　见前支饮。

【杂论】　以诸条,为《金匮》所论痰饮。饮者,即停畜之水饮也。盖痰因火动而成,饮因水寒所致,二者不同治也。

(六)喘哮

1. 风寒喘

【症象】　头痛身痛,身发寒热,无汗恶寒,喘咳痰鸣,气盛息粗。

【原因】　外冒风寒,皮毛受邪,郁于肌表,则身热而喘。逆于阳明,则呕吐而喘。壅于肺家,则咳嗽而喘。

【诊断】　浮缓为风,浮紧为寒。六脉俱浮,表有风寒,六脉沉数,寒郁为热。弦急难治,沉散者绝。

【治疗】　风气胜者,宜散风解表,防风泻白散,防风桔梗汤。寒气胜者,小青龙汤,三拗汤,麻黄定喘汤。寒郁成热,逆于阳明,呕吐者,干葛竹茹汤,平胃散。

【方药】　**防风泻白散**　见哮病。

防风桔梗汤　肺风痰喘,此方甚妙。

防风　半夏　枳壳　陈皮　桔梗

小青龙汤　见前溢饮。

三拗汤　见前风痰。

麻黄定喘汤　肺受寒邪,未经郁热者用。

麻黄　杏仁　枳壳　桔梗　苏子　橘红甘草

干葛竹茹汤　清理胃气,去烦止呕。

干葛　竹茹　广皮　白茯苓　熟半夏　甘草

平胃散治　胃气不平,喘而上逆者。

熟苍术　厚朴　广皮　甘草

2. 暑湿喘

【症象】　烦闷口渴,喘息气粗,多言身重,汗出身仍热。

【原因】　《内经》云:因于暑、汗、烦则喘喝,此暑气也。因于湿,首如裹,面胕肿,呼吸气喘,此湿气也。暑湿袭于皮毛,干于肺胃,则喘喝多言也。

【诊断】　脉多濡软,或见微缓。《脉经》云:脉盛身寒,得之伤寒。脉虚身热,得之伤暑。

【治疗】　汗多口渴,清暑益元散。脉大多言,即中热症也,黄连解毒汤或竹叶石膏汤。暑湿身痛,无汗喘逆,应汗者,羌活胜湿汤。

【方药】　**清暑益元散**

香薷　厚朴　白扁豆　川黄连

黄连解毒汤　治三焦热壅,心肺伏火。

川连　黄柏　黄芩　山栀

竹叶石膏汤　见燥痰。

羌活胜湿汤　见湿痰。

3. 燥火喘

【症象】　口渴身热,二便赤涩,喘咳气逆,面赤唇焦,吐痰难出。

【原因】　燥万物者莫熯乎火,故喘症燥火居多。《原病式》叙喘于热淫条下,盖燥火烁人,则诸逆冲上。诸痿喘呕,诸气愤郁,肺家不宁,喘症作矣。

【诊断】　脉多数大,或见滑数。右脉数大,燥火伤气。左脉滑数,燥火伤血。

【治疗】　栝蒌根汤,知母甘桔汤。脉大口渴,人参白虎汤调益元散。大便结,凉膈散。

【方药】　**瓜蒌根汤**

天花粉　麦冬　知母　石膏　甘草

知母甘桔汤　治肺家受燥,咳嗽气逆。

知母　石膏　桔梗　甘草　地骨皮

人参白虎汤　治胃受燥邪,喘呕烦渴。

人参　知母　石膏　粳米　甘草

凉膈散　治燥在上焦,喘咳气逆。

黑山栀　黄芩　桔梗　连翘　川连　薄荷　甘草　大黄

4. 内火喘

【症象】　五心烦热,口燥唇焦,喘逆自汗,得食稍减,少顷复发,时作时止,面赤便秘。

【原因】　内而欲心妄动,外而起居如惊,五志厥阳之火,时动于中,煎熬真阴,精竭血燥,内火刑金,肺气焦满。

【诊断】　脉多洪数,心火上炎。左关脉数,肝胆之热。两尺洪数,肾火上逆。右寸脉数,肺中有火。右关洪数,胃家有热。

【治疗】　肾虚火旺,宜养阴制火,壮水之主以镇阳光,门冬饮子,家秘肝肾丸。肝火上冲,宜柴胡清肝散。心火上炎,导赤各半汤。脾胃之火上冲,宜清胃汤。肺火煎熬,石膏泻白散。

【方药】　**门冬饮子**　见燥咳。

家秘肝肾丸　治肾水不足,虚火上炎。

黄柏　知母　白芍药　当归　为末以天冬、地黄同煎收膏为丸

柴胡清肝散

柴胡　黄芩　人参　山栀　连翘　桔梗　甘草

导赤各半汤　见前心咳。

石膏泻白散

桑白皮　地骨皮　桔梗　甘草　石膏

5. 痰饮喘

【症象】　喘喝多痰,胸中漉漉有声,时咳时呕,卧下即喘。

【原因】　饮水过多,脾弱不能四布,水积腹间,成痰成饮。上干肺家,则喘息倚肩而痰饮成也。

【诊断】　脉见弦滑,或见弦紧,或见弦数,弦紧寒饮,弦数痰热。

【治疗】　苓桂术甘汤,小半夏汤,甘遂半夏汤,二陈汤。带表证者,小青龙汤。大便闭者,导痰汤,加大黄。甚者,滚痰丸,十枣汤。

【方药】　**苓桂术甘汤**　见痰饮。

小半夏汤　见支饮。

甘遂半夏汤　见留饮。

二陈汤　见湿痰。

小青龙汤　见溢饮。

滚痰丸

十枣汤

二方见悬饮。

导痰汤　见食积痰。

6. 食积喘

【症象】　胸满,胃痛,腹痛,恶食饱闷,大便或结或溏,上气喘逆,干呕嗳气。

【原因】　饮食自倍,肠胃乃伤,膏粱厚味,日

积于中。太阴填塞,不能运化,下降浊恶之气,反上干清道,则喘呕不免矣。

【诊断】　气口滑大,肠胃有积。滑大而数,热积之诊。滑大而迟,乃是寒积。

【治疗】　宜消化者,保和丸,枳术丸。大便结者,用下法。寒积,煮黄丸。热积,承气汤。

【方药】　**保和丸**　消滞宽中圣药。

山楂肉　神曲　半夏　茯苓　萝卜子　陈皮　连翘

枳术丸　助脾消食圣方。

枳实　白术　为细末荷叶包陈米煮饭为丸

煮黄丸　攻逐寒积重剂。

雄黄　巴霜

承气汤　攻逐热积重剂。

枳实　厚朴　大黄　甘草

7. 气虚喘

【症象】　身倦懒怯,言语轻微,久久渐见,气不接续,喝喝喘急,此中气大虚症也。

【原因】　或本元素虚,或大病后大劳后失于调养,或过服克削,元气大伤。

【诊断】　脉见浮大,按之则空,六部无根,虚浮于上,或见濡软,散大无神。

【治疗】　人参平肺散,参橘煎,四君子汤。虚热,参冬饮。虚寒,理中汤。虚甚,独参汤。

【方药】　**人参平肺散**　治元气不足,肺气不平。

桑白皮　知母　甘草　白茯苓　人参　地骨皮　青皮　陈皮　天门冬　薄荷叶

参橘煎　补气而不凝,顺气而不克,用补之前队也。

人参　橘红

参冬饮

人参　麦门冬

理中汤

人参　白术　炮姜　炙甘草　陈皮

独参汤　补气养元,第一重剂。

人参

8. 阴虚喘

【症象】　气从小腹,直冲于上,喘声浊恶,撷肚抬身,午进午退,时止时作。

【原因】　阴血不足,五志厥阳之火,触动冲任之火,自下冲上。阴精不足,龙雷之火,直冲上焦,

二火上冲,皆名阴虚喘逆之症。

【诊断】　脉见细数。右关脉数,脾阴不足。左关脉数,肝血有亏。两尺脉数,肾阴不足。

【治疗】　阴血不足者,四物知柏汤加竹沥、陈皮、童便。阴精不足者,家秘天地煎,家秘肝肾丸。

【方药】　**四物知柏汤**

当归　生地　川芎　白芍药　知母　黄柏

家秘天地煎

天门冬　地黄　黄柏　知母

家秘肝肾丸

天门冬　地黄　当归　白芍药　知母　黄柏

9. 伤损喘

【症象】　张口抬胸,喝喝喘急,不能接续。或胸胁作痛,或吐紫血。

【原因】　或饱后举重,或饥时用力,或号呼叫喊,伤损脏腑。

【诊断】　脉促或结,大小不均,六部冲和者生。至数不清,按之散乱者死。

【治疗】　理气调逆,和血去瘀,四磨汤合四物汤。伤损肺窍,久不愈,白及散。

【方药】　**四磨汤**　通治气分要药。

枳壳　槟榔　沉香　乌药

四物汤　通治血分要药。

当归　川芎　白芍药　怀熟地

白及散　肺络损伤,喘咳吐血。

白及　飞曲

10. 哮病

【症象】短息倚肩,不能仰卧,伛偻伏坐,每发六七日,轻则三四日,或一月,或半月。起居失慎,则旧病复发。

【原因】　痰饮留伏,结成窠臼,潜伏于内,偶有七情之犯,饮食之伤或外有时令之风寒,束其肌表。

【诊断】　脉见沉弦,沉数痰火,沉涩湿痰,沉迟寒饮,沉结顽痰。

【治疗】　身发热者,外有感冒,先解表,前胡苏子饮,防风泻白散,佐以化痰之药。身无热,无外邪者,消痰理气为主,二陈汤,三子养亲汤,小半夏汤。伏痰留饮,结成窠臼,控涎丹,滚痰丸。量情选用,然必气壮人乃可。

【方药】　**前胡苏子饮**

前胡　苏子　枳壳　半夏　橘红　桔梗　甘草

防风泻白散

防风　桑白皮　地骨皮　甘草

三子养亲汤　见食积痰。

小半夏汤　见支饮。

控涎丹

甘遂　大戟　白芥子

【杂论】　哮症乃肺胃二经，痰火盘结。以其发作，则喉中有声，故知其病在肺。发作则不能饮食，故知其胃亦病。痰火伏结肺胃，外邪一束肌表，其病即发发时如有表邪，用荆防泻白散，先散外邪。若痰涎壅盛，加枳桔半夏。病去之后，宜节斋化痰丸加枳壳半夏，兼治肺胃。夫化痰丸，化肺痰。今兼二陈，则化胃痰。若大便硬者，加玄明粉合指迷丸兼化大肠之痰，则去痰火之根矣。

（七）呃逆

1. 外感呃逆

【症象】　身发寒热，呕逆作呃，此表邪传里之症也。内热口渴，唇焦便赤，上冲作呃，此积热内冲之症也。或乍发乍止，或连续不已，此痰火攻冲呃逆之症也。

【原因】　外受风邪，邪传半表半里，里不受邪，抑遏少阳生升之气，则上冲作呃。若热邪结里，失于清理，则热气上冲，或水饮内停，胃家痰火，亦能致呃。

【诊断】　左脉弦大，少阳有邪。右脉沉数，胃热失下。右脉虚数，胃家虚热。右脉滑大，胃中痰饮。滑大而数，乃是痰热。

【治疗】　若表邪入里，小柴胡汤和之。胃热失下者，承气汤下之。胃热便利者，泻心汤。胃热兼虚者，橘皮竹茹汤。若胃中兼痰饮者，橘皮半夏汤加枳桔。兼热者，栀连二陈汤加葛根、竹茹。

【方药】　**小柴胡汤**　治寒热呕苦，呃逆不止。

人参　柴胡　黄芩　广皮　半夏　甘草

泻心汤　治火逆上冲，呃逆不止。

川黄连　半夏　生姜　甘草

橘皮竹茹汤　消痰止呃。

橘皮　半夏　竹茹　人参　生姜　甘草

橘皮半夏汤

半夏　橘皮

栀连二陈汤加葛根竹茹　《家秘》治痰火呃逆。

陈皮　半夏　白茯苓　甘草　葛根　山栀　川连　竹茹

2. 内伤呃逆

【症象】　外无表邪入里，身无寒热头痛，惟见呃声发作，或三四声而即止，或呃数声之外，或连续而不已。

【原因】　或因中气不足，或因胃气损伤，水谷入胃，难以运化。或膏粱积热，胃火上冲。或胃寒冷饮，水寒上逆。或脾胃不和，脏腑为病。或怒动肝火，肝气怫逆。或肝肾阴亏，阴火上冲。

【诊断】　脉见微弱，中气不足。或见沉数，膏粱积热。或见促结，脏腑不和。或见弦数，肝胆有火。左尺数大，真阴不足。

【治疗】　若中气不足，六君子汤。痰火上冲，栀连二陈汤，半夏泻心汤。积热上攻，栀连平胃散加葛根、竹茹。胃家受寒者，丁香柿蒂汤，理中汤。水停心下，二陈汤，苓桂术甘汤。食滞中宫者，枳术汤，枳桔平胃散，苍朴二陈汤。怒动肝火者，加减柴胡汤。阴血不足，阴火上冲，知柏四物汤。阴精不足，相火上冲者，知柏地黄丸，家秘知柏天地煎加广皮。若肝肾之精血皆不足，肝肾之阴火，合而上冲者，家秘肝肾丸。

【方药】　**半夏泻心汤**　治痰火冲逆。

半夏　川连　甘草　黄芩　人参　干姜

栀连平胃散加葛根竹茹　《家秘》治热积呃逆。

山栀　川黄连　苍术　厚朴　陈皮　甘草　葛根　竹茹

丁香柿蒂汤　治胃寒呃逆脉迟者。

丁香　柿蒂　人参　生姜

枳桔平胃散　即平胃散加枳实、桔梗。

苍朴二陈汤　即二陈汤加苍术、厚朴。

加减柴胡汤　治肝胆之火，上冲呃逆。

柴胡　黄芩　陈皮　甘草　山栀　丹皮

知柏四物汤　即四物汤加黄柏、知母。

家秘天地煎

黄柏　知母　天门冬　地黄　广皮

家秘肝肾丸　治肝肾两损，精血两亏，阴火上冲者。

天门冬　地黄　当归　白芍药　黄柏　知母

【杂论】　治此症须分寒热。如因汗吐下后，误服寒凉过多，此虚中之寒也，当温补之，理中汤，丁香柿蒂汤。如脾胃阴虚，火逆上冲，此虚中之热也，当以清补之，参术汤，下大补丸。若夫伤寒失下，痰饮停蓄，暴怒气逆，膏粱积热，皆实症也。皆当随其邪之所在，涌泄清利可也。

（八）呕吐

1. 寒呕吐

【症象】　偶遇寒冷，顿发呕吐，胸前绵绵而来，身无内热，小便清白，大便通顺。

【原因】　胃气素寒，又值时令之寒，偶或感入，则寒气伤胃，而为呕吐矣。

【诊断】　脉见弦紧，或见迟缓，或见沉细，甚则沉伏。

【治疗】　散寒温胃，理中汤，姜桂六君子汤。甚者四逆汤。若伤寒呕吐，另依伤寒治之。

【方药】　**理中汤**

人参　白术　干姜　炙甘草

治中汤　即理中汤加青皮、广皮。

姜桂六君子汤　即六君子汤加干姜、肉桂。

四逆汤

甘草　干姜　熟附子

2. 暑热呕吐

【症象】　暑热行令，头眩目暗，呕吐暴作，身热恶寒，烦渴引饮，齿干唇燥，腹中疼痛，小便赤色，或混浊涩短。

【原因】　夏秋之交，中气不足，暑热之气，入于肠胃。

【诊断】　脉来虚大而涩，或见沉细，或见沉数，或见躁疾，或见脉伏。

【治疗】　气怯脉虚大，家秘香薷饮。气热烦渴，脉沉数，人参石膏汤。小便赤，混浊涩短，土藿香汤调益元散。烦热呕吐，栀连平胃散。口渴，加干葛竹茹。有痰涎，栀连二陈汤。

【方药】　**家秘香薷饮**

川连　厚朴　香薷　甘草　人参　广皮

人参石膏汤　见噎膈。

栀连平胃散　即平胃散加山栀、黄连。

栀连二陈汤　即二陈汤加山栀、黄连。

3. 湿呕吐

【症象】　胸前满闷，头重身重，面目浮肿，呕恶作吐，口不渴，吐多痰涎。

【原因】　雨湿之令，坐卧卑湿，湿气袭于胃土，土性恶湿，湿淫所胜，则呕吐作矣。

【诊断】　脉多濡软，或见浮缓，或见沉伏。脉迟者寒，脉数者热。

【治疗】　身热脉浮，宜散表安胃，佐以辛香温散，人参败毒散加藿香、紫苏，或香苏平胃散。寒湿体虚者，香砂二陈汤。寒甚，用术附汤。应分利小便者，平胃五苓散。湿热者，栀连二陈平胃散加减治之。

【方药】　**人参败毒散**

人参　羌活　独活　柴胡　前胡　枳壳　桔梗　川芎　广皮　甘草　白茯苓

香苏平胃散　即平胃散加藿香、紫苏。

香砂二陈汤　即二陈汤加藿香、砂仁。

平胃五苓散　即平胃散五苓散合用。

术附汤

白术　附子

4. 湿热呕吐

【症象】　内热烦躁，口臭身热，面目黄肿，满闷恶心，闻谷气即呕。

【原因】　肠胃素有积热，又遇外感时行，则两热交蒸，攻冲清道。

【诊断】　脉多数大。浮数在表，沉数在里。右关脉数，肠胃湿热。

【治疗】　口臭烦躁，素有积热，家秘清胃汤。面目黄肿，加防风、白芷。满闷恶心，平胃二陈汤加竹茹、葛根。湿热甚，加山栀、黄连。

【方药】　**家秘清胃汤**　治胃热呕吐。

升麻　干葛　黄连　山栀　甘草　竹茹

平胃二陈汤　即平胃散加半夏、茯苓。

5. 胃火呕吐

【症象】　食入即吐，其味或酸或苦，五心烦热，夜卧不宁，口中干渴，二便阻涩。

【原因】　或恼怒伤肝，肝火时动，或忧思郁结，火起于脾。或过食膏粱，火起于胃。或阴虚火旺，相火上冲。

【诊断】　脉多洪数。左关洪数，肝胆之火。右关洪数，火在脾胃。阴火上冲，脉数沉细。

【治疗】　胃火旺，家秘清胃汤合栀连平胃散，栀连二陈汤，栀连正气散。肝火动者，栀连柴胡汤。心火旺者，导赤各半汤。阴虚火旺，四物汤加知柏。

【方药】 栀连平胃散 即平胃散加山栀、川连。

栀连正气散

山栀 黄连 藿香 厚朴 广皮 半夏 甘草 苍术 竹茹 白茯苓

栀连柴胡汤 治肝火呕吐。

山栀 黄连 柴胡 黄芩 半夏 广皮 甘草

导赤各半汤 见心咳。

知柏四物汤 即四物汤加黄柏、知母。

6. 胃寒呕吐

【症象】 畏寒喜热,不思饮食,遇冷即呕,四肢清冷,二便清利,口不渴,唇不焦,食久不化,吐出不臭。

【原因】 真阳不足,火不生土,脾胃素寒,不能运化,水谷反而上逆。

【诊断】 脉见沉迟。两尺沉迟,真阳不足。左关沉迟,木不生火。右关沉迟,脾胃无火。

【治疗】 肾阳不足,宜补接真火,八味肾气丸。木不生火,逍遥散。脾胃素寒,理中汤,甚则四逆汤。

逍遥散 见肝咳。

四逆汤 见虚寒呕吐。

7. 食积呕吐

【症象】 胸前满闷,嗳气作痛,痛则呕吐,得食愈痛,按之亦痛。

【原因】 饮食不节,损伤中气,不能运化,停食成积,中脘痞塞,则发呕吐矣。

【诊断】 脉见实大,或见沉滑。热积实数,寒积迟弦,滑大洪实,食积胸前。

【治疗】 先用家秘消滞汤后看。热积,栀连平胃散。有下症者,三黄丸。寒积,草蔻大顺饮,理中汤。应下者,煮黄丸。

【方药】 家秘消滞汤 治食滞神效。

平胃散加莱菔子 枳实 山楂 麦芽

栀连枳术丸 即枳术丸加山栀、黄连。

三黄丸

川黄连 黄芩 大黄

草蔻大顺饮

草蔻 炮姜 广皮 半夏 厚朴 甘草

煮黄丸

雄黄 巴霜

8. 呕吐清水

【症象】 心下洋洋,兀兀欲吐,吐则纯水,时作时止,并无杂合稠黏。

【原因】 水饮不节,停积胃中,湿气伤脾,不能上输下布。

【诊断】 脉多弦滑,滑主乎痰,弦主乎饮,弦而带滑,痰饮之诊。

【治疗】 痰饮,橘皮半夏汤。风湿,家秘神术汤。湿胜,一味苍术丸。胸前饱闷,半苓平胃散。

【方药】 橘皮半夏汤

陈皮 半夏 生姜

家秘神术汤 治吐清水。

熟苍术 防风 葛根 广皮 厚朴

一味苍术丸

苍术一味蒸炒为细末水法为丸

半苓平胃散

半夏 白茯苓 苍术 厚朴 广皮 甘草

9. 呕吐苦水

【症象】 表无外邪,但呕苦水,或白睛黄绿,或胁肋胀痛,长太息,此胆胃两家内伤呕苦之症。

【原因】 恼怒伤于肝胆,怫逆升生之令,贼乘中土,则胃家呕苦水。或饮食填满太仓,少阳升发之气不舒,则胃家亦呕苦水。

【诊断】 脉见弦数,左关弦数,肝胆之热。右关弦数,肠胃有结。弦而带滑,痰火合杂。

【治疗】 虚者,人参小柴胡汤。实者,家秘清胆汤。挟食者,干葛平胃散。夹痰者,合二陈汤。热甚者,加山栀、川连、竹茹。

【方药】 人参小柴胡汤

人参 柴胡 半夏 黄芩 陈皮 甘草

家秘清肝汤 治肝邪乘胃,呕苦吐酸。

柴胡 黄芩 半夏 陈皮 竹茹 甘草 厚朴 生姜

干葛平胃散 即平胃散加干葛。

10. 呕吐酸水

【症象】 食入即吐,其味酸馊,或两肋刺痛,或火冲于面。

【原因】 恼怒忧郁,伤肝胆之气,木能生火,乘胃克脾。则饮食不能消化,停积于胃,遂成酸水浸淫之患矣。

【诊断】 左关弦数,肝火为患。右关弦数,胃中有火。左关弦滑,胆涎沃胃。右关弦滑,痰饮食滞。脉若濡缓,寒湿气滞。

【治疗】 肝火乘胃者,柴葛平胃散。胃中有火,栀连平胃散,栀连二陈汤。痰饮食滞,平胃二陈汤。若酸水浸牙折齿,草蔻丸,大顺饮,不用苦寒之药。

【方药】 **柴葛平胃散** 《家秘》治胆火入胃,呕苦吐酸。

苍术 厚朴 陈皮 甘草 柴胡 干葛 黄连 山栀

平胃二陈汤 即苍朴二陈汤,见湿痰门。

草蔻丸

草蔻 益智仁 青皮 神曲 麦芽 陈皮 苍术 厚朴 甘草

【杂论】 呕以声响名,吐以出物言。故有声无物曰呕,有物有声曰吐。然二者每相因而至,不必细加区别,要皆胃家所主耳。惟大凡呕吐,汤药入口,亦不能受,轻者可缓缓呷服,甚者可将生姜先擦其舌,否则虽有妙方,亦徒然也。

(九)噎隔

1. 热结噎隔

【症象】 向无饮食阻隔,忽而内热唇焦,饮食不得下咽,下咽噎住不通,或下咽而复吐出,烦热引饮。

【原因】 偶逢赫曦之令,或远行劳倦,时当大热,燥火烁人,津液内涸。

【诊断】 右脉洪数,热在气。左脉洪数,热在血。两手洪数,气血皆热。两手细数,血燥津竭。

【治疗】 宜清热生津,三因麦门冬汤,人参白虎汤,或冲竹沥、芦根汁。大便闭结者,三乙承气汤选用。血不足者,四顺饮。便结有寒热者,大柴胡汤。积热消阴,元气弱者,柴胡饮子。

【方药】 **三因麦冬汤** 通治津竭液干,呕吐隔食。

麦冬 知母 石膏 枇杷叶 葛根 山栀 黄芩 陈皮 甘草 竹茹

人参白虎汤

知母 石膏 粳米 人参 甘草 天花粉

四顺饮 治便闭血枯者。

当归 白芍药 大黄 甘草

大柴胡汤 治便闭寒热气壮者。

柴胡 黄芩 广皮 半夏 甘草 大黄

柴胡饮子 治便闭寒热气弱者。

柴胡 黄芩 广皮 半夏 甘草 人参 大黄

2. 津伤噎隔

【症象】 饮食之间,渐觉难下,或下咽稍急,即噎胸前。如此旬月,日甚一日,渐至每食必噎,只食稀粥,不食干粮。

【原因】 平素忧愁郁结,五志之火皆动,日夜煎熬,津液干涸,或膏粱厚味辛辣炙煿,恣意不谨。

【诊断】 脉见沉涩。左寸沉涩,心血枯。左关浮涩,肝血竭。尺脉沉涩,肾水虚。右关沉涩,脾阴绝。胃脉沉涩,胃汁干。胃汁干则肠亦结。

【治疗】 宜生津养胃,二母二冬汤。虚者,生脉散加养血之药。若凝塞已久,痰涎聚结于胃脘,不可用凝滞之药。先用清痰清火,开豁化痰,金匮麦门冬汤冲竹沥、姜汁、芦根汁,以开通中脘结痰,随以养阴生津治本。若大肠已结者,名结肠,宜以四顺饮缓缓微利几次。如大肠结硬,略加玄明粉。津液干枯,承气不可用。若膏粱积热,本元旺者,承气汤或可选用。

【方药】 **二母二冬汤**

知母 贝母 麦门冬 天门冬

生脉散 见前肺咳。

金匮麦门冬汤

麦门冬 半夏 人参 粳米 甘草 橘红①

【杂论】 噎隔感热者易治,以其暂得燥热,不过清之。津伤者难治,以其阴精内竭,一时难复。然尚有轻重。初病者,痰涎未起,可用滋阴。久病者,必强其饮食,以免吐干胃汁。若误投燥热,燥极反见湿象,必至痰涎上涌。热极反见寒象,必至冷气上冲,如是则滋阴凝滞,难服矣。饮食更须得法,一起忌食干粮辛辣,竟吃酥粥牛乳,及淡腐浆等。小口慢咽,渐润胃管开通,然后咽下。若吃荤腥,但可慢火煮烂,竟吃浓汁,切不可吃有形硬块。治以养阴滋血汤等。夫医者只论用药,谁知治此症,反在饮食得法。例如饮食伤胃,必要饮食小心。劳动损伤,必要咽津静养,方可挽回也。

---

① 《伤寒论》麦门冬汤重为大枣。

（十）眩晕

1. 风寒眩晕

【症象】　头痛额痛，骨节烦痛。身热多汗，上气喘逆，躁扰时眩，此风邪眩晕之症也。若身热无汗，恶寒拘紧，头痛身痛，时时冒眩，此寒邪眩晕之症也。

【原因】　或风木司政，风热大作。或体虚不谨，外受风邪。风主乎阳，风热为患，则令人掉眩。或太阳司政，寒气凌逼。或太阴在泉，寒冲头角，则发眩晕。或疾风暴冷，冒寒入胃，激动涎痰，亦令人眩晕。

【诊断】　左脉浮数，太阳风热。左脉浮弦，少阳风热。右脉浮数，阳明风热。右脉滑大，内有痰涎。左脉浮紧，太阳寒邪。左脉弦紧，少阳寒邪。右脉浮紧，阳明寒邪。

【治疗】　左脉浮数，太阳风邪者，羌活防风汤加天麻、黄芩。左脉浮弦，少阳风热，柴胡防风汤加天麻、羌活。右脉浮数，阳明风热者，干葛防风汤加天麻、升麻。右脉滑大，症兼痰涎者，导痰汤加天麻、防风。左脉浮紧，太阳寒邪者，羌独败毒汤加天麻、细辛。左脉弦紧，少阳寒邪者，柴胡羌活汤加天麻、川芎。右脉浮紧，阳明寒邪者，干葛羌活汤加天麻、升麻。大凡眩晕之症，多有兼痰者，故天麻方书多用之。今申明首条，则以下诸条，皆可参而用也。

【方药】　**柴胡防风汤**　即小柴胡汤去半夏加防风。

干葛防风汤

干葛　石膏　知母　甘草　防风

导痰汤

南星　半夏　枳实　甘草　橘红

柴胡羌活汤

柴胡　羌活　防风　川芎

干葛羌活汤

干葛　羌活　防风　白芷

2. 暑湿眩晕

【症象】　热令之时，自汗身热，面垢背寒，烦渴引饮，小便赤涩，头目冒眩，此湿热眩晕之症。若雨湿之时，恶寒无热，身重身痛，不能转侧，无汗拘紧，头旋眼眩，此寒湿眩晕之症也。

【原因】　炎夏主令，天之热气下降，地之湿气上升，人感冒之，则为湿热眩晕之症。若阴雨太多，人感冒之，经所云：湿气内逆，寒气不行，太阳上留，亦为眩晕之症。

【诊断】　伤暑之脉，虚而带数。伤湿之脉，濡而迟缓。暑湿二脉，虚细者多，实大者少，虚缓者寒，虚数者热。

【治疗】　烦渴引饮，脉虚带数者，人参白虎汤。自汗烦躁，小便赤涩，黄连香薷饮冲六一散温服。若恶寒无热，身痛不能转侧，脉迟缓者，羌独胜湿汤合术附汤。

【方药】　**黄连香薷饮**　见中热。

羌活胜湿汤　治太阳少阳湿热。

羌活　防风　柴胡　苍术　川芎　茯苓　猪苓　泽泻　黄柏　甘草

术附汤　见腹胀。

3. 燥火眩晕

【症象】　身热烦躁，口渴引饮，夜卧不宁，头旋眼黑，小便赤涩。

【原因】　经谓：厥阴司天，客胜则耳鸣掉眩，又云：肝肺太过，善忘忽忽冒眩，此皆运气加临之眩晕也。又有时令之热，感入肠胃，传于脏腑，上冲头目，则眼眩旋转，此人自感冒而为眩晕也。

【诊断】　左脉躁疾，厥阴客胜。右脉躁疾，肺热眩晕。左右皆疾，肝肺太过。右脉躁疾，燥火伤气。左脉躁疾，燥火伤血。

【治疗】　左脉躁疾，厥阴掉眩者，柴胡清肝饮。右脉躁疾，肺热上冲者，清肺饮。左右躁疾，肝肺太过者，泻青各半汤。右手脉数，燥火伤气者，竹叶石膏汤。左手脉数，燥火伤血者，归芍大黄汤。

【方药】　**柴胡清肝饮**　见腹痛。

清肺饮

泻青各半汤

二方见咳嗽。

竹叶石膏汤　见痰症。

归芍大黄汤

当归身　白芍药　川大黄　丹皮

4. 气虚眩晕

【症象】　气虚即阳虚也，其人面色白，身无热，神识清爽，言语轻微，二便清利，时或虚阳上浮，头面得火，眩晕不止，或热手按之，则运乃定。

【原因】　大病久病后，汗下太过，元气耗散，或悲号冷引,以伤肺气。曲运神机,以伤心气。或恼怒伤肝,郁结伤脾,入房伤肾,饥饱伤胃。

【诊断】　脉浮而空,浮则为气,空则为虚。右寸脉虚,肺气不足。右关脉虚,中气不足。左寸脉虚,心气不足。左关脉虚,肝胆气弱。两尺脉虚,肾气不足。

【治疗】　肺气不足者,人参生脉散合四君子汤。中气不足者,补中益气汤。中气虚寒而不能运化水谷者,理中汤。心气不足者,酸枣仁汤。肝气有伤者,逍遥散。肾气不足,都气丸。真阳不足,虚阳上浮者,肾气丸加鹿角胶为丸,摄伏降之。古方用一味鹿茸浓煎服,治真阳虚者最效。

【方药】　**人参生脉散**　见霍乱。

四君子汤

补中益气汤

理中汤

上三方见痢疾。

酸枣仁汤　见不得卧。

逍遥散　见咳嗽。

都气丸　即六味丸加五味子。

肾气丸　即热八味丸加车前子。

5. 血虚眩晕

【症象】　血虚即阴虚也。形体黑瘦,五心常热,夜多盗汗,睡卧不宁。头面火升,则眼花旋转,火气下降,则旋晕亦止。不比外感之常晕不休,不比痰火之暴发暴作。

【原因】　阳络伤,则血外溢上逆,阴络伤,则血内溢下泄。凡此亡血成虚,而为眩晕者,又有焦心劳思,忧愁郁结,心脾伤而不能生血。或恼怒伤肝,相火内动,而煎熬血室,此阴血内耗,血海干枯,而为眩晕者也。

【诊断】　脉多细涩。细而不数,血虚无热。细而带数,血虚有热。左寸细涩,心血不足。左关细涩,肝不藏血。右关细涩,脾不统血。两尺细数,肾阴枯竭。

【治疗】　血从下泄,伤于阴络。血虚无火,脉细不数者,归脾汤,补中益气汤。心血不足,血虚无火,左寸细涩者,酸枣仁汤。心血不足,血虚有火,左寸细数者,天王补心丹合安神丸。肝血不足,血虚无火,左关细涩者,逍遥散。血虚有火,左关细数者,知柏四物汤。阴脾不足,血虚无火,右关细涩者,归脾汤。血虚有火,右关细数者,加味

当归补血汤。肾阴不足,水虚无热,尺脉不数者,八味丸。水虚有火,尺脉洪数者,知柏天地煎,知柏肝肾丸。古方用玄武胶一味,阴虚火旺最效。

【方药】　**归脾汤**　见吐血。

补中益气汤　见痢疾。

天王补心丹　见吐血。

安神丸　见中风。

逍遥散　见咳嗽。

知柏四物汤　见喘症。

加味补血汤　即当归补血汤加黄柏、知母。

6. 火冲眩晕

【症象】　暴发倒仆,昏不知人,甚则遗尿不觉,少顷汗出而醒,仍如平人。

【原因】　《内经》有诸风掉眩,皆属肝木,言风主乎动,木旺火生,则为旋转,此五志厥阳之火上冲,而为实火眩晕之症。若肝肾之真阴不足,龙雷之火上冲清道,亦令人头旋眼黑,此阴火上冲,而为虚火眩晕之症。又有真阳不足,虚阳上浮,亦令人头目冒眩,此命门真火不足,而为虚阳上浮眩晕之症也。

【诊断】　脉多洪数,洪为阳盛,数为火热。左寸洪数,心火妄动。左关洪数,肝胆之热。左尺洪数,肾与膀胱。右寸洪数,肺中之热。右关洪数,脾胃之火。右尺洪数,三焦之热。两尺空大,沉按不数,虚阳之别。

【治疗】　心火妄动,左寸洪数者,导赤各半汤。左寸细数者,天王补心丹。肝胆有火,左关数大者,栀子清肝散。热甚者,龙胆泻肝汤。肝经血少,左关细数者,知柏四物汤,家秘肝肾丸。左尺数大,膀胱小肠发热者,火府丹,知柏导赤散。热甚者,栀连导赤散。左尺细数,精血虚而火旺者,知柏天地煎加玄武胶,收敛阴中之火以降之。肺热上冲,右寸数大者,家秘泻白散。右寸细数,肺阴不足者,二冬二母丸合青金丸。脾胃有火,右关数大者,栀连平胃散,干葛清胃散。右关细数,脾阴不足者,知柏补血汤,知柏戊己汤。虚而热甚者,栀连补血汤,栀连戊己汤。三焦热甚,右尺实数者,竹叶石膏汤加山栀、黄芩。虚阳上浮,右尺浮大,沉按无力者,当用八味肾气丸,温补天真,敛真阳之火,摄伏以降之。

【方药】　**导赤各半汤**　见中风、阳暑。

天王补心丹　见吐血。

栀子清肝散

栀子　丹皮　柴胡　当归　白芍药　牛蒡子
黄芩　甘草

龙胆泻肝汤　见胁痛。

知柏四物汤　见呃症。

家秘肝肾丸　见吐血。

火府丹　治热结上焦,小便不利。

生地　木通　甘草　黄芩　山栀

知柏导赤散　治热结中焦,小便不利。

生地　木通　甘草　知母　黄柏

栀连导赤散　治热结下焦,小便不利。

生地　木通　甘草　山栀　川黄连

干葛清胃散

升麻　丹皮　生地　当归　石膏　川黄连
干葛　甘草

知柏补血汤

知母　黄柏　黄芪　当归身

知柏戊己汤

知母　黄柏　甘草　白芍药

栀连补血汤

山栀　黄连　黄芪　当归

栀连戊己汤

山栀　黄连　甘草　白芍药

竹叶石膏汤

知母　石膏　款冬　竹叶　山栀　黄芩

【杂论】　观严用和眩晕论云:眩掉诸症,《内经》皆主肝风上攻致是。而《原病式》释之曰:风木生火,风火皆主阳,焰得风则自旋转,然此但可论风火之眩晕。若外感六淫之邪,内伤七情之症,皆能致眩晕者。于是立外感风、寒、暑、湿四条,又立内伤痰涎下虚两条。实为眩晕指南,然尤惜其六气未全,七情未备且其用方主治,又难于下手。刘宗厚(即刘纯)议其论症亲切,制方欠明,深中其弊。今为斟酌分立,其主治之方,皆按经对症,不得以平淡无奇而忽之也。

(十一)肿胀

1. 风寒肿

【症象】　恶寒身热,身首皆肿。风胜多汗,寒胜无汗,此外感风寒,即《金匮》风水、皮水,从太阳经主治之症也。

【原因】　表气素虚,肺气素热。表气虚则外邪易入,肺气热则皮毛易开。若袭于肌表,郁而不散,则发热身肿之症作矣。

【诊断】　脉见浮大,或见浮数,或见浮紧。浮缓为风,浮紧为寒,浮数为热。

【治疗】　浮缓散风,浮紧散寒。仲景防己黄芪汤,治风者也。甘草麻黄汤,杏子汤,散寒者也。越婢汤,桂枝芍药汤,和荣卫者也。大腹皮散,木香丸等,和里气者也。若风入肺经,兼喘咳,泻白散加防风。寒入肺经,而发热喘咳者,泻白散加麻黄。

【方药】　防己黄芪汤

防己　黄芪　甘草　白术

《金匮》甘草麻黄汤

甘草　麻黄

《金匮》杏子汤

麻黄　杏子　甘草

越婢汤

麻黄　石膏　生姜　大枣　甘草

桂枝芍药汤

桂枝　白芍药　甘草

大腹皮散

青皮　桑皮　槟榔　川芎　羌活　大腹皮
防己

木香丸

木香　槟榔　二味同研水为丸朱砂为衣

泻白散

桑白皮　地骨皮　甘草

2. 寒湿肿

【症象】　身重身痛,足胫冷,胸满闷,遍身肿。

【原因】　或时令阴雨,天气寒冷。或居处阴湿,阴寒之气,袭于肌表,或因汗出遇水,水寒所伤。

【诊断】　脉多沉小,或见沉迟,或见沉濡。

【治疗】　恶寒身痛,先宜温经散湿,冬月麻黄桂枝汤。余月羌独败毒散。湿气壅滞者,胜湿汤。肺经伤湿,喘咳水肿,导水茯苓汤。

【方药】　麻黄桂枝汤

麻黄　桂枝　白芍药　甘草

羌独败毒散　见痿症。

羌活胜湿汤　见后湿热肿。

导水茯苓汤　治遍身肿,喘满倚息,不能转身,饮食不下,小便溺出如割而少,如黑豆汁。

麦冬　泽泻　白术　紫苏　陈皮　赤茯苓
柴胡　槟榔　木瓜　砂仁　木香　桑白皮　大
腹皮

3. 湿热肿

【症象】　身热目黄，小便赤涩，胸腹胀闷，四
肢黄肿，口渴心烦，此湿热作肿，即阳水肿之症也。

【原因】　或湿热行令，袭人肌表，或先伤于
湿，湿气久留，郁而成热，则湿热肿症作矣。

【诊断】　脉多洪数，或见沉滑，或见促结，或
见实大。湿热太甚，脉反沉伏。

【治疗】　宜清金利水，金清则小便利，而湿热
除，清肺饮合四苓散。二便俱闭，八正散。下部
肿，二妙丸。湿热在表者，羌活胜湿汤。

【方药】　**清肺饮**

地骨皮　桔梗　甘草　黄芩　桑白皮

四苓散　即五苓散去桂枝。

八正散　见湿热腹胀。

二妙丸　见湿热痿。

羌活胜湿汤　治湿热在表宜汗之症。

防风　羌活　柴胡　白芷　川芎　苍术
黄芩

4. 燥火肿

【症象】　喘促气急，两胁刺痛，身面浮肿，烦
躁不得卧，唇口干燥，小便赤涩，即河间燥伤肺气，
节斋先喘后肿之症也。

【原因】　时值燥令，燥火刑金，绝水之源，肺
气焦满，清化不行，小水不利，气道闭塞。

【诊断】　脉见浮数，燥伤于表。或见沉数，燥
伤于里。或见燥疾，燥伤于血。或见洪数，燥伤
于气。

【治疗】　若时令秋燥，竹叶白虎汤。燥伤于
血，清凉饮子。有咳嗽，石膏泻白散。

【方药】　**竹叶石膏汤**

竹叶　石膏　桔梗　木通　薄荷　甘草

清凉饮子

黄芩　黄连　薄荷　玄参　当归　芍药　甘
草　山栀　牡丹皮

石膏泻白散

石膏　知母　桔梗　甘草　桑白皮　地骨皮

5. 黄汗肿

【症象】　身热胸满，四肢黄肿而渴，状如风
水，汗出沾衣，色如柏汁，久不愈，必致痈脓。又有

不恶风，小便利，若上焦寒，口多涎，身冷肿痛，状
如周痹，胸中窒，不能食。又有两胫不冷，反发热，
名历节。食已汗出，常见盗汗，汗出不凉，反发热，
久久必甲错，生恶疮。身睏睏，胸中痛，剧者不能
食，身疼重烦躁，小便不利，皆黄汗肿症也。

【原因】　以汗出入水，水邪内侵，或汗出当
风，汗与水皆寒湿之气，内结郁久，则成热成黄。

【诊断】　其脉自沉，或多沉迟。

【治疗】　《金匮》以身肿发热，汗出而渴，状如
风水者，用黄芪芍药桂酒汤。两胫不冷，反发热，
名历节。食已汗出，暮盗汗，汗出反发热者，用桂
枝加黄芪汤。

【方药】　**黄芪芍药桂酒汤**

黄芪　桂枝　白芍药　用酒煎

桂枝加黄芪汤

桂枝　芍药　生姜　黄芪　大枣　生甘草

6. 肺虚肿

【症象】　泻利喘咳，面色惨白，或肿或退，小
便清利，或气化不及，小便时闭，大便时溏，即《金
匮》脉沉自喘之正水也。

【原因】　劳役过度，肺气久虚，清肃之令不
行，下降之权失职，卫气壅遏，营气不从。

【诊断】　寸口细数，肺液干少，右关虚软，土
不生金。尺脉细数，肾水不足。

【治疗】　肺燥者，生脉散。土不能生金者，四
君子加杏仁、贝母。肾水不足，人参固本丸。肺气
不能收摄，都气丸。

【方药】　**生脉散**

人参　拣麦冬　北五味

人参固本丸

生地　熟地　天冬　麦冬　人参

7. 肺热肿

【症象】　喘咳烦满，不得仰卧，喘息倚肩，身
首皆肿，小便赤涩，即《内经》诸气膹郁，肺热成
肿之症也。

【原因】　肺热叶焦，肺气怫郁，升降之令不
行，治节之官失职，则经络壅闭，营卫不谐，而遍身
头面皆肿矣。

【诊断】　右寸洪数，肺热之诊。关脉实大，胃
火刑金。尺脉数大，肾火上炎。左关弦数，木火侮
金。左寸洪数，心火克金。

【治疗】　宜清肺者，家秘泻白散。兼风者，加

防风。燥者,二冬二母汤。心火刑金,泻心汤。肝火刑金,泻青丸,龙胆泻肝汤。肾火克金,凉八味丸。阳明多火,肺受熏蒸,葛根石膏汤。水饮射肺,面浮喘逆不得卧者,葶苈清肺饮。

【方药】　家秘泻白散

川连　黄芩　石膏　甘草　桑白皮　地骨皮

二冬二母汤

天冬　麦冬　知母　贝母

泻心汤

黄连　半夏　甘草

泻青丸

当归　川芎　栀子　龙胆草　川大黄　羌活

防风　甘草

龙胆泻肝汤

胆草　柴胡　黄芩　甘草　山栀　知母　天冬　麦冬　黄连　人参

干葛石膏汤

干葛　石膏　知母

葶苈清肺饮

葶苈子　桑白皮　地骨皮　甘草　大腹皮　马兜铃

8. 脾虚肿

【症象】　小便清利,大便溏泄,面色萎黄,语言懒怯,常肿常退。

【原因】　大病后,久泻后,脾土之真阴受伤,传输之官失职,不能连化水谷,诸经凝室。

【诊断】　脉见濡软,脉见弦数,或见浮大,或见细涩。土败双弦,乃为木贼。

【治疗】　宜温中健脾,用理中汤。实脾利水,用白术散。或脾肾虚寒,当温补天真,金匮肾气丸。脾虚痰凝者,六君子汤。脾阴虚损,脾火自旺,加味归脾汤。

【方药】　理中汤

人参　炮姜　白术　炙甘草

白术散

白术　猪苓　泽泻　山药　莲肉　白茯苓　人参　炙甘草

六君子汤

人参　白术　茯苓　甘草　广皮　熟半夏

加味归脾汤　即归脾汤加丹皮、山栀。

9. 脾热肿

【症象】　面肿目黄,烦躁不卧,皮肤常热,小便赤,大便时泄时结,常肿不退。

【原因】　膏粱厚味,日积月累,热聚脾中。

【诊断】　右关弦数,热积中州。左关弦数,肝热乘脾。右关沉滑,痰饮在胸。

【治疗】　加味泻黄散,栀连枳壳汤。兼肝火者,龙胆泻肝汤。胸前满闷,栀连平胃二陈汤,或倍加川连、枳实以消痞,或加升麻、干葛以宣扬。二便闭,八正散。白芍药同川连,大清脾经之火。家秘戊己汤加川连,清脾热,兼清肝火。

【方药】　加味泻黄散

藿香　山栀　石膏　甘草　防风　大黄　白芍药

栀连枳壳汤

枳壳　厚朴　广皮　甘草　山栀　川黄连

龙胆泻肝汤　见肺热肿。

八正散　见湿热肿。

戊己汤　家秘清肝脾血分之火。

白芍药　甘草　川黄连

10. 肝肾虚肿

【症象】　腹冷足冷,小水不利,或小腹肿,腰间痛,渐至肿及遍身,面色黑黄,此肝肾经真阳虚,即《内经》石水症也。若水亏火旺,喘咳腹胀,内热便涩,此肝肾真阴虚肿,即《内经》肾水症也。

【原因】　肝主疏泄,肾主闭藏,肝肾之真阳不足,不能司其开阖,则小水不利。若阴精素虚,色欲太过,肝肾之真阴不足,虚火烁金,小水亦不利,《内经》所云关门不利,聚水而生病也。

【诊断】　左脉迟弦,肝肾真阳不足。左脉细数,肝肾真阴不足。左脉沉紧,紧则为寒,沉则为水。左脉沉数,沉则为里,数则阴竭。

【治疗】　肾阳不足,金匮肾气丸,河车丸。肾阴不足,人参固本丸,家秘肝肾丸。

【方药】　河车丸　治先天不足,气血两亏。

人胞一具煎烂入白茯苓、山药打为丸

人参固本丸　见前肺虚肿。

家秘肝肾丸　治肾水不足,虚火上炎。

知母　黄柏　当归　白芍药为细末,另以天冬、地黄熬膏为丸。

11. 湿热胀

【症象】　面目黄肿,小便赤涩,大便或结或泄,黄糜,或日晡潮热,烦渴口苦,口甘口淡,腹胀胁痛。

【原因】　湿热之邪，感入肠胃，不得外泄，湿淫太过，痞塞不通。

【诊断】　脉浮而濡，趺阳反数，或见浮大，或见沉滑，或见促结。甚则反伏。

【治疗】　面黄目黄，胁痛口苦，肝胆有火，龙胆泻肝汤。小便赤涩，木通六一散。二便皆涩，八正散。大便黄糜，家秘泻黄散。日晡潮热，大柴胡汤。烦渴口淡，干葛石膏汤。口苦清胆火，口甘清脾火，口淡清胃火，口咸清肾火。身热脉浮，应汗者，宜辛凉散表，荆芥汤汗之。

【方药】　**龙胆泻肝汤**　见前脾热肿。

木通六一散　木通汤冲服六一散。

八正散

瞿麦　萹蓄　滑石　甘草　山栀　车前子木通　大黄

家秘泻黄散

苍术　厚朴　广皮　甘草　枳壳　川黄连

大柴胡汤　见前噎隔。

干葛石膏汤

干葛　知母　石膏　甘草

荆芥汤　治表有湿热，腹胀身大。

荆芥　防风　薄荷　地肤子

12. 寒湿胀

【症象】　身重不温，手足厥冷，腹胀无汗。

【原因】　春时应温而反寒，夏时应热而反凉，兼之天冷阴雨，或坐卧卑湿，寒湿袭于腠理，壅闭脉络。

【诊断】　寸脉沉迟。沉则为水，迟则为寒。若见弦紧，弦则善胀，紧则恶寒。

【治疗】　身重身冷无汗，甘草麻桂汤，麻桂术甘汤。下身重多汗，防己茯苓汤。寒湿内伏，术附汤。中气弱，理中汤，温中气而散寒湿。

【方药】　**甘草麻桂汤**

甘草　麻黄　桂枝

麻桂术甘汤

麻黄　桂枝　白术　甘草

防己茯苓汤　治里水，腰下重。

防己　黄芪　桂枝　茯苓　甘草

术附汤　温经散湿，此方独胜。

白术　熟附子

13. 气结胀

【症象】　胸腹凝结作胀，胀而不休，或胸前饱闷，或小腹胀急。

【原因】　或因恼怒伤肝，肝气怫郁。或因思虑伤脾，脾气郁结。郁怒思虑，则气血凝结也。

【诊断】　脉见沉涩，或见沉弦，或见沉伏。《脉经》云：下手脉沉，便知是气。

【治疗】　攻冲刺痛，四七汤。寒凝结胀，厚朴汤。胸前饱闷，枳桔平胃散。小腹胀急，青皮散。小便涩滞，木通饮。

【方药】　**四七汤**　治七情气结。

半夏　苏叶　厚朴　白茯苓　生姜　红枣

厚朴汤

厚朴　陈皮　甘草　干姜　白茯苓

枳桔平胃散

枳壳　桔梗　苍术　广皮　甘草　厚朴

青皮散

青皮　大腹皮

木通饮　治胁肋刺痛膨胀。

木通　陈皮　苏梗　甘草　生姜　红枣

14. 气散胀

【症象】　时胀时退，气怯言微，目慢神清，静则稍减，动作胀急。

【原因】　或劳动太过，中气受伤。或久病缠绵，元气受损。肺不能通调，脾不能转输，肾不能闭藏，则真气散，而腹胀之症作矣。

【诊断】　六脉无力，虚大无根，浮缓散慢，神离反疾。

【治疗】　气怯言微，生脉散。动作胀急，静则稍减，戊己汤加敛气之药。气不归元，都气丸，纳气丸。气虚极，以四君子汤，参橘煎送下。

【方药】　**生脉散**　生津液，充血脉，助元敛神。

人参　麦冬　北五味

戊己汤　伐肝扶脾，调敛中州，故名戊己。

白芍药　甘草

纳气丸　即六味地黄丸加益智仁。

参橘煎　见喘症。

15. 肺虚胀

【症象】　面色惨白，气弱不振，时胀时退，二便清利，此肺经阳虚之症。若肌肉消瘦，咳嗽面红，多汗骨蒸，此肺经阴虚之症。二者皆名肺虚腹胀症也。

【原因】　肺阳不足，治节无权，肺阴亏损，清肃不行,肺为相传,主宰一身。肺气若虚,诸经皆结。

【诊断】　寸口脉微,或见濡软,或见沉细,或见沉涩,甚则沉结。

【治疗】　肺阳不足,脉缓濡软,四君子汤,补中益气汤。肺阴不足,脉虚细数,人参固本丸,生脉散。肺虚气壅,难用补剂,人参平肺散。

【方药】　**人参固本丸**　见前肺虚肿。

生脉散　见前气散胀。

人参平肺散　见后肺。

16. 肺热胀

【症象】　喘息倚肩,不得仰卧,烦闷咳逆,腹胀胸痛,常胀不退。

【原因】　或肺素有热,又因膏粱厚味,酒湿辛辣之积热,上蒸清道,肺热焦满。

【诊断】　右寸洪大,肺经有热。右关上溢,胃火熏蒸。左寸洪数,心火刑金。左关弦数,木中火发。

【治疗】　喘息倚肩,不得仰卧,烦闷咳逆,葶苈泻肺汤合泻白散。胃火熏蒸,腹胀作痛,大便结者,枳桔大黄汤。心火刑金,泻心各半汤。木中火发,泻青各半汤。以上三方,家秘法也。

【方药】　**葶苈泻肺汤**

葶苈子　大枣

泻白散

桑白皮　地骨皮　甘草

枳桔大黄汤　《家秘》治肠热肠结,诸腹胀大。

枳实　桔梗　大黄　大腹皮　桑白皮　广皮　甘草

泻心各半汤　《家秘》治心火刑金。

川黄连　甘草　桑白皮　地骨皮

泻青各半汤　《家秘》治肝火刑金。

胆草　黄芩　青黛　甘草　桑白皮　地骨皮

17. 脾虚胀

【症象】　食少身倦,脾虚不运,二便清利,言语轻微,心腹时胀时退,朝宽暮急。

【原因】　脾气素虚,饮食难化,强食过饱,凝积肠胃,荣卫稽留。

【诊断】　或见虚软,或见空大,或见细微,或见弦急,两手双弦,木乘土位。

【治疗】　脾气不实者,参苓白术散。言语轻微者,四君子汤。心腹时胀,饮食难消者,加减积术丸。

【方药】　**参苓白术散**

人参　白术　广皮　白茯苓　白扁豆　甘草　泽泻　莲肉

四君子汤

人参　白术　茯苓　炙甘草

加减积术丸

白术　积实　人参　广皮　甘草　熟砂仁　白茯苓

18. 脾实胀

【症象】　眼目黄肿,夜不得卧,肚腹时热,小便赤色,大便或结或泻或时作痛,泻下黄沫;肛门热痛。

【原因】　膏粱积热,湿热之气,聚于脾中而不散,湿热伤脾,不得转输。传道之令不行,中州之官失职,诸经凝窒,而脾实腹胀之症成矣。

【诊断】　右脉滑大,或见洪数,或见沉实,或见洪长,或见沉急。

【治疗】　眼目黄肿,龙胆泻肝汤。肚腹时热,川连戊己汤,川连枳壳汤。小便赤色,导赤各半汤。泻下黄沫,家秘泻黄散。肛门热,川连枳壳汤加黄柏、槐米。胸前满闷,栀连二陈汤,栀连平胃散加积实以消痞满。

【方药】　**川连戊己汤**

白芍药　甘草　川黄连

川连枳壳汤

川连　枳壳　木通　甘草　大腹皮　地骨皮

导赤各半汤

黄芩　黄连　甘草　犀角　麦冬　滑石　栀子　茯神　知母　人参

家秘泻黄散

川连　枳壳　苍术　厚朴　广皮　甘草

19. 肝火胀

【症象】　目睛黄,两胁痛,小腹胀急,或攻刺作痛,或左边胀甚,小便赤,夜不得寐。

【原因】　或恼怒伤肝,肝气怫郁。或浩饮酒伤,热聚于胆,木火乘脾,则膈塞不利。

【诊断】　左关弦数,或见沉弦,或见沉数,或见促止,或见模糊。沉细弦数,肝家之火。浮大弦数,胆经之热。

【治疗】　轻者,清肝饮,未应,泻肝汤或左金丸。

【方药】 清肝饮

柴胡 黄芩 山栀 连翘 桔梗 川芎 甘草

左金丸

川黄连 吴茱萸

20. 肝肾虚胀

【症象】 腰软作痛,痛连季胁,小便常涩,气怯消瘦,小腹胀冷。

【原因】 真元不足,斫削太过。若肾之真阳虚,则开阖之关不利。肾之真阴虚,则封闭之司失权。若肝经虚损,则施泄之令不行。是以二便不得分晓。

【诊断】 左关细小,肝经不足。左尺细小,肾经不足。若见沉迟,真阳不足。若见细数,真阴不足。

【治疗】 腰软常痛,大造丸主之,溶化龟鹿二仙胶为丸。小便涩,小腹胀冷,金匮肾气丸主之。若真阴虚,脉数内热者,家秘肝肾丸。

【方药】 **大造丸**

怀熟地 甘枸杞 菟丝子 厚杜仲 山药 白茯苓 紫河车

21. 食积胀

【症象】 肚腹胀急,按之实痛,或一条扛起,或见垒垒小块,或痛而欲利,利后稍减。

【原因】 嗜食不谨,胃强能纳,脾弱不消,停滞脾胃之间。

【诊断】 右关多滑,或见沉实,或见滑动,或见弦急。

【治疗】 肚腹胀急,按之实痛,枳实散。一条扛起,痛而欲利,利后稍减者,枳朴大黄汤。

【方药】 **枳实散**

陈枳实 莱菔子 麦芽 山楂肉

枳朴大黄汤

陈枳实 厚朴 广皮 甘草 大黄

22. 虫积胀

【症象】 肚大青筋,腹皮胀急,反能饮食。或面见白斑黑点,或喜食一物,或腹起块扛,大便偶见长虫。

【原因】 脾气不足,强食伤脾,不能磨化,停积于中,湿热生虫。

【诊断】 乍大乍小,乍数乍迟,或见沉滑,或见沉实,或见弦急,或见沉弦。

【治疗】 追虫丸,万应丸,使君子丸。有块扛起,下虫积而愈。

【方药】 **追虫丸**

黑丑 槟榔 雷丸 南木香

万应丸

黑丑 大黄 槟榔 雷丸 南木香 沉香

使君子丸

使君子 芜荑 鹤虱 槟榔 百部 苦楝根皮

23. 血臌胀

【症象】 腹胀不减,肚大紫筋,腿足或见血缕,小便反利,大便或黑。血在上则嗽水多忘,血在下则小腹闷痛。

【原因】 或因惊恐跌仆,或因恼怒悲哀,或因过食辛辣,血热妄行,错归故道,停积于中。

【诊断】 脉多见芤,或时见涩,或见沉数,或见细微,或见沉伏,或见牢实。

【治疗】 腹胀不减,紫筋血缕,在上者,红花桃仁汤。在下者,桃仁承气汤。小腹硬痛者,两方合用。

【方药】 **红花桃仁汤** 治上焦蓄血。

红花 桃仁 当归 红曲 楂肉 丹皮 赤芍药 泽兰 郁金 青皮

桃仁承气汤 治下焦蓄血。

桃仁 桂枝 芒硝 甘草 大黄

24. 脏寒胀

【症象】 四肢常冷,小腹胀急,冷硬如冰,小便清利,大便时泻,不思饮食,唇口色白,言语轻微。《内经》所云正水,即脏寒生满病之症也。

【原因】 真阳素虚,脏气不足,又因口食冷物,身得寒气,则身中之天地不交,阴寒痞塞。

【诊断】 六脉沉迟,微细无力。左脉沉迟,肝肾虚寒。右脉沉迟,脾肺虚寒。

【治疗】 肝肾虚寒,腹冷如冰,大便不实,八味丸。小便不利,金匮肾气丸。脾肺虚,不思饮食,言语轻微,理中汤。手足厥冷,四逆汤。

【方药】 **金匮肾气丸** 即热八味地黄丸加车前子、牛膝。

四逆汤

干姜 甘草 附子

25. 六腑腹胀

【症象】 胸前胀满,妨于饮食,胃胀也。肠鸣而痛濯濯有声,大肠胀也。小便时赤,小腹胀满,小肠胀也。气癃溺涩,少腹胀急,膀胱胀也。气满肤中,空空然响,三焦胀也。胁肋作痛,口苦太息,胆胀也。

【原因】 饮食不节,失饥伤饱,每成胃胀。中州停滞,成痰成积,肺气不清,下遗大肠,则腹乃胀。心胃有热,下遗小肠,则腹亦胀。肺气怫郁,不能下输膀胱,则小腹胀。三焦主人身之气,大气周流,则无障碍,三焦壅滞,腹胀乃作。肝胆主木,最喜条达,不得疏通,胆胀乃成。

【治疗】 胃胀者,平胃散加减治之。大肠胀者,枳壳化滞汤,导痰汤。小肠胀者,木通饮。膀胱胀者,五苓散。三焦胀者,枳壳青皮饮。胆胀者,柴胡清肝饮。

【方药】 **平胃散**

苍术 厚朴 广皮 甘草

枳壳化滞汤

枳壳 厚朴 神曲 广皮 莱菔子 麦芽 砂仁

导痰汤

南星 半夏 枳壳 橘红 甘草

木通饮

木通 陈皮 苏梗 甘草 生姜 红枣

五苓散

猪苓 泽泻 白术 白茯苓 肉桂

枳壳青皮饮

枳壳 青皮 大腹皮

柴胡清肝饮

柴胡 山栀 丹皮 青皮 苏梗 白芍药 钩藤

家秘消胀散 治肠胃停滞,诸腹胀大。

半夏 厚朴 枳实 香附 麦芽 楂肉 苍术 槟榔 广皮 干葛 神曲 莱菔子 共为细末,木通、大腹皮各三钱煎汤调服

【杂论】 肿症在表者多,胀症在表者少。肿症肿于遍身,现于皮肤,在外不在内。胀症胀于心腹,即《内经》所谓心腹满,旦食不能暮食也。是以其症当分,其治当别。然经络同者,症形治法亦无不同。例如外感之肿,与外感之胀,二者固自各异。至内伤五脏之肿,与内伤五脏之胀,则形症治法大抵相似也。

(十二)黄疸

1. 黄汗

【症象】 眼白黄,面皮黄,汗出染衣,如黄柏汁,发热而渴,状如风水,身疼烦重,小便不利。

【原因】 脾胃素热,汗出逢风,或汗出入水,水渍汗孔,湿热内蒸,热气外现。

【诊断】 脉来洪大者愈易,细涩者瘥难。

【治疗】 《金匮》于水肿门,则立黄芪芍药桂酒汤,以治身重发热,两胫自冷,脉自沉之症。又立桂枝加黄芪汤,以治身发热,足胫热,盗汗,汗出反发热之症。又于黄疸门,亦立桂枝加黄芪汤,以治诸黄家脉浮当汗之症。与肿胀门,黄汗肿参看。

【方药】 **黄芪芍药桂酒汤** 治身重发热,汗出而渴,黄汗染衣,脉自沉。

黄芪 芍药 桂枝

桂枝加黄芪汤 治黄疸脉浮,宜汗者。若腹满,欲呕吐懊忱,宜吐不宜汗。

桂枝 芍药 甘草 生姜 黄芪 大枣

2. 正黄疸

【症象】 食已即饥,遍身俱黄,小便或赤,或不利,憎寒壮热,身体如肿。

【原因】 脏腑积热,并于脾胃之间。外因风湿相搏,闭郁腠理,湿热熏蒸,盦(盦:ān,覆盖;古代盛事物的器皿;同"庵"。)而成黄。

【诊断】 寸脉浮缓,缓则伤风。趺阳紧数,数则为热,紧则伤脾。尺脉本沉,浮则肾伤。阳明脉迟,迟则忌下。

【治疗】 假令脉浮,当以汗解,桂枝黄芪汤。若寒热,胸满,烦呕,小柴胡汤。恶寒身痛,表不解者,麻黄醇酒汤。若腹满,小便不利而赤,自汗出,此表解里实热,宜下,大黄硝石汤,茵陈汤。小便不利,加减五苓散。胸满呕吐,小半夏汤。黄结上焦者,权用瓜蒂散吐之。然不若,吹鼻出黄水。

【方药】 **麻黄醇酒汤**

用麻黄,冬月酒煮,春月水煮

大黄硝石汤

大黄 黄柏 硝石 栀子

茵陈大黄汤

茵陈 大黄 栀子

瓜蒂散

瓜蒂 赤小豆

小半夏汤

半夏 广皮 生姜

茵陈五苓散 即五苓散加茵陈。

3. 谷疸

【症象】　食谷头眩,心中怫郁,胃中苦浊,小便不通,遍身俱黄。

【原因】　脾胃有伤,不能运化水谷,谷气不消,胃中苦浊,浊气下流,小便不利,湿热内甚,则身体发黄。

【诊断】　趺阳紧数,数则为热,紧即为寒。阳明脉迟,食难用饱。滑大者易治,弦紧者难痊。

【治疗】　脉迟者不可下,茵陈汤治之。胃热血燥者,用猪膏发煎,润燥下利,能泄阳明之阴,以泄谷气之实。今推广茵陈平胃散,泄阳明之阳,以泄谷气之实。

【方药】　**猪膏发煎**　泄阳明之阴。

猪膏　乱发　右二味煎至发消药成膏

茵陈平胃散　泄阳明之阳。

熟苍术　厚朴　广皮　山栀　茵陈　淡豆豉

4. 酒疸

【症象】　身目俱黄,心热足热,懊恢时时欲吐,小便赤,腹满,鼻燥胸中热痛,下之。久久为黑疸,目青面黑,心中如啖蒜状,大便黑,皮肤不仁。

【原因】　其人以酒为事,或饥时浩饮,大醉当风,入水,兼以膏粱积热,互相蒸酿。

【诊断】　其脉浮弱,或见洪大,或见浮数,或见沉数。

【治疗】　心中热,欲呕者,吐之。或无热,神清腹满,欲吐先吐之。脉沉者,先下之。酒疸,心懊恢,或热痛,《金匮》栀子大黄汤。今推广身发热,口渴者,干葛汤治之。作呕,合平胃散。小便涩,加减五苓散。

【方药】　**《金匮》栀子大黄汤**　治酒疸,心中懊恢,发热。

栀子　大黄　枳实　豆豉

推广干葛汤

干葛　山栀　豆豉　枳实　甘草

加减五苓散

猪苓　泽泻　白茯苓　白术　茵陈

5. 女劳疸

【症象】　发热恶寒,膀胱急,小腹满,身黄,额黑,足心热,大便或黑或溏,腹胀如水。

【原因】　其人必数醉入房,热气聚于脾中,不得散,肾气日衰。夫醉饱入内,脾肾交伤,阴精耗而阳火亢。

【诊断】　尺脉沉涩,阴精内竭。右关弦数,热聚脾中。尺弱关实,脾肾交伤。

【治疗】　腹胀如水状,大便黑,血不行也,仲景硝矾散主之。愈后,以菟丝子丸调理。

【方药】　**硝矾散。**

硝石　矾石

菟丝子丸

菟丝子　石莲肉　白茯苓　山药

6. 阴黄

【症象】　身无热,手足冷,大便滑,小便清白,黄不鲜明,饮食不进,口不烦渴。

【原因】　或热病后,过用寒凉。或真阳素虚,太阴阴寒凝结,脾肾交伤。

【诊断】　多见沉迟,或见沉细,或见微弱,或见空大。

【治疗】　茵陈四逆汤,茵陈橘皮汤,八味丸。今为推广理中汤,治大便滑,饮食不进。

【方药】　**茵陈四逆汤**

茵陈　炮姜　附子　甘草

茵陈橘皮汤　治身黄脉沉细,身热手足寒。

茵陈　橘皮　生姜　白术　半夏　茯苓

家秘保和散加茵陈山栀　名茵陈保和散。

半夏　熟苍术　厚朴　香附　神曲　麦芽　干葛　白豆蔻　广皮　连翘　莱菔子

【杂论】　阴黄,阴证也,以其色黄而混名之。若疸症,皆生于热,胆火居多,是以清胆火为正治。然脾胃成疸者比比,故治疸而用清热,人人知之也。脾胃之积滞成疸,忌用寒凉,而应辛散消导,则有忽者。家秘有加减保和散,以治积滞之谷疸。又立茵陈保和丸,以治积热之谷疸。实能以简驭繁,泄不传之秘。总之疸症要分热而无滞,热而有滞。无滞者,止须清热。有滞者,必要消散停滞,则热自解。此法不独治疸,凡治一切积热停滞之真诀也。

（十三）三消

1. 燥火三消

【症象】　即风消也,多饮,渴不止,唇口干裂,烦躁不宁,此燥火伤于肺,即上消症也。多食易饥,不为肌肉,此燥火伤于胃,即中消症也。小便频数,淋沥如膏如油,此燥火伤于小肠、膀胱,即下消之症也。

【原因】 或赫羲之年,燥气从令。或干旱之岁,燥火行权。或秋令之月,燥气太过。燥火伤人,上则烦渴引饮,中则消谷易饥,下则小便频数。燥万物者莫熯乎火,而三消之症作矣。

【诊断】 寸脉浮数,燥伤于上。关脉洪数,燥伤于中。尺脉沉数,燥伤于下。燥伤于气,脉见大数。燥伤于血,脉见细数。

【治疗】 清燥为先,烦渴引饮,用知母石膏汤。多食易饥,人参白虎汤。小便频数,淋沥如膏,益元散导赤各半汤。

【方药】 知母石膏汤

知母　石膏　葛根　甘草

益元散

滑石　甘草　辰砂

2. 湿火三消

【症象】 烦渴引饮,咳嗽面肿,此湿热伤肺,即上消症也。面黄身肿,消谷易饥,此湿热伤胃,即中消症也。小便频数,如膏如油,或如米泔,其味反咸为甘,此湿热伤于小肠、膀胱,即下消症也。

【原因】 酒湿水饮之热,积于其内。时行湿热之气,蒸于其外。内外合受,郁久成热,湿热转燥,则三消乃作矣。

【诊断】 脉见数大,寸大上消。关大中消,尺大下消。三部皆大,三消之脉也。

【治疗】 宜流湿润燥,清肺饮,治上消也。加味清胃汤,治中消也。导赤各半汤益元汤,治下消也。

【方药】 清肺饮　即甘露饮子。

石膏　桔梗　山栀　知母　连翘　川黄连　甘草　麦冬　杏仁　枇杷叶

加味清胃汤

川连　升麻　丹皮　山栀　甘草　干葛

导赤各半汤

木通　生地　甘草　川黄连　麦门冬

3. 积热三消

【症象】 烦渴引饮,口臭消渴,上消症也。烦热多食,食下即饥,中消症也。小便频数,如膏如油,足心下部常热,下消症也。

【原因】 膏粱厚味,时积于中,积湿成热,熏于肺则成上消。伤于胃则成中消。流于下则成下消。

【诊断】 胃脉上朝于寸口,肺消也。气口滑大,胃消也。尺脉洪大,下消也。右脉数大,肠胃积热。左脉数大,肝胆积热。

【治疗】 烦渴引饮,清肺饮。口臭易饥,清胃汤加干葛。如肺胃积热下流膀胱,八正散。若肝胆之热下流,龙胆泻肝丸。若肾之相火下流而成下消,凉八味丸,文蛤散。

【方药】 清肺饮

清胃汤二方　见湿火三消。

文蛤散

文蛤

4. 精虚三消

【症象】 口干消渴,饮水不多,气怯喘咳,上消症也。时食时饥,饥不欲食,中消症也。小便频数,牵引作痛,如沥如膏,下消症也。

【原因】 或悲哀伤肺,煎熬真阴。或思虑伤脾,脾阴伤损。或房劳伤肾,精日耗而亏损。

【诊断】 右寸细数,肺燥液干。右关细数,脾经阴损。两尺细数,肾肝失精。

【治疗】 生脉散,人参固本丸,治上消也。地黄膏,琼玉膏,治中消也。三才封髓丹,治下消也。先见小便过多,随乃多渴,此真阳失守,下泄无度,不能蒸动生津,金匮八味丸主之。

【方药】 人参固本丸

人参　怀生地　大熟地　天门冬　麦门冬

地黄膏

生地　当归　丹皮　白芍药　甘枸杞　知母　人参　甘草　地骨皮

琼玉膏

人参　白蜜　生地黄　白茯苓

三才封髓丹　见肾痹。

【杂论】 《内经》有风消之句,消必兼风言之也。厥阴传变二阳,则成三消。然消症多饥,仲景云:饥不欲食,则知消症亦有不欲食者。故能食而渴,全重二阳。饮一溲一,全重少阴。饥不欲食,气上冲心,则主厥阴矣。河间云:消渴之症,阴精极衰,燥热太过,治宜补肾水,泻心火,润肠胃之燥热,济身中之津液,使道路不结,津液不枯,气血不涩则病自已。

(十四)痿证

1. 风湿痿

【症象】 小筋弛长,手足瘫痪,痿弱不能举动,皮肤不仁,关节重痛。

【原因】　或居处卑湿,或冒风雨留着经络,则纵缓不收。

【诊断】　浮缓主风,浮濡主湿,浮缓而濡,乃是风湿。若见浮紧,乃是寒湿。若见浮数,风热而湿。洪数而浮,风湿在表。洪数而沉,湿热在里。

【治疗】　身发热,脉浮紧,羌活胜湿汤。关节重痛,寒气胜,桂枝汤加苍术、防风、羌活、独活。热气胜,脉浮数者,荆防平胃散。脉沉数者,荆防二妙丸。皮肤不仁,脉浮缓者,苍防五皮饮。

【方药】　**羌活胜湿汤**　见湿热肿。

家秘桂枝汤　治太阳经寒湿。

桂枝　麻黄　芍药　甘草　苍术　防风　羌活　独活

荆防平胃散　治阳明经上部风湿。

荆芥　防风　苍术　厚朴　广皮　甘草

荆防二妙丸　治阳明经下部湿热。

荆芥　防风　苍术　黄柏

苍防五皮饮　治风湿在表之方。

生姜皮　茯苓皮　桑白皮　五加皮　大腹皮　防风　苍术

2. 湿热痿

【症象】　身体重着,走注疼痛,首如裹,面壅肿,小便黄赤,手足发热,小筋弛长。

【原因】　时令之湿热加临,肥甘之湿热内积,或湿热中于皮肤,传舍经络,湿热伤筋,则弛长为痿矣。

【诊断】　脉来浮濡沉数。濡主乎湿,数主乎热。浮濡主表,沉数主里,浮沉皆数,表里皆热。

【治疗】　脉见浮数,湿热在表,羌活败毒散,太阳二妙丸。脉沉而数,积热在里者,川连枳壳汤,阳明二妙丸。表里见症者,二方加荆芥防风。

【方药】　**羌活败毒散**

羌活　独活　柴胡　前胡　防风　荆芥　广皮　川芎　甘草

太阳二妙丸

黄柏　独活

阳明二妙丸

黄柏　苍术

川连枳壳汤

川黄连　枳壳　广皮　甘草

3. 燥热痿

【症象】　口燥唇焦,皮毛干揭,手足痿软,不能行动。

【原因】　或赫曦之年,燥火行令。或秋燥之时,燥气烁人,阴血不能荣养宗筋。

【诊断】　洪大数疾,燥火加临。右脉洪数,燥伤气分。左脉洪数,燥伤于血。

【治疗】　燥火伤气,右脉洪数者,加减知母石膏汤合凉膈散。燥伤阴血,左脉洪数,滋燥养荣汤。

【方药】　**加减知母石膏汤**　治燥火伤气分者。

知母　石膏　地骨皮　麦冬　天花粉　甘草

凉膈散

桔梗　连翘　天花粉　山栀　薄荷　黄芩　川连　甘草

滋燥养荣汤　治燥伤阴血者。

当归　生地　白芍药　秦艽　黄芩　荆芥　甘草　丹皮　犀角

4. 肺热痿

【症象】　皮毛干揭,上则喘咳,下则挛拳。

【原因】　有志不遂,所求不得,郁而生火,火来克肺,肺热叶焦,清化不行,津液不输。

【诊断】　寸脉浮数,浮则主肺,数则主热,浮数相兼,主乎肺热。

【治疗】　肾火上炎,知柏天地煎,玄武胶为丸。肺中伏火,二母二冬汤合家秘泻白散。

【方药】　**知柏天地煎**

知母　黄柏　天冬　地黄

二母二冬汤

川贝母　知母　天门冬　麦门冬

家秘泻白散

桑白皮　地骨皮　甘草　桔梗　石膏　川黄连　黄芩

5. 心热痿

【症象】　四肢关节,不能活动,足胫纵缓,不能收持,如枢纽之折而不能提挈,面颊常赤,意乱心烦。

【原因】　内而欲心妄动,外而起居如惊,则心火上炎,三阴在下之脉,亦厥逆而上。火盛水衰,则阴血日损。

【诊断】　脉多洪数。左寸尤甚,肝脉上朝,木火通明。两尺躁疾,水衰火旺。

【治疗】 左寸洪数者,导赤各半汤。左关上朝者,泻青丸合龙胆泻肝汤。尺脉躁疾,水中火发,六味丸合丹溪大补丸。

【方药】 **导赤各半汤**

生地 木通 川连 甘草 黄芩 山栀 犀角磨冲

六味丸合大补丸 即六味地黄丸加黄柏。

6. 肝热痿

【症象】 汁溢口苦,两胁攻刺作痛,筋膜干急,筋缩而挛。

【原因】 恼怒伤肝,肝气怫郁,木燥火生,则筋膜干急。

【诊断】 左关沉涩,肝胆郁结,或见沉数,肝胆里热。左寸洪数,木火通明。左尺洪数,木燥水竭。

【治疗】 两胁刺痛,清肝顺气饮。筋膜干急,补阴丸。筋急挛踡,舒筋活络丹。肝肾水虚火旺,家秘肝肾丸。

【方药】 **清肝顺气饮**

柴胡 黄芩 山栀 苏梗 青皮 木通 枳壳 甘草

补阴丸

黄柏 知母 熟地 败龟板 白芍药 陈皮 牛膝 虎骨 当归 右为末羊肉为丸

舒筋活络丹

熟地黄 白芍药 当归 川芎 秦艽 木瓜 米仁 黄柏 水泛为丸

家秘肝肾丸

天门冬 生地黄 当归身 白芍药 知母 黄柏 右以天冬、生地二味煎三四次收为膏,以归芍知柏四味为细末打为丸

7. 脾热痿

【症象】 唇焦齿燥,口干作渴,肌肉不仁,身重不能转侧,纵缓不能举动。

【原因】 或因水饮不谨,水积热生。或因膏粱积热,湿热伤脾。脾主肌肉,故常不仁。脾主四肢,故常痿软。

【诊断】 六脉濡滞,湿气所伤。若见洪数,乃是湿热。右关主脾,脉弦乃病。弦而大数,脾胃有热。

【治疗】 水湿生热者,栀连平胃散,栀连二陈汤。膏粱积热者,川连枳壳汤或泻黄散。

【方药】 **川连枳壳汤**

泻黄散

上二方见脾实腹胀。

8. 肾热痿

【症象】 腰骨不举,尻以代踵,脊以代头,足不任地,骨痿不能起于床。

【原因】 思想无穷,意淫于外。入房太甚,宗筋弛纵。又有远行劳倦,逢大热而渴,阳气内伐,水不胜火,水亏于下,则肾热而骨痿。

【诊断】 尺脉大而虚,肾气不足。尺脉搏而急,肾经火发。尺脉细而疾,肾水干竭。

【治疗】 尺脉大而虚,人参固本丸。尺脉搏而急,知柏天地煎。尺脉细而疾,坎离既济丸主之。

【方药】 **人参固本丸** 见前精虚三消。

知柏天地煎 见前肺热痿。

坎离既济丸

熟地 当归 白芍药 牡丹皮 知母 天门冬 黄柏 麦门冬 右为细末玄武胶、鹿角胶为丸

9. 筋挛

【症象】 皮肤干揭,遍身燥痒,手足难于举动,渐至肌肉黑瘦,筋脉挛缩,此肝经血少筋挛之症也。若两足拘紧不能伸,或左右换易作痛,渐至两臂皆缩,此阳明经湿热筋挛之症也。

【原因】 《内经》云:脉弗荣则筋急。又云:肝主筋,肝气热,则筋膜干。筋膜干,则筋急而挛。又云:阳明主润宗筋,束骨而利机关。若湿热不攘,则大筋软短,而筋缩而挛。

【诊断】 左关细数,肝经血热。左关细涩,血海干枯。右关弦细,阳明血虚。右关数大,阳明湿热。

【治疗】 肝经血热者,知柏四物汤。肝主风,血少风生者,补肝散合钩藤膏。血海干枯者,补阴丸。若阳明虚者,薏苡仁散合金银藤膏。阳明湿热甚者,四味舒筋汤。

【方药】 **知柏四物汤** 治肝经血热筋挛。

知母 黄柏 当归 生地 川芎 白芍药

补肝散

当归 白芍药 羌活 秦艽

钩藤膏

钩藤 当归 川芎 生地 白芍药

补阴丸　见肝热痿。

薏苡仁散　治肺热痿痹筋挛,兼治阳明湿气。

薏苡仁焙研末水调服

金银藤膏　治阳明经湿热筋挛。

金银藤　秦艽　木瓜　苍术　黄柏

四味舒筋汤　治阳明经湿热筋挛。

秦艽　木瓜　苍术　黄柏

家秘舒筋丸

当归　白芍药　知母　黄柏　秦艽　木瓜

上六味研细末

金银藤　钩藤　天门冬　怀生地　威灵仙

何首乌　上六味水煎去渣收厚膏拌前末药打为丸

【杂论】《内经》论痿云:肺热叶焦,则生痿躄。心气热,则生脉痿,胫纵不能任地。肝气热,则筋膜干,筋急而挛。脾气热,则胃干而渴,发为肉痿。肾气热,则腰脊不举,发为骨痿。又缴上文曰:五脏因肺热相乘而发痿躄。痿皆主于大热,肺热者色白毛败,心热者色赤脉溢,肝热者色苍爪枯,脾热者色黄而肉动,肾热者色黑齿槁。又总结上文治痿之法曰:独取阳明。阳明者,五脏六腑之海,主润宗筋,主束骨而利机关。明明言阳明广纳水谷,饮食热物,必先受之。五脏六腑,皆禀气于胃,若肠胃有积热,则阳明受热,肺受火刑,而成痿矣。《原病式》云:手足痿软,非外中于风,乃内热而生。因肺热而血液干燥,不能荣养百骸故也。子和云:痿因肺热相乘于四脏。若作寒治,是杀之也。丹溪云:治痿而得经旨者,千古来惟河间一人。刘宗厚云:痿症《内经》所论至详,奈后代方书,概多差谬,皆因手足瘫痿,有似中风。足躄难行,又似风痹。于是误以中风诸痹治之,遗祸至今。今按诸家之论,极为正当。但尚未发明《内经》论痿,以阳明积热相传于肺,治宜独取阳明,以澄其源,则不消烁血液,而主润宗筋,能束骨利机关。故下文缴明曰:阴阳总宗筋之会,会于气冲,而阳明为之长,属于带脉,而络于督脉。阳明病,则宗筋热而纵,带脉不引而足痿矣。此言膏粱积热,内伤成痿之症,必当独取阳明,而为治痿下手真诀。夫《内经》治病,独详于针灸,而针法则曰:虚者当补,实者当泻。今言独取阳明者,以痿症乃

阳明实热致病耳。然亦不特专务用药,即针取阳明,是亦一法也。再考《生气通天论》云:因于湿,湿热不攘,大筋软短,小筋弛张。此言痿挛之症,不独内伤,亦有外感于湿。若不攘夺而去之,则湿久变热,热久变燥,燥伤血液,亦成痿挛。申明湿热未变燥热,可用祛湿清热之法。若已成痿挛,亦宜清热润燥,主润宗筋,若误投燥湿,则违悖主润宗筋之经旨。《内经》又云:膏粱之变,足生大疔。又有能食而渴,则发脑疽。又云:土太过,令人四肢不举,此真膏粱积热,非肝肾经虚。细按诸条,皆互发生疔发毒,手足不举,足躄痿挛,皆因膏粱积热而起。须要清肠胃之积热,无论禁忌燥热之药,即专用滋阴降火,亦非肝肾经虚,而不对病者也。但清肠胃积热,不比他经,他经之热易清,膏粱积热,随清随起。若纵肆口腹,则饮酒焉,酒热上熏于肺矣。厚味焉,膏粱积热矣。即盐从火化,咸味太多,亦能发渴发热。骆龙吉[①]云:药中肯綮,若不淡薄滋味,虽日进清热,而积热日生,一寒十暴。吾知其不能万全也。夫膏粱积热,乃油腻荤腥之湿热。若见湿热下泻,则不生疔发毒。若湿热不得下泄,则壅肿而发毒矣。若日久变燥,二便阻涩,则为土太过,手足不举矣。故清除积热,则二便如常,脾胃清和,输化水谷,生精养血,主润宗筋,而利机关。

(十五)痹证

1. 风痹

【症象】　走注疼痛,上下左右,行而不定,故亦名行痹。

【原因】　或元气不充,或病后体虚,或饥饿劳役,风邪乘之。

【诊断】　脉见浮缓,外受风邪。或见浮数,乃是风热。或见浮紧,风寒之别。浮濡而涩,乃是风湿。

【治疗】　风寒攻痛,防风汤。表里有邪者,防风通圣散,和血散痛汤,大秦艽汤。风热痛者,四物二妙丸。风湿之邪,苍防二妙汤。

【方药】　**防风汤**

防风　当归　赤茯苓　杏仁　秦艽　羌活

桂枝　甘草

---

①　骆龙吉,宋代医家,著《内经拾遗方论》四卷,注解内经所记疾病六十二种,明刘浴德等又续补八十八病症,改名为《增补内经拾遗方论》。

防风通圣散

防风 川芎 当归 白芍药 大黄 薄荷 麻黄 连翘 芒硝 苦桔梗 石膏 黄芩 飞滑石 生甘草 荆芥穗 野白术 山栀 生姜

和血散痛汤

羌活 升麻 麻黄 桃仁 柴胡 红花 当归 防风 甘草 独活 猪苓 黄柏 防己 知母 黄连

大秦艽汤

羌活 升麻 独活 苍术 防风 威灵仙 茯苓 当归 泽泻 秦艽

四物二妙丸 治风热攻走作痛。

苍术 黄柏 羌活 白芍 威灵仙 陈皮

苍防二妙汤 治风湿攻走作痛。

苍术 防风

2. 寒痹

【症象】 疼痛苦楚,手足拘紧,得热稍减,得寒愈甚,亦曰痛痹。

【原因】 营气不足,卫外之阳不固,皮毛空疏,腠理不充,或冲寒冒雨,露卧当风,寒邪袭之。

【诊断】 脉多浮紧,或见沉迟,或见浮弦,脉若见数,寒郁成热。

【治疗】 寒伤太阳,在营分无汗,麻黄续命汤。伤卫有汗,桂枝续命汤。寒伤阳明,干葛续命汤。在少阳,柴胡续命汤。今制十味羌活汤通治之。

【方药】 **麻黄续命汤** 即本方倍加麻黄。

桂枝续命汤 即本方倍加桂枝。

干葛续命汤 即本方倍加干葛。

柴胡续命汤 即本方倍加柴胡。

家秘羌活汤 通治风寒湿三气痛痹。

羌活 防风 秦艽 柴胡 葛根 独活 川芎 苏梗 木通 钩藤

3. 湿痹

【症象】 或一处麻痹不仁,或四肢手足不举,或半身不能转侧,或湿变为热,热变为燥,收引拘挛作痛,踡缩难伸,亦曰着痹。

【原因】 或身居卑湿,湿气袭人。或冲风冒雨,湿留肌肉,内传经脉。或雨湿之年,起居不慎。

【诊断】 脉见浮濡,乃是风湿。脉见浮紧,乃是寒湿。脉洪而数,湿热之诊。

【治疗】 发汗,羌活除湿汤。胸满闷,茯苓汤。风湿,苍防二妙汤。寒湿,术附汤。湿热,苍柏二妙丸。

【方药】 **羌活除湿汤** 通治风寒湿热,四气成痹。

羌活 防风 柴胡 独活 苍术 茯苓 泽泻 猪苓 甘草 陈皮 黄连 黄柏 川芎 升麻

茯苓汤 即枳桔二陈汤易赤茯苓。

术附汤 治寒湿成痹。

苍术 熟附子

4. 热痹

【症象】 肌肉热极,唇口干燥,筋骨痛不可按,体上如鼠走状,此《内经》所云阳气多,阴气少,阳独盛,故为热痹之症。

【原因】 阴血不足,阳气偏旺,原因热极见寒,风寒外束。《内经》云:炅气相薄,则脉满而痛。

【诊断】 浮大而数,热在经络。沉大而数,热已深入。大数属气,细数者血。寸脉数大,热在于上。尺脉数大,热在于下。

【治疗】 热在经络者,舒筋丸。热已深入,潜行散。气分有热者,苍柏二妙丸。热在血分者,虎潜丸。

【方药】 **舒筋丸** 治腿足肿痛,脚筋挛缩。

独活 当归 黄柏 苍术

潜行散 滋阴补肾,壮骨健行,此方独胜。

黄柏一味炒研水泛丸

虎潜丸 治湿热入血分者。

龟板胶 黄柏 知母 川牛膝 熟地黄 白芍药 当归 虎骨骱

上为细末玄武胶溶化为丸

5. 肺痹

【症象】 即皮痹也。烦满喘呕,逆气上冲,右胁刺痛,牵引缺盆,右臂不举,痛引腋下。

【原因】 或形寒饮冷,或形热饮热,肺为华盖,恶热恶寒,或悲哀动中,肺气受损。

【诊断】 寸口脉涩,责之在肺。或见迟弦,寒饮所伤。或见洪数,乃是伤热。浮迟肺寒,沉数里热。

【治疗】 火热伤肺者,家秘泻白散。肺气受损,肺虚液少,生脉散加二冬二母。气虚上逆,参橘煎,人参平肺散。

【方药】 **家秘泻白散**

桑白皮　地骨皮　甘草　黄芩　石膏　川连

人参平肺散

人参　桑白皮　肥知母　天门冬　橘红　甘草　地骨皮

6. 心痹

【症象】　即脉痹也。脉闭不通,心下鼓暴,嗌干善噫,厥气上则恐,心下痛,夜卧不安。

【原因】　或焦思劳心,心气受伤。或心火妄动,心血亏损。

【诊断】　左寸沉数。沉为心痛,数为心热。或散而大。散则失志,大为失血。

【治疗】　心火盛者,导赤各半汤。心神失守者,安神丸。虚弱人,归脾汤。虚火旺者,天王补心丹。

【方药】　**导赤各半汤**

川黄连　甘草　生地　木通　麦冬

朱砂安神丸

朱砂　川连　生地　当归

天王补心丹

人参　玄参　丹参　桔梗　远志肉　酸枣仁　柏子仁　天冬　麦冬　五味　当归　生地　茯神　川连

7. 肝痹

【症象】　即筋痹也。夜卧则惊,多饮数小便,腹大如怀物,左胁凝结作痛。

【原因】　逆春气,则肝气怫郁。恼怒伤肝,则肝气逆乱。惊动魂魄,则肝气不宁。

【诊断】　左关弦数,肝家有热。或见沉滞,肝家郁结。或见虚弦,肝家少血。

【治疗】　左关弦数者,泻青丸或泻肝汤。左关沉滞者,柴胡疏肝散。左关虚弦,逍遥散或补肝散。

【方药】　**泻青丸**

当归　龙胆草　川芎　栀子　大黄　羌活　防风

柴胡疏肝散

柴胡　陈皮　川芎　芍药　枳壳　香附　甘草

逍遥散

白术　白芍药　当归　甘草　柴胡　广皮

补肝散

山茱萸　当归　北五味　山药　黄芪　枣仁　川芎　木瓜　熟地　白术　独活

8. 肾痹

【症象】　即骨痹也。善胀,腰痛,遗精,小便时时变色,足挛不能伸,骨痿不能起。

【原因】　《内经》云:或远行劳倦,逢大热而渴,水不胜火,则骨枯而髓虚。或不慎房劳,精竭血燥,则筋骨失养,腰痛不举。

【诊断】　两尺细数,或见浮大。肾脉本沉,今反躁疾,水衰火动,肾痹之脉。

【治疗】　远行劳倦者,坎离丸。房劳精竭者,河车封髓丹。肾火上炎者,家秘滋肾丸。真阳不足者,八味丸料溶鹿龟二胶为丸。真阴不足者,家秘天地煎。

【方药】　**河车封髓丹**

天门冬　熟地黄　人参　河车

家秘滋肾丸

黄柏　知母　肉桂　共为细末玄武胶为丸

家秘天地煎

天门冬　怀地黄　知母　黄柏　四味全煎三次去渣,冲玄武胶收膏服

9. 脾痹

【症象】　即肌痹也。四肢怠惰,中州痞塞,隐隐而痛,大便时泻,面黄足肿,不能饮食,肌肉痹而不仁。

【原因】　脾为胃行津液,权主磨化。若饮食过多,饥饱失节,则脾气受损,失其健运。

【诊断】　脉见弦滑,脾虚停滞。若见空大,脾胃损伤。若见虚细,脾弱多痢。

【治疗】　脾虚不能磨化,枳术消痞丸。脾有停滞者,保和丸。脾虚失健运之机,四君子汤。大便不实,异功散,参苓白术散。

【方药】　**保和丸**

山楂　神曲　半夏　白茯苓　莱菔子　广皮　连翘

10. 肠痹

【症象】　数饮而小便不出,气窒小腹,中气喘争,时发飧泄。

【原因】　或饮水太过,或饮食有伤,中气乖张,壅塞闭逆,不得下顺,返而上冲,则喘争小便不利,水谷混于大肠,则飧泄。

【诊断】　六脉多弦。寸口脉弦,病在于肺。尺脉弦数,下部有热。左关沉弦,小腹气结。右关沉弦,病在中焦。寸沉尺浮,大肠飧泄。六脉沉

迟,真阳内竭。

【治疗】 数饮病在上,当清肺,知母石膏汤。小便不出,五苓散。气窒小腹,病在下,青皮饮。中气喘争,枳壳汤。若有飧泄,当分利阴阳,四苓车前散。飧泄脉迟,异功散合八味肾气丸。

【方药】 **青皮饮**

青皮 大腹皮 木通 枳壳 广皮 白芍药 甘草

枳壳汤

枳壳 苏梗 桔梗 广皮 甘草

11. 胞痹

【症象】 即膀胱痹也。小腹胀闭,按之内痛,若沃以汤,清涕上出,小便下涩,膀胱胀急。

【原因】 膀胱者州都之官,津液藏焉,气化则能出矣。其人若上伤肺气,清化之令不及州都,下伤肾气,开阖之关不利。

【诊断】 或见沉数,胞中热结。或见沉涩,虚中之热。或见细涩,气化不及。或见沉迟,阳虚阴结。

【治疗】 脉沉而数者,八正散去大黄。脉虚而数,清心莲子饮。津液干竭,生脉散。气化不及,补中益气汤。脉沉迟者,金匮肾气丸。

【方药】 **清心莲子饮**

黄芩 麦冬 地骨皮 车前子 石莲肉 人参 黄芪 白茯苓 甘草

12. 胸痹

【症象】 胸前满闷,凝结不行,食入即痛,不得下咽,或时作呕。

【原因】 饮食不节,饥饱损伤,痰凝血滞,中焦混浊,则闭食阏痛之症作矣。

【诊断】 《金匮》云:阳微阴弦。又云:寸口脉沉而迟,乃言阳微也。关上小紧数,乃阴弦也。

【治疗】 《金匮》以喘息咳唾,胸背痛,短气,瓜蒌薤白白酒汤主之。加以不得卧,心痹彻背者,栝蒌薤白半夏汤主之。若心中痛,留气结在胸,胸满,兼以胁下逆抢心,枳实薤白桂枝汤。后以人参汤补气。若甚而胸中气塞,加以短气,茯苓杏仁甘草汤。后以橘枳生姜汤。胸痹,肢节之筋有缓有急,米仁附子汤。心中痛痞逆,桂枝生姜枳实汤。以上《金匮》以寒因主治之法,若热因诸胸痹,则栀连二陈汤,小陷胸汤,川连枳橘汤,加味二陈汤,可以选用也。

【方药】 **瓜蒌薤白白酒汤**

瓜蒌实 薤白 白酒

瓜蒌薤白半夏汤

瓜蒌实 薤白 半夏 白酒

枳实薤白桂枝汤

枳实 薤白 桂枝 厚朴

人参汤

人参 白术 干姜 炙甘草

茯苓杏仁甘草汤

茯苓 杏仁 甘草

橘枳生姜汤

橘皮 枳实 生姜

薏苡附子汤

薏苡仁 熟附子

桂枝生姜枳实汤

桂枝 生姜 枳实

栀连二陈汤 即二陈汤加山栀、黄连。

小陷胸汤

栝蒌实 半夏 川黄连

川连枳桔汤 即枳桔汤加川连、橘皮又名川连枳橘汤。

加味二陈汤 陶氏治痰结胸痛。

熟半夏 白茯苓 广皮 甘草 枳实 桔梗 川黄连 瓜蒌仁 杏仁

【杂论】 胸痹与胃痛有别。胸痹不因饮食亦痛,胃痛不食无恙,饮食则痛,而不能下。若论病因,同是阳寒虚盛,痰饮死血,酒食损伤,忧思郁结,究其轻重,则胸痹为重。以胃痛实症居多,实者易平。胸痹起于日久,损伤难治耳。但胃痛有亦虚候,胸痹正多实症,所贵在临诊时细核之。

(十六)不卧

1. 表热不卧

【症象】 发热身痛,无汗烦热,不得卧,太阳经表热症也。目痛鼻干,身大热不得卧,阳明经表热症也。时寒时热,寒热往来,不得卧,少阳经表热症也。

【原因】 风寒伤于太阳,郁而发热,则烦热不得卧。风寒伤于阳明,郁而发热,则烦躁不得卧。风寒伤于少阳,郁而发热,则懊忄不得卧。

【诊断】 人迎浮紧,太阳表热。右关洪长,阳明表热。左关浮弦,少阳表热。

【治疗】 太阳表热,不得卧而无汗者,羌活汤。阳明表热不得卧,干葛升麻汤。少阳表热不得卧,小柴胡汤。

【方药】 **羌活汤** 治无汗发热,与麻黄汤同功。

羌活 独活 柴胡 前胡 防风 荆芥 甘草 川芎

干葛升麻汤

干葛 升麻 桂枝 芍药 甘草

2. 里热不卧

【症象】 身热汗出,渴而引饮,小便不利,太阳经里热也。烦渴消水,口燥唇焦,大便坚结,阳明经里热也。寒热口苦,胁痛干呕,少阳经里热也。

【原因】 太阳失用解表,则传膀胱之本。阳明失用解表,则传阳明之里。少阳失用解表,则传少阳之里。邪热传里,则烦躁不得卧矣。

【诊断】 左尺沉数,太阳里热。右关沉数,阳明里热。左关弦数,少阳里热。

【治疗】 太阳里热,五苓散,家秘用木通羌活汤。阳明里热,白虎汤。有下症者,承气汤下之。少阳里热,家秘黄芩汤。

【方药】 **五苓散**

猪苓 泽泻 白术 肉桂 白茯苓

白虎汤

知母 石膏 粳米 甘草

家秘木通羌活汤

木通 桔梗 羌活 荆芥

家秘黄芩汤

黄芩 山栀 柴胡 甘草

3. 血热不卧

【症象】 昼则了了,夜则发热,睡中盗汗,心烦惊起,此血伏邪热之症也。

【原因】 阳邪陷入血分,则阴被阳乘,正所谓血中伏火,阴分不宁。

【诊断】 脉多沉数。左关沉数,少阳血热。左尺沉数,太阳血热。右关沉数,阳明血热。

【治疗】 清阴中伏火,丹溪有知柏四物汤。左尺沉数,加羌活、独活。左关沉数,加柴胡、山栀。右关沉数,加升麻、葛根。睡中盗汗,时时惊醒,当归六黄汤。

【方药】 **当归六黄汤**

当归 黄连 黄芩 黄柏 黄芪 生地黄 熟地黄

4. 气热不卧

【症象】 昼则发热,夜则身凉,是阳气伤于阳分而不得卧也。昼则发热烦躁,夜亦发热烦躁,是气受邪热,重阳无阴而不得卧也。

【原因】 春温夏热,阳火炽盛,气分受邪,则发热闷乱,烦躁不宁。

【诊断】 脉多浮数。左脉浮数,太阳有热。左关弦数,少阳有热。气口浮数,阳明有热。

【治疗】 左脉浮数,羌活败毒散加黄柏、知母。左关数大,柴胡饮子。右关洪数,白虎汤。骨节烦热,地骨皮散。

【方药】 **羌活散** 即败毒散加黄柏、知母。

柴胡饮子

柴胡 黄芩 广皮 人参 甘草 大黄

地骨皮散

地骨皮 柴胡 知母 黄芩 人参 甘草

5. 余热不卧

【症象】 表汗已出,表邪已退,身不发热,但睡中盗汗,小便色黄,夜多烦躁,口苦舌干,不得安睡。

【原因】 热病时,或出汗未彻,邪留经络,或热气未除,得谷太早,补其邪热,则生烦躁,而夜不得安卧矣。

【诊断】 脉见细数,或见沉数。左尺数者,太阳余热。左关数者,少阳余热。右关数者,阳明余热。

【治疗】 太阳余热,五苓散,木通羌活汤下。少阳有热,栀子柴胡汤。阳明有热,竹叶石膏汤。

【方药】 **木通羌活汤** 见前里热不卧。

栀子柴胡汤

山栀 柴胡 黄芩 竹茹 知母 甘草

竹叶石膏汤

知母 石膏 竹叶 甘草

6. 虚烦不卧

【症象】 身表已凉,口虽作渴,不能消水,二便清利,神气懒怯,时时欲睡,时时惊醒。

【原因】 或发汗太过,亡其津液。或误下伤里,中气受伤。或妄用吐法,重伤上焦氤氲之气。

【诊断】 脉多虚软,或见虚涩。若见空大,中气衰极。若见细数,精血已竭。若见迟缓,真阳不足。

【治疗】 脉见空大者,补中益气汤加黄柏、知母。脉见细数者,生脉散合凉天地煎。真阳不足,心神失守者,枣仁远志汤。甚则八味肾气丸。

【方药】 **补中益气汤**

人参 白术 当归 黄芪 广皮 甘草 升麻 柴胡

凉天地煎 见痿症。

枣仁远志汤

枣仁 远志 当归 白茯神 白芍药 麦冬 龙眼肉

7. 肝火不卧

【症象】 胁肋时胀,夜卧常惊,口渴多饮,腹大如怀,小腹季胁,牵引作痛,痛连阴器。

【原因】 或因恼怒伤肝,肝气怫郁。或尽力谋虑,肝血有伤。肝主藏血,阳火扰动血室,则夜卧不宁矣。

【诊断】 左关独大,或见弦数,或见弦滑。寸关洪大,木火通明。寸关沉数,木燥火生。关大连尺,龙雷火升。

【治疗】 恼怒伤肝,肝火怫逆,疏肝散。谋虑伤肝者,四物汤加山栀、川连。木燥火生者,龙胆泻肝汤。左尺脉大,家秘肝肾丸。

【方药】 **疏肝散**

柴胡 苏梗 青皮 钩藤 山栀 白芍药 广皮 甘草

8. 胆火不卧

【症象】 膈塞不利,胁肋胀满,胆火乘脾也。心烦躁乱,恍惚不宁,胆涎沃心也。甚则目黄目赤,夜不能寐。

【原因】 或因肝胆怫郁,木不条达。或酒食不节,湿热聚于胆家。或恼怒伤肝,胆气上逆,煨炼胃汁,成痰成饮,则夜不得卧矣。

【诊断】 右关弦大,胆火乘脾。左关弦数,胆火不宁。寸关弦滑,胆涎沃心。

【治疗】 胆火乘脾者,清胆竹茹汤。左关独大,龙胆泻肝汤加胆星。胆涎沃心者,胆星汤合泻心汤,牛黄清心丸。

【方药】 **清胆竹茹汤**

柴胡 黄芩 半夏 陈皮 甘草 竹茹

胆星汤

陈胆星 橘红 苏子 钩藤 石菖蒲 甘草

泻心汤 见前肺热肿。

牛黄清心丸

真牛黄 犀角 羚羊角 辰砂 陈星胆 天竺黄 麝香 薄荷叶 雄黄 防风 冰片

9. 肺壅不卧

【症象】 喘咳气逆,时吐痰涎,右胁缺盆牵引作痛。甚则喘息倚肩,卧下气逆。

【原因】 或肺素有热,金被火刑。或肺家有痰,肺气闭塞。或肺燥液干,肺热焦满。或肺家有寒,肺气不利。

【诊断】 右寸数大,金被火刑。若见沉滑,肺痰内停。寸口细数,肺液干枯。寸脉沉迟,肺受寒凝。

【治疗】 肺素有热者,家秘泻白散。痰壅肺窍者,苏子杏子汤加半夏、瓜蒌仁。肺燥液干者,家秘润肺饮。肺有寒者,家秘温肺汤。

【方药】 **家秘泻白散**

桑白皮 地骨皮 甘草 黄芩 山栀 川黄连

苏子杏子汤

苏子 杏仁 半夏 瓜蒌仁 枳壳 桔梗

家秘润肺饮

米仁 百合 杏仁 人参 天门冬 麦冬 知母 五味子

家秘温肺汤

款冬花 生姜 广皮 百部 苏子 桔梗

10. 胃实不卧

【症象】 胸前满闷,不思饮食,嗳气吞酸,恶心呕吐。或头眩眼黑,睡则气逆,盖胃不和卧不安之症也。

【原因】 胃强多食,脾弱不能运化,停滞胃家,成饮成痰。中脘之气窒塞不舒,阳明之脉逆而不下。

【诊断】 右关滑大,痰多火少。滑而若数,火痰相兼。滑大沉实,胃中食滞。

【治疗】 右关滑不大数,二陈平胃散加石菖蒲、海石最佳。滑大数实,二陈平胃散加栀连。若大便坚结,导痰汤。胃脘作痛者,方可用滚痰丸下之。甚则小胃丹。但不可多服。

【方药】 **导痰汤**

胆星 橘红 半夏 枳壳 甘草 白茯苓

滚痰丸

青礞石 大黄 黄芩 沉香

小胃丹

芫花　甘遂　大戟　大黄　黄柏

11. 血虚不卧

【症象】　心烦躁乱，夜卧惊起，口燥舌干，五心烦热。此心血不足，心火太旺之症也。

【原因】　曲运神机，心血耗尽。阳火旺于阴中，则神明内扰，而心神不宁。

【诊断】　左寸细数，沉按多疾。若见钩洪，心火旺极。肝脉若数，木火通明。尺脉若数，水竭火盛。

【治疗】　阴虚则阳必旺，故心血不足，皆是火症，宜壮水之主以制阳光。治宜滋阴降火，用归芍天地煎，黄连安神丸。虚人，天王补心丹。

【方药】　**归芍天地煎**　即天地煎加当归、白芍。

黄连安神丸

天王补心丹

二方见心痹。

12. 气虚不卧

【症象】　二便时滑，目漫神清，气怯倦怠，心战胆寒，时时欲睡，睡中自醒，喜热恶冷。

【原因】　真阳素乏，木不生火。心气虚，则心主无威，心神失守，而夜卧不安。

【诊断】　左寸浮散，按之无神。左关无力，木不生火。肝肾脉迟，水中无火。肝肾脉浮，真阳无根。

【治疗】　脉散无神，人参养荣汤，归脾汤。肝肾脉迟者，八味丸。左关脉弱者，补肝散。脉若带数，即非心气虚，乃心血不足。不得妄引此条。

【方药】　**人参养荣汤**

人参　白芍药　陈皮　黄芪　桂心　当归　白术　甘草　熟地　茯苓　五味　远志

归脾汤

当归　白术　人参　甘草　白茯苓　木香　远志　黄芪　枣仁　龙眼肉

补肝散　见肝痹。

【杂论】　不得卧之症，诸经皆有，主热者多。在外感门，有表热，里热，半表半里热，有气分热，血分热，有余热未尽，汗下太过诸条。在杂症门，

则里热多而无表热者也。以此为辨。

（十七）头痛

1. 外感头痛

【症象】　初起不因内伤，忽尔头额作痛，沿门多病，大小传染，此外感岁运之气，所谓天行症也。若起居不谨，睡卧当风，冲寒冒雪，不因传染，而病头痛，此外感六淫之邪，所谓人自感冒症也。若恶寒发热，头项巅脑发际作痛，太阳症也。咳哕烦心，痞满，额前作痛，阳明证也。时寒时热，鬓边作痛，少阳证也。心疼烦闷头痛，痛连胲①骨，少阴症也。干呕吐涎沫，痛在巅顶，厥阴证也。若头旋发热，有汗者，风痛也。恶寒发热，无汗者，寒痛也。夏令头痛，发热汗多口渴者，暑痛也。头重而痛，天阴则发，湿痛也。口干唇裂，烦躁便闭，燥痛也。暴厥昏倒，烦热不卧，火邪痛也。

【原因】　经云：少阳之政，风胜乃摇，候乃大燥，病头痛。又云：阳明之复，咳哕烦心，病在膈中，头乃痛。太阳之胜，热反上行，头项脑户中痛。太阳之复，心痛痞满，头痛。太阳之政，腰脊头顶痛。又云：在泉湿淫所胜，病冲头痛，目似脱，项似拔。凡此皆岁运之加临，人在气交之中，潜受其气，抟②于经络之中，则成天行头痛之症矣。若不因天行司政之气，自觉起居不慎，坐卧当风，风寒暑湿，入于经络，则成自感六淫之头痛也。

【诊断】　脉必浮大。浮缓伤风，浮紧伤寒。虚数者暑，洪数者热。寸大易愈，尺实难脱。

【治疗】　宜详天行自感，属何经所主。若在太阳经者，选奇方。在阳明经，清震汤，石膏散。在少阳经，清空膏。在少阴经，独活细辛汤。在太阴经，苍术除湿汤。在厥阴经，头痛吐涎沫者，吴茱萸汤主之。因于风者，加风药。因于寒者，加热药。因于暑湿者，加凉燥之药。因于燥热者，加清润之药。运气加临，须详运气用药。又少阳头痛，耳前后脉涌有热，宜刺出其血。

【方药】　**选奇方**

防风　羌活　黄芩　甘草

---

① 胲：hǎi，出自《症因脉治·头痛论》："心疼烦闷，头痛，通连胲骨，少阴证也。"

② 抟：tuán，把东西揉弄成球形。

清震汤

升麻　苍术　干葛　甘草　鲜荷叶

石膏散

石膏　川芎　白芷　葛根

清空膏

柴胡　黄芩　黄连　甘草　川芎　羌活　防风

独活细辛汤

独活　细辛　川芎　秦艽　生地　羌活　防风　甘草

苍术除湿汤

苍术　白术　厚朴　白茯苓　陈皮　甘草　半夏曲

吴茱萸汤

吴茱萸　人参　大枣　生姜

2. 内伤头痛

【症象】　或在半边,或在两边,或痛二三日,或痛七八日,甚则数日之外。痛止,仍如平人。偶一触犯,则痛立至。如气怯神衰,遇劳即痛,痛连鱼尾,此气虚痛也。五心烦热,时常牵引刺痛,此血虚痛也。口渴唇焦,二便赤涩,此积热痛也。恶心呕吐,此痰饮痛也。恼怒即发,痛引胁下,此肝火攻冲痛也。

【原因】　或元气虚寒,遇劳即发。或血分不足,阴火攻冲。或积热不得外泄,或积痰留饮,或食滞中焦,或七情恼怒,肝胆火郁,皆能上冲头角作痛。

【诊断】　空大乏神的是气虚。若见细涩,方是血亏。或见洪数,膏粱积热。或见滑大,痰饮内结。两寸洪大,上焦有火。左关弦数,肝胆郁结。

【治疗】　若气虚者,家秘和中汤。血亏者,家秘芎归汤。膏粱积热者,栀连平胃散。酒湿上冲,葛根解醒①汤。积痰留饮者,半夏天麻汤,导痰汤。食积作痛者,平胃保和汤。肝胆有火者,柴胡清肝饮,泻青汤。

【方药】　**家秘和中汤**

人参　当归　黄芪　白术　广皮　甘草　升麻　柴胡　川芎　细辛

家秘芎归汤

当归　川芎　生地　连翘　细辛　蔓荆子

栀连平胃散

苍术　厚朴　广皮　甘草　山栀　黄连

葛根解醒汤

葛根　葛花　砂仁　木香　陈皮　白茯苓　猪苓　泽泻　人参　神曲　白术　白豆蔻　青皮　川黄连

天麻二陈汤

半夏　白茯苓　广皮　甘草　天麻

导痰汤

南星　枳壳　半夏　白茯苓　广皮　甘草

平胃保和汤

苍术　厚朴　广皮　甘草　莱菔子　山楂　麦芽　神曲　连翘

柴胡清肝饮

柴胡　白芍药　山栀　黄芩　丹皮　当归　青皮　钩藤　甘草

泻青汤　家秘清肝胆风热。

当归　龙胆草　川芎　山栀　羌活　防风　黄芩

3. 大头瘟

【症象】　身发寒热,头面肿,赤色红,壅害言语,此三阳经湿热为患。若大小传染,沿门相似,此天行湿毒症。若无传染,独一人自病,此起居不慎,偶触湿热之气,人自感冒,《内经》所谓湿上甚为热,正此症也。

【原因】　太阴司天,湿淫所胜。少阳司天,火淫所胜。阳明之胜,上行头目。湿胜则肿,热胜则痛。湿热上甚,则头面肿。

【诊断】　脉见浮洪。湿胜则浮,热胜则数。浮数宜汗,沉数宜清,浮大易愈,沉伏难医。

【治疗】　宜羌活败毒散,以散天气之邪。次用普济消毒饮加酒煮大黄,以清散热毒。浮肿红赤,外用砭刺出血,以去在表壅滞。大抵时行之症,先宜发汗,出血亦发汗之意也。

【方药】　**羌独败毒散**

羌活　独活　柴胡　前胡　桔梗　枳壳　川芎

普济消毒饮

升麻　柴胡　陈皮　甘草　人参　黄连　黄芩　桔梗　玄参　连翘　马勃　大力子　僵蚕　板蓝根

【杂论】　头痛虽有气血虚者,然痛鲜补法。

---

①　醒:chéng,喝醉了神志不清。

以但虚无邪,必不作痛。即气虚头痛,必是虚而冒寒,然后作痛。血虚头痛,必是血虚有火,然后攻冲而痛。凡治病必先治其痛。如气虚冒风寒,荆防芎苏饮,内服外熏。痛愈,以四君子汤补气。血虚有火,知柏四物汤。痛止,服当归补血汤。然头痛第一要详审胃家无滞者,可用上二法。若胸次欠适,即为痰饮凝滞,又要平胃化滞。以头痛皆因胸前凝滞而起,胸前凝滞,则胃阳不能上布,易于感邪,故平胃保和散,治头痛要着,无论内伤头痛,即外感之痛,亦用之。以外感表邪,必要宣通胃阳,方能作汗外解。故疏散胃滞,为发汗散邪妙诀。夫发汗散邪,人人知之。欲散外邪,先散胃滞,使胃阳敷布作汗,人所不知也。

（十八）齿痛

1. 外感齿痛

【症象】　身发寒热,痛连头目,甚则攻注牙龈,肿痛作脓。

【原因】　齿痛属阳明少阳二经者多。胃家有热,胆经有火,外被风寒所束。二经之热,不能发越,则郁而攻注作痛矣。

【诊断】　右关浮数,阳明风热。右关沉数,肠胃积热。左关浮紧,少阳风寒。左关沉实,肝胆之火。

【治疗】　阳明风热者,葛根防风汤。阳明积热者,外刺合谷穴,内服葛根清胃汤。少阳风寒者,柴胡防风汤。少阳风热者,柴胡清肝饮。肝胆积热者,龙胆泻肝汤。头痛,恶寒,太阳风寒外束,羌活汤。齿痛属阳明少阳者多,或有太阳症,故并列之。

【方药】　**干葛防风汤**

干葛　防风　石膏　甘草

干葛清胃汤

升麻　甘草　生地　丹皮　山栀　干葛　川黄连

柴胡防风汤

柴胡　防风　羌活　川芎　青皮　甘草

柴胡清肝饮

柴胡　白芍　山栀　黄芩　当归　丹皮　青皮　甘草　钩藤

羌活汤

羌活　防风　川芎　白芷　苍术　甘草

2. 内伤齿痛

【症象】　或齿豁,或动而长,或浮痒燥黑,时常作痛,此内伤之症也。若右上盘痛,属胃与大肠。右下盘痛,属肺胃二经。左上盘痛,属胆经。左下盘痛,属肝经。上正门痛,属心经。下正门痛,属肾经。上左右二虎牙痛,属胃经。下左右二虎牙痛,属脾经。

【原因】　齿豁而浮者,肾衰。齿动而长者,胃热。痒为血热,痛为火烁,黑则虫蚀。

【诊断】　尺脉虚大,肾水有亏。若见洪数,阴火妄动。左关弦急,肝胆之火。右关洪滑,痰火内烁。

【治疗】　肾虚阴火者,凉八味,玄武胶为丸,或知柏天地煎。左关弦急,龙胆泻肝汤。右关洪滑,化痰汤。应下者,三黄丸。大凡牙痛症,寒者少,热者多,故内伤门都用凉剂。若劳倦而胃虚齿浮者,又当用补中益气汤。不可拘痛无补法矣。

【方药】　**知柏天地煎**

黄柏　知母　天门冬　生地黄　同煎三四次,冲玄武胶收膏

化痰汤

贝母　枳实　黄芩　黄连　花粉　桔梗　元参　升麻　甘草

家秘三黄丸

黄芩　黄连　大黄　甘草　广皮

补中益气汤

人参　黄芪　当归　白术　广皮　升麻　柴胡　甘草

【杂论】　齿痛虽有各经虚实不同,然阳明积热者多。故清胃汤,治齿痛总司。然尚有分别,若膏粱食气已化,惟存积热,所谓热而无滞,可用清胃汤,苦寒直折。若积热虽重,厚味尚未化尽。所谓热而有滞,若以苦寒直折,则滞气凝遏而热愈甚。例如郁火症,用苦寒则火愈郁,服升阳散火汤则愈。东垣以清胃汤加砂仁、香附,更名清胃散。散者,散也。家秘加白豆蔻、黑山楂末,同是此意。以肠胃积热,大抵酒肉食滞,蒸酿而成,故化散胃滞,积热自清。余以平胃保和散,治口疮、齿痛及痔火、痔积俱获奇效。此深得清积热根本。故疮癣齿痛之人,不能淡薄滋味,必缠绵难愈。

（十九）胸痛

1. 外感胸痛

【症象】　初起表邪未散,下早闷痛,此伤寒门

结胸症也。胸痛胀满,咳嗽气逆,不能仰卧,此六淫之邪,伤于肺经。方书所谓肺胀胸痛也。若胸痛寒热,咳吐腥秽,又是肺痈之症。

【原因】　伤寒表邪未散,下之太早,内陷胸中。盖胸主半表半里,外邪内陷,与水饮互相盘结,则成结胸之症。若六淫之邪伤肺,肺热焦满,怫郁不宣,胸亦为之作痛。盖胸为心肺之室也。

【诊断】　沉紧而劲,下后作痛,结胸之证。脉来浮大,胸痛身热,支结之别。寸口浮大,风热肺逆。寸口脉实,肺痈之疾。

【治疗】　伤寒误下,已成结胸者,宜大小陷胸汤出入加减。若未成结胸者,宜枳壳汤治之。若肺壅风热者,加味泻白散。肺气壅塞,枳桔二母汤。肺痈作痛,桔梗汤,瓜蒌汤。

【方药】　**大陷胸汤**

大黄　芒硝　甘遂

小陷胸汤

黄连　半夏　瓜蒌

加味泻白散　治风热伤肺。

桑白皮　地骨皮　甘草　防风　荆芥

枳桔二母汤　清理气,兼消痰火。

枳壳　知母　川贝母　瓜蒌仁　苏子　桔梗

桔梗汤　治肺痈肺痿。

川贝母　薏苡仁　桑白皮　地骨皮　葶苈子　枳壳　桔梗　杏仁　甘草

瓜蒌汤　通治肺胃之痈。

瓜蒌仁一个,去皮炒黑研,甘草同煎服。

2. 内伤胸痛

【症象】　不因外感,胸中隐隐作痛。其痛缓,其来渐,久久不愈,饮食渐少,此内伤胸痛也。若见咳嗽寒热,吐痰腥秽,是则肺痿之症,而非胸痛也。

【原因】　七情六欲,动其心火,刑及肺金,或怫郁气逆,伤其肺道,则痰凝气结。或过饮辛热,伤其上焦,则血积于内,而闷闭胸痛矣。

【诊断】　滑大主痰,洪数主火。左寸洪数,心火刑金。左关弦数,肝胆有热。右寸沉结,气滞上焦。寸脉芤涩,上部畜血。

【治疗】　气不清痰,瓜蒌仁汤加青黛、海石。兼火者,栀连二陈汤,心火乘金,泻心汤。救肺,清肺饮。烦恼郁结者,加味柴胡散。气滞上焦者,四七汤。血积上焦者,红花当归汤加桃仁、牡丹皮。

有热,加炒山栀、郁金。

【方药】　**清肺饮**

地骨皮　桑白皮　桔梗　知母　黄芩　玄参　薄荷　甘草

加味柴胡汤

柴胡　黄芩　广皮　甘草　山栀

四七汤

半夏　厚朴　茯苓　紫苏　姜　枣

红花当归汤

红花　当归　红曲　赤芍药　牡丹皮　青皮　桃仁　郁金　楂肉　泽兰叶　黑山栀

【杂论】　胸痛上焦气分病,当理肺气。要分肺管胃管。若胃气有伤,胃脘气逆,亦多胸痛。其中分别,若饮食自如,而见气逆咳喘作痛,病不在胃而在于肺,当和肺气。若无喘咳气逆,而见饮食阻滞,病不在肺而在于胃,当调胃气。若二经皆病,当审其何经先起。如先见喘咳气满作痛,后见妨碍饮食者,此肺病遗祸于胃也,当治其肺,兼治其胃。若先见饮食妨碍,后见喘咳气逆,此胃病遗祸于肺也,当平其胃,兼治其肺。此从肿胀门,辨脾肺相传法中,化出辨肺胃二经之胸痛。又有语言即痛,饮食不痛者,病在于肺。饮食即痛,语言不痛者,病在于胃。此从辨喉痛症中,化出辨肺胃之胸痛也。

（二十）胁痛

1. 感冒胁痛

【症象】　并无时行传染,因自冒风寒,先见恶寒发热,胁痛耳聋,呕而口苦,此伤寒少阳经胁痛症也。若寒热已除,后乃胁痛,干呕,此表解里未和,热邪痰饮之症。二者皆感冒之症也。

【原因】　起居不慎,感冒外邪。或初感即中少阳,或传变而入少阳,邪居半表半里。

【诊断】　脉来多弦。弦紧宜汗,弦细宜和,弦数为热,弦促为结。

【治疗】　风邪在表,柴胡羌活汤。热邪在半表半里,小柴胡汤。热邪在里,小柴胡加山栀、青皮、枳壳。表已散,里气不和作痛,审知是燥痰结饮,轻则瓜蒌仁汤,重则十枣汤。若肝胆郁火成痰,家秘胆星汤主之。

【方药】　**柴胡羌活汤**

柴胡　羌活　防风　枳壳　桔梗　青皮

苏梗

加减小柴胡汤

柴胡　黄芩　广皮　甘草　山栀　青皮　桔
梗　枳壳

瓜蒌汤

瓜蒌仁　枳壳　青皮　苏梗　桔梗

十枣汤

芫花　甘遂　大戟　大枣

家秘胆星汤　治胆火成痰，胁肋作痛。

陈胆星　柴胡　黄芩　广皮　甘草　青黛
海石

2. 内伤胁痛

【症象】　并无外感之邪，或左或右，胁肋作
痛。或左右皆痛，或左右攻冲，或时痛时止，或常
痛不休，此内伤胁痛也。

【原因】　或痰饮悬饮，凝结两胁。或死血停
滞胁肋，或恼怒郁结，肝火攻冲。或肾水不足，龙
雷之火上冲。或肾阳不足，虚阳上浮。

【诊断】　右关滑大，肠胃有痰。两关俱大，膈
有悬饮。两关芤涩，乃是死血。左关数大，肝胆火
冲。尺脉沉数，肾水不足。尺脉浮大，虚阳上越。

【治疗】　痰饮聚于中脘，攻注两胁者，导痰汤
加竹沥。悬饮凝结，咳逆胁痛，十枣汤。死血作
痛，红花桃仁汤。恼怒伤肝，肝经郁火者，柴胡清
肝饮，栀连柴胡汤。肝血不足，肝气不调，家秘补
肝汤。肝肾真阴不足，龙雷之火上冲，家秘肝肾
丸。若肝肾真阳不足，无根之火失守上炎，八味丸
治之。

【方药】　**导痰汤**

南星　橘红　白茯苓　半夏　甘草　枳壳

红花桃仁汤

大黄　枳壳　厚朴　桃仁　红花　赤芍药
当归尾

柴胡清肝饮

柴胡　黄芩　山栀　白芍药　青皮　枳壳

栀连柴胡汤

柴胡　黄芩　广皮　甘草　山栀　川黄连

家秘补肝汤

当归　白芍药　生地　川芎　青皮　香附
木通　苏梗　钩藤

家秘肝肾丸　治肝肾真阴不足，龙雷之火上
炎，当滋阴降火。

天门冬　生地　当归　白芍药　黄柏　知母

【杂论】　胁痛者，左右两肋痛也。胁之下尽
处，名季胁。若痛在胁之上，名腋痛。痛在季胁之
后，名腰痛。二者皆非胁痛也。夫腋痛者，肺症
也。腰痛者，肾与膀胱症也。凡胁痛多火，皆肝胆
症也。上胁痛属肝，下胁痛属胆。或有肺气怫郁，
金邪乘木，亦令胁痛，名肺胁痛，最厉害，金乘木为
贼邪，故也。

（二十一）胃脘痛

1. 外感胃脘痛

【症象】　向无此症。偶值时令暴寒，心下闷
痛，恶厥冷，二便清利，口吐冷沫，此寒邪入胃，凝
结痰饮食积，卒然暴痛之症也。若时令暴热，心下
忽绞痛，手足虽冷，头额多汗，身虽恶寒，口燥舌
干，大便虽泻，溺色黄赤，此湿热所伤之症也。

【原因】　其人中气向寒，偶触时令之寒，则寒
凝胃口而痛。若内有积热，外遇湿热，两热蒸酿，
则热壅胃口，亦成胃痛之症。

【诊断】　脉见浮紧，寒邪在表。或见沉弦，寒
邪入里。或见浮数，表有热邪。或见浮数，里有
热结。

【治疗】　宜分寒热二条。寒痛者，先用五积
散，兼散外寒，后用温胃汤，以温内寒。热痛者，先
用神术平胃散，以清外热，后用清中汤，以清里热。
言寒则风亦在焉，言热则暑湿燥火皆在焉。

【方药】　**五积散**

白茯苓　陈皮　半夏　甘草　川芎　白芷
枳壳　厚朴　苍术　麻黄　干姜　肉桂　桔梗

温胃汤

厚朴　砂仁　甘草　陈皮　干姜　白豆蔻
黄芪　人参　姜黄　益智仁

神术平胃散

苍术　防风　甘草　石膏　知母　厚朴
广皮

清中汤

黄连　山栀　草豆蔻　半夏　陈皮　白茯苓
甘草

2. 内伤胃脘痛

【症象】　不因外感六淫，偶或伤于饮食，填塞
太仓，胸前闷痛，此食积症也。痛极应背，背心一
片如水，恶心呕吐，吐出涎痰稍缓，此痰饮症也。

时作时止,口渴唇燥,痛则多汗,此积热症也。二便清利,手足逆冷,口吐涎沫,得寒饮则甚,此积冷症也。遇气即发,或攻注作痛,或凝结作胀,此气滞症也。日轻夜重,或唧唧作声得寒则痛,得热暂缓,此死血痛也。呕吐清水,面上白斑唇红能食,时或吐蛔,此虫积症也。内伤之痛凡七。

【原因】 饮食不节,伤其胃口,太阴升降之令,凝结壅闭,则食积之痛作矣。脾胃素弱,日饮水谷,不能消受,停积中脘,则成痰饮而痛。七情六欲之火,时动于中,膏粱炙煿之热,日积于内,热久成燥,积热之痛作矣。胃阳不足,冷饮内伤,阴寒凝结,则积冷之痛作矣。怒则气上,思则气结,忧思日积,气不宣行,则气滞而成痛。血分素热,又喜辛辣之物,以伤其阴血,则停积于中,而成死血之痛。湿土主生生之令,饮食不谨,湿热内生,则虫积而成痛矣。

【诊断】 沉实有食,沉滑多痰,数大为热,迟缓主寒,气滞脉沉,死血涩结,乍大乍小,虫积使然。

【治疗】 宜用平胃散,出入主治。若食积痛,用三棱丸治之。痰饮痛者,二陈汤,导痰汤。痛甚,滚痰丸。积热作痛者,栀连清胃汤。有下症,神芎丸。积冷作痛者,豆蔻丸。气滞而痛者,苏子降气汤。死血作痛,红花桃仁汤。有下症,桃仁承气汤。虫积痛,万应丸治之。

【方药】 平胃散

苍术 厚朴 广皮 甘草

三棱丸

京三棱 枳壳 厚朴 广皮 甘草

清胃汤 见齿痛。

神芎汤

大黄 黄芩 黑牵牛 滑石 薄荷 川芎

豆蔻丸

草豆蔻 吴茱萸 益智仁 青皮 姜黄 麦芽 神曲 半夏 甘草

苏子降气汤

紫苏子 半夏 前胡 厚朴 甘草 陈皮 沉香 当归

红花桃仁汤

红花 桃仁 当归尾 泽兰叶 楂肉 丹皮 山栀

桃仁承气汤

桃仁 大黄 甘草 桂枝 芒硝 枳壳 归尾

万应丸

麦芽 神曲 雷丸 陈皮 甘草 京三棱 莪术 槟榔 芜荑 鹤虱 使君子

家秘保和散

苍术 厚朴 半夏 广皮 枳壳 鲜麦芽 楂肉 香附 槟榔 干葛 莱菔子共为细末,多冲萝卜汁、竹沥拌湿晒干,研细末白汤调服

家秘消坚散

三棱 莪术 槟榔 枳实 香附 海石

【杂论】 胃痛要分别常痛不常痛二条。又要细详若何痛重,若何痛缓,以定治疗之标准。且见痛症,须防发毒,无论胸胁腰背,皆要按其痛处,若按之愈痛,每夜发热,要防内痈。

(二十二)腰痛

1.风湿腰痛

【症象】 发热恶风,自汗身重,腰背重痛,不能转侧。

【原因】 或雨湿之年,风湿袭人肌表,或冲风冒雨,风湿感人。或以水为事,水含皮肤。

【诊断】 脉多浮涩,左尺浮涩,太阳风湿。左尺细涩,少阴风湿。左关浮涩,少阳风湿。左关细涩,厥阴风湿。右关浮涩,阳明风湿。右关细涩,太阴风湿。

【治疗】《内经》云:腰痛引项脊尻背,太阳经也,宜羌独败毒散加白芷、苍术。腰痛引脊内廉,少阴经痛也,宜独活秦艽汤。腰痛如锥刺皮中,少阳经痛也,宜柴胡独活汤。腰痛如张弓弦,厥阴痛也,宜柴胡芍药汤。腰痛不可顾,如有见,善悲者,阳明经痛也,白芷独活汤。腰以下如横木居其中,太阴经痛也,苍独肾着汤。

【方药】 羌独败毒散

羌活 独活 防风 荆芥 川芎 柴胡 前胡 甘草 苍术 白芷

独活秦艽汤

独活 秦艽 防风 川芎 苍术

柴胡独活汤

柴胡 独活 防风 川芎 苍术 青皮 甘草

芍药柴胡汤

白芍药 独活 防风 川芎 苍术 青皮

钩藤

白芷独活汤

白芷　独活　防风　苍术　秦艽　干葛

苍独肾着汤

白术　白茯苓　干葛　苍术　独活　防风

2. 寒湿腰痛

【症象】　头痛身痛无汗，拘紧腰痛，不能转侧。

【原因】　或寒湿之年，阴寒司令。或冲寒胃雨，阴寒雨湿之邪致痛。

【诊断】　脉多沉紧。左尺沉紧，太阳寒湿。左尺细紧，少阴寒湿。左关沉紧，少阳寒湿。左关细紧，厥阴寒湿。右关沉紧，阳明寒湿。右关细紧，太阴寒湿。

【治疗】　太阳寒湿，羌活败毒散加苍术。少阴寒湿，独活苍术汤。少阳寒湿，柴胡苍术汤。厥阴寒湿，四逆汤加柴胡、独活。阳明寒湿，苍术白芷汤。太阴寒湿，济生术附汤，渗湿汤。未效，用五苓散分利小便。

【方药】　**羌活败毒散**

羌活　独活　前胡　川芎　防风　荆芥　甘草　苍术

独活苍术汤

独活　苍术　防风　细辛　川芎　甘草

柴胡苍术汤

柴胡　苍术　川芎　防风　广皮　甘草　独活

四逆汤

干姜　熟附子　炙甘草　柴胡　独活

苍术白芷汤

苍术　白芷　防风　干葛　升麻　干姜　甘草　独活

济生术附汤

白术　熟附子　杜仲　干姜

渗湿汤

白术　苍术　干姜　白茯苓　橘红　丁香　甘草

五苓散

白茯苓　猪苓　泽泻　白术　肉桂

3. 湿热腰痛

【症象】　内热烦热，自汗口渴，二便赤涩，酸痛沉重。

【原因】　或湿火之年，湿热行令。或形役阳亢，外冒湿热之邪。

【诊断】　脉多沉数。左尺沉数，太阳湿热。左尺细数，少阴湿热。左关沉数，少阳湿热。左关细数，厥阴湿热。右关沉数，少阳湿热。右关细数，太阴湿热。

【治疗】　左尺沉数者，羌独冲和汤。左尺细数者，独活二妙丸。左关沉数者，柴独苍术汤。左关细数者，柴胡芍药汤。右关沉数者，芷葛二妙丸。右关细数者，防独神术汤。

【方药】　**羌独冲和汤**

羌活　黄芩　川芎　白芷　防风　细辛　苍术　广皮　甘草　独活

独活二妙丸

独活　黄柏

柴独苍术汤

柴胡　独活　苍术　防风　黄柏　黄芩

柴胡芍药汤

柴胡　白芍药　青皮　钩藤　香附　山栀　乌药　独活

芷葛二妙丸

苍术　黄柏　白芷　葛根　秦艽　独活

防独神术汤

白术　黄柏　防风　独活

4. 内伤腰痛

【症象】　日轻夜重，痛定一处，不能转侧，此瘀血停畜之症。胁肋气胀，遇怒愈甚，此怒气郁结之症。腰间重滞，一片如水，得热稍减，得寒愈甚，此痰注作痛之症。时常怕冷，手足不暖，凡遇寒气，腰背节痛，此真火不足，阳虚之症也。五心烦热，足心如火，痛如锥刺，此阴虚火旺之症也。

【原因】　挫闪跌仆，劳动损伤，则腰腹作痛。七情恼怒，忧思郁结，则腰胁疼痛。脾湿不运，水饮凝结，则为痰注腰痛。先天不足，真阳亏损，则为阳虚腰痛。真水不足，复损阴精，则肾虚火旺而腰痛。

【诊断】　尺脉芤涩，瘀血之诊。尺脉沉结，怒气所伤。尺滑尺伏，皆主痰涎。空大微迟，真阳不足。细数躁疾，火旺水干。

【治疗】　瘀血停滞者，调荣活络饮，四物桃仁汤，红花桃仁汤。血虚者，四物羌活汤。怒气郁结者，柴胡清肝饮加木香、独活。痰涎停注者，南星二陈汤加海石、香附。真阳不足者,金匮肾气丸,河车膏。阴虚火旺者,知柏天地煎,知柏地黄丸,加玄武胶、阿胶为丸。

【方药】 调荣活络饮

当归尾 红花 桃仁 赤芍药 独活 牛膝 秦艽 桂枝 大黄

四物桃仁汤

当归尾 赤芍药 川芎 怀生地 桃仁 独活 香附

红花桃仁汤

红花 桃仁 赤芍药 当归尾 秦艽 独活

四物艽活汤

当归 白芍药 川芎 生地 秦艽 独活

【杂论】 《内经》论腰痛,诸条不一。其曰:太阳所至为腰痛,少阳腰痛如针刺,阳明腰痛不可顾。此数者,乃论外感腰痛也。其曰:用力举重,入房过度,转摇不能,肾将惫矣,此论内伤腰痛也。入手务须分明,不可以腰为肾府,遽施补剂,酿成痼疾为要。

(二十三)腹痛

1. 风气腹痛

【症象】 风冷着腹,即患腹痛。或发寒热,腹中攻注。或腹中作响,大便作泻。

【原因】 偶值衣被太薄,外又风气所伤,风与寒常相因,风气入于肠胃,传于太阴,则腹痛作矣。

【诊断】 浮缓不数,乃是风冷。或见沉缓,风邪内伏。左关浮弦,风入肝胆。右关浮数,风伤肠胃。

【治疗】 脉浮缓者,祛风。脉沉弦者,和里。寒热脉浮,防风汤。腹中作响,大便作泻,平胃五苓散加防风。脉迟者,建中汤加防风。左脉浮,柴胡汤,右脉浮,干葛汤。

【方药】 防风汤

防风 葛根 柴胡 桂枝 甘草 白芍药

建中汤

桂枝 饴糖 甘草 生姜 白芍药

2. 寒气腹痛

【症象】 面黄唇白,手足多冷,恶寒不热,二便清利,腹中绵绵作痛。

【原因】 腹主太阴,其人阳气不足,又冒外寒。《内经》云:寒气入经,卒然而痛。

【诊断】 脉多沉伏,或见微弱,或见弦紧,或见迟弦。

【治疗】 左关弦紧者,宜散寒,桂枝芍药汤。右关迟弦,加味建中汤。六脉沉伏,四肢冷,四逆汤。六脉微弱,中气虚寒,理中汤。

【方药】 桂枝芍药汤

桂枝 广皮 甘草 生姜 白芍药

加味建中汤

桂枝 生姜 芍药 甘草 饴糖 大枣 广皮 砂仁

四逆汤

甘草 干姜 附子

3. 暑湿腹痛

【症象】 热令当权,忽而风中作痛,肠中作响,痛泻交作,此暑湿霍乱之类也。

【原因】 夏令暑湿之邪,与肠胃水谷,互相混乱,暑热不得发越,食气不得运化,而诸腹作痛之症成矣。

【诊断】 伤暑脉虚,腹痛脉大。虚大弦数,暑热之痛。滑大而数,暑食所伤。痛极郁遏,脉反沉伏。

【治疗】 脉洪大者,黄连香薷散。脉弦数者,清热胜湿汤。痛一阵,泻一阵,平胃散煎汤调六一散。寒热脉伏,或寒热脉浮大,皆宜发表,败毒散。大便结,厚朴三物汤。腹痛呕吐,藿香正气散。

【方药】 黄连香薷散

川黄连 香薷 白扁豆 厚朴

清热胜湿汤

黄柏 黄连 泽泻 苍术 厚朴 白茯苓 广皮 甘草

平胃散

厚朴 广皮 甘草 熟苍术

败毒散

羌活 独活 川芎 荆芥 防风 前胡 柴胡 桔梗 广皮 甘草

厚朴三物汤

厚朴 枳壳 大黄

藿香正气散

厚朴 广皮 苍术 甘草 半夏 藿香 腹皮 神曲 紫苏

4. 燥火腹痛

【症象】 满腹刺痛,攻注胁肋,口渴身热,烦躁不寐,小便黄赤,不吐不泻。

【原因】　或令值燥热,或燥金司政,燥气伤人,肠胃干涸,不得流利,不通则痛。

【诊断】　脉见躁疾,躁则为燥,疾则为热,躁疾兼见,则为燥热。

【治疗】　脉数应下者,芍药黄连汤。攻刺胁肋者,柴胡清肝饮。目黄便赤,痛连小腹,龙胆泻肝汤。口干脉数者,葛根石膏汤。小便赤涩,木通汤调益元散。大便结,四顺饮合本事凉膈散。

【方药】　芍药黄连汤

当归　川连　大黄　甘草　赤芍药

柴胡清肝饮　治肝胆有热。

柴胡　青皮　枳壳　山栀　木通　钩藤　苏梗　黄芩　知母　甘草

龙胆泻肝汤

黄芩　山栀　知母　天冬　麦冬　龙胆草　黄连　柴胡　人参　甘草

葛根石膏汤

干葛　石膏　知母　粳米

四顺饮

当归　大黄　白芍药　怀生地

本事凉膈散

芍药　连翘　薄荷　大黄　桔梗　山栀仁葛根

5. 热积腹痛

【症象】　身热腹热,烦躁不寐,时作时止,痛则汗出,或寐而作声,或痛而一泛即欲下痢,一利即止。

【原因】　或膏粱酒热,日积于中。或心肝火动,煎熬于内。或多食过饱,停积发热。

【诊断】　右关滑数,肠胃积热。左关弦急,肝胆有火。热积内伏,脉反沉伏,按之良久,应指劈劈。

【治疗】　膏粱厚味者,枳壳川连汤。痛而欲痢,痢后稍减,片时复痛,承气汤选用。酒热成积者,栀连平胃散加枳葛。食积热者,保和丸加枳连。右关洪数者,清胃汤。左关洪数者,家秘龙胆泻肝汤。

【方药】　枳壳川连汤

枳壳　川黄连

栀连平胃散

厚朴　广皮　甘草　山栀　葛根　熟苍术

川连　枳壳

保和丸

山楂　神曲　半夏　白茯苓　莱菔子　广皮连翘

清胃汤

升麻　山栀　甘草　丹皮　川黄连

家秘龙胆泻肝汤

柴胡　山栀　知母　天冬　麦冬　胆草　人参　甘草　川黄连

6. 寒积腹痛

【症象】　绵绵而痛,无增减,得热稍止,得寒更甚,身无热,小便清利,痛则下利。

【原因】　真阳不足,身受寒邪,口伤生冷,胃阳不能腐熟消化,则寒积凝滞,不得宣行,而腹痛矣。

【诊断】　脉多沉迟,或见沉紧,或见沉弦,或见沉涩。寒冷太甚,脉至沉伏。

【治疗】　脉沉迟,理中汤。脉沉紧者,豆蔻丸。脉沉弦者,建中汤。脉沉涩者,宜宣通中气,治中汤。

【方药】　理中汤

人参　白术　炮姜　炙甘草

豆蔻丸

青皮　半夏　麦芽　神曲　草豆蔻　吴茱萸甘草　益智仁

7. 食积腹痛

【症象】　胸腹胀满,痛不欲食,嗳气作酸,痛而欲利,利后稍减。或一条扛起,手按则痛。

【原因】　饮食不节,或饥饱伤损,或饱时强食,或气食相凝,或临卧多食。

【诊断】　右关滑大,或见沉实。迟缓主寒,实数主热。食填太仓,脉乃促结。饮食下肠胃,脉必数实。

【治疗】　胸胀腹痛,不能饮食,枳壳化滞汤。一条扛起,痛而欲利,承气汤选用。食在上脘,宜消不宜下,保和丸,枳术丸。热积应下,三承气汤。寒积应下,煮黄丸。

【方药】　枳壳化滞汤

枳壳　厚朴　神曲　广皮　麦芽　莱菔子砂仁

8. 酒积腹痛

【症象】　痛而欲利,利下黄沫,天明即发,饮酒痛甚,小便赤涩。

【原因】 其人浩饮无度,谷肉留滞于中,热气聚积于内,湿热伤脾。

【诊断】 脉见洪大。洪数主热,实大主积。滑大洪数,酒湿之积。酒积内伏,脉反弦结。

【治疗】 痛而欲利,脉沉数者,枳壳大黄汤。口苦舌干,干葛清胃汤。利下黄沫,栀连平胃散加枳壳。小便赤涩,益元散。

【方药】 **枳壳大黄汤**

枳壳 大黄 广皮 木通 葛根 厚朴 甘草

干葛清胃汤

升麻 葛根 甘草 川黄连

9. 虫积腹痛

【症象】 腹中有块,块或耕起,痛而能食,时吐清水,或下长虫,面见白点,唇无血色,或爱食一物,肚大青筋。

【原因】 脾为太阴,专主于腹,喜燥恶湿。若脾胃湿热,则水谷停留,湿热化生,虫积易成。

【诊断】 乍大乍小,乍缓乍缓。或见沉滑,或见沉涩,虫积牢固,其脉沉实。

【治疗】 腹中有块,秘方万应丸。时下长虫,追虫丸。平居调理,宜用健脾消积之药。

【方药】 **秘方万应丸**

三棱 莪术 槟榔 橘红 芜荑 雷丸 鹤虱 干漆 砂仁 神曲 使君子 麦芽 木香 胡黄连 炙甘草

追虫丸

黑丑 槟榔 雷丸 南木香 使君子 苦楝根皮

10. 血滞腹痛

【症象】 不作胀,不饱满,饮水作呃,遇夜更痛,痛于一处,定而不移。服行气消化之药,不应。以热物熨之,稍减。

【原因】 气血通流,人乃不病。若恼怒伤肝,思虑伤脾,焦劳伤心,甚至跌仆伤损,辛辣不禁,血乃凝滞,腹乃痛矣。

【诊断】 多见芤涩,或见沉细,血滞停瘀。或亦牢实,停蓄发热,脉亦数疾。

【治疗】 饮水作呃,脉见芤涩,桃仁当归汤。大便硬痛,桃仁承气汤。脉数疾者,去桂枝。血行之后腹仍痛者,戊己汤,加广皮以和其气。

【方药】 **桃仁当归汤**

桃仁 当归 丹皮 郁金 泽兰叶 楂肉 红花 山栀 红曲 赤芍药

桃仁承气汤

桃仁 大黄 芒硝 甘草 桂枝

家秘戊己汤 治血虚腹痛,加广皮,并治气滞。

白芍 甘草

11. 血虚腹痛

【症象】 隐隐作痛,如细筋牵引,下引小腹,上引肋稍,肢体瘦弱,面色萎黄,腹虽痛而不饱闷,痛无定处。

【原因】 或瘦人多火,阴血日涸。或去血过多,阴分日亏。或忧思过度,煎熬真阴,则诸经凝泣而腹痛矣。

【诊断】 脉见细涩,或见虚微。阴虚阳旺,乃见细疾。气离血散,弦细而极。

【治疗】 痛引小腹,牵引肋稍,脉见细涩,戊己汤,补肝散,逍遥散。阴虚阳旺,脉见细数,知柏四物汤,归芍地黄丸。

【方药】 **补肝散** 《家秘》治血虚诸痛。

当归 川芎 秦艽 羌活 熟地黄 白芍药

逍遥散

茯苓 柴胡 白术 广皮 甘草 当归身 白芍药

知柏四物汤

当归 川芎 知母 黄柏 白芍药 熟地黄

12. 气结腹痛

【症象】 胸腹胀满,痛应心背,失气则痛减,气闭则痛甚。服破气之药,稍减。服补气之药,则愈痛。

【原因】 怒则气逆,思则气结,若人忧愁思虑,恼怒悲哀,皆能郁结成病。或气食相凝,用力劳动,起居不慎,则气亦伤结而痛作矣。

【诊断】 下手脉沉,便知是气。沉迟气寒,沉数气热,沉伏气凝,沉涩气结。

【治疗】 心腹胀者,枳朴香砂汤。痛应背心,气结痰凝者,二陈四七汤。痛攻胁肋者,枳壳青皮饮。气食相凝脾家,中气郁结,调气散。恼怒伤肝,木气不得条达,柴胡清肝饮。气结便实,脉数应下者,厚朴大黄汤。脉迟应下者,煮黄丸。气寒而结,当归散。气热而结,宜清解。

【方药】 **枳朴香砂汤**

枳壳　厚朴　香附　砂仁

二陈四七汤

茯苓　广皮　甘草　苏梗　厚朴　制半夏

枳壳青皮饮

枳壳　青皮　木通　苏梗

调气散

沉香　木香　藿香　苏梗　砂仁　白豆蔻　甘草　白檀香

柴胡清肝饮

柴胡　山栀　丹皮　青皮　苏梗　白芍药　钩藤

煮黄丸　治腹痛脉迟应下之症。

雄黄　巴豆霜

13. 气虚腹痛

【症象】　面色萎黄,言语轻微,饮食减少,时时腹痛,劳动则甚,按之稍减。

【原因】　或久病汗下,久泻伤元,劳形气散,饥饿损伤,或急于奔走,或勉强行房,气道虚损。

【诊断】　脉见微弱,或见空大,或见细涩,元气虚惫,脉反动急。

【治疗】　气怯神倦,脉见微细,四君子汤。遇劳痛甚,脉大无力,补中益气汤。饮食减少,香砂六君子汤。

【方药】　**补中益气汤**　治气血两亏,元气下陷之症。

人参　白术　当归　黄芪　广皮　柴胡　甘草　升麻

香砂六君子汤

人参　白术　广皮　白茯苓　熟半夏　藿香　砂仁　炙甘草

【杂论】　凡作痛于内,即防内痛。以其外不现形,最能误人。如咳嗽胸痛之肺痈,胁痛寒热之肝胆痛,能食胃痛夜间寒热之胃痛,腰痛之腰注,推之身痛寒热,未发之流注,腿痛内溃之附骨疽,皆宜注意及之。

(二十四)小便不利

1. 热结小便不利

【症象】　咳喘面肿,气逆胸满,此肺与肠胃有热,而小便不利。烦热闷躁,舌赤便闭,此心与小肠有热,而小便不利。腰痛骨蒸,两足心热,此肾与膀胱有热,而小便不利。

【原因】　肺主通调水道,肠胃主传化水谷。上焦失清化之令,则不能下输膀胱,而小便不利。心与小肠为表里,心移热于小肠,则小便不利。肾与膀胱主下部,司小便,二经有热,则下焦热结,而小便不利矣。

【诊断】　右寸洪数,肺经有热。寸数连尺,大肠之热。寸数连关,肺胃皆热。左寸细数,心经之火。左寸大数,小肠之热。左尺细数,肾火之诊。左尺大数,膀胱结热。

【治疗】　肺经有热者,清肺饮,黄芩泻白散。大肠有热,黄连枳壳汤。胃热不清者,清胃汤。心经有火,泻心汤。小肠有热,导赤各半汤。肾经有火,知柏地黄丸。膀胱结热,车前木通汤。

【方药】　**清肺饮**

桔梗　黄芩　山栀　连翘　天花粉　玄参　甘草

黄芩泻白散

黄芩　桑白皮　地骨皮　甘草

黄连枳壳汤　见湿热痢。

车前木通汤

车前子　木通

2. 偏渗小便不利

【症象】　泄泻不止,水谷不分,水中漉漉有声,或痛或不痛,小水全无,此水液偏渗于大肠也。

【原因】　胃为仓廪之官,司纳水谷。小肠为受盛之官,化物出焉。然必借脾气冲和,乃能运行分利。苟脾元失职,则胃中水谷,不得消磨,小肠水谷,混浊不化,于是阑门之泌别不清,水谷偏走大肠,为小便不利矣。

【诊断】　右关弦大,胃家之病。右关弦细,脾气有损。左寸偏弦,小肠之诊。

【治疗】　胃有痰饮者,二陈平胃散。胃火不清者,清胃汤。胃寒不能磨化者,理中汤。小肠有热者,导赤各半汤。小肠气滞者,木通枳壳汤。脾虚不能运化水谷,四君子汤。脾寒不能腐熟水谷,理中汤。中气衰弱,不能升降阴阳,补中益气汤。脾家有热,不能分清降浊者,黄连戊己汤合泻黄散。

【方药】　**二陈平胃散**

白茯苓　半夏　熟苍术　厚朴　广皮　甘草

木通枳壳汤

木通　枳壳

泻黄散

防风　藿香　山栀　石膏　甘草

3. 气虚小便不利

【症象】　气怯神离，面色萎黄，言语轻微，里无热候，唇不焦，口不渴，欲便而不能。

【原因】　或元气素虚，或汗下太过，或病久气弱，或劳形气伤，或起居如惊，三焦气乱。

【诊断】　右寸脉弱，肺气不足。右关脉弱，中气不足。左尺脉细，膀胱气弱。

【治疗】　肺气不足者，生脉散。中气不足者，补中益气汤。膀胱气弱，不及州都者，人参车前汤。

【方药】　**人参车前汤**

人参　车前子

4. 阴虚小便不利

【症象】　内热神衰，肌肉黑瘦，下午咳嗽，小水不通。

【原因】　肺主生水，肺阴不足，则化源失令，而小便不利。肝主疏泄，肝阴不足，则亢阳癃闭，而小便不利。肾主关门，肾阴不足，则水竭于下。

【诊断】　脉多细数。右脉细数，肺阴不足。左脉细数，肝肾阴虚。

【治疗】　肺阴不足，生脉散，人参固本丸。肝阴不足，海藏四物汤。肾阴不足，知柏天地煎加玄武。肝肾俱虚，肝肾丸。

【方药】　**人参固本丸**

人参　怀生地　怀熟地　天门冬　麦门冬

海藏四物汤

当归身　白芍药　生地黄　牡丹皮

5. 阳虚小便不利

【症象】　憎寒喜暖，手足逆冷，小腹如冰，心胃无热。

【原因】　肝主疏泄，肾主开阖，肝之真阳虚，则施泄无权。肾之真阳虚，则关门不利。此聚水生病，而小便不利之因也。

【诊断】　左关沉迟，肝阳不足。两尺沉迟，肾阳不足。六脉沉迟，诸阳亏损。

【治疗】　乙癸同源，肝肾同治，以金匮肾气丸，八味丸主之。各经阳虚者，佐以理中汤。

【方药】　**金匮肾气丸**　即八味丸加牛膝、车前子。

【杂论】　小便不利，真阳不足者，用肾气丸。

真阴不足者，用滋肾丸，知柏地黄丸。热结膀胱者，用五苓散，车前木通汤。心移热于小肠者，用导赤散。此分经用方之大法也，然临症用治，又宜化出法外之法。例如家秘用导赤散，以利小便，有三等用法。一加黄芩以清上焦之肺，遵利小便，莫如清肺之法也。一加川连以清上焦之心，遵清心火，则小便自利之法也。一加黄柏以清下焦肾经之火，遵热结膀胱，当清下焦之法也。又如家秘用清肺饮，以利小便，亦有几等用法。左关脉数，肝胆有火，加青黛、柴胡。左寸脉数，心经有火，加川连、木通。右关脉数，阳明有火，加干葛、石膏。两尺脉数，肾与膀胱有火，加车前子、黄柏。又如用泻白散以利小便，亦有各条用法。若左关脉数，肝胆见症，加柴胡、黄芩。左寸脉数，心经见症，加木通、川连。右关脉数，肠胃有热，加黄连、大黄。左尺脉数，肾部有火，加黄柏、知母。膀胱有热，加车前子、滑石。按经照脉，对症用药，方能见效，殊难借笔墨尽宣也。

（二十五）大便闭结

1. 积热便结

【症象】　内热烦躁，口苦舌干，小便赤涩，夜卧不宁，腹中胀闷，胸前苦浊，大便不行。

【原因】　或膏粱积热，热气聚于脾中而不散。或过服温热，热气伏于大肠而干结，皆能令大便闭结也。

【诊断】　右寸细数，肺热下遗。右寸大数，大肠积热。右关细数，脾家之热。右尺沉数，亦大肠热。

【治疗】　肺热下遗大肠，清肺饮。大肠积热者，黄连枳壳汤。脾家积热者，黄连戊己汤。

【方药】　**清肺饮**　见前小便不利。

黄连枳壳汤

川黄连　枳壳

2. 气秘便结

【症象】　心腹胀满，胁肋刺痛，欲便而不得便，此气实壅滞之症也。若质弱形弱，言语力怯，神思倦怠，大便不出，此气虚不振之症也。

【原因】　怒则气上，思则气结，忧愁思虑，诸气怫郁，则气壅大肠，而大便乃结。若元气不足，肺气不能下达，则大肠不得传道之令，而大便亦结矣。

【诊断】 盛则沉实,虚则细微。右寸沉实,肺气郁结。右关沉实,脾气郁结。左关沉实,肝胆气结。右寸细微,肺气不足。右关微细,脾气不足。

【治疗】 肝气壅盛者,枳桔泻白散。脾胃郁结者,平胃二陈汤。肝胆气结者,清肝饮。大肠气结者,枳桔汤。元气不足者,四君子汤。肺虚不能下达,生脉散合参橘煎。

【方药】 **枳桔泻白散**

枳壳 桔梗 桑白皮 地骨皮 甘草

清肝饮 见腹痛。

参橘煎

人参 橘皮

3. 血枯便结

【症象】 形弱神衰,肌肉消瘦,内无实热,大便秘结,此阴血不足,精竭血燥之虚症也。若内热烦热,或夜间发热,睡中盗汗,此阴中伏火煎熬血干之症也。

【原因】 或久病伤阴,阴血亏损,高年阴耗,血燥津竭,则大便干而秘结。若血中伏火,煎熬真阴,阴血燥热,则大便亦为之闭结。

【诊断】 六脉沉数,血液干枯,细小而数,阴血不足,滑大而数,血中伏火。

【治疗】 久痛伤阴,脉细而数者,四物麻仁丸。高年阴耗,血燥津竭者,生脉散,天地煎。血中伏火,滋血润肠汤,脾约丸。

【方药】 **四物麻仁丸**

当归 白芍药 生地黄 川芎 麻仁 生何首乌

天地煎

天门冬 生地黄

滋血润肠汤

当归 白芍药 生地 大黄 红花 麻仁

【杂论】 大凡去病,止有毛窍二便,三条去路。故伤寒身热不减,首重发汗解肌。里热不解,又重于清利二便。《内经》治肿胀,惟立开鬼门,洁净府,内外分消。开鬼门者,发汗解肌也。洁净府者,清利二便也。按此三条,初学无有不知,究其下手真诀,则白首皆不知矣。故医学一道,只能授人以规矩大法,而尤以内科为难,非随机应变,心灵手敏不可。

妇科学讲义

上海秦之济伯未　述

吉林辛瑞锋

福建杨忠信　参订

吉林高仲山

浙江朱启后

李　薇　柳越冬　整理

《妇科学讲义》为中医妇产科学著作，秦伯未著，现存 1930 年上海秦氏同学会铅印本。本书系秦氏所编《国医讲义六种》之一。可以作为中医院校专科教材，以及中医妇产科临床诊疗参考，也是中医爱好者自学的重要参考书。

全书分为上编、下编两部分。上编为妇科概论，包括妇科之特异、妇科之概治、妇科之诊断、妇科之药法、肝为先天说、治重奇经说、血常有余说、气常多郁说、天癸之研究、月经之研究、乳房之研究、骨盘之研究、生殖器解剖、胎生学原理、胎儿之发育、生产之正规、不孕之原因、求孕之方法等十八个篇目。内容以中医理论为主，结合现代医学理论，概述了妇女之生理、病理、病因、治则，以及胎产生育的基本知识。下编分述月经、带下、胎产以及妇人杂病等四个篇目，包括月经、崩漏、带下、白淫、不孕、胎前、小产、临产、产后、乳疾、隐疾、积聚等十大类，九十六种妇产科常见病，每病均列出症象、病因、诊断、治疗以及方药。每一大类之后，均以"杂论"方式对该类病的辨证论治做了综合分析。全书 3 万余字，条理清晰，言简意赅，颇有独到见解。

此次点校本书以 1930 年上海秦氏同学会铅印本为底本。

上编　妇科概论

一、妇科之特异

妇人病之不同于男子者，惟经带胎产乳阴等数项而已。《医宗金鉴》所谓男、妇两科同一治，所异调经崩带癥，嗣育胎前并产后，前阴乳疾不相同是也。其他外感饮食劳倦等伤，率与男子同治。然则研究妇科者，仅习此数项已足耶，是又不然。盖外感饮食劳倦等伤而不涉于经带胎产数项，则可依男子治。倘外感而适值经临经断胎前产后，则其治即变易。如经行外感，用桂枝四物汤或麻黄四物汤，以祛邪调经。产后外感，用黄芪建中汤，以扶正祛邪，与通常之仅用麻黄桂枝者大异。故妇科之专病有限，而妇科之变化无涯。即妇科虽属专科，不可不明内科之一切方法。今人以为妇科可以独立，不免如坐井观天，蠡管测海，其所见不广，奚能尽变化之能事乎。至若《金匮》于月经胎产之外，列为三十六病。曰三痼，一羸瘦不生肌肉，二绝产乳，三经水闭塞。曰五伤，一两胁支满痛，二心痛引胁，三气结不通，四邪思泄利，五前后痛冷。曰七害，一窍孔痛不利，二中寒热痛，三小腹急坚痛，四脏不仁，五子门不端引背痛，六月浣乍多乍少，七害吐。曰九痛，一阴中痛伤，二阴中淋漓痛，三小便即痛，四寒冷痛，五经来腹痛，六气满痛，七汁出阴中如虫啮痛，八胁下痛，九腰胯痛。曰十二癥，一所下之物如膏，二如黑血，三如紫汁，四如赤肉，五如浓痂，六如豆汁，七如葵羹，八如凝血，九如清水，十如米泔，十一如月浣，十二如经度不应期。凡此三十六种，《千金》俱有方治可稽也。

二、妇科之概治

妇科中有数种肯定之训诫，如经事前期为热，后期为寒，又胎前宜凉，产后宜温等等，最足误事。夫医家难于识病，正以病症复杂，苟能如此规定，只须检方投服，何必诊断耶。考其以经前为热，经后为寒者，因血得热则妄行，血得寒则凝洹也。以胎前宜凉，产后宜温者，以胎火易动，产虚中寒也。宁知气虚不能摄血，经亦先期，可用清凉乎。血枯不能流溢，经亦后期，可用辛热乎。胎前受寒，能守凉之训乎，产后病热，能守温之诫乎。倘初学时印象太深，临诊时必受拘束，虽有识见，亦必疑迟而不敢放胆用药，罔论不能成名医，抑且不能医一病，此最不可从者也。更有怀孕受病，相戒胎坠，下恐伤胎，消亦恐伤胎，热恐伤胎，温亦恐伤胎，以至任何方法不敢用，惟选轻浅平淡之药与之，卒至药不能伤胎，亦不能去疾。《内经》云：妇人重身，毒之何如，有故无殒，亦无殒也，大积大聚，其故可犯也，衰其大半而止，过则死。其云过则死者，即大毒治病，十去其六之旨。云有故无殒者，即有病病受之意，未尝言胎病以轻浅平淡为合格也。尤有拘执者，以带下为湿热入于带脉，竟用黄柏、乌鲗骨等。不复知脾虚而带脉弛缓者，非用参术升麻不可。肝郁而带脉失和者，非用归芍柴胡不可。火盛者可用黄连大黄之凉泄，虚甚者可用金樱芡实之固摄。卒至带下之病，鲜见痊愈，且视为十女九带，无关紧要，亦有以威喜丸为珍品者，其丸用茯苓黄蜡合成，正所谓味同嚼蜡耳。

三、妇科之诊断

妇科诊断，妊娠为难。妊娠之脉，前后非一，若为分别，约有三期。一者胎初结时，其气未盛，血供其求，阴因受蚀，故阴脉比阳脉小弱，而见涩滞之象。《金匮》曰：妇人得平脉，阴脉小弱，名妊娠。于法六十日，当有此证。李濒湖论涩脉曰：妇人非孕即无经。涩为血少，即仲景小弱之义，此妊娠初期之脉也。三四月以后，经血因蓄久而渐充，向之弱者，今则转为强矣，阴脉既强，遂呈搏动之象。《素问》所谓妇人手少阴脉动甚者，任子也。又阴搏阳别，谓之有子，皆属此期。《千金方》所谓三月脉数是矣，此妊娠中期之脉也，胎既成熟，脉又转平。《素问》曰：何以知怀子之且生，身有病而无邪脉也。曰无邪脉，其脉之调和可知。夫阴阳调和，而胎落子出，亦犹天地交泰，而云腾雨施矣，此妊娠末期之脉也。至于三者之中，中末二期最易别，初期最难辨，盖妇人见涩脉，主有孕，亦主不月。故脉法云：孕为胎病，无孕血竭。滑伯仁云：女人有孕为胎痛，无孕为败血。又云：尺涩女人月事虚败，若有孕主胎漏不安。史载之曰：肝脉涩而不绝，尺脉微陷，心脉滑，是孕。若肝脉涩而尺脉急长，为败血，为积血，非孕。由是以观，前人对于妇人涩脉，固明明有两说，学者遇此，务须体认。

四、妇科之药法

用药有一定之法程，而实无一定之规则，贵能随机变化，逢症权宜。近世治妇科者，执几纸调理血分之方，即谓能操宰妇女各病，甚有以当归为妇女必要之药，四物汤为妇女必用之方。岂知妇女虽以血为先天，当归虽习用于经病，而血枯经闭，内热烦渴，能用当归之辛窜否？血崩欲脱，眼目昏暗，能收四物补益之效否？亦有以为妇女善郁，一见胸闷腹胀，即许为肝气，浪用沉香、郁金、枳壳、青皮之属。焉知理气之品，俱能耗气燥血，气未必舒，水木先槁，积而久之，委成不治，皆不从内科基本上作整个之研究故也。虽然，若习内科而见吐血则一味凉腻，见遗精则一味填涩，其流弊正五十步与百步，尚何道哉！

五、肝为先天说

妇女之所以异于男子者，不仅生殖机能之各别，其内分泌之作用，亦自有不同之处。故《内经》谓男女皆有天癸，男子天癸至，则肾气盛，精气溢泻。女子天癸至，则任通冲盛，月事以时下。是男子之作用在肾，固已明矣。若女子之任脉隶属于肝，冲脉隶属于胃，虽曰胃为生化之源，而其作用实由于肝之疏泄。惟其疏泄有权，则阳明胃中所生之血，能由冲脉而下注于胞中，故中医以任主胞宫，又以胞宫属肝。西医以肝之内分泌，有关于女子之生殖器。凡在经水下行之时，其肝脏必致充血，然则女子自二七天癸至，七七天癸竭，固无时不以肝为用。此其所以以肝为先天也，矧月经胎产，妇女之所不能免，唯其不能免，故妇科病中月经病与胎产病占大部分。纵病情各个不同，要无不伤其血液，何则月经胎产，在与血液有关，而直接受其影响者，厥惟肝脏。因其亏，故肝不得养，

肝阴不足，肝阳有余，发为头晕目眩，筋挛胁痛，气上逆，胃不和，甚则痉厥。此从病理上推究，不仅肝为先天，且妇科以肝病为多，亦不言而喻矣。

六、治重奇经说

傅青主治妇科，主重奇经八脉，故方多特效。然在实际上考察，亦惟任冲二脉，最有关系。盖任脉者，即植物性神经也，主内脏之营运，为阴脉之总司。女子属阴，任主阴液，成熟之卵珠，全赖任脉以资营运。故女子生理，输卵管上口接连于卵巢，下口直达于子宫，如无任脉以通之，则输卵管不自输也。不然，女子未届发育之时，输卵管固已早具，其无月事时下者，任脉未通故也。任脉何以通，因青春腺之自然发育而使之通。故经曰：天癸至，任脉通。非任脉通，而天癸至焉，益见生理发育，循序而进。苟其不通，任脉为病，为带下瘕聚。故善调经者，必先治带治瘕，而任脉自通也。冲脉者，即大动脉及大静脉也。冲为血脉之海，起自胞中，上丽于胃，胃主纳谷，上以奉心而生血，血液有余，则由冲脉导引而下。冲脉者，是自下而上，复由上而下，取名曰冲，冲动也，故西医称之曰大动脉也。冲为血海，静血所汇，故又称之曰大静脉，是其体为阴，故曰血海。其用为阳，阳主动，女子年届二七，正血旺之时也，冲脉当盛。脱不然者，虽有青春腺促进发育，植物性之任脉输送卵珠，苟无体用兼备之冲脉以为之荣，则月事仍不能以时而下，故曰女子以血为荣。又曰女子血胜于气，其即太冲脉盛之谓欤。太冲脉盛，上行助血液之生化，下行养卵珠之成熟，此女子之所以一届发育年龄，即具有生理上之自然变化也。

七、血常有余说

女子有余于血之说，本自月事时下，不知月事之来，乃卵巢成熟之一种现象，非五脏之血有余而排泄于外。否则女子之吐血血崩，将认为不足虑，亦将无补血之药剂矣。探究其源，不免蒙阴阳之影响。盖男阳女阴，对待之称，非真女子不足于阳而有余于阴，亦非女子可专重于阴，而不重于阳。扼要言之，气血为立命之根，阴阳为相生之机。孤阳不生，独阴不长，气少不运，血竭不荣，岂有一体之内，可以偏颇耶？更有因男子肾为先天，女子肝为先天，遂以女子之经，与男子之精，相提并论，亦

属大谬。夫男子之精,为结成胎儿之要素,女子之经,乃子宫排泄之废物。纯粹之血,为营养全身之资料,月经之血,为废弃无用之恶物。故经血必须按月而下,否则当泻不泻,即有血癥石瘕之患,非如吐血遗精,必须制止。进言之,人身之血,生化于心,总统于脾,收藏于肝,宣布于肺,施泄于肾,灌溉各处,奉养生身,外而四肢五官,内而五脏六腑,无不赖以滋荣,一泻已不堪支,岂可一月一行。是则血常有余之说,其不可信明甚,而比拟于精,尤属不类了然矣。

八、气常多郁说

女子工愁善郁,气分结滞,此为气常多郁说之导源。其所谓气,多属于肝,以肝为腺体,功用綦大。其外分泌腺液,能制造胆酸盐质,以助消化器之蠕动。内分泌腺液,能感动回血管,以助循环器之营行。若因情志抑郁,必致腺体阻滞,消化因而迟钝,循环因而窒塞,轻乃胀闷不舒,饮食减少,重乃痛不止,形体瘦削。或见呕吐,或结癥瘕,或传为虚劳,或变成臌膈,今人所称肝气者是也。治之之法,初则理气解郁,宣络解郁,降逆平肝,和中平肝。继而营血暗亏,郁而化火,则养血柔肝,滋水柔肝,清火解郁,泻火解郁,诸法尽之矣。因此之故,遂谓妇科以调经为先,调经以理气为先,良由气为十二经脉之引导,内外百体之主宰。经所谓百病多生于气,况女子以血为主,以气为用,气和则血亦和,气滞则血亦滞,其言殊可味也。

九、天癸之研究

天癸非月经也。《内经》曰:女子二七而天癸至,任脉通,太冲脉盛,月事以时下。男子二八肾气盛,天癸至,精气溢泻,阴阳和,故有子。其天癸与月事并举,且男子亦有天癸,则天癸非月经,不得混称。审矣,盖女阴之内部,子宫之两侧,有物如囊,色呈苍白,左右各一,而为繁殖器最要之部分者,卵巢也。女子一届妙龄,身体成熟,卵巢中之格拉夫氏胞,不绝产生卵种,产生既庶,胞乃破裂。所有卵种,由喇叭管输于子宫,苟逢精虫,凝结成胎。不遇精虫,与子宫之积血黏液,排泄体外,新陈代谢,四周一次,即为月经。更查男子,年达二八,内部组织已臻丰固,睾丸中之精液细胞,遂源源酿造精液,经输精管而储于精囊,备生殖之

用。然当交媾射出时,尚有摄护液、哥啤儿氏液与之混合也。综上所述而比较之,女性之卵巢,犹男性之睾丸,以其同为制造之所也;女性之卵种,犹男性之精液,以其同为结胎之要素也;女性之喇叭管,犹男性之输精管,以其同为输运之道也;女性之子宫,犹男性之精囊,以其同为贮藏之器也;女性卵种内之胚珠,犹男性精液内之精虫,以其同具生活力也;女性之月事,为血液、黏液、卵种所混合,犹男性之精,为摄护液、哥啤儿氏液、精液所融和。两性生理,纤微悉同,然则天癸,为男女所共有,与精经而并举,其当为精液与卵种无疑。

十、月经之研究

女子届成熟之年龄,行经乃其主要之特征,一如草木之开花结实,所以表示其长成也。经者,由子宫或兼输卵管按时所排出之黏液与血也。女子时届二七,任脉通,太冲脉盛,肾气充,情窦开,经血渐盈,应时而下。通常以二十八日一次者为多,每次三日至七日,其量四两至六两,在此期内,名曰行经期。经之初至,大率始自成年,迟早因地而异,南方早于北方。居温带之人,约十四岁始行,居乡村者,较居城邑者为迟。当其来潮之时,卵巢及子宫,均发生变化,起于卵巢之变化,即卵巢少少充血,格拉夫氏胞破裂而排出其中之卵子。格拉夫氏胞破裂之状况,因此胞含有胞液之内壁,具有细胞之颗粒膜,其细胞之一侧,包有卵子而为丘状,名之为卵阜。胞液之量,随于时期之进而渐次增加。其胞始为椭圆形,至后变而为圆形,渐渐向卵巢之表面而进,终乃其一部突出于表面,其突出之部分,抵抗较少,故内容逐渐增大,遂至由此部破裂。及既破裂,遂排出胞液及卵子,而当胞欲破裂之时,输卵管之剪采部近接于卵巢而为拥抱之状,承受其排出之肥液卵子等,悉纳于输卵管内。输卵管内之细毛,更为自动的运动,而送于子宫中。卵子如得妊娠,则即留于子宫内而渐次发育,否则即排出体外。其起于子宫之变化,即子宫少少柔软,子宫黏膜肿胀而粗松,其上皮剥脱,子宫黏膜所有之黏液腺起脂肪变化,黏膜充血,小血管破裂。或即不破裂,其血管壁亦必发生变化,而血液微微溢出,此月经出血之原因。故月经时之血液,常为涓滴之泌出,不至迸射而下也。至若月经之起,其目的在于欲使卵子易附着于子宫之黏膜

面,而格拉夫氏胞将破裂时,子宫黏膜正在充血,及胞既破裂,而卵子将来子宫之顷,子宫黏膜之表层剥离而成为创面,俾卵子易于附着其上,故妇女之受孕,亦多以月经方净后为最易也。

十一、乳房之研究

乳房为分泌乳汁之器,在于女子,与生殖器有极大之关系。乳房发育之状态,于幼稚之时,男女虽无大差,然年龄渐进,至近于春机发动时,则大生差别。盖女子有妊娠育儿之务,故乳房发育极盛,而为钟状。其膨大之部,称之为乳体,乳体顶上之一块,称为乳嘴,其周围稍稍着色之部,称为乳晕。乳体之内部,含有多数葡萄状之分泌腺,称之为乳腺,乳腺为脂肪组织所缠络,又由葡萄状腺而发生之输乳管,其功用为分泌乳汁,而开口于乳嘴。此乳房之构造也。

十二、骨盘之研究

骨盘在躯干之下部,略为漏斗形,由无名骨、荐骨、尾骶骨及第5腰椎互相结合而成。其腔名为骨盘腔,腔内藏生殖器泌尿器及肠。男子之骨盘小而狭长,女子则宽大而短,盖以女子此部当安置妊娠子宫,且须分娩故也。骨盘既大,则腰之周围亦随而俱大。故骨盘大者,其分娩较易,骨盘小者,则颇不利于妇人也。

十三、生殖器解剖

女子生殖器之解剖,已见于《生理学讲义》中,兹述其发育之状态,以补未备。凡健康之女子,通常至十四龄以上,则生殖系发生种种之变化,即子宫与阴道增大,乳房渐渐膨隆,骨盘及胸廓日益增广,全身肥满,皮肤美丽而色泽益增。此外尚有为春机发动之特征者,即每月有多量黏液之血液,自生殖器内排泄而出。排出之量,有多有寡,排泄之时间,大约三日至七日,即所谓月经是也。春机发动之迟早,因人种气候营养特性而各异。故热带地方之女子,十岁已有经行,情窦早开。及都会之女子,又较乡居者为易,即春机之发动亦较早。然月经之初潮,除因于疾病之外,以稍迟为良。盖于月经未潮之前,可使体格及知识为充分之发达。若来潮过早,则身体及知识均未发育而中止,是春机发动过早者,无论男女,为害均甚大也。

十四、胎生学原理

人类之生存,初不能免于天地间新陈代谢之通规。故其生存期中,岌岌焉惟图造出新生体,以为异日代替之地,此新生体之造出,通常谓之生育。然生育之原,原于妊娠,妊娠云者,乃男女于发育完全无缺之时代,经交接以后,始有妊娠之机会。故妊娠虽似属于女子,然使男子而生殖器有所缺损,则亦不能使对方之女子有妊娠之机会。即或男女生殖器并皆发育良好,而精虫与卵子,无相值之机会,亦不能妊娠,此胎生学之研究,所以不容忽略也。

考妊娠之机会,普通皆由于男女两性之爱悦,经过交接之后,而男子起射精之作用,因精虫之内进而与卵巢之卵子相会合,即为受孕。然妊娠初不全限于适当之交接,譬如以男子射出之精,经人工之注射,施于女子阴道之内,亦能受孕。或乃强奸之类,亦能受孕。盖其必要条件,在于精虫与卵子之会合,初不必全持交接也。但须制造良好之胎儿,要以适当之交接为最佳。盖不行适当之交接而成之胎儿,其胎儿非身体孱弱,即性情不良也。

其次妊娠之通规,一属于年龄方面者,《内经》以女子二七而有子,丈夫二八而有子,是发育之标准年龄。女为十四,而男为十六岁也,至此年龄,则能生殖,然此不过就吾中土而言,非可一概而论也。以气候之变迁言,则热带之人,较寒带为早,故热带之地,往往十龄以上之女子,即已抱子,而寒带之人迄十五岁以上,犹未发育者。以体格之强弱言,则体强之人,较体弱者为早,故强者十五六已能生殖,而弱者则十五六犹未发育者。凡未发育者,决不可强行交接,设有犯此者,将来必发育不全,酿为终身之病。至于男女有终身不发育者,则终身不能生殖,此则具有隐病,非可语于上例者也。二属于交接方面者,《易》有之曰,男女构精,万物化生。交接之目的,既为生殖,故交接一道,不能不加以注意。夫男女当交接之时,其生活力完全集注于生殖系统,胎既受于此,遗传性亦即受于此。故交接时必须充分预备体力,务使十分尽兴,中途毫无疲劳之感觉,则生儿必强。他若其心旁骛,或半途受惊,或半途力疲,皆足以造成不良之胎儿。至于醉后饱后,劳力之后,操心之后,皆非交接之时期也。三属于器官方面者,大凡男女交接,男子美感达于极度,则将由睾丸中制出之精液急速由输精管盘旋上行,达于精囊,由精囊传至射精管,然后由射精管直进而出,泄于女子阴道之内。其进出之势,大都急速而有力。而女子此时,亦多阴唇微膨,阴道中之筋肉呈收缩之作用,凡此皆所以使精虫之内进也。精虫由阴道内行,更进而达于输卵管,而卵子因格拉夫氏胞之破裂出卵巢,经输卵管而来于子宫。于此经过中,卵始与精虫相会,方而受胎焉。然卵子与精虫会合处,非有一定,通常皆在子宫之内,或则于输卵管相会合或竟通过喇叭管而直达于卵巢也。

再言妊娠之经过,精虫与卵子会合,谓之成孕。然卵子成熟之期,未会之先,已起一定之变化,即其判然胚胞,已全不分明。更经过一定之时。则现纺锤形之物质于两端,内容之颗粒,为放线状而并列,是即为胚胞所发生变化之结果也。逾时而后,此纺锤状物分裂,半出卵外,半为圆形,而存于中央,称之为女性前核。起此变化而后,与精虫会合,则精虫之头部入于卵内,尾部在于外部而渐渐消失。精虫之头部,有类似于核之性质,入于卵内,为圆形而现出此精虫之头,称为男性前核。此核渐渐来于中央,与女性前核相合,成为一新核。其周围有多数之小颗粒,迨新成之核,次第显分裂之现象,称之为分裂核。此核最初分而为二,继乃由二而四而八,顺次以倍数而分裂,同时而分裂核以外之内容,亦并行分裂。故内容之全部次第增加,卵黄亦膨胀,由于如斯之分裂而生多数之球状物,称之为分裂球。旋有若干迅速之变化,堆积而成为厚层,继乃分为三层。上层名为上叶,中层名为中叶,下层名为下叶。人身之各部分,与包裹之膜,均由此而发生焉。成孕之卵,平常附着于子宫底之黏膜上,于时子宫黏膜,大为肥厚,由卵子之周围延长,遂至包被卵子,称为蜕落膜。就中在卵子与子宫壁之间之部分,称之为床蜕落膜。子宫黏膜面最肥厚之部,称为真蜕落膜。翻转蜕落膜之内面,生胚胎膜,以围拥卵子。胚胎膜之中与床蜕落膜一致之部分,称为丛状胚胎膜,有分歧为树枝状之绒毛,成为胎儿胎盘,嵌入于母体胎盘之内面,而生真正之胎盘。其他各部,皆称为平滑胚胎膜。胚胎膜之内面,有名为羊膜者,成一大囊,而包裹胎儿。其内羊水充满,胎儿浮游于

羊水中,及妊娠之时期日远,则羊膜渐渐膨大,遂允盈于子宫腔,子宫腔亦随妊娠时期之经过而增大。而阴道斯时,黏液之分泌甚盛,外阴部则稍变呈紫色云。

妊娠之后,子宫逐月有变化,而乳房于妊后二月,即渐次膨大,温度增高,别成一种之性质。故驯熟之产科医士,对于妊娠之决定,恒于二三月内检视乳房即知。至第四第五月,则膨大益甚,乳嘴晕变为茶褐色,压迫之则分泌透明水样之液。若关于全身状态之变化,其最著者则下腹颇见膨脝,及渐近于妊娠之末期,则全腹部皆向前方膨出。故孕妇上体,常反向于后,以维全体之权衡。又腰部臀部上体等均较平时肥短,而呼吸亦为之稍速。下腹之中央,生紫褐色之纵线,皮下则生多数之瘢痕样线。以上诸变化之外,尚有为下列之变化者,此变化若起于非妊娠之人,则为疾病无疑,而在于孕妇,则决非病征,且恒于短时日之间,即就消失,盖通常所谓恶阻之类是也。其有短时间不能消失者,则于分娩后直即消失之。一神经系发生变化,有齿痛、头痛、腰痛等,时时觉身体发热,又有夜盲,弱视重听,脑部充血,睡眠不安等现象。感情变易,往往悲从中来,不知涕泗之何从,记忆力锐减,心志忧郁种种现象。竟有与平时迥殊者,至全无变化,活泼自然者,恒居少数。二消化器亦起变化,发呕吐恶心,平时对于饮食物之嗜好,至是忽而相反,或有嗜生米土炭等物者,唾津分泌甚多,而易起便秘。三泌尿器频催尿意。四血液之循行,亦起变化,故发眩晕、衄血、恐怖、胸内苦闷、心悸、亢进等。

十五、胎儿之发育

胎儿之发育,初为胚皮,形成上下二叶,二叶中央,发生元线而成中叶,此三叶即为胎儿成形之起点。盖上叶渐渐变化,则构成脑髓脊髓神经,身体之表皮,及爪甲、毛发、汗腺、脂腺、口内之唾液腺等。下叶渐渐变化,则构成肠之上皮,及腺质脏器,及肺、膀胱之上皮。中叶渐渐变化,则构成骨筋末梢神经,及血管、泌尿器、生殖器。由中叶而生之血管,则构成脐带而连于胎盘,胎儿之血液,与母体之血液,因之流通而营吸养排碳之作用,恰如生后与肺脏之作用相似,胎儿一切之营养,皆取于此而发育焉。兹再将胎儿逐月之变化略记于

下;第一月,妊娠之卵子大如鸠卵,胎儿之头与体同大,眼为暗黑色之斑点,鼻稍突出,四肢为阔叶状,脐带之初征,业已发现,全体之重,约只一钱;第二月,胎儿大如鸡卵,脐带延长,外阴部亦稍稍具形,可与其他动物之胎儿稍相区别,四肢之关节①,略略分明;第三月,胎儿大如鹅卵,重约五六钱,其时处处生柔软之骨,外阴部渐现男女之区别,口裂亦已成形;第四月,男女之区别,已颇分明,重量骤增至三四两许,毛发始行发生,身体稍能运动;第五月,胎儿头生毛发,指爪硬固;第六月,胎儿两眼可使开张,四肢可稍稍运动,重量增至一斤以上;第七月,胎儿皮肤成赤色,重约二斤余。于此月末分娩之胎儿,四肢可为稍强之运动,发微弱之声而啼泣,然大抵经数时或一二日后即死,间有能发育者,则由专家医生以特种方法培护之;第八月,胎儿重约三斤,皮肤尚呈赤色,若于此月分娩者,往往可以长成;第九月之末,胎儿重约三斤半,鼻耳之软骨,可以触知,于此时期分娩者,固多能长成。然比之成熟儿,死亡较易;至第十月,则为正规分娩之时期,胎儿之长,达于极度,重量亦在四斤左右。故妊娠之持续,大率十月,每月作二十八日计,大约以二百八十五日为标准也。

十六、生产之正规

胎儿成熟之期,约为十个月。至十个月即须生产,是为正产。若未及期而产,未满三月者,谓之流产。未满六月者谓之小产,小产不特儿不能育,且于孕妇尤多危害,打胎者其险尤甚。其有八九月而生者,谓之未及期分娩。未及期分娩,婴儿间有能育者,然大都体弱。今言正产,正产者乃瓜熟蒂落之候,本甚自然,毫无危害,惟有种种关系,不免令人疑惧者。一则以儿将分娩,势必先与母体脱离,当脱离之时,则蜕膜与子宫剥离。其中血管神经一齐牵动,剧痛至不可耐,有令产母难忍者。二则以偌大之胎儿,通出于些小之产门,频频作势,下垂如脱,有令产母乏力者,然此皆不足为患也。所可患者,或母体盘骨狭小,或体弱交骨难开,则恒致难产,宜产科专家施用手术,方为可恃。又或产后子宫收缩过迟,被细菌侵入血液,亦为危机。又或身体过弱,临产无力支持。又或子宫外

妊娠,须剖腹取胎,皆属棘手,此外无所谓危事也。至生产之经过,初则孕妇达月,腹中随时有动意,此谓试胎。试胎逾日或逾旬日之后,陡然腹中阵痛,愈痛愈剧,此胎儿方在胎离母体,尚非真正产候也。迨后剧痛或逾二三小时,或逾十数小时,阴中有水下注,名曰胞浆。胞浆破裂之后忽觉阵阵作涨,腹痛较差而腰痛增剧,此胎儿下移也。如是者十数阵或数十阵之后,愈涨愈急,腰痛如折,此真将产也。迨至一阵猛涨,觉大小便一齐俱急,儿即落地矣。胎通出后,胎盘即与子宫壁分离,稍后亦与破裂已空之囊,一同通出。此时胎盘位置,空虚出血,因胎盘虽脱,血窦仍开,惟子宫若收缩完善,则闭合甚速。故产母产后,宜使子宫收缩完善,以免多量出血,或传染细菌也。生产之后,真蜕落膜与翻转蜕落膜,变软而分裂,与从里面渗出之血,同由子宫而出,是为恶露。此项溢液,初为红紫色,及后较薄,则为浆液性恶露。最后分裂之组织,逐渐恢复,则其分裂之组织细胞中,及白细胞中,使排出之液,呈乳白色,亦泄于体外,有名之为白恶露者。生产之后,乳腺乃大为胀大,其涨大之故,乃由供给乳腺之血液增加。考乳腺居胸中之两边,在胸膛前面两层脂膜之间,系小管组成。其里层为泌乳之细胞,团合成细叶结合而藏于脂肪之内,此项细叶,又组合而成十八至二十叶,每一叶自有一管,因以组织成一定之腺。此十八至二十之输乳管,行近乳头,即于其顶开孔,当产后供给乳腺之血液增加,而泌乳之细胞乃得从容由血中吸取质料制成乳汁,送入输乳管,取以排出乳外,为育儿之需。又最初之乳,其色略黄,含有轻泻剂,俾婴儿吸之,得以排泄毒物。其后即无此质,故有特立名称,称之为初乳。

十七、不孕之原因

不孕之症,有属于天赋畸形者,殊难人力为之挽回,即非药石所能奏效。综其原因,凡有五端:一曰骡症,妇人有交骨如环,不能开坼者,以其与骡之交骨相类,亦如骡之不能孕育,故名骡症。即西医所谓胎盘畸形,如漏斗形者是也。由于先天之肾阴不足,不能长大骨骼也,重则不能交合,轻则不能受孕,间或受孕,必有难产之忧。二曰纹

---

① 节:原文为"即",按文意改。

症,若女子膣腔痉挛,或子宫转位,以致阴道屈曲如骡纹之盘旋者,是谓纹症。既致交合有碍,亦使精子难入,然所以痉挛转位之故,实由先天之阳气不充。经曰阳气者,精则养神,柔则养筋。阳气不能煦养于膣腔,则膣腔为之痉挛,阳气不能托正其子宫,故子宫为之转位也。三曰鼓症,妇人有处女膜坚韧如鼓皮者,谓之鼓症。西医谓之处女膜闭锁症。其间仅有小窍,只可通溺,不能交合,更且难以受胎,且使月经停蓄于内,成为癥块,西医名为血肿瘤。有时因受癥块之压力,或受药力之攻冲,其膜骤然破裂,而为血崩。血崩之后,便易受孕矣。四曰角症,女子阴核过大,欲性一至,亦能自举,状如阴中有角,故以角症名之。又名半阴阳,俗称雌雄人。因其不能交合,故难受孕。至其阴核何以过大,乃其生殖腺发育太过之故也。更有左右大阴唇一部分连合,尿生殖窦开口于阴核下面,一见宛如男子阴道下裂之阴茎,然其中仍具女性生殖腺及卵巢,只可称为假性半阴阳。若兼有男性生殖腺及睾丸,则可谓真性半阴阳矣。五曰脉症,此指月经终身不来者而言,因其经脉不通,故名脉症,又名暗经。由于子宫血脉管之构造

特异,不能容留回血,或卵巢输卵管之构造畸形,不能产生卵珠,或子宫闭锁,皆能使月事不来,且亦难于受孕也。

十八、求孕之方法

种子求嗣,非妇人一方面事,而相沿归于妇科。兹姑以妇人言,除天赋畸形外,有属身瘦而子宫干涩者,有因身肥而子宫脂塞者,有因怯弱者,有因虚寒者,有因疝瘕者,有因嫉妒者。月经之来,多不调和,治之者但须诛其因,调其经,故曰种子以调经为先。余尝诊数妇人,专治其病,不顾种子,结果均能得嗣。人以为余有秘方,岂真余有仙丹哉!盖譬之种田,田内蔓草延绵,砂石错杂,虽有佳种,日夜培植,必难生长。去其芜杂,即成沃壤,沃壤之区,自然繁茂。近人咸以不孕为虚,或峻补精血,或浪投辛热,无异施肥料于蔓草砂石之中,安望能收美果乎。余掌教中医专校妇科,数年于兹,惟于此等处,反复研究,学者颇能心领神会,自谓比之专议方,专议药者,稍高一筹,而治妇科善恶逆顺之机,穷于斯矣。

下 编　妇 科 分 论

一、月经

(一)月经

1. 月经先期

【症象】　月经先期,色赤而多,或只有数点,犹如残红,别无兼症。

【原因】　多者由于肾中水火交旺,少者由于肾火旺而水亏。以先期乃火盛之征,多寡则水分之验也。

【诊断】　尺脉洪滑,水火有余,若见细数,水亏火旺。

【治疗】　水火有余,但清其热,不必泄水,清经散。水亏火旺,但补其水,不必泄火,两地汤。

【方药】　**清经散**

丹皮　地骨皮　酒炒白芍　熟地　青蒿　云

茯苓　黄柏

两地汤

生地　元参　白芍　麦冬　地骨皮　阿胶

2. 月经后期

【症象】　月经后期,涩滞而少,色泽不鲜,或见沉黑。

【原因】　后期多属虚寒不足之象,亦有阴火内烁,血热而过期者,则由水亏血少,燥涩使然。

【诊断】　脉来微细,或沉或弦,或迟或涩,责之无火。若见虚数,责之火燥。

【治疗】　无火者,温养气血,通经四物汤,或温经摄血汤。火燥者,清火滋阴,知柏八味丸。

【方药】　**通经四物汤**　月经过期不行,血虚有寒。

当归　熟地　白芍　香附　蓬术　苏木　木

通 川芎 肉桂 甘草 红花 桃仁

温经摄血汤

熟地 白芍 川芎 白术 柴胡 五味子 肉桂 续断

知柏八味丸

熟地 山萸 丹皮 山药 泽泻 云苓 知母 黄柏

3. 月经或先或后

【症象】 经来断续，或前或后，并无定期。

【原因】 肝气郁结不舒，肝郁则肾亦郁，子母俱病也。

【诊断】 左关脉弦，肝气之结。尺脉沉涩，肾气亦郁。

【治疗】 舒肝之郁，即舒肾之郁，宜定经汤。

【方药】 **定经汤**

菟丝子 白芍 当归 熟地 山药 云苓 黑荆芥 柴胡

4. 月经忽来忽断

【症象】 月经忽来忽断，时疼时止，寒热往来。

【原因】 行经之际，风吹寒袭，肝气闭塞，腠理经络，各为不宣，此感之轻者也。甚则有热入血室，而变为如狂之症者。

【诊断】 脉浮而弦，外感气郁。若见弦数，热入血室。

【治疗】 补肝之血，通其郁而散其风，方用加味四物汤。热入血室，用加减小柴胡汤，伤寒更有刺期门之法。

【方药】 **加味四物汤**

熟地 白芍 当归 川芎 白术 丹皮 玄胡 甘草 柴胡

加减小柴胡汤

柴胡 黄芩 甘草 桃仁 丹皮 丹参 白芍 红花

5. 经行腹痛

【症象】 经前腹痛数日，而后行经，经多紫黑块。或行经之后，少腹疼痛。

【原因】 或由冲任受寒，或由肝火不宣，或由肝气郁滞。

【诊断】 脉沉而迟，寒邪内聚。脉弦而数，火气内郁。脉弦不滑，肝气之滞。

【治疗】 寒宜温经，大温经汤。火宜清泄，宜郁通经汤。气宜疏肝，调肝汤。

【方药】 **大温经汤** 治冲任虚损，月候不调，或产后瘀血停留，少腹急痛。

吴茱萸 丹皮 白芍 肉桂 人参 当归 川芎 阿胶 炙甘草 麦冬 半夏

宣郁通经汤

白芍 当归 丹皮 山栀 白芥子 柴胡 香附 川郁金 黄芩 生甘草

调肝汤

山药 阿胶 当归 白芍 山萸肉 巴戟 甘草

6. 月经过多

【症象】 经水过多，行后复行，面色萎黄，身体倦怠，困乏更甚。

【原因】 血虚不能归经，遂使再行而不胜困乏。亦有血热妄行，不能驾驭者。

【诊断】 软弱无力，血虚不摄，左关数动，血热流溢。

【治疗】 大补气血，引之归经，加减四物汤。清经平火，洁其源流，补阴丸。

【方药】 **加减四物汤**

熟地 白芍 当归 川芎 白术 黑芥穗 山萸 续断 甘草

补阴丸

熟地 黄柏 知母 龟甲 天冬 枸杞 白芍 五味子

7. 月经过少

【症象】 经行极少，点滴而来，或一日即止，经色淡而不浓。

【原因】 血虚不充，不足之象也。

【诊断】 脉来虚细，或涩或迟。

【治疗】 但宜培养，慎毋通利，滋阴至宝汤。

【方药】 **滋阴至宝汤** 治经水不调，及因郁生劳，潮热、咳嗽、盗汗等症。

当归 白术 白芍 茯苓 陈皮 贝母 知母 香附 地骨皮 麦门冬 柴胡 甘草

8. **年老经水复行**

【症象】 年在五十外，或六七十岁，经忽复行，或下紫血块，或如红血淋。

【原因】 妇人七七之外，月经已竭，其复来者，非精过泄而动命门之火，即气郁甚而发龙雷之炎，二火交发，血乃驱溢，乃血崩之渐，不可不慎。

【诊断】 右尺细弱,肾阴不足。右尺滑数,相火不伏。

【治疗】 大补肝脾之气血,安老汤主之。

【方药】 **安老汤**

人参 黄芪 熟地 白术 当归 山萸 阿胶 黑芥穗 甘草 香附 木耳炭

9. 年未老经先断

【症象】 年未七七,经水先断。

【原因】 或为血枯而源流告竭,或为心肝脾三脏之气郁。

【诊断】 脉细血虚,脉弦气阻,虚中见弦,气血同病。

【治疗】 血虚者濡养之,柏子仁丸。气阻者疏畅之,益经汤。

【方药】 **柏子仁丸** 治室女经闭成痨。

柏子仁 牛膝 卷柏 泽兰叶 续断 熟地黄

益经汤

熟地 柴胡 当归 白术 山药 白芍 枣仁 丹皮 沙参 杜仲 人参

10. 经前泄水

【症象】 经未来前,先泄水三日,而后行经。

【原因】 脾属湿土,脾虚则土不实,土不实则湿更甚,故经水将动,而脾先不固也。

【诊断】 左关脉濡,气虚湿盛。

【治疗】 不在先治其水,而在先补其气,宜健固汤。

【方药】 **健固汤**

人参 白术 白茯苓 巴戟 薏苡仁

11. 经前便血

【症象】 经行前一日,大便先出血。

【原因】 心肾不交,胞胎之血,两无所归,流于大肠。

【诊断】 左寸涩小,心营不足,尺部涩小,肾阴不足。

【治疗】 大补心肾,顺经两安汤主之。

【方药】 **顺经两安汤**

当归 白芍 熟地 山萸肉 人参 白术 麦冬 黑芥穗 巴戟 升麻

12. 经行发热

【症象】 经行身体发热,或恶风,或不恶风。

【原因】 或由感邪,或由内热,或由经后血虚。

【诊断】 脉来浮缓,表邪外客,或数或细,血虚内热。

【治疗】 表邪,桂枝四物汤发之。内热,加味地骨皮饮清之。血虚内热,六神汤补而凉之。

【方药】 **桂枝四物汤**

桂枝 当归 川芎 芍药 熟地

加味地骨皮饮

当归 生地 白芍 丹皮 地骨皮 川芎 胡黄连

六神汤

黄芪 地骨皮 当归 川芎 生地 芍药

13. 经行吐衄

【症象】 经行或吐血或衄血。

【原因】 经前吐衄,为内热迫涌其血。经后吐衄,为血虚热扰于内。

【诊断】 脉象俱数,或数兼洪,或数兼细。

【治疗】 经前宜三黄四物汤泻之,经后宜犀角地黄汤清之。

【方药】 **三黄四物汤** 即四物汤加大黄 黄芩 黄连

犀角地黄汤

犀角 生地 赤芍 丹皮

【杂论】 月经之病,不外或前或后,乍多乍少,时发疼痛等候为最多,总名之曰月经不调。夫经者常也,一月一行,循乎常道,以象月盈则亏,不调则反常而灾殃至矣。方书或以趱前为热,退后为寒,其理近是,实则不可尽拘。假如脏腑空虚,经水淋沥不断,频频数见,未可便断为热。又如内热血枯,经脉迟滞不来,未可便断为寒。必须察其见症,审系脉数内热,唇焦口燥,畏热喜冷,斯为有热。脉迟腹冷,舌淡口和,喜热畏冷,斯为有寒。阳脏阴脏,于斯而别。再问其经来,血多色鲜者,血有余也,血少色淡者,血不足也。将行而腹痛拒按者,气滞血凝也,既行而腹痛喜手按者,气虚血少也。然后选方投药,应手自效。而其间血枯血滞,虚实对峙,治法水火,尤当体认。盖滞者阻滞也,有血在内而不通也。枯者,枯竭也,无血在内而不通也。阻滞者,因邪气之结塞,血有所逆也。枯竭者,因冲任之亏耗,源断其流也。凡妇女病损,至旬月半载之后,未有不闭经者。正因阴竭,所以血枯。故或以赢弱,或以困倦,或以咳嗽,或以血热,或以饮食减少,或以亡血失血,及一切无胀无痛,无阻无滞,而经有不至者,无非血枯经闭之候。欲其不枯,莫如养营,欲使其通,无如充之。但视雪消则春水自来,血盈则经脉自至,源流汩汩,孰能阻之哉。若不论有滞无滞,浪用开导之药,其有甚者,专以桃仁红花之类,快利为事,岂知血滞者可通,血枯者不可通。血既枯矣,而复通之,则枯者愈枯,其与榨干汁无异,皆不辨枯滞虚实之故也。又妇人经闭,其治较易,室女经闭,其治较难。胎产乳子之后,血气空虚,经水一时不至,俟其气血渐回,经脉自通。室女乃浑全之人,气血正旺,不应阻塞,其闭也,若非血海枯竭,则经脉逆转。血海枯则内热咳嗽,鬓发焦而成怯症,经脉逆转,则失其顺行之常,而为吐为衄,此又调经中所恒宜省察者也。

（二）崩漏

1. 血崩昏晕

【症象】　一时血崩,两目黑暗,昏晕倒地,不省人事。

【原因】　冲任虚损,劳役过度,大气下陷,不能收摄,崩不止则脱绝而死。

【诊断】　脉来微细,气血并虚,急疾者死,浮大亦危。

【治疗】　大补元气,参以补阴,不专恃涩,而自无不止,固本止崩汤。

【方药】　**固本止崩汤**

熟地　白术　黄芪　当归　黑姜　人参

2. 郁结血崩

【症象】　怀抱郁结,口干舌渴,呕吐吞酸,血液下注崩放。

【原因】　郁怒伤肝,肝性急,气结则其急更甚,故血不藏而忽然暴下。

【诊断】　脉弦而大,弦数为火,大芤为虚。

【治疗】　审为郁结之病,固以开郁为主,然徒开其郁而不知平肝,则肝气大开,肝火更炽,崩反难止,用平肝开郁止血汤。

【方药】　**平肝开郁止血汤**

白芍　柴胡　白术　黑芥穗　丹皮　生地　当归　三七根　甘草

3. 闪跌血崩

【症象】　闪挫跌仆,恶血下行,有如血崩,腹痛按之益甚,久则面色萎黄,形容枯槁。

【原因】　操作不慎,升高坠落,或闪挫受伤,以致血不能藏。

【诊断】　脉来沉弦,郁结不扬。

【治疗】　行血以去瘀,活血以定痛,逐瘀止血汤。

【方药】　**逐瘀止血汤**

生地　大黄　赤芍　丹皮　当归尾　枳壳　龟甲　桃仁

4. 血热血崩

【症象】　每遇交合,经水即来,一如血崩。

【原因】　相火不静,冲动血海,血海沸腾,不能固摄。

【诊断】　脉来虚弦,阴伤火盛。

【治疗】　滋阴降火,以清血海而和子宫,用清海丸。

【方药】　**清海丸**

熟地　山萸　山药　麦冬肉　北五味　丹皮　白术　白芍　地骨皮　龙骨　元参　霜叶　沙参　石斛

5. 年老血崩

【症象】　妇人年老血崩,昏晕欲脱。

【原因】　气血两亏,房帏不节,血室大开,崩决而坠。

【诊断】　尺脉细数,左关虚弦。

【治疗】　两补气血,加减当归补血汤。

【方药】　**加减当归补血汤**

当归　生黄芪　三七根　桑叶　白术　熟地　山药　麦冬　北五味

【杂论】　崩漏之疾,本乎一证,轻者谓之漏下,甚者谓之崩中。平居妇人,经脉调适,冲任二脉,互相滋养,阴阳二气,不相偏胜,则月事以时下。倘若将理失宜,喜怒不节,疲极过度,大伤于肝。肝为血之府,喜怒劳役,一或伤之,肝不能藏血于宫,宫不能传血于海,所以崩中漏下。漏下者,淋漓不断是也。崩中者,忽然暴下,乃漏证之甚者也。其状或如猪肝,或如泔如涕,如烂瓜汁,又或如豆羹汁,如蓝锭色,至有黑如干血相杂,亦有纯下瘀血者,此皆冲任虚损,喜怒劳役之过,致伤于肝而然也。又久不止,面黄肌瘦,虚烦口干,脐腹冷痛,吐逆不食,四肢虚困,甚则为胀为肿。治之法,调养冲任,镇注血海。血海温和,归于有用,内养百脉,外为月事,自无崩中漏下之患矣。又年少之人,火炽血热,房事过多,经行时而有交感,俱致斯疾。大都凉血固涩,升气益荣,自可愈也。中年已上人,及高年嫠妇,多是忧虑过度,气血俱虚,此为难治。必须大补气血,养脾升胃固血,庶保十之二三。斯疾若不早治,则如将圮之厦,斜倒倾欹,势难支撑而使之正。又如苗槁而后灌溉,何可使之秀耶。又崩漏之病,有暴崩者,有久崩者。暴崩者,其来骤,其治亦易。久崩者,其患深,其治亦难。且血因崩去,势必渐少,少而不止,病则为漏。此等证候,未有不由忧思郁怒,先损脾胃,决及冲任而然者。崩漏既久,真阴日亏,多致寒热咳嗽,脉见弦数或豁大等证,此乃元气亏损。阴虚假热之脉,尤当用参地归术甘温之属,以峻培本源,庶可望生。但得胃气未败,受补可救。若不能受补,而日事清凉以苟延目前,则终非吉兆也。

二、带下

(一)带下

1. 白带

【症象】　下流白物,如涕如吐,其气秽腥,绵绵不绝。

【原因】　带下之病,皆由于肝郁乘脾,损伤带脉,不能约束,或受风冷,或停湿热。

【诊断】　右关脉紧,或濡而软。紧则伤冷,濡软积湿。

【治疗】　补脾化湿,完带汤。温寒逐湿,补真润肠汤。清热祛湿,樗皮丸。

【方药】　**完带汤**　通治体虚带下。

白术　山药　人参　白芍　车前子　苍术　甘草　陈皮　柴胡　黑芥穗

补真润肠汤　治白带下,阴户肿痛,控心而急痛,身黄皮缓,身重如山,阴中如水。

柴胡　良姜　白葵花　防风　郁李仁　干姜　甘草　陈皮　黄芩

樗皮丸　治赤白带下,有湿热者。

芍药　良姜　黄柏　椿根皮

2. 青带

【症象】　带下色青,如绿豆汁,或如青泥,稠黏不断,其气腥臭。

【原因】　肝经湿热,蓄积不清,热轻者色青,热重者色绿,皆肝木之化也。

【诊断】　脉象弦数,湿热肝郁。若见细数,阴分亦伤。

【治疗】　解肝木之火,利膀胱之水,加减逍遥散。

【方药】　**加减逍遥散**

茯苓　白芍　甘草　柴胡　陈皮　茵陈　栀子

3. 黄带

【症象】　带下色黄,宛如浓茶汁,其气秽腥触鼻。

【原因】　水色黑,火色红,湿热混合,化红而不能,返黑而不得,煎熬成汁,遂变黔色,盖不从水火之化,而从湿化也。

【诊断】　脉来濡数,或缓或弱。

【治疗】　补任脉之虚,而清肾火之炎,易黄汤主之。

【方药】　**易黄汤**

山药　芡实　白果　黄柏　车前子

4. 黑带

【症象】　带下色黑,甚则如黑豆汁,其气腥秽,腹中疼痛,小便时如刀刺,阴门发肿,面色发红,日久黄瘦,饮食兼人,口渴欲饮。

【原因】　胃火太旺,与命门膀胱三焦之火合而煎熬,变为灰色,乃火极似水之象。

【诊断】　脉来洪数,细涩无力。

【治疗】　泄火为主,用利火汤,使黑转为白,则渐愈矣。

【方药】　**利火汤**

黄连　石膏　栀子　刘寄奴　知母　大黄　白术　王不留行　茯苓　车前子

5. 赤带

【症象】　带下色赤,似血非血,淋漓不断。

【原因】　忧思伤脾,郁怒伤肝,肝经火炽,下克脾土,脾不运化,湿热之气,陷于带脉之间,而肝不藏血,亦渗于带脉之内,故有似血非血之色。

【诊断】　右关弦数,木横侮土。

【治疗】　清肝火,扶脾气,清肝止淋汤,茅花散。

【方药】　**清肝止淋汤**

当归　白芍　生地　阿胶　丹皮　黄柏　香

附 牛膝 红枣 小黑豆

茅花散 治赤白带下,似血非血。

茅花 棕树皮 嫩茶叶 甘草节

【杂论】 傅青主曰:带下俱是湿症,以带名者,因带脉不能约束,而有此病,故以名之。盖带脉通于任督,任督病而带脉始病。带脉者,所以约束胞胎之系也。带脉无力,则难以提系,必然胞胎不固。故曰:带弱则胎易坠,带伤则胎不牢。然而带脉之伤,非独跌闪挫气已也。或行房而放纵,或饮酒而癫狂,虽无疼痛之苦,而有暗耗之害,则气不能化,经水反变为带病矣。故带病者,惟尼僧、寡妇、出嫁之女多有之,而在室之女则少也。况加以脾气之虚,肝气之郁,湿气之侵,热气之逼,安得不成带下之病哉。今按带下之证有三:未嫁之女,月经初下,止而即浴之以冷水,或热而扇,或当风,此室女病带下之由也。有家之妇,阴阳过多,即伤胞络,风邪乘虚而入,胞经触冷,遂使秽液,与血水相连而下。产后带下,由亡血失气,伤动胞络,门开而外风袭,肌体虚而冷风入,风与热气相连,故成液而下。冷则多白,热则多赤,冷热相交,则赤白俱下。带下久而枯涸者则濡之,凡大补气血,皆所以濡之。如以四物汤为末,炼蜜丸梧子大,空心,米饮下三四十丸,以疗年高妇人白带良验,皆润剂也。凡脉微食少,及久病曾经攻下者,俱作虚治,有热用凉补,无热用温补。

(二)白淫

1. 白淫

【症象】 阴中时流白液,小腹急痛冤热。

【原因】 《内经》云:思想无穷,所愿不得,意淫于外,入房太甚,发为白淫。盖邪热内结,真精不守,则白物游淫而出。

【诊断】 左关弦数,肝火内郁。右关濡数,脾火不宣。

【治疗】 清肝脾而化湿热,加味逍遥散。久不愈者,白龙丸固涩之。

【方药】 **加味逍遥散** 即逍遥散加 丹皮山栀

白龙丸

鹿角霜 牡蛎 生龙骨

2. 白崩

【症象】 阴中下流白物,如清米泔,或如

黏胶。

【原因】 忧思过度,肝脾损伤。

【诊断】 脉象虚数,或弦或滑。

【治疗】 清肝和脾,佐以镇心,平补正心丹。

【方药】 **平补正心丹**

龙齿 远志 人参 茯神 酸枣仁 柏子仁 当归身 石菖蒲 生地 肉桂 山药 五味子 麦门冬 朱砂

【杂论】 白淫之病,得之肝火脾湿,久则真阴耗竭,面黄肌瘦,饮食呆钝,不入于劳,即入于损。与梦交之症,异流同源,而女子多羞怯不肯宣,卒至不治,可慨也。

三、胎产

(一)不孕

1. 身瘦不孕

【症象】 身躯瘦怯,久不孕育,偶一交合,病卧终朝。

【原因】 瘦弱之人,性躁多火,经水不调,子宫干涩,血虚故也。

【诊断】 脉象微涩,精血两虚。

【治疗】 大补肾水,而平肝木,水旺则血旺,血旺则火消,便成坎离既济之象,养精种玉汤,三月当身健受孕。

【方药】 **养精种玉汤**

熟地 山萸肉 当归 白芍

2. 体肥不孕

【症象】 身体肥胖,痰涎甚多,不能受孕。

【原因】 肥盛之妇,除脂膜闭塞子宫,不能受精,而难于受孕外,多由气虚湿盛,不能化精,反化为涎,浸润胞胎,日积月累,酿成汪洋水窟。

【诊断】 脉象沉软,濡而无力。

【治疗】 补脾胃以壮阳气,化痰水以去闭塞,加味补中益气汤。

【方药】 **加味补中益气汤**

人参 黄芪 白术 当归 甘草 柴胡 升麻 陈皮 茯苓 半夏

3. 怯弱不孕

【症象】 气怯力弱,饮食少进,怠倦思睡,久不受孕。

【原因】 妇人多气多郁,气多则为火,郁多则血滞,脾胃虚损,不能营养冲任,以致肾气不足,胃气不升,不能化生精微。

【诊断】 右关弦细,脾胃受剥。右寸微涩,元气不足。

【治疗】 补肾命而调脾胃,并提汤。

【方药】 **并提汤**

熟地 山萸肉 巴戟肉 枸杞 白术 人参 黄芪 柴胡

4. 嫉妒不孕

【症象】 怀抱素恶,遇事嫉妒,不能受孕。

【原因】 肝气郁结,下克脾土,任带两伤,胞胎闭塞。

【诊断】 脉多沉郁。左寸沉郁,心气不和。右关沉郁,脾气不和。尺部沉郁,肾气不和。左关沉郁,肝气不和。

【治疗】 解肝郁,以通心脾肾三经之气,则气血调而胞胎之门开,不特治嫉妒已也,开郁种玉汤。

【方药】 **开郁种玉汤**

当归 白芍 白术 丹皮 天花粉 香附

5. 脾虚不孕

【症象】 饮食少则平和,多则难受,或作呕泄,胸膈胀满,久不受孕。

【原因】 心肾火衰,脾胃虚寒,土失生气,不能消水谷以运化精微,自无津液以灌溉胞胎,矧其脾胃不健,则带脉必然无力,即能受孕,亦易堕落。

【诊断】 右关脉弱,脾胃虚寒。

【治疗】 补肾命之火,以温脾胃,使母旺子不弱,母富子不贫,此子病治母之义,温土毓麟汤。

【方药】 **温土毓麟汤**

巴戟肉 淮山药 覆盆子 白术 人参 神曲

6. 肾热不孕

【症象】 骨蒸夜热,遍体火焦,口干舌燥,咳嗽吐沫,难于生子。

【原因】 骨髓之热由于肾,肾热而胞胎亦热,譬之干旱之田,岂能长养。

【诊断】 两尺细数,或见洪大。

【治疗】 补肾阴而清骨热,壮坎水以制阳光,用清骨滋肾汤。

【方药】 **清骨滋肾汤**

地骨皮 丹皮 石斛 麦冬 元参 沙参

五味子 白术

7. 命门虚寒不孕

【症象】 下身冰冷,非火不暖,交合之时,阴中绝无温热之气,不能受孕。

【原因】 胞胎居心肾之间,心肾二火衰微,势必寒冷不温,冱寒之地,不生草木,重阴之渊,不长鱼龙,胞胎既寒,何能化育。

【诊断】 左关沉细,尺脉沉紧,沉细为月水不利,沉紧为子宫寒极。

【治疗】 补心肾之火,以暖子宫。法春日温煦之气,使之氤氲化成,方用温胞汤。

【方药】 **温胞汤**

白术 巴戟肉 人参 山药 芡实 附子 杜仲 补骨脂 菟丝子 肉桂

8. 膀胱不化不孕

【症象】 小水艰涩,腹胀脚肿,不能受孕。

【原因】 肾命阳虚,膀胱不化,水湿渗入胞胎。

【诊断】 尺脉微涩,命火式微。

【治疗】 益火蠲湿,化水种子汤。

【方药】 **化水种子汤**

巴戟 白术 人参 菟丝子 芡实 茯苓 车前 肉桂

9. 督脉下坠不孕

【症象】 腰背酸楚,胸满腹胀,倦怠欲卧,求嗣不得。

【原因】 任脉虚,督脉伤,任脉行身之前,督脉行身之后,皆从带脉而上下行也。任脉虚则带坠于前,督脉虚则带坠于后,势成疝瘕之病,外障胞胎,不能受孕。

【诊断】 尺脉微细,或缓或涩。

【治疗】 升补任、督,而固带脉,升带汤。

【方药】 **升带汤**

白术 人参 半夏 神曲 沙参 肉桂 茯苓 荸荠粉 鳖甲

10. 带脉拘急不孕

【症象】 少腹之间,自觉紧迫之状,急而不舒,不能生育。

【原因】 带脉系乎腰脐之间,宜舒不宜急。脾胃之气不足,则腰脐之气不利,所以带脉拘急,遂致牵动胞胎,不能受孕。

【诊断】 右关濡弱,脾虚带急。

【治疗】　补脾胃之气血，使带脉有维系之力，宽带汤。

【方药】　**宽带汤**

人参　麦冬　莲子　熟地　当归　白芍　杜仲　巴戟肉　白术　补骨脂　肉苁蓉　五味子

【杂论】　不孕之症，不能专责妇人，然居妇科立论，妇人亦自有不孕之道，上举十候，大要已尽矣。程鸣谦云：褚澄氏曰：男女交合，阴血先至，阳精后冲，而男形成。阳精先入，阴血后参，而女形成。信斯言也，人有精先泄而生男，精后泄而生女者，独何欤？东垣曰：经水才断，一二日血海始净，感者成男。四五日血脉已旺，感者成女。至于六七日后，则虽交感，亦不成胎。信斯言也，人有经始断，交合生女，经久断，交合生男者。亦有四五日以前，交合无孕，八九日以后，交合有孕者，独何欤？俞子本撰《广嗣要略》，著方立图，谓实阳能入虚阴，实阴不能受阳，即东垣之故见也。又谓微阳不能射阴，弱阴不能摄阳。信斯言也，世有尪羸之夫，怯弱之妇，屡屡受胎，虽欲止之而不能止者。亦有血气方刚，精力过人，顾乃艰于育嗣而莫之救者，独何欤？朱丹溪论治专以妇人经水为主，然富贵之家，侍妾已多，其中宁无月水当期者乎？而已经前夫频频生育，而娶此以图其易者，顾亦不能得胎，更与他人，又转盼生男矣，岂不能受孕于此，而能受孕于彼乎？愚以为父母之生子，如天地之生物。《易》曰：坤道其顺乎，承天而时行。夫知地之生物，不过顺承乎天，则知母之生子，亦不过顺承乎父而已。知母之顺承乎父，其种子者，果以妇人为主乎？以男子为主乎！然所谓主于男子者，不拘老少，不拘强弱，不拘康宁病患，不拘精易泄难泄，只以交感之时，百脉齐到为善耳。交感而百脉齐到，虽老虽弱，虽病患，虽易泄，亦可以成胎。交感而百脉参差，虽少虽强，虽康宁，虽难泄，亦难以成胎矣。妇人所构之血，固由于百脉合聚，较之男子之精，不能无轻重之分也。孔子赞乾元资始曰大，赞坤元资生曰至，得无意乎？若男女之辨，又不以精血先后为拘，不以经尽几日为拘，不以夜半前后交感为拘，不以父强母弱，母强父弱为拘，只以精血各由百脉之齐到者，别胜负耳。是故精之百脉齐到，有以胜乎血，则成男矣。血之百脉齐到，有以胜乎精，则成女矣。至于既孕而小产者，有产而不育，有育而不寿者，有寿而黄耇无疆者，

则亦精血之坚脆，分为修短耳。世人不察其精血之坚脆，已定于禀受之初，乃以小产专责之母，以不育专付之儿，以寿夭专诿之数，不亦谬乎。

（二）胎前

1. 恶阻

【症象】　怀娠之后，恶心呕吐，思酸解渴，见食憎恶，困倦欲卧，精神不振。

【原因】　胞门闭塞，脏气内阻，挟胎气上逆于胃，或脾胃素虚，肝急痰逆。

【诊断】　左关弦滑，气阻肝逆。右关濡滑，胃虚痰恋。

【治疗】　轻者过期自愈，胎逆者保生汤，痰逆者加味六君汤，气逆者顺肝益气汤。

【方药】　**保生汤**

砂仁　白术　香附　乌药　陈皮　甘草

加味六君汤

人参　白术　云苓　甘草　陈皮　半夏　枇杷叶　藿香　旋覆花　砂仁　枳壳

顺肝益气汤

人参　白术　茯苓　熟地　当归　白芍　麦冬　陈皮　砂仁　苏子　神曲

2. 妊娠口干

【症象】　妊娠三四月，自觉口干舌燥，咽喉微痛，无津以润，以至胎动不安，甚则血流如经水。

【原因】　胎本精血相合而成，逐月养胎，虽分经络，其实均不离肾水之养。肾水亏则火动，火动则现燠燥而胎动等象矣。

【诊断】　尺脉细数，阴虚火旺。

【治疗】　滋肾清热，润燥安胎汤。

【方药】　**润燥安胎汤**

熟地　生地　山萸肉　麦冬　五味　阿胶　黄芩　益母草

3. 妊娠霍乱

【症象】　妊娠上吐下泻，胎动欲堕，腹痛难忍，急不可缓。

【原因】　脾胃虚损，则胞胎无力，况上吐下泻，脾胃之气益虚，失治则胎堕矣。

【诊断】　六脉沉伏，气血悖乱。

【治疗】　急救脾胃，以维元气，援土固胎汤。

【方药】　**援土固胎汤**

人参　白术　山药　山萸肉　枸杞　菟丝子

杜仲 续断 炙草 砂仁 制附子 肉桂

4. 胞阻

【症象】 妊娠少腹作痛,胎动不安,如有下堕之状。

【原因】 痛在心腹之间,多属食滞,下在腰腹之间,多属胎气不安。若在少腹之间,多属胞血受寒。

【诊断】 脉滑食滞,脉濡胎动,脉迟胞寒。

【治疗】 食滞,加味平胃散。胎动,安奠二天汤。胞寒,加味芎归汤。

【方药】 **加味平胃散**

陈皮 厚朴 苍术 甘草 草果 枳壳神曲

安奠二天汤

人参 白术 扁豆 炙草 熟地 山药 萸肉 杜仲 枸杞

加味芎归汤

人参 吴茱萸 阿胶 蕲艾 炙甘草 当归川芎

5. 子肿

【症象】 妊娠四五月,肢体倦怠,饮食无味,先两足肿,渐至遍身俱肿,甚则喘而难卧。

【原因】 脾胃气虚,水饮不化,湿气淫溢,外攻形体。

【诊断】 脉象沉濡,脾虚湿阻。

【治疗】 补脾之血,益肺之气,不必渗利,其湿自除,加减补中益气汤。

【方药】 **加减补中益气汤**

人参 黄芪 柴胡 甘草 当归 白术 茯苓 升麻 陈皮

6. 妊娠发狂

【症象】 妊娠有口渴汗出,大饮冷水,烦躁发狂,腰腹疼痛,胎若欲堕。

【原因】 胃火炎炽,煎熬胞胎之水,胞中水涸,胎失所养。

【诊断】 左尺细数,右关洪大,细数水涸,洪大热炽。

【治疗】 滋水泄火,使真水得旺,壮火得平,息焚安胎汤。

【方药】 **息焚安胎汤**

生地 青蒿 白术 茯苓 人参 知母花粉

7. 子悬

【症象】 妊妇怀抱忧郁,以致胎动不安,胸膈胀满,两胁疼痛,如弓上弦。

【原因】 肝气忧郁闭塞,胎儿不得血荫。

【诊断】 左关脉弦,肝气郁结,尺脉沉涩,胞胎难固。

【治疗】 开肝气之郁结,补肝血之燥干,解郁汤主之。

【方药】 **解郁汤**

人参 白术 白茯苓 当归 白芍 枳壳砂仁 山栀 薄荷

8. 子鸣

【症象】 妊娠七八月,忽然儿啼腹中,腰间隐隐作痛。

【原因】 儿在胞胎,全凭母气以化成,母呼儿亦呼,母吸儿亦吸,七八月间母气必虚,儿不能随母气呼吸,则啼于腹中。

【诊断】 寸口无力,肺气不充,若见数动,胎中蓄热。

【治疗】 大补其气,用扶气止啼汤。

【方药】 **扶气止啼汤**

人参 黄芪 麦冬 当归 橘红 甘草花粉

9. 妊娠溲血

【症象】 妊娠有胎不动,腹不疼,小便中时常流血,名曰胎漏。

【原因】 气虚血无凭依,因而燥急生热。凡血寒则静,血热则动,动则外出而莫能遏,势必下流。

【诊断】 脉象弦数,肝热血溢。

【治疗】 补气之不足,泄火之有余,助气补漏汤。

【方药】 **助气补漏汤**

人参 白芍 黄芩 生地 益母草 续断甘草

10. 妊娠跌损

【症象】 妊娠失足跌损,致伤胎元,腹中疼痛,势如将坠。

【原因】 跌损虽伤于外,实则内伤胎元,故胎下堕。

【诊断】 尺脉虚弱,胎元不固,肝脉弦涩,瘀血内停。

【治疗】 大补气血,佐以行瘀之品,救损安胎汤。

【方药】 **救损安胎汤**

当归 白芍 生地 白术 炙草 人参 苏木 乳香 没药

11. 妊娠中恶

【症象】 妊娠痰多吐涎,偶遇秽恶,腹中疼痛,胎向上顶,有似子悬。

【原因】 不正之气,最易伤胎,兼多痰涎,中宫又弱,故触遇秽浊,脾胃即病,而胎不能安。

【诊断】 右关涩滞,中气受伤。

【治疗】 扶正气,祛浊邪,消恶安胎汤。

【方药】 **消恶安胎汤**

当归 白芍 白术 茯苓 人参 甘草 陈皮 花粉 苏叶 沉香

12. 子烦

【症象】 妊娠时时心烦,别无他症。

【原因】 胎中郁热,上乘于心。

【诊断】 脉象滑数,上出寸口。

【治疗】 清心安胎,知母饮。

【方药】 **知母饮**

黄芩 知母 麦冬 茯苓 黄芪 甘草

13. 子痫

【症象】 妊娠忽然颠仆,不省人事,须臾自醒,少顷复如好人。

【原因】 肝心二经,感受风热。

【诊断】 脉浮而数,或弦或滑。

【治疗】 息风清热,羚羊角散。甚则抽搐,钩藤汤。若口眼㖞斜,半身不遂,则已成中风废证。

【方药】 **羚羊角散**

防风 独活 杏仁 酸枣仁 五加皮 甘草 薏苡仁 茯苓 木香 羚羊角

钩藤汤

钩藤 桑寄生 人参 茯神 当归 桔梗

14. 子嗽

【症象】 妊娠咳嗽,嗽久每致伤胎。

【原因】 或阴虚火动,或痰饮上逆,或感冒风寒。

【诊断】 右寸脉滑,痰饮上逆,数属火动,浮为感邪。

【治疗】 阴虚宜滋阴润肺,麦味地黄汤。痰饮宜温化顺气,枳桔二陈汤。感冒宜疏解化痰,桔梗汤。

【方药】 **麦味地黄汤** 即六味地黄汤加 麦冬 五味子

枳桔二陈汤 即二陈汤加 桔梗 枳壳

桔梗汤

紫苏叶 桔梗 麻黄 桑白皮 杏仁 赤茯苓 天冬 百合 川贝母 前胡

15. 转胞

【症象】 妊娠不得小便,饮食如常,心烦艰寐。

【原因】 胎压胞系了戾。

【诊断】 脉象沉弦,或涩或结。

【治疗】 宜用丹溪举胎法,令稳婆香油涂手举胎,使胎起尿自出,以暂救其急。然后用加味四物汤,服后以指探吐,吐后再服再吐,如此三四次,胎举而小便利矣。

【方药】 **加味四物汤** 即四物汤加 升麻 人参 白术 陈皮

16. 胎漏

【症象】 妊娠下血,腹不疼痛。

【原因】 多属血热,不能固摄,若漏下黄汁,或如豆汁,其胎干枯,必致胎堕。

【诊断】 数疾火扰,和缓无伤。

【治疗】 血热清之,阿胶汤。胎干补之,黄芪汤。

【方药】 **阿胶汤** 即四物汤加 阿胶 黑栀 侧柏叶 黄芩

黄芪汤

黄芪 糯米

【杂论】 胎前调治,有三宜:宜清热,热清则阴血不伤;宜理脾,脾健则气血易生;宜疏气,气顺则气血调和。理脾疏气,兼以清热养血,则胎自安矣。有三禁:禁汗,过汗则亡阳伤气;禁下,过下则亡阴伤血;禁利小便,过利小便则伤津竭液也。而形瘦之人多火,过用温热则耗阴血。肥盛之人多痰,过于补气则壅气助湿。习俗以白术、黄芩为安胎要药者,以白术消痰健脾,黄芩清热养阴也。若血虚则合四物汤以补血,气虚则合四君子汤以补气,胎不安稳,更佐杜仲、续断、阿胶、艾叶以安之。气盛胎高,则加紫苏、腹皮、枳壳、砂仁、陈皮以舒之,则随症抽添,以求适应也。总之恶阻、胞阻、子肿、子鸣等症,为胎中所独具。伤寒、伤食、霍乱、痢疾等症,可参内科论治,但须时刻保护胎原,不致误犯,为第一要义耳。

兹录逐月养胎方于下:妊娠一月,名曰始胚,服乌雌鸡汤,方用乌雌鸡、茯苓、阿胶、吴萸、麦冬、人参、芍药、白术、甘草、生姜。二月名曰始膏,服艾叶汤,方用艾叶、丹参、当归、麻黄、人参、阿胶、甘草、生姜、大枣。三月名始胎,服雄鸡汤,方用雄鸡、黄芩、白术、生姜、麦冬、芍药、大枣、甘草、人参、茯苓、阿胶。四月始受水精,以成血脉,服菊花汤,方用菊花、麦冬、大枣、人参、甘草、当归、麻黄、阿胶、半夏、生姜。五月始受火精,以成其气,服阿胶汤,方用阿胶、人参、生姜、当归、芍药、甘草、黄芩、旋覆花、吴茱萸、麦冬。六月始受金精,以成其筋,服麦冬汤,方用麦冬、人参、大枣、黄芩、干地黄、阿胶、生姜、甘草。七月始受木精,以成其骨,服葱白汤,方用葱白、半夏、麦冬、旋覆花、黄芩、人参、甘草、当归、黄芪、阿胶、生姜。八月始受土精,以成肤革,服芍药汤,方用芍药、生姜、厚朴、甘草、当归、白术、人参、薤白。九月始受石精,以成皮毛,服半夏汤,方用半夏、麦冬、吴茱萸、当归、阿胶、干姜、大枣。十月五脏俱备,六腑齐通,服达生散,方用大腹皮、人参、陈皮、紫苏茎叶、白芍、白术、归尾身、甘草、黄杨树脑,或加枳壳、缩砂、青葱。

(三)小产

1. 气虚小产
【症象】 妊妇畏寒腹疼,因而堕胎。
【原因】 先天真气虚寒,胎不得养,当其腹痛之时,急与人参、干姜辈补气祛寒,自能疼止胎安。
【诊断】 两尺沉迟,火衰气弱。
【治疗】 益火补气,黄芪补气汤。
【方药】 **黄芪补气汤**
生黄芪　当归　肉桂

2. 血热小产
【症象】 妊妇口渴烦躁,舌上生疮,两唇肿裂,大便干结,数日不得通,以致腹痛小产。
【原因】 血荫乎胎,血必虚耗,血虚则热,热则烁胎,所谓亢则害也。
【诊断】 尺脉洪大,下焦积热。
【治疗】 清胞中之火,补肾中之水,加减四物汤。

【方药】 **加减四物汤**
熟地　白芍　当归　川芎　山栀　萸肉　山药　丹皮

3. 大怒小产
【症象】 妊妇大怒之后,忽然腹痛吐血,因而堕胎,堕胎之后,痛仍不止。
【原因】 肝主怒,怒伤肝,肝伤则血不归经,血伤则胎不得养。
【诊断】 脉象虚弦,血亏气逆。
【治疗】 引肝之血,平肝之气,引气归血汤。
【方药】 **引气归血汤**
白芍　当归　白术　甘草　黑芥穗　丹皮　姜炭　香附　麦冬　郁金

4. 跌闪小产
【症象】 妊娠跌仆闪挫,遂致小产,血流紫块,昏晕欲绝。
【原因】 损伤血室,胞胎不固。
【诊断】 未产以前,脉多沉弦,已产以后,脉多虚芤。
【治疗】 未小产而胎不安者,宜顾其胎,不可轻去其血。已小产而大崩者,宜散其瘀,不可重伤其气,方用理气散瘀汤。
【方药】 **理气散瘀汤**
人参　黄芪　当归　茯苓　红花　丹皮　姜炭

5. 行房小产
【症象】 妊妇因行房癫狂,遂致小产,血崩不止。
【原因】 妇人怀孕,全赖肾水以养胎,水源不足,则火易沸腾,加以房事,火动精泄,遂水涸而火烈,胎因以下。
【诊断】 两尺细数,细为水亏,数为火动。
【治疗】 大补其气,以资摄血,大补其精,以生肾水,方用固气填精汤。
【方药】 **固气填精汤**
人参　黄芪　白术　熟地　当归　三七　黑芥穗

【杂论】 孕妇气血充足,形体壮实,则胎气安固。若冲任二经虚损,则胎不成实,或因暴怒伤肝,房劳伤肾,则胎气不固,易致不安。或受孕之后,患生他疾,干犯胎气,致胎不安者亦有之。或因跌仆筑磕,从高堕下,以致伤胎堕胎者,亦有之。然小产堕胎,亦自有别,五六月已成形象者,名曰小产。三月未成形象者,谓之堕胎。以上小产堕胎皆出有因,若怀胎三五七月,无故而胎自堕,至下次受孕亦复如是,数数堕胎,即谓之滑胎。多因房劳太过,欲火煎熬,其胎因而不安,不可不慎者也。

（四）临产

1. 血虚难产

【症象】 腹痛数日,不能生产。

【原因】 血虚胶滞,胞中无血,儿难推送。夫胎之成,成于肾脏之精,而胎之养,养于五脏六腑之血,血旺则易生,血少斯难产矣。

【诊断】 临产之脉,号曰离经,脉旺易生,脉弱难产。

【治疗】 两补气血,儿易转运,自然降生,送子丹。

【方药】 **送子丹**

生黄芪 当归 麦冬 熟地 川芎

2. 气逆难产

【症象】 临蓐数日,儿不能下者,服催生药,皆不见效。

【原因】 气逆不行,小儿转动无力所致。

【诊断】 脉象沉郁,气机不利。

【治疗】 外面安放产妇之心,不可忧虑焦烦,内服顺气之药,调畅气机,舒气散。

【方药】 **舒气散**

人参 当归 川芎 白芍 苏梗 牛膝 陈皮 柴胡 葱白

3. 交骨不开难产

【症象】 儿到产门,交骨不开,不能生下,危急之候,若服药延迟,儿即闷死,母亦可危。

【原因】 产门之上,有骨二块,两相斗合,名曰交骨。未产前其骨合,临产时其骨开,若此骨不开,儿难降生。

【诊断】 舌青子死,面青母亡,面舌俱青,子母两伤。

【治疗】 大补气血,佐开交骨,降子汤。子死堵塞,救母丹。

【方药】 **降子汤**

当归 人参 川芎 红花 川牛膝 柞木枝

救母丹

人参 当归 川芎 益母草 赤石脂 黑荆穗

4. 横生难产

【症象】 生产之际,有儿不得下,而脚先出,或手先下者,名曰为横生倒产,至危之候。

【原因】 胞胎之中,儿身正坐,男面向后,女面向前,及至生时,头必旋转向下,此天地造化之奇,非人力所能为。气血亏,则母身弱,胎亦无力,欲转头向下而不能,故有脚先出,或手先见者。

【诊断】 脉象不足,正气亏之。

【治疗】 先用银针,刺儿手足,儿必痛而缩入,扶产妇安睡养神,速煎转天汤饮之,以生其气血。

【方药】 **转天汤**

人参 当归 川芎 牛膝 升麻 附子

5. 子死难产

【症象】 临盆六七日,胞衣已破,而子不见下,或谓难产,实则子已死于腹中。

【原因】 母气大虚,营血不足,致儿不能转头向下,又用催生药,以耗儿之气血,则儿气不能通达,反致闷死腹中。

【诊断】 子死腹中,舌现青色,母面煤黑,母亦垂绝。

【治疗】 生产多日,母气必乏,不可霸道强逐,恐子下而母亦立亡。须补其气血,气血旺而子自下,疗儿散。

【方药】 **疗儿散**

人参 当归 牛膝 鬼臼 乳香

6. 胞衣不下

【症象】 儿已下地,而胞衣留滞腹中,二三日不下,心烦意躁,时欲昏晕。亦有子下五六日,胞衣留腹,百计不下,绝无昏晕烦躁之状。

【原因】 或由血少干枯,粘连腹中,瘀血难行,遂有血晕。或由瘀血已净,气虚不送,遂使久留,绝无烦躁。

【诊断】 脉象细涩,血虚不滑,脉象芤弱,气虚不送。

【治疗】 血虚者润滑之,送胞汤。气虚者升降之,加味补中益气汤。

【方药】 **送胞汤**

当归 川芎 益母草 乳香 没药 黑芥穗 麝香

加味补中益气汤

人参 黄芪 柴胡 炙草 当归 白术 升

麻 陈皮 莱菔子

7. 血晕

【症象】 甫产儿后,忽然眼目昏花,胸腹胀痛,呕恶欲吐,或中心无主,神魂外越,昏晕不语,倘见面白眼闭,口开手冷,法在难治。

【原因】 或由恶露不行,瘀血上冲,或由劳倦过甚,气竭神昏,或由血液大脱,不能接济。

【诊断】 脉细肢温,见之者生,脉微肢冷,见之多死。

【治疗】 瘀血上冲,加味生化汤,泽兰汤。气血虚脱,补气解晕汤。

【方药】 **补气解晕汤**

人参 黄芪 当归 芥穗 姜炭

加味生化汤

川芎 当归 黑姜 桃仁 炙甘草 荆芥

泽兰汤

泽兰 生地 当归 赤芍 炙甘草 生姜 大枣 桂心

8. 肠下

【症象】 儿下地后,肠亦随之而出,一时不能收上。

【原因】 气虚下陷,不能收纳。

【诊断】 脉象芤微,中气不举。

【治疗】 益气升提,补气升肠汤主之。

【方药】 **补气升肠汤**

人参 黄芪 当归 白术 川芎 升麻

【杂论】 妊娠八九月,或腹中痛,痛定仍然如常,名曰试胎。若月数已足,腹痛或作或止,腰不痛,名曰弄胎。二者均非正产,切勿躁扰疑惑,惟宜宁静待时,时至则儿身转顺,头顶正当产门,胞浆大来,腰重腹痛,谷道挺进,中指中节或本节搏动,此方临盆之候,瓜熟蒂落,本无难产之可言。若其体质素弱,心境不舒,或胎前喜安逸,不耐劳碌,或过贪眠睡,则令气滞,或临产惊恐气怯,或用力太早,则令困乏,或胞伤血出,血壅产路,或胞浆破早,浆血干枯,则俱足酿成难产矣。夫难产固危,易产而荣血大脱,亦属生死关头,故诊治须细心体察,用药尤不可游移敷衍。

(五)产后

1. 恶露不下

【症象】 胎虽下而恶血不即去,或行而点滴不多,腹中疼痛,心神烦闷。

【原因】 胞络挟瘀积冷,或当风取凉,风冷搏血,壅滞不宣,积蓄在内。

【诊断】 脉芤带涩,芤为血伤,涩为瘀阻。

【治疗】 顺血通气,失笑散,荷叶散。间有产时去血太多,无血不行者,面色黄白,腹不疼痛,宜补而行之,此方慎用。

【方药】 **失笑散**

蒲黄 五灵脂

荷叶散

干荷叶 鬼箭羽 桃仁 刘寄奴 蒲黄

2. 儿枕痛

【症象】 产后少腹疼痛,甚则结成一块,按之愈疼。

【原因】 脏腑风冷,气血凝滞,宿瘀不能流通,结聚作痛。

【诊断】 脉象弦涩,气滞瘀凝。

【治疗】 活血逐瘀,务使气血不耗而瘀乃尽消,散结定疼汤。

【方药】 **散结定疼汤**

当归 川芎 丹皮 益母草 黑芥穗 乳香 山楂 桃仁

3. 气喘

【症象】 产后气急,喘促不宁,大危之症,苟不急治,立刻死亡。

【原因】 荣血暴脱,卫气无依,孤阳绝阴,命如游丝可知。

【诊断】 虚浮无根,气血两脱,急促无序,死亡俄顷。

【治疗】 挽气救血,救血活母汤。

【方药】 **救血活母汤**

人参 当归 熟地 枸杞子 山萸 麦冬 阿胶 肉桂 黑芥穗

4. 恶寒

【症象】 产后恶寒恶心,身体颤动,发热作渴。

【原因】 失血既多,气亦大虚,气虚则皮毛无卫,恶寒身颤,血虚则内热随生,发热口渴。

【诊断】 脉象俱虚,虚迟则寒,虚数则热。

【治疗】 壮其元气,治其内弱,十全大补汤,甚则加附子。

【方药】 **十全大补汤**

人参 白术 茯苓 甘草 川芎 当归 熟地 白芍 黄芪 肉桂

5. 呕恶

【症象】 产后恶心欲呕,时而作吐。

【原因】 命火虚寒,不能温胃,或脾虚聚冷,胃中伏寒,中气不能和降。

【诊断】 两尺虚迟,肾命火衰,右关虚迟,脾胃积冷。

【治疗】 温肾温胃,止呕汤,丁香散。

【方药】 **止呕汤** 治肾寒不能温胃。

人参 熟地 巴戟 白术 山萸 炮姜 茯苓 白蔻 橘红

丁香散 治胃寒呕吐呃逆。

丁香 白豆蔻 伏龙肝

6. 血崩

【症象】 产后半月,血崩昏晕,目见鬼神。

【原因】 陈无择曰:产后血崩,谓之重伤,多由惊忧恚怒,脏气不平,或产后服断血药早,致恶血不消,郁满作坚,亦成崩中。或气血初生,尚未全复,不禁房帏,损伤心肾。

【诊断】 脉象虚弦,责之肝伤,若见细数,心肾两伤。

【治疗】 和肝用芎劳汤加芍汤,虚损用救败求生汤。

【方药】 **芎劳汤**

川芎 当归

救败求生汤

人参 当归 白术 熟地 山萸 山药 枣仁 附子

7. 浮肿

【症象】 产后四肢浮肿,寒热往来,气喘咳嗽,胸膈不利,口吐酸水,两胁疼痛。

【原因】 败血乘虚停积,循经流入四肢,留淫日深,却还不得,腐烂如水,故令肢肿。或由肝肾两虚,阴不得出于阳。

【诊断】 脉象沉涩,瘀血败溢,脉象沉迟,阳虚湿停。

【治疗】 血分,小调经散。水分,转气汤。

【方药】 **小调经散**

没药 琥珀 桂心 芍药 当归 细辛

麝香

转气汤

人参 白术 当归 白芍 熟地 山萸 山药 芡实 故纸 柴胡

8. 厥冷

【症象】 产后逆冷而厥,气上胸满。

【原因】 用力过度,劳倦伤脾,阴阳之气,不相顺接。

【诊断】 脉去形脱,正气垂绝。

【治疗】 回阳止逆,有块痛者,加参生化汤。无块痛者,滋荣益气复神汤。

【方药】 **加参生化汤**

川芎 当归 炙甘草 炮姜 桃仁 人参 大枣

滋荣益气复神汤

人参 黄芪 白术 当归 炙甘草 陈皮 五味子 川芎 熟地 麦芽 大枣

9. 类疟

【症象】 产后寒热往来,每日应期而发,其症似疟。

【原因】 气血虚而寒热更作,元气虚而外邪或侵,或严寒,或极热,或昼轻夜重,或日晡寒热,绝类疟疾,实非疟比。

【诊断】 脉或细数,阴虚生热,脉或浮迟,阳虚生寒。

【治疗】 滋荣益气,有汗者扶正汤,无汗者加减养胃汤。

【方药】 **扶正汤** 治产后寒热有汗,午后应期发者。

人参 炙黄芪 白术 川芎 熟地 麦冬 麻黄根 当归 陈皮 炙甘草

加减养胃汤 治产后寒热往来,头痛无汗。

炙甘草 白茯苓 半夏 川芎 陈皮 当归 苍术 藿香 人参

10. 伤寒

【症象】 产后恶寒发热,头痛无汗,审属伤寒。

【原因】 气血大亏,易召外邪,遂使营卫不和,恶寒发热。

【诊断】 浮紧无力,体虚伤寒。

【治疗】 毋执成法,大发其汗,宜加味生化汤,以芎姜亦能发散也。

【方药】　**加味生化汤**

川芎　防风　当归　炙甘草　桃仁　羌活

11. 类中风

【症象】　产后忽然口噤牙紧,手足筋脉拘搐。

【原因】　气血暴虚,百骸少血濡养,间有虚火泛上挟痰。

【诊断】　脉象虚细,血不能荣,寸口滑数,痰火上扰。

【治疗】　养血和络,滋荣活络汤,天麻丸,痰火酌加橘红、炒芩、竹沥、姜汁。

【方药】　**滋荣活络汤**　治产后血少,口噤、项强、抽搐等症。

川芎　当归　熟地　人参　黄芪　茯神　天麻　炙甘草　陈皮　荆芥穗　防风　羌活　姜　川连

天麻丸　治产后中风,恍惚语涩,四肢不利等症。

天麻　防风　川芎　羌活　人参　远志　柏子仁　山药　麦冬　枣仁　细辛　南星曲　石菖蒲

12. 汗出

【症象】　产后倦甚,溅溅汗出,形色随脱,或睡中汗出,醒来即止。

【原因】　阳虚自汗,亡阳之兆,阴虚盗汗,阴竭之象。

【诊断】　脉脱亡阳,细微伤阴。

【治疗】　兼气血调治,阳虚,麻黄根汤。阴虚,止汗散。

【方药】　**麻黄根汤**　治产后虚汗不止。

人参　当归　黄芪　桂枝　麻黄根　粉草　牡蛎　浮小麦

止汗散　治产后盗汗。

人参　当归　熟地　麻黄根　黄连　浮小麦　大枣

13. 溲淋

【症象】　产后小溲频数,淋涩作痛。

【原因】　产后虚弱,热客胕中,虚则频数,热则涩痛。

【诊断】　尺脉细数,膀胱客热。

【治疗】　清热利尿,茅根汤。

【方药】　**茅根汤**　治产后热淋。

白茅根　瞿麦　白茯苓　葵子　人参　桃胶　滑石　石首鱼头　灯芯

14. 泄泻

【症象】　产后泄泻。

【原因】　旬日之内,不外气虚、食积、湿阻。旬日之外,依杂症论。

【诊断】　右关濡软,脾气大伤。

【治疗】　建中祛邪,健脾利水生化汤。

【方药】　**健脾利水生化汤**

川芎　茯苓　归身　黑姜　陈皮　炙甘草　人参　肉果　白术　泽泻

15. 痢下

【症象】　产后七日内外,赤白痢下,里急后重,腹痛频并。

【原因】　饮食不节,积于肠胃。

【诊断】　虚中见滑,胃弱积滞。

【治疗】　产后患此,最为难治,调气行血而推荡痢邪,则恐元气虚弱。滋荣益气而大补虚弱,又虑反助积滞,须求并行不悖,加减生化汤。

【方药】　**加减生化汤**

川芎　当归　炙甘草　桃仁　云茯苓　陈皮　木香

16. 霍乱

【症象】　产后上吐下泻,挥霍缭乱,甚则四肢厥冷。

【原因】　劳伤气血,脏腑空虚,不能运化食物,及感受冷风,阴阳升降不顺,清浊乱于脾胃,邪正相搏,甚则脱绝。

【诊断】　六脉沉伏,阴阳缭乱。

【治逆】　调和肠胃,生化六和汤。厥冷加附子、白术。

【方药】　**生化六和汤**

川芎　当归　黑姜　炙草　陈皮　藿香　砂仁　茯苓　姜

17. 咳嗽

【症象】　产后咳嗽恶寒,鼻塞声重,或干咳有声,无痰面赤。

【原因】　感受风寒,聚于肺脏,或虚火上升,肺络不宁。

【诊断】　右寸浮滑,肺有风痰,若见虚数,火邪上逆。

【治疗】　祛邪宣肺,安肺生化汤。清金宁络,加味四物汤。

【方药】 安肺生化汤

川芎 人参 知母 桑白皮 当归 杏仁 甘草 桔梗 半夏 橘红

加味四物汤

川芎 白芍 知母 瓜蒌仁 生地 当归 诃子 冬花 桔梗 甘草 兜铃 生姜

18. 怔忡

【症象】 心中跳动不安,或惊怯不定,时如人将捕之。

【原因】 忧惊劳倦,去血过多,不能荣养心脏所致。

【诊断】 左寸细弱,心血不荣。

【治疗】 调和脾胃,则志定神清,加减养荣汤。

【方药】 加减养荣汤

当归 川芎 茯神 人参 枣仁 远志 白术 黄芪 桂圆肉 陈皮 炙甘草

19. 腰痛

【症象】 产后腰部酸痛,不能转侧。

【原因】 腰为肾府,肾位系胞,产后劳伤肾气,损动胎胞,兼有风乘之也。

【诊断】 两尺虚迟,肾气备极。

【治疗】 益肾健腰,养荣壮肾汤。

【方药】 养荣壮肾汤

当归 防风 独活 桂心 杜仲 续断 桑寄生 生姜

【杂论】 傅青主曰:凡病起于血气之衰,脾胃之虚,而产后尤甚。是以丹溪论产后,必大补气血为先,虽有他症,以末治之,斯言尽治产之大旨。若能扩充立方,则治产可无过矣。夫产后忧惊劳倦,气血暴虚,诸症乘虚易人。如有气毋专耗散,有食毋专消导,热不可用芩连,寒不可用桂附。寒则血块停滞,热则新血崩流。至若中虚外感,见三阳表证之多,似可汗也,在产后而用麻黄则重竭其阳。见三阴里证之多,似可下也,在产后而用承气,则重亡阴血。耳聋胁痛,乃肾虚恶露之停,休用柴胡。谵语出汗,乃元弱似邪之症,非同胃实,厥由阳气之衰,无分寒热,非大补不能回阳而起弱。痉因阴血之亏,不论刚柔,非滋荣不能舒筋而活络。乍寒乍热,发作无期,症似疟也,若以疟治,迁延难愈。言语无伦,神不守舍,病似邪也,若以邪治,危亡可待。去血过多而大便燥结,肉苁蓉加

于生化,非润肠承气之能通。去汗过多,而小便短涩,六君子倍加参芪,必生津助液之可利癃疝脱肛,多是气虚下陷,补中益气之方。口噤拳挛,乃因血燥类风,加参生化之剂。苏木、莪术大能破血,青皮、枳壳最消满胀,一切耗气破血之剂,汗吐宣下之法,止可施诸壮实,岂宜用于胎产。大抵新产后先问恶露如何,块痛未除,不可遽加参术。腹中痛止,补中益气无疑。至若亡阳脱汗,气虚喘促,频服加参生化汤,是从权也。又如亡阴火热,血崩厥晕,速煎生化原方,是救急也。王太仆云:治下补下治以急,缓则道路达而力微,急则气味厚而力重。故治产当遵丹溪而固本,服法宜效太仆以频加,此虽未尽产症之详,然皆援治验为据。

四、杂病

(一)乳疾

1. 血虚乳汁不下

【症象】 妇人产后,绝无点滴乳汁。

【原因】 乳汁为气血之所化,气血两亏,无以资生。

【诊断】 脉象细弱,血少气衰。

【治疗】 补气以生血,不必利窍以通乳,生乳丹。

【方药】 生乳丹

人参 黄芪 当归 麦冬 木通 桔梗 七孔猪蹄

2. 郁结乳汁不通

【症象】 产后两乳胀满疼痛,乳汁不通。

【原因】 胃为多气多血之腑,肝气郁结不舒,不能与阳明相通,所以乳汁不化。

【诊断】 脉象弦涩,弦为气滞,涩为血结。

【治疗】 舒肝木之气,活阳明之血。通肝生乳汤。

【方药】 通肝生乳汤

白芍 当归 白术 熟地 甘草 麦冬 通草 柴胡 远志

3. 吹乳

【症象】 乳房肿硬,乳道壅闭,疼痛难忍,有内吹外吹之分,不急治,多成乳痈。

【原因】 小儿吮乳,鼻风吹入,气脉壅滞,为外吹。孕妇胎热,寒热乳肿,为内吹。

【诊断】 脉多弦滑,气血壅遏。

【治疗】 散瘀通利。外吹,连乔金贝煎。内吹,橘叶散。

【方药】 **连乔金贝煎**

金银花　土贝母　蒲公英　天花粉　夏枯花　连翘

橘叶散

柴胡　黄芩　青皮　陈皮　川芎　山栀　连翘　石膏　橘叶

4. 乳岩

【症象】 初起隐核,有如棋子,不红不肿,不痛不痒,积久方溃。如巉岩深洞,血水淋漓者,不治。

【原因】 郁怒伤肝,忧虑伤脾,脾气消沮,肝气横逆,气血不舒,凝结络道,不易速痊。

【诊断】 脉象弦数,或滑或大。

【治疗】 初起消散,十六味流气散。

【方药】 **十六味流气散**

当归　川芎　白芍　黄芪　人参　肉桂　厚朴　桔梗　枳壳　乌药　木通　槟榔　白芷　防风　紫苏　甘草

【杂论】 乳房属胃,乳头属肝,故乳之为病,不外肝胃二经。乳汁不下,虚则为胃气之不能生化,实则为肝气之不能舒达,肝胃二经之病也。吹乳由于乳道壅塞,津液不通。乳岩由于肝脾两郁,气血相搏,亦肝胃二经之病也。故疏肝利气,养胃和血,为治疗乳疾之权舆。

(二)隐疾

1. 阴肿

【症象】 憎寒壮热,或寒热往来,小腹滞涩,阴户焮肿。

【原因】 郁怒伤于肝脾,肝脾湿气壅滞故也。

【诊断】 右关脉弦,肝火内结。右关脉滑,脾湿内郁。

【治疗】 疏肝舒脾,逍遥散。

【方药】 **逍遥散**

当归　芍药　白术　茯苓　甘草　柴胡　丹皮　山栀

2. 阴痒

【症象】 妇人阴痒,坐立不安,内热作渴,饮食不甘。

【原因】 由于脏虚,湿热生虫,微则为痒,重则为痛。

【诊断】 脉多弦数,肝火湿热。

【治疗】 清化杀虫,泻肝归脾汤。

【方药】 **泻肝归脾汤**

龙胆草　生川军　蛇床子　梓树皮　泽泻　当归　白术　川芎　土茯苓　小青皮

3. 阴疮

【症象】 阴户生疮,名䘌。或痛或痒,如虫行状,脓水淋漓。

【原因】 心神烦郁,脾胃虚弱,血气流滞,湿热下注。

【诊断】 脉滑而数,湿火下注。

【治疗】 外用苦参煎汤洗涤,内服清火养阴汤。

【方药】 **清火养阴汤**

潞党　生地　茯苓　半夏　川连　木通　当归　川芎　白术

4. 阴冷

【症象】 阴户不暖,冷若冰山,或有寒热,饮食少思,经候不调。

【原因】 肝肾不足,外乘风冷,客于子脏。若肥胖者,多由湿痰下流。

【诊断】 沉细微迟,下焦积冷,或濡或滑,湿痰下注。

【治疗】 温中逐寒,加味归脾汤。化痰利湿,二陈二术汤。

【方药】 **加味归脾汤**

五加皮　干熟地黄　丹参　杜仲　蛇床子　地骨皮　天门冬　钟乳　干姜

二陈二术汤　即二陈汤加　苍术　白术

【杂论】 仲景论妇人隐疾凡三见,一曰,妇人阴寒,温中坐药,蛇床子散主之。二曰,阴中生疮蚀烂者,狼牙汤洗之。三曰,阴吹而正喧,膏发煎主之。其原因或根于脏腑,或无关于脏腑,故或用内服,或用外治。然肝脉抵少腹,环阴器,督脉起于少腹,以下骨中央,女子入系廷孔,循阴器,故妇人前阴诸症,终以肝督二经主病为多。

(三)积聚

1. 石瘕

【症象】 月经停止,腹渐膨胀,日以益大,状如怀子。

【原因】 寒气客于子门,血留不行。

【诊断】 脉来沉弦,或紧或牢。

【治疗】 温散逐瘀,琥珀散,血竭散。

【方药】 **琥珀散**

三棱 莪术 赤芍 当归 刘寄奴 丹皮 熟地 肉桂 乌药 延胡索

血竭散

血竭 当归 赤芍 蒲黄 桂心 延胡

2. 食癥

【症象】 腹中结块坚硬,牢固不移,日渐长大。

【原因】 经行产后,贪食生冷之物,与脏气互相抟聚。

【诊断】 沉细附骨,或牢或结。

【治疗】 开滞消积,乌药散。

【方药】 **乌药散**

乌药 桃仁 莪术 木香 当归 青皮 桂心

3. 痞结

【症象】 胸膈痞闷,如有物堵塞,或如重物紧压。

【原因】 肝脾失调,气壅不宣。

【诊断】 左关弦紧,右关沉滞。

【治疗】 气滞则血滞,宜气血并疏,助气丸,家秘消痞煎。

【方药】 **助气丸**

青皮 白术 三棱 莪术 枳壳 槟榔 木香 陈皮

家秘消痞煎

蒺藜 枳壳 青皮 乳香 沉香曲 郁金 薤白 丁香

4. 血蛊

【症象】 脐腹胀痛,内热晡热,面色萎黄,久则结成坚块。

【原因】 产后经行之时,伤于风冷,血室之内,瘀血停留。

【诊断】 脉象沉涩,瘀血内停,若见坚牢,结块成形。

【治疗】 初起瘀血凝聚,宜玉烛散。积久结成坚块,宜桃奴散。

【方药】 **玉烛散**

当归 川芎 大黄 芒硝 熟地 甘草 白芍

桃奴散

桃奴 瘕鼠粪 延胡索 桂心 砂仁 桃仁 香附 五灵脂

5. 疝癖

【症象】 脐之两旁,有筋突起疼痛,大者如臂,小者如指,状类弓弦,名曰疝。若在两肋之间,名曰癖。若小腹牵连腰胁疼痛高起者名曰疝。

【原因】 风冷与气搏结而成,其病皆属于厥阴肝经。

【诊断】 脉象沉弦,多见坚牢。

【治疗】 疝癖宜葱白散。疝症宜当归散。

【方药】 **葱白散**

川芎 熟地 人参 茯苓 枳壳 肉桂 白芍 厚朴 干姜 当归 木香 青皮 莪术 三棱 茴香 神曲 麦芽 苦楝子 葱白 食盐

当归散

当归 川芎 鳖甲 吴茱萸 桃仁 赤芍 肉桂 槟榔 青皮 木香 大黄 莪术

【杂论】 妇人多积聚癥瘕、疝癖之症,其源虽由于瘀血,而未始不由肝气善郁酿成。故初起以快气破瘀为能事,迨其久长,宜审身形之壮弱,病势之缓急。如人虚而气血衰弱,不任攻伐,病势虽盛,当先扶正气,而后治其病。经云:大积大聚,衰其大半而止,盖恐过于攻伐,伤其气血。罗天益曰:养正积自除,可谓得经旨者矣。而余治此等病,分立四大法门:一为先攻后补,即先去其病而后扶其正;二为先补后攻,即先扶其正而后去其病;三为攻补兼施,即去病之中,佐以扶正;四为攻补间施,即去病扶正,相间而行,审症施用,无不收十全之效。从吾游者,其心领神会之。

幼科学讲义

上海秦之济伯未　述

吉林辛瑞锋

福建杨忠信　参订

吉林高仲山

浙江朱启后

孟凡红　郎　朗　整理

《幼科学讲义》系秦氏《国医讲义六种》之一。本书分上下两编。上编为概论，分 14 节，阐述儿科疾病的发病特点、治疗大法、诊断要点和方法，详辨先天与后天、外感与内伤病的区别，列述胎毒、胎疾、遗传、变蒸诸说。下编为各论，分别讲述初生、惊痫、疳积、麻痦、痘疮五大类疾病的症象、病因、诊断和治疗方药。现据 1930 年秦氏同学会铅印本重新点校整理。本书是一部简明扼要、通俗易懂而又独具特色的中医儿科临床著作。可以作为高等中医院校专科教材，也是中医爱好者自学的重要参考书。

此次点校本书以 1930 年上海秦氏同学会铅印本为底本。

上编　幼科概论

一、幼科之疾病

小儿之病,惟初生、胎疾与痘、疹、惊风等数者与大人异。然小儿骨气未成,形声未正,悲啼喜笑,变态不常,亦气血未充,脏腑未坚,邪中其身,虚实易变,则与大人自难同治。如同一伤风,在大人为寒热咳嗽,在小儿辄成肺风痰喘。同一受寒,在大人为腹痛泄泻,在小儿辄成慢脾厥逆。近来盛行之时疫痉病,西医称脑脊髓膜炎,患者以小儿为多,正以阴气不足,邪热易中,热势上行,侵入脑部,则陡然昏厥,失其常态。此幼科之所以独立也。故欲研究幼科,必先明了大人与小儿不同之点。所谓其源固一脉,其流则异支,斯其要诀。

二、幼科之疗治

小儿易虚易实,故明属热病,清降太过,能成虚寒;明属寒病,温补太过,能成实热。《内经》曰:"旧病未已,新病复起。"不啻为疗治小儿写照也。故幼科用药,因脏腑娇嫩,不可过于峻利;元气有限,不宜旷日持久。所喜者,病情简单,绝鲜七情,不必多所顾忌,较大人为易于中病耳。惟往往稍通医学之病家,一见发热,不辨何因,遽投保赤丹;一见热甚,即认惊风,遽投回春丹。辗转增疾,变成坏病,医者不可不察,自遭其咎也。

三、幼科之诊断

吾侪所恃为诊断之工具者,望闻问切。小儿则持脉惊啼,难得其真,不能言语,询问无从,四者之中,已失其半。较可据者,惟属望闻,如色泽之鼻旁青色而抽搐者危,口唇黑色而惊风者死,或呼吸之气急鼻扇而知为肺风,气息岔①涌而知为肺胀。然亦不能即此详尽,遂有虎口脉纹之诊。以大指次指,分为风、气、命三关,而视其内侧之纹色:紫属内热,红属伤寒,黄属伤脾,黑属中恶,青属惊风,白属疳症等是也。余今谓凡蕴诸中者,必形诸外,小儿虽不能自陈其痛苦,但其动作喜恶,无在非诊断之参考资料。故诊小儿之时,不能单恃诊断之方法,务须心领神会,悟其机要。如泄泻哭泣,知其腹痛;睡寐反复,知其心烦;呻吟无力,知其神衰;卒哭恐惧,知其魂惊。苟能神而明之,虽小儿为哑科,无殊与之对语,此幼科书所不论,而余当为之续貂者也。

四、幼科之审问

诊断小儿,既贵识情,审问旁人,仍不可免。先问起居安烦苦欲何如,次问能食不食口渴不渴,又次问二便或通或秘,而后病源可识也。如发热无汗,此邪在表也;内热便坚,此邪在里也。昼若烦热而夜安静,是阳旺于阳分,其病在阳;夜烦热而昼安静,是阳陷于阴分,其病在阴。喜冷恶热者,皆属阳病为热;喜热恶冷者,皆属阴病为寒。胃壮者能食,胃弱者不能食。胃干燥者口渴,胃湿盛者口不渴。至于大便稠黏,秽气难闻者,是内有滞,热从热化也;小便清白,不赤为虚,寒从寒化也。若耳梢冷、尻骨冷、四肢发冷者,此痘疹欲发之候。如单指梢发冷者,此惊痫将作之征。肚腹热闷主内热,手足厥冷主中寒。小儿无故皱眉曲腰啼叫者,主内因腹痛也;两耳常常发热者,主外因风热也。然腹痛又当按其或软或硬,喜按者为虚,拒按者为实。诸如此类,苟能不厌勘察,在俱临诊之助也。

五、察色说

观察面部气色,先视五部,次审五色。五部者,额属心,颏属肾,鼻属脾,左腮属肝,右腮属肺。五色者,青为肝,赤为心,黄为脾,白为肺,黑为肾。如面青主属惊风之症,面赤主火热,面黄主伤脾伤食,面白主虚寒,面黑主痛,多是恶候。总之,五色

---

① 岔:原作"岔",依文义改。

明显为新病,其症轻;浊晦为久病,其症重。部色相生者为顺,如脾病色黄,此为正色;若见赤色,乃火能生土,亦为顺;见青色,乃木来克土,则为逆是也。气血充实,又遇部色相生,纵有外邪助病,易为治疗。若久病气血虚弱,又遇部色相克,则正气不支,却难治疗。如天庭青暗主惊风,红主内热,黑则不治。太阳青主惊风,青色入耳者死。印堂青主惊泻。眉下、风池、眼下、气池青主惊风,紫多吐逆。两眉青主吉,红色主多烦热。鼻赤主脾热,鼻黑则死。唇赤主脾热,白主脾寒。左腮发赤主肝热,右腮发赤主肺热痰盛。承浆青主惊,黄主吐,黑主抽搐。此皆察色之大要也。

六、听声说

既观其色,又当细聆其声,盖笑、呼、歌、悲、呻五声,内应心、肝、脾、肺、肾五脏也。故五声不和,可测五脏之情。如心属火,病则声急喜笑;肺属金,病则声悲音浊;肝属木,病则声狂叫多呼;脾属土,病则声颤轻歌;肾属水,病则声细呻吟。有声有泪,声长曰哭;有声无泪,声短曰啼。啼而不哭则气不伸畅,主腹痛;哭而不啼则气急心烦,将成惊。嗞煎不安者,心热烦躁也。音嗄重浊者,外感风寒也。有余之症,其气实,故声雄大而壮厉;不足之症,其气虚,故声怯弱而轻短。多言与身热,皆阳也;懒语与身凉,皆阴也。狂言焦躁者,邪热盛也。神昏谵语者,热乘于心也。鸭声者,声在喉间而哑,气将绝也;直声者,声无回转而急,气将散也。二者俱为不治。此皆听声之大要也。

七、诊脉之变通

小儿周岁以内,部位甚小,不能以三指诊之,须用一指定三关。且脉流迅疾,不能以五至为衡,须以六至为和平。至若浮主表,沉主里,数为热,迟为寒,滑主痰,洪主火,征主怯弱,弦主停饮,结主积聚,促主惊痫,芤主失血,涩主血少,沉紧主腹痛,浮紧主感寒,虚为不足主诸虚,实为有余主诸实,则与大人无二致也。

八、虎口之鉴别

凡初生小儿有疾病者,须视虎口叉手处脉纹之形色,以决病之吉凶轻重。男先看左手次指内侧,女先看右手次指内侧。指之三节,初节曰风关,次节曰气关,三节曰命关。其纹色红黄相兼,隐隐不见,为平安无病。若紫属内热,红属伤寒,黄为伤脾,黑为中恶,青主惊风,白主疳症。纹在风关主病轻,气关主病重,命关主病危难治。又当视其纹形大小曲弯,如指上纹形一点红色,名曰流珠纹,主内热;圆长者名曰长珠形,主饮食伤;上尖长下微大者,名曰去蛇形,主伤食吐泻;上大下尖长者,名曰来蛇形,主湿热成疳;弯向中指如弓者,主感冒寒邪;弯向大指如弓者,主内热痰盛;纹斜向中指者,主伤风;纹斜向大指者,主感寒;直若悬针微短,名曰针形,直射如枪微长,名曰枪形,并主痰热,其纹直射指甲或指端,并主脾气大败;病危不起纹如乙字者,主惊风抽搐;二曲如钩者,主伤生冷;三曲如虫者,主伤硬物;波形如水者,名水纹形,主咳嗽;联络如环者,名环形,主疳病;如弯虫者,名曲虫纹,主积滞;如鱼刺者,名鱼骨纹,主惊热;如乱虫者,主蛔虫缠扰。此幼科独具之诊法,颇堪借镜者也。虽然,三关乃手阳明之浮络,何足候五脏六腑。且小儿无病有病,纹色常见,纵有浓淡之分,何能辨其毫芒。况纹有射甲而得生者,有在风关而即死者,更何能仅执三关以论断。故曰以三关为诊断之助则可,若言三关能尽诊断之巧,窃以为未可。

九、先天与后天

先天者,人体受胎时之真元也,故称人禀赋之强弱曰先天,其身体弱者曰先天不足。然先天何为而不足?曰:或因父精母血薄弱而成之胎,或因成胎之后,有所耗伤,或因母体素怯,不荣胎元。胎禀有亏,生遂娇怯。不足将何如?曰:不足则内脏不充,或易受内外之邪而为病,或不因内外之邪而自呈衰弱之现象。如易于寒热,易于便薄,以及为鸡胸,为龟背等是也。《千金方》论云:六十日,瞳子成,能笑语识人。百日任脉生,能反复。一百八十日,尻骨成,能独坐。二百一十日,掌骨成,能匍匐。三百日,髌骨成,能独立。三百六十日为一期,膝骨成,乃能移步。此理之常。不如是者,身不得平矣。或有四五岁不能行立,此皆受胎之不足。若筋实则多力,骨实则早行,血实则形瘦多发,肉实则少病,精实则伶俐多语笑,不怕寒暑,气实则少发而体肥,此皆受胎气之充足者也。大抵禀赋得中,阴阳纯粹,刚柔兼济,气血相和,精神完备,形体壮健。未周之先,颅囟坚合,睛黑神清,口方唇厚,骨粗肉满,脐深肚突,茎小卵大,齿细发润,声洪睡稳,此受胎气之得中和者也。以故听其声,观其形,可以知其虚实寿夭也。若后天者,饮食所培养之真元也。凡身体虚弱,由于消化不良者,统称曰后天不足。夫小儿生后,体重日增,性灵日启,譬如草木出地,萌苗勾达,生机勃然。乃强弱寿夭,良至不齐,既已责之于先天禀受之不同,而欲以人力挽回,非赖后天之培养不可。其在初生,注意乳汁之良否。及其断乳,注意食物之有节。恒有先天充实,生后乏乳,因而萎弱。或断乳之际,饮食不时,因而多病。书谓疳疾之成,无有不因于积。是则儿病之与后天,亦大有关系也。因此有"若要小儿安,常带三分饥与寒"之谚。夫寒与饥,俱非小儿所宜,而厚絮重裘,惟恐其不温,肆啖恣食,非恐其不饱,大叛后天调摄,亦足使小儿增疾。医家苟于诊察症象之外,兼考其先后二天,庶几更胜一筹矣。

十、外感与内伤

风寒六淫之邪伤表分者,为外感。人之言曰:小儿之病,非外感风寒,即内伤饮食;虽有六淫之感,终无七情之伤,此较大人为易治。况外感有外症可见,内伤有内症可凭;外感则解表疏化,内伤则温和消补,不难一药而愈也。斯言也,余甚龇之。盖小儿形气未旺,腠理疏懈,风寒暑热,最易袭人。又肠胃薄弱,饥饱无知,饮食生冷,最易停滞。轻则为寒热,为呕吐,为胀满;重则为惊风,为疳积,为慢脾,无非外感内伤为之也。然所欲不遂,啼泣乖常,能无伤肝;引逗取笑,欢喜逾恒,能无损心?是则饮食六淫之外,亦有七情之兼。故与其曰小儿之病不外饮食六淫,毋宁曰小儿之病多起饮食六淫。若及其变化,不可胜数,则又不能以饮食六淫限之矣。

十一、胎毒说

胎毒者,男女交媾,精气凝结,毒附其中;或既孕之后,性欲过度,毒生于内,流蓄胞胎,儿受其毒,初生之后,发为疾恙,如赤游丹毒等是也。然母体因思虑之妄,火生于心;恚怒之发,火生于肝;悲哀之过,火生于肺;酒肉之餍,火起于脾;淫佚之纵,火起于肾。五志之火,隐于母血,无在非毒,故

胎毒多属于热,小儿半不能免,特有轻重之分耳。解之之法,或用西黄,或用锦纹,或用钩藤,或芽茶,或冰片,或银花,随风俗之不同,因用法而各殊。要以《医宗金鉴》诸方为妥:一用胭脂蘸茶清,擦口舌龈颊之间,可免一切口病。一用甘草中段煎浓,以棉絮蘸汁,令儿吮之。一用黄连浸汁,时时滴儿口中,以脐粪下为度。一用朱砂大豆许,研细水飞,炼蜜调匀,乳汁化服。一用豆豉煎浓汁,于冬月连服三五日,其毒自开。或仿朱丹溪三补丸方,用黄连、黄芩、黄柏,半生用,半酒炒,甘草半生半炙,为末,雪水丸,朱砂雄黄为衣,日与服之。并皆佳妙。

十二、胎疾说

胎疾之来,以成因于胎中故名。孕妇多服寒凉生冷,使儿受之,则为胎寒。喜食辛热炙爆,使儿受之,则为胎热。又嗜啖甘肥,湿热太过,使儿受之,则为胎肥。气血虚弱,不充胎元,使儿受之,则为胎怯。其他五软症之生后项软、手软、足软、体软、口软,由于精血衰薄;五硬症之生后手硬、足硬、肉硬、颈硬、腰硬,由于暴怒伤肝,无非得之于胎孕。《内经》云:人生而有病癫疾者,病名为胎病,此得之在母胎中时,其母有所大惊,气上而不下,精气并居,故令子发为癫疾也。尤可见胎疾之说,于古已然。盖儿居腹中,吸母之气,吮母之血,息息相关。母气有所偏,则儿亦受其偏而为病。故孕妇毋食辛辣,食则胎火重而儿多目疾;毋多食肉,食则胎肥大而产育艰难;毋多饮酒,饮则小儿愚蠢;毋啖野味,啖则小儿多惊。稽之古书,谆谆告诫,岂偶然哉。

十三、遗传说

父母有病,怀孕之时,波及于子女,使子女生同样之疾苦,谓之遗染病。大别之为二:一关于疾病方面者,如父母有传染性之梅毒,其子女亦多梅毒;父母具痴癫之神经病,其子女亦多神经病是也。二关于精神方面者,如父母好文学,其子女多近艺术;父母好格斗,其子女多属暴戾是也。夫疾病之遗传,人所易知;精神之遗传,人难防止。孟母仉氏云,怀孕在身,目不视恶色,耳不听恶声,心不妄想,非礼不动,无非使胎儿不蒙影响,酿成恶果。盖七情六欲,在使胎儿潜移默化也。吾国研

究此种学问,谓之胎教,西医则属之胎生学。兹录古来胎教法如下。

妇人有娠,当遵胎教,不特无产难之虞,且生了鲜胎毒殇夭之患。凡经后四十余日不行,即宜谨房室,慎起居,薄滋味,养性情,刻刻存心,与执持宝玉无异。举趾必徐,行立必仰。坐不实其前阴,卧不久偏一侧。不得耽坐嗜卧,使气血凝滞。虽不可负重作劳,然须时时小役肢体,则经络流动,胎息易于转运。至于腰腹渐粗,则饮食不宜过饱,茶汤更须节省。不独犬羊鳖蟹等一切有毒之物不宜食,即椒姜常用之品亦宜少尝。其豕肉醇酒湿面之类,亦不可恣啖,致归精于胎,过于蓄长,而有难产之患;且令子在胞中,禀质肥脆,襁褓必多羸困。至一切宰杀凶恶之事,以及修造动工,奇形怪状,皆不宜见。甫交三月,即当满裹其腹。若胎长渐大,仅可微松其束,不可因其气急满闷而顿放之。夏日澡浴,须避热汤。冬时瘰痹,勿迫炉炭。其最伤胎者,尤在不节交合,使淫火尽归其子,以酿痘疹疥癫之毒。然虽妊妇禀性安静,不假强为,若强制以违其性,郁火内炽,则所害亦同。是又在曲体母情,适其自然之性。至如怀子受惊,则子多胎惊;怀子抱郁,则子多结核流注;怀子恐惧,则子多癫痫;怀子常起贪妄之念,则子多鄙吝;怀子常多忿怒之心,则子多暴狠;怀子常造绮语诡

行,则子多诈伪。故子母之气,息息相通,必当检束身心,确遵禁戒。

十四、变蒸说

《千金方》云:变者变其情智,发其聪明;蒸者蒸其血脉,长其百骸。凡小儿生后,三十二日一变,六十四日再变,变且蒸,九十六日三变,一百二十八日四变。变且蒸,盖三十二日为一变,六十四日为一蒸。如是递变递蒸,至三百二十日十变为止,谓之小蒸毕,以后六十四日一大蒸,又六十四日一大蒸,又一百二十八日一大蒸,共计三大蒸,积五百七十六日,谓之大小蒸皆毕,形神俱足。当变蒸之时,变则上气,蒸则体热。而有轻重之分,轻者体热微惊,耳冷尻冷,微汗出;重者体壮热,脉乱,或汗或不汗,不欲食,食则吐呗。轻者五日而衰,重者十日而退,不须妄治灸刺也。此说也,幼科多称道之。《六科准绳》更详述变蒸时脏腑之状态,而独谓手厥阴心包、手少阳三焦无形,故不变不蒸。夫心包、三焦,有形可指,安得摒于脏腑之外,既不能摒于脏腑之外,又安得变蒸时独不之及。其说不经,殊难深信。或曰,豹之变纹,虎之换爪,麋鹿之解角,凡经一度变易,即增一番发育。而蛇蜕蚕眠,犹其为人所习见。物类如此,人亦有然。姑存其说,以俟明哲之研究云。

下编 幼科分论

一、初生

(一)初生诸疾

1. 不啼

【症象】 儿生落地,啼声即发,形生命立。有不啼者,俗称草迷。若气绝无声,形存命倾,不治。

【原因】 临产时生育艰难,以致儿生气闭不通。或有时值天寒,儿气为寒所逼,亦不能啼。

【诊断】 面青甲黑,气绝多亡。

【治疗】 气闭用葱鞭背,气通则啼。寒闭用熏脐带法。

【方药】 **熏脐带法** 棉絮裹儿,抱于怀中,且

勿断脐,用纸捻蘸油点火,于脐带下往来熏之,火气由脐入腹,气得暖通,啼声自出。

2. 不乳

【症象】 儿降生后,不能吮乳。

【原因】 或由脐粪未下,腹满不乳。或由于胎受寒气,腹痛不乳。

【诊断】 呕吐气短,脐粪未下,多啼面青,胎受寒气。

【治疗】 腹满宜一捻金下之,腹痛宜匀气散温之。甚有四肢厥逆者,理中汤。

【方药】 **一捻金** 大黄 黑丑 白丑 人参槟榔

匀气散　陈皮　桔梗　炮姜　砂仁　炙甘草
木香

理中汤　人参　白术　干姜　炙甘草

3. 目不开

【症象】　儿初生时,两目不开,亦有胞皮赤烂,不能开睁。

【原因】　孕妇饮食不节,恣情厚味,热蕴儿脾,上攻熏蒸。

【诊断】　指纹色紫,胎火热毒。

【治疗】　内服俱宜生地黄汤以凉血。不开,熊胆汤洗之。赤烂,真金散点之。

【方药】　**生地黄汤**　生地　赤芍　当归　川芎　生甘草　天花粉

熊胆汤　熊胆　黄连

真金散　黄连　黄柏　当归　赤芍　杏仁　剉散,乳汁浸一宿,晒干为末,用生地黄汁调点。

4. 吐不止

【症象】　儿生呕吐,或吐清稀白沫,或吐酸黏黄涎。

【原因】　或因便闭,腹中秽浊不净;或因临产,冒寒入里犯胃;亦有胎前受寒受热,吐不止者。

【诊断】　腹满便结,责之秽浊;曲腰啼哭,责之冒寒;面黄赤,手足温,主胎热;面青白,手足冷,主胎寒。

【治疗】　秽浊不净,一捻金,寒邪犯胃,香苏饮。胎寒,理中汤。胎热,二陈汤加黄连。

【方药】　**香苏饮**　藿香　苏叶　厚朴　陈皮　枳壳　茯苓　木香　炙甘草　生姜

二陈汤　姜半夏　陈皮　茯苓　生甘草

5. 不小便

【症象】　小儿初生,小便不通。

【原因】　胎中积热,下流膀胱。

【诊断】　脉数纹紫,胎热内积。

【治疗】　轻者导赤散,热盛者八正散。

【方药】　**导赤散**　生地黄　木通　生甘草　竹叶　灯芯

八正散　萹蓄　瞿麦　飞滑石　木通　赤苓　车前子　生大黄　生栀子

6. 不大便

【症象】　小儿初生之日,或次日即行大便者,俗云下脐屎。若至二三日不大便者,名曰锁肚。

【原因】　肠胃通和,幽门润泽,大便自下。不

下者,胎中受辛热之毒,气滞不通也。

【诊断】　面赤腹胀,不乳多啼,热毒壅滞。

【治疗】　一捻金或大黄甘草汤。

【方药】　**大黄甘草汤**　生大黄　生甘草

7. 噤口

【症象】　初生口噤,舌上生疮,如黍米状,吮乳不得,啼声渐小,失治多致不救。

【原因】　胎热内结,或复为风邪外袭所致。

【诊断】　口吐白沫,牙关紧急,胎热风束。

【治疗】　胎热宜清热疏利,龙胆汤主之。风邪外束,先用擦牙散,次服辰砂全蝎散。但中病即止,不可过服。

【方药】　**龙胆汤**　柴胡　黄芩　甘草　钩藤　赤芍　煨大黄　龙胆草　蜣螂　桔梗　赤栀子

擦牙散　生南星　龙脑

辰砂全蝎散　辰砂　全蝎　硼砂　龙齿　麝香　研末,用乳母唾调,抹口唇肉及齿上。

8. 撮口

【症象】　撮口者,口撮如囊,不能吮乳。或气高痰盛,或二便闭结,或身热多惊,或手足抽搐。

【原因】　心脾之热,受自胎中,症属危候。

【诊断】　舌强唇青,面色黄赤,胎热使然。口吐白沫,四肢厥冷,法在不治。

【治疗】　气高痰多者,辰砂僵蚕散。二便闭结者,紫霜丸。身热多惊,龙胆汤。手足抽搐,撮风散。

【方药】　**辰砂僵蚕散**　辰砂　僵蚕　蛇蜕皮　麝香　研末,用蜜调敷唇口。

紫霜丸　代赭石　赤石脂　杏仁　巴豆

龙胆汤　方见噤口。

撮风散　赤脚蜈蚣　钩藤　朱砂　僵蚕　全蝎尾　麝香

9. 脐湿

【症象】　小儿生后,脐中潮湿,甚则焮赤成疡,名曰脐疮。

【原因】　尿湿浸脐,病由外得。

【诊断】　脐潮不干,湿气浸渍。

【治疗】　脐湿,渗脐散。脐疮,金黄散。

【方药】　**渗脐散**　枯矾　煅龙骨　麝香　研末,干撒脐中。

金黄散　川连　胡粉　龙骨　研末,敷于患处。

10. 脐突

【症象】　脐忽肿赤,虚大光浮。

【原因】　由热积腹中,无所发泄,努胀其气所致。

【诊断】　频频引伸,睡卧不宁,脐突之征。

【治疗】　内服犀角消毒饮,外敷二豆散,其肿自消,最忌寒凉之药敷于脐上,恐寒凝热毒反为害也。

【方药】　**犀角消毒饮**　牛蒡子　生甘草　荆芥　防风　银花　犀角

二豆散　赤小豆　豆豉　天南星　白蔹　研末,用芭蕉汁调敷脐旁。

11. 脐风

【症象】　腹胀脐肿,日夜啼叫,或见痰涎壅盛,或见身体壮热,或见面青呕吐,或见抽搐不止。

【原因】　水温风冷,入于脐中,有兼痰兼热兼寒兼惊之分,若脐边青黑,口噤不开,是为内抽,不治。又发于七日内者,病多中脏,治亦无益。

【诊断】　气高喘急,风邪兼痰;面赤口干,风邪兼热;曲腰多啼,风邪兼寒;撮口唇青,风邪兼惊。

【治疗】　通治,驱风散。兼痰,辰砂僵蚕散。兼热,龙胆汤。兼寒,益脾散。兼惊,撮风散。

【方药】　**驱风散**　苏叶　防风　陈皮　厚朴　枳壳　煨木香　僵蚕　嫩钩藤　生甘草　生姜

辰砂僵蚕散、撮风散　见撮口。

益脾散　白茯苓　人参　煨草果　煨木香　炙甘草　陈皮　厚朴　苏子

12. 天钓

【症象】　惊悸壮热,眼目上翻,手足瘛疭,爪甲青色,证似惊风。

【原因】　邪热痰涎,壅塞胸间,不得宣通。

【诊断】　目多仰视,与惊稍异。

【治疗】　痰或兼搐,九龙控涎散。惊盛兼风,牛黄散。搐盛多热,钩藤饮。爪甲皆青,苏合香丸。

【方药】　**九龙控涎散**　赤脚蜈蚣　天竺黄　雄黄　炙甘草　荆芥穗　枯矾　绿豆　腊茶

牛黄散　牛黄　朱砂　麝香　天竺黄　蝎梢　钩藤钩

钩藤饮　人参　全蝎　羚羊角　天麻　炙甘草　钩藤钩

苏合香丸　苏合香油　安息香　丁香　青木香　白檀香　荜茇　沉香　香附子　诃子肉　乌犀　朱砂　熏陆香　片脑　麝香

13. 内钓

【症象】　粪青潮搐,伛偻腹痛,口吐涎沫。症与惊痫相类。

【原因】　肝家素病,外受寒冷。

【诊断】　目有红丝血点,稍与惊痫有别。肢冷甲青唇黑,中寒阴盛难治。

【治疗】　瘛疭甚者,钩藤饮。急啼腹痛者,木香丸。肢冷甲青者,养藏散。

【方药】　**钩藤饮**　见天钓。

木香丸　没药　煨木香　茴香　钩藤　全蝎　乳香

养藏散　当归　沉香　煨木香　肉桂　川芎　丁香

14. 悬痈

【症象】　喉里上腭,肿起如芦箨盛水状。

【原因】　胎毒上攻,无从发越。

【诊断】　两寸脉数,热毒极重。

【治疗】　以棉缠长针,留锋刺之,泻去青黄赤汁。未消者,来日再刺。刺后用盐汤拭口,用如圣散,或一字散掺之。

【方药】　**如圣散**　铅霜　真牛黄　元精石　朱砂　龙脑　为末掺患处。

一字散　朱砂　硼砂　龙脑　朴硝　为末,用蜜调少许,用鹅羽蘸搽口内。

15. 重龈

【症象】　牙龈肿胀,犹如水疱,痛不可忍。

【原因】　小儿在胎有热,蓄于胃中。

【诊断】　脉象洪大,胎热胃火。

【治疗】　用针刺破,以盐汤拭净,外敷一字散,服清胃散。

【方药】　**一字散**　方见悬痈。

清胃散　生地　丹皮　川连　赤芍　升麻　煅石膏　灯芯

16. 鹅口

【症象】　鹅口者,口中生满白屑,如鹅之口也。久则口舌糜烂,吮乳不得,难以求痊。

【原因】　儿在胎中,受母饮食热毒之气,蕴于心脾二经,故生后发于口舌之间。

【诊断】　寸关脉数,左寸心火,右关脾热。

【治疗】 内服清热泻脾散;外用发蘸井水拭口,搽以保命散。

【方药】 **清热泻脾散** 山栀 煅石膏 姜黄 连 生地 黄芩 赤苓 灯芯

保命散 煅白矾 朱砂 马牙硝 研末,以白鹅粪水搅取汁,涂舌与口角上。

17. 吐弄舌

【症象】 舌质伸长收缓,烦躁口渴,为吐舌。时在口内摇弄,烦热便秘,为弄舌。

【原因】 舌为心苗,心脾积热,大肠壅结,热毒不行于下。

【诊断】 面红尿赤,心火内积,唇焦舌干,热聚心脾。

【治疗】 吐舌宜泻心导赤汤,引热下行。弄舌,宜先服泻黄散,次进导赤汤。

【方药】 **泻心导赤汤** 木通 生地 川连 生甘草 灯芯

泻黄散 藿香叶 山栀子 煅石膏 防风 生甘草 灯芯

18. 望木舌

【症象】 舌下近舌根处,肿胀如舌,名重舌。舌质胀满木硬,不能转动,名木舌。

【原因】 心脾积热上攻。

【诊断】 口渴脉数,火热攻冲。

【治疗】 重舌,内服清热饮,外吹凉心散。木舌,内服泻心导赤汤,外敷川消散。

【方药】 **清热饮** 川连 生地 木通 生甘草 连翘 莲子 淡竹叶

凉心散 青黛 硼砂 黄柏 川连 人中白 风化硝 冰片 研末吹入。

川消散 朴硝 真紫雪 盐 为末,以竹沥调敷舌上。

19. 呗乳

【症象】 小儿饱乳还出,名曰呗乳。或手足扬冷,或夜卧不宁,或呕吐痰涎。

【原因】 虽非呕逆,亦有伤乳停痰,胃寒胃热等因。

【诊断】 面赤便秘,此为胃热。面白粪青,此为胃寒。手足心热,此为伤乳。胸膈膨满,此为停痰。

【治疗】 胃热,和中清热饮。胃寒,温中止吐汤。伤乳,加味平胃散。停痰,枳桔二陈汤。若只

因吃乳过多,满而自溢者,不须服药,节乳自愈;或一味麦芽,煎汤与服。

【方药】 **和中清热饮** 姜川连 姜半夏 陈皮 茯苓 藿香 砂仁 姜

温中止吐汤 白豆蔻 茯苓 姜半夏 生姜 沉香

加味平胃散 炒苍术 陈皮 厚朴 炙甘草 炒麦芽 砂仁 姜

枳桔二陈汤 枳壳 桔梗 陈皮 姜半夏 茯苓 炙甘草

[杂论] 初生诸疾,多属危急,或得之产时不慎,或得之胎中不和。得之产时者,多属风寒;得之胎中者,多属火热。均宜审因急治,缓则生变。

(二)胎疾

1. 胎黄

【症象】 儿生遍体面目皆黄,其色如金。

【原因】 孕妇湿热太盛,儿在胎中,受母热毒。

【诊断】 微黄者轻,深黄者重。

【治疗】 微黄,生地黄汤。深黄,犀角散。

【方药】 **生地黄汤** 生地黄 赤芍 川芎 当归 天花粉 赤茯苓 泽泻 猪苓 生甘草 茵陈蒿 灯芯

犀角散 犀角 茵陈蒿 栝楼根 升麻 生甘草 龙胆草 生地 煅寒水石

2. 胎赤

【症象】 儿生头面肢体皆赤,犹若丹涂。

【原因】 孕妇过食辛热之物,热毒凝结,蕴于胞中。

【诊断】 二便秘结,热毒极重。

【治疗】 清热解毒汤主之,便秘者蒋氏化毒丹主之。

【方药】 **清热解毒汤** 生地 川连 金银花 薄荷叶 连翘 赤芍 木通 生甘草 灯芯

蒋氏化毒丹 犀角 川连 桔梗 元参 薄荷叶 生甘草 生大黄 青黛

3. 赤游风

【症象】 皮肤赤热面肿,色如丹涂,游走不定,行于遍身。

【原因】 或由胎中热毒,或生后过于温暖,毒热蒸发于外。

【诊断】　头面四肢,发见者轻。内归心腹,死不可治。

【治疗】　宜犀角解毒饮。不愈,继用蓝叶散。

【方药】　**犀角解毒饮**　牛蒡子　犀角　荆芥穗　防风　连翘　金银花　赤芍　生甘草　川连　生地黄　灯芯

蓝叶散　蓝叶　黄芩　犀牛角　川大黄　柴胡　栀子　升麻　石膏　生甘草

4. 夜啼

【症象】　夜多啼哭,不欲吮乳。或曲腰不伸,或烦躁溲短。

【原因】　或属脾寒,或属心火,皆受自胎中。

【诊断】　面色青白,手腹俱冷,脾中受寒;面热唇红,身腹俱热,心中有火。

【治疗】　脾寒,钩藤饮。心火,导赤散。若无寒热形症,但见多啼,用蝉花散最当。

【方药】　**钩藤饮**　川芎　当归　茯神　炒白芍　茯苓　炙甘草　煨木香　钩藤钩　红枣

蝉花散　蝉衣取下半截,不拘多少,研末,每服少许,薄荷汤调下。

5. 胎疝

【症象】　囊胀坚硬,或纵或痛。

【原因】　孕妇啼哭过伤,动其气分,结聚不散,令儿生下,即成此症。

【诊断】　热则多纵,寒则多痛。

【治疗】　疏气散结,金铃散主之。

【方药】　**金铃散**　治疝气腹痛。金铃子　三棱　莪术　青皮　陈皮　赤茯苓　茴香　木香　甘草　槟榔　枳壳　钩藤

6. 解颅

【症象】　小儿渐长,囟应合而不合,头颅开解。亦有囟下陷而不满者,名囟陷。

【原因】　肾主骨髓,脑为髓海,肾气不盛,则髓海不足,故骨缝开解。乃先天肾虚之候也。

【诊断】　脉弱形瘦,精血两亏。

【治疗】　培补气血,宜调元散、玉乳丹。

【方药】　**调元散**　治禀受元气不足,颅囟开解,肌肉消瘦。干山药　人参　白茯苓　茯神　白术　白芍　熟地　当归　黄芪　川芎　甘草　石菖蒲

玉乳丹　钟乳粉　柏子仁　干熟地黄　当归　防风　补骨脂

7. 五迟

【症象】　小儿发育迟缓,至相当时期,不能行走者为行迟,齿牙不生者为齿迟,头发疏薄不生者为发迟,立不自主者为立迟,不能语言者为语迟。

【原因】　五迟之症,多因父母气血虚弱,先天有亏,致儿生下筋骨软弱,行步艰难,齿不速长,坐立不稳。要皆肾气不足之故。

【诊断】　脉细或弱,或软或虚,精血元气,俱属不足。

【治疗】　通治,加味地黄丸。行迟立迟,麝茸丹。齿迟,芎黄散。发迟,巨胜丹。语迟,菖蒲丸。

【方药】　**加味地黄丸**　治小儿肾气不足五迟。

熟地黄　山萸肉　山药　茯苓　泽泻　丹皮　鹿茸　五加皮　麝香

麝茸丹　治数岁不能行。

麝香　鹿茸　生干地黄　虎胫骨　当归　黄芪

芎黄散　治小儿齿不生。

川芎　生地黄　山药　当归　甘草

巨胜丹　治发不生。

当归　生干地黄　芍药　巨胜子　胡粉

菖蒲丸　治小儿语迟,亦治惊邪乘入心气,不能言语。

人参　菖蒲　麦门冬　远志　川芎　当归　乳香　朱砂

［杂论］胎疾者,疾发于生之后,而根种于胎之中也。小儿之病,大半根于胎,故初生诸疾,尽多胎疾,即惊痫痘疹,亦不免胎疾,兹仅另列,以明胎疾之一斑,学者幸勿拘泥可也。

二、惊痫

(一)惊风

1. 急惊风

【症象】　壮热烦渴,痰壅气促,牙关噤急,二便秘涩,证多暴发。

【原因】　目触异物,耳闻异声,神散气乱,兼之心肝火盛,外为风寒郁闭,不得宣通。或痰盛热极,内风煽动。

【诊断】　脉滑洪数,阳热内扰;面赤唇红,阳热外露。

【治疗】　触异致惊,清热镇惊汤,安神镇惊丸。火郁生风,至宝丹。痰盛生惊,牛黄丸。热盛生风,凉膈散。病不甚者,则用平治之法:风热,羌活散;肝热,泻青丸;痰热,清热化痰汤;心热,凉惊丸。但急惊多用寒凉之药,亦急则治标之法。倘得痰火稍退,即当调补气血。若过用寒凉,必致转成慢惊等症。故惊邪一退,余热尚在,当用琥珀抱龙丸。脾虚多痰,宜清心涤痰汤。

【方药】　**清热镇惊汤**　柴胡　薄荷　麦冬　栀子　川连　龙胆草　茯神　钩藤钩　生甘草　木通　灯芯　竹叶

安神镇惊丸　天竺黄　茯神　胆星　枣仁　麦冬　赤芍　当归　薄荷　川连　辰砂　牛黄　栀子　木通　煅龙骨　青黛

至宝丹　麻黄　防风　荆芥　薄荷　当归　赤芍　大黄　芒硝　川芎　黄芩　生甘草　桔梗　连翘　白术　栀子　煅石膏　滑石　全蝎　细辛　天麻　白附子　羌活　僵蚕　川连　独活　黄柏　研末,蜜为丸。

牛黄丸　黑牵牛　白牵牛　胆星　枳实　姜半夏　牙皂　大黄　研末,白蜜为丸。

凉膈散　黄芩　大黄　连翘　芒硝　甘草　栀子　薄荷　竹叶　生姜

羌活散　羌活　防风　川芎　薄荷　天麻　僵蚕　甘草　川连　柴胡　前胡　枳壳　桂枝　生姜

泻青丸　龙胆草　栀子　大黄　羌活　防风　川芎

清热化痰汤　橘红　麦冬　半夏　赤苓　黄芩　竹茹　甘草　川连　枳壳　桔梗　胆星　生姜

凉惊丸　龙胆草　防风　青黛　钩藤钩　黄连　牛黄

琥珀抱龙丸　人参　茯神　琥珀　山药　甘草　檀香　天竺黄　枳壳　枳实　辰砂　胆星　赤金箔　研末,炼蜜为丸。

清心涤痰汤　竹茹　橘红　半夏　茯苓　枳实　甘草　麦冬　枣仁　人参　菖蒲　南星　川连　生姜

2.慢惊风

【症象】　发时缓缓,抽搐时作时止,面色淡黄,或青白相兼,身体温和,昏睡眼合,或睡卧露睛,大便色青。

【原因】　或缘禀赋虚弱,脾虚肝盛;或由急惊过用峻利之药,以致转成。

【诊断】　脉来迟缓,脾脏虚寒,神气惨淡,元神不足。

【治疗】　培补元气为主。挟痰,醒脾汤。脾虚肝旺,缓肝理脾汤。夫慢惊本无热可言,但脾虚虚热内生,每多痰涎上泛,咽喉气粗,身热心烦,所谓虚挟痰热,宜清心涤痰汤。

【方药】　**醒脾汤**　人参　土炒白术　茯苓　天麻　姜半夏　橘红　全蝎　僵蚕　甘草　木香　仓米　胆南星　生姜

缓肝理脾汤　广桂枝　人参　白茯苓　白芍　土炒白术　陈皮　山药　扁豆　甘草　煨姜　大枣

清心涤痰汤　见急惊风。

3.慢脾风

【症象】　闭目摇头,面唇青黯,额汗昏睡,四肢厥冷,舌短声哑,频呕清水。

【原因】　多缘吐泻既久,脾气大伤,以致土虚不能生金,弱不能制木,肝木强盛,惟脾是克,故曰脾风。

【诊断】　脉微迟弱,中宫虚寒,面唇青黯,元阳欲脱。

【治疗】　纯阴无阳之症,逐风则无风可逐,治惊则无惊可治,惟宜大补脾土,生胃回阳,温中补脾汤、固真汤。阳回调理,醒脾散。

【方药】　**温中补脾汤**　人参　炙黄芪　土炒白术　干姜　附子　姜半夏　陈皮　茯苓　砂仁　肉桂　白芍　甘草　丁香　煨姜

固真汤　人参　土炒白术　肉桂　白茯苓　炒山药　炙黄芪　甘草　附子　姜　枣

醒脾散　慢惊慢脾之后,神昏目慢,贪睡脉弱,微有痰涎,并宜投服。人参　茯苓　藿香　白术　甘草　丁香　天南星　砂仁

[杂论]　心藏神,心病故主惊。肝属木,肝病故主风。凡小儿心热肝盛,一有触惊受风,则风火相搏,必作急惊之症。若素禀不足,或急惊用药过峻,暴伤元气,每致变成慢惊之症。更有因吐泻既久,中气大虚,脾土衰弱,肝木乘虚而内生惊风者,名曰慢脾风。三者致病之因既不同,故所具之证亦各异。急惊属阳,必有阳热有余等实象。慢脾

属阴,必有阴冷不足等虚象。至于慢惊初得之时,阴阳尚未过损,或因急惊传变而成,其中常有夹痰夹热等证,故属半阴半阳。治者须详分虚实寒热,庶无致误。又惊风有八候,搐、搦、掣、颤、反、引、窜、视是也。搐者时臂伸缩,搦者十指开合,掣者肩头相扑,颤者手足动摇,反者身仰向后,引者手若开弓,窜者目直而似怒,视者睛露而不活。其搐以男左手,女右手,男大指在外,女大指在内为顺,反是为逆。不论急慢惊风,同皆见之,虚实无所异,尤宜切记。

（二）痫症

1. 阴痫

【症象】 发时手足厥冷,偃卧拘急,面色青白,吐涎沫,声音微小。

【原因】 阴痫,脏实病也。多因慢惊之后,痰入心包而得。

【诊断】 脉来沉细,阴寒之象。

【治疗】 轻者醒脾汤,重者固真汤。病退调理,定痫丹。

【方药】 **醒脾汤** 见慢惊风。

固真汤 见慢脾风。

定痫丹 人参 当归 炒白芍 茯神 枣仁 远志 琥珀 天竺黄 白术 橘红 半夏 天麻 钩藤钩 炙甘草

2. 阳痫

【症象】 发时身热自汗,仰卧面赤,牙关噤急,或啼叫不已,口吐涎沫。

【原因】 阳痫,肺热病也,多因急惊去风下痰不净,久而致成。

【诊断】 脉象洪数,实热之象。

【治疗】 风兼热,龙胆汤。肝经热,泻青丸。痰壅盛,四制抱龙丸。

【方药】 **龙胆汤** 见噤口。

泻青丸 见急惊风。

四制抱龙丸 天竺黄 辰砂 胆星 雄黄 麝香 研末,另用麻黄、款冬、甘草煎汤去渣,慢火熬膏,合药为丸。

3. 惊痫

【症象】 发时吐舌急叫,悚惕不安,如人将捕之。

【原因】 小儿心肝热盛,偶被惊邪所触,因而神气溃乱,遂成痫症。

【诊断】 面色乍红乍白,神志浮乱。

【治疗】 先服大青膏,次服镇惊丸。

【方药】 **大青膏** 天麻 白附子 青黛 蝎尾 朱砂 天竺黄 麝香 乌梢蛇肉 研末,炼蜜和膏。

镇惊丸 茯神 麦冬 辰砂 远志 石菖蒲 枣仁 牛黄 川连 珍珠 胆星 钩藤钩 天竺黄 犀角 生甘草

4. 痰痫

【症象】 发时痰涎壅塞喉间,气促昏倒,口吐痰沫。

【原因】 平素痰多,或偶因惊热,致成此疾。

【诊断】 脉象滑疾,痰郁气逆。

【治疗】 先服一捻金,急下其痰。次服朱衣滚痰丸,以顺其气。

【方药】 **一捻金** 见不乳。

朱衣滚痰丸: 礞石 沉香 黄芩 大黄

5. 食痫

【症象】 初则面黄腹满,吐利酸臭,后变时时发搐。

【原因】 乳食过度,停结中脘,一时痰热壅盛所致。

【诊断】 脉象濡滑,伤脾停食。

【治疗】 妙圣丹主之。继用清热和胃丸调理。

【方药】 **妙圣丹** 雄黄 蝎梢 朱砂 代赭石 巴豆 杏仁

清热和胃丸 川连 栀子 竹茹 麦冬 连翘 山楂 神曲 麦芽 陈皮 枳实 大黄 生甘草

6. 风痫

【症象】 发时目青面红,手如数物。

【原因】 汗出脱衣,腠理开张,风邪乘隙而入。

【诊断】 脉象浮缓,卫虚风袭。

【治疗】 疏风解表,轻则化风丹,重则羌活桂枝汤。

【方药】 **化风丹** 胆星 羌活 独活 大黄 防风 生甘草 荆芥穗 川芎

羌活桂枝汤 羌活 防风 麻黄 桂枝 天麻 大黄 甘草 生姜

[杂论]　痫证发时,昏倒抽搐,痰涎壅盛,气促作声,与惊、痉二证相似,但身体柔软,一食之顷即醒,依然如无病之人,非若痉病,一身强硬,终日不醒也。《三因方》云:古方有五痫、五脏痫、六畜痫等,名证不同,难于备载。《别录》有五痫之证:一曰马痫,作马嘶鸣;二曰羊痫,作羊叫声;三曰鸡痫,作鸡叫声;四曰猪痫,作猪叫声;五曰牛痫,作牛吼声。此五痫应乎五畜,应乎五脏者也。仁斋谓:痫,小儿之恶候也。小儿血脉不敛,气骨不聚,为风邪所触,为乳哺失节,停结癖积而得之。此言最能扼要,故治痫先分阴阳,然后视其因惊因风,因食因痰而治之,最为确切。不必拘于五畜五脏也。

三、疳积

(一)疳症

1. 脾疳

【症象】　面色萎黄,肌肉消瘦,身肤灼热,困倦喜睡,心下痞硬,乳食懒进,睡卧喜冷,肚腹坚疼。有时吐恶,口干烦渴,大便腥黏。或水谷不分,频频作泻,名曰疳泻。或肚腹肿胀,胸膈痞闷,名曰疳胀。或痢下窘迫,或赤或白,名曰疳痢。

【原因】　乳食不节,或乳母恣食生冷肥腻,或饮后与乳,或乳后即睡,小儿脾胃受伤所致,故亦名食疳、肥疳。

【诊断】　头大项细,好食泥土。

【治疗】　先攻其积,消疳理脾汤、肥儿丸。积退调理脾胃,参苓白术散。疳泻,清热和中汤。疳胀,御苑匀气散。疳痢,香连导滞汤。

【方药】　**消疳理脾汤**　芜荑　三棱　莪术　青皮　陈皮　芦荟　槟榔　使君子　生甘草　川连　胡黄连　炒麦芽　神曲

肥儿丸　人参　土炒白术　茯苓　川连　胡黄连　使君子　神曲　麦芽　山楂肉　甘草　芦荟

参苓白术散　人参　茯苓　白术　扁豆　薏米　山药　陈皮　砂仁　桔梗　炙甘草　莲子

清热和中汤　土炒白术　陈皮　厚朴　赤苓　川连　神曲　谷芽　使君子　生甘草　泽泻

御苑匀气散　桑皮　桂枝　赤苓　生甘草　藿香　陈皮　木通　栝楼皮

香连导滞汤　青皮　陈皮　厚朴　姜川连　甘草　山楂　神曲　煨木香　槟榔　大黄

2. 肝疳

【症象】　面目爪甲皆青,眼生眵泪,隐涩难睁,摇头揉目,合面睡卧,耳疮流脓,腹大青筋,身体羸瘦,燥渴烦急,粪青如苔。

【原因】　史演山云:积为疳之母,多由乳母寒温不调,滋味不节,或肝脏受热,或怒气未平,遽哺以乳。

【诊断】　脉象弦数,或见弦滑。弦数肝热,弦滑停积。

【治疗】　先清其热,柴胡清肝散,芦荟肥儿丸。病势渐退,抑肝扶脾汤。

【方药】　**柴胡清肝散**　银柴胡　栀子　连翘　生地黄　胡黄连　赤芍　龙胆草　青皮　生甘草　灯芯　竹叶

芦荟肥儿丸　五谷虫　芦荟　姜川连　胡黄连　银柴胡　扁豆　山药　南山楂　虾蟆　肉豆蔻　槟榔　使君子　神曲　麦芽　鹤虱　芜荑　朱砂　麝香　研末,醋糊为丸。

抑肝扶脾汤　人参　土炒白术　黄连　柴胡　茯苓　青皮　陈皮　白芥子　龙胆草　山楂　神曲　炙甘草　姜　枣

3. 心疳

【症象】　面红,目脉络赤,壮热有汗,时时惊烦,咬牙弄舌,小便红赤,胸膈满闷,睡喜伏卧,懒食干瘦,或吐或利,或心神烦热,大渴引饮,名曰疳渴。

【原因】　乳食不调,心脏郁热,因时虚惊,亦称惊疳。

【诊断】　舌疮脉数,心火内燔。

【治疗】　热盛者,泻心导赤汤。热盛兼惊者,珍珠散。病久心虚者,茯神汤。疳渴,清热甘露饮。

【方药】　**珍珠散**　珍珠　麦冬　天竺黄　金箔　牛黄　胡黄连　生甘草　羚羊角　大黄　当归　朱砂　雄黄　茯神　犀角

茯神汤　茯神　当归　炙甘草　人参　龙眼肉

清热甘露饮　生地黄　麦冬　石斛　知母　枇杷叶　煅石膏　生甘草　茵陈蒿　黄芩　灯芯

4. 肺疳

【症象】 面白气逆,时时咳嗽,毛发焦枯,皮上生粟,发热憎寒,鼻流清涕。

【原因】 乳食不调,壅热伤肺,气阴两伤,失其输布。

【诊断】 肌肤干燥,鼻颊生疮。

【治疗】 先用生地清肺饮疏解之,次用甘露饮清之。日久肺虚者,补肺散调理之。

【方药】 **生地清肺饮** 桑皮 生地黄 天冬 前胡 桔梗 苏叶 防风 黄芩 生甘草 当归 连翘 赤苓 生姜 红枣

甘露饮 生地黄 熟地黄 天冬 麦冬 枳壳 桔梗 黄芩 枇杷叶 茵陈蒿 石斛 红枣肉

补肺散 白茯苓 蛤粉炒阿胶 糯米 马兜铃 炙甘草 杏仁

5. 肾疳

【症象】 面色黧黑,齿龈出血,口中气臭,足冷如冰,腹痛泄泻,啼哭不已。

【原因】 乳哺不调,脏腑伏热,消烁真阴。故初起必有解颅、鹤膝、齿迟、行迟,肾气不足等症。

【诊断】 脉象细数,或见虚软,两尺尤甚,肾气虚惫。

【治疗】 先用金蟾丸治疳,继用九味地黄丸调补。若禀赋不足者,调元散。

【方药】 **金蟾丸** 干虾蟆 胡黄连 川连 鹤虱 芦荟 肉豆蔻 苦楝根白皮 雷丸 芜荑

九味地黄丸 熟地 萸肉 赤茯苓 泽泻 牡丹皮 山药 当归 川楝子 使君子

调元散 人参 茯苓 土炒白术 山药 川芎 当归 熟地黄 茯神 炙黄芪 炙甘草 炒白芍 姜 枣

6. 脑疳

【症象】 头皮光急,脑生饼疮,头热毛焦,心烦困倦,囟肿硬,自汗身热。

【原因】 小儿素受风热,又兼乳哺失调。

【诊断】 发结如穗,鼻干睛暗。

【治疗】 脑热生疮,龙胆丸。烦热羸瘦,龙脑丸。外用龙脑散吹鼻。

【方药】 **龙胆丸** 龙胆草 升麻 苦楝根皮 赤茯苓 防风 芦荟 油发灰 青黛 黄连 研末,猪胆汁糊丸。

龙脑丸 龙脑 麝香 雄黄 胡黄连 牛黄 朱砂 芦荟 干虾蟆 为末,熊胆合丸。

龙脑散 龙脑 麝香 蜗牛壳 虾蟆灰 瓜蒂 川连 细辛 桔梗

7. 眼疳

【症象】 发时痒涩赤烂,眼胞肿疼,白睛生翳,渐渐遮满,不时流泪,羞明闭目。

【原因】 疳热上攻于目。

【诊断】 脉弦兼数,肝火疳热。

【治疗】 先用泻肝散,次用清热退翳汤。若日久不瘥,法当调补,逍遥散、羊肝散。

【方药】 **泻肝散** 生地黄 当归 赤芍 川芎 连翘 栀子 龙胆草 大黄 羌活 生甘草 防风 灯芯

清热退翳汤 栀子 胡黄连 木贼草 生地 羚羊角 龙胆草 银柴胡 蝉衣 赤芍 生甘草 菊花 蒺藜 灯芯

羊肝散 青羊肝 人参 羌活 土炒白术 蛤粉 为末,将药置荷叶上,如钱厚,一层铺肝,一层包围,外以青布包裹,蒸熟,任儿食之。或晒干为末,早晚开水调服。

8. 鼻疳

【症象】 发时鼻塞赤痒疼痛,浸淫溃烂,下连唇际成疮,咳嗽气促。

【原因】 肺开窍于鼻,疳热攻肺所致。

【诊断】 毛发焦枯,脉象虚数。

【治疗】 内服清金散,外吹蝉壳散。

【方药】 **清金散** 生栀子 黄芩 枇杷叶 生地黄 薄荷 连翘 麦冬 花粉 元参 生甘草 桔梗 灯芯

蝉壳散 蝉壳 青黛 蛇蜕衣灰 滑石 麝香

9. 牙疳

【症象】 龈肉赤烂疼痛,口臭血出,牙枯脱落,穿腮蚀唇。

【原因】 牙龈属胃,由热毒攻胃而成。

【诊断】 脉象洪数,或大或滑,胃火亢盛。

【治疗】 先用消疳芜荑汤,泻其热毒;次以芦荟肥儿丸清其余热;外用牙疳散敷之。此症必胃强能食,堪胜峻药,始有生机,否则难愈。

【方药】 **消疳芜荑汤** 大黄 芒硝 芜荑 生芦荟 川连 胡黄连 黄芩 雄黄

芦荟肥儿丸　见肝疳。

牙疳散　人中白　绿矾　五倍子　冰片

10. 丁奚疳

【症象】　肌肉干涩,啼泣不已,手足枯细,面色黧黑,项细腹大,肚脐突出,尻削身软,精神倦怠,骨蒸潮热,燥渴烦急。

【原因】　肝脾肾三脏俱亏,阴虚生热。

【诊断】　遍身骨露,其状似丁。

【治疗】　先用五疳消积丸治其滞,继用人参启脾丸调其脾。

【方药】　**五疳消积丸**　使君子　炒麦芽　陈皮　炒神曲　山楂　白芜荑　川连　胆草

人参启脾丸　人参　土炒白术　白茯苓　陈皮　炒扁豆　炒山药　煨木香　炒谷芽　神曲　炙甘草

11. 哺露疳

【症象】　羸瘦如柴,吐食吐虫,心烦口渴,日晡蒸热。

【原因】　乳食不节,大伤脾胃。

【诊断】　脉弦或滑,中宫积滞。

【治疗】　先用集圣丸,消其积滞;次用肥儿丸,清理其脾。若日久肚大青筋者,消补兼施,人参丸。

【方药】　**集圣丸**　芦荟　五灵脂　夜明砂　砂仁　木香　陈皮　莪术　使君子　川连　川芎　炙干蟾　当归　炒青皮　为末,雄猪胆汁和丸。

肥儿丸　见脾疳。

人参丸　人参　麦冬　姜半夏　柴胡　大黄　黄芪　茯苓　黄芩　炙甘草　川芎　诃黎勒　炙鳖甲

[杂论]　十五岁以上,病则为劳;十五岁以下者,皆名为疳。缘所禀之气血虚弱,脏腑娇嫩,易于受伤。或因乳食过饱,或因肥甘无节,停滞中脘,传化迟钝,肠胃渐损,则生积热。热盛成疳,则消耗气血,煎灼津液。凡初起尿如米泔,午后潮热,日久失治,致令青筋暴露,肚大坚硬,面色青黄,肌肉消瘦,皮毛憔悴,眼睛发眺,而疳证成矣。考其所以名疳者,《内经》云:数食肥,令人内热;数食甘,令人中满。盖其病因肥甘所致,故命曰疳。钱仲阳称小儿病症,多因大病后,或吐泻后,以药下之,致脾胃虚损,亡津液而成,实由愚医之所害,特其一端耳。

(二)积症

1. 乳积

【症象】　或吐乳片,或泻酸臭,身热面黄,肚腹膨胀。

【原因】　乳食过饱,停蓄胃中,以致运化不及,上溢下泄。

【诊断】　脉象滑数,脾胃积滞。

【治疗】　安胃和中,节其乳食,消乳丸。

【方药】　**消乳丸**　香附　神曲　麦芽　陈皮　缩砂仁　炙甘草

2. 食积

【症象】　肚腹胀满,恶食口臭,或吐酸黏,或利酸臭。

【原因】　饮食无节,过啖油腻面食,以致壅塞中脘,肠胃失和。

【诊断】　脉大而滑,肠胃宿食。

【治疗】　化滞内消,保和丸、和胃丸。

【方药】　**保和丸**　南山楂　神曲　茯苓　半夏　连翘　陈皮　莱菔子

和胃丸　陈皮　半夏　砂仁　炒苍术　厚朴　藿香叶　香附　山楂　神曲　炙甘草　生姜

3. 虫积

【症象】　有时烦躁多啼,有时肚腹搅痛,口溢清涎,腹胀青筋,肛门湿痒。

【原因】　过食生冷、油腻、肥甘之物,以致湿热生蛔,腹中扰动。

【诊断】　口唇或红或白,脉象乍大乍小。

【治疗】　先用使君子散。不应,下虫丸。若蛔退,当调补其脾,用肥儿丸。

【方药】　**使君子散**　使君子　苦楝子　白芜荑　甘草

下虫丸　苦楝根白皮　木香　桃仁　贯众　芜荑　鸡心槟榔　轻粉　鹤虱　干虾蟆炭　使君子

肥儿丸　见脾疳。

[杂论]　积为疳之母,有积不治,则成疳疾。积者肠胃所生病也。襁褓乳子,与四五龄之孩提,乳哺未息,胃气未全,谷食未充,父母不能调助,惟务姑息舐犊之爱,遂令恣食煿甘、瓜果生冷及一切烹饪炙肥之味,朝餐暮食,渐成积滞胶固,或吐或泻,或蓄而成胀,或久而化虫,病证丛生,殊堪叹息也。

四、麻瘄

（一）瘄前

1. 初起瘄

【症象】　凡瘄欲发之初，憎寒壮热，喷嚏腮红，身体疼痛，眼光如水，呕吐泄泻，咳嗽气急。虽未见点，多是瘄候。若初病时，即便手足厥冷，不省人事，痰喘气急，周身无汗，属寒邪郁遏。

【原因】　《活人书》云：瘄出于六腑，乃阳毒之气也。

【诊断】　脉象浮数，热毒外泄。若见浮紧，寒邪外束。

【治疗】　松肌达表，用轻清之剂以发之，升麻葛根汤。得汗则皮肤通畅，腠理开豁，瘄易出矣。若已见瘄，忌用升葛。寒邪外束者，还魂汤。切忌凉药冷水，俾得热退神清。

【方药】　**升麻葛根汤**　升麻　葛根　防风　前胡　桔梗　枳壳　杏仁　苏叶

还魂汤　麻黄　杏仁　甘草　独活　陈皮　枳壳　厚朴　前胡　苏叶

2. 初见瘄

【症象】　瘄初出时，头面匀净，淡红滋润，身有微汗，吐泻交作，此顺候也。若已见标，腮红隐隐不起，旋出旋没，发热烦渴，喘急神昏，不省人事，谵语发狂，身干无汗，大便秘结，此为逆。

【原因】　顺者热毒随汗透泄，一无阻滞。逆者热重毒滞，伤津耗液。

【诊断】　脉浮而数，或洪而大。浮数为顺，洪大属逆。

【治疗】　顺者九味前胡汤，不可妄用麻黄，以致多汗表虚，易受风寒，反令隐没。逆者麻黄石膏汤，清凉松透。

【方药】　**九味前胡汤**　前胡　防风　枳壳　桔梗　山楂　红花　杏仁　当归　荆芥　笋尖　樱桃核

麻黄石膏汤　麻黄　石膏　杏仁　前胡　枳壳　黄芩　大黄　全栝楼

3. 皮里瘄

【症象】　身凉不热，咳嗽痰喘，惊悸神倦，甚则昏沉气促，面青鼻扇，手足厥冷，面上候有红光如电，旋起旋没。

【原因】　外感风冷，气血凝滞；或过投寒凉，不能发越。三日不起，喘闷而死，凶症也。

【诊断】　脉象浮紧，表受寒邪。若见沉迟，内脏有寒。

【治疗】　急投麻黄夺命汤，得身热喘止，喷嚏汗出，可以回生。

【方药】　**麻黄夺命汤**　麻黄　杏仁　前胡　荆芥　穿山甲

4. 发斑

【症象】　瘄不出而发斑。

【原因】　初起发汗太过，心火盛而热毒内攻。

【诊断】　脉来洪数，心火毒重。

【治疗】　宜火里抽薪，内热一解，瘄自出矣，化斑汤。

【方药】　**化斑汤**　石膏　知母　连翘　山栀　山楂　黄连　牛蒡　杏仁　笋尖　樱桃核

［杂论］　麻之命名，以其粒粒如麻也。瘄之命名，以其忌用酸醋也。或称痧子，以其琐细如沙也。或称麸子，以其如麸皮之在肌肤也。或亦称瘟子，以其似蚤咬之迹也。其出也，有热三日而即出者，有热四五日而出者，有热而凉凉而复热者，有寒热往来数次而出者，有热一日凉一日，复凉复热，至五六七日而出者。大抵五日前出者多轻，五日后出者多重；毒少则热少，毒多则热多；热少则早而易出，热多则迟而难出。若七日不出，面青鼻扇，喘急生痰，名曰闷瘄，多属难救。故《活人书》云：瘄始出时，宜松肌达表，用轻清之剂以发之。瘄出一二日，当用发表兼解毒之品以和之。瘄必赖潮，使血送毒出。至三日九潮之后，营血往返劳动，必致阴虚发热，治当扶阴抑阳凉血解毒之剂以养之。《治瘄全书》云：治瘄之法，升降而已。未出之先，用升麻、防风之类以表之，重则用麻黄以发之。已出之际，用生蒡、连翘之类以和之，重则用石膏之类以降之。既出之后，用生地、丹皮之类以养之，重则用犀角、黄连之类以解之。若阴血虚而发热者，用当归、白芍、生地、丹皮之类以补之。至于麻瘄之见点，以肚腹发起而后及于四肢者顺，先从手足发起而后及于肚腹胸背者逆。于皮肤上发出成粒者顺，以手摸之碍指尖，红叠者吉，盖瘄以起发为上也。

（二）痘潮

1. 一日三潮

【症象】 痘症见点第一日，早、午、晚三潮。潮时痘脚粒粒肿起皮上，名曰正潮。若欲出不出，五液缺少，身干无汗，迷闷鼻扇，为表实。壮热烦渴，大便秘结，发狂谵语，为里实。

【原因】 李痘仙云：痘之出也，气载之，血送之。一日三潮，乃热毒从血透气外达之机，故曰正。其来有如潮汐，故曰潮。外寒重则表实，内热盛则里实，俱非顺候。

【诊断】 六脉俱数，血送气达；右寸浮紧，表伤于寒；寸关洪大，内蓄有热。

【治疗】 宜轻清发表，不宜大寒，恐冰伏而汗不出也，桑前饮。表实者麻黄发之，里实者石膏、芩、连清之。

【方药】 **桑前饮** 桑叶 前胡 干葛 荆芥 防风 枳壳 桔梗 牛蒡子 杏仁 山楂 红花 笋尖

2. 二日六潮

【症象】 痘出第二日，亦早、午、晚三潮。若因风早没，无汗身凉，咳嗽痰壅，鼻扇喘急，则为表实。大热不退，神昏烦渴，狂乱斑烂，口渴引饮，大便秘结，身燥无汗，痘潮不起，则为表里俱实。

【原因】 热毒持续透发所致。此时而风客热郁，则为表里实症。

【诊断】 六脉仍数，热毒未清。紧则寒遏。

【治疗】 宜解表而兼清凉败毒，轻剂和之。发表勿用麻黄，清热勿用石膏，以及大苦大寒之品，蝉翘散。表里俱实，防风通圣散。

【方药】 **蝉翘散** 蝉蜕 连翘 荆芥 防风 前胡 枳壳 桔梗 杏仁 牛蒡 红花

防风通圣散 治内外诸邪，表里三焦俱实。

防风 川芎 当归 芍药 大黄 薄荷 麻黄 连翘 芒硝 石膏 黄芩 桔梗 滑石 生甘草 荆芥 白术 炒栀子

3. 三日九潮

【症象】 痘见第三日，仍早、午、晚三潮，合前共九潮。若忽收回一半，不复再潮，其一半留滞，色变青紫，痰喘气逆，咳嗽不食，症属表实。

【原因】 痘毒透泄，至此渐清，忽感风寒，势必血不归经，酿成表实。

【诊断】 脉数内热，脉紧寒遏。

【治疗】 宜微表而兼养血败毒，以平为期，忌投刚剂，丹地汤。表实者，导血归经，清热活血，用桃仁、红花、丹参、赤芍等治之。

【方药】 **丹地汤** 丹皮 生地 防风 前胡 枳壳 桔梗 杏仁 牛蒡 连翘 竹叶

［杂论］ 痘之有潮，所以送毒，大概以一日三潮，三日九潮为完足。其有腹潮者，止发于肚腹而头面手足一无见；目潮者，眼白先红，头面随红；斑潮者，潮时遍身起斑，潮过则退；隐潮者，潮时皮肤见赤点，潮过即隐没无痕，俱属正潮之变态也。而以闭而不出为最凶，其因凡六：一曰毒闭，因时气恶厉，毒盛发热，久不出也，服解毒化毒之药以发之；二曰肌闭，因儿之肌肉坚厚难出，服松肌透表之药以达之；三曰肠闭，因脏腑热甚，大便不通，则经络闭塞难出，服滋阴润肠之药以通之；四曰寒闭，因天气严寒，风雪凛冽，致令腠理闭密，血脉凝涩，邪滞难出，服麻黄汤以表之；五曰食闭，因将出之时，恣啖饮食，食滞满闷，胃口停滞，不能运行气血而送痘外出，服宽中化食之药以消之；六曰病闭，因儿有本病，复感时气出痘，为本病而滞痘难出，如夹食夹惊等症，皆能滞痘难出，宜照本症兼治之。坐此之故，痘潮之时，药有五禁：一忌辛热，二忌渗下，三忌温补，四忌酸涩，五忌大寒。盖痘属阳毒，辛热之药，能助火邪，如丁香、木香之类；渗利之药，能止汗止泻，使热毒不得宣越，如猪苓、泽泻之类；温补之药，能补气助火，使阴血受其燔灼，如人参、白术之类；酸涩之药，能引邪入内，陷伏不出，如乌梅、芍药之类；大寒之药，能剥元气，使毒邪遏抑，肌表冰伏，如大黄、芒硝之类。学者谨此，活人多矣。

（三）痘后

1. 痘后正病

【症象】 痘潮已清，身热、咳嗽、目赤、口渴等症，尚未平复。

【原因】 痘毒已透，余热未清，逗留于内，痘后之正规现象也。

【诊断】 脉象皆数。或数而软，气耗热留；或数而细，血虚热恋。

【治疗】 通治用清润之剂，滋阴解毒汤。热毒重者，犀角解毒丸。

【方药】 **滋阴解毒汤** 生地 丹皮 当归

芍药　黄芩　连翘　银花　通草　地骨皮　天花粉　杏仁　贝母　栀子

犀角解毒丸　生地　银花　黄连　连翘　茯苓　防风　丹皮　甘草　犀角

2. 瘄不收敛

【症象】　九潮已完，红久不退，或血迹变成青紫色。

【原因】　九潮之后，血回经络，则头面身上，血迹渐退。红久者血不归经也，青紫者血死肌表也。

【诊断】　脉数而涩，热恋血凝。

【治疗】　血不归经，养荣解毒汤。血死肌表，清利四物汤。

【方药】　**养荣解毒汤**　生地　当归　白芍　丹皮　玄参　连翘　银花　黄芩　木通　知母　灯芯

清利四物汤　养荣解毒汤加川芎。

［杂论］《青囊》云：瘄出之际，为风阻遏，不能全收者，当疏散肌表。若色变青紫，此热毒内攻，攻于脾则呕吐；攻于胃则不食；攻于肝则筋急，遍身疼痛；攻于心则舌黑面黑，神昏谵语；攻于肺则喘促，摇头掣手，甚则鼻塞舌干唇焦，不省人事。此皆恶候也。《保婴集》云：肺受毒则胀壅喘急，脾受毒则呕吐困倦，胃受毒则满闷不食，肝受毒则目闭不开，心受毒则语言不清，肾受毒则黑陷而不能救矣。《保幼集》云：瘄出潮时，五液俱全，则经络宣通，无有留邪。若五液不足，各有余邪也。汗不足则发热，涕不足为鼻渊，泪不足则为珠管，吐不足则为牙疳，泻不足则为肠癖。此皆瘄毒余邪，当随症而治之。今按瘄后余毒为害，其症有三因：一曰内因，是饮食寒凉，致令气血凝滞，或为隐伏，或色变青紫。若饮食辛辣炙煿煎炒等物，令人口渴、气臭、龈烂、赤目、疮痛、衄血、咳逆之患。食大枣、饴糖诸甜物，令人发热成疳。食荤腥厚味太早，令人发火生痰咳嗽。食硬物、面饼、生胙，令人腹满、泻痢。误服药饵同。二曰外因，麻瘄已出，或当风摇扇，或失盖衣被，或冷水沐面，或冷水浴身，或湿气熏蒸，或暑邪伤气，致瘄一时收没，或收回一半，停留一半，色变青紫，痰壅喘急，声嘶气逆，神昏迷闷，饮食不进，或寒热似疟，或泻痢脓血，或走马牙疳，或痈毒疮疖，或中风惊风，或发痉发厥。三曰不内外因，或跌仆惊恐，或触冒秽气，或经后产后，或交接行房，或悲苦劳倦，致令阴阳不和，气血错

乱，或为慢惊急惊，或为遍身肿烂，或为热入血室，或为阴阳复易，或为瘄热成瘵。瘄后变症多端，难以悉举，总不越乎三因所致也。

五、痘疮

（一）发热期

1. 实热

【症象】　发热之初，形气壮实，无风寒表邪，壮热不已，爪甲色紫，通身蒸蒸汗出，便燥溲赤，烦渴躁狂，唇口焦裂。

【原因】　胃中火热毒重，非险则逆。

【诊断】　舌生芒刺，脉见洪大。

【治疗】　峻攻火毒，庶可挽回，归宗汤。

【方药】　**归宗汤**　大黄　生地　赤芍　山楂　青皮　木通　荆芥　牛蒡子　灯芯

2. 虚寒

【症象】　初起时唇淡面青，手足冷，精神困倦，不思饮食，二便清利。

【原因】　脏腑虚寒，元亏不能送毒。

【诊断】　沉细迟缓，舌淡无华。

【治疗】　急与扶正托毒，调元解毒汤。延误则毒不得出，三四日间往往夭折。

【方药】　**调元解毒汤**　人参　黄芪　当归　连翘　牛蒡子　防风　川芎　升麻　黄芩　前胡　木通　炙甘草　蝉蜕

3. 喉痛

【症象】　痘症初起，咽喉梗痛，或起胀灌浆结痂时作痛。

【原因】　毒火内盛，上炎灼喉也。起胀时痛者，喉中有痘。灌脓、结痂仍痛者，毒火未化，在胃口熏蒸，而元气又虚，颇属凶险。

【诊断】　寸口滑大，火毒上炎。

【治疗】　清解热毒，利咽解毒汤主之。并多煎此汤，用以漱口亦佳。外用吹喉丹。

【方药】　**利咽解毒汤**　麦冬　玄参　甘草　桔梗　防风　牛蒡　山豆根　绿豆

吹喉丹　黄连　儿茶　青黛　冰片

4. 惊狂

【症象】　发热时谵狂惊搐，不能制止。

【原因】　属心经热毒。

【诊断】　左寸滑数，或洪或大。

【治疗】　清解为主，宜清引汤。以心与小肠

为表里,必须下引,心火乃降。

【方药】 **清引汤** 生地 生甘草 牛蒡子 荆芥 南山楂 甘草 桔梗 黄连 黄芩 蝉蜕 连翘 紫草茸 竹叶 木通

5. 腰痛

【症象】 痘毒发自命门,初起腰痛。

【原因】 肾虚不能送毒,或毒盛先败肾经,故形于腰痛也。痘原于肾,肾败可危,若连尾骶骨而痛者尤危。

【诊断】 尺脉沉细,肾气受伤。

【治疗】 扶肾托毒,回天猪尾汤。

【方药】 **回天猪尾汤** 人参 黄芪 当归 连翘 续断 故纸 枸杞 知母 炙草 小公猪尾

6. 口臭

【症象】 痘初出,口中腥臭之气,勃勃冲人。

【原因】 肺中毒火熬煎,肺将溃也。

【诊断】 右寸滑数,肺热生痈。

【治疗】 急以清金汤治之。如迟不救,必变失声啼急而死。

【方药】 **清金汤** 知母 黄芩 石膏 桔梗 甘草 天冬 麦冬 兜铃 木通 山栀 花粉 牛蒡子

7. 声哑

【症象】 痘初起,即声哑。

【原因】 或由丹田肺气衰败,或由热毒壅遏肺窍。

【诊断】 尺寸俱虚,气败不治,右寸独数,肺家热壅。

【治疗】 热毒壅遏,加味甘桔汤。如痘已结痂,无论落与未落,天花散,或补肺阿胶散。

【方药】 **加味甘桔汤** 射干 牛蒡子 玄参 连翘 麦冬 山栀 桔梗 甘草

天花散 天花粉 桔梗 赤茯苓 甘草 诃子 石菖蒲 淡竹叶 竹沥

补肺阿胶散 阿胶 马兜铃 鼠粘子 甘草 杏仁 糯米

8. 喘促

【症象】 痘初出时,气促喘急。

【原因】 初起即喘,属毒气内壅,为凶兆。若八九日见此,为内痘升胀阻塞气道,无妨。亦有浆灌方半,忽倒陷而喘促者,乃中气大亏也。

【诊断】 右寸滑数,毒气壅肺。浮大无力,中气欲脱。

【治疗】 毒壅宜加味甘桔汤,气虚宜参归鹿茸汤。

【方药】 **参归鹿茸汤** 人参 嫩黄芪 甘草 当归身 鹿茸 糯米

[杂论] 痘症初起,形似伤寒,身体发热,不时惊悸,口鼻气粗,两眼发瞪。惟中指独冷,耳尻不热,耳后有红筋,此其异也。前后经过,可析五期:三日发热,三日放点,三日起胀,三日灌浆,三日结痂,三五一十五日,为正期也。其在发热期中,以发热乍进乍退,气色明莹,精神如常,大小便调,能食不渴,目清唇润,为毒轻。痘必稀疏,纵出多亦自易发易靥。如壮热不减,气色惨暗,精神昏闷,大便或秘或泻,不能食,目赤唇焦,为毒重。痘必稠密,宜预解之。即使出疏,防其有伏,未可便许为疏。但看热减渴止,精神爽快,二便自调能食,更无他苦,是真疏且轻也。

(二)放点期

1. 应出不出

【症象】 发热三朝之后,期应见点,而不见点,其痘隐于皮肤之间,历历可指。

【原因】 若皮下点子红紫,其人有里热者,是毒火内伏。若不甚紫,其人有表热者,是风寒外郁。若不甚红润,面青唇淡,肢厥神乏者,是元气虚弱。若饮食停滞,胸膈饱闷,吐酸嗳臭,是中州填塞。

【诊断】 脉象沉数,毒火内伏。或见浮紧,风寒外束。或见虚软,元气不足。或见弦滑,食滞内隔。

【治疗】 毒火内伏,归宗汤。风寒外束,苏解散。元气不足,保元汤合升麻葛根汤加桂枝。食滞内隔,宽中透毒饮。

【方药】 **归宗汤** 见发热。

苏解散 羌活 苏叶 升麻 葛根 桔梗 荆芥 防风 川芎 前胡 牛蒡子 南山楂 木通 甘草

保元汤 人参 黄芪 甘草

升麻葛根汤 升麻 葛根 白芍 甘草

宽中透毒饮 葛根 桔梗 前胡 青皮 枳壳 山楂 麦芽 蝉蜕 连翘 荆芥 甘草

2. 已出复隐

【症象】　痘已见点，复隐不见。

【原因】　皆由毒气内陷。而其因有四：或外感风寒，闭塞其毒；或火毒内攻；或形气不足，中气不能载毒；或虚而兼寒。

【诊断】　脉来俱沉，沉紧伤冷，沉数火毒，沉濡气弱，沉迟虚寒。

【治疗】　外感风寒，苏解散。火毒内攻，必胜汤。气弱，保元汤。虚寒，千金内托散。

【方药】　**必胜汤**　大黄　荆芥穗　赤芍　青皮　生地　山楂　木通　牛蒡　桃仁　紫花地丁　蝉蜕　葛根　地龙　红花　芦根

千金内托散　人参　黄芪　甘草　肉桂　当归　川芎　白芍　白芷　山楂　木通　防风　厚朴

3. 无头痘

【症象】　手足胸背俱多，而头面全无，名曰无头痘。亦有周身有痘，而足部独无，名无根痘。

【原因】　气血不能上升，故头面绝无点粒。若毒滞于脾不能下达，则足踝以下独无。

【诊断】　脉象沉郁，气血不周。

【治疗】　无头痘急于五日内提气上行，升麻饮。无根痘当建立中州，发越脾气，快斑越婢汤。

【方药】　**升麻饮**　升麻　川芎　白芷　防风　羌活　前胡　生芪　当归　桔梗　甘草　笋尖　生姜

快斑越婢汤　黄芪　桂枝　防风　白芍　姜　枣

4. 一齐涌出

【症象】　热未三朝，只有一日二日或半日，其痘一齐涌出，稠密焦紫。或虽密而少颗粒，色紫而不干滞。亦有痘见数点，色不甚红，亦不甚白，身体温和，神情安静，只是囊颗累日不见粗壮，色泽不见光肥，后即一齐涌出，大热神昏，名等伴痘，难救。

【原因】　毒火内发迅烈，故一齐推涌而出。

【诊断】　脉来搏疾，毒热内炽。

【治疗】　清火凉血，归宗汤加紫草、石膏、犀角、黄连、归尾。焦紫者不治。

【方药】　**归宗汤**　见发热期。

5. 攒簇痘

【症象】　放点时，痘出稠密，有蒙头、抱髭、覆顶、抱鼻、聚背、攒胸、缠腰、布腹、锁眼等类。

【原因】　气调则稀密匀净，气滞则多寡各别也。

【诊断】　模糊干滞，去死不远。分珠滋润，犹可望生。

【治疗】　须按其部位，识其经络，庶可迎刃而解。通治，匀气散。

【方药】　**匀气散**　青皮　山楂　木香　甘草

6. 夹斑痘

【症象】　正痘方出之时，有夹斑而出者，细如蚊咬，大如筋①头。有夹丹而出者，肌肉红色，与游风相似。有夹云头斑，或红或白，如疙瘩之块。又有夹疹癗而出者，疹小如芥，其色如丹。

【原因】　皆六经火盛，逼血外渗。

【诊断】　色红活者吉，色紫黯者凶。

【治疗】　夹斑，必胜汤加紫草。夹丹，松肌救溃汤。疹痘齐出，宜先治疹，以疹症易于收成，然后扶痘以行浆。收靥，银翘散重加玄参。

【方药】　**银翘散**　银花　连翘　甘草　桔梗　荆芥穗　薄荷　淡竹叶　牛蒡子　苇根

7. 疔痘

【症象】　痘中有紫黑干硬，暴胀独大，脚无红晕。

【原因】　胃中热毒盛旺所致。凡疔痘能闭，诸毒未齐，有疔则不能出现；既齐有疔，则诸痘不能起胀。行浆时有疔，则诸痘必致倒陷，凶症也。

【诊断】　脉象滑数，火毒凝聚。

【治疗】　初出之时，见有紫黑独大之点，即以银针刺破，吸尽黑血，然后以拔疔散敷之。若再有硬块，仍用前法挑破之。若针挑不动，手捻有核，则成疔矣，须用针四边刳开，以小钳钳出，其形如疔，拔去后敷拔疔散。

【方药】　**拔疔散**　明雄黄　胭脂米

8. 贼痘

【症象】　初出便如绿豆，过一日大如黄豆，再一日大如龙眼，其大甚速。痘根窠全无血色，形虽起胀，而按之虚软。亦有初热一二日间，即于太阳见标数点，色不甚红，亦不甚白，大如赤豆，光亮好

① 筋：同"箸"。

看,过一二日即收没者。犹之贼攻城池,先探虚实,名曰贼标。

【原因】　毒闭为患。

【诊断】　脉象沉弦,毒邪内闭。

【治疗】　急宜挑破,敷拔疔散。若贼标既没,随即大热攻作,遍身之痘,如铺坛蚕种,不救。

【方药】　**拔疔散**　见疔痘。

［杂论］凡放点喜粗肥,而嫌琐屑。粗肥则稀疏,琐屑则稠密。以头面先见为顺,以两颧及鼻先见为吉。若手足先见者,虽出于常数之外,其实无妨。天庭、承浆先见,俱为凶也。又平扁皮厚者,毒伏而未松也;尖耸皮薄者,表虚而不能固浆也。又贵乎红活,若红滞而色明者,血少而气滞也;紫滞而色苍者,血热而气旺也。又红晕欲其不散不杂而紧附之,痘与肉色红白分明。又见山根、印堂灰滞者,各处痘虽圆峻,三日之后必变轻作重;光润者,各处痘虽滞色,三日之后,必变重作轻。又手按点上,放手而血色活动,此痘易于长养;放手而血色不红不白,依然如前,此血气呆板也。痘虽发起,顶上板硬,根窠板硬,此疔与杂痘,非正痘也。

(三)起胀期

1. 平伏痘

【症象】　痘已见点,平伏不起,或不松而平伏,或平扁而平伏。

【原因】　不松者,板实而不充满,属实火;平扁者,馁乏而不充拓,属虚寒。

【诊断】　痘泡干滞老苍,实火之象;痘疱皮薄娇嫩,虚寒之征。

【治疗】　实火宜清,攻毒凉血汤;虚寒宜温,保元化毒汤。

【方药】　**攻毒凉血汤**　大黄　生地　赤芍　山楂　青皮　木通　荆芥穗　牛蒡子　当归尾　连翘　红花　紫草茸　山豆根　牡丹皮

保元化毒汤　人参　炙黄芪　炙甘草　当归　南山楂　穿山甲　白术　木香　僵蚕　川芎　煨姜

2. 五陷痘

【症象】　痘齐内陷,或紫,或黑,或白,或红,或灰色。

【原因】　痘至内陷,其毒深藏。凡毒滞血燥,凝伏于内,则为紫为黑。气弱血虚,不能载毒,则为白为灰。气虚不能统血,则为红色。

【诊断】　脉多沉数,或虚或散。

【治疗】　紫陷,甚则黑陷者,丝瓜化毒汤、紫黄饮。白陷,甚则灰陷者,升天散、内托散。红陷,保元加桂汤。

【方药】　**丝瓜化毒汤**　丝瓜干　赤芍　红花　当归　紫草　川芎　牛蒡　连翘　升麻　甘草　黑豆　赤小豆　犀角

紫黄饮　紫草茸　人中黄　人参

升天散　人参　黄芪　当归　川芎　陈皮　淫羊藿　甘草　肉桂　穿山甲　木香　桔梗

内托散　人参　黄芪　甘草　肉桂　当归　川芎　白芍　白芷　山楂　木香　防风　厚朴

保元加桂汤　人参　黄芪　甘草　肉桂

3. 倒陷痘

【症象】　痘既圆绽起胀,忽而复陷。

【原因】　浆清未足,因之塌陷,气血两虚也。亦有因泄泻,因风寒而致者,宜别。

【诊断】　脉虚软细,气血两亏。关脉独濡,脾虚泄泻。寸脉独紧,表实伤寒。

【治疗】　气血虚,沛然复生汤。因泄泻,参芪饮。因风寒,人参羌活汤。

【方药】　**沛然复生汤**　生地　黄芪　当归　山药　僵蚕　甘草　防风　山楂　糯米

参芪饮　人参　黄芪　白术　茯苓　甘草　肉蔻　肉桂　附子　木香　丁香

人参羌活汤　人参　羌活　川芎　桔梗　升麻　生黄芪　甘草　生姜

4. 倒靥痘

【症象】　浆枯未化,即欲结靥。

【原因】　气血两虚,毒火又盛。凡倒陷较平伏为重,此较倒陷为尤凶。

【诊断】　脉虚细数,正衰热结。

【治疗】　清火润燥,主以沛然复生汤。

【方药】　**沛然复生汤**　见倒陷痘。

［杂论］痘起一分,则毒出一分,必痘胀满,而毒乃出尽。倘痘不起胀,则虽见点,其毒仍留脏腑,数日之后,其毒内攻,不可救矣。故出齐三日之内,急要观形察色,审证用药,以待起胀。凡痘须看面部,盖面乃五脏元阳之标,面部若起,则遍身虽陷,乃气血灌溉未至,以药力扶上,自能徐徐

而起也。若面部之痘不起,而手足之痘先胀者,此阳气不能上升,而流窜于四肢,最为凶兆。且面部又以天庭为要,天庭不起,纵两颧地角俱起,亦无生机。盖天庭乃至高之所,诸阳之首,此处不起,则元阳已衰,诸阳不能运化也。

(四)灌浆期

1. 飞浆痘

【症象】 飞浆痘者,初放点而头即带浆也。其有痘方起胀,即带黄浆者为抢浆痘。灌脓时,浆未得半,忽然黄色突起,干燥坚硬者,俗名板黄。

【原因】 飞浆抢浆,由于热毒旺盛。板黄由于气滞血凝,艰于灌溉,属恶候。

【诊断】 脉象数滑,热盛毒重。

【治疗】 飞浆抢浆,不拘何处,俱急剥破,去其浆脓,敷以拔疔散。板黄用清毒活血汤,倘得痘起,庶可望生。

【方药】 **拔疔散** 见放点期。

清毒活血汤 当归 白芍 生地 紫草茸 黄芩 黄连 牛蒡子 南山楂 连翘 人参 黄芪 桔梗 木通 灯芯

2. 水疱痘

【症象】 痘虽起脓,而不放浆,其内一包清水。亦有如紫黑血疱者,为火疱。

【原因】 脾气虚而肝木盛,土不能制其水,故不化脓而水聚也。若毒盛血热,则血不化毒,而成火疱。

【诊断】 形大皮薄,蓄水的证。

【治疗】 平肝健脾为主,实浆散。甚者用人参煎汤调服。外以针刺去其水,敷除疱散。大疱刺出血水,敷拔疔散。

【方药】 **实浆散** 炙黄芪 当归 白术 淮药 鹿茸 白芍药 山楂 肉桂 木香 丁香 白芷 炙甘草

除疱散 飞滑石 白术 白芷

3. 陷落

【症象】 痘有四围高起,而中心落陷者。痘稀者轻,痘密者重。又有中心陷而黑者,或中心微起,而四畔干枯者。

【原因】 中气不足,不能内充,故中心陷落。黑陷者毒留于里,中气郁而不升。干枯者,毒火熏蒸,津液将竭之兆。

【诊断】 脉虚气虚,脉郁气郁。若见细数,热蒸津竭。

【治疗】 虚者千金内托散以托之,郁者加减银翘散以舒之,津竭者重加麦冬。

【方药】 **千金内托散** 见放点期。

加减银翘散 银花 连翘 甘草 桔梗 青皮 山楂 赤芍 淡竹叶 人中黄

4. 作痒

【症象】 痘疮作痒。

【原因】 痘以痛为吉,痒为凶。或由火盛,或由气虚。其在见点之初,由于分清气血,不治自愈。

【诊断】 痘色红紫,其痒属火。浆薄白陷,其痒为虚。

【治疗】 火痒,加味四物汤。虚痒,参芪实表汤。若痒而抓破损伤,用败毒散,或烧草纸灰敷之。

【方药】 **加味四物汤** 当归须 川芎 赤芍 生地 人参 白术 丹皮 连翘 蝉蜕 紫草 红花 白芷

参芪实表汤 人参 黄芪 甘草 官桂 川芎 防风 白芷 厚朴 桔梗 木香 生姜

败毒散 久年盖墙屋草,洗净晒干为末,加荔枝壳及草纸烧灰存性,或加麦麸炒黄,研为细末掺之。

5. 靥速

【症象】 痘不当收敛之时,忽一时收敛,口渴发热,烦急不宁。

【原因】 毒火壅盛。

【诊断】 痘颗干燥,火热内灼。

【治疗】 清毒散主之。

【方药】 **清毒散** 当归 赤芍 黄连 丹皮 甘草 连翘 牛蒡子 金银花 木通 生地

6. 当靥不靥

【症象】 痘至收敛之时,当靥不靥,或皮嫩浆薄,身凉手足冷,二便不实,或燃赤溃臭,统身大热,烦渴不清,或遍体浸渍,轻则有孔漏浆,重则遍体溃烂,肚腹胀,小便短。

【原因】 皮嫩浆清者,元气不足也。燃赤溃臭者,毒气大盛也。遍体浸渍者,湿饮之候也。

【诊断】 脉虚元亏,洪数火燔,濡软湿渍。

【治疗】 元亏,回浆饮补之。火燔,大连翘饮清之。湿渍,除湿汤利之。

【方药】　**回浆饮**　人参　黄芪　茯苓　白术　何首乌　白芍　甘草　煨姜

大连翘饮　连翘　防风　牛蒡　荆芥　黄芩　车前子　当归　蝉蜕　柴胡　滑石　栀子　赤芍　木通　甘草　灯芯

除湿汤　羌活　苍术　防风　赤芍　猪苓　泽泻　白术　木通　薄桂　生姜　灯芯

〔杂论〕　痘浆以黄豆色为准。有浆则生,无浆则死。浆有六分犹可活,五分浆汁亦归阴。面部浆充遍,体之脓虽有三分未足,知其生气已成。头面苍黄,四肢浆即清稀,断不至于死地。然头为纯阳,足为纯阴,必下灌于足,而头乃行浆。视其根晕渐小,其浆已行;外明内暗,其浆必实;内外俱明,其中必含清水;起而不润,其内必是空疮。根晕厚者浆必厚,根晕薄者浆必薄。最喜作痛,切忌发痒。痛则其浆必成,痒则其毒不化。又看肿亦有法,不但痘要饱绽,其面上浮肿之态,亦欲其绷急。如早急而晚稍不急,则痘有倒陷之势矣,速宜助浆托毒,使其复肿如故,其功尚易。如肿势略有数分消意,挽回正难,即能应手复肿,恐有余毒。此时无论虚实,速用三钱外大桑虫数枚酒浆和服,使其复肿不陷为妙。火清者重用保元汤,加甲片以托之。尚有火者,沛然复生汤,重加鸡汁。

(五)结痂期

1. 痂结不落

【症象】　痘至结痂之后,当落不落,干燥不润,根色红艳,渴欲饮冷,烦急不宁。

【原因】　毒热郁于血分,或血热复兼血虚,难于脱落。

【诊断】　脉象细数,血虚热郁。

【治疗】　凉血解毒汤,兼虚者加人参、白芍、麦冬、生地、银花。

【方药】　**凉血解毒汤**　当归　生地　紫草　丹皮　红花　连翘　白芷　黄连　甘草　桔梗

2. 围痂浸淫

【症象】　痘当已结未落之时,根脚浸漏水浆。甚则周身溃烂,小水短涩,大便溏泄。

【原因】　湿盛之证。

【诊断】　脉象濡滑,水湿浸淫。

【治疗】　五苓散分利之。

【方药】　**五苓散**　白术　泽泻　猪苓　茯苓　肉桂

3. 半掀半连

【症象】　痘当落痂之后,宜落不落,其痂一半掀起,一半咬紧,身热干燥,肌肤红赤。

【原因】　热在肌表。

【诊断】　脉象细数,肌热血燥。

【治疗】　荆防解毒汤,除其表热。

【方药】　**荆防解毒汤**　荆芥　防风　赤芍　生地　甘草　金银花　木通　桔梗　地骨皮　连翘

4. 瘢紫焦黑

【症象】　痂落瘢紫焦黑,壮热烦渴。

【原因】　浆未充足,毒未尽化。

【诊断】　脉象弦数,血分热盛。

【治疗】　黄连解毒汤,加生地、连翘、丹皮、金银花、甘草、灯芯。

【方药】　**黄连解毒汤**　黄连　黄柏　黄芩　栀子

5. 瘢痕不平

【症象】　痂落瘢凸不平,色赤而艳,或发热,或作痒。亦有凹陷不起,色白不红,倦怠食少。

【原因】　血有余热,外感于风则凸起。气血两虚,不能充满则凹下。

【诊断】　脉数血热,濡软属虚。

【治疗】　余热,解毒防风汤。气血虚,十全大补汤。

【方药】　**解毒防风汤**　黄芩　生地　甘草　连翘　牛蒡子　荆芥　防风　金银花　赤芍

十全大补汤　人参　茯苓　白术　甘草　当归　川芎　白芍　熟地　肉桂　黄芪

〔杂论〕　有痂则生,无痂则死。好痘收靥必有痂,痂且缓缓而收。若收速无痂,皆倒靥也。痂厚而尖高者,浆足而毒尽也;痂平而不尖高者,浆亦有五六分。痂如螺靥者,浆之至薄,虽能全生,亦多患毒。虽面部结痂,而遍体悉如薄纸,此症犹云难收。上身结痂,而腿臁下若竹衣,此等必留余毒。至若初收靥时,须从鼻准。地角先收,则肾竭。天庭先靥,则心焦。声哑痰鸣,死期已至。一时齐靥,顷刻立亡。又有痘作脓窠之时,疮头忽然有孔,其水漏出,窠空自干黑者,俗名漏疮,必死。若浆水漏出,或结聚成团,堆于孔外,因而结靥,谓之堆屎收,不可以漏疮倒靥论。盖漏疮脓未成,堆屎收脓过熟也。又看烂靥亦有法：外收烂靥，连头代面，一片难分，然见内烂而外靥堆高者，毒气因烂而外出也，以是得生；如内烂而外靥平陷者，元气不能送毒出外者也，虽烂多死，又结痂期手足俱肿者，毒归四肢也。若手足心，或有痘靥不落，渐至溃烂者多死。若浑身痂已落尽，手足心独留一窠，或溃烂者，乃毒结于此也，急宜托毒解毒。否则竟有燥痒抓破，出紫血而死者，不可不知。

第六篇

精选清代名医医案医话

目 录

清代名医医案精华

清代名医医话精华

清代名医医案精华

秦伯未 编纂

自　序

　　伯未辑《清代名医医案精华》成,自序其端曰:人之论医者,动称《内》《难》《伤寒》。夫《内》《难》,论病书也;《伤寒》,诊病书也。何谓论病? 推阐疾病之原理,以明证象及传变,所谓病理学者是,故《内》《难》不详方药。何谓诊病? 研几疾病之驱除,以定法则及程式,所谓治疗学者是,故《伤寒》绝鲜理论。合病理、治疗于一,而融会贯通,卓然成一家言,为后世法者,厥惟医案。此医案之所由辑也。

　　医者应具时代精神,适合世界趋势。中医萌芽于神农、黄帝,历春秋、战国、两汉名师哲匠,而渐臻发达。下此六朝、隋、唐,其光又微。宋代竞尚虚玄,金、元继之,好言逞辩。说者因讥唐后无医书。及至有清,大椿、元御肆力复古,天士、鞠通侧重温热。玉田出,力辟蚕丛,独开新境。咸、同问西学输入,医风又一变。承往古,启来今,于是大彰。此先有清代之辑也。

　　医非学养深者不足以鸣世,书非选抉严者不可以为法。清代医家之盛,远胜于前。然宣阐古蕴,发明心得,正复可数。而所传医案,大半门人编纂,驳杂不纯。若是者,乌足光前哲而裨后学? 此又所以名医是尚,而精华是撷也。

　　近贤章太炎氏曰:“中医之成绩,医案最著。”梁任公氏曰:“治学重在真凭实据。”夫医案皆根据病理,而治疗之成绩,亦中医价值之真凭实据也。此书之辑,倘足供西医之参考,而为中医临诊之助乎? 至有以此为终南捷径,而不考古训,不求新知,则非吾志焉!

戊辰四月上海秦之济伯未

编　辑　大　纲

一、中国医学，至清代而阐古启新，可谓极盛时期。本书专就清代名医医案择尤选辑，故名《清代名医医案精华》。惟民国以来著名医家，每与清代有关，则亦附选于末。

二、本书自清叶天士、薛生白、吴鞠通以迄近人金子久、丁甘仁辈，凡二十家，他若喻嘉言、张石顽、徐灵胎、陈修园辈，虽著盛名，而医案不传；或传而体例不合，概不入选。

三、本书以内乎为限。外科医案，姑俟异日另辑。兹从割爱。

四、医案之价值，固在用药之切合，及施治之效验。但案语之阐发病理，亦宜透避精警。故本书所辑，理法并重。

五、凡医案观其变化处，最耐寻味。是以本书于复诊方案，足供研究者，悉数采取；而以"又"字为标识，藉明原委。

六、用药分量，前人每多遗漏。盖分量之多寡，因病之轻重而定，原非一致。本书概行删除，以昭一律。

七、本书以人为纲，以证为目，俾便阅者寻绎。而每人更冠以小传，藉于师承经历，及当日渊源，有所稽考。

八、本书搜罗选辑，费时三十有六月。其中不免失当，尚希阅者教正。

名 家 小 传

叶天士 名桂,又号香岩。吴县人。幼承家学。年十四父殁,从父门人朱某学。闻人善治某证,即往师之。数载中,凡更十七师,故淹有众长,名著朝野。生平未尝著述,《临证指南》乃后人所辑。

薛生白 名雪,又号一瓢,吴县人。学问渊博,工诗善医,性孤傲,不求闻达。召举鸿博,不就;公卿延之,不轻往,惟与袁枚善。尝谓枚曰:"吾之医术,与君之作诗正同,共以神行,不可滞也。"著有《医经原旨》。

吴鞠通 名瑭,淮阴人。九岁父病年余,卒至不起。遂发愤治医,师法叶、薛。长客京师,颇多治验。著有《温病条辨》《医医病书》等。

尤在泾 名怡,又号拙吾,长洲人。学医于马俶。俶负盛名,从游者甚多,晚乃得怡,喜甚。谓其妻曰:"吾今日得一人,胜得千万人矣!"为人治病多奇中,并工诗词,著有《金匮心典》《金匮翼》《医学读书记》。

曹仁伯 名存心,又号乐山,常熟人。习医从薛性天游凡十年,治病辄奏奇效。尝言:"医者存心,须视天下无不可治之病;其不治者,皆吾之心未尽耳。"著有《琉球百问》《继志堂语录》《过庭录》《延陵弟子纪略》等书。

王旭高 名泰林,无锡人。习医于舅氏高锦亭,舅氏殁,即传其业。始以疡医行,逮后求治者日繁,寝及内科,无不应手奏效,于是遂专以内科行。著有《西溪书屋夜话录》《医方歌括串解》诸书。

张仲华 名大曦,胥江人。以医术驰名江、浙间。论病、选药,思路深细,用法精到,颇能独开生面。盖刻意争奇,不肯稍涉平境者也。

何书田 名其伟,青浦人。医承世业,起疾如神,为嘉、道间吴下名医之冠。其经济文章,亦推重当时,特为医名所掩耳。著有《医学妙谛》。

赵海仙 名履鳌,丹徒人。勤求古训,心得独多,亦儒者之医也。生平乐善为怀,尝谓:"医为仁术,为医而不仁,何用为医?"乡里至今乐道之。

马培之 孟河人。治医杰出于道、咸之际,精内、外科,而以外科为最著。其方案戞戞独造,不同浮响。著有《马批外科全生集》。

王九峰 宝应人。入学后攻医,学富心灵。全活无算,名遂传遍大江南北。至今乡人犹有称道之者,可以想见当日之高妙焉。

陈莲舫 名秉钧,青浦人。由儒而医,家传十九世,代有令名。迨莲舫而道大行,尝五次应德宗征召,无不称旨。于是王公大人争相延聘。一时声誉之隆,几遍全国。

张千里 字梦庐,桐乡人。以名孝廉而行医,学富心灵,为同道所器重,与拘守一家言,执死方以治活病者,未可同日语也。

秦笛桥 名乃歌,又号又词,上海人。伯未之先大父也。工诗古文辞,兼擅六法,以余事攻医,活人甚众,南汇奚铸庵曾作"读内经图"记之。著有《玉瓶花馆丛稿》《俞曲园医学笔记》等。

凌晓五 名奂,归安人。从吴瘦生学男、妇大小方脉,以至疮、疡、损、伤诸科无不精。藏书万余卷,多海内未见之本。著有《本草害利》《医学薪传》《饲鹤亭集方》诸书。

陈良夫 嘉善人。受业于吴云峰,精研古医经,凡求治者,无不应手而愈,虽三尺童子,咸知其名。惜生平无所著述,为可憾耳。

张聿青 名乃修,无锡人。父工医,少承家学,益孟晋,覃思博稽,故论病处方,变化万端,不株守一家言。一时四方从游者数十人。平生论述颇多,惜皆散佚不存。

巢崇山 孟河人。家学渊源,于学识经验,两臻丰富,杰出之才也。今子孙犹承其业勿衰。

金子久 大麻人。自南宋以来,世以医传,至子久乃雀起,名振南北。学问渊深,案语多俪体,千言立就,一时无两。

丁甘仁 名泽周,孟河人。初行道于苏州,无所合;东行之上海,乃大行。既问业于汪莲石,令治伤寒学,于《舒氏集注》最有心得。从游之众,先后可百人,著有《喉科概要》。

叶天士医案精华

中风

今年风木司天，春夏阳升之候，兼因平昔怒劳忧思，以致五志气火交并于上，肝胆内风鼓动盘旋。上盛则下虚，故足膝无力。肝木内风壮火，乘袭胃土，胃主肌肉，脉络应肢，绕出环口，故唇舌麻木，肢节如痿，固为中厥之萌。观河间"内火召风"之论，都以苦降辛泄，少佐微酸，最合经旨。折其上腾之威，使清空诸窍，毋使浊痰壮火蒙蔽，乃用药之权衡也。至于颐养工夫，寒暄保摄，尤当加意于药饵之先。

金石斛　化橘红　北秦皮　草决明　冬桑叶　白蒺藜　嫩钩藤　生白芍

又：前议苦辛酸降一法，肝风胃阳已折其上引之威，故诸症亦觉小愈，虽曰治标，正合岁气节候而设。思夏至一阴来复，高年本病，预宜持护。自来中厥，最防于暴寒骤加，致身中阴阳两不接续耳。议得摄纳肝肾真气，补益上虚本病。

九制熟地　肉苁蓉　生虎胫骨　淮牛膝　制首乌　川草薢　川石斛　赤白茯苓　柏子霜　黑稽豆皮

立冬后三日，诊得左脉小弦动数，右手和平略虚。问得春夏平安，交秋后有头晕，左目流泪，足痿无力，不能行走；舌生红刺，微咳有痰。此皆今年天气大热已久，热则真气泄越，虚则内风再旋。经言"痿生大热"，热耗津液，而舌刺、咳嗽、流泪者，风阳升于上也；上则下焦无气矣，故补肝、肾以摄纳肾气为要。而清上安下，其在甘凉不伤脾胃者宜之。

制首乌　杞子　天冬　茺蔚子　黄甘菊　黑稽豆皮　茯苓　川石斛　虎骨胶

离愁菀结，都系情志中自病。恰逢冬温，阳气不潜。初交春令，阳已勃然变化，内风游行扰络，阳但上冒，阴不下吸，清窍为蒙，状如中厥，舌暗不言。刘河间谓"将息失宜，火盛水衰，风自内起，其实阴虚阳亢为病也"。既不按法论病设治，至惊蛰雷鸣，身即汗泄；春分气暖，而昼夜寤不肯寐，甚至焦烦，迥异于平时，何一非阳气独激使然耶？夫肝风内扰，阳明最当其冲犯，病中暴食，以内风消烁，求助于食。今胃脉不复，气愈不振，不司束筋骨以利机关，致鼻准光亮，肌肉浮肿。考古人虚风，首推侯氏黑散，务以填实肠胃空隙，庶几内风可息。奈何医者不曰清火豁痰，即曰腻补，或杂风药，内因之恙，岂有形质可攻？偏寒偏热，皆非至理。

生牡蛎　生白芍　炒生地　菊花炭　炙甘草　南枣肉

嗔怒动阳，恰值春木司升，厥阴内风乘阳明脉络之虚，上凌咽喉，环绕耳后清空之地，升腾太过，脂液无以营养四末，而指节为之麻木，是皆痱中根萌。所谓下虚上实，多致巅顶之疾。夫情志变蒸之热，阅方书无芩、连苦降，羌、防辛散之理，肝为刚脏，非柔润不能调和也。

鲜生地　元参心　桑叶　丹皮　羚羊角　连翘心

脉濡无热，厥后右肢偏痿，口喎舌歪，声音不出，此阴风湿晦中于脾络，加以寒滞汤药，蔽其清阳，至清气无由展舒。法宗古人星附六君子汤，益气仍能攻风祛痰。若曰风中廉泉，乃任脉为病，与太阴脾络有间矣。

人参　茯苓　新会皮　香附汁　南星姜汁炒　竹节白附子姜汁炒

痛从腿肢筋骨，上及腰腹，贯于心胸，若平日经来带下，其症亦至，此素禀阴亏，冲任奇脉空旷。凡春交，地中阳气升举，虚人气动随升，络血失养，诸气横逆，面赤如赭，饥不欲食，耳失聪，寐不成寐。阳浮脉络交空显然，先和阳治络。

细生地　生白芍　生鳖甲　生龟甲　生虎骨　糯稻根　滋肾丸

脉弦小数，形体日瘦，口舌糜碎，肩背掣痛，肢节麻木，肤腠瘙痒，目眩晕，耳鸣，已有数年。此属操持积劳，阳升内风旋动，烁筋损液。古谓"壮火食气"，皆阳气之化。先拟清血分中热，继当养血，息其内风，安静勿劳，不致痿厥。

生地　元参　天冬　丹参　犀角　羚羊角　连翘　竹叶心

年岁壮盛，脘有气瘕，嗳噫震动，气降乃平。流痰未愈，睾丸肿硬。今入夜将寐，少腹气冲至心，竟夕但寤不寐。头眩目花，耳内风雷，四肢麻痹，肌膜如刺如虫行。此属操持怒劳，内损乎肝，致少阳上聚为瘕，厥阴下结为疝。冲脉不静，脉中气逆混扰，气燥热化，风阳交动，营液日耗。变乱种种，总是肝风之害，非攻消温补能治。惟以静养，勿加怒势，半年可望有成。

阿胶　细生地　天冬　茯神　陈小麦　南枣肉

头痛神烦，忽然而至。五行之速，莫如风、火，然有虚、实、内、外之因，非徒发散苦寒为事矣。如向有肝病，目疾丧明，是阴气久伤体质。今厥阴风木司天，春深发泄，阳气暴张。即外感而论，正《内经》："冬不藏精，春病必温。"育阴可使热清，大忌发散。盖阴根久伤，表之再伤，阳劫阴液，仲景谓："一逆尚引日，再逆促命期矣。"余前主阿胶鸡子黄汤，佐地冬壮水，芍甘培土，亟和其厥阳冲逆之威。咸味入阴，甘缓其急，与《内经》肝病三法恰合。今已入夏三日，虚阳倏上，烦躁头痛，当大滋肾母以甦肝子；补胃阴以杜木火乘侮。旬日不致反复，经月可望全好。

人参　熟地　麦冬　天冬　龟胶　阿胶　五味　茯神

此痿厥也。盖厥阴风旋，阳冒神迷则为厥。阳明络空，四末不用而为痿厥。午后黄昏，乃厥阴阳明旺时，病机发现矣。凡此皆属络病，《金匮》篇中有之。仲景云："诸厥宜下。下之利不止者，死。"明示下降之药，皆可止厥，但不可硝黄再伤阴阳耳，但积年沉痼，非旦夕速效可知矣。

活鳖甲　真阿胶　鲜生地　元参　青黛

平昔肠红，阴络久伤，左胁下宿瘕，肝家风气易结，形瘦面青，阴虚阳气易冒，血络不得凝静，诸阳一并，遂为厥。冲气自下犯胃为呃；症似蓄血为狂。奈脉细劲，咽喉皆痛，真阴枯槁之象，水液无有，风木大震，此刚剂强镇，不能息其厥冒耳。

生鸡子黄　真阿胶　淡菜　龟甲　热童便

脉上左部稍振，水亏，木中风动，左牙痛。盖风从内旋，乃阳之化风，只以春深地气上升之候，多升少降，无非下元不司收纳，虚症何疑！

况因目眚，频用韭子烟熏。查本草药性，辛辣升腾助阳，孙真人于遗浊用之，藉其升阳以涵阴，更无漏泄耳。今痹中八日，声音渐振者，乃精气略有宁静，里窍略有灵机，是顺境也。乃不明此理，仍用辛以泄气。加人参亦是清散上焦之药，以肝肾藏虚在于至阴，若再投辛以伤其阴，必致虚症蜂起，焉望其向安？倘必以上有火热，古称"实火宜清，虚火宜补"。温养柔和，与温热刚燥迥异。辛勿疑讶。

生地　川斛　麦冬　茯神　阿胶　女贞子

脉左细数而劲，右数大而虚，此肾精肝血内亏，水不涵木，阳挟内风，暴起莫制，指臂拘挛，口目㖞邪在左，盖肝风阳气从左而升，冲气撞心，消渴晕厥。仲景列于《厥阴篇》中。凡肝属阴木，必犯胃之阳土，饮食热气入胃，引动肝阳，即病发矣。此恙已六七年，阴损已极。必屏绝俗扰，怡悦情怀，然后滋养，堪固其阴，必有小效，无期速功。

炒熟地　陈阿胶　大淡菜　萸肉　五味　芡实　金樱子粉

右瘓、舌暗、足痱、头重、面戴阳、呵欠、微呃，诊脉小濡而缓，此肾纳失司，肝风震突。但病起耳后暴肿，必兼温热客气，清上轻扬，肿热颇减。七日以来，当阴阳经气一小周天，不必以时邪引病为感。昔河间《宣明方论》中，谓舌强难言，其咎在乎舌下经脉不主流动，以肾脉紧及舌本耳。其主地黄饮子，取意浊药清投，机关渐灵，并无碍乎上气痰热。仿此法。

熟地　肉苁蓉　远志　川石斛　茯神　枸杞子　牛膝　石菖蒲

年前肝风眩晕，主以凉血分和阳息风，一年未发。今岁正月春寒，非比天暖开泄。此番病发，必因劳恐触动情志，至于呕逆。微冷倏热。交丑寅，渐作耳鸣咽痹，食纳久留脘中。想少阳木火盛于寅，胆脉贯耳，犯逆之威，必向阳明，而后上凭诸窍。脉右涩大，胃逆不降，食味不甘，而脘中逆乱，熏蒸日炽，营血内耗，无以养心，斯寝不肯寐，心摇荡漾，有难以名状之象。今头重脘痹，全是上为木火升腾，阻遏清阳。前方滋清，血药居多，必不奏功。今议汤剂，方以苦降其逆，辛通其痹。然汤宜小其制度，以久病体虚，初春若此，冬藏未为坚固可知。其丸剂，畀以局方龙荟丸，暂服半月再议。

连翘 黑栀皮 羚羊角 鲜菊叶 紫菀 郁金 大杏仁 土瓜蒌皮 鲜菖蒲根

粤东地卑多湿,阳气多泄。宦游十载,恰已五旬,中年二气,不及壮盛坚固。眩晕汗出,乃阳不潜藏,变化内风,扰动虚灵所致。经谓:肾为根本,左右有二。盖一阴一阳,互相交纽,水中有火,为生生化育,惟藏蓄不露,斯永年无病。而肝为肾子,母气既衰,水不生木,肝属风藏,内风乘龙雷相火,迅速飞腾,陡升莫制,每虑仆中之累。是皆内因之症。自述:热起脊背,直至巅顶。清之补之无效,未免藏阴内乏,阳气独升之旨。古人以肾藏内寓真阳,非温不纳,肝藏内寄相火,非清不宁。用药之法:填实精气,以固其下,佐咸味以达之,兼气重以镇之,介类以潜之,酸味以收之,复入滋清以凉肝,引之导之,浮阳内风,勿令鼓动。

熟地 北五味子 萸肉 磁石 青盐 锁阳 龟甲 茯神 湘莲 天门冬 猪脊筋

张石顽治春榜赵明远,平时六脉微弱,己酉九月,患类中风,经岁不瘥,邀石顽诊之。其左手三部,弦大而坚,知为肾藏阴伤,壮火食气之候。且人迎斜内向寸,又谓三阳经满溢入阳维之脉,是不能无颠仆不仁之虑。右手三部浮缓,而气口以上微滑,乃痰沫壅塞于膈之象。以清阳之位,而为痰气占据,未免侵及心主,是以神识不清,语言错误也。或者以其神识不清,言语错误,口角常有微涎,目睛恒不易转,以为邪滞经络,而用祛风导痰之药。殊不知此本肾气不能上通于心,心藏虚热生风之症,良非燥药所宜。或者以其小便清利倍常,以为肾虚而用八味壮火之剂。殊不知此症虽虚,而虚阳伏于肝藏,所以阳事易举,饮食易饥,又非益火补阴药所宜。或者以其向患休息久痢,大便后,常有痰红渍沫,而用补中益气。殊不知脾气陷于下焦者,可用升举之法,此阴血久利之余疾,有何清气在可升发乎?若用升柴升动肝肾虚阳,鼓激膈上痰饮,能保其不为喘胀逆满之患乎?是升举药不宜轻服也。今举河间地黄饮子,助其肾,通其心,一举而两得之。但不能薄滋味,远房室,则药虽应病,终无益于治疗也。惟智者善为调摄为第一义。

熟地 巴戟 天苁蓉 山萸肉 茯苓 薄荷淡熟川附 肉桂 五味子 麦冬 川石斛 远志鲜石菖蒲

虚劳

阳外泄为汗,阴下注则遗。二气造偏,阴虚热胜。脑为髓海,腹是至阴,皆阳乘于阴。然阳气有余,益见阴弱,无以交恋其阳,因病致偏,偏久致损,坐功运气,阴阳未协,损不肯复,颇为可虑。今深秋入冬,天气收肃,阳气泄越。入暮灼热,总是阴精损伤而为消烁耳。

川石斛 炒知母 女贞子 茯神 糯稻根 小黑稽豆皮

又:暮夜热炽,阴虚何疑,但从前表散,致卫阳疏泄,穿山甲钻筋流利,后至经络气血劫撤,内损不复,卫阳藩篱交空。斯时只可撑半壁矣。失此机宜,秋收冬藏主令,其在封固蛰藏耳。张季明谓"元无所归则热灼",亦是。

人参 河车 熟地 五味 莲肉 山药 茯苓

今年长夏久热,伤损真阴,深秋天气收肃。奈身中泄越已甚,吸短精浊,消渴眩晕,见症都是肝肾。脉由阴渐损及阳明胃络,纳谷减,肢无力。越人所云:"阴伤及阳,最难充复。"诚治病易,治损难耳。

人参 天冬 生地 茯神 女贞 远志

脉数垂入尺泽穴中,此阴精未充早泄,阳失潜藏,汗出吸短。龙相内灼,升腾面目,肺受熏蒸,嚏涕交作。兼之胃弱少谷,精浊下注,溺管疼痛,肝阳吸其肾阴,善怒多郁。显然肾虚如绘,议有情之属以填精。仿古滑涩互施法。

牛骨髓 猪脊髓 羊脊髓 鹿角胶 熟地人参 萸肉 五味 芡实 湖莲 山药 茯神金樱膏 胶髓丸

此少壮精气未旺,致奇脉纲维失护。经云:"形不足者,温之以气;精不足者,补之以味。"今纳谷如昔,血肉充养,补之以味,莫若以饮食补之。

牛骨髓 羊骨髓 猪骨髓 茯神 枸杞 当归 湖莲 芡实

据说热自左升,直至耳前后胀,视面色油亮,足心灼热,每午后入暮皆然。上午用茶调散,宣通上焦郁热,不应。此肝肾阴火乘窍,即因男子精亏,阳不下交。经言:"以滋填阴药,必佐介属重镇。"试以安寝,竟夜乃安。参阳动阴静至理。

熟地 龟甲 萸肉 五味 茯苓 磁石 黄柏 知母 猪脊髓丸

有形血液，从破伤而损，神气无以拥护。当此冬令藏阳，阳微畏寒，奇脉少津，乏气贯布，行步欹斜，健忘若惯，何一非精气内夺之征？将交大雪，纯阴无阳，冬至一阳来复也。见此离散之态，平素不受煖补，是气元长旺。今乃精衰气竭之象，又不拘乎此例也。

人参　鹿茸　归身　炒杞子　茯苓　沙苑

阴精走泄于下，阳气郁冒于上。太冲脉衰，厥气上冲，陡然痛厥。阴阳既失交偶，因随阳掀旋，阳从汗泄矣。宜远房帷，独居静室。医治之法，从阴引阳，大封大固，以蛰藏为要。百日可效，经年可以复元。

淡苁蓉　五味　远志　茯神　艿实　建莲
生羊腰子

劳怯、形色夺、肌肉消、食减、便滑，兼呛痰喉痛。知医理者，再无清喉凉肺滋阴矣。病人述心事操持病加，显然内损，关系脏真。冬寒藏阳，人身之阳，升腾失交，收藏失司，岂见病治病，肤浅之见识？据说食进逾时必有痛泄。经言："食至小肠，变化屈曲。"肠间有阻，常有诸矣。凡汤药气升，宜丸剂疏补。资生丸食后服。

人参　坎气　茯苓　黑壳建莲　五味　艿实
山药浆丸

虚劳三年，形神大衰，食减无味，大便溏泻，寒起背肢，热从心炽。每咳，必百脉动掣，间或胁肋攻触。种种见症，都是病深传遍。前议四君子汤以养脾胃冲和，加入桑叶、丹皮，和少阳木火，使土少侵。服已不应。想人身中二气致偏则病。今脉症乃损伤已极，草木焉得振顿？见病治病，谅无裨益。益气少灵，理从营议。食少滑泄，非滋腻所宜。暂用景岳理阴煎法，参入镇逆固摄，若不胃甦知味，实难拟法。

人参　秋石　山药　茯苓　河车胶丸

春深地气升，阳气动、有奔驰饥饱，即是劳伤。《内经》："劳者温之。"夫劳则形体震动，阳气先伤，此"温"字乃"温养"之义，非"温热竞进"之谓。劳伤久不复原为损。《内经》有"损者益之"文。益者，补益也。凡补药气皆温，味皆甘，培生其初阳，是劳损主治法则。春病入秋不愈，议从中治。据述：晨起未纳水谷，其咳必甚，胃药坐镇中宫为宜。

麦冬　人参　甘草　粳米　大枣

脉左小右虚，背微寒，肌微冷，痰多微呕，食减不甘。此胃阳已弱，卫气不得拥护，时作微寒微热之状。小便短赤，大便微溏，非实邪矣。当建立中气以维营卫。东垣云："胃为卫之本，营乃脾之源。"偏热偏寒，犹非正治。

人参　归身米拌炒　桂枝木　白芍炒焦
南枣

劳伤阳气，不肯复元。秋冬之交，余宗东垣甘温为法，原得小效，众楚交咻，柴、葛、枳、朴是饵，二气散越，交纽失固，闪气疼痛，脘中痞结，皆清阳凋丧。无攻痛成法，唯以和补，使营卫之行，冀其少缓神甦而已。

人参　当归　炒白芍　桂心　炙草　茯神

久客劳伤，气分痹阻，则上焦清空诸窍不利。初病在气，久则入血，身痛目黄，食减形瘦。由病患及乎元虚，攻补未能除病。思人身左升属肝，右降属肺，当两和气血，使升降得宜。若再延挨，必瘀滞日甚，结为腑聚矣。

旋覆花汤加桃仁、归须、蒌皮

症见失血咳嗽，继而暮热不止，经水仍来。六七年已不孕育，乃肝肾冲任皆损，二气不交，延为劳怯。治以摄固，包举其泄越。

鲜河车胶　黄柏　熟地　淡苁蓉　五味　茯
神　蜜丸

诊脉数，左略大，右腰牵绊，足痿，五更盗汗即醒，有梦情欲则遗。自病半年，脊椎六七节骨形凸出。自述：书斋坐卧受湿。若六淫致病，新邪自解。验色脉推病，是先天禀赋原怯，未经充旺，肝血肾精受戕，致奇经八脉中乏运用之力。乃筋骨间病，内应精血之损伤也。

人参　鹿茸　杞子　当归　舶茴香　紫衣胡
桃肉　生雄羊内肾

幼年成婚太早，精气未充先泄。上年泄泻，继加痰嗽，纳食较少，形肌日瘦。今秋深喉痛，是肾精内乏，阴中龙雷闪烁无制。当此秋令肃降，藏职失司，明岁谷雨，万花开遍，此病危矣。

秋石拌人参　生紫石英　紫衣胡桃肉　茯神
女贞子　五味子

男子思念未遂，阴火内燔，五液日夺，但孤阳升腾，熏蒸上窍，已失交泰之义。此非外来之症，凡阴精残惫，务在胃旺，纳谷生阴。今咽、喉、耳、鼻诸窍，久遭阴火之逼，寒凉清解，仅调六气中之火，而脏真阴火，乃闪电迅速莫遏，清凉必不却病。

良由精血内空,草木药饵,不能生精充液耳。

猪脊髓　阿胶　川斛　天冬　生地

咳嗽

秋令天气下降,上焦先受燥化,其咳症最多,屡进肺药无功。按经云:"久咳不已,则三焦受之。"是不专于理肺可知矣。六旬又三,形体虽充,而真气渐衰,古人于有年久嗽,都从脾肾子母相生主治。更有咳久,气多发泄,亦必益气甘补敛摄,实至理也。兹议摄纳下焦于早服,而纯甘清燥暮进,填实在下,清肃在上。凡药味苦辛宜忌,为伤胃泄气预防也。

早服　水制熟地　白云苓乳蒸　五味子　建莲　淮山药　车前子　怀牛膝　紫衣胡桃肉霜上为末,用蒸熟猪脊髓　去膜捣丸,开水送下　晚服　真北沙参　生黄芪薄皮　麦冬　生白扁豆　生甘草　南枣肉　上淡水煎汁,滤清,收膏,临成加真柿霜收,开水化服

昨议上焦肺病,百日未痊,形肌消烁,悉由热化。久热无有不伤阴液,拟咸补如阿胶鸡子黄,复入芩连苦寒,自上清气热以补下。虽为暂服之方,原非峻克之剂。细思手经之病,原无遽入足经之理。但人身气机,合乎天地自然。肺气从右而降,肝气从左而升,肺病主降日迟,肝横司升日速。咳呛未已,乃肝胆木反刑金之兆。试言及久寐乍醒,左常似闪烁,嘈杂如饥,及至进食,未觉胃中安适。此肝阳化风,旋扰不息,致呛无卒期。即候热之来,升至左颊,其左升太过,足为明验。倘升之不已,入春肝木司权,防有失血之累。故左右为阴阳之道路,阴阳既造其偏以致病,所以清寒滋阴,不能奏其速功。

阿胶　鸡子黄　生地　天冬　女贞子　糯稻根鬚

向来阳气不充,得温补每每奏效。近因劳烦,令阳气弛张,致风温过肺卫以扰心营,欲咳心中先痒,痰中偶带血点,不必过投沉降清散。以辛甘凉,理上燥,清络热,疏食安闲,旬日可安。

冬桑叶　玉竹　大沙参　甜杏仁　生甘草　苡仁　糯米汤煎

外受风温郁遏,内因肝胆阳升莫制,斯皆肺失清肃,咳痰不解。经月来犹觉气壅不降,进食颇少,大便不爽,津液已久乏上供,腑中之气亦不宣畅。议养胃阴以和阳,不得泛泛治咳。

麦冬　沙参　玉竹　生白芍　扁豆　茯苓

冬季温邪咳嗽,是水亏热气内侵,交惊蛰节嗽减,用六味加阿胶麦冬秋石,金水同治,是泻阳益阴方法,为调体治病兼方。近旬日前,咳嗽复作,纳食不甘。询知夜坐劳形。当暮春地气主升,夜坐达旦,身中阳气亦有升无降,最有失血之虑。况体丰肌柔,气易泄越,当暂停诵读,数日可愈。

桑叶　甜杏仁　大沙参　生甘草　玉竹　青蔗浆

脉右劲,因疥疮频以热汤沐浴,卫疏易伤冷热,皮毛内应乎肺,咳嗽气塞痰多,久则食不甘,便燥结,胃津日耗,不司供肺。况秋冬天降,燥气上加,渐至老年痰火之象。此清气热以润燥,理势宜然,倘畏虚日投滞补,益就枯燥矣。

霜桑叶　甜杏仁　麦冬　玉竹　白沙参　天花粉　甘蔗浆　甜梨汁

形瘦色苍,体质偏热,而五液不充,冬月温暖,真气少藏,其少阴肾脏,先已习习风生,乃阳动之化。不以育阴驱热,以却温气,泛泛乎辛散,为暴感风寒之治,过辛泄肺,肺气散,斯咳不已。苦味沉降,胃口戕而肾关伤,致食减气怯。行动数武,气欲喘急,封藏纳固之司渐失,内损显然,非见病攻病矣。静养百日,犹冀其安。

麦冬　甜沙参　生甘草　南枣肉　青蔗浆

久咳三年,痰多食少,身动必息鸣如喘。诊脉左搏数,右小数。自觉内火燔燎,乃五液内耗,阳少制伏,非实火也。常以琼玉膏滋水益气,暂用汤药,总以勿损胃为上。治嗽之药,谅无益于体病。

北沙参　白扁豆　炒麦冬　茯神　川石斛　花粉

寡居烦劳,脉右搏左涩,气燥在上,血液暗亏,由思郁致五志烦煎,固非温热补涩之症。晨咳吐涎,姑从胃治,以血海亦隶阳明耳。

生白扁豆　玉竹　大沙参　茯神　经霜桑叶　苡仁　用白糯米淘滤清入滚水泡　一沸取清汤煎药。

又:本虚在下,情怀悒郁,则五志之阳,上熏为咳,固非实火。但久郁必气结血涸,延成干血劳病,经候涩少愆期,已属明征。当培肝肾之阴以治本,清养肺胃气热以理标。刚热之补,畏其劫阴,非法也。

生扁豆　北沙参　茯神　炙草　南枣肉

丸方　熟地黄砂仁末拌炒　鹿角霜　当归小茴香拌炒　怀牛膝盐水炒炭　云茯苓　紫石英醋煅水飞　青盐　另熬　生羊肉胶和丸

今年春季时疫，大半皆有咳嗽咽喉之患，乃邪自上干，肺气先伤耳。近日身动气喘，声音渐不扬，著左眠卧，左胁上有牵掣之状。此肝肾阴亏，冲气上触，冬藏失司，渐有侧眠音哑至矣。劳伤致损，非清邪治咳之病。

六味丸加淡秋石　阿胶　麦冬　蜜丸

脉左弱右搏，久有虚损，交春不复。夜卧著枕，气冲咳甚，即行走亦气短喘促，此乃下元根蒂已薄，冬藏不固。春升生气浅少，急当固纳摄下。世俗每以辛凉理嗽，每致不救矣。

水制熟地　五味　湖莲　芡实　茯神　青盐羊内肾

久有痛经，气血不甚流畅，骤加暴怒，肝阳逆行，乘肺则咳。病家云：少腹冲气上干，其咳乃作。则知清润肺药，非中窍之法。今寒热之余，咳不声扬，但胁中拘急，不饥不纳，乃左升右降，不司旋转，而胃中遂失下行为顺之旨。古人以肝病易于犯胃，然则肝用宜泄，胃腑宜通，为定例矣。

桑叶　丹皮　钩藤　茯苓　半夏　广皮　威喜丸

气郁单胀，中空无物，卧则气塞，浊饮上冲，渐有不得安卧之象。问其起病之由。多是恼怒动肝，为肝木郁伤脾土，脾失健运，气阻成胀。延及百日，正气愈虚，浊更坚凝，逆走攻肺，上咳，气逆欲喘，脘中蕴热，咳出脓血，病根固在肝脾，今已传及肺部。丹溪曰："养金制木，脾无贼邪之害；滋水制火，肺得清化之权。"目下至要，务在顺气，胸中开爽，寝食不废，便可从容论治。不然，春分节近，更属难调矣。先用宣通上焦法。

紫菀　杏仁　蔤皮　郁金　厚朴　大腹皮桑皮　茯苓皮　黑山栀

肾精下损，致阴气上乘，浮阳上灼，咽喉痛痹，有喉宣发现，咳嗽喘促，是下焦元海不司收纳，冲脉之气上冲所致。故日进润剂，望其咳减，为庸医之良法，实酿病之祸阶。现在胃弱便溏，则非治嗽可疗矣。劳怯不复，当以固真纳气，培扶胃口，希冀加谷则吉。

人参　茯苓　芡实　坎炁　湘莲子　秋石五味子　胡桃

凡忧愁思虑之内伤不足，必先上损心肺。心主营，肺主卫，二气既亏，不耐烦劳，易于受邪。惟养正则邪自除，无麻桂大劫散之理。故内伤必取法乎东垣。今血止脉软，形倦不食，呛咳不已，吐痰若黏涎，皆土败金枯之象。急与甘缓补法。

生黄芪　炒白芍　炙草　饴糖　南枣

哮喘

先寒后热，不饥不食，继浮肿喘呛，俯不能仰，仰卧不安。古人以先喘后胀治肺，先胀后喘治脾。今由气分聸郁，以致水道阻塞，大便溏泻，仍不爽利，其肺气不降，二肠交阻，水谷蒸腐之湿，横趋脉络，肿由渐加，岂乱医可效？粗述大略，与高明论证。至肺位最高，主气，为手太阴脏，其脏体恶寒喜热，宣辛则通，微苦则降。若药气味重浊，直入中下，非宣肺方法矣。故手经与足经大异。当世不分手足经混治者，特表及之。

麻黄　苡仁　茯苓　杏仁　甘草

色萎䐃疏，阳虚体质，平昔喜进膏粱，上焦易壅，中宫少运，厚味凝聚蒸痰，频年咳嗽。但内伤失和，薄味自可清肃。医用皂荚搜攒，肺伤气泄，喷嚏不已。而沉痼胶浊，仍处胸背募俞之间。玉屏风散之固卫，六君子汤之健脾理痰，多是守剂，不令宣通。独小青龙汤，彻饮以就太阳，初服喘缓，得宣通之意。夫太阳但开，所欠通补阳明一段工夫，不得其阖，暂开复痹矣。且喘病之因，在肺为实，在肾为虚。此病细诊色脉，是上实下虚，以致耳聋鸣响。治下之法，壮水源以息内风为主。而胸次清阳少旋，浊痰阴气妨食，于卧时继以清肃上中二焦，小剂守常调理，百日图功。至于接应世务，自宜节省，勿在药理中也。

熟地　萸肉　龟甲心　阿胶　牛膝　茯苓远志　五味　磁石　秋石

脉细尺垂，形瘦食少，身动即气促喘急。大凡气出不爽而喘为肺病，客感居多。今动则阳化，由乎阴弱失纳，乃吸气入而为喘，肾病何辞。治法惟以收摄固真，上病当实下焦，宗肾气方法意。

熟地　萸肉　五味　补骨脂　胡桃肉　牛膝茯苓　山药　车前子　蜜丸

望八大年，因冬温内侵，遂至痰嗽暮甚。诊脉大而动搏，察色形枯汗泄，吸音颇促，似属痰阻。此乃元海根微，不司藏纳，神衰呓语，阳从汗出，最有昏脱之变。古人老年痰嗽喘症，都从脾肾主治。

今温邪扰攘，上中二焦留热，虽无温之理，然摄固下真以治根本，所谓阳根于阴，岂可不为讲究！

熟地炭　胡桃肉　牛膝炭　车前子　云茯苓　青铅

疮毒内攻，所进水谷不化，蒸变湿邪，渍于经隧之间，不能由肠而下。膀胱不利，浊上壅遏，肺气不降，喘满不堪著枕。三焦闭塞，渐不可治。议用中满分消之法，必得小便通利，可以援救。

葶苈　苦杏仁　桑皮　厚朴　猪苓　通草　大腹皮　茯苓皮　泽泻

老年冬季喘嗽，是元海不主收摄，卫阳升举，饮邪上泛，阻遏流行，喘嗽愈甚。阅古都主八味肾气，温养坎中之阳，收纳散失之真，不主消痰清肺，意谓非因六气所致。奈体质不受桂、附，年前议进柔阳通摄。若以建立上中之阳，乃心脾甘温之剂，与下焦不纳无关。

紫衣胡桃肉　茯苓　补骨脂　鹿茸　肉苁蓉　五味子　远志肉　青盐　柏子霜　蜜丸

痰饮

昔肥今瘦为饮。仲景云："脉沉而弦，是为饮家。"男子向老，下元先亏，气不收摄，则痰饮上泛，饮与气涌，斯为咳矣。今医见嗽，辄以清肺降气消痰；久而不效，更与滋阴。不明痰饮，皆属浊阴之化，滋则堆砌，助浊滞气。试述着枕咳呛一端：知身体卧着，上气不平，必下冲上逆，其痰饮伏于至阴之界，肾脏络病无疑。形寒畏风，阳气微弱，而藩篱疏撤，仲景有要言不烦，曰："饮邪必用温药和之。"更分外饮治脾，内饮治肾。不读圣经，焉知此理！

桂苓甘术汤

脉弦右濡，阳微恶寒，饮浊上干，咳吐涎沫。且食减胃衰，寒疝窃踞。阴浊见症，岂止一端！喻嘉言谓浊阴上加于天，非离照当空，氛雾焉得退避？反以地黄五味，阴药附和其阴，阴霾冲遂肆虐，饮邪滔天莫制。议以仲景熟附配生姜法，扫群阴以驱饮邪，维阳气以立基本。况尊年尤宜急护真阳为主。

人参　茯苓　熟附子　生姜汁　南枣

十二月间，诊得阳微浊饮，上干为咳，不能卧，曾用小青龙汤，减去麻黄、细辛，服后已得着枕而卧。想更医接用。不明治饮方法，交惊蛰阳气发泄，病势更炽。顷诊脉来濡弱无神，痰饮咳逆未已，谅非前法可效。宗仲景真武汤法，以熟附配生姜，通阳逐饮立法。

真武汤去白术加人参

脉弦右涩，面亮舌白，口干不喜饮，头重岑岑然，胸脘痹寒而痛，得暖气稍舒，酒客谷少中虚，痰饮聚蓄。当此夏令，地气上升，饮邪挟气，上阻清空，遂令前症之来。《金匮》云："脉弦为饮。"色鲜明者为留饮，口干不欲饮水者，此为饮邪未去故也。况染染汗出，岂是风寒？春夏温邪，辛温发散为大禁。自云：身体空飘。年已六旬有四，辛散以泄其阳，不亦左乎！

半夏　姜汁　川连　吴萸　茯苓　枳实　竹沥

远客路途，风寒外受，热气内蒸，痰饮日聚于脏之外，脉络之中。凡遇风冷，或曝烈日，或劳碌身体，心事不宁，扰动络中宿饮，饮泛气逆咳嗽，气寒喉底，胸膈不思食物，着枕呛吐稠痰，气降自愈。病名哮喘伏饮，治当得宜。除根不速，到老年仍受其累耳。

小青龙汤去细辛

冬温，阳不潜伏，伏饮上泛。仲景云："脉沉属饮。"面色鲜明为饮。饮家咳甚，当治其饮，不当治咳。缘年高下焦根蒂已虚，因温暖气泄，不主收藏，饮邪上扰乘肺，肺气不降，一身之气交阻，熏灼不休，络血上涌。经云："不得卧，卧则喘甚痹寒。"乃肺气之逆乱也。若以见病图病，昧于色诊候气，必致由咳变幻，腹肿胀满，渐不可挽。明眼医者，勿得忽为泛泛可也！兹就管见，略述大意：议开太阳，以使饮浊下趋，仍无碍于冬温，从仲景小青龙越婢合法。

杏仁　茯苓　苡仁　炒半夏　桂枝木　石膏　白芍　炙草

伏饮阴浊上干，因春地气主升而发，呕吐不饥，自然脾胃受伤。六君子宣补，方法未尝不妙。今诊得吸气甚微，小溲晨通暮癃，足跗浮肿，其腑中之气开阖失司，最虑中满。夫太阳司开，阳明司阖，浊阴弥漫，通腑即是通阳。仿仲景开太阳一法。

牡蛎　泽泻　防己　茯苓　五味　干姜

夏至节，两关脉弦长，五火燔燎，而肝阳胃阳尤甚。动怒抽掣为肝病。食辛香厚味，即病至胃病使然。痰火根深，非顷刻可除，惟静养勿恚忿，薄味以清里，此病发之势必缓。由渐加功议药，乃近理治法。

羚羊角　犀角　川连　郁金　山栀　北秦皮
牛黄　胆星　橘红　生石膏　寒水石　金箔　方
诸水法丸　竹叶灯心汤送下

病起痰饮，渐为咳嗽外寒，遇劳倦即发，发必胸膈气胀，吐出稀涎浊沫，病退则痰浓，气降乃已。凡饮邪皆阴浊凝聚，两年之久，渐渐腹中痞闷妨食，肛门尻骨，坐则无恙，行动站立，时时气坠，若欲大便。显系肾虚不能收摄，惑于在前见痰治嗽，苟非辛解，即属寒降，乃致养成痼疾。

肾气汤加紫衣胡桃　沉香汁

痹

病者长夏霉天奔走，内踝重坠发斑，下焦痛起，继而筋掣，及于腰窝左臂。经云："伤于湿者，下先受之。"夫下焦奇脉不流行，内踝重著，阴维受邪，久必化热烁血，风动内舍乎肝胆，所谓少阳行身之侧也。诊得右脉缓，左脉实，湿热混处血络之中，搜逐甚难，此由湿痹之症，失治延为痿废沉疴矣。三年病根，非仓促迅攻，姑进先通营络，参之奇经为治。考古圣治痿痹独取阳明，惟通则留邪可拔耳。

鹿角霜　生白术　桂枝　茯苓　抚芎　归鬚
白蒺藜　黄菊花

四肢经隧之中，遇天冷阴晦，疼痛拘挛。痛疽疡溃脓，其病不发；疡愈，病复至，抑且时常𪘏齘。经以"风寒湿三气，合而为痹"，然经年累月，外邪留著，气血皆伤，其化为败瘀凝痰，混处经络，盖有诸矣。倘失其治，年多气衰，延至废弃沉疴。

当归鬚　干地龙　穿山甲　白芥子　小抚芎
生白蒺藜　酒水各半泛丸

从来痹症，每以风、寒、湿三气杂感主治。召恙之不同，由乎暑喝外加之湿热，水谷内蕴之湿热，外来之邪，著于经络；内受之邪，著于腑络。故辛解汗出，热痛不减。余以急清阳明，而致小愈。病中复反者，口鼻复吸暑热也。是病后宜薄味，使阳明气爽，斯清阳流行不息，肢节脉络舒通，而痿痹之根尽拔。至若温补而图速效，又非壮盛所宜。

人参　茯苓　半夏　广皮　生白术　枳实
川连　泽泻　竹沥姜汁泛丸

风湿肿痹，举世皆以客邪宜散，愈治愈剧，不明先因劳倦内伤也。盖邪之所凑，其气必虚，参、术益气，佐以风药，气壮托出其邪，痛斯止矣。病人自云：手足如堕如无，讵非阳微不及行乎四末乎？此皆误治，致参药过费耳。

人参　生白术　黄芪　归身　肉桂　炙草
煨姜　南枣

风湿客邪留于经络，上下四肢，流走而痛，邪行触犯，不拘一处，古称周痹。且数十年之久，岂区区汤散可效？凡新邪宜急散，宿邪宜缓攻。

蜣螂虫　全蝎　地龙　穿山甲　蜂房　川乌
麝香　乳香　以无灰酒煮黑大豆泛丸

左脉弦大，面赤痰多，大便不爽，此劳怒动肝，令阳气不交于阴，阳维阳跷二脉无血营养。内风烁筋，跗蹷痹痛，暮夜为甚者，厥阴旺时也。病在脉络。

金斛　晚蚕沙　汉防己　黄柏　半夏　萆薢
大槟榔汁

冬月温暖，真气未得潜藏，邪乘内虚而伏。因惊蛰节，春阳内动，伏气乃发。初受风寒，已从热化，兼以夜坐不眠，身中阳气，亦为泄越。医者但执风寒湿三邪合成为痹，不晓病随时变之理。羌、防、葛根，再泄其阳，必致增剧矣，焉望痛缓？议用仲景木防己汤法。

木防己　石膏　桂枝　片姜黄　杏仁　桑皮

烦劳郁勃之阳，变现热气内风。《内经》以热淫风消，必用甘寒。前议谓酒客不喜甘味，且痰多食少，亦忌甘腻滋滞。用清少阳胆热者，酒气先入肝胆也。酒汁湿著，肠胃受之。理肠以通胃，胃肠气机流行，食加，滑泄颇腻。今者气热，当午上冒，经络痹痛，亦减于平日。主以和阳甘寒，宣通经脉佐之。

童桑　羚羊角　天门冬　枸杞子　白蒺藜
丹皮　茯苓　霍山斛　共熬膏

辛香走窜，宣通经隧壅结气分之湿，有却病之能，无补虚之益。大凡药饵，先由中宫以布诸经。中焦为营气之本，营气失养，转旋自钝。然攻病必借药气之偏，朝夕更改，岂是去疾务尽之道？另于暮夜进营养一帖。

人参　茯苓　桂枝木　炙草　当归　炒白芍
南枣

《周礼》采毒药以供医事，盖因顽钝沉痼著于躯壳，非脏腑虚损，故必以有毒攻拔，使邪不留存，凝著气血，乃效。既效矣，经云："大毒治病，十去其五。"当此只宜爱护身体,勿劳情志,便是全功道理。愚人必曰以药除根,不知天地之气有胜有复,人身亦然。谷饮养生,可御一生;药饵偏胜,岂可久服?不观方士炼服金石丹药,疽发而死者比比?

何首乌　黑芝麻　桑枝　桂枝汤泛丸

用养肝血息风方,右指仍麻,行走则屈伸不舒,戌亥必心热烦蒸,想前法不效。杞、归辛温,阳动风亦动矣。议去辛用咸。若疑虑途次疟邪未尽,致脉络留滞,兼以通逐,缓攻亦妙。

熟地　龟胶　阿胶　秋石　天冬　麦冬　五味　茯神　蜜丸　晨服　桃仁　穿山甲　干地龙　抚芎　归鬚　丹皮　红花　沙苑　香附汁丸夜服

背痛得按摩愈痛,吐涎沫,短气腹满,小腹坚,小便不通,大便自利。下身麻木,不得移动,不食不寐,烦则汗出。病机多端,无缕治成法。思冷浊窈踞,阳微不行,为痞塞之象。二气既乖,岂可忽略?引仲景少阴例,急进通阳为要。议用白通加入尿猪胆汁汤。

去鬚葱白　淡干姜　生炮附子　人尿　猪胆汁调下

脉弦右大,弦则为饮,大则胃阳已虚。缘操持萦思,积劳阳虚,致不饥不食,勉纳食物不运。嗔怒,兼以夜卧不安,多痦少寐,恍惚心中懊忱。忽而腹鸣气震,四肢筋骺,痿弱无力。起病时晨必寒痉,足跗微冷。按是脉症有年,阳虚为本,而痰饮气逆,因虚而聚。夫虚则生寒,实则生热。寝食不安,将及半载,已交四之气中。长夏湿土乘侮脾胃,虑及肌肿腹胀,故周身束筋利机,阳明胃脉是赖。阅医药,气血淆混,寒热互投,不以阴阳偏著,调理宜乎不应。议通补理胃阳为主,疏肝为辅。气宣阳甦,何虑痰浊之蒙昧?以茯苓饮法减术,合薛氏星附六君子意。

人参　茯苓　香附　苏梗　白附子　半夏　姜汁　陈皮

周身掣痛,头不可转,手不能握,足不能运,两脉浮虚。浮虽风象,而内虚者,脉亦浮而无力。以脉参症,当是劳倦伤中,阳明不治之候。阳明者,五脏六腑之海,主束筋骨而利机关。阳明不治,则气血不荣,十二经络无所禀受而不用矣。卫中空虚,营行不利,相搏而痛,有由然也。法当大补阳明气血,不与风寒湿所致成痹者同治。

人参　黄芪　归身　甘草　桂枝木　秦艽　白术

长夏湿痹,经脉流行气钝,兼以下元脉络已虚,痿弱不能走趋,脊膂常似酸楚,大便或结或溏,都属肝肾奇经为病。盖必佐宣通脉络为正治法。倘徒呆补,夏季后必滋湿扰。

肉苁蓉　小茴香　巴戟天　归身　远志　鹿角霜　桑椹子　生茅术　茯苓　熟地　金毛狗脊　煎膏和丸

脉微而涩,微为阳气虚,涩为阴血伤。去冬已下肢独冷,步趋无力。高年内乏藏纳之司,入夏身动加喘,内腠麻痹若虫行。此真阳失蛰,胃阳失护,生生意少,岂攻病药石所宜?喻嘉言先生所谓大封大固,莫令真阳泄尽而暴脱,皆为此也。录严氏三因方。

人参　白术　附子

据述:缘季秋外邪变疟,延及百日始愈。凡秋疟,是夏月暑湿热内伏,新凉外触,引动伏邪而发。俗医但知柴、葛解肌。暑湿伤在气分,因药动血,血伤挛痹,筋热则弛,筋寒则急,遂至酿成痿痹难效症。

当归身　桑寄生　生虎骨　枸杞子　川抚芎　沙苑　蒺藜

血伤骤加惊恐,气郁热升风旋,清神受蒙为厥。凡厥皆隶厥阴。今左股麻痹,忽爽忽迷,皆肝胆中相火内风,未得宁静。病延数日,左脉小濡,热胜,津液暗伤,不宜纯与攻涤苦寒。经旨以肝为刚脏,与胃腑对待,柔缓濡润,阳和液复,可免痫症。

鲜生地　石菖蒲　柏子仁　阿胶　天冬　茯神

偏枯症,《风论》云:邪中五脏六腑之俞穴,各入门户为病,则四肢不举。然阳主左而阴主右也。又云:"汗出偏沮,使人偏枯。"此外感之邪,或营卫皆虚,邪乘虚入,或虚风内动,皆有之。医者治之,当补正以逐邪,未可逐邪而不顾本元。然治之之法,以阳明为主。

生芪　白芍　当归　防风　续断　草薢　蚕沙　橘红　虎骨　秦艽

薛生白医案精华

痹证

人身之脉,胸走手,腹走足,八十丈周于一身。未有沉寒伤筋之损,而不及于下者。先后异时,为患则一。非鲍姑之艾,文伯之针,不能愈,内服八味汤可也。

桂附八味丸

下体痿躄,先有遗泄湿疡,频进渗利,阴阳更伤。虽有参、芪、术,养脾肺以益气,未能救下。即如畏冷阳微,饭后吐食,乃胃阳顿衰,应乎卫外失职。但下焦之病,都属精血受伤。两投温通柔剂,以肾恶燥,久病宜通任督,通摄兼施,亦与古贤四斤健步诸法互参。至于胃药,必须另用。夫胃府主乎气,气得下行为顺。东垣有升阳益胃之条,似乎相悖。然芩、连非苦降之气乎?凡吐后一二日,停止下焦血分药,即用扶阳利胃二日,俾中下两固。经旨谓阳明之脉束筋骨以流利机关,本病即有合矣。

鹿茸　归身　柏子霜　茯苓　苁蓉　巴戟
补骨脂　川石斛　牛膝　枸杞子　吐后间服大半夏汤加干姜姜汁

又:长夏湿热,经脉流行气钝,兼以下元络脉已虚,痿弱不耐步趋,常似酸楚。大便或结或溏,都属肝肾为病。然益下必佐宣通脉络,乃正治之法。恐夏季后湿热还扰,预为防理。

归身　熟地　桑椹子　巴戟　远志　茴香
酒蒸金毛狗脊　水熬膏

又:痿躄在下,肝肾居多。但素饮必有湿热,热瘀湿滞,气血不行,筋缩肌肉不仁,体质重着不移,无非湿邪之深沉也。若论阳虚,不该大发疮痍。但病久未可速攻,莫计效迟,方可愈也。

细生地　归身　黄柏　草薢　苁蓉　川斛
牛膝　蒺藜

住居临海,风瘴疠气,不似平原人众稠密处。瘴疠侵入脑体骨骱,气血不和,渐次壅遏上蒸。头面清阳痹阻,经年累月,邪正混处其间,草木不能驱逐。凭理而论,当以虫蚁,向阳分疏通逐邪。

蜣螂　仙灵脾　蜂房　川芎　火酒飞面

泛丸

七情

寡居多郁,宿病在肝。迩日暑邪深入,肝病必来犯胃,吐蚘下痢得止,不思谷食,心中疼热,仍是肝胃本症。况暑湿多伤气分,人参辅胃开痞,扶胃有益,幸勿致疲可也。

人参　川连　半夏　姜汁　枳实　牡蛎

阴茎作痛,痛甚而愦。诊两脉,浮虚而涩。浮为气虚,涩乃精伤,阴阳两虚,得之忧思劳郁而伤中也。经云:"阳明为气血之海,主润宗筋。"又阳气者,精则养神,柔则养筋,今多悒郁,则气必伤。又任劳倦,则血必耗。气血两伤,宗筋失润,故令作痿,治以当归补血汤。

当归补血汤加人参　甘草　秦艽　桂心
红花

场屋不遂,郁郁而归,神识不清,胸满谵语,上不得入,下不得出。脉虚涩兼结,因此郁气所伤,肺经清肃之气,不能下行,而反上壅。由是木寡于畏,水绝其源,邪火为之内扰,津液为之干枯。胸中结满者,气不得下也;神昏谵语者,火乱于上也。上不得入,下不得出,气化不清,而显天地否塞之象也。法宜舒通肺气,使清肃下行,则邪火不扰,而胸满自愈矣。

紫菀　干葛　枳壳　桔梗　杏仁　苏子

忧劳抑郁,肝木日横,胃土受克,盖司纳主胃,必须脾阳鼓动,方得运化耳。今也有形气冲,必得嗳气以流畅。丹溪所云:"上升之气,自肝而出。"其为肝木侵犯脾胃何疑。所以纳谷竟日,仍上涌出口。昔贤云:"噎膈反胃,本乎阴枯阳结。"良由上逆不下,肠中乏津以润濡,脘中气痹不行,渐至窄隘,不堪容物,谓之关格,极难治疗。须阅调摄诸方,或以镇坠杀虫,或以辛香耗气,殊不知气泄则津液更枯;镇重,则清阳欲寂。近代喻嘉言,《法律》以申明之矣。夫日反者,阴阳错综之谓,不以顺而逆理,徒以补漏为法。经年之恙,望六之年,生气日夺,吾恐春木生发正旺而病加,纯阳之令而病剧,据理若是,同志以为然否?

人参　黄连　淡附子　淡姜　茯苓　甘草

喘咳

十二经皆有咳,胃病安得不咳?况此土病于金藏,而府亦病,于此而求其吐与泻,一在于胃之上脘,一在于肺之府,所以无从踪迹也。仰屋图维,必须分兵合剿乃得。拟一法,请诸道长以此而益精之。或蒭荛可采,为虾力于行舟何如?

江西赤石脂　炒黑干姜　二味为末黄米饭为丸

人参　炙黑甘草　大枣　饴糖　桂木　酒炒白芍　煨熟生姜　水煎一次去渣送　前桃花丸

《内经》谓骨肉柔脆之人,其质本弱,然以脉症较之,其咳原属手太阴得之。闻先一人补之,后一人泻之,邪则从补而升,元则从泻而虚,竟成庙兵出而岸兵入也。亦参末议,共博一笑。

北沙参　燕窝　川贝母　桑叶　冰糖　紫菀

辨八方之风,测五土之性,大率贵邦偏在中华之巽上,箕尾之前,翼轸之外。阳气偏泄,即有风寒,易感易散。来此中华,已属三年。况不得卧下,肺气大伤,只宜润降而已。

蜜炙枇杷叶　麦门冬　川贝母　甜杏仁　经霜桑叶　米仁

形渐消瘦,脉虚极,气怯,偶咳,目黑微眩,忽忽不乐,补血人所知也。宜将阴兽入阴中药,尤为得力。早晚捕獭一头,取肝阴干,用鹿角胶,各于木器杵碎,早服鹿角胶末一钱,晚服獭肝末一钱,皆开水送下。此常用百日之法,今拟煎方先服。

人参　茯苓　菟丝饼　南枣　焦冬术　炙草枸杞子

咳呛频多,必呕吐涎沫。明理者当知咳呛起自冲脉,气冲不司收摄,为肝肾阴气不起。咽喉久痛者,缘少阴厥阴脉循喉,阳气刻刻扰动无主,多属阴亏。脉形细动,不受温补,肺药久进,必伤胃口。

熟地炭　女贞子　湘莲肉　茯苓　芡实　川石斛　炒山药

立冬未冷,温热之气外入,引动宿饮,始而状如伤风,稀痰数日,继则痰浓咽干。是少阴脉中,乏津上承,五液尽化痰涎。皆因下虚易受冷热,是以饮邪上泛。老年咳嗽,大要宜调肾脾,最忌发散泄肺理嗽。暂用越婢法。

麻黄　石膏　甘草　芍药　生姜　大枣

咳嗽从肺治者,以外邪必由皮毛而入,内合乎肺。然六气皆令火化,散之未解,清之润之即愈。若因内之咳,由别经干连及肺,当明其因,徒治肺无益。夫肾为先天,坎中真阳内藏,而主封蛰,奇经得司其间,冲阳由前直起,且少阴脉,循喉咙,挟舌本,阴乏上承,阳独自灼。故阴上阳下则寿,反则死。八味丸阴中之阳,似乎有理。然肉消形瘦,桂、附仍属刚燥,宜温和柔剂,取血肉有情之品。议用斑龙峻补,玉堂开下,但鹿角入督升顶,有过升之弊,加以青盐,引入下元,斯为合法。

鹿角霜　熟地　菟饼　白茯苓　青盐　补骨脂　柏子仁

咳嗽经久,语声低怯,面色黧黑,痰气腥秽。诊其脉浮虚且涩,此阴气内伤,风邪外袭,邪正相搏,气凑于肺故也。盖言语低怯者,肺为金象,金空则鸣,邪气入之,则金反实也。面色黧黑者,肺合皮毛,其荣在外,客邪其中,则血不华也。脉浮为虚风,脉涩为阴伤,表邪与内燥相合,即系风燥二邪为病不当但仅从表散一法,以风剂多燥,转能耗液,为害愈逆也。然使以苦寒之剂,治火而遗风,则不但壅遏外风为逆,且苦从寒化而亦伤血,以气结津枯之体,尚堪重夺其血,而益其火乎?治法先宜肃清肺气,气清而火降,火降而风息矣。

紫菀　葛根　枳壳　桔梗　杏仁　苏子　前胡　薄荷

咳嗽多痰,气逆作喘,不得安枕,自汗少食。其脉虚微无神,此劳倦致伤脾肺。盖脾为元气之本,赖谷气以生;肺为气化之原,而寄养于脾者也。有所劳倦,谷气不盛,则形气不充。经所云:"劳则气耗。"气与阴火,势不两立,气衰则火自胜,土虚则不能生金,阴火又从而克之,故喘咳自汗。法当实肺补脾,不当仅从外感治。

人参　炙芪　炙草　川贝　紫菀　苏子　杏仁　桔梗　防风　七味丸

咳嗽半载,喘急不卧,舌燥无津。脉右关尺虚涩无神,此肺肾两虚也。肺为出气之路,肾为纳气之府,今肾气亏之,吸不归根,三焦之气,出多入少,所以气聚于上而为喘嗽,口干不得安卧。法当清气于上,纳气于下,使肺得其清宁,肾得其蛰藏,则气自纳而喘自平矣。

苏子降气汤加　人参　肉桂

病之原由,食柿过多,得寒而起,于兹二十余年矣。要知为西方之木,其实禀秋金之气而成,其与肺金,为同气相求可知。其邪入肺,发为气哮,久则肾水无本,虚而上泛为痰。胃为贮痰之器,所以降气汤、六君子,由肺及胃,皆得小效而不除。要莒与即墨不拔,齐地终非燕有。况脉象尚悍,当深入病所为故,拟仲景方法。

甜葶苈　苦葶苈　大枣

发热喘急,头痛引胁,面赤不渴,二便如常,左脉弦虚,右脉空大,此无形之感,挟有形之痰,表里合邪,互结于胸胁之位也。口不渴者,外邪挟饮上逆,不待引水自救也。二便调者,病在胸胁,犹未扰乱中州也。仲景治法:表不解,心下有水气,咳而微喘,发热不渴,小青龙主之。方用麻、桂以达表散邪,半夏以涤饮收阴,干姜细辛以散结而分邪,甘草以补土而制水,用芍药五味之酸收,以驭青龙兴云致雨之力,翻波逐浪,以归江海,斯在表之邪从汗解,在内之邪从内消。

麻黄　桂枝　半夏　干姜　细辛　甘草　芍药　五味子

喘嗽气急,面色枯白,饮食减少,梦泄不禁,两脉虚微。此真气上逆,阳气外散也。面色枯白,脾肺气衰而不荣也。饮食减少,脾胃气衰而不化也。梦泄不禁,肾藏气衰而不固也。

人参　黄芪　肉桂　炙草　茯苓　半夏　橘红

痰喘发热,口干胸满,身痛恶寒,其脉弦数且涩。此郁结内伤,风火外炽,邪正相搏,气凑于肺。肺燥气逆,痰涎入之,升降不清,齁齁有声。《内经》所谓"心肺有病而呼吸为之不利"也。清气既伤,浊气上升,津液转为稠痰,经络壅塞,遂成是病。治宜清气润燥,喘自愈矣。

瓜蒌仁　半夏　枳实　秦艽　杏仁　桂枝　苏子

脉两寸浮数,余俱虚涩,火升痰喘,喉间室塞。

此抑郁过多,肺金受病,金病则火动,火动则痰生,火痰相搏,气凑于上。故喘促不宁,而气道不利。法当舒通肺郁,肺气舒则火降痰消。

紫菀　葛根　枳壳　半夏　橘红　杏仁　苏子

癥瘕

脉沉而微,沉为里寒,微为无阳。舌白似粉,泻起口渴,身体卧著,其痛甚厉。交夏阴气在内,其病日加,寅辰少阳升动少缓,少腹至阴部位,浊阴凝聚,是为疝瘕。若读书明理之医,凡阴邪盘踞,必以阳药通之。归、地列于四物汤,护持血液,虽佐热剂,反与阴邪树帜。当以纯刚剂,直走浊阴凝结之处,调摄非片言可尽也。

川附子　黑川乌　吴茱萸　干姜　猪胆汁

经月疟邪,仲景谓:结为癥瘕者,气血交病,病已入络,久必成满胀疟母,胶固粘着,又非峻攻可拔。当遵鳖甲煎丸之例,日饵不费,以搜络邪。

鳖甲煎丸

积聚

少腹有形,隆起如阜,上至心下,则厥逆,来疾去驶,虽大力人不能拒却之。上则人身为之上窜,下则人身为之下坠,不能强挣。一翕一辟,一上一下,乃至人身如舂杵,口鼻两阴之血,随其上下溢出。群医不能治。余思此症载入《难经》,特未曾缕晰示人耳。且云此物伏在脐旁上下,则少楚,伏入脐中,则小安。可见脐旁两穴,有与此条相合。且弗揭明其义,一任群公思而得之可也。

神秘丸薄荷汤送下

疟发六七十候,寒热邪聚,必交会于中宫,脾胃阳气消乏,致痞胀,不能纳食运化。三年不愈,正气未复。诊脉沉微,阳伤必浊阴盘踞,但以泄气宽胀,中州愈困愈剧。必温通,浊走阳回,是久病治法。

生淡干姜　生益智　厚朴　茯苓　人参　炮淡附子

吴鞠通医案精华

湿温

证似温热,但心下两胁俱胀,舌白,渴不多饮,呕恶嗳气,则非温热而从湿温例矣。用生姜泻心汤之苦辛通降法。

茯苓块　生姜　古勇连　生苡仁　半夏　炒黄芩　生香附　干姜

面赤目赤,舌苔满布,至重之温热病,脉反缓而弦,外热反不盛,口反不渴,肢微厥,所谓阳证阴脉。乃本身阳气不能十分充满,不肯化解耳。兹与化邪法。

广郁金　杏仁　藿香　苦桔梗　荆芥穗　连翘心　银花　青蒿　香豆豉

六脉弦细而劲,阴寒证脉也。咳嗽稀痰,阴湿咳也。舌苔刮白而滑,阴舌苔也。呕吐泄泻,阴湿症也。虽发热,汗出而解,乃湿中兼风,病名湿温。天下有如是之阴虚症乎?

茯苓块　桂枝　炒白芍　姜半夏　於术　广皮炭　生苡仁　泽泻　生姜汁

又:痰饮兼风,误治成坏症。前用温平逐饮除风,诸恶症俱减。惟寒少热多,热后汗出未除。现在面赤口渴,暮夜谵语,有风化热之象。但六脉尚弦,未尽转阳也。再咳嗽则胸胁小腹俱微痛,又有金木相克象。

桂枝　生石膏　青蒿　半夏　茯苓块　生姜　杏仁　焦白芍　大枣　猪苓　炙甘草

六脉俱弦而细,左手沉取数而有力。面色淡黄,目白睛黄。自春分,午后身热,至今不愈。曾经大泻后,身软不渴。现在虽不泄泻,大便久未成条。午前小便清,午后小便赤浊,与湿中生热之苦辛寒法。

飞滑石　茵陈　苍术炭　云苓皮　杏仁　晚蚕沙　生苡仁　黄芩　白通草　海金沙　小川连

燥证

感受燥金之气,腹痛泄泻呕吐,现在泄泻虽止,而呕不能食,腹痛仍然。舌苔白滑,肉色刮白,宜急温之,兼与行太阴之湿。

云苓块　吴萸　川椒炭　姜半夏　良姜　益智仁　生苡仁　广皮　公丁香

燥金感后,所伤者阳气,何得以大剂熟地补阴?久久补之,胃阳困顿,无怪乎不能食而呕矣。六脉弦紧,岂不知脉双弦者寒乎?

半夏　云苓块　广皮　苡仁　川椒炭　生姜　干姜　公丁香

胃痛胁痛,或呕酸水,多年不愈。现在六脉弦紧,皆起初感受燥金之气,金来克木,木受病未有不克土者。土受病之由来,则自金始也。此等由

外感而延及内伤者,自唐以后无闻焉。议变胃而不受胃变法,即用火以克金也。又久病治络法。

云苓　生苡仁　枳实　半夏　川椒炭　生姜　广皮　公丁香

感受燥金之气,阳明之上,中见太阴,胸痛胁痛,腹胀泄泻饮咳,皆太阴病也。误服寒凉,势已重大,勉与开太阳阖阳明法。

云茯苓　猪苓　厚朴　姜半夏　泽泻　干姜　桂枝　川椒炭　广皮　广木香

六脉阳微之极,弦细而紧,内而饮聚,外而瘰疬,兼之肉苛,饮食减少。得食呕,乃内伤生冷,外感燥金之气而然。以急救三焦之阳,与阳明之阳为要。

桂枝　姜半夏　干姜　降香　云苓块　苡仁　吴萸　川椒炭　广皮　薤白　公丁　香生姜

燥金克木,连少腹久痛不休,腿脚俱痛,兼有溢饮。与阳明从中治法。

姜半夏　云苓　淡吴萸　川椒炭　益智仁　良姜　公丁香　广皮

胁痛

肝郁胁痛,病名肝着,亦妇科之常症,无足怪者。奈医者不识,见其有寒热也,误以为风寒而用风药。夫肝主风,同气相求,以风从风,致风鸱张。肝主筋,致令一身筋胀。肝开窍于目,致令昼夜目不合,不得卧者七八日。肝主疏泄,肝病则有升无降,失其疏泄之职,故不大便,小溲仅通而短赤特甚。医者又不识,误以为肠胃之病,而以大黄通之,麻仁润之,故令不食不饥,不便不寐。六脉洪大无伦,身热,且坐不得卧,时时欲呕,烦躁欲怒,是两犯逆也。《金匮》谓"一逆尚引日,再逆促命期",不待智者而知其难愈也。议宣通络脉法,肝藏血,络主血故也。必加苦寒泄热,脉沉洪有力,且胆居肝内,肝病胆亦相随故也。

新绛纱　苏子　归横须　桃仁　旋覆花　降香末　川楝皮　云连　广郁金

又:昨日一味通络,已得大便通利,腹中痛止,但不成寐。今日用"胃不和则卧不安",饮以半夏汤,覆杯则寐法,仍兼宣络。此仲景先师所谓"冲脉累及阳明,先治冲脉,后治阳明"法也。

新绛纱　半夏　降香末　旋覆花　秫米

又:昨日和胃宣络,兼用苦通火府,今日得寐,溲色稍淡,口亦知味,是阳明已有渐和之机矣,惟

胸中微痛,背亦掣痛。按肝脉络胸,背则太阳经也。是由厥阴而累及少阳,肝胆为夫妻也。由少阳而累及太阳,少太为兄弟也。今日仍用前法,加通太阳络法。

新绛纱　黄柏　桂枝嫩尖　旋覆花　半夏　川楝子皮　降香末　秫米　古勇黄连　生香附

肝郁兼受燥金,胁痛二三年之久,与血相搏,发时痛不可忍,呕吐不食。行经不能按月,色黑且少,渐至经止不行,少腹痛胀。汤药先宣肝络,兼之和胃,再以丹药缓通阴络。

新绛纱　桃仁　川椒炭　旋覆花　归鬚　苏子霜　姜半夏　青皮　广橘皮　降香末　生姜

病起肝郁胁痛,痰中带血,病名肝着,医者不识络病因由,与络病治法,非见血投凉,即见血补阴,无怪乎愈治愈穷也。大凡血症之脉,左脉坚搏,治在下焦血分;右脉坚搏,治在上焦气分。兹左手脉浮取弦,沉取洪大而数,重按即芤。前曾痰有气味,现在痰来瘀滞黑色,唇舌㿠白,其为肝经络瘀夹痰饮咳血无疑。势已危极,勉与宣络止血,兼之两和肝胃以逐痰定咳。

新绛纱　桃仁　广郁金　旋覆花　半夏　苏子霜　降香末　归鬚　广皮炭

血家左手脉坚搏,治在下焦血分。此症先因肝络瘀滞,以致血不归经,日久不治。由阴经损及阳气,自汗溺便痿弱,阳虚也。身热左脉洪数而芤,阴伤也。如是阴阳两伤之极,而瘀滞仍然未净,通络则虚,急补虚,又络滞,两难措手。不得已且用新绛一方,缓通其络,其补药则用阴阳两摄法,聊尽人力而已。

辽参　沙蒺藜　牡蛎　茯神　枸杞子　龟甲　麦冬　五味子　海参

病起于胁痛,瘀血误补致壅,久嗽成劳,至骨痿不能起床,仍有瘀滞不化之形。且痰有臭味,即系肝着成痈。前日脉虽芤大而涩,昨日大见瘀血后,今日则纯然旺矣,岂非瘀血之明征乎?若一味贪补,断难再起,兼之宣络,万一得廷。妄诞之论,高明酌之。

新绛纱　桃仁泥　归横鬚　旋覆花　丹皮炭　广皮炭　制半夏

癫狂

病由情志而伤,中年下焦精气不固,上年露痹中之萌,近因情志重伤,又届相火主令,君火司天,君火客气内,与本身君相火相应,以致肝风鸱张。初起如狂,医者仍然攻风劫痰,大用辛温刚燥,复以苦寒直下,是助贼为虐也。现在左脉实大坚牢,大非佳兆。勉以紫雪丹定瘛疭肢厥,而泄有余之客热,再以定风珠济不足之真阴,而息内风之震动。如果病有回机,神色稍清,再议后法。

紫雪丹　大生地　左牡蛎　麦冬　生白芍　真阿胶　麻仁　生鳖甲　炙甘草　蚌水　鸡子黄

又:左脉仍然牢固,较昨日诸症俱减。舌苔黄黑,尺肤热,阳明络现。昨谓不止本身虚热,且有客气加临,非虚语也。汤药仍照前方,再以清宫汤化牛黄丸紫雪丹辈,二时一次。

连翘心　连心麦冬　元参心　竹叶卷心　莲子心

又:瘛疭肢厥虽止,其狂如故,会厌不利,脉仍牢固数大。按阳并于上则狂,的系阳火有余,非极苦之药,直折其上之盛威,其势未必得减。况小肠火府,非苦不通,火降痰亦因之而降,其会厌庶可得利矣。

洋芦荟　犀角　元参　龙胆草　麦冬　知母　真雅连　丹皮　白芍　细生地

脉弦数而劲,初因肝郁,久升无降,以致阳并于上则狂。心体之虚,以用胜而更虚;心用之强,因体虚而更强。间日举发,气伏最深,已难调治。今年又系风木司天,有木火相扇之象。勉与补心体泻心用两法。

洋参　大生地　丹参　白芍　生龟甲　黄柏　麦冬　莲子心　山莲　丹皮

左脉弦劲,经谓"单弦饮澼"。五日前因观剧,后做噩梦,遂病狂肢厥。经谓"阳并于上则狂,两阴交尽则厥"。《灵枢》有"淫邪发梦"一卷,大意以五脏偏胜,非因梦而后病也。前人有诸般怪症,皆属于痰之论,虽不尽然,然此症现在咳嗽块痰,左脉单弦,应作痰治。

石菖蒲　半夏　茯神块　天竺黄　丹皮　白附子

又:狂而厥,左脉单弦,咳嗽块痰。昨议应作痰治。今日左脉渐有和平之象,证现于外者亦效,但形貌怯弱,色白而嫩,肺亦不壮。此症之痰,究因惊起。凡神气壮者不惊。况惊后噩梦,梦后大汗,其为阳虚神怯显然。此症将来必归大补而后收功。现在不得以攻痰见效,而忘其虚怯,与化痰之中,微加益气。

半夏　茯神块　秋小麦　麦冬　石菖蒲大枣

大狂七年,先因功名不遂而病,本京先医市医儒医已历不少。既而徽州医、杭州医、苏州医、湖北医,所阅之医不下数十百矣。大概补虚者多,攻实者少,间而已时不旋踵而即发。余初诊时,见其蓬首垢面,下面俱赤,衣不遮身,随著随毁,门窗粉碎,随钉随拆,镣铐手足,外有铁索铜锁大石磨盘上。言语之乱,形体之羸,更不待言。细询其情,每日非见妇人不可。妇人不愿见,彼竟闹不可言。叫号声嘶,哀鸣令人不忍闻,只得令伊姬妾强侍之,然后少

安。次日仍然,无一日之空。诊其脉六部弦长而劲,余曰此实症,非虚症也。于是用极苦以泻心胆二经之火,泻心者必泻小肠,病在脏,治其腑也。胆无出路,借小肠以为出路,亦必泻小肠也。

龙胆草　天冬　细生地　胡黄连　麦冬　粉丹皮

阳并于上则狂,先以极苦折其上盛之威,左脉洪大,胆无出路。泻胆者,必泻小肠。心主言,多言者必泻心,泻心者亦必泻小肠,小肠火腑,非苦不通。

龙胆草　天冬　生牡蛎　洋芦荟　麦冬　胡黄连　细生地　丹皮　铁落水

尤在泾医案精华

类中

类中偏左,于法为逆。犹幸病势尚轻,可以缓图取效。原方补少通多,最为合理。惟是阳脉则缓,阴脉则急,所以指节能屈不能伸,此亦病之关键处,不可忽也。经云:"肝苦急,宜食甘以缓之。"于前方中增进阴药之甘润者一二,更为美备。

人参　茯苓　半夏　白芍　炙草　橘红　麦冬　竹沥　姜汁

内风本皆阳气之化,然非有余也,乃二气不主交合之故。今形寒蹜冷,似宜补阳为是。但景岳云:"阳失阴而离者,非补阴无以摄既散之元阳。"此证有升无降,舌绛牵掣,暗不出声,足蹩不堪行动,当与河间肝肾气厥同例,参用丹溪虎潜法。

熟地　萸肉　牛膝　锁阳　虎骨　龟甲

方书每以左瘫属血虚,右痪属气虚。据述频年以来,齿疼舌赤,常有精浊,纳谷如散,率然左偏肢痿,舌强口㖞,语謇,脉浮数动。此乃肝肾两虚,水不涵木,肝风暴动,神必昏迷,河间所谓肝肾气厥,舌暗不语,足痹无力之证。但肾属坎水,真阳内藏,宜温以摄纳;而肝藏相火内藏,又宜凉以清之。温肾之方,参入凉肝,是为复方之用。

地黄饮子去桂、附,加天冬、阿胶

内风

眩晕呕恶胸满,小便短而数,口中干,水亏于

下,风动于上,饮积于中,病非一端也。

羚羊角　细生地　钩藤　天麻　茯苓　广皮　半夏　竹茹

肝阳化风,逆行脾胃之分;胃液成痰,流走肝胆之络。右腿麻痹,胸膈痞闷,所由来也。而风火性皆上行,故又有火升气逆鼻衄等证。此得之饥饱劳郁,积久而成,非一朝一夕之故也。治法清肝之火,健脾之气,亦非旦夕可图已。

羚羊角　广皮　天麻　甘草　枳实　半夏　茯苓　白术　麦冬

此肝风挟痰上逆之症,肢冷自汗,有似阳脱,实非脱也。目与唇口牵引,时复歌笑,治宜先却邪气,而后养正。

羚羊角　白茯苓　竹茹　郁金　半夏　甘草　钩藤　橘红

痰饮

秋冬咳嗽,春暖自安,是肾气收纳失司,阳不潜藏,致水液变化痰沫,随气射肺扰喉,喘咳不能卧息,入夜更重,清晨稍安。盖痰饮乃水寒阴浊之邪,夜为阴时,阳不用事故重也。仲景云:"饮病当以温药和之。"《金匮·饮门》"短气倚息"一条,分外饮治脾,内饮治肾。二藏阴阳含蓄,自然潜藏固摄。当以肾气丸方减牛膝、肉桂,加骨脂以敛精神,若以他药发越阳气,恐有暴厥之虑矣。

肾气九减牛膝、肉桂，加补骨脂

往昔壮年，久寓闽粤，南方阳气易泄；中年以来，内聚痰饮，交冬背冷喘嗽，必吐痰沫，胸脘始爽。年逾六旬，恶寒喜暖，阳分之虚，亦所应尔。不宜搜逐攻劫，当养少阴肾藏，仿前辈水液化痰阻气以致咳嗽之例。

肾气九减牛膝、肉桂，加北五味、沉香

肝风与痰饮相搏，内壅藏府，外闭窍隧，以致不寐不饥，肢体麻痹。迄今经年，脉弱色悴。不攻则病不除，攻之则正益虚，最为棘手。

钩藤　菖蒲　刺蒺藜　远志　竹沥　郁金　胆星　天竺黄

另指迷茯苓九临卧服

肝阳因劳而化风，脾阴因滞而生痰，风痰相搏，上攻旁溢，是以昏晕体痛等证见也。兹口腻不食，右关微滑，当先和养胃气，蠲除痰饮。俟胃健能食，然后培养阴气，未为晚也。

半夏　秫米　麦冬　橘红　茯苓

咳喘

风热不解，袭入肺中，为欬为喘，日晡发热，食少体倦，渐成虚损，颇难调治。勉拟钱氏阿胶散，冀其肺宁喘平，方可再商他治。

阿胶　茯苓　马兜铃　苡米　杏仁　炙草　糯米　芡实

肺阴不足，肺热有余，咳则涕出，肌体恶风。此热从窍泄，而气不外护也。他藏虽有病，宜先治肺。

阿胶　贝母　沙参　马兜铃　杏仁　茯苓　炙草　糯米

肺病以中气健旺，能食便坚为佳。兹喘咳已久，而大便易溏，能食难运，殊非所宜。诊得脉象与前无异，但能节饮食，慎寒暖，犹可无虞。

沙参　贝母　炙草　杏仁　薏仁　橘红　枇杷叶

丸方　六味丸加五味子、肉桂

脉细数促，是肝肾精血内耗，咳嗽必吐呕清涎浊沫，此冲脉气逆，自下及上，气不收纳，喘而汗出。根本先拨，药难奏攻。医若见血为热，见嗽治肺，是速其凶矣。

人参秋石制　熟地　五味子　紫衣胡桃

脉虚数，颧红声低，咳甚吐食，晡时热升多烦躁。此肝肾阴亏，阳浮于上，精液变化痰沫。病已三年，是为内损，非消痰治嗽可愈。固摄下焦，必须绝欲，以饮食如故，经年可望其愈。

都气九加女贞子、枸杞子、天冬

咽痛声哑，有肺损肺闭之分，所谓"金破不鸣，金实亦不鸣"也。此证从外感风热而来，当作闭治，温补非宜，所虑者邪不外达而内并耳。

阿胶　杏仁　桔梗　贝母　牛蒡　元参　甘草　秫米　马兜铃

久咳喘不得卧，颧赤足冷，胸满上气，饥不能食。此肺实于上，肾虚于下，脾困于中之候也。然而实不可攻，姑治其虚；中不可燥，故温其下。且肾为胃关，火为土母，或有小补，未可知也。

金匮肾气九旋覆代赭汤送下

头痛

火升头痛，耳鸣，心下痞满，饭后即发。此阳明少阴二经痰火交郁，得食气而滋甚，与阴虚火炎不同。先与清理，继以补降。

竹茹　茯苓　橘红　炙草　半夏　羚羊角　石斛　嫩钩藤　枳实

风热上甚，头痛不已，如鸟巢高巅，宜射而去之。

制军　犀角　川芎　细茶

曹仁伯医案精华

中风

怒则气上，痰即随之，陡然语言謇涩，口角流涎，月余不愈。所谓中痰中气也。然痰气为标，阳虚为本，所以脉息迟弦，小水甚多，肢麻无力。法宜扶阳为主，运中化痰佐之。

六君子汤　加川附　白芍　麦冬　竹油

蝎梢

痿痹

膝骨日大，上下渐形细小，是鹤膝风证。乃风、寒、湿三气合而为病，痹之最重者也。三气既痹，又挟肺金之痰以痹肘，所谓肺有邪，其气留于两肘。肘之痹偏于左，属血属阴。阴血久亏，无怪乎腰脊突出，接踵而来。至于咳嗽，鼻流清滋，小水色黄，肌肉暗削，行步无力，脉形细小，左关独见弦数，是日久正虚，风、寒、湿三气渐见化热之象。拟用痹门羚羊角散加减。

羚羊角　归身　白芍　杏仁　羌活　知母桂枝　薏米　秦艽　制蚕　茯苓　竹沥　桑枝

人年四十，阴气自半，从古至今如是。惟尊体独异者，盖以湿热素多，阳事早痿耳。近又患臂痛之证，此非医书所载之夜卧臂在被外招风而痛，乃因久卧竹榻，寒凉之气，渐入筋骨，较之被外感寒偶伤经络者，更进一层。所以阳气不宣，屈伸不利，痛无虚日，喜热恶寒。仲景云："一臂不举为痹。"载在中风门中，实非真中，而为类中之机，岂容忽视？现在治法，首重补阳，兼养阴血，寓之以祛寒，加之以化痰，再通其经络。而一方中之制度，自有君臣佐使焉。

熟地　当归　白芍　虎掌　阿胶　半夏　橘红　枳壳　沉香　党参　於术　茯苓　熟附　炙草　风化硝　桂枝　独活　绵芪　姜黄　海桐皮
共为末用竹沥　姜汁和蜜水泛丸

痰饮

动则气喘，言则亦然，是下虚也，宜其俯仰不适矣。至于脘中拒按，隐隐作痛，筑筑而跳，脉息中部太弦，必有湿热浊痰，交阻于胃。失下行为顺之常，未便独以虚治。

川贝　陈皮　茯苓　白芍　牛膝　海蜇　荸荠　另水泛资生丸

又：俯仰自如，渐通之兆，所见言动之气喘，脘腹之拒按，已日轻一日，大妙事也。动气攻筑，独不能除，且兼气坠少腹，卧则可安，此则非胃气之下降，而实脾气之不升也。

香砂六君丸合雪羹加神曲、资生丸

咳喘

交冬咳嗽，素惯者也。今春未罢，延及夏间，当春已见跗肿，入夏更增腹满口燥，舌剥，火升气逆，右脉濡数，左脉浮弦。风邪湿热，由上而及下，由下而及中。即经所云："久咳不已，三焦受之，三焦咳状，咳而腹满"是也。际此天之热气下行，小便更短，足部尚冷，其中宫本有痞象，亦从而和之为患，用药大为棘手。姑拟质重开下法，佐以和胃泄肝之品。

猪苓　鸡金　白术　石膏　寒水石　雪羹　肉桂　枇杷叶

《内经》云："秋伤于湿，冬生咳嗽。"喻氏改作"秋伤于燥，冬生咳嗽"。岂知初秋之湿，本从夏令而来，原为正气。若论其燥，则在中秋以后，其气亦为正令。二进相因，理所固然，势所必至。仲景已立方，独被飞畴看破，今人之用功，不如古人远矣。

麦冬　半夏　甘草　玉竹　紫菀　泻白散

肺经咳嗽，嗽则喘息有音，甚则吐血。血已止，咳未除，右寸脉息浮弦。弦者，痰饮也。良以饮食入胃，游溢精气，上输于脾；脾气散精，上归于肺。而肺气虚者，不能通调水道，下输膀胱，聚液为痰，积湿为饮。一俟诵读烦劳，咳而且嗽，自然作矣。补肺健脾，以绝生痰之源，以清贮痰之器。

麦门冬汤合异功散　加薏仁、百合

王旭高医案精华

中风

体肥多湿，性躁多火，十年前小产血崩，血去则阴亏而火亢。肝风暗动，筋络失养，已非一日。去秋伏暑后变三疟，疟久营卫偏虚，遂致风痰扰络。右半肢体麻痹，而为偏废之象。调理渐愈。今但右足麻辣热痛痛自足大指而起，显系肝经血虚失养。据云：腿膝常冷，足骭常热。此非足骭有火，而腿膝有寒也。想由湿火乘虚下注，故痛处觉热，而腿膝气血不足，则觉寒耳。至于左胫外廉皮肉之内，结核如棉子，发作则痛甚。此属筋箭，是风痰瘀血交凝入络而成，与右足之热痛麻辣不同。今且先治其右足。

生地　阿胶　五加皮　归身　木瓜　天麻　冬术　独活　丝瓜络　牛膝　茯苓　萆薢

肾藏精而主骨，肝藏血而主筋，肾肝精血衰微，筋骨自多空隙。湿热痰涎，乘虚入络，右偏手足无力，舌根牵强，类中之根，温补精血，宣通经络，兼化痰涎。守服不懈加以静养，庶几却病延年。

苁蓉　党参　牛膝　半夏　杞子　陈皮　续断　茯苓　巴戟　桑枝

丸方　苁蓉　党参　熟地　麦冬　枣仁　巴戟　归身　萆薢　首乌　茯神　牛膝　半夏　天冬　陈皮　杜仲　虎骨　菖蒲　杞子　制炒研末用竹沥姜汁捣入再将白蜜为丸如黍米大每朝服开水送下

痿痹

先天不足，骨髓空虚，常以后天滋补，栽培脾胃，脾胃得补，湿热壅滞，形体骤然充壮，而舌本牵强，两足痿软，不能行走，上盛下虚，病属痿躄。经云"湿热不攘，大筋软短，小筋弛长，软短为拘，弛长为痿"是也。今拟法补先天之精气，强筋壮骨，以治其下；扶后天之脾胃，运化湿热，以治其中。然必耐心久服，确守弗懈，庶克获效。倘朝秦而暮楚，恐难许收功也。

熟地　茯苓　牛膝　桑枝　虎胫骨　川断　巴戟　黄柏　苍术　萆薢　竹沥　姜汁

洗方　独活　当归　红花　陈酒糟　猪后脚骨　葱白头

伏热留于肺胃，胃热则消谷易饥，肺热则躄痿难行。热气熏于胸中，故内热不已。延今半载，节届春分，天气暴热，病如不瘳。据述：先前舌苔黄黑，今则舌心干红。其阴更伤。仿仲景意，用甘寒法。

生地　知母　茯神　枣仁　麦冬　滑石　夜合花　沙参　百合

冷雨淋背于先，竭力鼓棹于后，劳碌入房，挟杂于中，病起身热咳嗽，至今四十余日。痰气腥臭，饮食能进，卧床不起，形肉消脱，是肺先受邪，而复伤其阴也。经云："阴虚者阳必凑之，肺热叶焦，则生痿躄。"又云："一损损于肺，皮聚毛落，至骨痿不能起床者死。"合经旨而互参之，分明棘手重证矣。

沙参　紫菀　茯苓　地骨皮　川贝　玉竹　薏仁　八仙长寿丸

又：肺为水源，百脉朝宗于肺，犹众水朝宗于海也。肺热叶焦，则津液不能灌输于经脉，而为痿躄，卧床不能行动，形肉消削，咳嗽痰臭，舌红无苔，脉细而数，是皆津液消耗，燥火内灼之象。考经论"治痿独取阳明"者，以阳明主润宗筋，胃为气血之源耳，今拟生胃津以供于肺，仿西昌喻氏意。

沙参　阿胶　杏仁　甘草　元参　火麻仁　天冬　麦冬　玉竹　茯苓　桑叶　枇杷叶

寒湿之气，从外而入于内，遍体历节疼痛，而又胸满呕痰。经云："从外之内者治其外。"又云："胃为藏府之长，束筋骨，利机关，皆胃气之流行。"然则外通经络，内和胃气，便是治法之纲领矣。

川附　茯苓　南星　半夏　陈皮　木瓜　竹沥　姜汁

内风

病起肝风，继增痰饮吐酸，所以口目筋瘈，而胸膈不利也。近因暑热上蒸，咽喉碎痒，暂投凉剂，喉患虽减，而胸脘愈觉撑胀。夫肝风之动，由于阴血之虚；痰饮之生，又系胃阳之弱。病涉两歧，法难并用。今且宣化胃湿以祛痰，稍佐平肝降逆之品。

半夏　茯苓　陈皮　旋覆花　麦冬　杏仁　川贝　郁金　丹皮　黑山栀　竹茹　蔻仁

肝为风藏而主筋，心为火藏而主脉，心包络与三焦相为表里，俱藏相火，心包主里，三焦统领一身之络。此病起于病后，心中懊热，胸前跳跃，继而气攻背脊，如火之灼，或大或小，或长或短，皆在经络脊脉之中。良由病后络脉空虚，相火内风，走窜入络，非清不足以息火，非镇不足以定风。然而络脉空虚，使非堵截其空隙之处，又恐风火去而复入。故清火息风填窍三法，必相须为用也。第此证实属罕见。医者意也，以意会之可耳。仿仲景法。

羚羊角　寒水石　滑石　紫石英　龙骨　石决明　生石膏　磁石　赤石脂　牡蛎　大黄　甘草

痉厥日数发，口噤不能言，而心中了了，病不在心而在肝。夫心为君主,肝为将军,当气逆火升风动之际,一如将在外,君命有所不受。君主虽明,安能遽禁其强暴哉!况胃为心之子,胃家之痰,与肝家之风火,互结党援,相助为虐。今舌红碎痛,一派炎炎之胜,渐迫心君。故欲化胃家之痰,必先清泄肝家之风火。而安镇灵台,使心君无震撼之虞,尤为要着。

羚羊角　鲜生地　犀角　茯神　山栀　元参石决明　天竺黄　钩藤　枣仁　竹沥　金箔

五藏六腑之精气,皆上注于目。目之系上属于脑,后出于项。故凡风邪中于项,入于脑者,多令目系急而邪视,或颈项强急也。此证始由口目牵引,乃外风引动内风。内风多从火出,其原实由于水亏,水亏则木旺,木旺则风生。至于口唇干燥赤碎,名话唇风。亦肝火胃火之所成也。治当清火息风养阴为法。

大生地　丹皮　沙参　钩藤　桑叶　羚羊角石决明　白芍　芝麻　蔗皮　梨皮　元参心　川石斛

神志

上年夏季痰火迷心,神呆语乱,治之而愈,至今复发,脉浮小弱,舌心红而苔薄白,语言错乱,哭笑不常。凭脉而论,似属心风。盖由风入心经,蕴热蒸痰所致。用《本事》独活汤法。

独活　防风　黄芩　山栀　元参　石菖蒲胆星　茯苓　橘红　甘草　竹叶　鲜生地

情志郁勃,心肝受病,神思不安,时狂时静,时疑时怯。心邪传肺,则心悸不寐而咳嗽;肝邪传胆,则目定而振栗。其实皆郁火为患也。拟清心安神壮胆为主,平肝和脾佐之。

川连　茯神　菖蒲　龙骨　远志　北沙参枣仁　胆星　川贝　铁落　石决明　猪胆

寡居十载,愁惕苦心,牙龈出血,有时若痫,其病已久。兹一月前猝遭惊恐,遂神糊语乱,口吐紫血,腹胀不食,两脉模糊,难以捉摸。此乃惊动肝阳,神魂扰乱,血随气逆,是即薄厥之属。今两足常冷,阳升于上,急以介类潜阳,重以镇静,冀其厥止再商。

川连　牡蛎　阿胶　茯神　枣仁　石决明羚羊角　龙骨　茜草炭　紫石英　代赭石　白芍金箔

痰饮

心境沉闷,意愿不遂,近因患疟,多饮烧酒,酒酣之后,如醉如狂,语言妄乱。及今二日。诊脉小弦滑沉,舌苔薄白,小水短赤,大便不通,渴欲饮冷,昏昏默默,不知病之所在。因患疟必有痰,酒能助火,痰火内扰,神明不安。此少阳阳明同病而连及厥阴也。少阳为进出之枢,阳明为藏邪之薮。今邪并阳明,弥漫心包,故发狂而又昏昏默默也。仿仲景柴胡加龙牡汤主之。

柴胡　黄芩　半夏　茯苓　龙骨　甘草　牡蛎　铅丹　菖蒲　大黄　竹沥　姜汁

体肥多湿之人,湿热蒸痰,阻塞肺胃,喉中气粗,呼吸如喘,卧寐之中,常欲坐起,仍然鼾睡而不自知。所以起坐之故,盖痰阻气郁,蒙闭清阳,阳气郁极则欲伸,故寐中欲坐起也。病属痰与火为患。兹拟煎方开其肺痹,另用丸药化其痰火。痰火一退,清阳得伸,病自愈矣。

射干　橘红　冬瓜子　杏仁　桔梗　象贝竹沥　姜汁　葶苈子　苏子　枇杷叶

丸方　黑丑　莱菔子　槟榔　大黄

胆虚则神自怯,气郁则痰自凝,于是咽喉若寒,气短似喘。偶值烦劳,夜寐多魇。无形之气,与有形之痰,互相为患,遂至清净无为之府,与虚灵不昧之神,均失其宁谧之常。欲安其神,必化其痰,欲壮其胆,必舒其气,故清之化之,和之益之,必相须为用也。

沙参　枣仁　半夏　胆星　远志　茯神　神曲　石菖蒲　橘红　金箔　竹沥　姜汁

胸中之元阳不足,膻中之火用不宣,痰饮伏于心下,胸前如盘大一块,常觉板冷,背亦恶寒。三四年来,每遇子时则气喘,阳气当至不至,痰饮阻遏其胸中,阳微阴胜故也。天明则阳气张故喘平,至咳嗽心悸,易于惊恐,皆阴邪窃踞胸中之病。其常若伤风之状者,卫外之阳亦虚也。图治之治,当祛寒饮,而逐阴邪,尤必斡旋其阳气,譬如离照当空,而后阴邪尽扫。用仲景苓桂术甘法,先通胸中之阳,再议。

茯苓　桂木　冬术　陈皮　甘草　炮姜　补骨脂　党参　半夏　紫石英　胡桃肉　螺蛳壳细辛

咳嗽口不渴,当脐痛而脉细,头常眩晕,此乃手足太阴二经有寒饮积滞,阻遏清阳之气,不能通达。故一月之中,必发寒热数次,乃郁极则欲达也。病将四月,元气渐虚,寒饮仍恋而不化。先以小青龙汤蠲除寒饮,宣通阳气,再议。

麻黄　桂枝　白芍　细辛　干姜　半夏　五味子　甘草

脉沉取之数,其阴内亏,其热在里,病延日久,劳损之候。证见咳唾白痰,脘腹时痛,痛则气满,得矢气则稍宽,病由肝郁而成。据云咳已三年,初无身热,是其根又有痰饮也。经训治病必求其根,兹从痰饮气郁例治之。

半夏　茯苓　桂木　丹皮　白芍　香附　沉香　神曲　归身　甘草　冬术　陈皮　金橘饼

痰饮咳嗽已久,其源实由于脾肾两亏。柯氏云:"脾肾为生痰之源,肺胃为贮痰之器也。"近增气急不得右卧,右卧则咳剧,肺亦伤矣。肛门漏疡,迩来粪后有血,脾肾亏矣。幸胃纳尚可。议从肺脾肾三经同治,然年已六旬,宜自知爱养为要,否则虑延损证。

熟地　五味子　炮姜　半夏　陈皮　茯苓　阿胶　款冬花　冬术　归身　川贝

饥饱劳碌伤胃,寒痰凝聚,气血稽留,阻于胃络,因而胃脘胀痛,呕吐黏痰。初起一发即平,后来发作愈勤,今则殆无虚日,饮食从此减少,病日益甚,胃日益虚。倘不加谨,恐延胀满,不易图治。

党参　炮姜　冬术　熟附　半夏　良姜　陈皮　茯苓　蔻仁

咳喘

稚龄形瘦色黄,痰多食少,昼日微咳,夜寐则喉中吼有声。病已半载,而生畏服药,此脾虚而湿热蒸痰,以阻于肺也。商用药枣法。

人参　苍术　茯苓　川朴　榧子　炙草　陈皮　川贝　宋制半夏　冬术　上药各研末,和一处再研听用。好大枣一百枚,去核将上药末纳入枣中,以钱扎好,每枣一枚,大约纳入药末二分为准。再用甜葶苈一两,河水两大碗,同枣煮,俟枣软熟,不可大烂,将枣取出晒干,每饥时将枣细嚼咽下一枚,一日可用五六枚。余下枣汤,去葶苈,再煎浓至一茶杯,分三次先温服。俟枣干,然后食枣。

年过花甲,肾气必亏,即使善自调摄,亦不过少病耳。及至既病,则各随其见证而施治焉。今咳嗽气升,食少倦怠,证形在于肺脾,自宜从肺脾

求治。然气之所以升者,即肾水虚而不能藏纳肺气也。食荤油则大便溏者,即肾阳衰而不能蒸运脾土也。然则补肾尤为吃紧,虽不治脾肺,而脾肺得荫矣。

党参　五味　山药　紫石英　补骨脂　萸肉　胡桃肉　茯苓　金匮肾气丸

喘哮气急,原由寒入肺俞,痰凝胃络而起。久发不已,肺虚必及于肾,胃虚必累于脾。脾为生痰之源,肺为贮痰之器,痰恋不化,气机阻滞,一触风寒,喘即举发。治之之法,在上治肺胃,在下治脾肾,发时治上,平时治下,此一定章程。若欲除根,必须频年累月,服药不断。倘一曝十寒,终无于事也。

发时服方　款冬花　桑白皮　紫菀　苏子　沉香　茯苓　杏仁　橘红　制半夏　黄芩

平时服方　五味子　紫石英　陈皮　半夏　茯苓　薏仁　蛤壳　胡桃肉　杜仲　熟地

又:喘哮频发,脉形细数,身常恶寒。下焦阴虚,中焦痰盛,上焦肺弱,肺弱故畏寒,阴虚故脉数,喘之频发,痰之盛也,有所感触,病遂发焉。病有三层,治有三法,层层获卫,法法兼到,终年常服,庶几见效。否则恐无益也。

发时服方　桂枝　款冬花　橘红　杏仁霜　莱菔子　桑白皮　上药共研末,用枇杷叶十片,去毛煎汤,再用竹沥半茶杯,姜汁一酒杯,相和一处。将上药末泛丸,发喘时,每至卧时服此丸,薏仁橘红汤送下

平时服方　熟地　丹皮　山萸肉　茯苓　牛膝　泽泻　肉桂　山药　五味子　磁石　上药为末,用炼白蜜捣和,捻作小丸,丸须光亮,俟半干再用制半夏、陈皮、炙甘草研极细末,泛为衣。每朝服,发时亦可服

心咳之状,咳则心痛,喉中介介如梗状,甚则咽肿喉痹,盖因风温袭肺,引动心包之火上逆,故治法仍宜宣散肺经风邪,参入宁心缓火之品。仲景方法略示其端,但语焉未详,后人不能细审耳。

前胡　杏仁　象贝母　桔梗　射干　麦冬　远志　沙参　小麦

五藏皆有咳,总不离乎肺。肺为娇藏,不耐邪侵,感寒则咳,受热则咳。初起微有寒热,必挟表邪,邪恋肺虚,肺形空大。前方降气化痰,保肺涤饮,俱无少效。据云:得汗则身体轻快。想由肺气

虽虚,留邪未净,补虚而兼化邪,亦一法也。用钱氏法。

牛蒡子 马兜铃 杏仁 阿胶 苏子 桑白皮 款冬花 炙甘草 茯苓 枇杷叶 桑叶

又:咳嗽止而失血音哑,津液枯槁,劳损成矣。脉形细弱,精气两亏。《内经》于针石所不及者,调以甘药。《金匮》遵之,而用黄芪建中汤,急建其中气,俾得饮食增而津液旺,冀其精血渐充,复其真阴之不足,盖舍此别无良法也。

黄芪 白芍 北沙参 甘草 玉竹 麦冬 川贝 茯苓 橘饼

消证

脉沉细数涩,血虚气郁,经事之不来宜也。夫五志郁极,皆从火化,饥而善食,小水澄,脚如脓,三消之渐,匪伊朝夕。然胸痛吐酸,肝郁无疑。肝为风藏,郁甚则生虫,从风化也。姑拟一方,平中见奇。

川连 麦冬 蛤壳 建兰叶 鲜楝树根皮

又:服药后大便之坚且难者,化溏粪而易出,原属苦泄之功。然脉仍数涩,究属血虚而兼郁热,郁热日甚,藏阴日铄,舌红而碎,口渴消饮所由来也。月事不至,血日干而火日炽,头眩目花、带下,皆阴虚阳亢之见证。补藏阴为治本之缓图,清郁热乃救阴之先着,转辗思维,寓清泄于通补之中,其或有济耶?所虑病根深固,未易奏绩耳。

川连 黄芩 黑栀 生地 当归 阿胶 川芎 白芍 建兰叶 大黄䗪虫丸

又:经云:"二阳之病发心脾,不得隐曲,女子不月,其传为风消。"风消者,火盛而生风,渴饮而消水也。先辈谓三消为火疾,久而不已,必发痈疽。余屡用凉血清火之药,职此故也。自六七月间足跗生疽之后,所患消证,又稍加重,其阴愈伤,其火愈炽。今胸中如燔,牙痛齿落,阳明之火为剧。考阳明之气血两燔者,叶氏每用玉女煎,姑仿之。

鲜生地 石膏 知母 元参 牛膝 川连 大生地 天冬 麦冬 茯苓 甘草 枇杷叶

张仲华医案精华

湿病

形凛汗渍,脉濡神糊,舌如傅粉,沉睡痰迷,素系嗜酒之体,湿痰弥漫,蒙遏清阳,扰乱神明所致,非陷也,亦非闭也。慎勿开泄,拟达原饮意。

制厚朴 煨草果 枳实 炒陈皮 茅术 白芷 法半夏 山慈菇

消证

乍纳又饥,消烁迅速,如火之燎于原,遇物即为灰烬。病此半月,肌肉尽削,询系失意事多,焦劳苦思,内火日炽,胃液日干。藏阴即损,而充斥之威,愈难扑灭耳。姑拟玉女煎加味。

大生地 麦冬 元参 阿胶 知母 石膏 炒白芍 女贞子 旱莲草 甘草

妇人

痛经数年,不得孕育,经水三日前必腹痛,腹中有块凝滞,状似癥瘕伏梁之类。纳减运迟,形瘦神羸。调经诸法,医者岂曰无之?数载之中,服药无间,何以漠然不应?询知闺阁之时无是病,既嫁之后有是疾,痛之来源,良有以也。是证考古却无,曾见于《济阴纲目》中,姑勿道其名目,宗其意而立方,不必于平时服,俟其痛而进之,经至即止,下期再服。

荆三棱 莪术 延胡 香附 制军 归身 丹皮 川芎 桃仁 枳实

又:前方于第二期经前三剂,经来紫黑,下有似胎非胎的一块。弥月不复痛而经至矣。盖是证亦系凝结于胞中者,今既下矣,复何虑乎?

白芍 石斛 川芎 醋炒柴胡 橘白 白术 归身 丹皮 谷芽

经停三月,骤然崩冲,阅五月而又若漏卮。询系暴崩属虚,虚阳无附,额汗头震,闻声惊惕,多语神烦,脉微虚软,势将二气脱离,其危至速。拟回阳摄阴法,急安其气血。

附子 鹿角霜 杞子炭 熟地 五味 白芍

人参　龟甲　天冬　山药

上腊严寒,生产受寒必甚。当时瘀露未畅,脐下阵痛,迄今五月未止。阅所服药,皆宗产后宜温之例,固属近是,惜未考经穴经隧耳。譬诸锁则买矣,何以不付以匙? 买者不知,卖者当知;病者不知,医者当知。致使远途跋涉,幸遇善与人配匙者。

肉桂　细辛　研末饭丸

何书田医案精华

痿痹

童年早发,火动精遗,以致足麻而痿,两手亦然。按脉细弱无力,此关本根内损所致,不易治也。姑予虎潜丸加减法。

生虎骨　秦艽　五加皮　归身　原生地　丹皮　苡仁　带皮苓　肥知母　川断　桑枝

痿痹根深,气血之亏,固不待言。以故手指不温,骨骱肿痛,忽发忽止。脉形虚弦,此气亏不能生血,血不荣筋也。最难痊愈,惟有营卫两培而已。

生黄芪　归身　川续断　海桐皮　西党参　秦艽　宣木瓜　生苡仁　制首乌　嫩桑枝

先患血痢,渐致两足肿痛,举动惟艰,脉沉微无力,略见弦细。此脾土风湿内侵所致,恐延痿痹之候,急切不能奏效也。

生白术　制附子　秦艽　苡仁　生茅术　法半夏　五加皮　炒黄柏　陈皮　木瓜　带皮苓　海桐皮

年近古稀,气血两亏,不能周流于四末,右手足指肿痛不伸,职此故也。恐延为偏痹。

生黄芪　秦艽肉　枸杞子　红花　桂枝尖　海桐皮　生虎骨　归身　川断　嫩桑枝

诸痛

脘痛反复无定,左右两关弦滞而劲,此由天气严寒,中州过滞,所以时止时作,一时难以奏效。交春渐迩,且恐加剧,舍益气疏肝,无他策也。

炒党参　陈皮　煨益智　吴茱萸　炙甘草　淡干姜　姜川连　法半夏　炒白芍　佛手柑　橘叶　上沉香　槟榔　川郁金　广木香　乌药

素体湿痰为患,现在腰背酸疼,头项瞻顾不便。下体寒冷,右关尺独现沉弱。此命火衰微,奇经督脉内亏也。舍温补无策。

炒熟地　鹿角霜　杜仲　金狗脊　菟丝子　枸杞子　五味子　制附子　山药　白茯苓　胡芦巴

素有腹痛之患,投温剂而稍效。溃在愈发愈密,胸次不舒,胃减便闭,脉软神倦。此属肝脾郁滞,下元命火失化也。治宜温润之法。

理中汤加当归、苁蓉

中风

平昔嗜饮,湿痰内滞,清窍被蒙,以致手指无力,舌掉不灵,语言滞钝,脉来弦大而数,此中风之候。关乎心脾两藏者,最难痊愈。

茅山术　陈皮　石菖蒲　瓜蒌仁　钩藤　远志　姜半夏　茯神　制南星　霞天曲　竹沥姜汁冲

素体肥盛,气阴两亏,顽痰挟风,袭于足太阴之络,左偏麻痹不仁,神呆善悲,脉形空软而数,心脾俱损矣。交春防猝然之变。

真于术　制南星　炒归身　秦艽　真茅术　化州红　法半夏　炒远志　制附子　茯神　姜汁

素体湿痰,痰火生风,不时耳鸣头晕,其原由心营内亏,君火易动,而木火即随而上炎,脉象弦弱,此中风中之怔忡也。用金水六君丹,佐以柔肝息风之味。

炒鬆熟地　广皮　石决明　池菊　法半夏　茯神　制首乌　杞子　归身　冬桑叶　黑芝麻

中年下元虚损,浮阳上扰,不时足软肢麻,肩背憎寒,头眩多汗,六脉沉微不振,防有猝中之患,亟须温补肝肾,兼养脉为治。

熟地　枸杞子　鹿角霜　菟丝子　黄芪　紫石英　茯神　五味子　制附子　柏子仁　炒怀膝

眩晕

向患遗泄,阴亏则水不制火,火升则肝阳引之而动,晕眩气冲,势所必致。按脉沉弦中豁,其为真阴枯竭,已属显然。舍滋补一法,别无良策。

炒熟地　远志　茯神　枣仁　炙龟板　龙眼肉　金箔　麦冬　五味子　柏子霜

水不涵木,则肝风煽动,水不制火,则心阳独亢,以致晕眩。经云:"诸风掉眩,皆属于肝。"然病既称肝与心,则病本在肾。先宜平肝宁心,继当滋养真阴。

羚羊角　麦门冬　茯神　枣仁　远志　柏子霜　龟甲　池菊　生地

向有肝风之患,现当木令阳升,虚风内扰,头晕耳鸣,目光闪影。左关及寸俱弦,均属痰火与肝阳交炽之象,只宜清凉平息为治。

鲜首乌　石决明　白归身　瓜蒌皮　羚羊角　白蒺藜　料豆衣　白茯神　广橘红　石菖蒲　白池菊

喘咳

向有哮症,兼之好饮积湿,肺脾两经俱已受病。自前月以来,感冒咳嗽,时寒时热,舌苔白厚。现在寒热已止,舌白渐退,小溲通而大便艰难。咳痰黏腻,彻夜不能安卧,能纳而不甚运化。按脉左寸弦细,而右寸弦细,而右寸独见浮大。此肺家余热未退,郁而蒸痰,痰多则津无所生,胃不开而更衣艰涩矣。年近七旬,躁烦素重,肺金之液,又为君火所烁。娇藏末由滋润,能无口渴思饮,而下窍秘结乎?鄙意从手太阴及手足阳明两府,清养而滋润之,方可冀其下达而上平耳。盖肺有余热,则以清润之品制其所胜,然后用益气生津,乃为妥策。

麦门冬　蜜炙桑皮　天花粉　金石斛　真川贝　巴旦杏　炒知母　款冬花　广橘白　苡仁水梨肉　枇杷露

平昔多劳少逸,内伤外感,气阴两伤所耗,以致骨蒸多汗,五心燔灼,舌紫绛而心滑脱液。脉形虚数,左关尺尤甚。可见真水大亏,虚阳不时游溢,则汗出无度,而咳喘益作矣。大势非轻,拟方备用。

人参　西洋参　生地　麦冬　炙龟板　五味子　炒知母　天花粉　川贝母　金石斛　枇杷叶露

咳嗽失血,其根已深,近因肝郁不舒,渐致举动气喘,左胁作胀,胃不贪纳,脉形细数无力,此属肾肝肺三藏俱损之象,虚怯已成,难期痊愈也。暂拟润肺化痰法,接以纳气摄下之剂,未审稍有效否?

紫菀茸　款冬花　麦门冬　橘白　真川贝　甜杏仁　炒怀膝　五味子　川石斛　枇杷叶　西洋参　地骨皮　广橘红　陈阿胶　丹皮　石决明　冬桑叶

咳久音哑,咽痛欲裂,脉形左弦右细,此虚阳与木火上烁肺金,金液竭,斯无声矣。喉痹已成,殊难奏效。

蜜水炒川连　麦门冬　杏仁　知母　人中白　川贝母　炒阿胶　西洋参　花粉　枇杷叶　鸡子黄

去秋咳呛,至今未已,近又增重,有声无痰。经阻四月,脉细数而神㿠白,便溏纳减,诸属童女劳之见症也。暑气炎蒸,恐有难支之劳,拟方姑备一说。

制洋参　天花粉　苡仁　款冬花　生蛤粉　金石斛　广橘白　真川贝　枇杷肉

经带

月水自幼未通,鼻衄时作,兼有癥癖,此倒经之候也。若论治法,惟有温养肝肾而已。

炒熟地　山萸肉　全当归　乌贼骨　炮龟板　枸杞子　炒艾绒　丹参　紫石英　怀牛膝　肉桂

月水不调,时欲腹痛,纳食脘腹不舒,脉形弦细而数。此肝络不和,气郁血郁为患也。急切不能奏效,以疏郁调营主治。

制香附　酒黄芩　川楝子　归身　川郁金　丹皮　炒白芍　新会皮　煨木香　鲜橘叶

产后疟疾,肝肾两亏,经阻数载,以致少腹作痛,久之恐其结癖成鼓,以温养奇经主治。

炒艾绒　炒阿胶　炒白芍　枸杞子　紫丹参　全当归　川芎　炒牛膝　陈皮　肉桂

腰痛带下,骨节酸楚,阴亏奇经失养,水不制火,八脉内损也。急切不能霍然,以滋阴化热主治。

炙龟板　女贞子　白归身　牡蛎　大麦冬　丹皮　川续断　金石斛　原生地　茯神　西洋参

马培之医案精华

中风

经以"三阳三阴发病，为痿为偏枯"。三阴之病，偏于左；三阳之病，偏于右。操劳过度，心肾营阴皆亏，水不涵木，肝阳内风上扰，陡然眩晕，口喝舌謇，右肢弛纵，不能自持。今已年余，右肢渐能运动，口舌已正，惟不能作劳用心。右少腹近胯气滞不舒，此处为厥阴部位，木郁不达，气滞于经。肺属金，主气，管摄一身，肺虚于上，不能周行，营卫循环失度。肺与大肠相表里，大肠为庚金，肺为辛金，金水不能相生，致藏阴亏虚，故大便结而不畅。脉象沉细而濡，细为阴虚，濡为阳弱，气阴两伤，虚中夹痰，刚剂难投。当清养肺气，兼培心肾以舒脉络。

生地　当归　白芍　洋参　续断　络石藤
橘皮络　黑料豆　夜交藤　桑寄生　黑芝麻

肝藏血主筋，肾藏精主骨，肝肾阴亏，寒风湿邪，客于太阳。腰股作痛数年，或轻或剧，夏秋以来，腿胯腰股强硬不能转动。经谓"曲而不伸者，其病在筋；伸而不曲者，其病在骨"。肝肾血脉不荣，已成残废，宜培肝肾以利筋络。

生地　女贞子　秦艽　酒炒木瓜　络石藤
当归　川连　怀牛膝　白芍　续断　狗脊　桑枝

又：肝肾阴亏之质，脾湿下流于络，腰股腿足，筋脉僵硬，不能屈伸，脉来两部滑数，虽遇重寒，尚不觉冷，其中伏热伏湿不尽。补剂暂缓，拟和气血以通经络，缓缓取效。

北沙参　苡仁　苍耳子　秦艽　川牛膝　当
归　木瓜　女贞子　五加皮　白芍　白术　桑寄
生　川桂枝

洗方　当归　艾绒　木瓜　威灵仙　红花
桂枝　五加皮　桑枝

脉沉细缓，左部带弦，右部带滑，细为血少，缓主正虚，滑为痰湿。肝肾之阴不足，脾经又多痰湿，血不养肝，内风暗动，鼓激痰湿，入于少阳阳明之经。左半面筋脉蠕眴，左肢惊惕，辛劳益甚。舌苔白滑，口腻兼有秽气。小便不清，湿蕴太阴，热

蒸阳明，防有偏枯之患。拟养阴息风，兼和阳明以化痰湿。

当归　丹参　姜半夏　蒺藜　橘络　竹茹
白芍　白术　杭菊花　晚蚕沙　秦艽　桑枝　豨
莶　天麻

烦劳过度，心肾交亏，水不涵木，肝阳化风，上扰阳明。胃经夹有湿痰，横趋于络，以致右肢不能举动，足乏不胜步履。厥气犯胃，频频作嗳，经谓"三阴三阳发病，为痿、为偏枯"。三阴之病，偏于左"。缘肝肾血液内亏，虚风煽动，脉象虚弦小滑，拟育阴柔肝，兼化痰舒络。

参须　归身　炒白芍　法半夏　陈皮　茯苓
生地　炒红花　怀膝　续断　黄芪皮　桑寄生
枸杞子　红枣

又：脉下右关独大而滑，阳明中虚，湿痰不化，偏风之候。右肾畏冷，络脉空虚，每于热饮，则咳呛顿作，肺气亦虚。且语言未爽，舌本未知，四肢无力，营卫未充，络中湿痰未尽。仍用前法加减主之。

黄芪皮　当归　炙生地　橘络　杜仲　参须
半夏　牛膝　炒白芍　续断　茯苓　桑寄生

不寐

恙由惊恐而起，旋即不寐，心胸热辣，咽溢气痹呃逆，甚至昏厥。经云："惊者，心与肝胃病也。"心气强，则触之不动；心气虚，故触之易惊。肝属木属风，风木震动，故病热惊骇。胃为多气多血之经，胃气壅则生热，故恶人与火，闻声则惊。心主藏神，惊则神舍空。阳明痰热内居心包，神不归舍，故见症若是。拟养心和胃平肝，以安神志。

北沙参　法半夏　茯神　丹参　远志　当归
柏子仁　合欢皮　白蒺藜　佛手　竹茹　龙齿
鸡子黄

素是湿体，肺气不利，鼻塞不闻有年。今春脐下动气上振于心，卧不成寐。脉细左关弦硬，舌苔满白。肝肾不足，阳明湿痰不清，痰结于中，清阳之气不能升。拟用温胆汤加味主之。

法半夏　竹茹　枳壳　秫米　丹参　北沙参　川贝　茯苓　藿梗　甘草　白术

又：不寐之证，有十数条。《灵枢》云："以阳气不得入于阴之分，故目不瞑。"腹有动气，上及心胸，卧不成寐。肝肾阴亏于下，胃阳扰动于中，面有油红，阴不敛阳，水火不能交济。拟培肝肾，又摄冲任。

南北沙参　生熟首乌　川连　肉桂　红绿豆　生炙甘草　赤白芍　生熟枣仁　川钗石斛　龙齿骨　百合

又：脉象细而缓，沉候带弦，缓乃脾之本脉，土虚生湿，沉候弦者，阴伤肝不和也。脾处中州，为化生气血之藏，脾虚不能布精于胃，子令母虚，神不归舍，彻夜不寐。始进和胃，继交心肾，均未得效。拟从心脾进治。

孩儿参　山药　益智仁盐水炒　归身　白芍　白术　陈皮　佩兰　枣仁　夜合花　远志甘草水炒　生熟枣仁　浮小麦　红枣

右寸脉虚，是气之不足，两尺沉细，命肾皆亏，两关小而带滑，肝脾两经夹有湿邪，欲小解，大便亦随之而下，有时气坠于囊，精凝成粒，此气虚夹湿，肾元不固，虚阳上浮，头目昏晕，卧不成寐。拟益气固阴，以敛浮阳。

党参　归身　菟丝子　益智　淮药　沙苑　黄肉　白芍　丹皮　生地　枣仁　泽泻

忧思抑郁，最损心脾，心主藏神，脾司志意，二经俱病，五内俱违。心为君主之官，脾乃后天之本，精因神怯以内陷，神因精伤而无依，以故神扰意乱，竟夕无寐，故多患惊悸怔忡之病。

异功散加远志、枣仁、归身、黄芪

痹痿

心主血脉，脾为生血之源，肝为藏血之脏，又当冲脉，即血海也。肝脾营血久亏，本不自营，气又偏胜，而有肝胃气痛。目今怀甲六月，腿足酸，血少肝虚。夫血既养胎，无以旁流于络，宜调养肝脾，以营经脉。

当归　白芍　党参　川断　杜仲　白术　狗脊　生地　夜交藤　桑寄生　菟丝子　红枣

背之中行属于督脉，旁端行属足太阳，肝肾不足，太阴阳明积有饮邪。向有呃逆吞酸之患，饮邪流于太阳，入于背之募原，督脉乏运行之气，脊背酸痛，有如负重。脉来双弦，双弦曰饮。拟和营卫，兼开太阳以逐饮邪。

当归　丹参　半夏　桂枝　白芍　天麻　橘络　蒺藜　枸杞子　秦艽　川断　姜竹茹

经云："腰半以下，肾所主也。"肾虚湿着，太阳经气，不司流行，阳明主润宗筋，以束骨而利机关，湿流经隧，太阳阳明开阖不利，以致下体重着，腰脊如束。二便欠利，阴晦之日尤甚，脉沉小滑，虚中夹湿，的确无疑。抱恙两年，难冀速效。络中之病，药力难以直达，拟和营卫宣通络脉，徐徐调治。

苍术　当归　川牛膝　苡仁　五加皮　丹参　草薢　续断　防己　郁金　丝瓜　桑枝

腰脊以下，肾所主也。肝肾不足，血不养筋，脾有湿邪，流窜经络，荣卫之气不利，腰腿痛痹。数年来足膝麻木无力，是由痹成痿之象。宜填下焦以和营卫。

生地　当归　牛膝　杜仲　川断　天麻　加皮　黄芪　毛脊　鹿角霜　木香　冬术　丝瓜络　桑寄生　红枣

体质丰盈，外强中干，营卫之气交衰，夹有痰湿，逗留荣络，右肩臂麻木酸痛，巨指二节间，肌肉壅肿，筋结成瘤，延防偏枯类中之虞。宜荣卫并调，兼利节络。

当归　生地　白术　山药　怀牛膝　黄芪　蚕沙　续断　橘络　丹参　甜瓜子　半夏　天麻　丝瓜络

肺司皮毛，脾主肌肉，阳明湿热，行于肌表，血脉不能营润四肢，肌肤干燥作痒，有时发疹，腿膝骨骺酸痛作响，伏风伏湿，逗留经络。拟和营利湿，以逐伏风。

黄芪皮　秦艽　络石藤　当归　玉竹　大胡麻　生地　紫草　丹皮　豨莶

痰饮

咳为肺病，喘为肾病，先咳而后作喘，肺病及肾。肾气浮则诸气皆浮，肺损则气无所附，夜分喘咳，不能着枕，气阻于咽，痰不易出，忍咳则小便沥出，上损及下，肾少蛰藏，膀胱之气，又少约束。仍补肺纳肾，兼涤饮邪。

别直参　肉桂　半夏　菟丝子　炙草　杜仲　茯苓　红枣　新会皮　熟附片　海螵蛸　怀牛膝　当归　于术　生姜

经以劳风发于肺下，《金匮》以之聚于痰饮门中。因寒喘咳有年，肺虚气不卫外，表疏不时恶风怯冷,易于感冒。处暑甫过,即欲衣棉,中阳式微,是明证也。脉象虚弦带紧,舌白而腻,新感寒邪未清,拟用建中加味。

党参　半夏　黄芪　炙草　款冬　红枣　桂枝　广皮　白芍　茯苓　煨姜

又:脉来紧象已退七八,寒邪犹有一二未化,舌白腻已宣,心胸不畅,痰多作恶,湿痰阻胃。病久正虚气弱,虽有余邪,不宜过于开泄。拟用参苏二陈加味,轻剂投之。

参须　法半夏　云苓　炙草　杏仁　苏梗　陈皮　当归　冬花　枳壳　竹茹　煨姜

肝胃素亏之质,饮食后常困倦遗溺,口角流涎。加之抑郁,木不调畅,痰风凝滞于中,如醉如迷,坐卧不安。食后作吐畏寒,遇风毛耸,视物昏藏,形神尚觉摇荡。傍晚恐怯,直至亥子之时始定。常服四君未收全功。卧则多梦,身落腾空,心胆气怯,魂梦不藏。肾气浮则诸气皆浮,胃欠冲和,积痰不化。服黄芪、建中,用桂枝三剂后,恶寒较减,余皆平平。姑改归脾建中,参合用之,兼纳肾气。

参术　桂苓　枣仁　杜仲　龙骨　半夏　陈皮　煨姜　大枣　远志

肺司百脉之气,肾主五内之精,脾处中州,为化生气血之藏。肺肾久虚,中土又弱,津液不归正化,变饮生痰。咳嗽左胁不舒,曾经见血,饮邪傍流肝络,神羸脉虚弦涩,谷食不香,气血皆弱,损怯堪虞。宜养阴调中,肃肺兼涤饮邪。

参须　于术　法半夏　当归　淮药　茯苓　甜杏仁　黑料豆　牡蛎　橘红　炙草　胡桃肉

饮生于脾,渍之于肺,始作咳嗽,年久不已,肺气受伤,致成喘咳之状,脉来两部虚弦,肾气少藏,肺气不能下降,虑脾元日亏,精气神由痰而泄,酿成痰喘之症。拟平肺降气,以化湿痰,兼纳肾元。

紫菀　款冬　沉香　滴乳石　法半夏　苡仁　杏仁　橘红　桑皮　白果　核桃肉

肺属金主气,畏火者也。金寒则嗽,金热亦嗽,喘咳有年,遇热则甚。下部乏力,节骱作强。年近六旬,肺胃阴气已伤,幸胃纳尚好。拟金水同源之治。

生地　洋参　甜杏仁　淮药　茯苓　乌贼骨　牡蛎　当归　沙苑　怀膝　橘红　瓜蒌子　毛燕　川贝　黑料豆　白芍　款冬花

胃主纳食,脾主运化,脾不运则谷不磨,水谷之精不归正化,变湿成痰,停于胃而入于脾,滞于气分。肠胃传着不利,右腹筋不时作痛,食多加痛立作,大便结而不畅。拟运脾和中,化痰理气。

枳实　白术　乌药　半夏　茯苓　薤白头　橘红　旋覆花　郁金　白芥子　建曲　姜渣

肝肾之脉,位处乎下,为纳气藏精之所。下元不固,则藏纳失职,气不归窟,子病及母,故动则气升作呛。咳虽肺病,而致咳之由,不在肺也。前投真元饮加味,似合机宜,仍宗原法。

熟地　百合　萸肉　党参　於术　归身　白芍　牛膝　炙草　沙苑　牡蛎　冬术　金铃子　莲子

喘咳之病,发于三阴者最剧。肾虚气不摄纳,肝虚气不约束,脾虚气不化津。痰嗽气喘,不能平卧,二便不禁,眩晕肢凉。症势极重,宜扶脾化饮,兼纳肾气。

参鬚　焦于术　淮山药　牡蛎　法半夏　茯苓　毛燕　全福花　炙款冬　沉香人乳磨冲　甜杏仁　料豆

脉象沉弦有力,是为饮癖。由脾肾阳衰,水谷之精华不归正化,生痰变饮,停蓄胃中。胃失下降之旨,胸痞漉漉有声,食入难运,四肢不和,易于汗出,中阳不振,气虚于表。当温脾肾,建中阳以涤饮邪。

焦苍白术　半夏　白蔻仁　益智　白芍　沉香炒　干姜　陈广皮　全福花　茯苓　附子　炙草

肺属金,如悬钟。金空则鸣,金实则无声。音哑有年,气升作呛,痰略不出。寸关脉息浮大而滑,痰滞肺络,当从金实例治,拟开以降之。

前胡　橘红　萎皮　射干　竹茹　贝母　南沙参　桔梗　杏仁　茯苓　苏子　瓜子壳　枇杷叶

调经

血藏于肝,赖脾元以统之,冲任之气以摄之。肝脾两亏,伤及奇经,经事断续,甚则淋漓。左半身作痛,少腹坠胀,脉来尺弱,寸关沉洪,便溏食减,阴伤气亦不固,防其崩漏。急为调养肝脾,以益奇脉。

党参　黄芪　白芍　白术　炙草　川断　香附　杏仁　杜仲　菟丝子　红枣　桂圆　归脾丸每早服开水下

肝为藏血之经，脾为统血之脏，肝脾两伤，藏统失职，崩漏腰酸，带下，头眩心悸。入暮作烧，左胁肋气痛。脉弱细而弦，防有血脱之虑。拟养心脾以固奇脉。

党参　归身　杜仲　冬术　枣仁　熟地　炙草　香附　川断　茯神　砂仁　桂圆　红枣　白芍

肝肾两亏，气血凝滞，居经半载，少腹瘕块，按之作痛。肝肾与胃，痰气交阻。左肋下梗硬，连及中脘，食入不舒。脉象弦细而数，阴分大伤，内热咳呛，卧病一月，防入损门。拟养荣和畅肝脾，兼理气滞。

当归　炒丹皮　制香附　五灵脂　冬瓜子　白薇　丹参　川贝母　佩兰叶　郁金　茯苓　沙参

又：经以阳维为病，苦寒热；阴维为病，苦心痛。久病阴伤，气血不和，阴阳不相维护。胸腹气撑作痛，寒热间作，咳嗽痰多，作恶苔黄而燥。汗出津津，汗为心液，肾主五液，阴液外泄，心气不和。当荣液并调，以和肝胃。

首乌　人参　洋参　於术　白薇　当归　白芍　法夏　陈皮　乌梅　炙草　郁金

王九峰医案精华

咳嗽

肺主咳属金，金空则鸣，金实则哑，金破则嘶。素本烦劳过度，肺虚招风，气机不展，音声不扬。已延一载，上损于下，防成肺痿。

孩儿参　杏仁　牛蒡　茯苓　炙草　半夏　陈皮　桔梗　苏梗

素有疝疾，不受温补。肺为娇脏，不耐邪侵。去秋疟后中伤，湿痰上僭，余风未楚，乘虚犯肺，痰嗽不舒，日以益甚。冬末齿痛，虚火上升，肺金益损。入春以来，胁肋隐痛，面色戴阳。显系肾虚，子盗母气，非其所宜。

生地　白芍　杏仁　桃仁　苏梗　苡仁　麦冬　桑皮

实火宜泻，虚火宜补，风火宜清宜散，郁火宜开宜发。格阳之火，宜衰之以属，所谓同气相求也。水亏于下，火越于上，厥阴绕咽，少阴循喉。久咳音嗄喉痛，口干不欲饮冷，脉豁，按之不鼓，格阳形症已著。清火清热，取一时之快，药入则减，药过依然，所谓扬汤止沸，终归不济。导龙入海，引火归源，前哲良谋无效者，鄙见浅陋也。小徒暂清肺气之法，尚属平稳可服，再拟金匮肾气，竭其所思，未知当否？多酌明哲。

金匮肾气丸

久咳声哑，每咳痰涎盈碗，食减神羸，苔白厚，脉又弦，中虚积饮，土败金伤，水湿浸淫，渍之于肺，传之于脾，注之于肾。三焦不治，殊属不宜。

真武汤

又：连服真武，虽效亦非常法。第三焦不治，肺肾俱伤，当宗经旨治病必求其本，从乎中治，崇土既能抑木，亦可生金。脾为生化之源，辅脾即能补肾。爰以归脾六君加减，徐徐调治。

归脾六君汤

脉来细数兼弦，证本脏阴营液俱亏，木击金鸣，下损于上，精血脂膏不归生化，悉变为痰。咳嗽痰多，喉疼音哑，乍寒乍热，自汗盗汗，气促似喘，腹鸣便泄，二气不相接续，藩篱不固。转瞬春通阳升，有痰涌喘汗暴脱之虞。从阴引阳，从阳引阴，质诸高明。

六味地黄汤加鹿角霜　五味　桃肉

症缘秋燥伤肺，痰嗽不舒，继又失血。入春以来，痰嗽益甚，局促似喘，内热便泻，形神日羸，饮食日少，肾损于下，肺损于上。上损从阳，下损从阴，上下交损，从乎中治。脉来细数无神，虚劳之势已著，谨防喉痛音哑，吐食大汗。

异功散去茯苓，加生姜　山药　冬虫草

清上则肺不畏火之炎，实下则。肾有生水之渐，肾水乘制五火，肺金运行诸气，金水相生，喉之肿痛全消，胸中逆气已解，饮食亦进，夜来安寐。惟平明咳嗽尤甚，脉仍微数。肺胃伤而未复，仍求其本。

六味地黄汤加麦冬　桔梗　孩儿参　芦根

脉滑而数，风伤肺，痰郁肺胃。夏令脉洪数。前月初诊，脉沉滑而数。沉者阴也，滑者阳也，痰也。数者火也。邪伏化热生痰，所以用苏、杏、甘、桔开提，蒌、夏理肺胃，不治咳嗽而咳嗽自解，不治痰而痰自出。用萝卜汁以调肺，展其气化，清肃渐行，咳嗽少缓矣。

苏梗　桔梗　杏仁　甘草　牛蒡　前胡
梨汁

言乃心之声，赖肺金以宣扬，肺如悬钟，配胸中为五脏之华盖。空则鸣，实则咳，破则哑。肺为仰脏，出而不纳。二十四节按二十四气，最娇之脏，不耐邪侵，毫毛必咳。肺主气为水之上源，受邪入络，必须归肾，为痿、为咳、为哑。凡如此者人不知，总之曰为痨症。六淫之邪不去，皆可成痨。病延今载余，声音不出，金已破矣。病者不知，医须揣其情，本以木火通明，经以营出中焦，资生于胃，下益肾水，来济五火，火不灼金，金不泄气，燥不耗水为妙。今日喉痛已止，咳减痰少，喉声稍开，从原方加减候酌。

孩儿参　粉甘草　山药　马兜铃　牛蒡　元米炒　茯苓　桔梗　苏梗　沙参　杏仁　猪肤　花粉　鸡子清　瓜子壳　霉干菜

又：病原已载前方，叠次声明，不须再赘。金水难调之候，全在静养功夫。天命为重，非人力所为。叨属亲谊，敢不尽言。病由外感内伤，必由中而外达，郁久不达，非升麻不可。病将一载，声音不出，邪不出也。拟用补中益气加减，候酌。

补中益气汤去耆，加山药　陈干菜

肾主纳气，肺主出气，咳为肺病，喘为肾病。皆缘先天薄弱，后天生气不振，母令子虚，金水两伤。肝脏阴虚阳潜，是以呛咳咽痛，动劳则喘。拟金水六君煎加减。

生地　半夏　沙苑　洋参　麦冬　紫菀
陈皮

素有咳呛，冬令即发。自季秋咳嗽，延今不已，动劳气逆，痰不易出。上热下寒，兼食洋烟，胃阴消烁，下耗肾水，引动肝木，气有上而无下，故上热下寒。肾虚则喘，肺虚则咳，气耗阴伤，故痰不爽。议养阴肃肺，兼柔肝纳肾之治。

沙苑　麦冬　牛膝　毛燕　橘红　川贝　桑皮　紫菀　夜合花　蛤粉　枇杷叶

肺主气为水之上源，膀胱为津液之府，气化乃能出焉。久咳肺虚，清肃之令不降，日中溲短，卧则清长。夫人卧则气归于肾，肾司二便故也。议培土生金兼滋肾水，俾天气得以下降，而阴浊自化矣。

北沙参　百合　料豆　杏仁　山药　茯苓　女贞子　枇杷叶　橘红　车前子　沙苑　莲子　夜合花

先天薄弱，水不养肝，肝火易动，心相不宁。三阴内亏，火冲血上，下有痔漏，常多梦泄。失血后，干呛作嗽，喉痛声哑之患，草木之功，不能补有情之精血。必得撤去尘情如铁石，静摄天真，精血复得下，病可减去三分。此机宜从，否则有仙丹亦属无济。拟丸代煎，徐徐调治。

河车　北沙参　川贝　白及　鳗鱼　淮药　燕根　茯神　牡蛎　蛤粉　芡实　老尿壶一具，以长流水浸三日夜，去臊味，将牡蛎、鳗鱼投入壶内，童便灌满，以黄泥封固，以文火烧一日夜，次日取出鳗鱼骨，用麻油炙研，再入群药和匀，捣作饼，晒干烘脆，研细末，化仪胶作丸和服，无仪胶，即用玉竹胶。

痰饮

痰饮之作，必由元气亏乏，及阴盛阳衰而起，以致津液凝滞，不能输布，留于胸中。水之清者，悉变为浊，水积阴即为饮，饮凝阳则为痰。若果真元充足，胃强脾健，则饮食不失其度，运行不停其机，何痰之有？《金匮》曰："外饮治脾，内饮治肾。"临症权变，痰饮怔忡，欠寐呕吐，胶痰色红，投温胆法，虽能安寐，而胶痰不尽，或欠寐心烦。后加黑山栀服一剂，烦定寐安，去山栀，惟气逆作吐，改服旋覆代赭汤，两剂气逆已减，而痰仍未尽。仍用二味，加白芥子、海浮石，三剂，胶痰已清，饮食不多，改用理脾法。

二陈汤加山药、沙参、归身、蔻壳

冲任并损，脾肾双亏。壮年产育过多，精血不足营养心脾，心脾循胸出胁，脾虚不能为胃行其津液，凝滞成痰。随气流行，乘虚而进，先犯心脾之络，是以胃脘当心而痛，横侵胁肋，攻冲背膂，膨闷有声，时作时止，乃痰饮之征。夫气血犹泉流也，盛则流畅，畅则宣通；少则凝涩，涩则不通。不通则痛，无急暴之势，惟连绵不已，虚痛用药大旨，培补脾胃，以资冲任精血之本；宣通脉络，以治痰饮之标。拟丹溪白螺丸,合景岳大营煎加减。

熟地　当归　白螺　半夏　枸杞子　没药　茯苓　于术　胆星　草蔻　陈皮　五灵脂　水为丸

又:大营煎之养血,白螺丸之祛痰,营血渐生,宿痰渐化,脉络通调,痛何由生? 精血充满,痰无以生。痛已年余,近时又复作,此精血未能充足,痰饮犹存,蔽障经中,气为之阻。自述病时小便如淋,乃痰隔中州,升降失司。拟养阴络,古之成法,药机合宜,原方增损。

熟地　洋参　草果　益智仁　陈皮　甘草　当归　姜黄　半夏　元胡　白螺壳　山栀　姜枣

胃之大络,名曰虚里,宗气跳跃,䐜噫有年,肺肾交伤,气促似喘,常吐清痰。气虚夹饮,发则喉疼,肝阳扰动心火,水亏不能制阳,五脏诸饮,大旨温肾调脾,熟腐五谷,淡渗以运三焦。薛立斋有人参二陈为主药,仲圣内饮治肾,外饮治脾,六君子《金匮》《外台》三方,初效后不效,皆是中虚气不宣化。痰郁生饮,二天不振,补先天以培后天,观其进退。

六君子汤加苏梗、沙苑、胡桃肉

脾为生痰之源,肺为贮痰之器,痰之标在乎脾,痰之本在乎肾。年逾花甲,肾水不升,肺阴不降。思为脾志,实本于心,心脾肾三经内亏,七情伤其内,六淫感其外。温脾理肺甚好,咳痰如胶,五更多汗,口如麻布,食不甘味,脾胃亦伤,恐成劳象。

苏杏六君加南沙参

外强中悍,气浮于上,病因受寒咳嗽。曾服麻黄数剂,未经得汗,又服款冬枇杷,似觉稍轻。素来善茶,故成茶饮,发则咳嗽痰多,呕吐清水,背脊发寒,手足发热。服金匮半夏饮,口鼻衄血无休时,或耳鸣瘄不成寐。继则考试操劳动郁,且相火易兴,最伤阳明津液,亦耗真元。气虚失传送之职,故大便结燥。右手伸而难屈,相火内寄于肝,听命于心,心为一身之主宰,肾为十二脉之根本。操劳不寐,心肾不交,阴不敛阳,不能和气。气火有升而无降者,所以耳闭不聪也。肺为相傅之官,主清肃之令,六叶两耳,二十四节,按二十四气,风寒内伏,清肃不行,上输之津,不能敷于五脏,而痰饮生焉。且茶饮苦寒,最能伤胃,脾虚生湿,水积不行,辗转相因,遂成痼癖。化热伤阴,苦寒败胃,

外强中悍,恐伤生发之气。拟归脾合二地二术,以养心脾,兼和肝调中,化痰治饮。

党参　茯苓　枣仁　木香　杏仁　半夏　橘红　於术　当归　麦冬　豆豉　神曲　羚羊　枳实　远志　竹茹　生熟地　枇杷叶　苘术　元参

左脉弦涩,右来濡滑,按不应指。寒能生湿,湿能生饮,内饮治肾,外饮治脾。腹为太阴,太阴者,脾也;脐属少阴,少阴者,肾也;少腹属厥阴,厥阴者,肝也。肾病带动肝胃,气满胀痛,扬扬有声。上焦如雾如霖,中焦如沤,下焦如渎,清浊混淆。脏病带动六腑,所服诸方,井井有序,无庸他歧,仍请一手调治。

安桂　茯苓　于术　甘草

阳痿

思为脾志,心主藏神,神思过用,病所由生。心为君主之官,端拱无为,相火代心司职,曲运神机。劳动相火,载血上行,下为遗泄,因循失治,病势转深。更加虚泻上越眩晕等症,诸风掉眩,皆属于肝,面色戴阳,肾虚故也。不能久立行久者,肝主筋,肾主骨,肝肾不足以滋营筋骨也。眼花耳鸣者,肾气通于耳。肝开窍于目,水亏不能上升于耳,血少不能归明于目也。胸背间隐痛如裂者,二气无能流贯,脉络不通也。呕吐黄绿水,肝色青,脾色黄,青黄合色则绿,乃木乘土位之征也。前阴为宗筋之会,会于气街,而阳明为之长。心肝不足,冲脉不充;宗筋不振,阴筋不兴。滋阴降火,苦坚之法,最是良谋。惜少通以济塞之品,以故无效。不受温补热塞之剂者,盖壮年非相火真衰,乃抑郁致火不宣扬。膻中阴暗,离光不振也。相火不足,治宜益火之源,以消阴翳。相火不宣,则宜斡旋肝气,以畅诸经,譬如盛火蔽彰,微透风则翕然而鼓矣。

黑归脾汤加沉香　琥珀　黄柏　元参　蜜丸

精也者,神依之如鱼得水,气依之如雾覆渊,先天氤氲而无形,后天有形而不见。男女媾精,万物化生,自然之气,生子必寿。养先天,炼后天,水升火降则为和。今见色勃举,自然自如,不可徒恃于阳,燥热竭阴,致有损元之弊。非徒无益,而又害之。

巴戟　於术　洋参　覆盆子　益智仁　青皮　鲤鱼子　鹿角胶　胡桃　芡实　黄鱼胶　桑椹子　山萸肉　杞子　车前　熟地　苁蓉　茯苓　菟丝

子 山药 蜜为丸

遗精

精之封藏,虽在肾,神之主宰,则在心,精之蓄泄,听命于心。心为君火,肾为相火,君火上淫,相火下应,二火相煽,烁灼真阴,精动于中,莫能自主。肾欲静而心不宁,心欲清而火不息,致令婴姹不交,夜多淫梦,精关不固,随感而遗,反复相仍,二十余载。前进媒合黄婆,以交婴姹,数月来颇为获效。第病深药浅,犹虑复发,犹宜加意调治。通志意以舒精神,宣抑郁以舒魂魄,方可有济。

黑归脾汤去木香 当归,加山药 芡实 石莲 菟丝子,糊为丸

肾受五脏六腑之精而藏之,源源能来,用宜有节。精固则生化出于自然,脏腑皆赖其营养;精亏则五内互相克制,诸病之所由生也。素本先天不足,童年后为遗泄所戕,继之心虚白浊,加以过劳神思,以致心肾不交,精关不固,精不化气,气不归精,渐成羸疾。经以精食气,形食味,味归气,气归精。欲补无形之气,须益有形之精;欲补有形之精,须益无形之气。形气有无之象也。今拟气味俱厚之品,味厚补坎,气厚填离,冀其坎离相济,心肾交通,方可有济。

熟地 麦冬 杞子 黄柏 五味子 河车冬术 覆盆子 菟丝子 黄柏 洋参 丹参 枣仁 沉香 龟板胶 黄鱼胶 蜜为丸

年甫廿四,先后天皆亏,纳食不丰。去冬劳盛咳嗽,愈后频频走泄,有梦或无梦,有梦治心,无梦治肾。有时心悸,体倦食少,因事而动为之惊,无事而动为之悸。劳心耗肾,心肾两虚,脉不宁静,心相火旺,阴虚精遗于下,阳虚热冒于上,心肾不变,水不配火,暂以地黄变化。

地黄汤加蜜楂 夜交藤 淡菜

走泄频频,精关不固,俗曰漏精,经曰下消。阴精上蒸者寿,阳气下陷者危,虚阳无根,真元失守,血不化精,精不化气,阴无阳敛,浮火时升。人身之阴,难成而易亏,补阴不易,补阳尤难。天地造化之机,无非静养。《文选》云:"石韫玉而山辉,水含珠而川媚。"悟得保精之道,亦可却病延年。三才封髓水陆二仙,皆是好方。树根草皮,无非领袖补偏救弊之意。全服补气,未必尽善,未尝无补。益水之源,固肾之闭,亦是良方。

三才封髓合水陆二仙 加人参、海螵蛸 洋参、生地、猪溺器

心为主宰,肾为根本,精神生于坎府,运用出乎离宫。曲运神机,势伤乎心,心神过用,暗吸肾阴,劳心倍于劳肾,不拘拘乎酒色之劳也。谅先天薄弱,加之操持,有未老先衰之象,不可不早为培养,冀生生之妙。

酒蒸熟地 西潞党 於术 木香 石燕鱼胶 黄芪 芡实 远志 炙草 枣仁 菟丝子淮药 当归 如法为末,和熟地,杵饼晒干,烘脆,再研细末,用桂圆肉、枸杞子,熬膏为丸

脉象虚数,两尺不静,肺亏于下,火炎于上,燥胃阴伤,午后阳升,大便秘结,小便频数,常多梦泄,能食不能充圆形骸,壮火食气也。肾亏于下,心亢于上,水不济火,谨防消渴,而变三阳结病。速当息虑宁神,撤去尘情,加意调养。水升火降,心得太和之气,服药庶有济耳。

生熟地 天麦冬 鲜石斛 北沙参 淮药云苓 鲜莲子 藕

眩晕

上虚曰眩,下虚曰晕。曲运神机,劳伤乎心,心神过用,暗吸肾阴,阴耗于下,阳升呈上。肝为风木之藏,虚则生风,尽力谋虑,劳伤乎肝,亦耗真阴。欲安风木,先补癸水,太腻不利于脾。脾喜煦和,阴从阳长,血随气生,补命肾,健中阳,心肾交通,胃和脾健,木附土安,诸虚可复。不必见病医病,非徒无益,反生偏弊。今年天符岁会,太阴湿土太盛,益肾养荣,再用福橘制熟地平补三阴,兼和阳明之气,阴阳配合,气血调和,云蒸雨施,还成坎离既济之义。鄙见如斯,质之明哲。

砂仁炒熟地 党参 枣仁 枸杞子 冬术米水浸切片芝麻拌蒸米炒 生木香 血燕根 抱茯神 人乳蒸 远志 生甘草浸一日晒干 淡菜炙草 沙苑子盐水炒为末,用桂圆肉、枸子、甘菊花、大枣肉,熬胶和丸,每早开水送

再拟百补斑龙丸合二仙膏,血肉有情,培养二气,调和于五藏,洒陈于六府,饮入于阴,长气于阳,揆度有常,生生不息,是其王道穷源求本之治。

柏子霜 菟丝饼 紫河车 福橘制熟地 木香 血燕根 鹿茸 查肉 北沙参 橘红 大鹿尾 真沙苑子 龟板 鹿角 枸杞子 桂圆肉西党参 女贞子 旱莲草 熬膏为丸

肝郁

忧思怒郁，最伤肝脾，木性条达，不畅则抑；湿土敦厚，不运则壅。壅气无以流贯诸经，循环营卫。肝乃肾子，子伤则盗母气，无以自养，致令水亏于下。水不济火，灼阴耗血，筋失营养，瘰疬凝结于项侧之右。脉来细数无神，溃久脓清不敛。法当壮水生木，益气养营，恬淡无为，以舒神志，方可有济。

生地　洋参　当归　川芎　香附　贝母　冬术　黄芪　元参　海藻　煎膏

木性条达，不扬则抑；土湿敦阜，不运则壅。忧思抑郁不解则伤神。肝病必传脾，精虚由神怯，情志素违，气血交错。夫天之本，精因神怯以内陷，神因精怯而无依，是以神摇意乱，不知所从；动作云为，倏然非昔。宜温和之品培之。

熟地　党参　冬术　当归　杞子　菟丝子　甘草　枣仁　远志

癫狂

忧思抑郁，最损心脾。心为君主之官，神明出焉；脾为谏议之官，智周出焉。二经受病，五内乖违，肾水下亏，不能上济。火盛灼金，金亏不能平木，木复生火，二火交并，清肃不行。同气相求，必归于心。东垣以火盛必乘土位，煎熬津液成痰，痰随炎上之性，蔽障神明，心神分驰，莫能自主。故心烦意乱，不知所从；动作云为，倏然非昔。前议镇木清金，泻南补北，诸症悉退，脉来平调。第火起作妄，变幻不一，宜峻补其阴，济君相而行清肃之令，调治智意，不容上扰君主。更益以重镇之品，宜其气血，各守其乡，庶免来复之患。拟《惠民和剂局方》归脾丹加味主之。

龙胆草　归身　南星　龙齿　天竺黄　半夏　麦冬　全蝎　川芎　龟甲　犀角　青黛　蜂房　菖蒲　知母　金箔　磁石　羚羊　天冬　白前　黄连　芦荟　血珀　黄芩　铁落　竹沥　熬膏

卒然跌仆，流涎时醒者，号曰癫痫。忽然寒热，热甚昏冒者，名为肝厥。脉来弦大，心火肝阳上升，化风夹痰为患，上达心包，症延二载有余，积劳积郁积痰为患，治之甚难。

茯神　天竺黄　钩藤　蒺藜　羚羊　麦冬　半夏　僵蚕　橘红　青果

不寐

肾为真阴之根，统五内之精，肺为元气之本，司百脉之气。半产后阴伤精损，阴不敛阳，水不敛火，精不化气，气不归精，壮火食气，火灼金伤。肾虚必窃气于金，金损必移枯于肺，肺肾俱困，他脏不免。水不涵木，肝病传脾，土不生金，清肃不降，金不平木，木复生火，火性炎上，上扰君火，心烦意乱，不知所从，竟夕无眠，悔怒数起，虚里穴动，食减神疲。前进壮水济火，补阴潜阳，诸恙渐退，依方进步，为丸治之。

都气丸去萸肉，加麦冬　沙参　龟甲，为丸

真阴下亏，虚阳上越，水火不济，心肾乖违，五志过极，俱从火化。火愈炽，水愈亏，水不涵木，曲直作酸，阴不敛阳，竟夕不寐。甚至心烦意乱，莫能自主。心气虚，必因于精。脉来弦数而软，复以六味三才，加以介类潜阳之品，专培五内之阴，冀其精化气，气归精，阴平阳秘，精神乃治。

六味地黄汤加西洋参　龟甲　鳖甲　麦冬　牡蛎，蜜水为丸

脉来劲数，按之则弦，不知喜怒，时多疑虑，则生惊恐，心胆自怯。惊则气乱，伤于心也；恐则精怯，伤乎肾也。心为君主之官，胆司中正之职，附于肝脏短叶之下。胆汁不满，肢冷不眠。所服之方，理路甚是。请原手调治，暂以十味温胆汤主治。

十味温胆汤

服药后，心中转沉烦扰，迟三日又服一剂，形神不振，饮食少思，日日如是。经所谓"胃不和则卧不安"是矣。《难经》言经有十二，络有十五。余三络者，阳跷阴跷脾之大络也。凡经络念七气相随上下，奇经跷脉，不拘于十二经。阳跷统诸阳络，阴跷统诸阴络，譬如图设沟渠，通利水道，天雨下降，沟渠满溢，不能复图。此络脉满溢，十二经不能复拘，是以经旨有八脉之论，无八脉之方，仅有针刺八脉之法。今厥气客于脏腑，则胃气独卫于外，行于阳明，则阳气盛，阳气盛则满跷，不得入于阴，阴虚则目不瞑。法用半夏秫米者，以药不能直入跷络，故假道以达也。半夏辛温入胃经气分，秫米者乃北方之膏粱也。甘酸入胃经血分，千里流水扬之万遍者，取其清轻不助阴邪也。炊以苇薪，武火徐煎，合升降之意，升以半夏入阳分，通胃泄阳，降以秫米入阴分，通营补阴，阴通则卧立至，汗自出，故曰汗出则已矣。

半夏　秫米　长流水木杓扬万遍，以苇薪炊

之，饮水二杯，覆被取汗

不寐之因，共十六条，从无间日重轻，互为起伏之事。惟少阳受病，半表半里乃间日举发，然少阳当在阳分，入太阴纵或受病，不能久踞。今延绵数载，未能霍然。盖因肝经积有肥气，与少阳互为勾结。少阳为三阳之终，厥阴为三阴之尽，甲乙同宫，又得少腹极阴之所，为藏身之地，而根蒂深矣。经曰：凡内伤者，时作时止，定正胜邪伏而暂止，邪胜则复作而故剧也。阳明不和，时作呕逆，太阴不运，中阳气急，皆被肝胆所累，非脾胃之本病，即心阴不足，肾气不充，亦平日之亏虚，非致病之根本。若非拔本塞源，则时作时止，安有已时？惟受病已深，其势实足以胜气而抗药力，非可旦夕奏功。拟煎丸并投，寓荡涤于调养之中，俾无形之气，自前阴而出，有形之浊，自后阴而出。然后再为调摄，庶可安痊。鄙见如斯，敢质明眼。

生熟地　潼白蒺藜　生熟苡仁　生甘草　天麦冬　龙齿　白茯苓　赤白芍　石斛　黑穞豆衣　川连　桂心　鲜百合　河水煎

不寐怔忡之症，得于思虑惊恐，其惊气伤胆，恐气伤肾，五志不伸，必生痰聚饮，饮聚气阻，下则胆气不洁，胆寒肝热，热升于胃，则心胸懊恼，得饮稍安，必涌吐清涎方适。阅前方均调脾养心之剂，未获效机，俱未论及胆胃二经，既悸在胃脘心下，脉来两关弦强搏指，岂非明证。书云："水停心下则心悸。"又曰："胃不和则卧不安。"正合经旨。拟苓秫半夏汤和其阴阳，兼猪胆汁为足少阳之先导，谅该有益。

猪胆汁炒半夏　茯苓　陈皮　秫米　甘草

调经

经以"女子二七天癸至，任脉通，太冲脉盛，月事以时下"，又"二阳之病发心脾，有不得隐曲，女子不月，其传为风消，为息贲者危"。经闭年余，饮食日少，形体日羸。脉来弦劲，乃郁损心脾，不乘土位所致。心为君主生血之源，肝为藏血之脏，脾为统血之经，心境不畅，肝不条达，脾失斡旋，气阻血滞，痞满生焉。五志不和，俱从火化，火烁真阴，血海渐涸，故月事不以时下，必致血枯经闭而后已。将治心乎？有形之血难培；将治脾乎？守补中土易钝；抑治肝乎？条达滋肾，均皆不受，当以斡运中枢为主，使脾胃渐开，需四物逍遥养肝舒郁，补阴养血，调和冲任，冀其经通为吉。

四物合逍遥

左脉弦出寸口，志意隐曲不伸，郁损心阴，阴虚血少，血不养肝营脾，脾伤不能为胃行其津液，胃不能容受水谷而化精微，精血日衰，脉络得之枯涩。经闭半载有余，腹中虚胀作痛，容色萎黄，饮食减少，经言"二阳之病发心脾，有不得隐曲，女子不月"是也。其传为风消，再传为息贲者，不治。

四君子汤加归身　远志　枣仁　柏子仁　香附　阿胶　桂圆肉、泽泻

又：曾经服药五剂，病机似有退机，应循急治，停药月余，遂至䐃肉全消，喘鸣肩息。证本隐情曲意，郁损心脾，病传于胃，所谓二阳之病，发自心脾是也。心为生血之源，胃为水谷之海，脾为生化之源，海竭源枯，化机衰惫，经血枯闭。气郁化火之疾，风热消灼肌肉，故瘦削如风驰之速。金伤灼气，气无依附，故喘息如流水之奔，即经旨风消息贲之忌。仓、扁复生，无如之何。勉拟一方，以副远涉就医之望。

生地　洋参　麦冬　当归　泽泻　柏子霜　茯苓　阿胶

经水乃水谷之精气，调和于五脏，洒陈于六腑，源源而来，生化于心，统摄于脾，藏受于肝，宣布于肺，施泄于肾，上为乳汁，下为月水。经闭五载有余，饮食起居如故，今骨蒸痰嗽等，乃任脉经隧塞滞，非血枯可比，手指肿胀色紫，不时鼻衄，经血错行，可知营气不从，逆于肉里，虽体疮疡。脉来滑数而长，有痈疽肿胀之虑。拟子和玉烛散行之，冀其经通为吉，病深远，药性暴悍，多酌高明再服可也。

四物汤　生军　元明粉　炙甘草

经以应月，月以三十日而盈；经以三旬而一至，象月满则亏也。亏极则病，阴亏则火盛，火盛则逼血妄行，经以"阴虚阳搏谓之崩"是也。服药以来，崩漏虽止，巅顶犹疼，腹中膜胀，厥阴之脉上出额，与督脉会于巅顶，下络少腹，水不涵木，阴不敛阳，巅疼腹胀，脉软无神。仍以壮水潜阳为主，冀其气血各守其乡，方无来复之患。

生地　洋参　乌骨　玉竹　当归　芦茹　白芍　牡蛎　枣仁　五味子

经闭半载，肝郁气滞，血凝血结成块，下离天枢寸许，正当冲脉之道，是以跳跃如梭，攻痛如咬。自按有头足，疑生血鳖。肝乘土位，食减，木击金

鸣,为咳。中虚营卫不和,寒热往来,似疟非疟,从日午至寅初,汗出而退,脾伤血不化赤,赤白带下淋漓,脉象空弦,虚劳将著,第情志抑郁之病,必得心境开舒,服药方可有济。

四物汤加五灵脂　生蒲黄　茜草根　怀牛膝

经通,瘀紫之血迤逦而行,诸症俱减,少腹犹痛,瘀尚未尽,症势稍减,跳动如初。盖所下之血,乃子宫停瘀,症势盘踞,焉能骤下,症本不移,跳动者,当冲脉上冲之道故也。然借冲脉上冲之气,可以假途灭虢,若症踞络脉潜通之处,则带病终身矣。用药大旨,补肾水以益太阴,健阳明以资冲脉上冲之气,煦和癥结,如切如磋,如琢如磨,昼夜循环不息,自能消散,则经自调矣。

生地　生姜　二味捣汁,以生地汁炒生姜、姜汁炒生地,炒干为末　六君去茯苓,加龟板、归身、山药、山萸肉,水泛丸

阴亏于下,木失敷荣,木乘土位,脾困于中,脾之与胃,以膜相连,胃者卫之源,脾乃营之本。卫不外护则寒,营失内守则热,健运失常,饮食减少,水源不足,瘦削日加,奇脉有亏,经候不一,脉来虚数而弦。证本辛苦操劳所致,法当脾胃双培为主。

熟地　洋参　冬术　甘草　当归　女贞子　山药　枣仁　远志　陈皮　茯苓　丹皮

陈莲舫医案精华

痰浊

饮脉自弦,痰脉自滑,左关弦滑甚者,又系乎肝,右三部弦滑而兼大者属肺。中伤咳嗽多年,由乎积痰蓄饮,厚为痰而艰出,薄为饮而易吐。血虽经年未发,其中不足可知。中伤者肝必为强,风从内生,痰饮随之走窜,由络脉而入经隧,以致足肿酸软,膝盖为甚,上及肩臂,下及足髓,风淫四末,触处皆应,所以肢骸咸为乏力。总核病机,太阴肺为起病之原,厥阴肝为受病之所。每每腹旁窒塞,放空则松,即肝气得泄也。咳嗽发动,小溲较少,即肺气勿降也。所幸者封藏根蒂,未为摇动,否则肺与肝日为困乏,必防痰饮挟湿而生,有肢体浮肿之虞。向来用药,总多牵制,滋阴则气不宣通,补气则阴为燔灼,轻方则病难兼顾,重方则药难运行,铢两于轻重之间,拟两方轮流进服,附呈候政。

北沙参　生绵芪　法半夏　炒杜仲　云茯苓　冬瓜子　竹二青　赤白芍　光杏仁　川贝母　桑寄生　新会皮　伸筋草　丝瓜络　血燕根

又方　炒党参　嫩鹿筋　川贝母　炒杜仲　杭菊花　冬桑叶　枇杷叶　野於术　法半夏　冬虫草　炒当归　甜杏仁　新会皮

又:气虚之体,平常善嚏多痰,气不摄营,曾发痔血,现在虽痔消血止,而心肾大受其亏。心失君主之权,肾少摄纳之职,艰寐频仍,尾闾酸痛,二者一似怔忡,一似虚损。合脉细涩左弦滑,不得再动肝之内风,脾之痰湿,乘虚走窜,为上重下轻,或左右偏痹,当先为护持。拟温煦其气,固摄其阴,合丸调理,于上半年至中秋最妥,不至助痰生湿也。

制首乌　淡苁蓉　桑寄生　苍龙齿　生於术　新会皮　炒党参　黑芝麻　冬桑叶　远志肉　生白芍　生绵芪　炒杜仲　抱木神　炒丹参　法半夏　上味各研细末,并和再研,水泛为丸和桐子大,每日开水送下

痰饮之症,莫详于《金匮》,但治虚为少,治实为多,不能尽步成法。叶氏详义,亦言外饮治脾,内饮治肾,言饮而未言痰。拙见以为饮从肾出,痰从肺生,所以治法略有变通,不能尽用燥药。盖肺为娇藏,专从辛温甘缓调治,入后必为失血,不能不预为防维。惟尊体见证,既不能用燥,而一切滋养之品,亦在所不受。且中宫窒塞,发病必纳谷减少,脐间胀满,大便艰涩,小便不利,脾胃升降无权,清浊相干,尤为概见。且寤而艰寐,或手足抽搐,或心绪烦满,而关系之见证,仍在肺肾,肺主腠理,劳顿即出汗不止,肾失作强,阳刚失振,不能久持。将病原再三推详,拟三方次第调复,当卜获效,尚请法家政行。

第一方　如停滞受感,脘腹胀满,两便失利,痰饮初发,服此方五六剂,不等平即服后方　生于

术 焦建曲 白茯苓 川石斛 生白芍 陈佩兰 竹二青 法半夏 新会皮 佛手花 焦米仁 炒蕤皮 生谷芽 白檀香

第二方 如胀满稍减，二便通利，轻浅调理，服此方一二十剂潞党参 白茯神 关虎肚 炒远志 生白芍 黑芝麻 红皮枣 生于术 法半夏 新会皮 甘枸杞 炒当归 炒丹参 竹二青

第三方 如无停滞、感冒诸症，痰饮亦不见重，尽可服之。此方借以养心肾，协肝脾，并可卜得麟之庆。如艰寐梦多，心烦神倦，阳刚不振，均能照顾。此补剂之重者也。合式服至春二月为止吉林须 淡苁蓉 炒菟丝 炒夏曲 抱茯神 生首乌 南枣 血蜡鹿茸 甘枸杞 生白芍 新会皮 炒丹参 炙甘草 竹二青 磨冲沉香汁

历年操心，心阴不足，每每假用于肝，肝阳化风，煽烁络脉，痰邪湿邪，随之走窜。臂指发酸，筋节弛软，右肢麻而且酸左肢酸而不麻，总不外营气两虚所致。考麻属气虚，酸属营虚，大致营不能灌溉，气不能通调，所以有络痹之象。且心之营注于肝，肝之气通于心，肝邪愈炽，心神愈伤，因之积劳过食，多语躁烦，往往寤不成寐，如怔忡然，疑虚交乘，恐怖并作。经旨脉滑主痰，脉弦主风，现在不见滑弦两端，而见濡软，于根柢无损。只以痰湿内风互扰其间，枢机若有失利，神明若有欠振，仍须痰从上略而解，湿从大便而行。中焦升降既宜，清浊无干，则内风自能潜移默化。议证用药，请候政行。

备春冬两季调理方 九制首乌 淡苁蓉 西洋参 法半夏 炒丹参 左秦艽 甘枸杞 海风藤 生绵芪 抱茯神 杭菊花 新会皮 嫩桑梗 竹二青 红皮枣

备霉令夏令两季调理方 生于术 杭菊花 法半夏 白蒺藜 焦苡米 夜交藤 黑芝麻 甘杞子 新会皮 全当归 云茯神 云茯苓 金石斛 竹二青 丝瓜络 另吉林鬚煎冲服

胁旁掣痛，肌肤内外之间，若有痒象推摩，又及于背，病情总在络脉。有时手臂搐搦，有时两足不和，偏左者总属于肝，肝为风藏，从中挟痰郁湿，所以右脉弦滑，左偏滑细，屡屡咯痰，大便艰涩，痰邪湿邪，随风走窜。拟煎膏并调。膏用养营，以息内风，补气以化痰湿，煎则随时调理，并非调治外感也。

煎方 吉林鬚 杭菊花 生白芍 晚蚕沙 桑寄生 伸筋草 竹沥夏 炒当归 全福花 光杏仁 抱茯神 白蒺藜 乌芝麻 宣木瓜 炒杜仲 甘杞子 丝瓜络 甜橘饼 竹二青 膏方制首乌 潞党参 甘杞子 竹沥夏 炒丹参 元生地 宣木瓜 炒杜仲 左牡蛎 晚蚕沙 生于术 潼蒺藜 生白芍 杭菊花 天仙藤 生绵芪 五贴，并煎三次，去渣存汁，以陈阿胶文火收膏，每日酌进，开水冲服，服后妥适煎再服

湿热

心之脉系于舌本，脾之络系于舌旁。脾亦开窍于唇，所以唇舌为病者，无不关于心脾两经。心经之热，脾家之湿，湿热混淆，由湿化火，由火成毒，以致唇口腐烂，舌质剥潭，饮食言语，稍有妨碍。病起指疮痔患之后，淹缠三月，似乎邪势未去，遂至艰寐神烦，心悸火升。合脉弦大，病久致虚，虚中挟实。现在调理，先从实治。用药大致，白虎只能折轻浮之热，不能解郁结之火，承气只能攻有形之滞，不能去无形之滞。进而筹之，犀角通灵，解心经之热，且平相火，黄连色黄，去脾家之湿，并能解毒，再佐使二三味，未知有当宪意否？并请诸高明政之。

乌犀角 金银花 西洋参 蔷薇根 上川连 净连翘 竹叶芯

素体营阴郁热，湿邪随去随生，湿入营分为患，皆由乎此。以致大便不利，有时溏稀，有时干结成粒。晨起咳痰，曾凝血两天，皆系肺大肠主病，亦关营阴湿邪。前方本有风动之说，湿热生风，血燥生风，因之瘰痒大发。虽属营阴更伤，而湿与风实有出路，鼻臭眼花，亦由此来也。就病奉复，拟方候政。

西洋参 蜜豨莶 制女贞 东白芍 白茯苓 白鲜皮 侧柏叶 元生地 螆胡麻 左秦艽 炙甘草 光杏仁 炒丹皮 梧桐花

晕眩

久病痰体，痰邪随伏随起，自病以来，阴虚于下，阳冒于上，早有耳蒙，又有溺数。近复晕眩骤作，两足不能自持，步履维艰，大似上重下轻之势，上重者属热，心肝必有郁火，下轻者属寒，脾胃又为两亏，用药遂极其牵制，非铢两病端，实不易落笔。拟煎丸并用，煎主息养其上，丸主温纳其下，调理分服，西法所谓上为压力，下为吸力是也。

煎方 大生地 西洋参 潼蒺藜 白蒺藜 黑料豆 宋半夏 川贝母 桑寄生 炒杜仲 淡苁蓉 东白芍 杭菊花 梧桐花 化橘红 宣木瓜 竹二青 丝瓜络 灵磁石

丸方 吉林人参 血蜡鹿茸 上味为半搭配，各研细，和匀再研。以龟板胶燉烊，酌量多少为丸如梧桐子样大小，每晨空肚吞服，随即压以食物，俾药下趋不为上借。此丸自冬至起服至交春止，以四十五天为度

又：湿痰禀体，无不阳虚。阳主气，又主火，气不蒸液，火转上炎，每每口舌干燥，以致不受辛温摄纳。入春少阳相火司令，力疾从公，触发肝阳，内风早动，又袭外风，风火交迫，蒸痰郁热，呜呜更甚，舌黄为之灰黑。得疏泄，继甘凉，痰为爽利，热潮平复，诸恙就轻。惟尾闾仍然软酸，左臂右足不甚利便，抽搐之势，并无定处。事之脉情，两尺细软，右濡而迟，左关弦而不敛，属两肾真阴真阳俱为亏损。而肝邪独炽，化风化热，流走经隧，肺之痰，脾之湿，与内风互扰，深虑痹中之势。以气虚之体，为阴伤之证，辛温之药，则碍风阳；滋清之品，则碍痰气。拟和营养络，通阳宣痹。

生绵芪 竹沥夏 木防己 炒菟丝 焙甘杞 左牡蛎 嫩桑梗 广陈皮 海风藤 梧桐花 二蚕沙 炒补骨 炒杜仲 川桂枝 丝瓜络

不寐

连日候脉，两尺寸皆静软无疵，惟两关屡见不和，或为弦，或为滑，且右大于左。大致运谷失职，输精无权，每每积痰郁热，触动肝邪，两三日必发艰寐之疾，发则彻夜不寐。胁间跳动，本阳明大络也，偏右为甚，属厥阴冲犯也。考血不归肝则不卧，胃不和则卧不安，其本虽在心肾，其为病之由，仍关肝胃，所以将睡未睡之时，倏而攻扰，倏而烦躁。且头亦发眩，耳亦发鸣，其为龙雷升而不降，即为神志合而复离。经云："水火者，阴阳之征兆也；左右者，阴阳之道路也。"尊年水火失济，左右失协，若是则潜育为正宗，无如舌苔或白或腻，有时花剥，中焦运化不灵，用药当照顾其间，拟方候政。

吉林鬚 生白芍 煅龙齿 杭菊花 石决明 抱木神 野蔷薇 黑芝麻 法半夏 炒丹参 夜交藤 新会络 竹二青 龙眼肉

又：尊体之证，重在阳不交阴，不全属阴不纳阳。虽不寐之证，以阴阳混言，用药尤须分重在阴、重在阳。用阳药忌温燥，忌升举，为照顾阴分也。用阴药忌滋腻，忌填纳，为照顾阳分也。又亏损欲补，须照顾痰热；痰热欲平，须照顾亏损。虽方药清虚，而功效可卜。自夏至秋，借此调理。《内经》所谓"阴平阳秘，精神乃治"，以颂无量福寿。

吉林鬚 沙苑子 法半夏 炒枣仁 陈阿胶 金石斛 抱木神 合欢皮 黑料豆 左牡蛎 新会络 竹二青 大丹参 龙眼肉

又：连示病由，心动艰寐，肝旺胁痛，夏秋来不至大发，而痰邪湿热，因时作疟，更衣甚至十余日一解，三日五日亦不定，渐至头眩耳鸣，神疲脘闷。大致脾使胃市失司，清升浊降愆度，痰与湿用事，气与阴益亏，上焦肺失宣化，下焦肠液就枯，确是虚闭而非实闭。可知阴液无以涵濡，且阳气无以传送，半硫丸通阳宣浊，温润枯肠，而久服似非王道。并序及左脉冀弱，右较大，现在已属深秋，邪热当亦潜移默化。拟方候正。

西洋参 鲜首乌 晚蚕沙 柏子仁 金石斛 淡苁蓉 远志肉 赤白芍 法半夏 陈秫米 大丹参 抱木神 盐水炒 竹二青 白木耳

调理方

西洋参 淡苁蓉 真川贝 抱茯神 佛手花 赤白芍 九制首乌 宋半夏 白归身 杭菊花 新会络 大丹参 玫瑰露炒竹二青 甜杏仁 膏方 九制首乌 焙甘杞 潼蒺藜 酸枣仁 佛手花 元生地 淡苁蓉 川杜仲 白蒺藜 新会络 潞党参 抱茯神 范志曲 宋半夏 西洋参 沉香屑 寸麦冬 大丹参 红旗参 龙眼肉 湘莲子 白木耳 陈阿胶 龟板胶 收膏

痰饮

历年病深，上损下损，吃紧在势欲过中。中者，脾胃也。胃失其市，脾失其使，水谷不化精华，酿痰蓄饮，按之漉漉有声，是其明征。肝邪乘虚，横逆更甚，脾胃日为受伤，胃受之则或泛或呕，脾受之则或溏或结，又复牵连心肺两经，肺病为呛痰，心病为惊悸，诸病丛集，元气益虚，以致气之窒塞，腹痞又复攻胀。风之窜络，经脉肢麻，又复搐搦，种种上为虚阳，下为虚寒，因之头眩口燥，肌瘦腰酸，无虚不至。现在用药，偏滋阴必为气滞，偏补气必为阴灼，所以取效较难，流弊甚易。将所示

诸方及证由，反复推详，拟保肺以制肝，并柔肝以养心，肝能有制而得养，脾胃可以醒复，而痰邪饮邪亦可潜移默化，以冀上下摄而营卫和。

元米炒西洋参 鸭血炒丹参 人乳炒香附 蛤粉炒阿胶 化橘红 玉蝴蝶 真獭肝 沙蒺藜 辰茯神 云茯苓 炒夏曲 酸枣仁 煅龙齿 炙甘草 竹二青 红皮枣 生东白芍 冬虫夏草 盐水炒杜仲

示及之恙，早有腹痞，或膨或痛，肝腹素为不和，肝失疏泄，脾失输运，气愈阻滞，痛胀复作，痞亦时升，甚至凉汗淋漓，鼻管空洞，大约中气久虚，不受辛通，诸害纷沓而来，腹腿酸痛，头顶抽搐，心悸肢麻，并述及舌苔灰糙且干，中有郁火，用药甚为牵制。阴有热宜清，气为滞宜温，调停二者之间，拟苦辛通降，与旧咳亦无窒碍。

吉林鬚 潼蒺藜 炒杜仲 炒夏曲 白蒺藜 川贝母 代代花 抱木神 生白芍 制香附 新会皮 炒丹参 炒归身 红皮枣

示及近时病由，病在肝肺，左肝右肺，为升降道路。向有积痞左行于右，左块较软，右部时升，肺能制肝，是胜其所胜，肝反制肺，是胜其所不胜，所以左减而右增也。凤昔诸虚毕集，吃紧总在咳嗽多痰，痞块攻，病本纷沓，药多牵制，拟肝肺两和。

吉林鬚 新会络 川贝母 生白芍 炒丹参 炙甘草 丝瓜络 全福花 炒杜仲 宋半夏 炒川楝 醋炒延胡 佛手花

咳嗽

诊脉多次，无非咳嗽在肺，灼热在肝，不外乎肝肺两经，咳嗽或轻或重，潮热旋平旋作，久而不愈，必及于中。中者，脾胃也。病境到此，药之偏阳偏阴，皆为窒碍。越人所以有遇中难治之论。纳谷不健运，所谓胃失其市也；更衣屡见溏，所谓脾失其使也。遂至阳明机关失利，太阴敷布无权，腹腰作胀，四肢亦胀，诸症蜂起。近来咳痰且复带血，便溏有时艰涩，种种阴阳造偏，水升火降，失其常度。凌于心，惊悸汗出艰寐，迫于下经水仍行，带脉失固，且小溲畅利较安，少则发病，肺虚不能通调水道故也。气若有不摄，目赤牙痛，肝虚不能驯驭龙雷也。脉息右手弦大，属木扣金鸣，左关肝脉反小。经言"肝为罢极之本"，自后夏热秋燥，与病不合，风消息贲，尤为吃紧。曷勿用复脉汤？较

四物蒿甲清骨泻白诸方，自有力量而尚灵动，候质高明。

吉林参 元生地 生白芍 左牡蛎 元金斛 炒阿胶 炙甘草 抱茯神 炒丹参 新会白 川贝母 生谷芽 红皮枣 枇杷叶

潮热许久不退，兼有凛寒，且不甚退清。痰涎带红，或发或止，痰黏颇多，甚于巳午之间。总以三阴失调，心脾既弱，肝邪并炽，所以气逆上攻，膨胀之势，窜腰上膈，纳谷甚少，有时作咳，有升少降，大便艰涩，小溲短少。夏热秋燥已过，能否热退纳强，转危为安？用药仍清热以和阴，调中以顺气，气不用燥，阴不用腻，至于营阴枯竭，本非一时所能获效。

青蒿子 女贞子 制丹参 川贝母 广橘络 霍石斛 北沙参 绿萼梅 抱茯神 东白芍 叭杏仁 嫩白薇 枇杷叶 藕节

女子以肝为先天。经云："肝为罢极"，遂至营阴不足，气火有余，两胁攻胀，有时刺痛，属肝之横逆；当脘懊憹，有时烦灼，属肝之冲犯。甚至口无津液，两耳发鸣，凌于心则为惊悸艰寐，刑于肺则为咳嗽喉涩，连次咯血，且为痰为沫，胶黏难吐。心与肺之见证，无非由肝而发。肝为将军之官，脘腹间升而少泽，扰攘不安，久病不复，自觉力不能支，神不能振，奇经遂失禀丽，居而忽至，毫无色泽，似经非经。种种证情，虚热多而实寒少，虽膏肓发冷，足亦不暖，汗多怯寒，无非营卫不协所致。挟痰挟火，所以实不能攻，虚不受补，偏于凉则碍痰，偏于温则碍火。从本虚标实调理，拟备轻重两方。

轻方 北沙参 寸麦冬 合欢皮 新会络 瓦楞子 抱茯神 宋半夏 东白芍 黑料豆 全福花 绿萼梅 海贝齿 竹二青 灯芯 濂珠粉

重方 吉林须 东白芍 炒丹参 佛手花 陈秫米 淡秋石 炒阿胶 抱茯神 苍龙齿 川贝母 黑料豆 叭杏仁 濂珠粉 鸡子黄 龙眼肉 竹二青

如心中懊憹难过，或两胁刺痛作胀，姑备急治法。若连诸症，仍服一轻一重正方 人参 沉香 水梨 白芍 地粟 人乳 甘蔗 藕汁

又：病情较前略有增减，痰血不发，黑涕渐平，心里懊憹觉减。惟近来见证，仍属肝邪为多，扰于胃则脘胀纳减，得暖为舒，侮于脾则气攻便燥，下屁

为松。肝气之旺,必由肝营之亏,气无营养,走散无度,其气之逆而上升,又复散而横窜,腹部两胁,皆为膨胀,及于腰俞,牵于尾闾,无所不至。其心旁鹿鹿痛响,小溲短赤,挟动龙雷,内热外寒,左颧发热,背俞愈寒。起病总在于肝,连及于心,牵及脾胃。从中必有挟痰郁火,其不能受补者,为肝病本来拒补,所以用药极为细腻,恐黄连肉桂名进退汤,苏梗参蘽名参苏饮,实在不敢轻试。再拟调其气而潜其阳,和其营而清其阴,参以息风豁痰。候政。

轻方　西洋参　苋麦冬　玉蝴蝶　合欢皮　东白芍　珠母粉　宋半夏　炒丹参　京元参　抱茯神　柏子仁　佛手花　竹二青　莲子心　左金丸

重方　北沙参　宋半夏　抱茯神　霍石斛　夜交藤　炒丹参　东白芍　鲜橘叶　炒阿胶　北秫米　远志肉　绿萼梅　合欢皮　柏子仁　叭杏仁　竹二青　吉林参须　濂珠

又:近示病情,反复甚多,大约春分大节,厥阴当令,正旺所以气攻尤甚,甚至上升欲呕,升之太过,降更无权。扰胃刑肺,失血复发,痰中连次带溢,或为懊憹,或为膨胀,潮热时来数次,皆无一定,并有形寒之象。见证如此,恐交夏先为吃紧,用药以肝为纲领,苟得肝火肝气平淡,不特肺胃不为其侮,而心气亦借以镇摄,并叙大经先生论脉弦大而缓。恐似脉小病退,脉大病进。是否候政。

北沙参　玉蝴蝶　竹三七　元金斛　炒丹参　川贝母　糯稻根　佛手花　抱茯神　东白芍　炙甘草　沙苑子　新会络　红皮枣

示及病由服紫河车后,既有膨胀,又出汗淋漓,又似不为服药而起。仍时寒时热,口苦发热,小便频数且短,舌苔尖绛起刺,且有时腹痛,有时

气不接续。种种见证,仍属心肝致虚,中焦复失输运。读方先生方潜阳育阴,确是正治,实因病情转辗不定,未必即能取效。拙拟迭次服药虽不多,而亦有过无功。目前腊尾春头,厥阴又属当令,本为虚不受补,当从轻浅调治,以养心止其汗,柔肝和其热,佐以运用脾阳,化湿浊,鼓中气,并开胃纳。拟方候政。

北沙参　白茯神　绿萼梅　炒丹参　生谷芽　炒淮麦　糯稻根　元金斛　法半夏　玉蝴蝶　新会白　麻黄根　夜交藤　炒竹茹　红皮枣

细读病情一半,跃跃欲用肉桂,读至末条,与拙见相同。所以用桂者,为现在病情懊憹欲呕,腹痛且膨,属上热下虚,有欲过中之势。中者,脾胃也。被肝来克,脾升胃降无权,胃阴伤口唇干燥,脾阳困便干后溏,奇脉亦损,经耗带多。女科门本有寒热往来,皆由肝出,万无用截疟诸品,最合十全大补之法。倘不敢轻服,一剂分三日服,请为试之。大约有裨无损,未识能首肯否?以方案代书札,祈为鉴政。

安肉桂　元生地　抱茯神　炒丹参　炙甘草　红皮枣　炙阿胶　炒夏曲　淡乌鲗　新会白　代代花

腰痛

连病损及三阴,渐及奇经,经水久居不行,遂至营卫偏胜,寒热每每发作,诸虚杂出。肢腰酸痛,络脉拘牵,心脾即虚,肝邪偏旺,脘宇胀满,纳少泛酸,气升口干,种种营虚气痹,趁此冬令,治须培养。

吉林参　四制香附　鸡血藤膏　川贝母　生白芍　玉蝴蝶　炒竹茹　炒阿胶　潼蒺藜　炒夏曲　抱茯神　佛手花　新会叶　红皮枣

张千里医案精华

燥证

八月初寒热似疟,是新凉外迫,伏暑内动之感证。奈挟食挟怒,而脘腹呕逆,吐蚘特甚,客反胜主,治法不免暄宾夺主矣。腑病宜通,得濡润而痛减,得溏泄而痛竟暂止,感症之流连肺胃者,每每

如此。纠缠一月,病未了了,寒热又作,顿加咳嗽面浮,则又病中体虚,复加一层秋燥之邪,肺气益痹,以致腹痛作而龈齿干燥也。脘痛连及胸背,动辄气逆,肺之膹郁极矣。耳鸣汁出,剂颈而还,则病邪伤阳也。腹痛便瘀,溺色似血,病邪伤阴也。

体之阴阳虽皆受伤,而秋燥之邪,大队尚聚在胸膈之间。脉右虚凝,左小弦数。顾正但须养胃存津,化邪但宜宣肺化燥,眼光但照大局,未可偏热一隅,枝枝节节为之矣。至于病机之危,何须再说。

西洋参　川贝母　茯苓　金石斛　麦冬　驴皮胶　丹皮　炙甘草　杏仁　橘红　紫菀　霜桑叶

向有跗肿,或大小足指痛不能行,每发必纠缠累月。近因心境动扰,先觉脚痛,继以齿痛,延及左半头额颧颊,甚至身热左耳流脓。迄今两旬,耳脓及额俱痛,而彻夜不能成寐,烦躁益增。咽腭干燥,耳鸣口干,咯有凝血,食少便难。脉两关见弦。素体操劳忧郁,由来久矣。心脾营虚是其质,近来复感风燥之火,上烁肺金,金不制木,肝阳化风化火,上扰清空,肺胃津液,皆为消烁。是以现症种种,虚实混淆,宜先用甘凉濡润,以存津液,以化虚燥。

鲜生地　知母　胡麻仁　夏枯草　茅根　驴皮胶　麦冬　杭黄菊　西洋参　桑叶　石决明　枣仁　川芎　川贝母

又:连服甘凉濡润之剂,以存胃津,息肝风,咽腭之燥已减,血亦渐止,右额浮肿亦退,大便虽涩而日行,胃纳亦安。脉左静小而虚,右关稍有弦象,惟寐尚少,即寐亦未酣适。鼻气窒塞,盖燥为虚邪而言,以素虚之体,易受燥邪也。其平素面跗庞然,两足易痛,原属阳明津虚,络脉久失濡润,故燥气加临,愈觉冲逆。今拟滋养肺胃,充润津液,肺金清肃,则肝木自平,胃气充和,则夜寐自安矣。至于节劳戒怒,则在自受者留意焉。

鲜生地　麦冬　西洋参　蛤壳　桑叶　驴皮胶　橘红　丹皮　枇杷叶　金石斛　川贝　胡麻仁

经来色黑久矣,渐致届期少腹必痛胀,似崩似淋,而成紫黑,且有块兼之。去年至今,便血半年,血分郁热之深可见。血燥则脏躁,故悲喜无端,似有鬼神。凡妇科血燥而郁热,则心营之有虚火,不待言矣。心主易震,则肝胆相火安得不动,火焰于上,则肺受克而津气易酿痰浊,痰与瘀血为心火所引,则渐入手厥阴包络,故现症有如此之变幻庞杂也。病之源流标本如此,从此用意,自有治法。总而言之,此藏躁夹痰症也。

鲜生地　白薇　五灵脂　川百合　淮小麦

紫草　黑芝麻　羚羊角　驴皮胶　天竺黄

又:进治脏躁血郁方,半月余诸症皆退,体轻头适。近因经候之期,先觉便难,继以内热。经来仍然紫黑,自觉诸症皆动,而忽悲忽笑,不能自主。此其故总由血分尚有郁热,深伏于冲任血室之间,届期血动则郁火亦动,心主血主火,君火动则五志之火,一时焰发,故现症种种,几乎无藏不动也。乘其血动之时,因势而内夺之,必得郁火清则狂澜不沸,心君泰然矣。

犀角尖　丹皮　酒制大黄　紫草　鲜生地　白芍　桃仁泥

又:脏躁渐减,秋冬之交,竟有三月不大发。稍然劳怒,辄觉火升鼻干,心神不能自主。而带重腰酸,左足易热,经来参差,腹痛气坠,色仍紫黑。此八脉郁火,尚未清化,宜用静剂,专清奇经。

鲜生地　归身　白芍　驴皮胶　丹皮　川贝母　蒲黄　五灵脂　白薇　西洋参

咳嗽

初起寒热头痛,咳嗽汗泄,明属风伤肺卫为病。奈体气素虚,向有肝郁,今肺既不宣,肝必易逆,挟饮阻络,上干清阳,以致咳逆痰薄,左胁引痛,舌苔厚白,干而不渴,胸脘痞闷,不饥少食,溺黄而少,便干而坚,此饮阻络痹气亦膹郁也。呃逆频出,咽左激痛,甚或气冲致巅,耳鸣头晕,此肝阳化风,郁而为热也。总而言之,始则外风引动内饮,继则外风引动内风,迄今八九日,外风将化,而痰饮肝风,反扰攘不解。脉右寸及左三部皆近数。急须清金以制木,通阳以和饮,虚体不宜病魔久扰。

西洋参　九孔石决明　陈皮　海石粉　川贝母　白蒺藜　竹茹　杏仁　旋覆花　蛤壳　霜桑叶

烦劳阳虚之体,加以嗜酒积湿,湿浊酿痰,故素有善咳脚气等症。今因新寒外袭,宿饮内动,初起恶寒鼻塞清涕,喘咳不得卧,痰虽来而气仍逆上,痰气壅于中,湿热脚气动于下,加之阳素虚而血又动,安内攘外,何恃毋恐?姑拟定喘化痰,顺气和络法。

潞党参　驴皮胶　冬瓜子　川贝母　芦根　橘皮　旋覆花　炙甘草　丝瓜络　云苓　海石粉　薏苡仁　杏仁

又:诸恙皆退,胃纳亦增,脉象静小,舌色润泽。惟瘵后干咳,得汤饮即痰出而嗽已,卧时又须倚枕,足见风燥之火,易劫津气。甘凉濡润,以滋气存津,自是此症要旨。拟以前法中,再参濡肺胃法。

潞党参　驴皮胶　麦门冬　炙甘草　橘皮　川贝母　鲜生地　榧子肉冰糖拌　炒茯苓　杏仁　金石斛

初则晨刻咳呕饮浊,久则哮嗽上气,夜不著枕,行艰报息,重汗,舌腻,脉虚凝如毛,右部间露弦象。既经多年,除根不易。议和饮通阳,平逆定喘法,先为御寒之计。

潞党参　陈皮　苏子　五味子　干姜　生冬术　炙草　海石粉　蜜炙麻黄　云茯苓　杏仁　白果　生姜捣竹茹

咳复作,痰少不厚,时有肝气左升,腹痛得呕泄始平。脉体本弦长,今弦兼滑,长兼洪,左尤甚。饮咳本宜甘温以和之,所谓"饮家咳不治咳"也。今既肺降不及,肝升有余,甚至痰滞凝血,宜从湿痰挟火之例矣。

法半夏　旋覆花　蛤壳　竹茹　陈皮　代赭石　小川连　桑叶　茯苓　海石粉　炙草

去夏之陡然吐血,当是湿热蒸伤阳络,络空则湿热乘虚而入,留酿为饮。饮咳至今,虽有盛衰,究未停息。饮之所聚,虽由血去络空,而饮之所生,实由阳虚湿胜,故夏秋胃纳虽和,而体乏无力,右腿时痛也。比因新寒引动宿饮,身热汗多,咳而兼呕,周身络痛,而左胁为甚。且至气逆胃钝,卧偏着左,嗳气矢气,便溏溺赤,口腻舌白。脉象沉弦,左手兼数,沉弦为饮,左数为肝胆虚热。大抵饮踞于胃,则右降不及,肝胆风木乘胃之虚,则左升有余矣。和胃以涤饮,平逆以清络,胃和则饮咳可缓,而谷气可复;逆平则络痛可止,而血不妄行。

西洋参　制半夏　归鬚　海石粉　陈皮　甜杏仁　旋覆花　竹茹　云苓　米仁　冬瓜子　芦根

咳逆已久,是肺分痰热未清,加以秋阳酷烈,肺气复伤,身热,舌干绛,苔厚黄,形瘦脉弦,明属湿郁生热,热蒸成痰。既在肺家,只宜清化,不合滋补以壅邪也。

西洋参　橘红　连翘　桑白皮　甜杏仁　川贝母　丹皮　金石斛　甘草　枇杷叶　桑叶

又:胃知味而渐思食,食后亦和,脉小弦,大便

未畅,小便又浑,自是湿热未曾净尽之症。非阳虚之体,补壅非宜。而湿热之邪,又黏腻难化,静养缓调,自可渐臻安善,欲速反有弊也。

西洋参　橘红　炒谷芽　霜桑叶　甜杏仁　茯苓　粉丹皮　荷叶　金石斛　泽泻　秫米

肺胃阳虚,饮聚为咳,八九年来,举发无时。去春至今,竟无虚日。痰稠不爽,时或呕酸,口燥稍渴,动辄喘急头晕,耳鸣心悸,便急。脉右虚弦,左沉涩。精气既虚,肺咳难化,虽根株未易剪除,希冀作止有时。

西洋参　阿胶　海石粉　榧子肉冰糖拌炒　甜杏仁　桑白皮　鲜生地　川贝母　款冬花

夏季痰中带血,血虽不多,而干咳至今不止。素有便溏呕酸,胃纳甚约,经行迟而腹痛,舌鲜无苔,脉数而大,此属脾胃素虚,气血少资生之本。木郁则乘土,火炎则烁金,久延最易成损,调复亦颇难速。

西洋参　陈皮　驴皮胶　川百合　大麦冬　茯苓　川贝母　白蒺藜　淮山药　炙草

自春至今,咯血竟无虚月,秋仲大吐血,血去络空,胃脉逆上,遂至饮聚咳逆,迄今饮浊日以碗计,形寒食少,便溏上气,不得卧,脉虚滞,右滑数,上损及中之候,调复极难。宜静养缓图之。

潞党参　麦冬　款冬花　茯苓　法半夏　淮山药　蛤壳　全福花

春初咯血不多,越数日咳嗽即作,迄今不止。右胁背时痛,蒸热,舌胖苔黄,脉濡左小弦数,此属肺胃湿热蒸郁。伤络则失血,阻气则作咳也。体固气血两虚,然兴利必先除害,宜急清养肺胃,以和络止嗽为先,毋使久嗽成损。

西洋参　陈皮　杏仁　冬瓜子　川贝母　茯苓　米仁　鲜生地　桑白皮　炙草　枇杷叶　芦根

痰饮

劳郁太过,阳淤肝横,顺侮所胜,久则饮食不能游溢精气,聚而为饮,举发无时。痛呕交作,已经多年。脘胁胸背,皆为凌辅之所。驾轻就熟,理难骤止。舌淡白而黄,脉迟弦而虚,面黄筋挚,主客两虚矣。宜平时用丸以养肝和胃,发时用煎以温中御侮,旷日持久,有备无患,庶乎有济矣。

潞党参　小川连　枳实　桂枝　生冬术　云苓　炙草　干姜　熟附子

丸方　潞党参　大熟地　柏子仁　蛤壳　生冬术　小茴香　川楝子　海石粉　云苓　泡吴萸　白芍　黑芝麻　上为末，枣肉为丸，早晚二服，荔枝橘饼汤下

体丰阳虚，饮聚气滞，由来久矣。交春木气司令，肝胆易动，顺乘阳明，逼动心营，以致脘腹攻胀，心悸头晕，耳鸣舌光，少寐多汗，火升足清，食减不饥。虽痰饮吐咯，究难清澈，痰火胶结，津气易夺，大气升泄之时，尤虑气火妄动，汗液易泄也。今脉得寸关濡弦滑数，总属痰火二者交相为病。气即是火，平气即所以清火，汗多亡阳，敛汗即所以和阳，再加涤饮以和胃，胃和则咳饮渐安，而心营自不至妄动，肝胆自不至僭扰也。

西洋参　制半夏　炒枳实　蜜炙黄芪　浮小麦　麦冬　煅牡蛎　陈皮　稽豆衣　竹茹　云茯苓　旋覆花　蛤壳　生白芍

痰饮之聚，原由阳虚，高年脾胃运化力迟，水谷之湿，酿为痰饮，每每有之。如古人"三子养亲"等方，虽为治标，亦有至理。今精气饮食已复，而脉弦有饮，亦当责诸脾胃运化之迟。时当湿土，宜参和胃益脾，以助谷气之运。

潞党参　法半夏　木香　莱菔子　生冬术　陈皮　谷芽　归身　云茯苓　炙草　白芍　砂仁　苏子　水丸，晨晚服，莲子汤下

脾胃阳虚，易受难运，水谷酒醴，半酿痰浊，循络旁行，则为臂麻或疼；溢冒上行，则为头眩；泛滥于中道，则为咳呕便溏；充斥乎营卫，则为汗泄，为肢清。此皆痰饮之为患也。去痰饮之源，在补脾和胃；节痰饮之流，在节饮食。今痰饮兼至，尚宜和阳之中，参以清热化湿，为时在湿土潮令，因时制宜之法也。

云苓　炙甘草　小川连　海石粉　桂枝　法半夏　蛤粉　泽泻　生冬术　广陈皮　生姜皮

向有失血频发，据述情状，自是胃络怒伤之血。今春外感咳久，肺伤复致吐瘀。近来寒热咳嗽皆止，而动辄气逆。脉坚弦，弦为饮，坚为肝阴虚，阴虚则肝无以养，饮聚则气易上逆也。

党参　蛤壳　旋覆花　炙甘草　陈皮　白芍　驴皮胶　茯苓　泽泻　左牡蛎

吐血成盆，是胃血也。胃本多气多血，往秋血症复发，胃脉逆举，血动则气亦动。凡胃中蕴结之痰饮湿浊，亦无不随气以动，痰饮湿浊，皆阴之属

也。故阳为郁而不敷布，则晨起恶风。病经半年余，所投无非湿补腻滞，则阴益不能通运，而痰益聚。右胁下漉漉有声，厥气上逆，或痞聚于中，或梗塞于内，或浮越于肌肉肤膜，则不耐起坐仰息。沃沫呕嗳食少，大便干溏泄泻不一，小便浑赤而少，身处重帏，畏风如虎，种种具在矣。阳虚胃弱，则宜通和；湿浊内蒸，则宜淡渗；痰饮内聚，则宜涤逐。病机如此，然久病至此，才思振理，谅难速效也。

西洋参　陈皮　猪苓　白蒺藜　旋覆花　茯苓　泽泻　丝瓜络　宋半夏　蛤壳　米仁　姜汁炒竹茹

斑发数月才退，肤腠间尚有瞤惕麻痹，痰饮黏腻，舌苔黄滑，脉象濡弦，右部兼滑。总之阳明水谷之湿，易酿痰浊，以致脾胃之输运难速。宜清养肺胃之阴，以运脾气。远刚用柔，从秋令也。

西洋参　稽豆衣　陈皮　米仁　驴皮胶　淮山药　云苓　秫米　川贝母　霜桑叶　丹皮

烦劳伤阳，阳虚则饮聚，现病种种，都属痰饮为病。盖"烦劳"二字，原该劳心劳力而言。"伤阳"二字，亦不专指一脏一腑之阳。惟其阳虚则水谷之入胃，不能游溢精气，上归于脾与肺，而通调水道，下输膀胱之常，皆乖其度。留酿饮浊，阻遏清阳，不能升降舒运。所以先见口淡食减，口淡胃阳虚也，食减胃气滞也。继见短气。《金匮》所云："短气"者，其人有微饮，微者言饮之不多，而属于阳虚也。左胁下漉漉有声，按摩之稍若通运，是饮聚肝胆部分，而渐著其形也。加之右腿麻，是饮之聚于阳明大络也。左臂痹，是饮之聚于旁络也。惟其饮微，故无大创；惟其阳虚，故久不愈。然阳虚饮聚，原是一贯，至于营阴亦亏，是体虚而又虚也。迄今经年，投剂已多，而未见成效者，是徒知其虚，而漫投补益，网络原野，而不知从痰饮入想用补也。《金匮》明明有"短气有微饮者，苓桂术甘汤主之"，"肾气丸亦主之"二条，既云苓桂术甘通其阳，何以又赘入复出肾气丸以纳其阴中之阳乎？其云"亦主之"者，正示人以智慧无穷，而其理又平易切实。盖短气不独肺主出气不足，而肾之纳气，亦无权矣。微饮妨阳，自宜宣通微饮，挟阴气而上逆，致呼吸不利，甚至吸气短，则即宜通九渊下蛰之阳，以期龙雷下潜，而不致飞腾，不妨用奠定系维之法并行也。经旨昭明，正与此症吻合。肾气

之纳下,不可缓矣。其苓桂术甘之治上者,尚嫌其力微而功浅,且性纯阳易动。目下冬藏之时,固应如是。然冬至蛰将动,又宜稍以静药控制之。病之理,治法,粗陈梗概如此。不过病之由来积渐,非伊朝夕,未能欲速也。宜节劳怒,慎起居,下数月静养功夫,自可渐期康复。

茯苓 生冬术 潞党参 桂枝 炙甘草 白芍 陈皮 五味子 干姜 大枣

丸方 大熟地 淮山药 茯苓 丹皮 山萸肉 淡附子 泽泻 桂枝 上共为末,炼蜜为丸,早晚两服,淡盐汤下,至立春止

身热不壮,经月不解,脘痞右逆有形,自觉汤饮入胃,皆痞滞不运。今耳聋舌绛虽退,便溏腰酸手足疼,间有错语。脉虚涩,此属嗜酒阳微之体。痰饮湿浊,留踞中宫,则阴虚不得敷布及于四末。时渐深秋,深恐转痢,殊非轻候。

潞党参 陈皮 法半夏 凌冬 桂枝 白茯苓 白芍 炙草 苏子 蛤壳 竹茹

痹病

痹痛起于长夏,愈而复作,今又月余。初起手足关节等痛而且肿,此固痹也。湿甚于风,则兼肿。前贤谓风寒湿三气,合而为痹。又有行、着、痛三痹之别,可知痹症中必当细辨也。今诸处皆愈,惟左膝犹肿挛而难伸,腘外侧之筋时或掣痛,闻木声亦痛,此痹在阳明而兼少阳也。舌黄不渴,胃钝少纳,易汗,脉濡涩,湿盛于风显然矣。宜专治阳明,以通络化湿,兼治少阳,以养络息风,冀其速效,不致纠缠成疾。

潞党参 川牛膝 威灵仙 酒炒归鬚 生冬术 木防己 秦艽 川黄柏 苡米 豨莶草 木瓜 丹皮 忍冬藤 桑寄生

先腰脊痛,两腿侧廉后复聚于右肩胛及右臂外侧上行部位,皆在阳经,且游行上下者为风,痛有作止,而闪挫震动辄甚者为痰,痰阻乎阳明少阳之络,宜通络化痰为主,毋事多歧。病经半年,杂药乱投,虽有中窍之方,恐难速效耳。

羚羊角 丹皮 钩藤 片姜黄 当归鬚 橘红 枳实 天竺黄 米仁 桔梗 桑叶 忍冬藤 指迷茯苓丸,早晚二次,陈酒送下

左脘右膝痛肿,甚于他处。痛属风,肿属湿属热,未可执定前贤风寒湿三至成痹论也。体肥必多湿,必畏热,当此湿热郁蒸之时,稍感风邪,则痹痛作矣。迄今两旬,投羌桂辄作咽痛,而胃钝便溏,身动则痛剧,驯致头痛肢体发热,口干舌燥有裂纹,苔黄气粗,惊惕少寐,兼有错语,自觉神思不清。脉右滑大而数,左弦数,其为阳明热痹,痹在脉络,不在筋骨明矣。痹既在络脉,则躯壳之病,虽重无碍。今热灼阳明,内偪心胃,则高年岂可轻视?右滑大显属湿酿成痰,胃热及肺,急宜滋肺胃,养心营,以化热化痰为要。因症施治,不致痰热内蒙则吉。

西洋参 鲜生地 米仁 霜桑叶 木防己 羚羊角 丹皮 芦根 煨石膏 天竺黄 川贝

右臂痛止后,右手腕及左足肿痛,此名流火,乃湿热阻遏阳明之络,非伤科病也。湿热阻腑,所以舌黄便干胃钝。今脉弦数急,宜疏腑以化湿热。

归鬚 木防己 赤苓 片姜黄 米仁 小川连 丹皮 豨莶草 丝瓜络 牛膝 煨石膏 五加皮 忍冬藤

秦笛桥医案精华

阳虚

脊背一线寒冷,直至头巅,四肢疲软无力,腰胁酸楚,肌肤奇痒如蠕动,爬搔不止。月事愆期,仍或带下。脉象虚缓,右细微弦。夫督行于背而统诸阳,任行于腹而统诸阴。冲脉有摄血于下,充肤热肉营养筋骨之力。带脉擅约束之权,督带衰乏,冲任不能拥护,营虚液耗,阳化内风,证有根蒂,姑拟通补奇经。

鹿角霜 炙龟甲 潞党参 酒炒大熟地 归身 炒白芍 制女贞 桑寄生 杜仲 甘杞子 炒杭菊 制香附 丝瓜络

脾弱

胃主纳食,体阳而用阴,脾主健运,体阴而用阳。阴阳异位,《内经》于《太阳阳明篇》言之甚详。今胸次嘈杂似饥,食后或腹中胀满,可知脾胃升降不和,失其用矣。先天根本大伤,水不涵木,阳化内风,上扰清空,则头眩目旋。肺主一身之气,通调水道,下输膀胱,化源渐竭,右降无权。小便淋漓艰涩,心主血,营液枯涸,孤阳亢逆,则恼怒不寐。至若两足浮肿,步履艰难,病在躯壳,治当从缓。脉数右涩左虚,舌光。姑拟益气调气,佐以清养。

吉林参　生绵芪　广郁金　玫瑰花　炒玉竹　制香附　焦枳壳　鲜橘叶　金石斛　宋半夏　炒栀仁

阴亏

寒热得汗已解,头痛亦止,纳谷则胸泛欲呕痰沫,味苦,眩晕不能辗侧,喉痛嗌干,右脉沉细左脉浮弦,舌尖红,根微白,此体质阴亏,孤阳易亢,饮邪内伏,脾肾俱伤,肾阴不充,肝木失养,胆经易于升泄。拟祛饮清嗌,泄热息风。

姜半夏　炒黄芩　白蔻皮　刺潼蒺藜　陈皮盐水炒　广郁金　池菊炭　川贝母　炒僵蚕　轻马勃　银花炭　冬桑叶

痰饮

脾主为胃行其津液,脾阳不振,则聚而为痰沫。故《内经》论咳曰:无不"聚于胃,关于肺"者,即指此也。素患痰饮,背寒纳减。今更经事不行,腹胀且痛。盖阳气衰乏,冲任凝滞,脉右沉滑,左滞不扬。调经以理气为先,莫恃攻逐瘀阻,再伤气血。

川桂枝　炒白术　酒赤芍　煨木香　全当归姜半夏　制香附　上安桂　大川芎　青陈皮　淡干姜　广艾绒

眩晕

经云:"心怵惕思虑则伤神,肝悲哀动中则伤魂。"神伤则不能主持而昏冒,魂伤则不能精详而狂妄。头疼眩晕,甚欲跌仆,纳减胸泛,漾漾欲吐,恶风畏寒,乃情志悒抑,郁火不舒,阴失眷恋,阳化内风,上升巅顶。脉象濡缓,左寸指下瞥瞥独见动数,显然心阴大伤,心阳极旺。心为肝子,肝虚无疑,将有不寐怔忡之患。先拟解郁息风,参和阳重镇之品。

杭黄菊　炒防风　甘枸杞　宋半夏　煨天麻东白芍　桂枝　活磁石　炒陈皮　白蒺藜　朱茯神　广郁金　冬桑叶

咳嗽

病后咳嗽时作,肌肉瘦削,四肢不健。脉象左虚细,右弦滑。良由脾阳欠运,土不生金,金不能制木,木反挟心火刑金。经云:"气不及,则己所不胜,侮而乘之;己所胜,轻而侮之。"又云:"侮反受邪。侮而受邪,寡于畏也。"正此之谓。而即证论治,当重理脾,以治其本。

炙绵芪　宣木瓜　酒当归　穞豆衣　炒党参阿胶珠　生白芍　炙紫菀　煨益智　淮山药　川贝母　池菊炭

带下

少腹胀痛,带下五色,四肢清冷,病起年余。兹脉象左沉濡,右虚弦而大,总由肝郁不舒,气痹络伤,八脉不能拥护。傅青主于五色带下,强分五藏,穿凿不经,今专以疏肝为主。

炒柴胡　炒川楝　炒归身　小青皮　荆芥炭炒延胡　炒白芍　炒车前　制香附　云茯苓　淡吴萸　炒黄芩

凌晓五医案精华

浮阳

二年前曾经咯血,火升咳嗽,由来日久。阴虚阳浮,不喻可知。入夏以来,感受暑湿,热邪自阳明扰动肝阳,潮热来时,相火妄动,遗精走泄,小便短赤,口渴神烦。前医竟作温热论治,甚至服二角二鲜紫雪至宝之类,津液从此暴脱,唇灰燥裂,舌起白屑,大便泄痢不止,内热而饮不解渴,脉细如丝,将有喘脱之虞。勉拟壮水之主,以制阳光法,然鞭长莫及矣。

台参鬚玫瑰花同燉冲　女贞子　鳖甲　童便炙　炒秫米　车前草　麦冬米炒　东白芍　青蒿

童便炙　鲜莲子　霍石斛　左牡蛎　生熟谷芽
半贝丸

又：大便已结，内热亦减，精神渐旺，而腰膂痛楚，脘室少纳，眩晕体疲，此阴虚也。脉尚濡小而数，两关近弦，舌边微红，中后白屑已退而微黄，治从前法，略为损益。

台参鬚　左牡蛎　地骨皮　生谷芽　车前草
金石斛　淡鳖甲　朱茯神　生米仁　东白芍　陈青蒿　真川贝　鲜莲子

寒水袭肺

夏秋阳气发泄，皮毛疏豁，偶逢暴雨，寒水之气，内袭太阴，咳逆痰稠，迁延日久，邪郁化火酿痰，痰青咽痛，是其候也。脉右郁滑近弦，病本在肺，何瞶瞶乎竟从肝肾主治耶？拟从麻杏甘石汤法加味，度中肯綮。

水煮麻黄　炒兜铃　炙紫菀　白茯苓　白杏仁　清炙草　薄橘红　冬瓜子　冰糖水炒石膏
旋覆花　丝瓜络

燥证

体禀阴虚，水不涵木，肝胆气火偏旺，木火凌金，肺失清肃。时在燥金司气，加以秋燥，风邪乘虚袭入，风燥相搏，金受火刑，咳嗽见红，咯痰色青，胸胁引痛，午寒乍热，内热为甚。今但燥咳，烘热汗嗌，明是阴虚阳浮之征。脉濡小数，右寸关独大于诸部，舌质光红，中后微有黄苔。以脉参证，恐其阳络血溢，现近霜降节候，慎防加剧。谨拟喻氏清燥救肺出入为法，冀其退机，附方请政。

西洋参　杷叶　炙甘草　冰糖水炒石膏　玫瑰花　连心麦冬　真川贝　陈阿胶　鸭血炒丝瓜络　北杏仁　火麻仁　东白芍　经霜桑叶

单腹胀

湿热侵脾，脾虚作胀，土不生金，肺失清肃，咳嗽便溏，单腹膨胀，青筋外露。脉双弦而濡，治之非易耳。

生于术　大腹绒　陈香橼　鸡内金　小温中丸　炒枳实　新会皮　沉香曲　查炭　制香附
法半夏　赤苓　车前子

麻木

血不荣筋，加以风湿阻络，阳明虚不能束筋骨以利机关，手指麻木不仁。《左传》所云"风淫末疾"是也。脉小弦数，治宜和营以祛风湿。

米仁　西秦艽　带皮苓　嫩桂枝　川草薢
全当归　晚蚕沙　片姜黄　宣木瓜　杜红花　鸡血藤　野桑枝

着痹

风寒湿三气杂至合而为痹，风胜为行痹，寒胜为痛痹，湿胜为着痹。足筋痹由血不荣筋，寒湿下注阳明经络而成。脉弦数，苔薄白。治宜疏解。

米仁　西秦艽　带皮苓　怀牛膝　川草薢
全当归　晚蚕沙　虎胫骨　宣木瓜　杜红花　垂下野桑枝

小活络丹

头痛

血虚生风，半爿头痛，痛甚损目，目起翳障，潮热口苦，心悸眩晕，眠食欠安。脉小弦数。治宜育阴潜阳。

西洋参　甘菊蕊　丹皮　玫瑰花　制首乌
归身　石决明　冬桑叶炒　蔓荆　东白芍　朱茯神

癫证

因惊外触，激动肝阳，木火生痰。痰火二者，阻蔽肝胆胞络之间，清阳之气，为邪浊所蒙，心绪纷纭，神识时清时糊，俗为吓痴之候。治宜清心涤痰，安魂益志法。

紫丹参猪心血拌炒　丹皮　苍龙齿　陈胆星
真西琥珀　元参　石决明真川　连拌打　元武板
鲜竹沥鲜菖蒲同捣　川郁金　净枣仁　朱茯神
远志肉　卷心竹叶

陈良夫医案精华

痰湿

经有云："卫气者，所以温分肉、充皮肤、肥腠理者也。"人生脏腑之俞，皆在于背，而肺脉行于肩臂，厥阴之脉，挟胃贯膈，环绕于腹，不耐风寒，大都是阳气之馁弱。上升之气，自肝而出，自觉感冒，肩背先有酸疼，腹痛阵作，气升及脘，此为肝俞受邪，木气被郁可知。或频吐痰沫，纳食不化，其肺脾气弱，湿复生痰，显然也。脉来细而弦，舌苔薄腻，尤属里有湿痰，肺脾气滞之征。考肺喜宣降，脾喜健运，肝喜条达，皆以气用事。外受之邪，先伤气分，是自然之理。素体虽属气阴两亏，而见症皆在气分，且肝病较甚，当宗木郁达之之法，参以理肺运脾，祛除痰湿。先治其标，俟其气机流利，再商治本为是。录候裁正。

藿梗　法夏　橘红　蔻壳　六曲　米仁　砂壳　云苓　佛手　香附　丝瓜络

经有云："营卫皆出于中焦。"营卫不和，斯寒热交作，其得汗而解者，营卫原有通达之机，汗出过多，胃津受损，于是口干喜饮，此固自然之理也。据述形寒身热，有时间断，便下溏薄如痰，自汗溱溱，纳不思而口干燥。脉象濡滑数，舌苔薄腻，此为里有湿痰，中气先滞，致营卫互相乘侮，遂转寒热，久之而气机稍调，自汗便溏，痰与湿亦因之分达。惟疟家之汗，必出于胃，汗多则胃液之伤，不言可喻。脾为积湿之所，湿盛则生痰，便下既有痰沫，而脾运又乖矣。考胃喜润降，脾喜温运，土性既判阴阳，斯治法遂分润燥。今脾运未复，胃阴已损，而营卫未尽和谐。拙拟润养阳明，温运太阴，相辅而治，未识有当否？录请教正。

霍斛　花粉　奎芍　仙夏　橘白　云苓　米仁　川贝　六曲　泽泻　谷芽　车前

喘肿

肺气以下行为顺，经有谓"气从上逆者，谓之喘"。喘证之因，在肺为实，在肾为虚。昔人又谓有肿后喘者，治在脾。据述疮疖之后，遍体浮肿，又复囊大溲涩，原属脾经积湿，下注厥阴，泛溢肌表之候，近日肿势不退，更增喘逆，喉间有声如锯，坐卧均觉不适，小溲不行。按脉沉细滑，苔花腻。拙见是积湿成水，脾气先滞，而肺气又被冲动，失其宣降之常。昔人所谓水气乘肺，即此候也。此为肺喘，而非肾喘，亦属实证，而非虚证。惟喘症虽分虚实，见之均为重候。考下流之水，上出高源，今溲涩不行，则水从何去？而肺气何由而降？目前证象，总期气顺为吉。《内经》本有"急则治标"之旨，爰拟泻肺汤主治，参以通利水道，望其气降溲通，方为佳兆。未识能如愿否？候商。

甜葶苈　川贝　杏仁　腹绒　川藤　青铅　煅礞石　藿梗　赭石　槟榔　赤苓　车前

又：咳不离肺病，肺气以下行为顺，肿喘之后，咳呛不净，气易逆而脉仍滑，疮疖频发，此气分湿痰，肺失顺降，宜理气以化湿痰。

藿梗　赭石　贝母　紫菀　蛤壳　橘红　法夏　云苓　米仁　猪苓　姜茹　冬瓜子

脾泄

脾属土，喜燥而恶湿；肝属木，喜温而恶寒。脾主一身之肌肉，肝主一身之筋络，素患脾泄，昨因食冷，便又溏薄，次数频而少腹隐痛，形瘦神疲肢酸嗳气，泛泛欲呕。诊得脉形濡细，苔腻舌淡。此为暑湿内蕴，又复食冷抑遏其蕴结之邪，遂致脾运又乖，木气侮其所胜。当以运中泄木主治，觇其进止。

冬术　小朴　六曲　滑石　赤苓　佛手　米仁　法夏　陈皮　木香　泽泻　车前

湿温

湿邪化热，证名湿温，其为邪也，轻则传疟，重则传疹。治之之法，叶氏论之最详。一则曰湿温初起，须宜表里三焦；再则曰温邪不从外达，必致里结。吴又可治湿温为邪，专主汗、下、清三法，大旨不外宣通表里，主治三焦，以引邪外出。王氏孟英又有阳明伏邪，须假大肠为去路之说。王清任复有温邪内发，先营后气之论。皆所以发明温证原因，而为后人所取法也。据述初起形寒身热，后遂不寒而热，至七八日，而热势不甚亦不解，汗微苔灰，稀见疹点，又得汗解，咯痰带黏，正属温热伏邪，分从表里，均是佳兆。惟疹不透而身热依然，神倦嗜卧。幸得脉象左滑数，右手弦数，验舌底苔中糙，上腭微灰，胸次仍见斑点。拙见是湿温之邪，尚未透达，郁遏于阳明营分，不得速化，表里之气，未得宣通，三焦仍然阻滞，伏邪虽有外出之象，究未能尽从外出。所幸津液未伤，热邪不致内结，轻清透达，尚易为力，不过湿温传疹，譬如抽丝剥茧，层出不穷。此证邪伏营分，又必假道于气分，而出表更需时日。王氏所谓先营后气者是也。爰宗吴氏汗清二法，投以宣通清泄之品，引邪外出，望其疹透苔薄，庶无迁变。至下法则非所宜矣。未识是否？录方于下，以备采择。

大豆卷　黑山栀　紫草茸　广郁金　滑石　金石斛　连翘　桑叶　枳壳　甘中黄　芦根　竹叶

张聿青医案精华

中风

气虚多湿之体，加以劳顿掣动阳气，致阳气挟痰上升。清旷之区，灵明之府，悉为浊所弥漫，以致神情呆顿，迷沉多睡。右手足运行不利，口眼㖞斜。脉弦而滑，苔白质腻。此由肝风挟痰，阻于心脾之络，为类中之症。刻在鸱张之际，恐阳气复上而不语神昏，痰从内闭。姑先开窍涤痰，以备商进。

制半夏　枳实　广橘红　广郁金　九节菖蒲　赤白苓　炒远志　白僵蚕　白蒺藜　制南星　人参再造丸

又：神情略为灵爽，沉迷多寐之象，亦觉稍退。脉象柔和，未始不为起色。但右手足不能运用自如，口眼㖞斜，舌强言謇，不饥不纳，时见嗳噫，似呃非呃。右关脉沉滑有力，舌苔白腻，中心焦黄。浊痰之弥漫，心窍之闭阻，固得稍开，而火风鼓旋之势，尚在炽盛，总期药能续效，风火庶可救平耳。方请商之。

制半夏　瓜蒌仁　远志肉甘草汤炒　枳实　制南星　甜广皮　风化硝　九节菖蒲　郁金用明矾化水磨冲　人参　再造丸

肝风挟痰，中于府络，骤然手足偏左不遂，口眼歪斜，言謇舌强，若以中络而论，尚无关于大局，但心中烦懊，烙热如燎，时索凉物，有时迷睡，神识时清时昧，呃忒频频。脉弦大而数，舌苔白腻。府络既阻，而痰火风复从内扰，神灵之府，之为摇撼，所以懊恼莫名。痰在胸中，与吸人之气相激，所以频频呃忒，饮食不得下咽。若再复中心络，必至神昏不语，诚极险又极可虑之际也。勉拟清镇护神，以御其痰火之直入，再参降胃化痰熄肝，即请商酌行之。

制半夏　天竺黄　旋覆花　九节菖蒲　陈胆星　代赭石　煨天麻　茯苓神　竹茹　净双钩　濂珠　西黄

平素偶服参苓，辄胃纳加增，神情振卓，其阳明中气之虚，未病先露。此次病发，忽然眩晕，左肢不遂。病发以左，口歪于右，一时神识昏乱，多言妄笑。不时目窜发厥，呃逆频频，显系火风挟痰上旋，乘阳明脉络之虚，抵隙而入。首方言中于府络者，即阳明大府之络也。迭进降火消痰息热，火之内扰者渐平，风之上旋者自息，眩晕由此而定，神情由此而清，发厥亦由此而止。岂知痰热甫平，而虚火复挟湿上腾，壅于胃口，以致通口糜腐，危险之境较前更甚。遂导热下行，兼用外治，糜腐次第而退。脉弦滑得以渐柔，饮食渐次而进。惟左手足不能举动，不知痛痒。吾人左半属血，右半属气，左半之血，还行于右，是为气中之血；右半之气，还行于左，是为血中之气。今火风郁阻络中，左血虽得右行，而右气不能左入，则偏左半身，有血无气，所以望之如常，抚之无异，欲兴而动之，则无气以运也。无气以运，欲动得乎？其祛风舒筋活络之品，似为必用之药，殊不知风不自生，血不行然后生风也。筋络不自病，有所以阻之者，然后筋不舒而络不宣，则是病在经络，而病之本实在阳明络空，火风阻之。经云："治病必求其本。"拟通补阳明，化痰清络。

台参须　制半夏　白茯苓　羚羊片　白僵蚕　生于术　薄橘红　煨天麻　生甘草　竹沥　姜汁

体丰于外，气弱于内，气弱则饮食酿痰，阻于心脾之络，风阳挟痰，乘势内煽，遂致舌强难言，右手足运行不利，神呆悲感，不能自主，喜笑无常，苔胖质腻。脉左弦右滑而不分明，痰得风而愈炽，风挟痰而益旺，类中之渐，势恐覆中，变生不测。姑拟补气之不足，泻痰之有余，佐以息风宣络，冀神清为幸。

台参须　制半夏　远志肉　郁金　九节菖蒲　明天麻　天竺黄　制南星　橘红　白僵蚕　净双钩　苏合香丸

喘咳

肾本空虚，封藏不固，暴凉暴暖，感于肌表，肺辄内应，痰饮因而复发，气喘胸闷，痰不得出，痰从偏左而来，以肝用主左，肝气夹痰上逆，所以其势尤甚。药饵之外。务须怡情以条达肝木,使气不上逆,勿助痰势,其病自然少发也。

代赭石　杜苏子　制半夏　橘红　川桂枝
旋覆花　杏仁泥　煨石膏　枳实　郁金

航海感风而咳剧,虽然养肺而咳止住,然肺络之中,邪未尽泄,所以稍一感触,辄喉痒咳剧,疏其新感,咳即渐减,腠理日疏,邪仍内踞。金病则不能制木,木火自必刑金,然右脉浮滑,病乃在肺。前贤谓邪在肺络,或邪未楚而适投补益,以致邪伏难泄者,三拗汤主之。然苦温疏散,恐伤肺体。兹拟肺露而变其法,作日就月将之计,庶几疏不碍表,补不滞里耳。备请方家正之。

不落水猪肺　不去节麻黄　不去皮尖杏仁
不去节甘草　蒸露温服

肝郁气滞,病从左胁作痛而起,加以火炙络热动血,屡进阴柔之药,阴分固赖以渐复,然湿热由此而生,发为浊症,湿热逗留,风邪外触,遂致咳嗽。先以燥药伤气,致气虚不能鼓舞运旋,饮食悉化为痰。又以柔药滋其阴,酸寒收涩,痰湿之气,尽行郁遏,以致痰带腥秽,色尽黄稠。黄为土色,是湿痰也。今内热咳嗽,痰仍腥秽,脉数濡弦,左部虚弦,舌苔薄白而滑,此气阴两亏,而湿热逗留之象。从实变虚,从假变真,殊难措手。前人谓因虚致病者,补其虚而病自除;因病致虚者,去其病而虚自从。八年之病,虽有成例可遵,恐鞭长之莫及耳。拟导其湿热下行,而不涉戕伐,俾得熏蒸之焰息,即所以保其阴气之消耗也。管窥之见,尚乞正之。

光杏仁　冬瓜子　生苡仁　炙桑皮　枇杷叶
云茯苓　黛蛤散　泽泻　青葱管

肺感风邪,久恋不解。前月中旬作课熬夜,凉气复袭,卫气为邪所阻,以致阳气屈曲不舒,而为身热。热则痰湿尽行蒸动,营卫循环失度,以致寒热纷争,有如疟状。痰既阻遏,则浊气不能下降,清津不能上升,以致津乏来源,舌光口渴,痰湿熏蒸,以致溱溱汗出。胃为十二经之总司,主束筋骨而利机关,所以《内经》治痿,有独取阳明之说。今湿痰蕴遏,阳明不主流利筋骨,所以两足忽然痿弱,此皆未发气喘时之情形也。今咳嗽反止,而气喘难卧,冷汗直出,四厥肢冷,是肺气但主于出,而不能下纳,自然有此等一虚难挽之象。然所以致虚者喘也,其所以致喘者何哉?盖肺主右降,胃府

居于肺下,肺胃之分,久为痰湿占踞之区,一朝而塞其右降之路,所以暴喘不止,而所吐之痰,反不若平日之多矣。一暖则喘咯松,即是胃实。丹溪云:“气有余,便是火。”气火上逆,浊邪化燥,口起白腐矣。脉象无神,脱兆已著。至于治法,则李士材云“因虚致病者,当治虚,其病可退;因病致虚者,当治症,其虚可保。”挥蚊掠汗,作此梦语,以备商榷。

川桂枝　淡干姜　煨石膏　光杏仁　生薏仁
冬瓜子　枳壳　青葱管

肾气不克收藏,每至冬藏之令,辄发痰喘。去冬天暖之极,收藏不固,再以春令地气发泄,根气失于摄纳,喘呼不能坐卧,黑锡丹招纳肾阳,虽属中病,而肾阴久亏,不能胜任温纳,致虚阳上浮,脱帽露顶,唇焦颧红,六脉细涩,苔淡黄,心毛而糙,气不摄纳,有汗脱之虞。拟补肾阴以摄肾气,能否应手,恐难必也。

生熟地炭　牛膝　云茯苓　丹皮　煅磁石
紫口蛤壳　大麦冬　淮山药　坎炁　秋石　五味子

肾本空虚,闭藏不固,冬令气不收摄,燥气外袭,干咳无痰。去冬阳气升动,由咳而喘,不过行运气逆,片时即定,初未尝太甚也。乃春分节令,阳气发泄已甚,肾气不能藏纳,气喘大剧,耳聋作胀,咽中如阻,二便不利,口渴咽干,形神消夺,偶有微痰咯吐,色带灰黑,脉细少情,舌红苔白干毛,冲阳挟龙相上逆,遂令肺气不能下通于肾,肾气不能仰吸肺气不行,所谓“在肾为虚”也。恐阳气泄越,再加汗出,勉拟交通肺肾,参以丸药入下,以免腻药壅滞胃口,即请商裁。

磁石　淡秋石　天麦冬　紫蛤壳　茯苓　怀牛膝　车前子　粉丹皮　都气丸　肥知母

肺合皮毛,毫有空窍,风邪每易乘入,必得封固闭密,风邪不听侵犯。谁为之封,谁为之固哉,肾是也。经云:“肾者主蛰封藏之本,精之处也。”则知精气闭蛰于内,表气封固于外,所以肾本空虚,往往一至秋冬,气不收藏,为咳为喘者多矣,今稍一感触,即觉伤风,表气不固已甚。肺在上主气之出,肾在下主气之纳,肾虚封藏不固,则肾气不能仰吸肺气下行,气少归纳,所以体稍运动,即觉气急。素有之痰饮,为冲阳挟之而上,咽痒咳嗽,甚至见红。特是肾之阴虚,与肾之阳虚,皆令气不

收藏。左脉弦大，且有数意，断无命阳不振，寒饮上泛而脉不沉郁，转见弦大之理。所以脉大而左部为甚，以肝肾之脉，皆居于左，其为肾阴虚不能收摄无疑。况所吐之痰，牵丝不断，并非水饮。饮之所以为痰者，热炼之也。仲景小青龙汤真武汤为痰饮之要方。汤曰"青龙"，为其行水也。"真武"，水神名，为其治水也。足见饮即水类，与痰浊绝不相同。下虚如此，断勿存观望之心，而使根蒂日近空乏，用介宾先生左归饮法。

紫口蛤壳　生地炭　淮山药　长牛膝　茋肉　白茯苓　车前子

阴虚木郁，冲气挟痰水上升，左少腹烙热，则其气从下直上，头痛面红，咽中如阻，以少阳之脉循喉咙，而胆为肝之外府也。阳气逆上，阳络被损，渐至吐血频来，肢困力乏，然吐血屡发，则喘发转疏，以郁阳从血发泄，则冲逆之威稍平，亦属定理。脉濡弦，苔白质红。肝肾阴虚，为致病之源，冲阳逆上，为传病之地。若作痰饮主治，则再用苓桂真武等方，无一与症情恰合。惟有滋水养肝，摄纳肾阴，水不上泛，则痰即为津为液，不可不知。拟介宾左归饮加味。

大生地　山茋肉　怀牛膝　白茯苓　黛蛤散　麦冬　炒黑当归　车前子　成秋石　生白芍　女贞子　丹皮炭

喘之一证，在肺为实，在肾为虚，此指气而言，非仅关于痰也。今痰多盈碗，咳喘声嘶，背脊恶寒，口腻不渴，脉象右部细弱而滞，左部弦大，良由气弱生痰。肝肾素亏之人，木失涵养，因于启蛰之时，气上升发，宿饮停痰，尽从上逆，肺降之道路蔽阻，出纳皆失其常。深恐其上愈实，其下愈虚，阴阳有离决之虞。夫痰浊水沫，皆属阴类。所以饮家有当以湿药和之之例，然浊阴弥漫，断无颧红能食之理，则是肺欲其温，而肾欲其清也。拟辛温寒合方。

川桂枝　白茯苓　淡干姜　海蛤粉　煨石膏　炒麦冬　北沙参　杏仁泥　五味子　二仙胶　干姜

痰酒素盛，而年过花甲，肝肾日亏。木少滋涵，于一阳来复之后，骤然气喘，痰随气上，漉漉有声。其病在上，而其根在下。所以喘定之后，依然眩晕心悸，肢体倦乏，肝木之余威若此。下焦空乏，不足以涵养肝木，略见一斑。脉象左大少情，

右濡细软。诚恐摄纳失职，复至暴厥。

炙熟地　海蛤粉　朱茯神　煅龙骨　炒杞子　牛膝炭　煅磁石　白归身　炒白芍　沙苑子

向有痰饮，咳嗽痰多，习为常事。兹以感冒新风，肺气失肃，发热咳甚，兼以肝木郁结，风气通肝，肝木从而勃动，腹痛泄泻，此初起之情形也。乃热减痛止泻定，转见神志模糊，喉有痰声，而不得吐，气喘不能着枕，四肢搐动，面色红亮，汗出津津，舌苔灰滞，而脉象濡滑，良由痰饮之邪，随外感所余之热，肝经郁勃之气，煎腾而上，迷蒙清窍，阻塞肺气。清窍被蒙，则神机不运，而神识模糊。肺气阻塞，则出纳失常，而气喘不能着枕。肺气不能下通于肾，则肾气立见空虚。肾为封藏之本，肾虚则封固不密，而为汗出。本虚标实，恐成必败之局。勉拟扶正化痰，降肺纳肾，即请商裁。

吉林参　旋覆花　怀牛膝　陈胆星　焦远志肉　炒苏子　车前子　天竺黄　煅磁石　广蛤蚧尾　竹沥　白金丸

又：补泻兼施，上下兼顾，如油如珠之汗已止，神志稍清，痰出较多，而稠腻如胶，牵丝不断。汗虽止而不时懊烦，脉见歇止，舌苔浊腻灰滞。无形之气火，有形之浊痰，蕴聚胸中，肺出肾纳之道路，为之阻塞。肾气虽欲仰吸肺气下行，而无路可通，此时欲降肺气，莫如治痰。标实本虚，元气能否胜任，实非人事所能为也。勉再议方。

白前　白茯苓　炒苏子　旋覆花　蜜炙橘红　陈胆星　炒蒌皮　竹沥半夏　紫口蛤壳　白果肉　礞石滚痰丸　雪羹汤

痰饮

水饮停留，控之不出，攻之不行。刻下食入作饱，中脘痞胀，汨汨作酸，欲吐不吐，小溲短少，便不畅行，脉象濡软，良由久病脾胃气虚，不能运旋，水谷之气，不能变化，清浊不克分渗，用介宾先生五君子煎，以补脾胃而振中阳，参分化清浊，以观动静。

吉林参　云茯苓　炙甘草　炒于术　淡干姜　来复丹

又：温运脾胃而分清浊，痛胀不退，欲吐不吐，胸中有窒闷莫名之状，大便不行，小溲涩少。脉沉细微数，舌红前半少苔。停饮日聚于上，胃液日耗于下，攻之不行。执是之故，木为水子，用刚体柔，营液既虚，则木失涵养，横暴之气，挟痰攻冲，脾胃

皆受其困,再养营液,参苦辛酸以制强肝,冀其气平而痰饮默化。

　　干苁蓉　炒萸肉　制半夏　甘杞子　茯苓　白芍　乌梅安胃丸

　　向有肝气旧恙,秋季肢厥,胸闷头晕,有似发痧。盖气道闭塞,阳气上升,即肝木勃动之先声也。平复未久,忽复身热腹痛,右半胸腹尤甚,当脐坚硬跳动,缠绵已久。咳嗽痰多,经日盈碗。今痛势虽定,而偏右尚觉不舒。所最甚者,中宫窒塞,谷食难容,大便不解。六脉濡软,沉候俱弦,右关尤甚,寸细尺沉,左尺小涩。此肝木纵横,挟内伏之痰饮,乘于土位,肝藏居左,而土位居右,木既乘土,所以痛甚于右也。中脘属胃,胃为戊土,脐居一身之中,亦土位也。《金匮》"当脐动气,有水邪干土"之例,正与痰饮一层吻合。夫土中之木,木即气也。气乃无形之物,饮为有质之邪,事楚事齐,则是有形者急,无形者缓。欲治有形,可攻可下,可燥可劫。但可施之于壮实之躯,断难施之于尺脉小涩之体。今食喜暖热,舌苔薄白,而色淡质腻。长沙云"饮家当以温药和之瘥",饮为阴邪,阴霾闭塞,非阳光煦照,安能雾散云收?况胃为阳土,水谷至此,顷刻即消。吾身之一丹灶也,今气停于是,湿停于是,痰停于是,饮停于是。然则水谷之海,岂是停气、停湿、停痰、停饮之所?特温以煦之,其气既虚,血亦不足。刚燥之品,未免伤阴。拟用长沙瓜蒌薤白汤出入,取辛润滑利,以开胃阳,而辛温大热之品,另制为丸,飞渡上焦,免致伤液。药能应手,尚有可为。特气弱年高,胜负之数,不能预决耳。尚乞高正。

　　薤白头　制半夏　霞天曲　瓜蒌仁　广皮　云茯苓　煅白螺蛳壳　生姜汁　上猺桂研末　饭包丸,姜汤下,服药前先服白酒一杯,药后再服一杯

　　又:伐肝通阳,脐腹之痛大减,中脘痞胀略松,稍思纳谷,大便畅行。然每至食后,中州仍觉不舒,数日之间,先寒后热者。以胆主开合,为肝之外府,藏病于内,府应于外,则开合为之失度,胆病实肝病也。高年久病,断无破泄之理。然食能知味,非无胃也;食入必胀,土中有木也。木在土中,则有胃若无胃矣。胃府以通为用。又肝无补法,前人谓泻肝即所以补肝,则是破泄一层,未便过饫。今右关弦滑,尺脉较前稍起,左关仍弦,沉候

尚觉有力。伐肝泻木,虽经病久,尚在急需。拟从辛通之中,参以化痰调气。

　　半夏曲　炒枳壳　广皮　茯苓　白蒺藜　白芍　圆圆砂仁　野蔷薇花　哚啰子　薤白头　上猺桂

　　素体湿盛,日前感受风寒,致风在于上,湿袭于下,上为咳嗽,下为足肿。兹则寒湿之邪,蔓延及上,遂令中脘痞满,胸中作痛,中州格截,上焦之气,尽壅于上,不能下降。日来咳甚气升,不能着卧,痰多成块,肌肤带肿,面色黄浮。脉细沉弦,舌苔薄白。三焦升降之机,悉为寒痰所阻,深恐升降不通,而喘甚致脱,不得不为预告也。勉拟开降上中,作背城之一战。

　　甜葶苈　橘红　苏子　连皮苓　枳实　川朴　制半夏　连皮槟　砂仁　沉香　黑丑　皂荚子

　　停饮凝痰,聚于胃中,胃府之气,升多降少,五七日辄呕黏痰涎水,二便不利,脉象沉弦。夫痰之与津,本属同类,清气化,则随气布而上供,清气不化,则液滞为痰而中阻,气之化与不化,悉视脾阳之转运何如。所以《金匮》有"饮家当以温药和之"之例也。然刚燥之药,多服劫阴,攻逐之剂,正虚难任。惟有分其清浊,使清津上升,浊液下降,虽难霍愈,或可减轻耳。

　　制半夏　云茯苓　老生姜　来复丹

　　昔肥今瘦,病发则吐呕痰水,倾盆而出,呕至竭尽,往往微喘而带出紫血。夫饮食不为肌肤,而凝聚痰水,及时而发,其为蓄饮,略见一斑。惟是痰饮之证,都成于中气虚微,脾阳不运。夫既阳虚气弱,何至呕辄见红?若谓阳明为之气多血之乡,呕动胃络,而血从络溢,亦顷刻间耳。何至随动随出之血,而辄变紫瘀哉?先哲有言:人受气于水谷。水谷之气,流则为津为液,滞则为饮为痰。盖流者气化之流,滞者气化之滞也。尊体丰伟,断非阳虚之比。参诸脉象,左部柔和,右部沉弦而滑。此由肝木之气,失于条达,木郁则土滞,土滞而水湿不行,渐成蓄饮。呕则胃逆,胃逆则肝藏郁勃之气,挟火冲胃,胃络之血溢出,以经火烁,色即变瘀,此实饮病而兼木郁者也。主治之法,《金匮》云:"心下有支饮,小半夏汤主之。"又云:"呕吐心下痞,膈间有水,悸眩者,小半夏加茯苓汤主之。"盖取半夏散结除湿,茯苓益脾消水,生姜利气止呕。今以此方为君,以半夏厚朴汤,分其浊气下出

而为之臣，参入橘皮疏胃，合以上诸药，即寓二陈之意，而为之佐；气降即火降，参入沉香调和中气，降气平肝，而为之使。二十剂后，则于晚间服本方，清晨服香砂六君子丸三钱，以微顾其本。当否正之。

制半夏　上川朴　橘皮　云茯苓　苏梗　磨沉香　生姜汁

心下虚悸，脉细濡而右关滑，此由痰水聚于胸中，阴湿弥漫于下，则心阳浮越于上，长沙独得其旨，故《玉函经》中，一则曰"心下悸者为有水气"，再则曰"水停心下则心下悸"。近医每以心营不足目之，未知圣训耳。

制半夏　炒杏仁　云茯苓　橘皮　薤白头瓜蒌仁　生姜汁

脉缓有力，颇得充和。惟右关部稍见滑象，是得天独厚，痰湿亦属有余，大便常带溏行，是中气足以鼓舞，不能僭踞，与火衰脾泄迥殊。至于阳道不兴，花甲之年，已不为病，而况古稀者乎？"津液"二字，俗每并称。殊不知浊中之清者，上升而为津；清中之浊者，下行而为液。寐醒辄觉口渴，然并不引饮，片刻即回。若以清津有亏，何以不饮而渴自解？亦何以除寐醒之余，并无燥渴见象？盖湿随气化，卧则气闭而湿聚，阻遏清气，不能上升，虽有清津，无从供给。醒则气行湿散，浊者不阻，清者自得上行矣。宜补气运湿，以杜其湿盛生痰，痰热生风之渐。然古稀之年，阴分亦不能不预为之地，仿《金匮》药法上下分治，即请指正。

龟板胶蛤粉拌炒鬆　大生地果汁拌炒　鬆鹿角胶牡蛎粉炒　炒杞子　炒白芍　真阿胶蛤粉炒鬆　上药极研细蜜水泛作小丸如粟药大候干用
制半夏　野山高丽参　枳实　炒于术　云茯苓广皮　泽泻　猪苓　共研为细末，蜜水将小丸洒湿，照泛丸法，以后项药渐渐包上，如桐子大为度，每晨开水下

经云："饮入于胃，游溢精气，上输于脾，脾气散津，上归于肺，通调水道，下输膀胱，水精四布，五经并行。"此于后天生化之机，宛然如绘者也。脉象濡细，而右部软滑。其平时伏有痰饮，发必致喘。投《金匮》苓桂术甘汤，屡如鼓桴，是内饮治脾之主方，自必投之辄效。特辛温之品，久恐伤阴，则必有和平中正之方，为先事预防之计。窃维精神气血，所以奉生，其次则津与液焉。何为津？浊

中之清而上升者也。何为液？清中之浊而下降者也。然津不自生，得气化而口鼻濡润；液不自降，得气化而水道宣通。气化者，足太阴脾气，手太阴肺气也。体丰则中虚，中虚则气弱，气弱则脾土少鼓旋之力，肺金乏清虚之权。于是而向之流布为津为液者，遂凝滞而酿湿为痰，隐匿于中，乘机而发。虽喘咳不过偶作，未必为目前之累，实足为后日之忧也。调理之策，惟有补脾降胃，鼓动气机，使气得流化，则不治痰而痰默消，不理湿而湿胥化。经旨之"上输于脾而归于肺"者，即此意也。兹从《外台》茯苓汤、六君、资生等，参合丸剂，当否政之。

野山高丽参　白蔻仁　盐水炒枣仁　盐水炙黄芪　制半夏　盐水炒菟丝子　远志肉生甘草煎汁收入　木猪苓　炒范志曲　枳实　广藿香　甜杏仁霜　杜仲　泽泻　广皮　广木香　浙茯苓土炒野于术　上药为末，用生姜、焦谷芽，煎浓汤，泛丸如小桐子大，上午半饥时用橘红汤过下

痹病

痰湿有余于上，肾水空虚于下，木失水涵，横暴之气，克脾则胀，营卫不克宣通，四肢脉络不和，阳气上升，神不归舍，将寐之际，心中难过，胸膺甚觉不舒，亦由冲气上逆，清肃之令不行。先降胆胃，使神能归舍再议。

制半夏　广皮　川楝子　海哈粉　炒枳实陈胆星　茯苓　白蒺藜　水炒竹茹　川连、瑶桂二味研细末，饭丸，先服

始则湿毒流入筋骨，继则邪去络空。叠投肝肾并调，通补脉络，渐次而愈。惟每至卧着，则肢节作痛。人身气血周流贯通，本无一息之停，气中有血，血所以丽气也；血中有气，气所以统血也。卧着肢节作痛，是血中之气不行。宜养血和络，仍参宣通祛风之品。

砂仁炙大熟地　酒炒桑寄生　肥玉竹　制半夏　盐水炒菟丝子　酥炙虎胫骨　川断肉　厚杜仲　酒炒片姜黄　干苁蓉　甘杞子　独活　海枫藤　酒炒牛膝　海蛤粉　煨天麻　橘红　奎党参酒炒汉防己　炙绵芪　炒于术　泽泻　左秦艽酒炒当归尾　白茯苓　生蒺藜　炙黑甘草　酒炒杭白芍　清阿胶　桑枝膏　冰糖　收膏

节骱作痛，两膝尤甚，背俞板胀，必得捶久方舒。人之一身，必赖气血营养。惟营血不足，斯络

隧空虚，而诸痛俱作。背俞为诸脉所辖，皆由木旺水亏，少阴之真阴愈少，则少阳之木火愈盛，逼液为涕，铄金则暗，其病虽殊，其源则一。

酒蒸女贞子　生甘草　大麦冬　生白芍　酥炙虎胫骨　甘杞子　大生地　白归身　酒炒怀牛膝　大天冬　大熟地　干苁蓉　盐水炒菟丝子　白茯苓　炒萸肉　泽泻　盐水炒潼沙苑　粉丹皮　川石斛　厚杜仲　西洋参　黑豆衣　奎党参　黑玄参肉　肥知母　玉竹　炒木瓜　清阿胶、龟板胶、鹿角　胶溶化收膏

高年营血既亏，中气复弱，血虚则木失涵养，而惊虚内动，气弱则阳明络空，风阳遂得袭入经络。筋络既阻，则营卫之气，滞而不行，四肢麻木不遂，腹中板滞不和。盖脾主运旋，木旺则脾土不能旋转，所以气机从而滞凝也。脉象濡而带弦，舌胖心剥。湿痰素盛，宜通补阳明，舒筋养血，而不涉呆滞。古稀之年，聊冀得尺得寸而已。

白归身　奎党参　甘杞子　桑寄生　大麦冬　桑椹子　阿胶珠　粉丹皮　杭白芍　女贞子　制半夏

人之一身，营卫气血而已。血所以丽气，气所以统血，非血之足以丽气也，营血所到之处，则气不丽焉；非气之足以统血也，卫气所到之处，则血无不统焉，气为血帅故也。经云："卫气昼日行于阳，夜行于阴，行于阳二十五度，行于阴亦二十五度。"其所以能二十五度者，为其营能行，卫亦能行也。今年逾大衍，气血暗衰，风寒湿久伏，乘瑕蹈隙，袭入经络，遂令营卫之气滞而不行，四肢酸麻，厥逆恶寒。营不行则营不足用，有营若无营矣。卫不行则卫不足用，有卫若无卫矣。譬之久坐倚着，则麻木不得动行，此理甚明。脉细沉濡，舌胖质腻，尤为风寒湿之明证。为今之计，欲治酸麻，必先行其营卫之滞而后可。欲行营卫之滞，必先祛其所以阻我营卫者而后可。谁阻之？风寒与湿是也。拟理湿祛风法。风湿既去，营卫自行，则厥热恶寒，不治自愈。但邪湿既久，其来也渐，其退也必迟。知者以为然否？

制半夏　左秦艽　炒于术　川羌活　甜广皮　川桂枝　焦苍术　酒炒桑枝

起居如常，惟手小指常觉麻木，右膝腘微痛，素体丰盛，湿痰有余。考小指之端，为手太阳之脉起处，而足太阳之脉，从外廉下合腘中，循京骨至小指外侧，则是所病之地，皆太阳部位。良以太阳为寒水之藏，痰湿有余，则太阳之经气不宣。东垣有丸药养之之法，即宗其意，而参太阳引经之药。

奎党参　制半夏　白蒺藜　土炒于潜术　白茯苓　青防风　白僵蚕　酒炒怀牛膝　川桂枝　煨天麻　甘杞子　酒炒杭白芍　上广皮　川羌活　炙绵芪　酒炒桑寄生　制首乌　炙黑甘草　炒当归　别直参　生山药　厚杜仲　各研末，桑枝膏糊丸

调经

经事一月再期，肝阴愈虚，肝气愈旺，肝阳愈盛，头昏作胀，寐则头汗溱溱，心中震荡，胸膺作胀，咽中如阻，肩臂作酸。宜滋肾养肝，参以凉营。

大生地　粉丹皮　生牡蛎　大天冬　黑豆衣　朱茯神　奎党参　白归身　旱莲草　炙鳖甲　炒枣仁　肥玉竹　炒木瓜　制首乌　炒萸肉　火麻仁　柏子霜　甘杞子　干橘叶　香附　杭白芍　生熟草　淡黄芩　女贞子　陈阿胶、龟板胶、鹿角胶溶化收膏

木旺脾虚，肝木克土，土不运旋，以致腹笥板硬，时为痛泄，月事不来，胸次痞闷，脉象弦硬，气血郁滞，拟宣畅气血，必有月事通行，方为稳妥也。用严氏抑气散合逍遥法。

制香附　花槟榔　广皮　川断　砂仁　卷柏　生牛膝　炒枳壳　紫丹参　逍遥散

脾虚则不运，肾虚则不藏，脾不运则大便时溏，肾不藏则封固不密。每至冬令，易召外感，而为喘咳，经事遂不应期，带脉从而不固。宜从脾肾并调。

炙生芪　炒萸肉　炒山药　奎党参　远志肉　炒扁豆　川断肉　炒于术　白茯苓　炙黑草　制首乌　菟丝子　破故纸　巴戟肉　甘杞子　制香附　潼沙苑　广皮　大熟地　制半夏　粉归身　杜仲　杭白芍　紫丹参　泽泻　大生地　炒枣仁　清阿胶　鹿角胶　龟板胶，以上三胶溶化收膏，晨服

十二经之血，注于冲脉，从冲脉而下者，谓之月经，冲为肝之隶脉，情怀抑郁，木土失和，中脘作痛，冲脉之气，因而阻滞，经事数月方行，面色浮黄，唇白舌淡无华，脉象细涩。气血皆滞，当为宣通。

桂枝　制香附　炒枳壳　紫丹参　单桃仁

白芍　全当归　砂仁末　茺蔚子　香橼皮

肝肾素亏，风阳上升，时为头痛，经事迟行。将至之前，足酸腹胀，既至之后，淋沥不止。此皆营气不主宣畅，所谓气滞则血亦滞也。故调血以理气为先。

粉全归　砂仁　制香附　川断肉　老苏梗　降香　丹参　川芎　广皮

经来甚畅，瘀露得以通化，少腹痛坠已止。然积瘀虽通，而新血与之并下，自不免玉石俱焚。所以风阳上升，耳鸣头晕，莨莠既去，当植嘉禾。

白归身　乌贼骨　川断肉　女贞子　旱莲草　黑豆衣　阿胶珠　潼沙苑　苏梗　蒲黄炭　生于术

经事愆期，虚寒为多，然虚则肢体必形软弱，或微微身热，寒则腹中痛，脉必沉细。今经来日迟，诸如平人，惟四肢作酸，脉象濡滑，此痰湿占于血海，营卫之气不得宣通，宜理气化痰驱湿，不治血而治其所以病血者。

粉全归　秦艽　制半夏　独活　川断肉　白蒺藜　泽泻　制香附　茯苓　川芎

经积九月而崩，崩后又停年余，腹满不和，脐下气坠，胸脘灼热，脉形沉涩。此血因气滞，冲脉阻闭，若壅极而决，必至复崩，不可不慎。

延胡索　粉全归　茺蔚子　炒赤芍　粉丹皮

制香附　降香片　丹参　川芎　郁金

崩漏数日不止，始则少腹作痛，今则痛止而觉作酸，间数日辄成块作片而下。头晕耳鸣，面色浮黄，饮食少思，中脘不舒，脉数濡软，舌苔浮白无华。此久崩之下，肝脾并亏，统藏失职。恐血复下而致晕厥。

台参鬚　远志肉　朱茯神　炮姜　炒山药　血余炭　熟附片　野于术　木香　潼沙苑　川断肉　震灵丹

漏经不止，成块作片而下，迩则胸脘不舒，涎涌作恶，气撑腹满，脉细关部弦劲。此由阴血失营，致厥气冲侮胃土。恐虚中生变，不可不慎。

广皮　制半夏　茯苓　旋覆花　煅赭石　金铃子　金石斛　砂仁　盐水炒竹茹　佐金丸

又：调气镇逆，而和肝胃之阴，作恶较定，复下血块，气撑腹满，由此而松。良以冲为血海，其脉从气街夹脐上行，而散于胸中，冲瘀既行，则胸中之气自展。特口中黏腻，津液悉成涎沫，不能下咽。频吐之余，喉舌转燥，舌边白糜星布。脉虚左大，右关无情，胃阴耗残之甚。恐虚火挟浊上蒸，而糜腐大布，所谓虚中生变者，即此而是。

西洋参　麦冬　赤苓神　制半夏　橘皮　乌贼骨　茜草炭　赭石　竹茹　枇杷叶

巢崇山医案精华

胎漏

素体血亏肝旺，肝木横扰阳明，络脉失和。怀麟五月，太阴阳明司胎，火盛则脾胃不调，胎气不安。今晨骤然见红，少腹滞胀酸痛，脉弦滑，慎防半产，急宜安养。调脾胃以柔肝木。

焦白术　茯神　新会皮络　白蒺藜　煨木香　丝瓜络　稽豆衣　荷蒂　北沙参　苎麻根　白芍　淡黄芩　扁豆衣　石斛　麸炒枳壳

燥证

前进清金养胃，和肝保肺，自春而夏，颇见奇功，胃口且起。入秋以来，燥气用事，再受时邪，致发红痧。讵自此而后，潮热日来，胃口日减，气急转甚。是因长夏发泄之余，肺气既伤，而又加之

燥。燥则伤肺而肝愈横，以向不胜而乘我之素胜，是为逆矣。逆即肺愈伤而气愈急，音愈低而汗愈多。而汗为心液，液耗则阴伤，阴愈伤而火愈炽。下午即热，舌白似糜，实为可征。脉小弦而数，左腿酸痛，液耗气伤，一惟燥火用事，霜降大节在迩，出入攸关，深以不效为虑耳。

霍石斛　北沙参　肥玉竹　嫩白薇　苋麦冬　川贝母　竹二青　叭哒杏　嫩钩钩　桑叶

又：求援于肺，乞济于胃，胃阴一复，即饷糈可继，肺气一清，则功能制木，如是则心火肝风，想亦不难平复矣。前则呓语减，神韵渐清矣。二腑脏，饮食渐进矣。瘛疭定，神气亦敛矣。况乎舌上津回，亦脉与症符之象，则挽回之机，不尽在求援乞

济之间乎？然创痛巨深，残破未修，余波未定，稍有不慎，犹恐为山九仞，功亏一篑耳。

洋参　麦冬　半夏　金斛　川贝　丹参　蛤壳　钩钩　杏仁　竹茹　甘草　橘络　生地　朱黄　枇杷叶

风痰

平日操劳，心气暗耗，肝阳素盛，适值房事，肾元更虚，外风乘袭，湿痰内引，遽至头眩呕吐，额汗肢冷，此乃风阳挟痰，扰胃入络也。且左肢不仁，已有风痹之意，风木克土，虽大便连解，而烦躁之势，仍然不静。脉右弦滑而右虚散，舌苔黄腻，自觉内热，欲食生冷。浮阳在上，湿痰在内，风湿在络，体虚夹邪，近乎类中。拟和阳息风，化痰通络，未可再予汗下也。

桑叶　橘络　胡麻　石斛　钩钩　郁金　象贝　牡蛎　菊花　半夏　云苓　蒺藜　石决　姜竹茹

调经

经乃水谷之精气，调和于五藏，洒陈于六府，源源而来，生化于心，统摄于脾，藏受于肝，宣布于肺，施泄于肾，上为乳汁，下为月水。素体血亏，肝脾不调，脾不能为胃运行津液，胃不能容纳水谷而化精微。以致经来色黑而少，纳减形瘦，心中空洞，时有不能自主之状。究其原委，皆由平昔肝阳灼炽，暗耗营血。血亏于下，莫能制火，火性上炎，与诸阳相率僭越，君主虽欲自振其权，焉可得乎？姑拟养肝和胃，益气生津，镇心主以资生化，培脾土以统摄诸经。以膏代煎，缓缓图治。

西洋参米炒　野于术盐水炒　柏子仁炒去油　中生地蛤粉炒　炒白芍　蜜远志　苋麦冬去心　鲜石斛　左牡蛎　紫丹参　猪心血拌炒　紫石英　炒枣仁　抱茯神　入乳蒸　野穭豆盐水炒　淮山药　新会皮盐水炒　南杜仲咸水炒　龟腹甲炙　白归身　酒炒　川贝母去心　佛手花　冬青子制　旱莲草蒸过　月季花　血燕根开水泡　鳖甲胶　陈阿胶　白冰糖

金子久医案精华

中风

左部脉滑而弦大，痰中必兼风，右部脉滑而濡细，痰多必阻气。气化属肺，风从于肝，肝肺两经，风痰互阻。先神倦欲寐，继神烦少寐，咳呛痰出不少，脘满食入不多，舌质白而黄，黄而黑，口中干而燥，燥而渴。大便不通而不畅，小溲滞而不禁。往年跌仆，伤及环跳，旧年风痰，中入经络，枝叶未凋，根本先拨。已见上实下虚，虑其阳动阴耗。中焦湿痰占据，碍难滋填下焦。当先疏化湿痰，务使廓清中焦，参入宣肺以利气化，复入泄肝以舒经络。

竹沥入姜汁　丝瓜络白芥子拌　瓦楞子　生苡　芦根　知母　蒌皮风化硝捣　白杏仁　枇杷叶　梨皮　桑枝叶　茯苓神

肝肾内亏，风湿外淫，肌肉自觉绌脱，肛门又觉下坠。平日身躯，自觉酸楚，现在小溲，又见红赤。左脉细弦，右脉细数，风主乎肝，湿主乎脾，治法两去风湿，借以两和肝脾。

黄芪　冬术　当归　白芍　川草薢　广皮　防风　苓皮　丝瓜络　忍冬　豨莶草　桑枝

八十大年，精神矍铄，踝阴麻木，起来多年。踝骨酸楚，现于今春，痛伤于形，髋有浮肿。照此形状，定是湿阻。伤于湿者，下先受之。由经络而伤肌肉，由肌肉而伤筋骨，观于步履维艰，可证。肌肉经络，有附营卫，营卫流行，为之乖和。形体寒热，为之往来，脉偏洪大，舌见薄黄，风痹宜防，湿肿尤虞。益气血以和营卫，通经络以搜风湿。

吉林须　桂枝　当归　丝瓜络　忍冬　炙草　炒木瓜　苓皮　橘红　木防己　牛膝　白芍

血分多热，为汛早汛紫，气分有滞，为腹胀腹痛。瘕聚攻触，或左或右，此无形之气阻，非有形之积滞。血不养经，气入于络，络脉抽掣，屈伸不利，先偏于右手，继及于左手。面滞舌黄，湿胜无疑，食少便溏，脾虚可知，头晕脉弦，风胜使然，形瘦性躁，肝旺彰著。益气补血，借资灌溉，通经活络，以利机关。

炒当归　丝瓜络　于术　白芍　钩藤　桑枝
叶　丹参　丝吐头　木瓜　橘红　忍冬　吉林须

风为阳邪,善行数变,风有内外之别,中有经络之分。风为百病之长,兼全五气,或兼寒湿,或兼痰火。左手肿大,右足痿软,手指伸屈作痛,腰脊久坐酸楚。舌音多言,似有謇涩,胁腹之气,有时攻动。左脉虚束无力,右脉濡软带滑,舌质薄黄,口不渴饮,系内风,非外风。中在经络,未入脏腑,内风从身中阳气之变动,湿痰乃胃中精微之蒸化。泄内风务在潜阳,化湿痰端在益胃。通血脉尤为至要,宣气络又不可废。

桂芍　木瓜　丝瓜络　桑枝叶　法夏　谷芽
芪皮　苓皮　麦冬　当归须　梧桐花　忍冬

脊高渐及于背,环跳痛及于膝,病在于骨,骨主乎肾。经络酸楚,筋骨痛掣。大便乍溏乍结,身体时凉时热,六脉沉大。两补肝肾。

熟地　丹皮　泽泻　茰肉　茯苓　首乌　当
归　于术　党参　龟甲　杞子　鹿角霜

口角歪斜,偏在于左,手肢拘挛,亦偏于左。八月又见气升作厥,隔昨又见故态复作。两旬来不食不便,半月间不寐不宁,真气不纳于下,痰火留滞其中,升降逆乱,呃忒连声,舌光少苔,脉滑少力。治法从痿痹门着想,俾得效力,庶可苟延。

熟地　苁蓉　法夏　磁石　茯神　麻仁　秋
石　牛膝　川贝　刀豆　橘红　柿箬蒂

又:内夺而厥,则为痿痹。内夺者谓精血之枯槁,痿痹者为中风之形状。况两旬余勺谷不下,且半月来昏睡如寐,宗气愈伤,下元愈竭,时有气逆,时有呃忒,舌少苔,脉少力。仿风痱门地黄饮法。

熟地　橘红　苁蓉　法夏　茯神　牛膝　枸
杞　秋石　麻仁　川贝　麦冬　稻头

挟感引动伏湿,积食扰动肝气,湿郁化热,气郁化火,益以中焦陈腐,逐渐变为痰浊。半月来正不敌邪,三日间寒热如疟。脘有痞气,便有流通。昨夜寒热战后,旋即神识昏愦,左脉细弦而动,右脉沉弦而滑,舌根薄腻,舌中燥白,里闭痉阙,形势已见,外脱喘急,危险宜防,调治法程,殊为棘手。补正则邪愈滞而闭难开,攻邪则正愈虚而脱益速。潜肝之阳以泄风,镇肝之气以降逆,参桂枝汤以和营卫,加苏合丸以开蒙蔽。

旋覆　代赭　石决明　茯神　橘红　法夏
桂枝炒白芍　川连　玉蝶　川郁金　桑叶　苏合

九　菖蒲汤煎

左脉乍弦乍动,右脉忽散忽聚,目视直,鼻煽动,危险之形已见,脱绝之势在即。无限之假邪,蔓延不已;有限之真气,持守无多。入于阴则形寒,出于阳则形热,阴阳即是营卫,营卫附于经络,营卫既不循序,经络势必窒碍。身为之痛,骨为之楚。素有之痞攻于中,新积之滞夺于下。腑气益通,脏气益虚,升降更为窒碍,阴阳更难继续。设或寒热继续,便有呼吸垂危。法用龙牡救逆,借以两固营卫,而胃被肝扰,仍以旋覆代赭以镇之,气被浊蒙,当用郁金菖蒲以开之。

橘红络　濂珠粉　吉林参　龙骨　牡蛎　石
决明　旋覆　代赭　桂枝　白芍　炙草　郁金
石菖蒲　姜夏

筋痿已越一年,痉厥甫有半月,或有头痛眩晕,或有耳聋鸣响,时有烦冒自汗,时有呕吐懊侬,病之源在乎。肾,病之标在于肝。肾不固摄,小溲为之失禁;肝不潜藏,风阳为之鸱张。挟痰蒙扰胃口,挟气窜入经络。风之百病之长,最为善行数变,忽口齿歪斜,忽目窍偏视,左脉弦缓,右脉弦细。阴阳造偏,风痰胶结。治法潜阳息风,参用清气涤痰,借利清窍,而通脉络。

钩藤　明天麻　白蒺藜　桂枝炒白芍　滁菊
桑叶　橘络　丝瓜络　法夏　瓜蒌仁　茯神
竹茹

咳嗽

向患之咳,近来复发。晨起痰先浓后薄,定是脾胃湿痰。早起便常薄而溏,亦是脾胃湿热。脾不健,湿不化,上蒸于胃为痰,下注于肠为泻。脉濡细而滑,舌薄黄而腻。治法健脾理胃,借以搜湿化痰。

茯苓　生冬术　甘草　姜夏　橘红　川贝
白杏　生苡　瓦楞　冬瓜子　竹茹　扁豆衣

气之呼吸关乎肺肾,肺主呼气,肾主吸气。湿痰凝聚中焦,遂使阻碍升降,升降不调,呼吸欠利。升太过,降不及,络道为痹,胁肋为痛。脉弦滑,舌薄白。烟辛耗气,戒除为先。

旋覆　当归须　橘络　白石英　云苓　川贝
新绛　丝瓜络　竹茹　牛膝　炙草　法夏

产后仅有四月,八脉不固,带多咳呛,已越四旬,痰少,昼缓夜剧,肺病及胃,咳呛兼呕。寸脉虚,关脉滑。先清理,后滋补。

旋覆　牛膝　叭杏　紫菀　枇杷叶　橘红
白前　煅蛤壳　炙草　款冬　姜夏　川贝

三焦窒阻，气络闭塞，水液凝聚，饮留肺胃，肺胃之气多升，则痰饮不能下达，痰饮之邪少降，则气易有上逆。每交夜半，咳呛阵作，半由木火之冲激，半由金气之升逆。左脉虽形柔细，尚有冲和之气，右脉依然滑大，并无刚躁之势。口味觉腻，舌色薄黄。拟润肺清胃而降气，使火潜气降则痰消。

旋覆　橘红　川贝　煅蛤壳　海石　石决明
苓神　半夏　白杏　谷芽　竹茹　枇杷叶

未咳之先，音声失扬；已咳之后，痰滞不爽。久咳伤肺，表卫不固，外感易受，咳呛易作。脉象细弦，咽喉干燥，益气固表以安金，养阴清里以柔肝。

生绵芪　旋覆　橘红　叭杏　元参　龟甲
防风　生冬术　川贝　炙草　牛膝　牡蛎

体多湿则脾家必弱，性喜酒则肝家必旺，从前心悸属悬饮，现在善忘属气虚。稍感风寒，便有咳呛，肢节酸楚，是风淫末疾，寐有掣动，是风乘经络。左关脉象滑大，右关脉象弦细。泄肝之风，化脾之湿。

葛花　鸡距　生苡　冬瓜子　丹皮　钩藤
苓神　姜夏　生竹茹　砂壳　桑枝叶　橘红络

上升之气，多从肝出；下降之气，悉赖肾纳。或心悸胸痛，或气逆作喘，起来多年，不易杜根。膈膜之上，痰饮踞留。左手之脉，关部弦紧。平肝肾之气，消膈膜之痰。

丹参　苓神　远志　夏曲　橘红　川贝　紫
石英　石决明　银杏　洋青铅　牛膝　佛手柑

浮肿已见朕兆，喘急又有基础，两足浮肿，两手亦肿，咳而兼嗽，俯而不仰。三春曾经咳呛，入夏屡有瘀秽，肺气早有受伤，脾阳亦有虚馁。湿痰气火，乘机萌动。最关系者，饮食少进，脾胃生机日弱，气血生化日少，呼吸升降因之窒碍。肝肾虚象，虽未发现，龙相之火，已有升腾，观于牙血喉燥可证。牙为骨余，龈为胃络，胃热蒸腾，在所不免。舌质薄白，面色萎黄。左脉弦而数大，右脉弦而数细。馁在其中，痰聚其上。建中借以搜饮，清上以调升降。

生绵芪　桂芍　鲜稻穗　于术　茯苓　神曲
橘红　川贝　叭杏　牛膝　秋石　葶苈

又：胃不能多食，脘自觉痞杂，四肢浮肿，牙根

脱血，气逆多咳，痰升多嗽。左关脉弦细，右关脉滑大。脾虚生痰，胃燥生火，痰火占踞乎中，脾阳有失默运，升降为阻，消化为难。病起非伊朝夕，已伤真阴真阳。坎中之水，无以涵甲木，离中之火，无以温坤土。肝木之气日旺，太阳之势日困。浮肿已达目的，喘急更宜防微。处方建中，以调升降，用药甘平，不致偏胜。

生绵芪　生冬术　桂炒芍　芽谷　茯苓　神曲　橘红　川贝　秋石　牛膝　麦冬　冬瓜子皮

痰之生也本乎湿，湿之生也本乎脾。脾不鼓舞，气不健旺，遂使水谷积聚为湿，从阴化饮，以阳化痰。蓄于脾而嗽，储于肺而咳，痰与饮壅阻气机，升与降失司常度。有时气多升则上喘，有时气多降则下肿。平日积劳，则真阳外耗。加以积郁，则真阴内伤。阳耗气弱，则肺金愈欠清通；阴伤血燥，则肝木益见疏泄。脉状六阴，重按软弱，舌质糙白，苔见薄黄。届值冬至，正资调理，先宜煎剂，清通肺脾；后当膏滋，培益肝肾。

毛燕　冬虫草　橘红　云苓　炙草　百合
叭杏　川贝　夏曲　牛膝　吉林须

左右脉象，均见弦细，弦为阴邪，细为阴虚。饮入于胃，游溢精气，氤氲中焦，悉化痰饮，蓄于脾，贮于肺，妨碍升降，窒滞呼吸，时或咳逆，时或喘急。顺上焦之呼气，纳下焦之吸气，呼气利则痰饮自化，吸气利则喘急自平。届及秋令司扰，忌用温燥之品。

金沸草　橘红　川贝　牛膝　叭杏　枇杷叶
龟板　鳖甲　牡蛎　磁石　青铅　秋石

旧年四月，阳气升泄，木火刑金，发现咳呛。迨至九月，阳气收束，燥火烁金，变为失音。自秋徂春，咳呛气急，驯至形瘦食少，是欲迫入损门。脉象左数右大，舌质根剥中白。滋养肺肾之阴，借潜龙相之火。

大生地　元参　川贝　柿霜　炙草　牡蛎
秋石　生苡　芦根　白杏　冬虫　牛膝

年已古稀，病越半载，由水亏不能涵木，由木火凌犯于金。火灼生痰，痰阻气分。肺主气化，肺气失宣，滞结为痹，脉络为阻，胸骨掣痛，缺盆亦痛，嗽痰气逆，音声失扬。左脉数大，右脉虚促。金燥气耗，防成肺痿。

桑叶　枇杷叶　冰糖煅石膏　白杏　桔梗
炙草　川贝　橘红络　青黛拌蛤　壳　元参　竹

茹　芦根

肺象空悬,名谓黄钟。水亏不能养木,木火上炎于金,金为火刑,渐致失音,治节失司,膺骨作痛。左脉滑数,右脉细数,舌中光,舌边黄。年垂七十,病起半年,转瞬夏令火旺,便有金燥成痿。

阿胶　旋覆　桑叶　石膏　甘草　丝瓜络
麦冬　枇杷叶　百合　青蛤　元参　桔梗

前日吐血盈盏,现在痰血夹杂,痰味或秽或咸,血色乍鲜乍紫。咳呛气逆,胁肋掣痛,右畔牙龈如肿如浮,左部脉象似芤似大。舌质灰黄,舌根起刺。本病肝肾阴亏,标病肺胃火旺,肝升有余,肺降不及,气机为阻,络道为痹。潜营之火以柔肝木,清气之燥以安肺金。

冰糖煅石膏　生苡　橘红络　鲜生地　旋覆
芦根　丝瓜子络　川贝　丹皮　茯神

又:左升太过,右降不及,气为之痹,络为之阻。前次之痛在于胁肋,现在之痛在于缺盆,膺痛犹觉窒塞。痰或咸或秽,血乍有乍无。气逆作咳,依然如前。大便不能,已近一旬。左脉刚而兼大,右脉柔而兼小,前半舌白而腻,后半舌黄而腻。治法清肺凉血,兼以潜肝。

冰糖煅石膏　芦根　生苡　丝瓜络　鲜生地
丹皮　旋覆　橘红　川贝　苡仁　茯神　牛膝

过嗜酒醴,肺家早伤,素嗜肥腻,胃家有浊。稍挟时令之暑湿,援引素蓄之浊痰,阻升碍降,络道失司,痰甚化火,咳嗽胁痛,痰出臭秽,绵延辗转,已越一月。久咳肺虚,皮毛失固,自汗极多。多痰胃伤,甦豁失机,纳食极少。肺胃之气阴日耗,其痰火日炽,虚不能补,实不能泻。转瞬燥火司权,肺金如何克当?左脉虚数而大,右脉滑数而大,舌黄带白,冷热便艰。欲求治咳,必先顺气;欲求顺气,必先潜火。仿喻氏清燥救肺汤。

鲜石斛　芦根　丝瓜子　生苡　竹茹　枇杷
叶　冰糖煨石膏　知母　炙草　橘络　旋覆　粉
沙参

又:咳为气逆,嗽为痰多,咳而呕恶,肺咳而兼胃咳也;痰秽带绿,肺热而兼胃热也。肝升太过,肺降无权;络道为痹,胁肋为痛。大便不更,肺邪移于大肠;纳食不增,痰火壅滞于膈。左脉虚数而大,右脉滑数而大,舌质腻黄,根底腻白。肺为火刑,胃实多痰,当清其源,以洁其流。

鲜石斛　芦根　生苡　丝瓜子　橘络　生茹

犀角汁　石膏　败酱草　大青叶　葛花　瓦楞

又:咳出于肺,嗽出于胃,有声为咳,是肺燥;有痰为嗽,是胃火。痰绿痰黄,乃胃家湿火所化;痰臭痰浓,亦胃家湿火所生。咳作不已,痰化无穷,脉津胃液,皆受戕伤。肝多升,胃少降,络道为痹,痛偏于右,眠难着左。就其左右而论,病在肺者多,在肝者少;就其秽痰而论,邪在胃者多,在肺者少。左脉虚软而数,右脉滑大而数,或似肺痈,或似胃痈。痈者壅也,滋腻难尝,舍清肺胃,别无良法。

铁皮鲜石斛　芦根　生苡仁　丝瓜子络　橘
络　桃仁　冰糖　煅石膏　银花　大青叶　败酱
草　旋覆　犀角

肿胀

初肿必属风水相搏,久肿必属脾肾而亏。晨起上焦为肿,午后下焦为肿,腹笥膜胀,得谷更甚,心肾素亏,梦遗频来。脉沉弦,舌红绛。两补脾肾,兼搜风水。

知母　川柏　熟地　萸肉　牛膝　茯苓　泽
泻　车前　姜夏　薏苡　瑶桂　芽谷

饮邪挟气,乘胃冲肺,腹笥状如覆瓦,烷宇犹若掸丸,攻升作痛,剧时作胀,有时咳而气喘,有时呕泛清水,偃卧维艰,纳食索然。阳气升多降少,饮邪随升随逆,淫于肌肉,溢于经络,面部为浮,四肢为肿。肺气不达,州都小溲艰少;脾气不磨,水谷积聚酿痰。脉象弦滑而大。治法温运通阳。

瑶桂　云苓　川附　苏子　丝瓜络　冬瓜子
皮　贡沉　姜夏　白芍　白芥　橘红络　通天草

病由暑湿伏邪,发现白㾦而起,绵延辗转,已有二月。未㾦之前,先有脘痛,已㾦之后,亦有脘痛。呕恶痰涎,腹鸣嘈杂,纳食仅进数匙,二便一日一行。上脘窒塞,则雨露不降;下脘壅阻,则浊阴多升。肺气阻则气化皆阻,故腹满时胀时消;脾气升则口窍被蒙,故口舌或糜或甜。脉象轻抚柔软,重按又若弦滑。弦主乎肝,滑主乎痰。似此参论,总不越乎肝乘于胃,痰阻于络。调治之法,故不外乎平肝之气,通胃之腑。要之清浊升降,全赖中脘运用,中脘通则清浊升降不为混淆。人身九窍不知,必是中脘闭塞,中脘通则六腑九窍自为流利。

薤白　扁斛　左金　苓神　橘络　糯稻头
萋皮　佩兰　通天　仙夏　丝瓜络　姜竹茹

腹满按之鼚鼚而不坚,肠间闻之鸣鸣而有声,大便溏而不畅,泄而不多;小溲黄而不赤,短而不长。有时清水泛溢则口润,有时水清凝滞则口干。虚由脾及肾,胀由腑及脏。脾与胃为表里,肾与胃为相关。脏者藏而不泻,腑者泻而不藏。脾不为胃行其津液,肾不为胃司其关门,关门不利,故聚水而作胀,津液不升,则舌燥而无苔。胃纳日少一日,精神日疲一日,生机日乏,元气日虚。左手脉弦细带滑,右手脉细弦而紧。脾藏升降窒郁,胃府清浊交混。夫治胃与治脾有别,治脏与治腑不同,脾为湿土,宜湿则健。胃为阳土,宜润则和。凡病皆以胃气为本。治法专用柔润为主。参用滋少阴之化源以利关,复入通太阳之气化以治胀。

吉林人参 麦冬 白芍 鲜斛 杞子 苁蓉 茯苓 泽泻 橘白 半夏 冬瓜皮 扁豆衣

又:脾宜升则健,胃宜降则和。东垣大升阳气,其治在脾,仲景急下存津,其治在胃。久胀而泄,脾伤及肾,新泻纳减,肾伤及胃。中焦无砥柱之权,气失和降;下焦失藏降之机,气欠摄纳。饮邪停于膈,脘宇自觉懊恢;水邪蓄于肠,腹笥时或鸣响。升降之气失度。清浊之邪不分,小溲愈多,腹笥为之乍大乍小;大便为多,肠胃为之乍通乍窒。左手寸关弦细,尺部独弱;右手寸关柔细,尺部更软。舌中松白,舌边淡绛。正气久虚不复,精

神殊为狼狈。欲求胃醒,务在生津养液;欲求脾健,端在升清降浊。

饭于术 米炒麦冬 茯苓 广皮 吉林人参 姜夏 谷芽 白莲子 益智仁 升麻 葛根 川草薢 荷梗

肝气凝聚成瘕,已有七载;脾湿蒸腾成疸,亦有五年。瘕气流散无穷,满腹为胀;黄疸滋蔓不已,遍体为肿。夏令阳气升泄,地中湿浊蒸腾,人在气交之中,不免感受斯邪,腹满日益其增,黄疸日益其盛,肝益病益强,脾益病益弱,条达失司,健运失职。清气因之不升,浊气因之不降,上有脘泛,下为便溏。久病阴虚及阳,久泻气虚及血,营卫疏豁,腠理空虚,忽有形寒,忽有形热。颈次微瘰,胸膺稀痞,清阳蒙蔽,目窍昏花,耳窍鸣响,浊气凝结,沉沉欲寐,默默懒语。左脉弦细,重取带数;右脉濡滑,重取涣散。大凡四时百病,皆以胃气为本,饮食仅进数调羹,生机从何而支持?久病之虚是真虚,新病之实为假实。升脾阳,益胃气,恐助其假实;通腑道,疏肝木,恐害其真虚。仿东垣升降中求之,参《内经》"塞因塞用"例,俾得扣桴应鼓,或可再商他策。

茯苓 橘红络 仙夏 竹茹 川贝 瓜子 荷梗 通天 苗叶 玉蝶 忍冬 人参蒻子同服

赵海仙医案精华

痨损

木火凌金,咳逆不已,已历半年。荣卫交虚,声音不扬,又经两月。书云:"金虚则鸣,金破则哑。"此之谓也。久延防人损怯。

当归 白芍 柴胡 诃子皮 百合 款冬 枇杷叶 山药 沙参 苏梗 甘草 笋衣 蝉衣

抑郁伤肝,肝火灼肺,咳逆频仍,迭次见红,精神委顿,谷食减少,脉象弦细而数,损怯之根已露。际此火令司权,仍防血溢为嘱。

北南沙参 甘草 款冬 川贝 丹皮 藕片 云苓 百合 扁豆衣 桑叶 冬瓜子 糯稻根须

先天素赋不充,后天脾土不振,加以木火刑

金,咳逆频仍,声音不扬,喉间作痛,已延两载,损怯已露。姑拟一方,以邀天相。

北南沙参 甘草 扁豆衣 银蝴蝶 紫菀 冬虫夏草 款冬 乌扇 百合 炙枇杷花 糯稻根须

素质先天后天俱属不足。加以木火凌金,故咳逆频频,脾土不健,以致大便泄泻,咽痛音哑,脉息细数,已延一载有余,损怯之势已露。姑拟补土生金法,以冀转重为轻耳。

百合 野黄芩 扁豆衣 山药 冬瓜子 川贝 陈皮 桔梗 炙枇杷花 糯稻根须 人参 白术 茯苓 甘草

气虚郁滞，血凝成瘀，近加暑热伤于经络，络伤则血溢盈碗。拟方徐徐图之。

生地　川贝　旋覆　侧柏　杏仁　郁金　桑叶　丹皮　橘络　新绛　降香屑

阳络受伤，血从上溢，咳逆时形，肺气受戕，证近三载，间有滑泄梦遗。所幸脉象细软，与症相合。近值夏至欲临，不可不预为防溢耳。

沙参　生地　百合　款冬花　茯神　藕节　白芍　炙草　旱莲　秋石　石斛　茅根

曲直太过，不时于侮土位，故生泛恶，木不畏金而直上，以致咳逆时形。曾经失血，甚则作哕，是子累母也。脉象细数，久则恐入损途。

沙参　阿胶　石斛　半夏粉　茯苓　甘草　杏仁　冬花　桑叶　竹茹　陈皮　枇杷叶

木火凌金，咳逆不已，阳络损伤，火逆血溢，形气消索，脉象细数，久延防入损怯之途。

诃子皮　旱莲草　蒌霜　山栀　丹皮　茅根　海浮石　侧柏叶　青黛　石斛　桑叶　藕节

水亏于下，火炎于上，咳逆失血，侧眠音哑。骨中蒸热，两脉细数，劳怯之机已露。拟方以尽人力。

鳖甲　青蒿　麦冬　沙参　半夏　鸡子清　旱莲　女贞　石斛　桑叶　杏仁　川贝　枇杷叶

木扣金鸣，络伤血溢，阴分受伤，内热频来，肾不纳气，动则气短。脉象细数而弦，左胁间有时疼痛。仍防涌吐，拟咳血方加味。

煨诃子肉　黑山栀　丹皮　杏仁　旱莲　甘草　茅根　瓜蒌仁去油　海浮石　青黛　石斛　紫菀　藕节

肺主气而属金，肾属水而恶燥，金水交亏，木无所畏，反挟心火以上炎，以致咳逆失血，精神疲而不振，脉象弦细带数。仲圣有云："男子脉大为痨，极细亦为痨，"其理然也。速当节劳静养为要。

北南沙参　麦冬　阿胶　川贝　百合　冬花　扁豆　冬瓜子　杏仁　苡米　桑叶　茯苓　梨皮　枇杷叶

天下无逆流之水，人身无倒行之血，水逆流者因乎风，血倒行者因乎气，气逆则血溢矣。酌拟育阴潜阳、壮水制火之治。

宝珠　山茶花　石斛　侧柏叶　干生地　藕节　十灰散

两天不足，木扣金鸣，入暮烧热，清晨盗汗，脾

阳不振，以致便溏月余。再防延入损怯之门。

党参　甘草　陈皮　山药　于术　黄芩　枇杷叶　茯苓　白术　桔梗　牡蛎　川贝　紫菀

肺虚咳逆，曾经失血，辰下子盗母气，气喘不能安卧，脉虚弦而滑，症近损怯之途，非易图功。

紫石英　白芍　南竹子　蛤壳　甘草　川贝　胡桃肉　附片　于术　冬花　百合　人参　陈皮

曾经失血，迄来咳逆，咽痛音哑，寒热往来，已延年余，肺痿已著。拟方徐徐图之。

炙草　桔梗　麦冬　生地　南北沙参　阿胶　油桂　麻仁　红枣　童便

癫狂痫

肝旺胆虚，痰热内扰，遂令神思恍惚，语言舛错，笑哭无常，甚则发狂，脉象沉细而滑，已经九月。书云癫症是也。病久根深，难以速效，非徐图不可。

半夏　南星　蒌仁　川贝　郁金　桑叶　涤饮散　茯神　磁石　橘红　苏梗　防己　丹皮　灯心炭　鸡心胞

自患痫症，已历多年，迄来愈发愈甚。语言舛错，神思恍惚，由痫而转癫。根蒂过深，徒恃药饵无济也。姑拟一方以观进退。

辰砂　老濂珠　黑铅　水银煅明雄　共研，炼蜂蜜成丸，开水送下

五脏有五痫，惟羊痫属肺金，乃由金虚不能制木，木旺而反刑金，故成羊癫。发时右边为甚，延及四年之久，根蒂已深。今非煅炼诸方，不克却病。

生羊齿　青礞石　南星　风引散　生羊头骨　青龙齿　紫石英　磁石　牛黄　制白附子　鸡心胞　灯心炭　风化硝　鲤鱼胆

另服五痫丸，用薄荷汤送下

抑郁伤肝，惊恐伤胆，热痰内蕴，记误舛错，以致神志恍惚，脉象弦滑。拟方以缓图之。

蒌霜　胆星　橘红　茯神　真熊胆　栀子　石斛　半夏　炒菊花　丹皮　郁金　苦竹根

惊恐伤胆，胆虚蕴痰，肝伤化风，酿成痫症，已历十年之久，近来三年尤甚，书云："痫者，间也。"因其发有间断也。脉象虚弦而滑，病久根深，非徐图不可。

郁金　天麻　龙齿　茯神　钩藤　明矾　半夏粉　蒌霜　胆星　牵正散　荷叶筋　灯心炭

蜂翅茶　白薇　橘皮络　鸡心胞

怀珠六月,卒然神昏仆地,牙关紧闭,筋抽肢摇而蠕动,经所谓暑痫是也。拟方速开清窍,庶有转机,否则防厥陷致变。

天麻　蒺藜　茯神　郁金　橘红络　桑叶　竹茹　牵正散　石决　钩藤　荷叶筋　白薇　菊花

肝旺胆虚,痰热内扰,遂致言语错乱,神思恍惚,哭笑无常,嗳噫频仍,癫症已著矣。

夜交藤　半夏　茯神　龙齿　苏梗　橘络　川贝　忘忧草　秫米　蒺藜　南星　赭石　郁金　血珀

腰痛

腰者肾之府,肾气不充,湿痰入于经络,以致腰间作疼,已历二年之久。拟方徐徐图之。

牵正散　木瓜　制半夏　桑叶　川断　茯神　金毛狗脊　络石藤　橘皮络　蒺藜　杜仲

肿胀

湿为阴邪,本属无形之气,脾为湿困,致失运化之权,是以腹大而胀,脐突肠鸣,谷食不思,小便甚少。即冀转解为佳,否则恐成单腹胀也。

防己　砂蔻衣　赤苓　泽泻　腹皮　五加皮　茅术　鸡内金　香橼皮　附片　干姜　桂枝　冬瓜皮　巴豆皮

肿本乎水,胀本乎气,水溢皮肤,气郁脘腹,以致肿胀日增,小便不利。法当和膀胱之气,气化则水道通调,肿胀自可渐减也。区区管见,仅陈一二,倘值同志,庶有依归。

桂枝　鸡内金　防风　木瓜　蟾衣　砂蔻衣　大腹皮　苏叶　茯苓皮　茅术　橘皮　泽泻　冬瓜皮

土为木乘,脾为湿困,阳气不能运行,阴霾得以四布,以致运纳失和,腹胀渐大,足跗亦肿,小溲不利。速当乐志安闲,权停商贾,俾木得条达之气,脾无克制之害,庶可渐入佳境。

厚朴　腹皮　木香　泽泻　冬瓜皮　桂枝　草蔻　防己　陈皮　赤苓　茅术　木瓜　干姜　鸡内金

太阴不主转运,阳明不能宣达,升降失常,水谷之湿内蕴,清浊由此混淆,肿胀由此日甚,阳气亦微,小便甚少,食入之后,胀不可耐。再延恐有单腹之虞。

半夏　枳实　防己　干姜　砂壳　桂枝　苓皮　内金　附子　蔻壳　橘皮　泽泻　于术　腹皮　败鼓皮

便结

命火不足,寒结下焦,正气不能传送,遂大便秘结,数日一行,溏后带滞,是寒结之明征也。拟温下汤加味主之。

盐炒新会皮　甘草　附片　白蜜　半硫丸

热结大肠,津液不足,以致大便秘结,相间候余一次,便时极为干燥,是热之故也。酌以润燥生津为治。

麦冬　白芍　熟地　郁李仁　杏仁　天冬　当归　瓜蒌

痹痛

肝气不升,肺气不降,以致膈痹不舒,时形隐痛,痛极牵至两旁,间吐酸水,由肝肺之气不和,致清肃之令不行,已经半载。脉象弦滑。拟用升降之法。

蒌皮　川贝　木瓜　薤白　半夏　旋覆　白芍　苏梗　郁金　橘皮络　降香屑

肝脾不和,脘中胀痛,漉漉有声。刻因肝邪入络,以致胸膺痹痛不舒,牵引背后。脉象沉弦。拟方徐图。

防己　旋覆花　郁金　蒌皮　降香散　橘络　川贝　逐饮散　薤白　半夏　枇杷叶　杏仁

天气下降则清明,地气下降则晦塞。上焦不行,下脘不通,胸膺痹痛。法当先治肺经。肺主一身之气,气化则胃开进食矣。

瓜蒌　郁金　杏仁　苏梗　橘络　川贝　薤白　半夏　茯苓　佛手露　枇杷叶

肝属乙木,脾属己土,木旺横行,土虚受制,中焦气逆不舒,时形胀痛,胸次懊侬,呕恶频仍,食入不运,已经数月。脉息虚弦而滑数。当打退凝团,佐以药饵并济,庶无土败木贼之患。

赭石　橘皮络　地栗　白芍　旋覆花　山栀　雅连　瓜蒌霜　半夏　竹茹　石决明　茯苓　川贝　千槌木

肝木侮土,支饮入络,脘腹膨胀,左胁痹痛,面色萎黄,谷食减少,善思多虑。脉象弦细。再延有土败木贼之虞。

半夏　橘皮络　木瓜　砂仁　蔻仁衣　防己　于术　茯苓神　佩兰　蒺藜　川贝母　竹茹　丝

瓜络

气滞寒凝,痰瘀内蓄,少腹有形,时胀时痛,而寒热谷食不运,面色萎黄,再延恐土败木贼。

茯苓 佩兰 厚朴 竹茹 防己 旋覆 肉桂 红花 半夏 附片 于术 橘皮络

肺痈

风伤皮毛,热伤血脉,身热咳逆,痰有腥味,脉象数大,显系肺痈。拟用麻杏石膏汤,以冀热退。

麻黄 杏仁 石膏 甘草 菩提草根捣汁冲

此证或夹外感时邪,当分别清楚,如时邪重者,仍照时邪着手,服前方表病去,即用千金苇茎汤治之。

冬瓜子 桔梗 云苓 鱼腥草 苡仁 甘草 西瓜子 郁金 射干 川贝母 枇杷叶 苇茎根

桃仁 杏仁

按此证将愈未愈之际,最易酿成失血症,切不可作劳嗽看。盖肺为娇藏,肺叶初长,若不谨防,劳碌用力,油膜震破,即吐血矣。如气味不清,清肺中入加凉血之品。

苡仁 冬瓜子 金银花 桑皮 鱼腥草 枇杷叶 芦茅根

风伤皮毛,热伤血脉,渐积成脓,酿成肺痈,已五候矣,阳络受伤,近又加之失血,血去颇多,证多险候,拟方应手乃吉。

苡仁根 丹皮 甘草 冬瓜子 桑叶 桃仁 川贝母 桔梗 乌扇 枇杷叶 三七 茜根 芦根 藕汁

丁甘仁医案精华

中风

年甫半百,阳气早亏,贼风入中经腧,荣卫痹塞不行,陡然跌仆成中,舌强不语,神识似明似昧,嗜卧不醒,右手足不用。风性上升,痰湿随之,阻于廉泉,堵塞神明也。脉象尺部沉细,寸关弦紧而滑,苔白腻。阴霾弥漫,阳不用事,幸小溲未遗,肾气尚固,未至骤见脱象,亦云幸矣。急拟先圣小续命汤加减,助阳祛风,开其痹塞,运中涤痰,而通络道。冀望应手,始有转机。

净麻黄 熟附片 川桂枝 生甘草 全当归 川芎 姜半夏 光杏仁 生姜汁淡竹沥 再造丸

又:两进小续命汤,神识稍清,嗜寐渐减,佳兆也。而舌强不能言语,右手足不用,脉息尺部沉细,寸关弦紧稍和,苔薄腻。阳气本虚,藩篱不固,贼风中经,经腧痹塞,痰湿稽留,宗气不得分布,故右手足不用也。肾脉络舌本,脾脉络舌傍,痰阻心脾之络,故舌强不能言,灵机堵塞也。虽见小效,尚不敢有恃无恐。再拟维阳气以祛邪风,涤痰浊而通络道,努力前进,以观后效。

熟附片 云茯苓 川桂枝 姜半夏 生甘草 枳实炭 全当归 光杏仁 大川芎 炙僵蚕 生姜汁 淡竹沥

又:又服三剂,神识较清,嗜寐大减,略能言语,阳气有流行之机,浊痰有克化之渐,是应手也。惟右手足依然不用,腑气六七日不行,苔腻,脉弦紧渐和,尺部沉细。肾阳早亏,宗气不得分布。腑中之浊垢,须阳气通,然后能下达,经腑之邪风,必正气旺,始托之外出。仍拟助阳益气,以驱邪风,通胃涤痰,而下浊垢。腑气以下行为顺,通腑亦不可缓也。

生黄芪 桂枝 附子 生甘草 当归 川芎 云茯苓 风化硝 全瓜蒌 枳实炭 淡苁蓉 半硫丸

又:腑气已通,浊垢得以下行,神识已清,舌强,言语未能自如,右手足依然不用,脉弦紧转和,尺部沉细,阳气衰弱之体。风为百病之长,阳虚之邪风,即寒中之动气,阳气旺一分,邪风去一分。湿痰盘踞,亦借阳气充足,始能克化。经所谓"阳气者,若天与日,失其所则折寿而不彰",理有信然。仍助阳气以祛邪风,化湿痰而通络道,循序渐进,自获效果。

生黄芪 生白术 生甘草 熟附子 桂枝 全当归 川芎 姜半夏 西秦艽 怀牛膝 嫩桑枝 指迷茯苓丸

年逾古稀，气阴早衰于未病之先，旧有头痛目疾，今日陡然跌仆成中，舌强不语，人事不省，左手足不用，舌质灰红，脉象尺部沉弱，寸关弦滑而数，按之而劲。良由水亏不能涵木，内风上旋，挟素蕴之痰热，蒙蔽清窍，堵塞神明出入之路，致不省人事。痰热阻于廉泉，为舌强不语，风邪横窜经腧，则左手足不用。《金匮》云："风中于经，举重不胜；风中于腑，即不识人。"此中经兼中腑之重症也。急拟育阴息风，开窍涤痰，冀望转机为幸。

大麦冬　元参　羚羊片　仙半夏　川贝　天竺黄　明天麻　陈胆星　竹茹　枳实　全瓜蒌　嫩钩藤　淡竹沥　生姜汁　至宝丹

又：两投育阴息风开窍涤痰之剂，人事渐知，舌强不能言语，左手足不用。脉尺部细弱，寸关弦滑而数，舌灰红。高年荣阴亏耗，风自内起，风扰于胃。胃为水谷之海，津液变为痰涎，上阻清窍，横窜经腧，诸恙所由来也。本症阴虚，风烛堪虑。今仿河间地黄饮子加味，滋阴血以息内风，化痰热而清神明。风静浪平，始可转危为安。

大生地　大麦冬　川石斛　羚羊片　仙半夏　明天麻　左牡蛎　川贝母　陈胆星　炙远志　九节菖蒲　全瓜蒌　嫩钩藤　淡竹沥

中风延今一载，左手不能抬举，左足不能步履，舌根似强，言语謇涩。脉象尺部沉细，寸关濡滑，舌边光，苔薄腻。年逾七旬，气血两亏，邪风入中经腧，荣卫痹塞不行，痰阻舌根，故言语涩謇也。书云："气主煦之，血主濡之。"今宜益气养血，助阳化痰，兼通络道，冀望阳生阴长，气旺血行，则邪风可去，而湿痰自化矣。

潞党参　生黄芪　生于术　生甘草　熟附片　川桂枝　全当归　大白芍　大川芎　怀牛膝　厚杜仲　嫩桑枝　红枣　指迷茯苓丸

旧有头痛眩晕之恙，今忽舌强不能言语，神识似明似昧，手足弛纵，小溲不固。脉象尺部细小，左寸关弦小而数，右寸关虚滑，舌光红。此阴血大亏，内风上扰，痰热阻络，灵窍堵塞，中风重症。急拟滋液息风，清神涤痰，甘凉濡润，以冀挽救。

大麦冬　大生地　川石斛　左牡蛎　生石决　煨天麻　川贝　炙远志　天竺黄　竹沥半夏　鲜竹茹　嫩钩藤　淡竹沥　珍珠粉

右手足素患麻木，昨日陡然舌强，不能言语。诊脉左细弱，右弦滑，苔前光后腻。此乃气阴本

亏，虚风内动。风者善行而数变，故其发病也速，挟痰浊上阻廉泉，横窜络道，营卫痹塞不通，类中根苗显著。经云："邪之所凑，其气必虚。"又云："虚处受邪，其病则实。"拟益气息风，化痰通络。

吉林参须　云茯苓　炙僵蚕　陈广皮　生白术　白附子　炙远志肉　黑穞豆衣　竹沥　半夏　陈胆星　九节菖蒲　姜竹茹　嫩钩藤

又：舌强謇于语言，肢麻艰于举动，口干不多饮，舌光绛中后干腻。脉象右细弱，左弦滑，如昨诊状。心开窍于舌，肾脉络舌本，脾脉络舌旁，心肾阴亏，虚风内动，挟痰浊上阻廉泉。先哲云"舌废不能言，足痿不良行"，即是暗痱重症。再仿地黄饮子意出入。

大生地　云茯苓　陈胆星　九节菖蒲　川石斛　竹沥半夏　川象贝　炙远志　南沙参　煨天麻　炙僵蚕　嫩钩藤

类中偏左，半体不用，神识虽清，舌强言謇，咬牙嚼齿，牙缝渗血，呃逆频仍，舌绛，脉弦小而数。诸风掉眩，皆属于肝。阴分大伤，肝阳化风上扰，肝风鼓火内煽，痰热阻于廉泉之窍，肺胃肃降之令不行。恙势正在险关，勉拟地黄饮子，合竹沥饮化裁，挽堕拯危，在此一举。

鲜生地　川石斛　瓜蒌皮　柿蒂　大麦冬　抱茯神　生蛤壳　老枇杷叶　西洋参　川贝母　鲜竹茹　嫩钩藤　淡竹沥　真珍珠粉　真猴枣粉

伤寒

寒邪外束，痰饮内搏，支塞肺络，清肃之令不行，气机窒塞不宣，寒热无汗，咳嗽气喘，难于平卧。胃有蕴热，热郁而烦躁，脉浮紧而滑数，苔薄腻而黄。宜疏外邪以宣肺气，化痰饮而清胃热。大青龙加减。

蜜炙麻黄　云苓　橘红　炙款冬　川桂枝　象贝母　半夏　旋覆花　石膏　杏仁　生甘草

发热不退，胸闷呕吐，舌中有一条白苔，脉弦滑而数。太阳阳明未解，痰滞逗留，中焦气滞，宣化失司。当拟栀豉汤疏解表邪，温胆汤蠲除痰饮，俾得邪从外解，饮从内化，则热可退，而呕吐自止。

淡豆豉　黄芩　半夏　炒谷麦芽　赤芍　生姜　川桂枝　竹茹　陈皮　鸡金炭　泽泻

太阳病早下，邪不得达，复因饮食不谨，痰食盘踞清阳之位，脾胃升降失常。胸脘胀痛拒按，呕吐不能食，舌腻脉滑。脘为阳明之所，痰食阻于中

焦,则胀痛,胃气不得下降,则呕吐,此结胸之症也。化痰滞,则胀痛自消,和胃气,则呕吐自止。拟小陷胸汤加减。

姜川连　陈皮　大砂仁　生姜　姜半夏　枳实　六神曲　姜竹茹　瓜蒌皮　制川朴　莱菔

始由发热恶寒起见,继则表不热而里热,口干不欲饮,四肢逆冷,脉沉苔腻。加之呕噁呃逆,大便不实。外邪由太阳而陷于太阴,不得泄越,阳气被遏,胃阳不宣也。脉沉非表,为邪隐于里之证。四逆肢冷,经所谓"阳气衰于下,则为寒厥"是也。伤寒内隐之重症。姑拟四逆汤加减,通达阳气,和胃降浊。

淡干姜　丁香　川桂枝　六神曲　炙甘草　柿蒂　熟附子　川朴　陈皮　仙半夏　熟谷芽　生姜

伤寒挟滞,太阳阳明为病。身热十余日不解,脊背微寒,脉浮滑而数,口干不多饮,唇焦,苔薄腻而黄,五六日不更衣。太阳之邪未罢,阳明之热熏蒸,肠中浊垢,不得下达也。拟桂枝白虎汤加减,疏太阳之邪,清阳明之热,助以通腑,阳明有胃实当下之条。

川桂枝　生甘草　元明粉　竹茹　石膏　瓜蒌　川军　半夏　姜　枣

伤寒两感,挟滞交阻,太阳少阴同病。恶寒发热,头痛无汗,胸闷腹痛拒按,泛恶不能饮食,腰酸骨楚,苔白腻,脉象沉细而迟,病因经后房劳而得,下焦有蓄瘀也。虑其传经增剧,拟麻黄附子细辛汤加味,温经达邪,去瘀导滞。

净麻黄　熟附片　细辛　赤苓　仙半夏　枳实炭　制川朴　大砂仁　楂炭　延胡索　两头尖　生姜

诊脉浮紧而弦,舌苔干白而腻,身热不扬,微有恶寒,咳嗽气逆,十四昼夜不能平卧。咽痛淡红不肿,两颧赤色。据述病起于夺精之后,寒邪由皮毛而入于肺,乘虚直入少阴之经,逼其水中之火,飞越于上。书曰:"戴阳,重症也。"阅前方,始而疏解,前胡、薄荷、牛蒡、杏、贝之品;继则滋养,沙参、石斛、毛燕、川贝,不啻隔靴搔痒,扬汤止沸。夫用药如用兵,匪势凶猛,非勇悍之将,安能应敌也?拙拟小青龙合二加龙骨汤,一以温解寒邪,一以收摄浮阳,未识能得挽回否?尚希明哲指教。

蜜炙麻黄　川桂枝　大白芍　生甘草　熟附片　牡蛎　花龙骨　五味子干姜拌　捣　光杏仁　仙半夏　水炙桑皮　远志

伤寒两感,太阳少阴为病。太阳为寒水之经,本阴标阳,标阳郁遏,阳不通行,故发热恶寒而无汗。少阴为水火之脏,本热标寒,寒入少阴,阴盛火衰,完谷不化。故腹痛而洞泄,胸闷呕吐,舌苔白腻,食滞中宫,浊气上逆。脉象沉迟而细。仲圣云:"脉沉细,反发热,为少阴病。"与此吻合。挟阴挟食,显然无疑。症势非轻,姑拟温经达邪,和中消滞。

净麻黄　熟附子　藿苏梗　制川朴　枳实炭　仙半夏　赤苓　白蔻仁　六神曲　生姜　干荷叶

又:服温经达邪,和中消滞之剂,得微汗,恶寒发热较轻,而胸闷呕吐,腹痛泄泻,依然不止,苔腻不化,脉沉略起。太阳之经邪,虽有外解之势,少阴之伏邪未达,中焦之食滞互阻,太阴清气不升,阳明浊气不降也。恙势尚在重途,还虑增剧,仍守原法出入,击鼓而进取之。

荆芥　防风　淡豆豉　熟附子　藿苏梗　仙半夏　生姜　枳实炭　制川朴　六神曲　大腹皮　酒炒黄芩　干荷叶

伤寒两候,壮热无汗,谵语烦躁,舌焦无津,脉象沉数,肢反逆冷,五六日不更衣,此邪已化热,由阳明两传厥阴,阴液已伤,燥矢不下,有热深厥深之见象。风动痉厥,恐在目前。急拟生津清热,下则存阴,以望转机。

生石膏　生甘草　肥知母　鲜生地　元参　鲜石斛　郁李仁　大麻仁　天花粉　茅芦根　青宁丸

伤寒一候,经水适来,邪热陷入血室,瘀热交结,其邪外无向表之机,内无下行之势,发热恶寒,早轻暮重,神糊谵语,如见鬼状。胁痛胸闷,口苦苔黄,少腹痛拒按,腑气不行。脉象弦数,症势重险。恐再进一步,则入厥阴矣。姑拟小柴胡汤,加清热通瘀之品,一以和解枢机之邪,一以引瘀热而下行,冀其应手为幸。

柴胡　炒黄芩　羚羊角　藏红花　桃仁泥　青皮　绛通草　赤芍　清宁丸　生蒲黄

温病

风温秋燥之邪,蕴袭肺胃两经。肺主一身之气,胃为十二经之长。肺病则气机窒塞,清肃之令不行,胃病则输纳无权,通降之职失司,以故肌热不退,业经旬余,咳嗽痰多,胁肋牵痛,口渴唇燥,谷食无味,十余日未更衣,至夜半咳尤甚,不能安卧,像似迷睡。子丑乃肝胆旺候,木火乘势升腾,扰犯肺金,肺炎叶举,故咳嗽胁痛膺痛若斯之甚也。脉象尺左细数,左寸关浮弦而滑,右尺软数,右寸关滑数不扬,阴分素亏,邪火充斥,显然可见。据述起病至今未曾得汗,一因邪郁气闭,一因阴液亏耗,无蒸汗之资料。脉症参合,症非轻浅。若仅用汗法,则阴液素伤,若不用汗法,则邪无出路,顾此失彼,棘手之至。辗转思维,用药如用兵,无粮之师,利在速战。急宜生津达邪,清肺化痰,去邪所以养正,除暴所以安良。然乎否乎?质之高明。

天花粉　光杏仁　金银花　冬桑叶　生甘草
川象贝　连翘壳　淡豆豉　嫩前胡　薄荷叶　冬瓜子　黑山栀　广郁金　活芦根　枇杷叶露

又:风燥外受,湿从内发,蕴蒸肺胃两经,以致肌热旬余不退,咳嗽痰多,胁肋牵痛,不便转侧。口渴溲赤,夜半咳甚气逆,直至天明稍安。夜半乃肝胆旺时,木火乘势升腾,扰犯于肺。加之燥痰恋肺,肺炎叶举,清肃之令不能下行。谷食衰少,十天不更衣,胃内空虚,肠中干燥可知。唇焦舌不红绛,但干而微腻。脉象两尺濡数,两寸关滑数、无力。经云:"尺肤热甚为病温。""脉数者曰温。"皆是伏湿熏蒸之见象。平素阴液亏耗,温病最易化热伤阴,是阴液愈伤,而风湿燥痰为患愈烈也。欲清其热,必解其湿,欲化其痰,必清其火。昨进生津解温,清肺化痰之剂,胁痛潮热,虽则略平,余恙依然,尚不足恃。颇虑喘逆变迁,今仍原意去表加清,清其温即所以保其阴,清其燥即所以救其肺之意。未识能出险入夷否?鄙见若斯,拟方于后。

天花粉　甘菊花　冬桑叶　川象贝　山栀
生甘草　银花　连翘　光杏仁　竹茹　丝瓜络
芦根　竹油　枇杷叶露

又:两进清解伏温,清化燥痰之剂,昨日申刻得汗不畅,伏温有外达之势,肌势较轻而未尽退,咳嗽胁痛气逆,亦觉轻减二三,固属佳兆。无如阴液亏耗之体,木火易炽,津少上承,肺失输化之权。燥痰胶结难解,口干欲饮,唇燥溲赤。脉象寸关滑数不静,尺部无力,舌苔化而复薄腻。王孟英先生云:第二层之伏邪,有类乎斯。真阴如此之亏,温邪若斯之重,安有不肌肉消瘦,皮毛憔悴者乎?所虑正不胜邪,虚则善变,尚未敢轻许无妨也。昨方

既获效机,仍守原意出入。

天花粉　薄荷叶　光杏仁　鲜竹茹　芦根
生甘草　金银花　川象贝　通草　淡竹油　冬桑叶　连翘壳　冬瓜子　黑山栀　枇杷叶

又:连进清解伏温,清燥化痰之剂,午后申刻,得汗两次,伏温有外解之象。仲景云:"阳明病欲解时,从申至戌上是也。"温热已去其七,咳嗽气逆亦去其半。惟形神衰弱,唇燥口干,睡则惊悸,小溲未清,右脉滑数较和,左脉弦数不静,舌苔化而未净。此气液素亏,肝热内炽,肺胃两经,受其摧残,安能输化津液,灌溉于五脏,洒陈于六腑哉!脉证合参,险关已逾,循序渐进,势能入于坦途。仍议清余焰以化痰热,生津液而滋化源。虽不更衣,多日不食,胃中空虚,肠中干燥,虽有燥屎,勿亟亟于下也。即请明正。

天花粉　光杏仁　鲜竹茹　黑山栀　淡竹油
生甘草　川象贝　金银花　知母　活芦根　冬桑叶　朱茯神　连翘壳　通草　枇杷叶

又:身热已去七八,咳嗽亦减五六,咳时喉有燥痒,鼻孔烘热,口干唇燥,舌苔化而未净,肺金之风燥,尚未清彻,余热留恋。燥字从火,火灼津液为痰。书所谓"火为痰之本,痰为火之标"也。右脉滑数较和,左脉弦数不静,阴液亏耗,肝火易炽,胃气未醒,纳谷减少。脉证合参,渐有转机之象,能得不生枝节,可望渐入坦途。前方见效机,仍守轻可去实,去疾务尽之义。若早进滋阴,恐有留邪之弊。拙见如出,即请明正。

净蝉衣　光杏仁　金银花　花粉　炙兜铃
轻马勃　川象贝　连翘　生草　枇杷叶　冬桑叶
瓜蒌皮　黑山栀　竹茹　芦根

又:病有标本之分,治有先后之别。病生于本者,治其本,病生于标者,治其标。今治标以来,伏邪已解,肺炎亦消,咳嗽痰鸣,亦减六七。惟阴分本亏,津少上承,余焰留恋气分,肺金输布无权,厥阳易于升腾,口干唇燥,头眩且痛,形神衰弱,小溲带黄,舌苔化而未净,皆系余燥为患。燥字从火,火灼津液为痰,有一分之燥,则一分之痰,不能清彻也。左脉弦数已缓,右脉滑数亦和,恙已转机,循序渐进,自能恢复原状。再清余燥以化痰热,生津液以滋化源,俾得津液来复,则燥去阴生矣。

净蝉衣　生甘草　生石决　桑叶　活芦根
轻马勃　光杏仁　鲜竹茹　冬瓜子　枇杷叶　天

花粉　川象贝　炙兜铃　钩藤

风自外来，温从内发。风性属阳，温易化热，热盛生痰。风善上升，风温痰热，互蕴肺胃。发热旬余，口干欲饮，咳嗽气粗，胁肋牵痛，热痰蒙蔽清窍，灵机堵窒。心主神明之所，变为云雾之乡，神识横糊，谵语妄言，起坐如狂。前医选投犀羚不应，其邪在气不在营也。况按胸腹之间，似觉闷胀，内夹宿食，又可知也。舌尖红，苔薄腻黄，唇焦，脉滑数。《伤寒大白》云："唇焦属食积。"腑行溏薄，不得径用下达明矣。脉证参合，痉厥之险，不可不虑。姑拟辛凉清疏，以解伏气，温胆涤痰，而通神明，苟能神清热减，自得转机之幸。

薄荷　朱茯神　广玉金　天竺黄　荸荠汁　银花　枳实　象贝母　鲜石菖蒲　保和丸　连翘　竹茹　活芦根　冬瓜子

诊脉沉细而数，苔薄黄，表热不扬，而里热甚炽，神识昏糊，谵语妄言，甚则逾垣上屋，角弓反张，唇焦渴不知饮。此温邪伏营，逆传膻中，温郁化火，火灼津液为痰。痰随火升，蒙蔽心包，神明无主。肝风骤起，风乘火势，火借风威，所以见证如是之猖狂也。脉不洪数，非阳明里热可比。厥闭之险，势恐难免。亟拟清温息风，清神涤痰，以救涸辙而滋化源。是否有当？质之高明。

鲜石斛　犀牛角　薄荷　朱茯神　川贝　花粉　羚羊角　连翘　江枳实　竹茹　天竺黄　石菖蒲　竹沥　紫雪丹

初起身热形寒，即鼻衄如涌，吐血盈碗，口干不多饮，入夜烦躁不安，脉濡数，舌边红，苔薄腻，伏温之邪在营，逼血妄行，大忌骤用滋阴，恐温邪不得从阳明而解也。

黑荆芥　轻马勃　连翘　白茅花根　冬桑叶　淡豆豉　象贝母　侧柏炭　粉丹皮　竹茹　黑山栀　薄荷叶

发热六天，汗泄不畅，咳嗽气急，喉中痰声漉漉，咬牙嚼齿，时时抽搐。舌苔薄腻而黄，脉滑数不扬，筋纹色紫，已达气关。前医选进羚羊、石斛、钩藤等，病情加剧。良由无形之风温，与有形之痰热，互阻肺胃，肃降之令不行，阳明之热内炽，太阴之温不解，有似痉厥，实非痉厥，即马脾风之重症，徒治厥阴无益也。当此危急之秋，非大将不能去大敌。拟麻杏石甘汤加减，冀挽回于什一。

麻黄　杏仁　甘草　石膏　象贝　天竺黄

郁金　鲜竹叶　竹沥　活芦根

身热三候，有汗不解，咳嗽气逆，但欲寐，谵语郑声，口渴不知饮，舌光红干润无津，脉细小而数，右寸微浮而滑。此风温伏邪，始在肺胃，继则传入少阴，阴液已伤，津乏上承，热灼津而为痰。痰热弥漫心包，灵机堵塞，肺炎叶枯，有化源告竭之虞，势已入危险一途。勉拟黄连阿胶汤，合清燥救肺汤加减，滋化源以清温，清神明而涤痰，未识能挽回否？

蛤粉炒阿胶　天花粉　鲜生地　天竺黄　川雅连　冬桑叶　鲜石斛　光杏仁　川贝　淡竹沥　冬瓜子　芦根　银花露　枇杷叶露

发热八日，汗泄不畅，咳嗽痰多，烦躁懊侬，泛泛呕恶，且抽搐有如惊风之状。腑行溏薄，四末微冷，舌苔薄腻而黄，脉滑数不扬。前师作慢惊治，用参术苓半贝齿竺黄钩藤等，烦躁泛恶益甚。此乃风温伏邪，蕴袭肺胃，蓄于经络，不能泄越于外，势有内陷之象。肺邪不解，反移大肠则便溏，阳明之邪不达，太阴阳不通行，则肢冷，不得与慢惊同日而语也。况慢惊属虚，岂有烦躁懊侬之理？即曰有之，当见少阴之脉证。今种种病机，恐有痧疹内伏也。亟拟疏透，以冀弋获。

荆芥穗　粉葛根　蝉衣　薄荷　苦桔梗　淡豆豉　银花炭　连翘　赤苓　枳实炭　炒竹茹　藿香梗

初起风温为病，身热有汗不解，咳嗽痰多，夹有红点，气急胸闷，渴喜热饮，大便溏泄。前师叠投辛凉清解，润肺化痰之剂，似亦近理。然汗多不忌豆豉，泄泻不忌山栀，汗多伤阳，泻多伤脾，其邪不得从阳明而解，而反陷入少阴，神不守舍，痰浊用事，蒙蔽清阳，气机堵塞。今见神识模糊，谵语郑声，汗多肢冷，脉已沉细，太溪趺阳两脉亦觉模糊，喉有痰声，嗜寐神迷，与邪热逆传厥阴者迥然不同。当此危急存亡之秋，阴阳脱离，即在目前矣。急拟回阳敛阴，肃肺涤痰，冀望真阳内返，痰浊下降，始有出险入夷之幸。然乎否乎？质之高明。

吉林参　熟附片　左牡蛎　花龙骨　朱茯神　炙远志　仙半夏　川象贝　水炙桑叶皮　炒扁豆衣　生薏仁　冬瓜子　淡竹沥　真猴枣粉

湿温十六天，身灼热，有汗不退，口渴欲饮，烦躁少寐，梦语如谵，目红溲赤，舌红糙无津，脉象弦数,红瘖布于胸膺之间。此温已化热,湿已化燥,燥火入荣,伤有劫津,有吸尽西江之势。化源告竭,风动痉厥之变,恐在目前。亟拟大剂生津凉荣,以清炎炎之威,冀其津生邪却,出险入夷为幸。

　　鲜生地　天花粉　川贝母　生甘草　粉丹皮　冬桑叶　银花　白薇　羚羊片　朱茯神　带心连翘　茹芦根　鲜石斛　鲜竹叶

　　湿温已延月余,身热早轻暮剧,有时畏冷背寒,热盛之时,谵语郑声,渴喜热饮,小溲短赤,形瘦骨立,纳谷衰微,舌质红,苔薄黄,脉象虚弦而数,白疹布而不多,色不显明。良由病久正气已虚,太少之邪未罢,蕴湿留恋募原,枢机不和。颇虑正不敌邪,致生变迁。书云:"过经不解,邪在三阳。"今拟小柴胡合桂枝白虎汤加减,本虚标实,固本去标为法。

　　潞党参　软柴胡　生甘草　仙半夏　熟石膏　赤茯苓　炙远志　川桂枝　通草　泽泻　焦谷芽　佩兰叶

　　湿温已延月余,身热不退,腹疼便泄,大腹膨胀,面浮体肿,舌苔灰黄,脉象濡数,纹色青紫,已逾气关。某专科投以银翘芩连滑石通草查曲鸡金芩术等,意谓疳积成矣。惟按脉论症,此三阳之邪,已传入三阴,在太阴则大腹胀满,在少阴则泄泻体肿,在厥阴则腹痛肢冷。卫阳不入于阴则发热,水湿泛滥横溢,则遍体浮肿。小孩稚阳,病情若此,犹小舟之重载,覆沉可虑!今拟真武理中小柴胡,复方图治,冀挽回于什一。

　　熟附片　炒干姜　炒白术　连皮苓　陈皮　炒潞党　软柴胡　清炙草　川椒目　砂仁　大腹皮　六神曲

　　初患间疟,寒短热长,继因饮食不节,转成湿温。身热早轻暮重,热盛之时,神识模糊,谵语妄言,胸痞闷泛恶,腑行不实,舌苔灰腻满布,脉象滑数。良由伏温夹湿夹滞,蕴蒸生痰,痰浊蔽蒙清窍,清阳之气失旷,与阳明内热者,不可同日而语也。颇虑传经增变,拟清温化湿,涤痰消滞,去其有形,则无形之邪,自易解散。

　　豆豉　前胡　干葛　银花　连翘　赤苓　半夏　藿香　佩兰　炒枳实　竹茹　神曲　菖蒲　荷叶

　　又:服前方以来,诸恙渐轻,不过夜则梦语如谵之象,某医以为暑令之恙,暑热熏蒸心包,投芩

连益元散竹叶茅根等,变为泄泻无度,稀粥食升,犹不知饱,渴喜热饮,身热依然,舌灰淡黄,脉象濡数。此藜藿之体,中气本虚,寒凉太过,一变而邪隐三阴,太阴清气不升,浊阴凝聚,虚气散逆,中虚求食,有似除中,而尚未至除中也。阴盛格阳,真寒假热,势已入于险境。姑仿附子理中,合小柴胡意,冀其应手则吉。

　　熟附块　炒潞党　炮姜炭　炒冬术　炙草　云茯苓　煨葛根　软柴胡　仙半夏　陈皮　炒谷芽　杏仁　红枣　荷叶

　　湿温九天,身热午后尤甚,口干不多饮,头痛且胀,胸闷不能食,腑行溏薄,舌苔薄腻带黄,脉象濡数,左关带弦。温与湿合,热处湿中,蕴蒸募原,漫布三焦,温不解则热不退,湿不去则温不清。能得白瘖,而邪始有出路。然湿为黏腻之邪,最难骤化,恐有缠绵之虑。姑拟柴葛解肌以去其温,芳香淡渗而利其湿。

　　软柴胡　葛根　清水豆卷　赤苓　泽泻　银花炭　连翘　鲜藿香　鲜佩兰　神曲　大腹皮　通草　荷叶　甘露消毒丹

　　又:湿温十二天,汗多身热虽减,而溏泻更甚于前,日夜有十余次之多。细视所泻之粪水,黑多黄少,并不臭秽。唇焦齿垢,口干欲饮,饮入肠鸣,小溲短少而赤,舌边红,苔干黄。脉象左濡数,右濡迟,趺阳之脉亦弱。此太阴为湿所困,清气下陷。粪水黑多黄少,黑属肾色,是少阴胜,趺阳负,明矣。况泻多既伤脾,亦伤阴,脾阳不能为胃行其津液,输运于上,阴伤津液亦不上承,唇焦齿垢,职是故也。书云:"自利不渴者属太阳,自利而渴者属少阴。"少阴为水之脏,为三阴之枢,少阴阴阳两伤,上有浮热,下有虚寒,显然可见。脉证参观,颇虑正不敌邪,白瘖不能外达,有内陷之险。欲滋养,则碍脾;欲温暖,则伤阴。顾此失彼,殊属棘手。辗转思维,惟有扶正祛邪,培补中土,冀正旺则伏邪自达,土厚则虚火自敛。未识能弋获否?

　　人参须　米炒于术　清水豆卷　云苓　生甘草　炒淮药　炮姜炭　炒扁豆衣　炒谷芽　干荷叶　陈仓米　炒苡仁

　　又:湿温两候,前方连服三剂,泄泻次数已减,所下粪水,仍黑黄夹杂。小溲短赤,口干欲饮,齿缝渗血,舌边红,苔干黄,脉象濡数,尺部细弱,白瘖布于胸膺脐腹之间,籽粒细小不密。伏温蕴湿,

有暗泄之机。然少阴之阴，太阴之阳，因泻而伤，清津无以上供，泻不止，则正气不复，正不复，则邪不能透。虽逾险岭，未涉坦途也。仍宜益气崇土为主，固胃涩肠佐之。

吉林参　米炒于术　生甘草　云苓　炒淮药　炒川贝　禹余粮　炒谷芽　橘红　炒薏仁　干荷叶

湿温匝月，身壮热，汗多畏寒，胸闷呕吐，纳食不进，烦躁懊侬，少腹胀痛拒按，溺时管痛，小便不利，口干唇燥，渴喜热饮，舌苔白腻。脉象左弦迟而紧，右沉细无力。据述病起于经行之后，阅前所服之方，栀豉、二陈、泻心、八珍、金铃子散等剂，推其病情，其邪始在太阴阳明，苦寒迭进，邪遂陷入少阴厥阴，清阳窒塞，蓄瘀积于下焦，膀胱宣化失司，烦躁似阳，实阴躁也。阴盛于下，格阳于上，若再投苦降，则邪愈陷愈深矣。今拟吴茱萸汤加味，温经逐湿，理气祛瘀，冀其转机为幸。

淡吴萸　熟附片　赤苓　连壳　蔻仁　焦查炭　姜半夏　砂仁　陈皮　延胡索　五灵脂　两头尖　泽泻　生姜

湿温证已延月，寒热时轻时剧，口干不喜饮，腑行溏薄。初由伏邪湿热，蕴于募原，少阴枢机不和，太阴为湿所困，清气不升。阅前方参附龙牡姜桂二陈等剂，温涩太过，致伏邪无路可出，愈郁愈深，如胶似漆，邪遏化热，湿遏化燥，伤阴劫津，化源告竭。气逆而促，神糊谵语，所由来也。舌苔黑糙而垢，有似少阴热结旁流，急下存阴之条。无如脉象左弦细促数，右部虚散，复无燥实坚满之形，安有可下之理？阴液枯槁，正气亦匮，厥脱之变，即在目前矣。勉拟增液生津，以救其焚，亦不过尽人力以冀天眷。

西洋参　朱茯神　天竺黄　嫩钩藤　大麦冬　紫贝齿　银柴胡　枳实炭　霍石斛　川贝母　清炙草　炒竹茹

初病喉痧，治愈之后，因复感停滞，酿成湿温，身热有汗不解，临晚畏寒，入夜热势较盛，天明即觉轻减，已有三候，口干不多饮，小溲短赤，时有粉汁之形。苔薄黄，脉濡数。素有失红。阴虚体质，迭进清温化湿之剂，其热非特不减，反加肤肿足肿，脐腹饱满，面浮咳嗽。细推病情，太阳经邪未解，膀胱腑湿不化，久则湿困太阴，健运无权。湿为阴邪，易于化水，水湿泛滥，则为肤肿足肿，中阳

不行，浊阴凝聚，则为脐腹饱满，水湿逆肺，则为咳嗽面浮；格阳于外，则身热不退也。恙势已入险境，岂可泛视！今拟五苓加味，温开太阳而化水湿，勿可拘执阴虚体质，而畏投温剂，致一误而再误也。然乎否乎？质之高明。

川桂枝　连皮苓　炒白术　猪苓　仙半夏　大腹皮　砂仁　光杏仁　泽泻　姜皮　陈皮　冬瓜子皮

又：两进五苓，症势未见动静。夫太阳为寒水之经，本阴标阳。太阳与少阴为表里，少阴为水火之脏，本热标寒，太阳之阳不行，少阴之阴亦伤，少火不能生土，中央干健无权。水湿日积，泛滥横溢，浊阴凝聚，阴盛格阳，肺失治节，水道不行，险象环生，殊可虑也。脉象寸部濡数，关尺迟弱。真阳埋没，阴霾满布。若加气喘，则难为力矣。再拟五苓合真武汤。震动肾阳，温化水湿，千钧一发惟此一举。狂见如斯，明者何如？

熟附块　川桂枝　陈皮　大砂仁　连皮苓　猪苓　大腹皮　炒椒目　炒白术　泽泻　水炙桑皮　淡姜皮

又：连服五苓真武以来，肤肿跗肿腹满，已见轻减。小溲稍多，真阳有震动之渐，水湿有下行之势。临晚形寒身热，至天明得汗而退，枢机有斡旋之意。均属佳象。口干渴喜热饮，痰多咳嗽，谷食衰微，白苔化而转淡。夫太阴为湿久困，干健无权，肺失肃化，脉象关尺迟弱略起。虽逾险岭，未涉坦途。仍守前法，努力前进。

桂枝　白术　熟附块　软柴胡　大腹皮　茯苓　泽泻　大砂仁　仙半夏　水炙桑皮　清炙草　生姜　红枣　炒谷芽　苡仁

湿温月余，身热汗多，神识模糊，谵语郑声，唇燥口干，不欲饮，谷食不进。舌苔干腻，脉象沉细。此湿邪久困太阴，陷入少阴。湿为阴邪，最易伤阳，卫阳失于外护则汗多，浮阳越于躯壳则身热，神不守舍则神糊，与热入心包者有霄壤之别。动则微喘，胃气不纳也。十余日未更衣，此阴结也。脉证参合，正气涣散，阴阳脱离，即在目前矣。急拟参附回阳，龙牡潜阳，苟能阳回神定，庶可望转危为安之幸。

别直参　熟附块　左牡蛎　大砂仁　仙半夏　炙远志　花龙骨　朱茯神　炒枣仁　北秫米　浮小麦

湿温三候，初病足背湿结毒起见，腐溃不得脓，疮旁四围肿红焮痛，寒热晚甚，语梦如谵。前医迭投寒凉解毒，外疡虽见轻减，而加呃逆频频，胸痞泛恶，口有酸甜之味，不能饮食，渴不欲饮，口舌糜腐，小溲短赤，脉象濡滑而数。良由寒凉太过，湿遏热伏，热处湿中，胃阳被困，气机窒塞，已成坏症。议进辛以开之，苦以降之，芳香以扬之，淡渗以利之。复方图治，应手乃幸。

仙半夏　淡黄　郁金　通草　清水豆卷　枳实炭　川雅连　姜竹茹　柿蒂　鲜藿香　鲜佩兰　鲜枇杷叶

咳嗽

劳力伤阳，卫失外护，风邪乘隙入于肺俞，恶风多汗，咳嗽痰多，遍体酸楚，纳少神疲，脉浮缓而滑，舌苔薄白，经所谓"劳风发于肺下"者是也。羔延匝月，病根已深，姑拟玉屏风，合桂枝汤加减。

蜜炙黄芪　蜜炙防风　生白术　清炙草　川桂枝　大白芍　光杏仁　象贝母　薄橘红　炙紫菀　蜜姜　红枣

咳呛两月，音声不扬，咽喉燥痒，内热头痛。脉濡滑而数，舌质红苔薄黄。初起风燥袭肺，继则燥热伤阴，干金不能输化，津液被火炼而为稠痰也。谚云："伤风不已则成痨"，不可不虑。姑拟补肺阿胶汤加减，养肺祛燥，清燥化痰。

蛤粉炒阿胶　蜜炙兜铃　熟大力子　甜光杏　川象贝　瓜蒌皮　霜桑叶　冬瓜子　生甘草　胖大海　活芦根　北秫米　枇杷叶露

肺素有热，风寒外束，腠理闭塞，恶寒发热无汗，咳呛气急，喉痛音哑，妨于嚥饮，痰声漉漉，烦躁不安。脉象滑数，舌边红，苔薄腻黄。邪郁化热，热蒸于肺，肺炎叶举，清肃之令不得下行。阅前服之方，降气通腑，病势有增无减，其邪不得外达而反内逼。痰火愈亢，肺气愈逆，症已入危。急拟麻杏石甘汤加味，开痹达邪，清肺化痰，以冀弋获为幸。

净麻黄　生石膏　光杏仁　生甘草　薄荷叶　轻马勃　象贝母　连翘壳　淡豆豉　黑山栀　马兜铃　冬瓜子　活芦根　淡竹沥

又：服药后，得畅汗，寒热已退，气逆痰声亦减。佳兆也。惟咳呛咯痰不出，音闪咽痛，妨于嚥饮，舌质红苔黄，脉滑数不静。外束之邪，已从外达，痰火尚炽，肺炎叶举，清肃之令，仍未下行。肺为娇藏，位居上焦，上焦如羽，非轻不举。仍拟轻开上痹，清肺化痰，能无意外之虞，可望出险入夷。

净蝉衣　薄荷叶　前胡　桑叶皮　光杏仁　象贝母　生甘草　轻马勃　兜铃　冬瓜子　胖大海　连翘壳　活芦根　淡竹沥

五脏六腑，皆令人咳，不独肺也。六淫外感，七情内伤，皆能致咳。今操烦过度，五志化火，火刑于肺，肺失安宁，咳呛咯痰不爽，喉中介介如梗状。咳已两月之久，《内经》谓之心咳。苔黄，两寸脉数，心火烁金，无疑义矣。拟滋少阴之阴，以制炎上之火，火降水升，则肺气自清。

京元参　大麦冬　生甘草　茯神　炙远志　甜光杏　川象贝　瓜蒌皮　柏子仁　肥玉竹　干芦根　冬瓜子　梨膏

产后两月，百脉俱虚，虚寒虚热，咳嗽痰多，自汗盗汗，脉象虚细，舌淡苔白。前医叠进养阴润肺，诸恙不减，反致纳少便泄，阴损及阳，肺伤及脾。经谓下损过胃，上损过脾，皆在难治之例。姑拟黄芪建中汤，合二加龙骨汤出入，未识能得挽回否？

炙黄芪　清炙草　米炒于术　炒怀药　熟附片　煅牡蛎　煅龙骨　御米壳　广橘白　浮小麦　红枣

去秋失血，盈盏成盆，继则咳呛不已，至春益甚，动则气短，内热口干，咽痛失音，形瘦骨立，脉象细数。脏阴荣液俱耗，木火犯肺，肺叶已损，金破不鸣，即此症也。损怯已著，难许完璧。勉拟滋养金水而制浮火，佐培中土，苟土能生金，亦不过绵延时日耳。

天麦冬　南北沙　参茯神　淮山药　川贝　甜光杏　熟女贞　潼蒺藜　冬虫夏草　北秫米　凤凰衣　玉蝴蝶

孀居多年，情怀抑郁，五志化火，上刑肺金，血液暗耗，致咳嗽气逆，子丑更甚，难于平卧。子丑乃肝胆旺时，木火炎威无制。脉象左弦细，右濡数。幸胃纳有味，大便不溏，中土尚有生化之机。经事愆期，理因宜然。亟宜养阴血以清肝火，培中土而生肺金，更宜怡情悦性，不致延成损怯乃吉。

蛤粉炒阿胶　南沙参　茯神　淮山药　霜桑叶　川贝　甜光杏　瓜蒌皮　生石决　冬瓜子　合欢花　北秫米

女子以肝为先天，先天本虚，情怀悒郁，则五志之阳化火,上熏于肺,以致咳呛无痰,固非实火可比。但久郁必气结血涸,经候涩少愆期,颇虑延成干血劳怯,亟当培肝肾之阴以治本,清肺胃气热以理标。腻补之剂,碍其胃气,非法也。

南沙参　抱茯神　淮山药　炙远志　川贝母　瓜蒌皮　海蛤壳　紫丹参　芫蔚子　生石决　合欢花　冬瓜子　甜光杏

眩晕有年,夜则盗汗,咳嗽气短,行走喘促更甚。脉左弦细,右虚数。此虚阳上冒,肝肾根蒂不固。冲脉震动,则诸脉俱逆。盖由下焦阴不上承,故致咳嗽,究非肝经自病也。阅前方迭进三子养亲等剂,皆泄气伤阴之药,施于阴阳两损之质,非徒无益,而又害之。

大熟地　炙白苏子　茯神　山药　五味子　川贝　甜光杏　左牡蛎　冬虫夏草　青铅

痰饮咳嗽,已有多年,加之遍体浮肿,大腹胀满,气喘不能平卧,腑行溏薄,谷食衰少,舌苔淡白,脉象沉细,此脾肾之阳式微,水饮泛滥横溢,上激于肺则喘,灌溉肌腠则肿,凝聚募原则胀。阳气不到之处,即是水湿盘踞之所。阴霾弥漫,真阳埋没,羔势至此地步,已入危险一途。勉拟振动肾阳,以驱水湿,健运太阴,而化浊气,真武肾气,五苓,五皮,合黑锡丹,复方图治。冀望离照当空,浊阴消散,始有转机之幸。

熟附子块　生于术　连皮苓　川桂枝　猪苓　泽泻　陈皮　大腹皮　水炙桑叶　淡姜皮　炒补骨脂　陈葫芦瓢　黑锡丹　济生肾气丸

旧有痰饮咳嗽,触受风温之邪,由皮毛而上干肺系,蕴郁阳明,饮邪得温气之熏蒸,变为胶浊之痰,互阻上焦,太阴清肃无权,以致气喘大发,喉有锯声,咳痰不出,发热畏风,舌苔腻黄。脉象浮弦而滑。阅前方降气化痰,似亦近理。然邪不外达,痰浊胶固益甚,颇虑壅闭之险。书云:"喘之为病,在肺为实,在肾为虚。"此肺实之喘也。急拟麻杏石甘汤加味,清开温邪,肃涤痰,冀望热退气平为幸。

蜜炙麻黄　光杏仁　生石膏　生甘草　炙白苏子　全福花　竹沥　半夏　水炙远志　炙兜铃　海浮石　象贝母　冬瓜子　活芦根　淡竹沥

秋冬咳嗽,春夏稍安,遇感则剧,甚则卧难着枕。是脾肾之阳早衰,致水液变化痰沫,随气射肺则咳,冲气逆上则喘。畏寒足冷,跗肿溺少,阳不

潜藏,阴浊用事故也。古法外饮治脾,内饮治肾,今仿内饮论治,摄纳肾气,温化痰饮。若以降气泄气,取快一时,恐有暴喘厥脱之虑。

肉桂心　大熟地　云茯苓　淮山药　熟附片　福泽泻　仙半夏　怀牛膝　甘杞子　厚杜仲　五味子　补骨脂　核桃肉

咳呛有年,动则气喘,痰味咸而有黑花。脉尺部细弱,寸关濡滑而数。咸为肾味,肾虚水泛为痰,冲气逆肺,则咳呛而气喘也。羔根已深,非易图功。姑宜滋补肾阴,摄纳冲气,勿拘见咳而治肺也。

蛤蚧尾　大生地　蛤粉　甘杞子　山药　茯苓　北沙参　川贝母　清炙草　杏仁　胡桃肉

脾为生痰之源,肺为贮痰之器,肺虚不能降气,肾虚不能纳气,咳嗽气急,难于平卧。舌白腻,脉弦紧而滑。脾不能为胃行其津液,津液无以上承,所以口干而不欲饮也。《金匮》云:"痰饮之病,宜以温药和之。"拟苓桂术甘,合真武意,温肾运脾,降气纳气,俾阳光一振,则阴霾自除矣。

云茯苓　生甘草　橘红　光杏仁　川桂枝　熟附块　全福花　补骨脂　生白术　制半夏　炙白苏子　核桃肉　五味子　淡干姜

虚损

产后未满百日,虚寒虚热,早轻暮重,已有匝月。纳少便溏,形瘦色痿,且有咳嗽,自汗盗汗。脉濡滑无力,舌苔淡白。此卫虚失于外护,荣虚失于内守,脾弱土不生金,虚阳逼津液而外泄也。蓐劳渐著,恐难完璧。姑拟黄芪建中汤合二加龙骨汤加味。

清炙黄芪　炒白芍　清炙草　川桂枝　牡蛎　花龙骨　米炒于术　云茯苓　炒淮药　炒川贝　浮小麦　熟附片

又:前投黄芪建中二加龙骨,寒热转轻,自汗盗汗亦减。虽属佳境,无如昔日所服之剂,滋阴太过,中土受戕,清气不升,大便溏薄,纳少色痿,腹疼隐隐,左脉细弱,右脉濡迟,阳陷入阴,命火式微。《脉诀》云:"阳陷入阴精血弱,白头犹可少年愁。"殊可虑也。再守原意加入益火生土之品,冀望中土强健,大便结实为要着。

清炙黄芪　炒白芍　清炙草　熟附片　牡蛎　花龙骨　炒淮药　米炒于术　云苓　大砂仁　炒补骨脂　益智仁　浮小麦

劳役太过,脾胃两伤,荣卫循序失常,寒热似疟,已有数月。形瘦色痿,食减神疲,脉象虚迟,舌光有津,势将入于虚损一途。损者益之,虚者补之,甘温能除大热,补中益气汤加减。

潞党参　炙黄芪　炒冬术　清炙草　银柴胡　广陈皮　全当归　怀牛膝　西秦艽　大砂仁　焦谷芽　生姜　红枣

恙由抑郁起见,情志不适,气阻血瘀,土受木克,胃乏生化,无血以下注冲任。经闭一载,纳少形瘦,临晚寒热,咳嗽痰沫甚多。脉象左虚弦,右濡涩。经所谓"二阳之病发心脾,有不得隐曲,女子不月,其传为风消,再传为息贲",若加气促,则不治矣。姑拟逍遥合归脾、大黄䗪虫丸,复方图治。

全当归　大白芍　银柴胡　炒潞党　米炒于术　清炙草　炙远志　紫丹参　茺蔚子　川贝母　甜光杏　北秫米　大黄䗪虫丸

又:仲秋燥邪咳嗽起见,至冬不愈,加之咽痛干燥,蒂丁下坠,妨于嚈饮,内热纳少,脉象濡数,幸不洪大。舌质红,苔黄。平素阴虚,燥邪化火,上刑肺金,下耗肾水。水不上潮,浮火炎炎,颇虑吐血入虚损一途。急拟清燥润肺,而降浮火。

蛤粉炒阿胶　天花粉　川象贝　京元参　肥知母　甜光杏　柿霜　生甘草　冬桑叶　冬瓜子　枇杷叶露　活芦根

肺虚则咳嗽寒热,脾虚则纳少便溏,心虚则脉细神疲,肾虚则遗泄,肝虚则头眩。五虚俱见,非易图功。惟宜培土生金,益肾养肝,苟能泄泻止,谷食增,寒热除,咳嗽减,则虚者可治。

炒潞党　云茯苓　炒于术　清炙草　陈皮　炒淮药　炒川贝　炒御米壳　煅牡蛎　花龙骨　水炙远志　北秫米

痹证

手足痹痛微肿,按之则痛更剧,手不能抬举,足不能步履,已延两月余。脉弦小而数,舌边红,苔腻黄。小溲短少,大便燥结。体丰之质,多湿多痰。性情躁急,多郁多火。外风引动内风,挟素蕴之湿痰入络,络热血瘀不通,不通则痛。书云:"阳气多,阴气少,则为热痹。"此症是也。专清络热为主,热清则风自息,风静则痛可止。

羚羊片　鲜石斛　嫩白薇　生赤芍　生甘草　茺蔚子　鲜竹茹　丝瓜络　忍冬藤　夜交藤　嫩桑枝　大地龙

腰髀痹痛,连及胯腹,痛甚则泛噁清涎,纳谷减少,难于转侧。腰为少阴之府,髀为太阳之经,胯腹为厥阴之界。产后血虚,风寒湿乘隙入太阳少阴厥阴之络,荣卫痹塞不通,厥气上逆,挟痰湿阻于中焦,胃失下顺之旨。脉象尺部沉细,寸关弦涩,苔薄腻。书云:"风胜为行痹,寒胜为痛痹,湿胜为着痹。"痛为寒痛,寒郁湿着,显然可见。恙延两月之久,前师谓肝气入络者,又谓血不养筋者,理亦近是,究未能审其致病之源。鄙拟独活寄生汤,合吴茱萸汤加味,温经达邪,泄肝化饮。

紫丹参　云茯苓　全当归　大白芍　川桂枝　青防风　厚杜仲　怀牛膝　熟附片　北细辛　仙半夏　淡吴萸　川独活　桑寄生

腰痛偏左如折,起坐不得,痛甚则四肢震动,形瘦骨立,食少神疲,延一月余。诊脉虚弦而浮,浮为风象,弦为肝旺。七秩之年,气血必虚,竹叙之时,电风入肾,气虚不能托邪外出,血虚无以流通脉络,故腰痛若此之甚也。拙拟大剂玉屏风,改散为饮。

生黄芪　青防风　生白术　生甘草　全当归　大白芍　厚杜仲　广木香　陈广皮

鹤膝风生于右膝盖,大如斗许,漫肿疼痛,足踝亦浮肿而不能移动,寒热早轻暮重,口渴,舌灰糙,脉弦小而数。针砭药铒,遍尝无效,已延两月之久,痛苦不堪名状。良由气血两亏,风化为火,寒化为热,湿郁酿痰,稽留经络之间。荣卫凝涩不通,不通则痛,热胜则纵,湿胜则肿,阴愈伤而热愈炽,气益虚而邪益锢。经云:"邪之所凑,其气必虚。"旨哉此言!今拟益气去邪,清热通络冀望痛止肿退,为第一要着。

生黄芪　鲜石斛　茺蔚子　京赤芍　忍冬藤　粉防己　肥知母　天花粉　怀牛膝　六一散　嫩桑枝　大地龙

初起寒热,继则脐腹膨胀,右臂部酸痛,连及腿足,不能举动。小溲短赤,腑行燥结,舌苔腻黄,脉象濡滑而数。伏邪湿热挟滞,互阻膜原。枢机不利,则生寒热。厥阴横逆,脾失健运。阳明通降失司,则生膜胀。痹痛由于风湿。经络之病,连及藏腑,弥生枝节。姑宜健运分消,化湿通络,冀其应手为幸。

清水豆卷　茯苓皮　枳实炭　嫩白薇　冬瓜

子　通草　全瓜蒌　郁李仁　西秦艽　大麻仁
木防己　肥知母　地枯萝

痿证

温病后，阴液已伤，虚火烁金，肺热叶焦，则生痿躄。两足不能任地，咳呛，咯痰不爽，谷食减少，咽喉干燥。脉濡滑而数，舌质红苔黄。延经数月，羔根已深。枯宜养肺阴，清阳明，下病治上，乃古之成法。

南沙参　川石斛　天花粉　生甘草　川贝母
肥知母　瓜蒌皮　甜光杏　络石藤　怀牛膝　嫩桑枝　冬瓜子　活芦根

又：前进养肺阴清阳明之剂，已服十帖，咳呛内热，均见轻减。两足痿软，不能任地。痿者萎也。如草木之萎，无雨露以灌溉。欲草木之荣茂，必得雨露之濡润；欲两足之不痿，必赖肺液以输布。能不荫于肝肾，肝得血则筋舒，肾得养则骨强。阴血充足，络热自清。治痿独取阳明，清阳明之热，滋肺金之阴，以阳明能主润宗筋，而流利机关也。

大麦冬　北沙参　抱茯神　淮山药　细生地
肥知母　川贝母　天花粉　络石藤　怀牛膝　嫩桑枝

初病肢气浮肿，继则肿虽消，而痿软不能步履。舌淡白，脉濡缓，谷食衰少。此湿邪由外入内，由肌肉而入筋络，络脉壅塞，气血凝滞，此湿痿也。经云"湿热不攘，大筋软短，小筋弛长，软短为拘，弛长为痿"是也。湿性黏腻，最为缠绵。治宜崇土逐湿，去瘀通络。

连皮苓　福泽泻　木防己　全当归　白术
苍术　陈皮　川牛膝　杜红花　生苡仁　陈木瓜
西秦艽　紫丹参　嫩桑枝　另茅山苍术、米泔水浸，饭锅上蒸，晒干，研细末，加苡米、酒炒桑枝煎汤泛丸，空心开水吞下

两足痿软，不便步履，按脉尺弱寸关弦数，此乃肺肾阴亏，络有蕴热，经所谓"肺热叶焦，则生痿躄"是也。阳明为十二经脉之长，治痿独取阳明者，以阳明主润宗筋，宗筋主束骨而利机关也。症势缠绵，非易速痊。

南北沙参　鲜生地　川黄柏　丝瓜络　霍石斛　生苡仁　肥知母　大麦冬　陈木瓜　络石藤
虎潜丸

消渴

诊脉左三部弦数，右三部滑数，太谿细弱，趺阳濡数，见症饮食不充肌肤，神疲乏力，虚里穴动，自汗盗汗，头眩眼花，皆由阴液亏耗，不能涵木，肝阳上僭，心神不得定宁，虚阳逼津液而外泄则多汗，消灼胃阴则消谷，头面烘热，汗后畏冷，营虚失于内守，卫虚失于外护故也。脉数不减，颇虑延成消症。姑拟养肺阴以柔肝木，清胃阳而宁心神，俾得阴平阳秘，水升火降，方能渐入佳境。

大生地　抱茯神　潼蒺藜　川贝母　浮小麦
生白芍　左牡蛎　熟女贞　天花粉　肥玉竹　花龙骨　冬虫夏草　五味子

又：心为君主之官，肝为将军之官，曲运劳乎心，谋虑劳乎肝，心肝之阴既伤，心肝之阳上亢，消灼胃阴，胃热炽盛，饮食入胃，不生津液，既不能灌溉于五脏，又不能输运于筋骨，是以饮食如常，足膝软弱，汗为心之液，心阳逼津液而外泄则多汗，阴不敛阳，阳升于上则头部眩晕面部烘热，且又心悸。胃之大络名虚里，虚里穴动，胃虚故也。脉象左三部弦数，右三部滑数，太谿细弱，趺阳濡数，唇红舌光，微有苔意，一派阴液亏耗，虚火上炎之象，此所谓"独阳不生，独阴不长"也。必须地气上升，天气始得下降。今拟滋养肺阴，以柔肝木，蒸腾肾气，而安心神。务使阴阳和谐，庶成既济之象。

北沙参　抱茯神　五味子　肥玉竹　天麦冬
左牡蛎　生白芍　川贝母　大生地　花龙骨　潼蒺藜　制黄精　浮小麦　金匮肾气丸

调经

气升呕吐，止发不常，口干内热，经事愆期，行而不多，夜不安寐。舌质红，苔薄黄。脉象左弦右涩，弦为肝旺，涩为血少。良由中怀抑塞，木郁不达，郁极化火，火性炎上，上冲则为呕吐，经所谓"诸逆冲上，皆属于火"是也。肝胆同宫，肝郁则清净之府，岂能无动？挟胆火以上升，则气升呕逆尤为必有之象。口干内热，可以类推矣。治肝之病，知肝传脾，肝气横逆，不得舒泄。顺乘中土，脾胃受制。胃者二阳也。经云："二阳之病发心脾，有不得隐曲，女子不月。"以心生血，脾统血，肝藏血。而细推荣血之化源，实由二阳所出。经云："饮食入胃，游溢精气，上输于脾。"又云："中焦受气，取汁变化而赤，是谓血。"又云："荣出中焦。"木克土虚，中焦失其变化之功能，所生之血日少，上既不

能奉生于心脾,下又无以泽灌乎冲任。经来愆期而少,已有不月之渐。一传再传,便有风消息贲之变,蚁穴溃隄,积羽折轴,岂能无虑!先哲云:"肝为刚藏,非柔养不克;胃为阳土,非清通不和。"拟进养血柔肝,和胃通经之法,不治心脾,而治肝胃,穷源返本之谋也。第是症属七情,人非太上,尤当怡养和悦,庶使药达病所,即奏朕功,不致缠绵为要耳。

生白芍　朱茯神　仙半夏　川石斛　炒枣仁　代赭石　全福花　银柴胡　青龙齿　广橘白　茺蔚子　紫丹参　鲜竹茹　生熟谷芽　左金丸

月事初至,行而不多,腹痛隐隐,鼻红甚剧,气滞血瘀,肝火载血,不能顺注冲任,而反冲激妄行,上溢清窍,有倒经之象。逆者顺之,激者平之,则顺气祛瘀,清肝降火,为一定不易之法。

紫丹参　怀牛膝　全当归　粉丹皮　鲜竹茹　茺蔚子　制香附　白茅花　炒荆芥　福橘络

经云:"暴痛属寒,久痛属热;暴痛在经,久痛在络。"少腹痛陈作,痛甚有汗,已延匝月。形寒纳少,咳嗽泛恶,胸闷不舒,口干引饮,肝热瘀阻,气滞不流,阴伤津少上承,肺虚痰热留恋,舌质红绛,脉细如丝。虚羸太极,恐难完璧。

金铃子　全福花　朱茯神　赤白芍　全瓜蒌　光杏仁　真新绛　川象贝　焦查炭　银柴胡　失笑散　青橘叶　炒山栀

适值经临,色紫黑,少腹胀痛拒按,痛甚有晕厥之状。形寒怯冷,口干不多饮,苔黄腻,脉濡涩。新寒束外,宿瘀内阻。少腹乃厥阴之界,厥阴为寒热之脏,肝失疏泄,气滞不通,不通则痛矣。气为血之帅,气行则血行,行血以理气为先,旨哉信乎!

肉桂心　金铃子　春砂仁　青橘叶　小茴香　延胡索　失笑散　细青皮　茺蔚子　焦查炭　制香附　酒炒白芍　两头尖

清代名医医话精华

秦伯未　编

自　序

　　清代名医医话精华,继清代名医医案精华而辑也。余于前书序中,谓医案为中医价值之真凭实据,兹请更从价值二字申言之。研究哲学者曰:人类思想,不免冲突,而思想之冲突,属于事实问题者少,关乎价值问题者繁。以事实问题,俟真理一出,百喙止辩;而价值问题,恒视人之评衡器官相应而定,即有心理作用存乎其间,终难一致。斯言也余甚韪之。然以语医学,则当以事实为前提,一切价值,视事实为转移。自物质由原子构成之事实,一经发明,所谓五行四大或水或火之说,其价值即因之低降,可以为证。盖医为治病之学,能本其学说,于事实上使疾病痊愈,即为真价值,不能因人之评衡器官相歧而异议也。进言之,价值既根据事实之效验,而事实之效验又根据学说之如何,则中医既有真切之价值,其学说亦自有相当之位置,虽一部分受理学哲学之影响,似多空洞,然真理所在,正不能全行鄙视焉。余治中医几十载,觉中医之学说之事实之价值,非西医所能明所能及所能企望。爰积岁成清代医案一书,今复嫌其为体例所拘未能详备,爰择笔记体者,另辑是编。诸先贤苦心积虑之成绩,即吾侪临诊处方之指南。顾同道其珍视之。

戊辰仲冬上海秦之济伯未

喻嘉言医话精华

伤寒

黄长人犯房劳病伤寒，守不服药之戒，身热已退十余日外，忽然昏沉，浑身战栗手足如水，举家忙乱，亟请余至，一医已合就姜桂之药矣。余适见而骇之，辟其差谬，与医者约曰：此一病，药入口中，出生入死，应各立担承，倘至用药差误，责有所归。医者曰：吾治伤寒，三十余年，不知甚么担承。余笑曰：吾有明眼在此，不忍见人活活就毙，吾亦不得已耳，如不担承，待吾用药。主家方才心安，亟请用药。余以调胃承气汤，约重五钱，煎成热服半盏，少顷，又热服半盏，其医见厥渐退，人渐甦，知药不误，辞去。与前药服至剂终，人事大清，忽然浑身壮热，再与大柴胡一剂，热退身安。门人问曰：病者云，是阴证见厥，先生确认为阳证，而用下药，果应，其理安在？答曰：其理颇微，吾从悟入，可得言也。凡伤寒病初起发热，煎熬津液，鼻干口渴便秘，渐至发厥者，不问而知，为热也。若阳证忽变阴厥者，万中无一，从古至今无一也。盖阴厥得之阴证，一起便直中阴经，唇青面白、遍体冷汗、便利不渴、身蜷多睡、醒则人事了了，与伤寒传经之热邪，转入转深，人事昏惑者，万万不同。诸书类载，阴阳二厥为一门，即明者犹为所混，况昧者乎。如此病先犯房室，后成伤寒，世医无不为阴厥之名所惑，往往投以四逆等汤，促其暴亡，而诿之阴极莫救，致冤鬼夜嚎，尚不知悟，总由传脉不清耳。盖犯房劳而病感者，其热不过比常较重，如发热则热之极，恶寒则寒之极，头痛则痛之极，所以然者，以阴虚阳往乘之，非阴乘无阳之比，况病者始能无药，阴邪必轻，旬日渐发，尤非暴证，安得以厥阴之例为治耶！且仲景明言，始发热六日，厥反九日，后复发热三日，与厥相应，则病且暮愈。又云厥五日，热亦五日，设六日当复厥，不厥者自愈。明明以热之日数，定厥之痊期也。又云：厥多热少则病进，热多厥少则病退，厥愈而热过久者，必便脓血发痈，厥应下而反汗之，必口伤烂赤，先厥后热，利必自止。见厥复利，利止反汗出咽痛者，其

喉为痹。厥而能食，恐为除中，厥止思食，邪退欲愈。凡此之类，无非热深厥热之旨，原未论及于阴厥也。至于阳分之病，而妄汗妄吐妄下，以至势极，如汗多亡阳，吐利烦躁，四肢逆冷者，皆因用药差误所致，非以四逆真武等汤挽之，则阳不能回，亦原不为阴证立方也。盖伤寒才一发热发渴，定然阴分先亏，以其误治，阳分比阴分更亏，不得已从权用辛热先救其阳，与纯阴无阳，阴盛隔阳之证相去天渊。后人不窥制方之意，见有成法转相效，尤不知治阴证以救阳为主，治伤寒以救阴为主，伤寒纵有阳虚当治，必看其人血肉充盛，阴分可受阳药者，方可回阳。若面黧舌黑，身如枯柴，一团邪火内燔者，则阴已先尽，何阳可回耶？故见厥除热，存津液元气于什一，已失之晚，况敢助阳劫阴乎？证治方法，若证未辨阴阳，且与四顺丸试之。《直指方》云：未辨疑似，且与理中丸试之。亦可见从前未透此关，纵有深心，无可奈何耳。因为子辈详辨，并以告后之业医者，庶可少杀一人也。

徐国祯伤寒六七日，身热目赤，索水到前，复置不饮，异常大躁，将门牖洞启，身卧地上，辗转不快，更求入井。一医汹汹，急以承气与服。余证其脉，洪大无伦，重按有力，谓曰：此用人参附子干姜之证，奈何认为下证耶。医曰：身热目赤，有余之邪，躁急若此，再以人参附子干姜服之，逾垣上屋矣。余曰：阳欲暴脱，外显假热，内有真寒，以姜附投之，尚恐不胜回阳之任，况敢纯阴之药，重劫其阳乎。观其得水不欲咽，情已大露，岂水尚不欲咽，而反可用大黄芒硝乎？天气燠蒸必有大雨，此证顷刻一身大汗，不可救矣。且既谓大热为阳证，则下之必成结胸，更可虑也。惟用姜附，可谓补中有发，并可以散邪退热，一举两得，至稳至当之法，何可致疑。吾在此久坐，如有差误，吾任其咎。于是以附子干姜各五钱、人参三钱、甘草二钱，煎成冷服。服后寒战，戛齿有声，以重绵和头覆之，缩手不肯与诊，阳微之状始著。再与前药一剂，微汗热退而安。

钱仲昭患时气外感三五日，发热头痛，服表汗药疼止，热不清，口干唇裂，因而下之。遍身红谵，神昏谵语，食饮不入，大便复秘，小便热赤，脉见紧小而急。谓曰：此证全因误治，阳明胃经，表里不清，邪热在内，如火燎原，津液尽干，以故神昏谵语。若斑转紫黑，即刻死矣。目今本是难救，但其面色不枯，声音尚朗，乃平日足养，肾水有余，如旱田之侧，有下泉未竭，故神虽昏乱，而小水仍通，乃阴气未绝之徵，尚可治之。不用表里，单单只一和法，取七方中小方而气味甘寒者用之，惟如神白虎汤一方足以疗此。盖中州元气已离，大剂急剂补剂俱不敢用，而虚热内炽，必甘寒气味，方可和之耳。但方须宜小，而服药则宜频，如饥人本欲得食，不得不渐渐与之。必一昼夜频进五七剂为浸灌之法，庶几邪热以渐而解，元气以渐而生也。若小其剂，复旷其日，纵用药得当亦无及矣。如法治之，更一昼夜，而病者热退神清，脉和食进，其斑白化。

张令施乃弟伤寒坏证，两腰偻废，卧床彻夜痛呻，百治不效。求诊於余，其脉亦平顺无患，其痛则比前大减。余曰：病非死症，但恐成废人矣。此证之可以转移处，全在痛如刀刺，尚有邪正互争之象。若全然不痛，则邪正混为一家，相安于无事矣。今痛觉大减，实有可虑，宜速治之。病者曰：此身既废，命安从活，不如速死。余蹙额欲为救全，而无治法，谛思良久，谓热邪深入两腰，血脉久闭不能复出，只有攻散一法。而邪入既久，正气全虚，攻之必不应。乃以桃仁承气汤，多加肉桂附子二大剂与服，服后即能强起。再仿前意为丸，服至旬余全安。此非昔人之已试，乃一时之权宜也，然有自来矣。仲景于结胸证，有附子泻心汤一法，原是附子与大黄同用，但在上之证气多，故以此法泻心；然则在下之证血多，独不可仿其意，而合桃仁肉桂以散腰间之血结乎。后江古生乃弟伤寒，两腰偻废，痛楚，不劳思索，径用此法二剂而愈。

石开晓病伤风咳嗽，未尝发热日觉急迫欲死，呼吸不能相续，求余诊。余见其头面赤红，躁扰不歇，脉亦豁大而空。谓曰：此证颇奇，全似伤寒戴阳证，何以伤风小恙亦有之。急宜用人参附子等药，温补下元，收回阳气，不然子丑时一身大汗，脱阳而死矣。渠不以为然，及日落，阳不用事，愈慌乱不能少支，忙服前药，服后稍甯片刻，又为床

侧添同寝一人，逼出其汗如雨，再用一剂，汗止身安，咳嗽俱不作。询其所縣云，连服麻黄药四剂，遂尔躁急欲死，然后知伤风亦有戴阳证，与伤寒无别。总因其人平素下虚，是以真阳易于上越耳。

肿胀

从来肿病，遍身头面俱肿尚易治，若只单单腹肿则为难治。此其间有所以然之故，不可不辨也。盖传世诸方，皆是悍毒攻刼之法，伤耗元气，亏损脾胃，可一不可再之药，纵取效于一时，倘至复肿，则更无法可疗，此其一也。且遍身俱肿者，五脏六腑各有见证，故泻肝泻肺泻膀胱泻大小肠之药，间有取效之时；而单单腹肿，则中州之地，久窒其四运之轴，而清者不升，浊者不降，互相结聚，牢不可破，实因脾气之衰微所致，而泻脾之药，尚敢漫用乎？此又其一也。其肿病之可泻者，但可施之西北壮盛，又田野农夫之流，岂膏粱老少之所能受。设谓肿病为大满大实，必从乎泻，则病后肿与产后肿将亦泻之耶？此又其一也。且古方原载肿病五不治：唇黑伤肝，缺盆平伤心，脐出伤脾，背平伤肺，足底平满伤肾，此五者不可治矣。是其立方之意，皆非为不可治之证而设。后人不察，概从攻泻者何耶？惟理脾一法，虽五脏见不治之证，而能治者尚多，此又其一也。张子和以汗吐下三法，刼除百病，后人有谓子和之书，非子和之笔，乃麻徵君之文者，诚为知言。如常仲明云："世人以补剂疗病，宜乎不效"，此则过信刘张之学，而不顾元气赢劣耳。所以凡用刼夺之药者，其始非不遽消，其后攻之不消矣，其后再攻之如铁石矣。不知者见之，方谓何物邪气，若此之盛；自明者观之，不过为猛药所攻，即以此身之元气，转与此身为难者，实有如驱良民为寇之比。所谓赤子盗兵，弄於潢池，直其然哉。明乎此，则有培养一法，补益元气是也；则有招纳一法，升举阳气是也；则有解散一法，开鬼门洁净府是也。三法虽不言泻，而泻在其中矣，无余蕴矣。

耳鸣

人身有九窍。阳窍七，眼耳鼻口是也；阴窍二，前后二阴是也。阳气走上窍，而下入于阴位，则有溺泄腹鸣之候。阴气走下窍，而上入于阳位，则有窒塞耳鸣之候。故人当五十以外，肾气渐衰于下，每每从阳上逆。而肾之窍开于耳，耳之听司于肾，肾主闭藏，不欲外泄。因肝木为子疏泄母

气,而散于外,是以谋虑郁怒之火一动,阴气从之上逆,耳窍窒塞不清,故能听之近不碍,而听远不无少碍。高年之体,大率类然,然较之聋病,一天一渊。聋病者,窍中另有一膜,遮蔽外气不得内入,故以开窍为主。而方书所用石菖蒲麝香等药,及外填内攻等法者,皆为此而设。至于高年阴气不自收摄,越出上窍,此理从无一人会及,反以治少壮耳聋药,及发表散气药,兼带阴虚为治,是以百无一效。不知阴气至上窍亦隔一膜,不能越出窍外,止于窍中,汩汩有声,如蛙鼓蚊雷,鼓吹不已。以故外入之声,为其内声所混,听之不清。若气稍不逆上,则听稍清,风全不逆上,则听全清矣。不肖悟明此理,凡治高年逆上之气,屡有奇效。方中大意,全以磁石为主,以其重能远下,性主下吸,又能制肝木之上吸故也。而用地黄龟胶群阴之药补之,更用五味子山茱萸之酸以收之,令阴气自旺于本宫,不上触于阳窍,緜是空旷无碍。耳之于声,似谷之受响,万籁之音尚可细聆,岂更与人声相拒,艰於远听耶。此实至理所在,但医术浅薄之辈,不能知之。试观人之收视而视愈明,反听而听愈聪者,然后知昌之所言非臆说也。后至冬初以脾约便艰,再召诊视,进苁蓉胡麻山药首乌等,四剂则润。盖缘肠中少血多风,与药适宜,故效敏耳。自是益加信悦,时沐枉驾就间,披衷相示。冬尽偶因饱食当风,忽然一吐倾囊而出,胃气大伤,随召诊问,体中微似发热,左关之脉甚大,自云始先中脘不舒,今觉气反攻左,始用梨汁不投,今用蔗浆稍定,不知此何症也。昌因断曰:此虚风之候也。以胃中所受之水谷,出尽无留,空虚若谷,而风自内生,兼肠中久蓄之风,乘机上入,是以胃中不安。然风入于胃,必左投肝木而从其类,是以气反攻左,而左脉即为之大且劲。《内经》云:风淫于内,治以甘寒。梨汁蔗浆俱甘寒对症之物,而一效一不效者,又可知胃中气虚已极,不耐梨性之达下,而喜蔗性之和中也。于是以甘寒一派之药定方,人参竹沥麦冬生地黄之属,众议除参不用,服后腹中瓜瓜有声,呕出黄痰少许,胸中遂快,次早大便亦通,症似向安。然有可怪者,本是胃经受病,而胃脉反不见其病,只是上下两旁心肾肝肺之脉,时时另起,一头不安其常,因为剖心争论,谓此非上下两旁之见病端也。乃中央气弱不能四迄,如母病而四子失乳,故现饥饿之象耳。观公祖自

云,口中之味觉淡,又云,水到喉管,即往往不肯下行,明明是胃中之气不转,宿水留住喉间,不能更吞新水耳。宜急用四君子汤以理胃气,则中央之枢轴转,而四畔之机关尽利,喉管之水气不逆,而口中之淡味亦除矣。如不见信,速请明者商之,不便在此羁时误事也。然而言过激烈,反怪为故意惊骇。改召二医,有谓中风者,有谓伤寒者,见各不同,至于人参之不可用则同声和之;谓症之轻而易疗,则同力担之;微用发表之药,即汗出沾濡,又同口赞之。曾不顾已竭之胃气,追之实难,反开关而从之去。于是气高神荡,呃逆不休矣。再侥幸而投黄连一剂,将绝之系,加极苦以速其绝。二医措手不及,复召昌至,则脉已大乱,如沸如羹频转频歇,神昏不醒,身强莫移,年寿间一团黑滞,其气出则顺,而入必哕,通计昼夜一万三千五百息,即得一万三千五百哕矣。二医卸祸,谓昌前所议四君子汤,今始可用。吁嗟! 呼吸存亡尚图雍容樽俎乎。据理答之曰:气已出而不入,再加参术之腻阻立断矣。惟有仲景旋覆代赭石一方可收神效於百一,进一剂而哕势稍减,二剂加代赭石至五钱,哕遂大减,连连进粥,神清色亮,脉体复转。再用参苓麦冬木瓜甘草,平调二日,遂康复如初。此盖祖翁少时纯朴不凋,故松柏之姿老而弥劲,非尽药之功能也。即论药亦非参之力,乃代赭引参下行之力也。祖翁病剧,问昌何为不至,及病间见昌进药,即鼓勇欣尝,抑何见知之深耶。而昌亦得借汤药以行菽水之奉,快矣快矣!

痿痹

徐岳生躯盛气充,昔年因食指微伤见血,以冷水濯之,遂至血凝不散,肿溃出脓血数升,小筋脱出三节,指废不伸。迩来两足间才至秋月,便觉畏冷,重绵蔽之,外拊仍热,内独觉其寒。近日从踵至膝后,筋痛不便远行,云间老医,令服八味丸,深中其意。及仆诊,自云:"平素脉难以摸索",乃肝肺二部,反见洪大。大为病进,况在冬月,木落金寒时尤为不宜,方来之势,将有不可响迩者。八味丸之桂附,未可轻服也。何也? 筋者肝之合也,附筋之血,既经食指之把取,存留无几,不能荣养筋脉;加以忿怒,数动肝火,传热於筋,足跗之大筋得热而短,是以牵强不便于行也。然肝之所主者惟肺,木性畏金,禀令拥戴,若君主然。故必肺气先清,周身气乃下行。今肺脉大,则肺气又为心主所

伤，壅室不清，是以阳气不能下达，而足寒也。然则所患虽微，已犯三逆，平素脉细，而今脉大，一逆也。肝脉大而热下传，二逆也。肺脉大而气上壅，三逆也。设误以桂附治之，热者愈热，壅者愈壅，即日便成痿痹矣。此际用药渊乎微乎，有寻常不能测识者。盖筋脉短劲，肝气内锢，须亟讲於金伐木荣之道，以金伐木而木反荣，筋反舒，匪深通玄造者，其孰能知之。然非金气自壅，则木且奉令不暇，何敢内拒？惟金失其刚，转而为柔，是以木失其柔，转而为刚。故治此患，先以清金为第一义也。然清金又先以清胃为第一义，不清其胃，则饮酒焉，而热气输于肺矣；厚味焉，而浊气输于肺矣。药方几何，能胜清金之任哉。金不清，如大敌在前主将懦弱，已不能望其成功，况舍清金而更加以助火烁金，倒行逆施以为治耶，必不得之数矣。翁见药石之言，漫无忌讳，反疑为张大其说，而莫之信，竟服八味丸，一月后痿痹之情悉著，不幸所言果验。乃卧床一载，必不令仆一见闻，最后阳道尽缩，小水全无，乃肺金之气，先绝于上，所以致此。明明言之，而竟蹈之，奈何奈何！

喘病

人身难治之病有百证，喘病其最也。喘病无不本之于肺，然随所伤而互开，渐以造于其极，惟兼三阴之证者为最剧。三阴者，少阴肾、太阴脾、厥阴肝也。而三阴又以少阴肾为最剧。经云：肾病者善胀，尻以代踵，脊以代头。此喘病兼肾病之形也。又云：劳风发在肺下，巨阳引精者三日，中年者五日，不精者七日，当咳出青黄浓浊之痰，如弹子大者，不出者伤肺，伤肺者死也。此喘病兼肾病之情也。故有此证者，首重在节欲，收摄肾气，不使上攻可也。其次则太阴脾、厥阴肝之兼证亦重，勿以饮食忿怒之故，重伤肝脾可也。若君艺之喘证，得之於髫幼，非有忿怒之伤，只是形寒饮冷，伤其肺耳。然从幼惯生疮疖之后，复生牙痛。脾中之湿热素多，胃中之壮火素盛，是肺经所以受伤之原，又不止于形寒饮冷也。脾之湿热胃之壮火，交煽而互蒸，结为浊痰溢入上窍，久久不散透出肺膜，结为窠囊。清气入之，浑然不觉，浊气入之，顷刻与浊痰狼狈相依，合为党羽，窒塞关隘，不容呼吸出入。而呼吸正气，转触其痰，齁䶎有声，头重耳响，胸背骨间，有如刀刺，涎涕交作，鼻额酸辛若伤风状。正《内经》所谓心肺有病，而呼吸为之不

利也。必俟肺中所受之浊气解散下行，从前后二阴而去。然后肺中之浓痰，咯之始得易出，而渐可相安。及夫浊气复上，则窠囊之痰复动，窒塞仍前复举，乃至寒之亦发，热之亦发，伤酒伤食亦发，动怒动气亦发。所以然者，总繇动其浊气耳。浊气本居下体，不易犯入清道，每随火势而上腾，所谓火动则气升者，浊气升也。肾火动则寒气升，脾火动则湿气升，肝火动则风气升也，故以治火为先也。然浊气既随火而升，亦可随火而降。乃凝神入气，以静调之，火降而气不降者何耶？则以浊气虽居于下，而肺中之窠囊，实其新造之区，可以侨寓其中，转使清气逼处不安，亦若为乱者然。如寇贼依山傍险，蟠踞一方，此方之民，势必扰乱而从寇也。故虽以治火为先，然治火而不治痰无益也；治痰而治窠囊之痰，虽治与不治等也。治痰之法，曰驱、曰导、曰涤、曰化、曰涌、曰理脾、曰降火、曰行气，前人之法，不为不详。至于窠囊之痰，如蜂子之穴于房中，如莲子之嵌於蓬内，生长则易，剥落则难。繇其外窄中宽，任行驱导涤涌之药，徒伤他脏，此实闭拒而不纳耳。究而言之，岂但窠囊之中，痰不易除，即肺叶之外，膜原之间，顽痰胶结多年，如树之有萝，如屋之有游，如石之有苔，附托相安，仓促有难于划伐者。古今之为医者夥矣，从无有为此渺论者。仆生平治此症最多，皆以活法而奏全绩。盖肺中浊痰为祟，若牛渚怪物，莫逃吾燃犀之照者，因是旷观病机。异哉。肺金以脾土为母，而肺中之浊痰，亦以脾中之湿为母。脾性本喜燥恶湿，迨夫湿热久锢，遂至化刚为柔，居间用事。饮食入胃，既以精华输我周身，又以败浊填彼窍隧，始尚交相为养，最后挹彼注此，专为外邪示恺弟，致使凭城凭社辈得以久遂其奸。如附近流寇之地，益以巨家大族，暗为输导，其滋蔓难图也，有繇然矣。治法必静以驭气，使三阴之火不上升，以默杜外援；又必严以驭脾，使太阴之权有独伸，而不假敌忾。我实彼虚，我坚彼暇，批暇捣虚，迅不掩耳，不崇朝而扫清秽浊。乃广服大药，以安和五脏，培养肺气，肺金之气一清则周身之气，翕然从之下降，前此上升浊邪，允绝其源，百年之间，常保清明在躬矣。此盖行所当然，不得不然之法，夫岂涂饰听闻之赘词耶。君艺敦请专治，果获全瘳。益见仆言非谬矣。

痔漏

旧邻治父母张受先先生，久患穿肠痔漏，气血大为所耗。有荐吾乡黄先生善敷割者，先生神其术，一切内治之药并取决焉。不肖昌雅重先生文章道德之身，居瀛海时，曾令门下往候脉息，私商善后之策，大意谓先生久困漏痔，一旦成平，精气内荣，自可百年无患。然新造之区，尚未坚固，则有侵淫之虞；脏气久虚，肠蓄易澼，则有转注之虞。清气久陷，既服甘温升举矣，然漏下已多，阴血暗耗，恐毗于阳；水谷易混，既用养荣厚肠矣，然泄剂过多，脾气易溜，恐毗於阴。且漏孔原通精孔，精稍溢出，势必旁渗，则蓥精一如蓥虎；厚味最足濡脾，味稍不节，势必走泄，则生阴无取伤阴。盖人身脾气，每喜燥而恶湿，先生漏孔已完，而败浊下行者，无路可出，必转渗於脾，湿固倚之，是宜补脾之阳，勿伤脾之阴，以复健运之常，而收和平之功云云。及至娄中，应召往诊，指下轻取，鼓动有力，重按若觉微细，是阳未及不足，阴则大伤矣。先生每进补阴之药，则夜卧甚宁，肠澼亦稀。以故疡医妄引槐角地榆治肠风下血之法治之，亦不觉其误。其实漏病，乃精窍之病。盖构精时，气留则精止，气动则精泄。大凡强力入房者，气每冲激而出，故精随之横决四射，不尽繇孔道而注，精溢于精管之外，久久渐成漏管。今漏管虽去，而肉中之空隙则存，填窍补隧非此等药力所能胜也。不肖姑不言其非，但于其方中去槐角地榆等，而加鹿角霜一味，所谓惟有斑龙顶上珠，能补玉堂关下缺者是也。况群阴之药，最能润下，不有以砥之，则肠中之水，更澼聚可虞耶。然此特微露一斑耳，疡医不解，已阻为不可用。因思吾乡之治漏者，溃管生肿外更有二神方。先以丸药半斤服之，令人阳道骤痿，俟管中肉满，管外致密后以丸药半斤服之，令人阳道复兴。虽宜于少，未必宜于老，然用意亦大奇矣。不肖才欲填满窍隧，而黄生阻之，岂未闻此人此法乎。特表而出之。

痰饮

尚翁老先生，脉盛体坚，神采百倍，从无病邪敢犯。但每早浴面，必呕痰水几口，胸前惯自摩揉，乳下宗气其动应衣，若夜唾宁，水道清，则胸中爽然。其候似病非病，遍考方书，广询明医不得其解。昌谓是痰饮结于胸膈，小有窠囊，缘其气之壮盛随聚随呕，是以痰饮不致为害，而膻中之气因呕而伤矣。夫膻中者，与上焦同位，《灵枢》经云：上焦如雾，言其气之氤氲如雾也。又曰：膻中者，臣使之官，言其能分布胸中之气，而下传也。今以呕之故，而数动其气，则氤氲变为急迫上奔，然稍定则仍下布，亦不为害也。大率痰为标，气为本，治标易而治本则难矣。非治本之难，以往哲从未言其治法，而后人不知所治耳。昌试论之。治气之源有三：一曰肺气，肺气清则周身之气，肃然下行，先生之肺气则素清也。一曰胃气，胃气和则胸中之气，亦易下行，先生之胃气则素和也。一曰膀胱之气，膀胱之气，一则能吸引胸中之气下行，先生青年善养膀胱之气，则素旺也。其膻中之气，乱而即治、扰而即恬者，赖此三气暗为输运，是以不觉其累，即谓之无病也可。若三气反于胸膈之中，其为紧为胀，可胜道哉。故未形之病，可以不言，而屡动之气，不可不亟反於氤氲。先生但觉为痰饮所苦，昼日常鼓呼吸之气，触出胸膈之痰，而不知痰不可出，徒伤气也。盖夜卧则痰聚于胃，辰起自能呕出，日间胃之津液四达藏府，即激之出不出耳。然而痰消则气自顺，是必以治痰为急，而体盛痰不易除，又必以健脾为先。脾健则新痰不生，其宿痰之在窠囊者，渐渍于胃，而上下分消，于是无痰则不呕，不呕则气不乱，则自返於氤氲矣。虽然，尚有一吃紧关头，当并讲也。人身胸中，空旷如太虚地，气上则为云，必天气降而为雨，地气始收藏不动。诚会上焦如雾、中焦如沤、下焦如渎之意，则如云行雨施，而后沟渎皆盈，水道通决，乾坤有一番新景象矣。此义着重在膀胱一经，《经》云：膀胱者，州都之官，津液藏焉，气化则能出矣。如人之饮酒无算，而不醉者，皆从膀胱之气化而出也。盖膻中位于膈内，膀胱位于腹内，膀胱之气化，则空洞善容，而膻中之气，得以下运。若膀胱不化，则腹已先胀，膻中之气，安能下达耶。然欲膀胱之气化，其权尤在于保肾，肾以膀胱为府者也。肾气动必先注于膀胱，屡动不已，膀胱满胀，势必逆奔于胸膈，其窒塞之状不可名言。肾气不动，则收藏愈固，膀胱得以清静无为，而膻中之气，注之不盈矣。膻中之气，下走既捷，则不为牵引所乱，而胸中旷若太空。昌更曰：气顺则痰不留，即不治痰而痰自运矣。谨论。胡卤臣先生问曰：痰在膈中去喉不远，每早必痛呕始出者何耶？曰：道不同也。胸膈之间重重膈膜遮蔽，浑无空隙，痰从何出？所出者胃中之痰耳。曰：然则膈中之痰不出耶。曰：安得不出，但出之曲耳。盖膻中之气，四布于十二经。布于手足六阳经，则其气从喉咙而上出；布于手足六阴经，则其气从前后二阴而下出。然从下出者无碍，从上出者亦必先下注阳明，始得上越，是以难也。曰：若是则所论膀胱气化一段，渊乎微矣。但呼引之机权，从不见于经典，岂有所自乎。曰：《内经》有巨阳引精之义，缘何注解人不能会。巨阳者，太阳膀胱经也。谓膀胱能吸引胸中之气下行，而胸中之胀自消，此足证也。曰：胸中窠囊之说，确然无疑，不知始于何因，结于何处，消于何时也。曰：人身之气，经盛则注于络，络盛则注于经。窠囊之来，始于痰聚胃口，呕时数动胃气，胃膈动则半从上出于喉，半从内入于络。胃络贯膈者也，其气奔入之急，则冲透膈膜而痰得以居之。痰入既久，则阻碍气道，而气之奔入者，复结一囊，如蜂子之营穴，日增一日，故治之甚难。必先去胃中之痰，而不呕不触，俾胃经之气，不急奔於络，转虚其胃，以听络中之气，返还于胃，逐渐以药开导其囊而涤去其痰，则自愈矣。此昌独得之见，屡试之法也。曰：所言身内病情消息，如宝鉴列眉，令人钦服。生平读医书，于五脏位置不能无疑，请并明之。人身戴九履一，左三右七五居中宫。则心南肾北肝东肺西，乃定位也。乃肾不居正北，而分隶东北西北者何耶？曰：肾有两，故分隶两旁，而虚其在中之位以为用，所谓两肾中间一点明，正北方水中之真火，而为藏精宅神之本。其体虽分左右，而用实在中。故心胃交媾之所，各该三寸六分。设从两肾岐行而上，其去中黄，不大远乎。凡内观五脏，当观其用也。曰：肺为一身之华盖，如莲花舒叶于心之上，位正乎中，何以定其位于西南耶，诚如两肾之例，则西南可位，岂东南独不可位乎？曰：肺居心上，其募不与左连，但从右达，其用亦在西也。曰：其不与左连者，何也？曰：地不满东南，其位常空隙不用，设肺募得与左连，地无缺陷矣。曰：然则天不满西北，何以右肾居之耶？曰：两肾之用在中，此不过其空位耳。惟右肾为空位，故有三焦之有名无形者相配，而三焦则决渎之官，水道由之而出，正以天不满西北也。曰：

然则脾胃居右，其用亦在右耶？曰：胃居中，脾居右，胃中所容之水谷，全赖脾以运行，而注其气以输周身，其用即在中也。其用在中，故西方可容肺脾二藏，若脾之用在右，则置肺之用于何所乎？曰：然则肝之用何在耶？曰：肝本居于正东，东南为地之空位，其气既无主，东北为左肾之本位，其用又不存，故肝之气得以彻上彻下，全运于东方，其为用也大矣。曰：然则心之用何在耶？曰：心之外有包络，包络之外曰膻中，心者君主之官，膻中者臣使之官，是膻中为心之用也。曰：心之神明其用何在耶？曰：神明之用，无方无体，难言也。道经云：太玄无边际，妙哉大洞经。曰太玄，曰无边际，曰妙哉，影容殆尽矣。禅机云：赤肉团上有一无位真人。旨哉斯言，惟无位乃称真人，设有位则仍为赤肉团矣。欲窥其倪，惟在感而遂通之界。先生曰：吾浅言之，人能常存敬畏，便可识神明之所起。曰：此尧兢舜业，而为允执者也。昌多言反晦，先生一言逗出，诚为布鼓过雷门矣。因并记之。

痞

顾鸣仲有腹疾，近三十年，朝宽暮急，每一大发，腹胀十余日方减，食湿面及房劳，其应如响。腹左隐隐微高鼓，呼吸触之汨汨有声。以痞块法治之，内攻外贴，究莫能疗。余为悬内鉴之照，先与明之，后乃治之。人身五积六聚之证，心肝脾肺肾之邪，结於腹之上下左右，及当脐之中者，皆高如覆盂者也。但胃大小肠膀胱命门之邪，各结于其本位，不甚形见者也。此证乃肾藏之阴气，聚于膀胱之阳经，似有於痞块耳。何以知之，肾有两窍，左肾之窍从前通膀胱，右肾之窍从后通命门。邪结於腹之左畔，即左肾与膀胱为之府也。六腑惟胆无输泻，其五腑受五脏浊气，传入不能久留，即为输泻者也。今肾传其于膀胱，膀胱溺其输泻之职，旧邪未行新邪踵至，势必以渐透入膜原，如革囊裹物者然。《经》曰：膀胱者州都之官，津液藏焉，气化则能出矣。然则肾气久聚不出，岂非膀胱之失其运化乎。夫人一团之腹，大小肠膀胱俱居其中，而胞又居膀胱之中，惟其不久留输泻，是以宽乎若有余地。今肾之气不自收摄，悉输膀胱，膀胱蓄而不泻，有同胆府之清净无为，其有理乎，宜其胀也。有与生俱焉者矣。《经》曰：肾病者善胀，尻以代踵脊以代头。倘膀胱能司其输泻，何致若此之极耶。又曰：巨阳引精者三日，太阳膀胱经吸引精气者，其胀止于三日。此之为胀，且数十年之久，吸引之权安在哉。治法补肾水而致充足，则精气深藏，而膀胱之胀自消；补膀胱而令气旺，则邪不蓄而输化之机自裕。所以然者，以肾不补不能藏，膀胱不补不能泻肾。然补肾易而膀胱则难，以本草诸药多泻少补也。《经》于膀胱之子不足者，断以死期。后人莫解其故，吾试揣之，岂非以膀胱愈不足则愈肚胀，极势必逆传于肾，肾胀极势必逆传于小肠，小肠胀极，势必逆传于脾，乃至通身之气散漫而无统耶。医者于未传之先，蚤见而预图之，能事殚矣。

袁聚东年二十岁，生痞块，卧床数月，无医不投，日进化坚削痞之药。渐至枯瘁肉脱，面𪒫发卷，殆无生理，买舟载往郡中就医，因虑不能生还而止，然尚医巫日费。余至则家计已罄，姑请一诊，以决生死远近耳，无他望也。余诊时，先视其块，自少腹至脐旁分为三歧，皆坚硬如石，以手拊之，痛不可忍，其脉止两尺洪盛，余微细。谓曰：是病由见块医块，不究其源而误治也。初起时，块结必不坚，以峻猛药攻之，至真气内乱，转护邪气为害。如人厮打，扭结一团，旁无解散，故逆紧不放。其实全是空气聚成，非如女子冲任血海之地，其月经凝而不行，即成血块之比。观两尺脉洪盛，明明是少阴肾经之气，传于膀胱，膀胱之气本可传于前后二便而出。误以破血之药，兼破其气，其气遂不能转运，而结为石块，以手摩触则愈痛，情状大露。若是血块得手，则何痛之有，此病本一剂可瘳。但数月误治，从上至下，无病之地，亦先受伤，姑用补中药一剂，以通中下之气。然后用大剂药内收肾气，外散膀胱之气，以解其相厮相结，结计三剂，可痊愈也。于是先以理中汤，少加附子五分，服一剂，块已减十之三。再用桂附药一大剂，腹中气响甚喧，顷之三块一时顿没，戚友共骇为神。再服一剂，果然全愈。调摄月余，肌肉复生，面转明润，堆云之发才剩数茎而已。每遇天气阴寒，必用重裀厚被盖覆，不敢起身。余谓病根尚在，盖以肾气之收藏未固，膀胱之气化未旺，兼之年少新婚，倘犯房室，其块复作，仍为后日之累。更用补肾药，加入桂附而多用河车为丸。取其以

胞补胞而助膀胱之化源也，服之竟不畏寒，腰围亦大，而体加充盛，年余又得子。感前恩而思建祠肖像以报，以连值岁凶，姑尸祝于家庭焉，亦厚之道矣。

经闭

杨季登二女，俱及笄将字。长女病经闭年余，发热食少饥削多汗而成痨怯，医见汗多，误为虚也。投以参术，其血愈涸。余诊时见汗出如蒸笼气水，谓曰：此症可疗处全在有汗。盖经血内闭，止有从皮毛间透出一路，以汗亦血也。设无汗而血不流，则皮毛干槁而死矣。宜用极苦之药，以敛其血入内，而下通于冲脉，则热退经行，而汗自止，非补药所能效也。于是以龙荟丸，日进三次，月余忽觉经血略至，汗热稍轻，始减前丸，只日进一次。又一月经血大至，淋漓五日，而诸病全瘳矣。第二女亦病多汗，食减饥削，诊时手间筋掣肉颤，身倦颤怯。余曰：此大惊大虚之候，宜从温补者也。遂于补剂中多加茯神枣仁，投十余剂，全不对病。余为徘徊治法，因自计曰：非外感也。非内伤也。非杂症也。虚汗振掉不宁，能受补药，而病无增减。且闺中处子，素无家难，其神情渐似丧败之余，此曷故耶。忽而悟曰：此必邪祟之病也，何为其父不言，甚有可疑。往诊间，见其面色时赤时黄。余曰：此症确有邪祟附入脏腑，我有神药可以驱之。季登才曰：此女每晚睡去，口流白沫，战栗而绝，以姜汤灌至良久方苏，挑灯侍寝防之，亦不能止。因见所用安神药甚当，兼恐婿家传闻，故不敢明告也。余曰：何不蚤言，余一剂可愈。乃以犀角羚羊角龙齿虎威骨牡蛎粉鹿角霜人参黄耆等药合末，令以羊肉半斤，煎取浓汁三盏，尽调其末，一次服之。果得安寝，竟不再发，相传以为神异。余盖以祟附于身，与人之神气交持，亦逼处不安，无隙可出，故用诸多灵物之遗形，引以羊肉之膻，俾邪祟转附骨肉，移从大便而出，仿上古遗精变气祝繇遗事，充其义耳。吾乡熊仲舒先生，其幼男去疾，髫龄患一奇症，食饮如常但脉细神呆，气夺色夭。仲翁曰：此何病也？余曰：病名淹𣶒，《左传》所谓近女室晦，即是此病。彼因近女，又遭室晦，故不可为。令郎受室晦之邪，而未近女，是可为也。即前方少加牛黄丸，服旬日而安。今壬午去疾已举孝廉矣。

魏玉璜医话精华

伤风

孙敦夫女十岁许，冬日感冒寒嗽，专科与发散太过，反致身热不退，更医投六君子加炮姜五味，一剂热退矣。而咳嗽转甚，下利频并，里急后重，中有白脓，医以退热为药对证。再与之则面赤口燥，恶食不眠。余过诊其大父，因求视，脉之虚而驶，曰：四剂可愈，然必少衄血。与生熟地杞子各四钱，天麦冬蒌仁各钱半，乃诧曰：今病已泄泻又从而滑利之，甯不增剧乎。余笑曰：第服之病自减，乃始进半锺，觉咳嗽稍瘥，遂连进二剂，果愈四五。再以前方加酒芩酒芍各一钱，不二剂衄血一小盏全安。或问故？曰：儿禀素弱，所病即俗名火伤风也，不治亦愈。乃以荆防广半芎苏前桔诸燥药鼓动三焦之火，至阳扰而热盛，后医谓虚是矣。宜以甘寒润泽与之则证自平，乃用六君燥补，加以炮姜之辛温，五味之酸敛，借人参之力而热退。其内燔之火，尽入干肺，若伤寒传里然。肺热甚则下迫大肠而为痢矣，其中白脓乃燥金壅热所化，与痢疾正同。兹但养其荣气润燥清热，病自愈也。又问何以知其当衄？曰：初时下痢，则火从下泄，痢止余热反走诸络而上溢，否则炮姜五味之性，何由稍释。其衄也，亦犹伤寒阳明热邪，得红汗而解矣。

厥证

鲍绿饮妹病厥昏不知人，目闭鼻煽，年寿环口皆青，手足时时抽掣，自夜分至巳牌，汤水不入，脉之大小无伦次。谓此肺金大虚，肝火上逆，火极似风之候。惟独参汤可愈，他药不必受也。参已煎，或阻之遂不敢与。一医用菖蒲远志，以开心气，茯神枣仁以安神，麦冬贝母以清痰，辰砂铁锈水以镇坠，奈药从左灌入，即从右流出，绝不下咽，群视束手。时已过晡，则面额间，渐变黑色。令急灌参汤犹可活。乃以茶匙注之，至六七匙，喉间汩然有声，已下咽矣。察其牙关渐开，再以米饮一盏，和参汤灌下遂目开身动，面额青黑之气，豁然消去。徐饮薄粥一瓯，起坐而愈。后尝复厥，但不甚，惟与地黄沙参麦冬杞子即瘥。

呕吐

鲍绿饮年二十余，以夏月肩舆反歙，途次受热，鼻衄盈盆。愈后偶啖梨，遂得吐证。盖肝火而胃寒也，百治无效。闻道"吐"字，则应声而呕，以故家人咸戒之。后至吴门，就叶氏诊，以其脉沉细，令服附子理中汤，人参姜附俱用三钱，服后出门行及半里，觉头重目眩，急归寓，及门而仆。幸其尊人雅谙药性，谓必中附毒，亟煎甘草汤灌之，良久乃苏。后去附子，仍服三剂，吐转剧。再往诊，仍令服前方，遂不敢试，改就薛氏，告以故。薛用六君子汤，服四剂无验，再求诊，适薛他往，薛婿令照方加益智仁一钱，再服亦不应。又求诊于孙某，其方用甘草八钱，不下咽即吐。因不复求治而返，偶以冬月送殡，感寒增咳，缠绵至夏。余偶访则病剧，询知为向患吐，近复二便俱秘，已七八日不食，惟渴饮茶水，更医数人，或令以艾灸脐，俱不应。请诊之，见其面色青悴，脉弦伏而寸上溢，谓此缘脾阴大亏，木火炽盛。又因久嗽肺虚，肝无所畏，遂下乘脾而上侮胃，致成关格。幸脉不数易已也，宜先平肝，俾不冲而吐止，斯肺得下降而便行。令以黄连肉桂各五分，隔汤蒸服，饮下觉吐稍止，即能食糕数块。然二便胀不可支，令以大田螺一枚，独蒜一枚，春烂罨于丹田，以物系之，不逾时，二便俱行，所下皆青色，遂霍然而愈。时甲戌五月二十七日也。后与六味加减入沙参麦冬等，咳嗽亦止。向后常服养荣之剂，吐不作矣。按叶氏为天士之后人，乃名医之子，不辨诊候，孟浪从事，可为一叹。

叶太史古渠，在上江学幕中，患吐证久不愈。凡学使按临之郡，必召其名医诊治。两年余，更医十数，病日甚。岁暮旋里，或与二陈，加左金川连吴萸，俱用五六分，服下少顷吐血碗许。脉之不数，第两寸俱上鱼际，左尺微不应指。彼欲言病源，及所服方药，余曰：悉知之矣。第服余方五十剂，乃得瘥，计熟地当用三斤许。乃讶然莫喻，问所患究何病？曰：彼上江名医，不过谓病痰饮耳；所用方不过用四君六君已耳。遂拍案笑曰：一皆如言。但非痰饮何以多酸苦涎沫？今饮食日减，何以反重用熟地？曰：此证由于肾虚，肝失其养，木燥生火，上逆胃络，肺金亦衰。饮食入胃，不能散布通调，致津液停畜脘中，遇火上冲，则饮食必吐而出也。四君二陈香砂类皆香燥之品，以之为治，犹抱薪救火，反助之燃，必滋水生木，润肺养金庶可获效。第阴药性缓，病既久非多剂不瘳也。用熟地杞子沙参麦冬石斛等，出入加减。初服吐自若，十剂外吐递减，食渐增，果至五十剂而愈。

倪首善年未二十，禀赋甚弱，早婚得吐病。或与二陈香砂等剂，转甚。有用桂附者服一剂觉不安，乃止。有教单食猪油者，初颇效后亦不应。脉之，虚弦略数。与生熟地沙参麦冬川连蒌仁四剂后，去连又三十余剂而痊。

高氏女七八岁时，即病头痛而呕，或酸，或苦，百治不效。其父询余，余曰：此肝火上逆耳。与生地杞子沙参麦冬二三剂即愈。后及笄，于春尽病复作，其父已殁，乃兄延数医治之，所用皆二陈六郁香砂丁桂之类。经半年杀青，股无肉。其母泣令延余，仍以前方，每剂熟地一两，二十余剂乃愈。

金氏妇患吐证，盖十余年矣，所服香燥不可胜计。后左胁渐痛有块，经水不行，脉涩数，善怒。延诊，辞不治，延不已，勉与六味加减服之，颇有验，然一怒即发，越半年而卒。

福建罗二尹悔斋，久病足痿。于去年春，尝呕而头汗大出，医疗无效。乃不药数月，渐可，随于夏间，又患不眠，治亦无痊。至秋后乃痊。今年春因公事寓杭，求针科治足疾，又为灸中脘气海等穴十余壮。步稍良而呕证大作，食入即吐，绝粒数日，又不眠，服姜附黄桂二术二陈等，觉有烟辣之气上冲。诊之，六脉大如箸头，两寸皆溢出鱼际。舌瘦小，伸之极尖，且舌颤。黄苔边红疮，额色赭石，鼻色熏焦。小便清白，大便常五日一行。谓此营气大亏，肝肾之火，上逆胃络则呕吐，浮入心包则不眠，与养心汤加川连牛膝米仁，嘱其验小便，黄则病退。一剂即不呕能食，小便果黄色。二剂得眠，舌苔淡红疮消，唯两胁如有物，动辄牵引。加山栀川楝黄连牛膝二剂，左胁之物即坠下，又加枇杷叶熟地蒌仁去山栀川楝黄连牛膝二剂，右膝之物亦坠下，脉亦稍敛，大便二日一行，以期迫嘱

其照方服，至舌不颤乃可。或足疾再甚，慎进风燥之剂。所以云者，知其针之得泻而暂愈耳。

消渴

胡天叙年五旬，素豪饮而多思虑，自弱冠后即善病。轻则两足及臂常时痹痛，甚则肝肾之气上逆，或致晕厥，汗出不寐，齿痛龈露，夜卧阳事暴举，时时梦遗，面有油光，揩去复尔。脉之两手俱豁大，关前搏指。据证脉，乃二阳之病发心脾，今已传为风消矣。询其小便云，颇清白，令以器贮，逾时观之，果变稠浆，面结腐皮，遂恐甚。告以平昔洪饮纵欲劳神，数十年所服桂附纯阳之药不可胜计，未知尚能愈否。曰：幸未至息贲，但能断欲，多服养荣之剂，尚可为也。今病但有春夏而无秋冬，非兼清肃之治不可。乃与生熟地杞子麦冬沙参地骨知母黄柏黄连石膏。出入增减，十余剂，诸证渐平。惟齿痛转甚，自制玉带膏贴之而愈。次年因诊其媳产病，告以前方出入常服，计用石膏不下四五斤矣。此则初为寒中，后为热中之变证也。然初之桂附，未为痈疽，岂非天幸乎。

喘证

朱武章年三十八，客姚江。仲冬左额患疔，七八日，微喘，疔溃后大喘，疔愈喘甚，坐不能卧，医与降气清金不效，已二旬。归而渡江，比到岸，两脚赤肿如灯笼，不能履矣。异负至家，一月更延七医。其宽胸者，重投厚朴。泻肺者，峻用葶苈。有谓表邪未清者，有谓脚气上攻者，有谓水肿入腹者，有谓疔毒入肺者，杂治肿渐及囊。一医谓其虚也，与八味反增谵语。诊之两关模糊，左尺不应，余部微数而洪。面有红光，倚息不寐，小便浓浊，掌心热炙，臀部起映疮，以久坐也。其舌左边赤紫，四沿凸凹而左为甚，鼻孔干燥，能俯不能仰。曰：此肝肾大伤之候，初时之疔，亦肝火炽盛而作，治得其宜数剂可愈。朴葶既非，桂附亦误，今兼治药，必三十剂乃可。与熟地天麦冬沙参枸杞子蒌仁米仁，四剂肿渐消谵亦止，十剂便清，肿退可卧矣。唯仰卧及侧向右则喘嗽不宁。又十剂，已能应酬宾客，但卧仍宜向左。乃加熟地至一两，入五味三分，蛤蚧一具，一剂而安，四剂痊愈。

吴性全幼即病喘，儿医与枳桔橘半桑杏前苏之属，伤其肺气遂成痼疾。每发必沉绵床笫，淹旬浃月。年十七，余诊之，令服重剂肝肾药，加沙参蒌仁麦冬之类，自是发渐轻，或数月一次。仍以前

方加减,不过数剂,即霍然。近则终年亦罕作。余治喘多矣,多以此法取效。盖虚喘者,十之九,实喘者十之一也。

金太孺人,四旬之外,病喘。以攻伐之过,坐致痼疾。已近七旬,忽一医与三子汤加葶苈,服下胁痛,厥逆欲脱,余以大剂杞子地黄入川楝一枚得瘳。兰亭其四君也,亦病喘,面色㿠白,发必数日卧床,与以滋水生肝养金之剂。后发渐少而轻,自言得狗宝服之而愈。此证凡遇面夭白,皮急,痰腥秽而小便点滴者不可治。盖证非肺痈,而肺叶坏也。肺为水源,既败则小便必少耳。

痿证

张玉书子,年近三十,忽寒热头痛,时师谓伤寒也。蛮治月余,后竟不知为何病,唯昼夜喊叫痛极。延诊,问何迟?曰:人皆谓先生专用补,渠系伤寒,故不敢请。颌之入视,见病人尸卧在床,发长覆额,面垢鼻煤,皮枯肉腊,状如奇鬼。脉之,弦而坚,左关尺殊涩数。询其痛处起自臂侧,下连趾踵肩背,头脑亦时抽痛僵直莫能动,动则欲死。乃谓其父曰:此筋骨兼痿之候也。若早补何至此极。此由少年不慎,接内之后,即远行劳役,三阴受伤。今痛自环跳穴,下连大敦隐白涌泉。盖三穴为肝脾肾所主,至连肩背头脑皆掣痛,督脉亦伤矣。其母私问之,果以接内后,因事疾走江干,归而病发。其父曰:洵如是,已误治许时,今奈何?曰:幸少年血气易复,第需服药百剂。否则,虽愈必跛也。与肉苁蓉生熟地杞子米仁当归牛膝红花丹皮萎仁麦冬之属,十剂能起坐,又十剂可杖而行。其父素悭吝,见病已起遂勿药,后果一足筋短一二寸,至今行路倾欹。

吴太宜人,年六旬外。病筋络抽掣,上连巅顶肩项,下至腰腹肠胁,莫不牵痛,背胀头昏,口燥心忡,便数食减,两手极热,常欲冷水浸之。诊得脉弦急而疾,曰:证即多端,均从肝火盛而血液亏,筋燥失养,久之则成痿矣。但濡以润之,可立愈也。与养清汤,加米仁萎仁当归女贞等十剂而全。

汗证

詹渭丰母年六旬外,素有肝病,因患疟自五月至九月疟愈,而他证蜂起。自汗如洗,彻夜不眠,食少便溏,胁痛齿痛,口淡恶心,恶风畏寒,头顶皮帽,身袭皮衣,重帏夹幔,犹懔栗不胜,诊时以止汗为嘱。脉之,弦小急,知为阴虚火盛,疟邪未清,误

作阳虚,多与补气敛汗之剂而然。叩之果服归脾五味子麻黄节浮麦龙骨甚夥,乃与生地杞子地骨钗斛首乌鳖甲黄连萎仁。渭丰曰:诸医咸谓头为诸阳之首,恶寒若此,又自汗而喜热饮,明属阳虚,今方中唯与养阴;又口淡便溏恶心,皆属脾胃虚寒,黄连萎仁安可用;至疟疾已愈,何必用首乌鳖甲;再所重在汗多,而又全不治汗,其故何也?曰:此证乃火郁之极,内真热而外假寒也。疟本胆腑之邪,因肝虚而腑传脏。故寒热止而变为诸证,故以生地杞子地骨钗斛养肝治其本,黄连清伏暑,萎仁散郁热以治标,首乌鳖甲入肝而去疟邪。盖肝火炽盛逆胃,胃络上蒸则为汗,下迫则为泻。若见汗则固涩,一药肆人足矣,医云乎哉。如方服之,数剂而愈。《内经》云:治病必求其本,今观此症益可信矣。

何某年七旬矣。偶于冬间,苦盗汗,乃水衰肝火内炽,当闭藏之候,反蒸郁之为汗也。或教以黄芪煮黑枣服之,四五日汗果止而咳嗽作。或以为伤风,与前胡桔梗杏人苏子秦芄防风之类;或以为痰火,与二陈姜汁竹沥;或以为血虚,与四物知母黄柏。咸不效,已半年。诊其脉,则弦数而促。其证则痰多食少,天柱已倾,双足浮肿。投以生地麦冬杞子地骨沙参女贞,四剂无进退,已召画工传真矣。告曰:某本籍越中,今病已膏肓,量不可起。治任欲归,第乞疏一方,俾可服多剂者,以希万一耳。仍前方加熟地萎仁与之。后二年偶遇之,客坐,彼前致谢甚殷。余茫然,叩其故,曰:某何姓,昔患咳嗽几毙,蒙惠方,渡江后服二十余剂,竟获痊愈,此再造之德也。视其容貌,充腴迥非畴曩,其病之痊,殊意外矣。书此以为轻信单方,并见汗治汗之戒。

杨元植年四旬外,早衰须发尽白,素患肝肾病,客吴门病疟,疟愈而汗出不止。凡生脉饮六黄汤牡蛎龙骨五味黑豆,一切敛汗之药,莫不尝之矣。吴医技穷,乃遄归,就予诊。脉但虚数,与熟地一两、杞子五钱、枣仁五钱、麦冬二钱、萎仁一钱、胡黄连四分、地骨皮三钱,一服减二服瘥。

赵坤维令正,病自首至胸,汗出如淋,动则尤甚,颇能食,然食入则满面淋漓,衣领尽透。医与玉屏风散、当归六黄汤,俱不效。延诊右关寸数大。问面浮及齿痛否,曰:然。此少厥二阴之火,

上逆胃络也。与重剂玉女煎，入杞子五钱，川连少许，二贴而瘳。

杨兆成病疟，疟愈大汗如雨，一日夜约斗余，医尽力与固表收涩，反较麻黄羌活为甚。延诊脉洪数有力，日啖粥十数瓯、犹觉饥。盖疟时多服半夏豆蔻苍术厚朴藿香橘皮诸燥烈之剂，扰动胃火而然。若与六黄汤，则汗止而疟必更作。乃用生地一两、石膏五钱、黄连八分、麦冬三钱、蒌仁一钱半，一服减，二服瘥，疟亦不作。

张玉书年近六旬，素患阴虚火甚，两手脉上溢入掌心。夏月偶不快，就混堂澡浴，以图汗解。归而寒热大作头痛，两耳后掀肿，上连承灵，下至天牖。急邀余视，余适他出，别延外科，谓当成耳枕痛，势甚危。投以搜风败毒之剂，脑后肩甲筋络益抽掣急绊，燥渴躁闷，小便淋沥如火。迨余至，困惫不支矣。脉之，洪数异常，知其中热，邪在阳明少阳，以阴虚过汗，火就升上，又为风药所鼓而然。不可与柴胡，乃君以黄芩石膏，臣以鲜干两地黄，佐以滑石生甘草，使以连翘木通，大剂饮之。次日肿痛减，肿处尚赤色，前方入绿豆一合，肿痛全消。再与导赤散，合六一散而愈。

诸痛

范康侯年弱冠，患胁痛已六七年，更医既屡，转益羸瘠，食少而气馁，言懒而神疲，稍远行则心下怦怦然，遇劳则膈问如裂。就予诊，告以初时，但腹胁痛，医与逍遥散，暂愈，再发再服不应矣。医投四磨饮，亦暂愈，再发再投亦不应矣。又更医用五香散、越鞠丸，则愈而即发。自是腹中忽有块，再更医以为痞积，进青皮厚朴五灵脂延胡索之类，块益多，时隐时现，上下左右，约六七枚，如拳如掌，往来牵痛。近有老医，谓为虚也，用当归白芍香附郁金之类，服之了无进退。予曰：似君之疾，遍宇内矣。治而毙者，可胜道哉。盖古来方书，于此证殊无肯綮，无怪乎世之梦梦也。原其误人之始，只肝无补法四字。遂使千万生灵，含冤泉壤。或以疏散成劳，香燥成膈，或以攻伐成鼓，或以辛热成痛，其于变证，笔难尽述。幸子青年，禀赋厚而未婚，故仅若此，否则不可言矣。今据脉已细数弦涩，脏气已亏，幸不数。且无咳嗽夜热，犹可为也。第服予剂，只可希远效，而不可求近功耳。与生熟地沙参麦冬沙子枣仁等剂，略安。至数十剂块渐减，遂方为丸，服数年益就痊可，今

已娶，第能搏节，庶无后患也。盖此证惟两仪膏最妙，然有力者，始能用之。

方某年三十余，因析居阋墙，胁痛左胁下有块如盘，按之坚硬，食下则胀痛，甚不能卧侧，百治莫应，枯瘁如柴矣。偶于药肆遇人。谓之曰：此病唯淳佑桥魏某能治，因就诊，脉之弦且急，曰，肝举证也。肝叶右四左三，血足则润而下垂。今怒火伤阴，其叶燥硬，故举而不下也。《经》曰：肝病则迫胃逆咽，故左叶张，则支腋而不可侧卧。右叶张，则侵脘而不能容食。昧者不知，投以香散，则如火上添油耳。与生熟地沙参麦冬蒌仁米仁川楝子十余剂，其病如失。

陆茂才父，年七十素有肝病，偶于春分日，玉皇山顶烧香，玉皇之高为湖上众山之最。晨而往，晡而归，足力可云健矣。至夜忽腰大痛，不可转侧。或以为劳伤，兼感冒，宜先表散。与羌活秦艽等一剂，痛益剧。脉之弦硬，三五不调，二便俱秘，面黯囊缩，日夜不得眠。曰：此肝肾大伤，疏泄太过，证濒危矣。岂可再投风药，以养青汤，加牛膝当归痛略减，二便仍秘，且呕恶发呃，此地气不得下行，而反上攻也。前方重用熟地，外以田螺独蒜捣烂系脐下，二便既行，呕呃遂止。痛忽移于少腹控引睾丸，前方杞子至重二两，再入白芍甘草数剂而瘥。乃畏药停数日，觉复甚，又与数剂而安。

调经

徐德滋女，年近二十。素有胁痛肝病，常时月事先期而至，近忽逾数日。脉之，两关躁疾，两寸上溢。察其面有如疹者数十点，其色或紫或青，询其身亦有，至舌上亦有数点，绝类阳气热证。然并无头痛寒热，且能进饭二瓯。良由肝火内炽，上乘肺胃而然，与生地杞子麦冬丹皮山栀当归生芍甘草元参，令服一剂。次日晡后始至，见其偃卧，上半俯著床沿，呕血盆许。询之，则自己牌血出如涌。既而心下，若有一块上攻，故必偃伏，以床沿抵住稍可，否则上顶闷绝。脉之若有若无，意其经水过期，乘肝火上逆而出，即俗云倒经是也。然则急暴如此，兼之地气上攻，其证危矣。非大剂纯阴何以挽回。与熟地二两、杞子一两，令连进二服，服下即能仰卧，血止脉回，次日忽咳嗽无痰，此肺金燥而肝火未平也。前方减半，加麦冬沙参蒌仁生地八剂而愈。愈后面上之疹乃消，舌上之疹褪

下如痘靥云。又顾卜周内人失血,奄奄垂毙,亦以前药数剂而愈。

范氏女年及笄矣,忽病夜卧,小便自遗,晨起昏昏如醉。神气与人,了不相当,晡后始清爽,皮肤瘾疹,胸膈迷闷,食亦少,初起觉咽痛头晕,已十余日矣。诊之脉弦而小数,此属血虚火盛。询其天癸若何,则自前月大行,去血甚多,至七日乃止。谓为肝火过盛,克脾侮胃,乘肺而然。克脾则脾不摄血,故经水去多;侮胃则胃之络溢,故胀闷食减;乘肺则肺热,故瘾疹咽痛。又肝藏魂,肺藏魄,二藏不和,是以小便自遗,而神气昏昧也。与生地杞子羚羊角黑山栀麦冬蒌仁黄连丹皮沙参牛蒡之属,出入加减,六帖而安。后经水数月不行,则以前者去血过多也。仍用生地杞子当归白芍丹皮麦冬少加红花八剂,而月事下。

刘氏媪,年七十,病血行如壮年,月经久之淋漓不断,两月余耳鸣心跳,头晕目眩,恶食罕眠,奄奄待毙。医者不一,有与归脾补中者,六味四物者,十全八珍者,诸治未为无见。然服归脾补中,则上膈胀而面肿,似不宜于补气。服六味四物,则少腹胀而足肿,似不宜于补血。服八珍十全,则中脘胀而气急,似气血兼补,又不宜。延诊,先告以不宜用补,以证皆缘补而增也。脉之,沉小而涩,两关尤甚,且无神。曰:此肝脾两伤之候也。以七旬之年,两月之病,非补何以能瘳。第余之补异乎人之补,无虑也。与熟地二两,以一两炒炭,杞子一两,白芍、炒枣仁炒各五钱,酒连三分,四剂而淋漓止。去连四剂,而肿胀诸病证亦愈。

姚氏妇早寡,年三十余,因月事暴至,遂崩漏不止,势甚猛。脉之两寸上溢,两尺甚弱。据脉不可与补中益气,据证又不可不暂升提,以挽其下陷。先与熟地杞子白芍枣仁,重剂服之果不应。急以草蔻仁十数粒,去壳研,入麝香一分,捏作饼子,用绿云膏贴脐上,再服前药,血去渐缓,少顷再服药,觉血不行,即令揭去之。又服数剂痊愈。

张石顽医话精华

中风

春榜赵明远,平时六脉微弱,巳酉九月,患类中风,经岁不瘥。邀石顽诊之,其左手三部弦大而坚,知为肾藏阴伤,壮火食气之候。且人迎斜内向寸,又为三阳经满溢入阳维之脉,是不能无颠仆不仁之虞。右手三部浮缓,而气口以上微滑,乃沫痰涌塞于膈之象。以清阳之位而为痰气占据,未免侵渍心主,是以神识不清,语言错误也。或者以其神识不清,语言错误,口角常有微涎,目睛恒不易转,以为邪滞经络,而用祛风导痰之药。殊不知此本肾气不能上通于心,心藏虚热生风之证,良非风燥药所宜。或者以其小便清利倍常,以为肾虚,而用八味壮火之剂。殊不知此证虽虚,而虚阳伏于肝藏。所以阳事易举,饮食易饥,又非益火消阴药所宜。或者以其向患休息久痢,大便后常有淡红渍沫,而用补中益气。殊不知脾气陷于下焦者,可用升举之法。此阴虚久痢之余疾,有何清气在下可升发乎?若用升柴,升动肝肾虚阳,鼓激膈上痰饮,能保其不为喘胀逆满之患乎?是升举药不宜轻服也。今举河间地黄饮子,助其肾通其心,一举而两得之。但不能薄滋味,远房室,则药虽应病,终无益于治疗也。惟智者善为调摄为第一义。

御前侍卫金汉光如夫人,中风四肢不能举动,喘鸣肩息,声如曳锯,不能著枕,寝食俱废者半月余。方邀治于石顽,诊其脉右手寸关数大,按久无力,尺内愈虚,左手关尺弦数,按之渐小,惟寸口数盛。或时昏眩,或时烦乱,询其先前所用诸药皆二陈导痰,杂以秦艽天麻之类,不应。又与牛黄丸,痰涎愈逆,危殆益甚。因疏六君子,或加胆星竹沥,或加黄连当归,甫四剂而喘息顿除。再三剂而饮食渐进,稍堪就枕。再四剂而手足运动,十余剂后,屏帏之内,自可徐行矣。因思从前所用之药,未常不合于治。但以痰涎壅盛,不能担当峻用参术,开提胃气,徒与豁痰,中气转伤,是以不能奏绩耳。

汉川令顾莪在夫人,高年气虚痰盛,遂因乃郎翰公远任广西府，以道远抑郁。仲春十四夜，忽然下体堕床，便舌强不语，肢体不遂。以是日曾食湿面，诸医群议消导，消导不应，转增困惫，人事不省，头项肿胀，事在危急。急邀石顽诊之，六脉皆虚濡无力。诸医尚谓大便六七日不通，拟用攻下。余谓之曰：脉无实结，何可妄攻？我在乔梓，皆言素有脾约，大便常五七日一行，而艰苦异常。乃令先小试糜饮，以流动肠胃之枢机，日进六君子汤，每服用参二钱，煎成顿热，分三次服，四剂后自能转侧，大便自通。再四剂手足便利，自能起坐，数日之间，倩人扶掖徐行，因切嘱其左右谨防，毋使步履有失。以其气虚痰盛，不得不防杜将来耳。

松陵沈云步先生，解组归林，以素禀多痰，恒有麻木之患，防微杜渐，不无类中之虞。乃谋治于石顽，为疏六君子汤服之，颇验。而性不喜药，入秋以来，渐觉肢体不遂，复邀诊治。脉得要滑中有微结之象，仍以前方除去橘皮，加归芪巴戟，平调半月而安。然此证首在节慎起居，方能永保贞固，殊非药力可图万全也。

肿胀

文学顾若雨鼓胀喘满，昼夜不得寝食者，二十余日。吾吴名医，用大黄三下不除，技穷辞去。更一医先与发散，次用消克破气二十余剂，少腹至心下遂坚满如石，腰胁若胅中皆疼痛如折，亦无措指而退。彼戚王墨公邀余往诊，脉得弦大而革，按之渐小，举指复大，询其二便，则大便八九日不通，小便虽少而清白如常。此因克削太过，中气受伤，浊阴乘虚潜踞清阳之位而然。以其浊气上通，不便行益气之剂。先与生料六味丸，加肉桂三钱、沉香三分，下黑锡丹二钱，导其浊阴。是夜即胀减六七，腹中觉饥，侵晨便进糜粥。但腰胯疼软，如失两肾之状。再剂胸腹全宽，少腹反觉微硬，不时攻动，此大便欲行，津液耗竭，不能即去故也。诊其脉仅存一丝，改用独参汤加当归枳壳，大便略去，结块腰痛稍可，少腹遂和。又与六味地黄，仍加肉桂沉香，调理而安。

咳嗽

吴江邑侯华野郭公，仲秋喘嗽气逆。诊之两尺左关弦数，两寸右关涩数。弦者肾之虚，涩者肺之燥，夏暑内伏，肺络遇秋燥收之令，而发为咳嗽也。诊后公详述病情，言每岁交秋则咳，连发四载。屡咳痰不得出则喘，至夜坐不复卧，咳剧则大便枯燥有血。先曾服令高徒施元倩越婢汤，嗽即稍可。数日间堂事劳心，复咳如前。时元倩君归松陵，诸医治之罔效，因求洞垣之鉴，起我沉疴。答曰：公本东鲁，肾气数强，因水亏火旺，阴火上烁肺金，金燥不能生水，所以至秋则咳。咳剧则便燥有血，肺移热干大肠之明验也。合用千金麦门冬汤，除去半夏生姜之辛燥，易以葳蕤白蜜之甘润，借麻黄以鼓舞麦冬生地之力，与越婢汤中麻黄石膏分解五结之燥热，同一义也。郭公曰：松陵诸医，咸诋麻黄为发汗之重剂，不可轻试，仅用杏仁苏子甘桔前胡等药服之，其咳转甚何也？答言麻黄虽云主表，今在麦门冬汤中，不过借以开发肺气，原非发汗之谓。麻黄在大青龙汤麻黄汤麻杏甘石汤方，其力便峻，以其中皆有杏仁也。杏仁虽举世视为治嗽之通药，不问虚实浑用，然辛温走肺，最不纯良，耗气动血，莫此为甚。熬黑入大陷胸丸，佐甘遂等搜逐结垢，性味可知，公首肯以为然。连进二剂，是夜便得安寝，次早复诊，其脉之弦虽未退，而按之稍爽，气口则虚濡乏力。因与六味生脉，加葳蕤白蜜作汤，四服其嗽顿减。郭公复云：向闻元倩有言，六味八味丸中不可杂用参术，而先生居之不疑，用之辄应，其义云何？答曰：六味为填补真阴药，与人参同用，原非正理。此兼麦冬五味，缘合肺肾金水相生，当无留中恋膈之虑。善后之策即以此方制丸。三时恒服不撤，至秋庶无复嗽之虞。先是公子柔屋，予用桂枝汤及六味作汤，咸加蝎尾服之而瘥。其后夫人素有败痰失道，左右两胁，俱有结块，大如覆盆，发则咳嗽喘逆，腹下掣痛。六脉上促，而按之少力，余用六君子加胆星枳实香附沉香二剂服之。大吐稠痰结垢一二升，因呕势太甚，中夜渡湖速往，黎明至署候之，呕止嗽宁，脉息调匀，不必更进他药矣。

通政劳书绅太夫人，年五十余，素禀气虚多痰。数日来患风热咳逆，咳甚则呃，呃欲吐。且宿有崩淋，近幸向安。法当先治其咳，因以桔梗汤加葳蕤白薇丹皮橘皮蜜煎生姜，四剂撤其宿证。次与六君子加葳蕤以安其胃气，继进乌骨鸡丸方，疗其痼疾。而夫人以久不茹腥，不忍伤残物命，改用大温经汤加麋茸角䚡作丸药，虽异而功则一也。

诸痛

沈云步媳常有腰疼带下之疾，或时劳动，日晡便有微热。诊其两尺皆弦,而右寸关虚濡少力,此手足太阴气衰,敷化之令不及也。合用异功散加当归丹皮,调补胃中营气,兼杜仲以壮关节,泽泻以利州都,则腰疼带下,受其益矣。

礼科姜如晨次媳,春初患发热头疼腹疼,咳逆无痰,十指皆紫黑而痛,初用发表顺气,不效。延余诊之,脉来弦滑而数,右大于左,曰此怀抱不舒,肝火郁于脾土而发热,热蒸於肺,故咳。因肺本燥,故无痰。脾受木克,故腹痛。阳气不得发越,故头疼。四支为诸阳之本,阳气不行,气凝血滞,故十指疼紫。其脉弦者肝也,数者火也,细者火郁于血分也。遂以加味逍遥散加桂枝,于土中达木,三剂而诸证霍然,十指亦不疼紫矣。

眩晕

司业董方南夫人,体虽不盛,而恒有眩晕之疾。诊其六脉皆带微弦,而气口尤甚。盖缘性多郁怒,怒则饮食不思,恒服消导之味则中土愈困,饮食皆化为痰,痰从火化而为眩晕矣。岂平常肥盛多湿之痰可比例乎。为疏六君子方,水泛为丸服之,以培中土,中土健运,当无敷化不及,留结为痰,而成眩晕之虑。所谓治病必求其本也。

朔客梁姓者,初至吴会。相邀石顽往诊,时当夏月,裸坐盘餐倍于常人,而形伟气壮,热汗淋漓於头项间,时诊不言所以。切其六脉沉实,不似有病之脉,惟两寸略显微数之象,但切其左,则以右掌抵额。切其右则易左掌抵额,知其肥盛多湿而夏暑久在舟中时,火鼓激其痰而为眩晕也。询之果然,因与导痰汤加黄檗泽泻茅术厚朴,二服而安。

松陵吴友良,年逾古稀,头目眩晕。乃弟周维素擅岐黄,与补中益气数服,始用人参一钱,加至三钱,遂痞满不食,坐不得卧,三昼夜喃喃不休。仲君孝廉谦六,相延石顽往候,见其面赤,进退不常,左颊聂聂眴动。诊其六脉皆促,或七八至一歇,或三四至一歇。询其平昔起居,云是知命之年,便绝欲自保,饮啖自强。此壮火烁阴,而兼肝风上扰之兆。与生料六味,除去茱萸易入钩藤大剂煎服。是夜即得酣寝,其后或

加鳖甲或加龙齿或加枣仁。有时妄动怒火,达旦不宁,连宵不已,则以秋石汤送灵砂丹,应如桴鼓。盛夏酷暑,则以小剂生脉散代茶,后与六味全料调理,至秋而安。

惊悸

河南督学汪缄庵媳,产后病虚无气,洒洒然如惊,常时咳青黑结痰,欲咳则心中憺憺大动,咳则浑身麻木,心神不知所之。偶闻一声响则头面烘热,微汗神魂如飞越状。专事妇科者,屡用补养心血之剂,罔效,虚羸转剧。邀石顽诊之,脉浮微弦而芤,独左寸厥厥动摇,此必胎前先伤风热,坐草时进力过甚,痰血随气上逆,冲过膈膜而流入心包也。朝用异功散加童便煅淬蛤粉,以清理痰气。夕用大剂独参汤下来复丹,以搜涤瘀积。盖痰在膈膜之上,非焰硝无以透之。血在膈膜之上,非五灵无以浚之。然非借人参相反之性,不能激之使出也。服数日,神识渐宁,形神渐旺,改用归脾汤加龙齿沉香,调理而康。

吴昭如室年壮体丰,而素有呕血腹胀,脾约便难之恙。两遭回禄,忧患频承。近于失血之后,忽然神气愦乱,口噤目瞪。乃尊周渭文秉烛相邀,诊其气口数盛而促,人迎弦大而芤,形神不能自主,似有撮空之状。渭老以为证犯条款,不出五日当毙。予谓不然,若是撮空,必然手势散漫,今拈著衣被,尽力挂摘,定为挟惊挟怒无疑。爪者筋之余,非惊怒而何。况脉来见促,当是痰气中结,殊非代脉之比。询其病因,惊怒俱有,遂勒一方,用钩藤钩一两煎成,入竹沥半盏,姜汁五匙,连夜制服。明日复延往候,云:服药后即得安寐,六脉亦已稍平,但促未退。仍用前方减半,调牛黄末一分,其夕大解三度,共去结粪五六十枚。腹胀顿减,脉静人安,稀糜渐进,数日之间,平复如常。

老僧佰庵心悸善恐,遍服补养心血之药不应,天王补心丹服过数斤,悸恐转增,面目四肢,微有浮肿之状,乃求治于石顽。察其形肥白不坚,诊其脉濡弱而滑,此气虚痰饮浸渍于膈上也。遂以导痰汤,稍加参桂通其阳气,数服而悸恐悉除。更以六君子加桂水泛作丸,调补中气而安。

徐灵胎医话精华

中风

莳门金姓，早立门首，卒遇恶风，口眼㖞邪，嘿不能言。医用人参桂附诸品，此近日时医治风证不祧之方也。趣余视之，其形如尸，面赤气粗，目瞪脉大。处以祛风消痰清火之剂。其家许以重赀，留数日，余曰：我非行道之人，可货取也。固请。余曰：与其误药以死，莫若服此三剂，醒而能食，不服药可也。后月余，至余家拜谢，问之果服三剂而起，竟不敢服他药，惟腿膝未健，手臂犹麻，为立膏方而痊愈。此正《内经》所谓虚邪贼风也。以辛热刚燥治之固非，以补阴滋腻治之亦谬。治以辛凉，佐以甘温，《内经》有明训也。

运使王公叙揆，自长芦罢官归里。每向余言，手足麻木，而痰多。余谓公体本丰腴，又善饮啖，痰流经脉，宜撙节为妙。一日忽昏厥，遗尿口噤，手拳痰声如锯，皆属危证。医者进参附熟地等药，煎成未服。余诊其脉，洪大有力，面赤气粗，比乃痰火充实，诸窍皆闭，服参附立毙矣。以小续命汤，去桂附加生军一钱为末，假称他药纳之，恐旁人之疑骇也。戚党莫不哗然，太夫人素信余，力主服余药。三剂而有声，五剂而能言。然后以消痰养血之药调之，一月后步履如初。

张由巷刘松岑素好饮，后结酒友数人，终年聚饮。余戒之不止，时年才四十，除夕向店沽酒秤银手振秤坠而身亦仆地，口噤不知人，急扶归。岁朝遣人邀余，与以至宝丹数粒，嘱其勿服他药。恐医者知其酒客，又新纳宠，必用温补也。初五至其家，竟未服药，诊其脉弦滑洪大，半身不遂，口强流涎，乃湿痰注经传腑之证。余用豁痰驱湿之品，调之月余而起，一手一足，不能如旧，言语始终艰涩。初无子，病愈后，连举子女皆成立，至七十三岁而卒。谁谓中风之人，不能永年耶！凡病在经络筋骨，此为形体之病，能延岁月，不能除根。若求全愈，过用重剂，必至伤生。富贵之人闻此等说，不但不信且触其怒，于是谄谀之人群进温补，无不死者，终无一人悔悟也。

西门外汪姓，新正出门遇友于途。一揖而仆，口噤目闭，四肢瘫痪，舁归不省人事。医亦用人参熟地等药，其母前年曾抱危疾，余为之治愈，故信余求救。余曰：此所谓虚邪贼风也，以小续命汤加减，医者骇，谓壮年得此，必大虚之证，岂可用猛剂。其母排众议而服之，隔日再往，手揽余衣，两足踏地，欲作叩头势。余曰：欲谢余乎，亟点首，余止而慰之，且谓其母曰：风毒深入，舌本坚硬，病虽愈，言语不能骤出，毋惊恐而误投温补也。果月余而后能言，百日乃痊。

东山席以万，年六十余，患风痹，时医总投温补。幸不至如近日之重用参附，病尚未剧。余诊之，脉洪而气旺，此元气强实之体，而痰火充盛耳。清火消痰以治标，养血顺气以治本。然经络之痰，无痊愈之理，于寿命无伤，十年可延也。以平淡之方，随是增损，调养数载，年七十余始卒。此所谓人实证实，养正驱邪，以调和之，自可永年，重药伤正，速之死耳。

叔子静素无疾，一日余集亲友小酌，叔亦在座吃饭，至第二碗仅半头忽垂，箸亦落，同坐问曰：醉耶！不应，又问骨哽耶！亦不应。细视之，目闭而口流涎。群起扶之别座，则颈已歪，脉已绝，痰声起，不知人矣。亟取至宝丹灌之，始不受，再灌而咽下。少顷开目，问扶者曰：此何地也？因告之故，曰：我欲归，扶之坐舆内以归，处以祛风消痰安神之品。明日已能起，惟软弱无力耳，以后亦不复发，此总名卒中。亦有食厥，亦有痰厥，亦有气厥，病因不同。如药不预备，则一时闭塞，周时而死。如更以参附等药助火助痰，则无一生者。及其死也，则以为病本不治，非温补之误，举世皆然也。

湖州副总戎穆公廷弼，气体极壮，忽患牙紧不开，不能饮食，绝粒者五日矣。延余治之，晋接如常，惟呼饥耳。余启视其齿，上下止开一细缝，抚其两颊，皮坚如革，细审病情，莫解其故。因问曰：此为恶风所吹，公曾受恶风否？曰：无之。既而恍然曰：诚哉。二十年前，曾随围口外，卧帐房中，夜半怪风大作,帐房拔去,卒死者三人,我其一也。灌以热水,二人生而一人死,我初醒,口不能言者二日,岂至今复发乎。余曰:然。乃戏曰:凡治皮之工,皮坚则消之,我今欲用药消公之颏皮也。乃以蜈蚣头蝎子尾及朴硝硼砂冰麝等药,擦其内。又以大黄牙皂川乌桂心等药涂其外。如有痰涎,则吐出,明晨余卧未足。公启户曰:真神仙也。早已食粥数碗矣,遂进以祛风养血膏而愈。盖邪之中人,深则伏于藏府骨脉之中,精气旺,则不发,至血气既衰,或有所感,虽数十年之久亦有复发者,不论内外之证尽然,亦所当知也。

何鸿舫医话精华

温病

徐信圃方伯之邋室某夫人,守节抚孤,松生主事即其所腹出也。年五十余,于深秋发病,周体灼热如燔,口渴思饮。西席陈君知医理,宗景岳甘温化火之法。以人参炮姜熟地黄炙甘草诸味进,服未竟而热势益炽。家设乩坛,松生虔叩吉凶并方药。乩书云:此证不须多药,以鲜地黄芦根煎汤代茶饮,一二日后可愈也。陈君方非是,可延何某治之。松生于是招山人往诊。按脉洪大而数,右寸关呼吸八至,面发赤,舌绛,渴饮不已。曰:此温邪陷蕴于阳明,肺津熏灼被耗,误投温补而加剧,非甘凉之剂不可,即为处方至四五味,见旁观者相顾惊诧曰:此仙方也。山人不解所谓,是晚药入口,三刻得少寐,四鼓后热退神清,脉数亦缓。盖方中所用第一味即鲜地黄,第二为羚羊角,第三即芦根也。与乩方适合。松生之信山人自此始。

呕吐

刘塘镇王生,赴太仓试回,呕吐两日夜,形神顿瘁,水米不能入口。众医议进和胃止呕之法,随服随吐,几殆。其戚沈翁求往治,山人见其面容黯惨无人色,六脉细濡垂绝。此由入场心苦受饿,胃气伤而津液耗竭也。非甘酸济阴法不可,急进生脉散二剂而瘳。

寒热

邑中陈友芳孝廉,年六十余,家有二姬。初患勿寒勿热,继则微热不寒,舌白,眼有眵。前处方者以为阳明少阳伏邪,连进柴胡葛根升散之法,病不退,而气发喘。孝廉为山人父执,以书招山,谓山人曰:余以两弟艰于嗣,故年周甲而未断房事。今事急矣,惟君言是听。山人切其脉,两尺涩不应指,舌白腻如积粉,而不思饮,全属下元水亏,虚阳上炎之象,气喘而不降,柴葛升提之害也。须宗都气法,加人参附子庶有济,病者从之,三剂而起。后二年,有董翼堂文学,其病情舌色与陈孝廉相似,误信乱方,投凉药而增剧。山人亦用此法以获效,甘温化火之说,不益信与。

同里有周道士者,年五十余,日为人诵经禳灾,出必五更,返必子夜。深秋患寒热,浃旬不已,有投小柴胡汤平胃散等方者。病少间,而朝热暮寒如故。其子哀恳山人,遂步而往,见其神色困惫,六脉细濡无力,而舌净微绛。谓病者曰:此尔积劳所致,非外因症也。经书曰:阳虚则恶寒,阴虚则生热,补其所虚,则阴阳和而寒热自已。与黄芪炙甘草潞党参当归白芍等味,不数日即瘥。

狂

里人徐姓者,年近五旬,贫窭无子,以卖油为业。一日掉扁舟出行,行三五里,酷暑倦甚,泊柳阴下酣睡半日而归。是晚即发热,昏谵若狂,甚欲踰墙登屋。其弟名洪九,奔告山人。不呼舟而步往,见病者正夺门将出,山人力持之,不使之动,令其弟与侄各执一手,立而切其脉,左三部若无恙,较有力,右手则全伏不起。山人曰:此病在中焦气分,食与邪交结为患,可治也。以生大黄五钱为君,加枳实二钱,甘草一钱,煎服之。明旦下结粪一块如碗大,即瘥。盖其出门时,携冷饭一盂,于柳阴下以水浇而食之,旋即倦卧所致也。是为阳明里证,非用承气法不效,若投以大陷胸汤则误矣。于此可知治一病须有一度详察,否则未有不偾事者也。

金泽镇某生,年二十二未娶。忽发狂疾,昏瞀妄言,手舞足蹈,中夜不得合眼,见妇人辄趋而狎之,或闻其声,即破壁逾垣,不可禁遏。其兄若弟扶之就诊,六脉弦大无度,人迎尤旺。山人曰:此邪火乱性,厥阴心包之病也。以牛黄黄连羚羊角天竺黄元参灯心等味治之。阴嘱其兄于煮药时,以女子亵衣覆其上,勿令人见,如法服两剂,其疾若失。门人疑而问之。山人曰:是即阴阳易之法,今果验矣。

王孟英医话精华

温病

翁嘉顺室产后患风温,经孟英治愈,病染于姑。孟英诊曰:高年阴气太亏,邪气偏盛,"玉版论要"云:病温虚甚死。言人之真阴甚虚,曷足以御邪热而息燎原。可虞在两候之期乎,至十四天果殒。而嘉顺亦染焉,初发热即舌赤而渴,脉数且涩。孟英曰:非善证也。盖阴虚有素,值忧劳哀痛之余,五志内燔,温邪外迫,不必由卫及气,自气而营,急与清营,继投凉血,病不稍减,且家无主药之人,旁议哗然。幸其旧工人陈七颇有胆识,力恳手援。孟英曰:我肠最热,奈病来颇恶,治虽合法,势必转重。若初起不先觑破,早已殆矣。吾若畏难推诿,恐他手虽识其证,亦无如此大剂,车薪杯水,何益于事。吾且肩劳任怨,殚心尽力以图之。病果日重,昏瞀耳聋,自利红水,目赤妄言。孟英惟以晋三犀角地黄汤加银花石膏知斛栀贝花粉兰草菖蒲元参竹沥竹茹竹叶凫茈海蜇等,出入互用。至十余剂,舌上忽布秽浊垢苔,口气喷出,臭难响迩,手冷如冰,头面自汗,咸谓绝望矣。孟英曰生机也。彼阴虚热邪深入,予一以清营凉血之法,服已逾旬始得营阴渐振,推邪外出,乃现此苔。惟本元素弱,不能战解,故显肢冷,而汗仅出于头面,非阳虚欲脱也。复与甘寒频灌,越三日汗收热退,苔化肢温。自始迄终,犀角共服三两许,未犯一毫相悖之药,且赖陈七恪诚,始克起九死于一生,继以滋阴善后而康。

沈裕昆室偶发脘痛,范某与逍遥法,痛颇止,而发热咽疼。邀顾听泉视之,知感温邪,与清散法,疼已而热不退。七日后目闭鼻塞,耳聋肢搐,不言语,不饮食,顾疑证险,愿质之孟英。而沈之两郎,乃从王瘦石学,因请决于师,瘦石亦谓孟英识超,我当为汝致之。时已薄暮,乃飞刺追邀。比孟英往诊,见其外候如是,而左手诊毕即缩去,随以右手出之,遽曰非神昏也。继挖牙关,察其苔色白滑,询知大解未行。曰病是风温,然不逆传膻中,而顺传胃府,证可无恐。听泉学问胜我,知证有疑窦,而虚心下问,岂非胸襟过人处。但温邪传胃,世所罕有,而此证如是骇人者,因素有痰饮,盘踞胃中,外邪入之,得以凭借,苔色之不形黄燥者,亦此故耳。不可误认为寒。夫温为热邪,脉象既形弦滑以数,但令痰饮一降苔必转黄,此殆云遮雾隐之时,须具温太真燃犀之照,庶不为病所欺。且昔人于温证仅言逆传,不言顺传,后世遂执定伤寒在足经温热在手经,不知经络贯串,岂容界限。喻氏谓伤寒亦传手经,但足经先受之耳。吾谓温热亦传足经,但手经先受之耳。一隅三反,既有其逆,岂无其顺。盖自肺之心包,病机渐进而内陷,故曰逆。自肺之胃府,病机欲出而下行,故曰顺。今邪虽顺传,欲出未能,所谓胃病则九窍不和,与逆传神昏之犀角地黄汤证大相径庭。郭云台云:胃实不和,投滚痰而非峻,可谓治斯病之真诠。遂疏小陷胸合蠲饮六神汤,加枳朴,以芦菔煮水煎药和入竹沥一杯送下礞石滚痰丸四钱,沈嫌药峻,似有难色。孟英曰:既患骇人之病,必服骇人之药,药不瞑眩,厥疾勿疗。盍再质之瘦石听泉乎。沈颔之,王顾阅方,佥以为是,且云如畏剂重,陆继徐投可也。翌日孟英与听泉会诊,脉证不甚减,询知昨药分数次而服。孟英曰:是势分力缓之故也。今可释疑急进,病必转机,听泉深然之,病家亦胆壮矣。如法服下,黎明果解胶韧痰秽数升,各恙即减。略吐语言,稍啜稀粥,苔转黄燥,药改轻清,渐以向安,嗣与育阴柔肝而愈。

金禄卿室,沈裕昆之女也。患温,顾听泉连进轻清凉解而病不减,气逆无寐,咳吐黏痰,舌绛咽干,耳聋谵语。旬日外始延孟英诊焉。曰:体瘦脉细数,尺中更乱,竟是阴气先伤,阳气独发,所谓伤寒偏死下虚人。譬之火患将临,既无池井,缸贮又空,纵竭心力,曷能有济。再四研诘,乃知发热前一日,陡然带下如崩,是真液早经漏泄矣。否则药治未讹,胡反燎原益炽,痉厥之变,不须旋踵。禄卿坚恳勉图。孟英以西洋参生地二冬二至元参犀角黄连鸡子黄知母为方,另用石斛龟板鳖甲各四两左牡蛎一斤煮汤代水煎药。顾听泉又加阿胶,且云我侪用此育阴镇阳,充液息风大剂,焉能津枯风动,痉厥陡生乎。服两剂果不能减,后惑旁言而祷签药,附桂干姜,罔知顾忌,径至四肢拘挛而逝,是误药速其毙而增其惨也。继而裕昆患湿温,亦犯重暍而亡。珠小耀太守令媛,骤患颐肿,连及唇鼻,乃至口不能开,舌不得出。孟英视之曰:温毒也。用射干山豆根马勃羚羊薄荷银花贝母花粉杏仁竹黄为剂,并以紫雪搽于唇内,锡类散吹入咽喉,外将橄榄核磨涂肿处,果吐韧涎而肿渐消,诘朝即啜稀粥,数日而愈。

王皱石广文令弟患春温,始则谵语发狂,连服清解大剂,遂昏沉不语,肢冷如冰,目闭不开,遗溺不饮,医皆束手。孟英诊其脉弦大而缓滑,黄腻之苔满布,秽气直喷,投承气汤加银花石斛黄芩竹茹元参石菖蒲,下胶黑矢甚多,而神稍清,略进汤饮。次日去硝黄,加海蜇芦菔黄连石膏,服二剂而战解肢和,苔退进粥,不劳余力而愈。继有张镜江邀治叶某,又钱希敏之妹丈李某,孟英咸一下而瘳。惟吴守斿之室暨郑又侨,皆下至十余次始痊。今年时疫盛行,医多失手,孟英随机应变,治法无穷,救活独多,不胜屡载。

季秋顾听泉邀孟英视康康侯副转之恙,切其脉滑数,而右歇左促,且肝部间有雀啄,气口又兼解索。望其面宛如熏黄,头汗自出,呼吸粗促,似不接续,坐卧无须臾之宁。便溺涩滞,浑赤极臭,心下坚硬拒按,形若覆碗。观其舌色,边紫苔黄,殊不甚干燥。问其所苦,曰:口渴甜腻,不欲饮食,苟一合眼,即气升欲喘,烦躁不能自持,胸中懊侬,莫可言状。孟英曰:此由湿热误补,漫无出路,充斥三焦,气机为其阻塞而不流行,蔓延日久,津液为之凝滞而成痰饮。不啻人禽杂处,苗莠同畴,邪正混为一家。医见肢冷自汗,不知病由壅闭而然,欲以培正,而邪气方张,得补反为树帜,岂非资寇

兵而赍盗粮哉。非其类者锄而去之,乃为吃紧之治。听泉曰:良是也。夏间起病,闻自心悸少寐,杨某以为虚而补之,时尚出差办事,暑湿外侵,受而不觉。迨闻差未竣,其病斯发。而诸医之药,总不外乎温补一途,以致愈补愈剧,今拟温胆法待君可否。孟英曰:脉证多怪,皆属于痰。今胸痞如斯,略无痰吐,盖由痰能阻气,气不能运痰耳。宜于温胆中加薤白蒌仁通其胸中之阳,又合小陷胸为治饮痞之圣法。参以栀豉泄其久郁之热,以除懊侬,佐以兰草,涤其陈腐之气,而醒脾胃,听泉深然之。连投二剂,各恙皆减,脉亦略和。而病者以为既系实证,何妨一泻而去之,连服大黄丸二次,承气汤半帖。孟英急止之,曰:畏虚进补固非,欲速妄攻亦谬。盖湿蒸为热,灼液成痰,病非一朝一夕而成,治以上下分消为是,不比热邪传府,可一泻而愈也。越日下部果渐肿。孟英曰:攻痞太速之戒,古人不我欺也。与听泉商,以前法加黄芩合泻心意,再配雪羹投之,痰果渐吐,痞亦日消,而自腹至足以及茎囊肿势日加。孟英谓势已如此,难以递消,但从三焦设法,则自上而下病必无虞。与听泉商,用河间桂苓甘露饮意。而姚平泉孝廉,力主崇土胜湿之法,深以寒凉为不可用,众议仍投前日之药。孟英曰:前药原可服也,嫌力不足耳。次日痰中带血甚多,孟英曰:湿热熏蒸不已,自气及营矣。与听泉暨王子能参军,商以知檗生地犀角鳖甲白芍苡仁贝母石斛茅根麦冬滑石栀子藕汁童溺,投之而止。逾数日又吐,且肢冷自汗,心馁畏脱。姚平泉谓气不摄血,当主归脾汤以统之。举家皇皇,连请诊脉者三次。孟英曰:脉来屡变,陈芝江所以不能指实其病,而杨阮诸人,皆疑为大虚之候也。然望闻问切,不可独凭于指下,今溲如赭石汤,浑赤有脚,其为湿热之病,昭昭若揭。初伤于气分,则津液受灼以为痰,渐及于营分,则阴血不安而妄溢。邪气内盛,岂非病实,而真实类虚,吾不受病之欺也。坚守前议,静镇不摇,服二剂果止。孟英曰:血之复吐也。由于气分之邪以扰及也,欲清气道之邪,必先去其邪所依附之痰。盖津液既为邪热灼烁以成痰,而痰反即为邪热之山险也。不妨峻攻其实,而缓行其势,初进滚痰丸三钱,得下泄气一次。副转云,四十日来未有之通畅也。连投数日,始解胶痰黑矢多遍,而小溲亦渐清长,苔色亦退,寝食遂安,惟下部之肿犹尔也。马

香崖陆虚舟皆主实脾行水之法。孟英曰:谛参脉证,病不在脾,况善饥便燥,口渴溺多,吾方虑转消证。亟投甘润之不遑,恶可渗利伤阴,补土劫液耶。且脾虚下陷之肿,与湿盛而肿之肿,其膝之上下,内外形势必然相贯。今膝之上下内外凹凸迥判,毫不毗连。盖由湿热所酿之痰饮,既误补而痞塞中焦,复妄攻以流窜隧络,所谓不能一荡而蠲,势必旁趋四射。吾当以法取之,会又咳痰带血,而精神食饮如常。孟英曰:无恐也,此乃前次嚼三七太多,兜涩留瘀,最不宜用,吐而去之为妙。但须金水同治,冀咳止而血络不震动为要耳。与甘露饮加藕汁童溺服之,四剂而止,咳嗽亦宁。于是专治其下部之肿以固本,加知柏贝母花粉旋覆橘络丝瓜络羚羊角楝实葱须豆卷薏苡竹沥,出入为剂。二三贴间,其高突隆肿之处即觉甚痒,搔之水出如汗而作葱气,六七日后,两腿反觉干瘦燥痛,茎囊亦随之而消矣。孟英曰:用此润药消肿,尚且干痛咽燥,设从他议而投燥脾利水之法,更当何如哉。盖寒湿则伤阳,热湿则伤阴,血液皆阴也。善后之法,还宜滋养血液,稍佐竹沥以搜络中未净之痰,使愈后不为他日之患,更属法中之法。服之饮食中节,便溺有权,幸无消渴之虞,而竟愈焉。

程燮庭乃郎芷香,今春病温而精关不固。旬日后陡然茎缩寒战,自问不支,人皆谓为虚疟,欲投参附。孟英曰:非疟也,平日体丰多湿,厚味酿痰,是以苔腻不渴,善噫易吐。而吸受风温,即以痰湿为山险,乘其阴亏阳扰,流入厥阴甚易,岂容再投温补,以劫液锢邪,而速其痉厥耶。伊家以六代单传,父母深忧之,坚求良治。孟英曰:予虽洞识其证,而病情纠葛,纵有妙剂,难许速功。治法稍乖,亦防延损,虽主人笃信,我有坚持,恐病不即瘳,必招物议,中途歧惑,其过谁归。倘信吾言,当邀顾听泉会诊,既可匡予之不逮,即以杜人之妄议。程深然之,于是王顾熟筹妥治,午后进肃清肺胃方以解客邪,蠲痰湿而斡枢机,早晨投凉肾舒肝法,以靖浮越搜隧络而守关键,病果递减。奈善生嗔怒,易招外感,不甘淡泊,反复多次,每复必茎缩寒战,甚至齿缝见紫血瓣,指甲有微红色,溺短而浑黑极臭。孟英曰:幸上焦已清,中枢已运,亟宜填肾阴清肝热。以西洋参二冬二地苁蓉花粉知柏连楝斛芍石英牡蛎龟板鳖甲阿胶鸡子黄之类,相迭为方,大剂连服二十余贴,各恙渐退。继以此药熬膏晨服,午用缪氏资生丸方,各品不炒,皆生晒研末,竹沥为丸,枇杷叶汤送下,服至入秋,始得康健。孟英曰:古人丸药皆用蜜,最属无谓,宜各因其证而变运之,此其一法也。

仲秋久雨,吴汾伯于乡试后患恙,自言坐于水号浸及于膝,人皆以为寒湿之病。孟英切脉甚数,溲赤苔黄口干燥呛。因谓其尊人酝香曰:病由暑湿,而体极阴亏,已从热化,不可以便泄而稍犯温燥之药。先与轻清肃解,继用甘凉撤热,渐能安谷。半月后,热始退尽,而寝汗不眠,投以大剂滋填潜摄之药,兼吞五味子磁朱丸数十帖,乃得康复。此证误治即败,少谬亦必成损。苟非诚信于平日,焉能诚服于斯时。闻其寝汗不收,夜不成寐之间,旁言啧啧。孟英恐其摇动主意,必致前功尽弃。嘱其邀顾听泉许芷卿质政,而顾许咸是孟英议,于是主人之意甚坚,而大病乃痊。吁,谈何易耶。翁嘉顺之妇弟吴某,劳伤之后,发热身黄,自以为脱力也。孟英察脉奭数,是湿温重证。故初起即黄,亟与清解,大便渐溏,小溲甚赤湿热已得下行,其热即减。因家住茅家埠吝惜舆金,遽尔辍药,七八日后复热,谵语昏聋,抽痉遗溺。再恳孟英视之,湿热之邪扰营矣,投元参犀角菖蒲连翘竹茹竹叶银花石膏,泄卫清营之法,佐牛黄丸紫雪丹而瘳。臀皮已塌,亟令贴羊皮金,不致成疮而愈。

沈南台年三十七岁,初冬在乡收租,将归饱啖羊肉面条,途次即发热头疼到家,招沈某视之,谓其体丰阳气不足,以致伤寒夹食。表散消导之中佐以姜附,数贴后热壮神昏,诸医束手。交八日,所亲许锡卿吴久山交荐孟英图之。苔色黄腻,口不甚渴,粒米不沾,时时火升,汗躁谵语,溲赤便秘,面晦晴红,呼吸不调,胸前拒按,脉则虚奭微带弦滑,不甚鼓指。曰:体气素亏,然脉证太觉悬殊,必因痰阻清阳故气壅塞而脉更无力也。剂以小陷胸合雪羹加旋菖薤枳栀子胆星,服后痰即吐,脉较起,再服谵语息,三服痰中带出紫血数块,四服热退而汗躁胥蠲,七服苔净胸舒,溲长口渴。改予甘凉濡润之法,服数帖痰已渐少,舌布新苔而仍不更衣,觉有秽气上冲,亦不知饥。仍予甘凉养胃,佐以兰叶野蔷薇露降其浊气,数帖后秽气除,粥食进,但不大解,家人忧之。孟英曰:既无所苦,能食脉和,静俟水到渠成,不可妄行催动也。既而加谷起床,便犹不解,病者停药旬日,计起病已交一月矣,粥嫌不饱,意欲食饭,复请孟英商之。孟英曰:可食也。药则不当停,亟宜培养涵濡,俾其转运也。授参术归苏杞麻半芍少佐枳谷为方,服十二剂,始得畅解坚矢,嗣与峻补善后,寻即复元。续有宣氏妇脉体极虚,患温而胸次痞闷,苔黄垢腻,医皆畏难而退。孟英以轻清肃化之药数剂,苔退胸舒,即能进粥,随予生津养血,又旬日更衣而愈。观此则黄苔宜下之说,须合脉体以为可否也。

癸卯春邵秋子令堂年近六旬,患寒热如疟者久矣,诸医杂治罔效。孟英视之曰:此湿邪久蕴,已从热化,误投提补,动其肝阳,痰饮因而上逆。与通降之法,寒热即减。而包某谓疟久阴虚,理宜滋养,病家闻之近是。遂进首乌鳖甲等药,渐至脉伏胸痞,呃成自汗,渴饮不食,颧赤便泄,包某束手。疏生脉散以塞责。举家彷徨,再求孟英诊之,曰:此滋腻阻塞气机,清阳不司旋运,痰饮闭滞隧络,非脱象也。补药不可进,以栝蒌薤白合小陷胸加菖蒲竹茹旋覆贝母杏仁紫苑枇杷叶投之,呃止脉出,大有转机。而郑某谓病固属痰,须温热以宣通,勿寒凉而凝遏,病家又惑焉。姜桂频投,既而唇肿咽疼,不能进饮,舌干短硬,难出语言。复请孟英救疗,与犀角地黄汤加元参知母银花竹黄花粉胆星石菖蒲竹沥之类,六七剂吐出极臭胶痰甚多,粥饮渐进,此第三次生机也。奈狂澜莫障,邪说横行,辄以凉药不宜擅服,久病必定元虚,甘言悦耳,遂至升散温补,各逞所能。符咒乱方,罔不遍试。延至仲夏,腭腐龈糜,唇高数寸,竟成燎原莫救。仍恳孟英设法,乃坚辞不能措手。付局医黄某敷治,肿烂日甚而终。

戴氏妇年五十六岁,仲冬患感,初服杨某归柴丹参药一剂。继服朱某干姜苍术厚朴药五剂。遂崩血一阵,谓其热入血室,不可治矣。始延孟英诊之,脉形空奭促数,苔黑舌绛,足冷而强,息微善笑,询其讯断踰十载。曰:冬温失于清解,营血暴脱于下,岂可与热入血室,同日而语耶,必由误服热药所致。因检所服各方而叹曰:小柴胡汤与冬温何涉?即以伤寒论,亦不能初感即投。况以丹参代人参,尤为悖谬。夫人参补气,丹参行血,主治天渊。不论风寒暑湿各气初感,皆禁用血药,为其早用反致引邪深入也。既引而入,再误于辛热燥烈之数投,焉得不将其仅存无几之血,逼迫而使之尽脱于下乎。女人以血为主,天癸既绝,无病者

尚不宜有所漏泄。况温邪方炽,而阴从下脱,可不畏哉。病家再四求治,孟英与西洋参苁蓉生地犀角石斛生芍银花知母麦冬甘草蔗浆童便,两剂足温,舌润,得解酱粪,脉数渐减而热益甚。乃去犀角,加高丽参数帖,脉渐和,热亦退,进粥,随以调补,幸得向安。

沈春旸之母,偶患咽喉微痛,服轻清药一剂,即觉稍安。且起居作劳如常,第五日犹操针黹,至四鼓,第六日忽云坐立不支,甫就榻,即昏沉如寐。亟延王瘦石视之,用犀角地黄汤,化万氏牛黄丸灌之。继邀徐小坡,亦主是汤,云恐无济。乃邀孟英决之,切其脉左数右滑,皆极虚奭,曰:王徐所见极是,但虽感冬温,邪尚轻微,因积劳久虚之体,肝阳内动,烁液成痰,逆升而厥,俨似温邪内陷之候。方中犀角靖内风,牛黄化痰热,不妨借用,病可无虞。今日不必再投药饵矣。翌日复诊,神气虽清,苔色将黑,孟英与肃肺蠲痰,息风充液之剂,热退而苔色松浮。孟英曰:舌将蜕矣,仍与前药,越宿视之,苔果尽褪,宛如脱液之舌,且呕恶时作,大解未行。孟英于甘润生津药内,仍佐竹茹竹沥柿蒂海蜇,数剂呕止便行,而舌上忽布白腐之苔以及齿龈唇颊,满口遍生,揩拭不去,人皆异之。孟英坚守清肃肺胃,仍佐茹沥加橄榄银花建兰叶,数剂白腐渐以脱下,舌色始露,惟啜粥则胸次梗梗不舒,夜不成寐。孟英曰:胃汁不充,热痰未净也。仍守前议,病家疑之,复商于瘦石,瘦石云:勿论其他,即如腐口满苔,酷似小儿鹅白,大方证甚属罕见,苟胸无学识者见之,必按剑而诧,今医者有不惑之智,而病家乃中道生疑,岂求愈之道耶!沈大愧服,一遵孟英设法。既而吐痰渐少,纳谷颇适,两胁又添辣痛。孟英诊脉左关弦数,曰:必犯忿怒矣,诘之果然。加栀楝旱莲女贞生白芍绿萼梅等,数服各恙皆安。肤蜕成片,而右腿肿痛不能屈伸,或疑风气,思用艾灸。孟英急止之曰:此阴亏耳,误灸必成废疾,吾以妙药奉赠,但不许速效也。疏方以西洋参熟地黄苁蓉桑葚石斛木瓜归芍二冬杞菊楝实牛膝加无核白薄桃干为剂,久服果得向愈,越三载以他疾终。

三舍弟拜枫之室,汛后患感,孟英视曰:冬温也,而营分素亏,左腹聚气,肝阳烁液,痰阻枢机,脉数而虚,黄苔满布。腰疼碍于呼吸,口淡不饥不渴,嗽则欲呕,溲热便秘,当变法治之。初授葱豉

连楝薇栀延胡丝瓜络竹茹少加苏叶,服二剂解溏矢,苔稍化而身热退。起榻梳发,复发热,脉尚数。改用南沙参枇杷叶橘斛栀薇芩翘芦菔服二帖,脉数渐退,大解复行,心悸汗多,时或发热,间有谵语,胁痛不饥,苔色根黄。即参养血,以北沙参归身石英丹参茯苓黄连姜駃甘草小麦红枣核为方,服三帖虚热不作,谵语亦休,大解已坚,夜不成寐,不饥胸痞,痰滞未清也。为去后四味,加竹茹半夏盐橘红姜汁炒栀子,二帖痰果吐,胸渐舒,仍不知饥,神疲不语,脉甚细奭。乃去芩连栀半,加石斛麦冬冬瓜子藕,而易沙参以西洋参用陈仓米汤煎药和入野蔷薇露,服五帖脉渐起,神亦振。七帖后知饥,而苔花少液。去竹茹冬瓜子蔷薇露,加甘草生地白蒲桃干,服二帖粥食虽增,耳鸣神愈。复加枸杞而地黄用熟者,易洋参以高丽参,服后苔净加餐,再加黄耆杜仲而愈。惟素患带多,仿虎潜法善其后,汛至而康。

瘄疹

溽暑之令,瘄疹盛行,幼科仅知套药,升柴防葛乱施,殆亦疫疠之病,造化默行其杀运欤。陈仰山家患此者十余人,其长郎书节孝廉之女势最剧,以瘄甫出,而汛至也,医者却走。始延孟英视之,脉滑而数,舌绛大渴,面赤失音,不食便泻。曰:此由发散太过,火盛风炽,气血两燔,气分之邪,由泻而略泄其焰;营分之热,由汛而稍解其焚,岂可畏其脱陷,妄投止涩耶。与西洋参石膏知母麦冬犀角生地连翘甘草石斛丹皮桑叶竹叶大剂投之,三日而愈。养阴善后,遂以渐安,其余或轻或重,孟英一以清解而痊。

濮东明令孙女,素禀阴虚,时发夜热,少餐不寐。仲夏患感发疹,汛不当期而至。孟英用犀羚知贝石膏生地栀翘花粉甘草竹叶芦根等药,疹透神清,唯鼻燥异常,吸气入喉,辣痛难忍,甚至肢冷。复于方中加元参竹茹菊叶荷杆,各患始减,而心忡吐沫,彻夜不瞑,渴汗便泻。改投西洋参生地麦冬小麦竹叶黄真连珠百合贝母石斛牡蛎龟板蔗汁诸药而愈。季秋适姚益斋为室。

胡季权子珍官,甫六岁,目患内障,继则夜热痰嗽,小溲过多,医作童损治,服滋补数月,病日以甚。孟英持脉右大,口渴苔黄,曰:伏热在肺,法当清解。及详诘其因,始言病起瘄后,盖余热未净,而投补太早。与滑石知母花粉桑叶茅根枇杷叶芦

根冬瓜子杏仁,服二剂,遍身发出斑块。又二剂,斑退苔化,乃去滑石,加沙参饵之。其热头面先退,次退四肢,以及胸背,又数日甫退于腹,人皆诧其热退之异。孟英谓热伏既久,复为半年之补药,腻滞于其间,焉能一旦尽涤,其势必渐清而渐去也,热退既净,溺亦有节,痰嗽递蠲,餐加肌润,而内障亦渐除矣。

朱敦书令爱患感,医投温散,服二剂遍身麻瘖。汛事适来,医进小柴胡汤,遂狂妄莫制。乞援於孟英,脉至洪滑弦数,目赤苔黄,大渴不寐,是瘖因温邪而发,所以起病至今,时时大汗,何必再攻其表,汛行为热迫于营,胡反以姜枣温之,参紫升之,宜其燎原而不可遏也。与大剂犀角元参生地石膏知母花粉银花竹叶贝母白薇,以清卫凉营,服后即眠,久而未醒,或疑为昏沉也,屡为呼唤。病者惊寤,即令家人启医易服,穿已梳发,告别父母云:欲往花神庙归位,人莫能拦,举家痛哭。急迓孟英复视,脉象依然,嘱其家静守勿哭。仍以前方加重,和以竹沥童溲,灌下即安,继用养阴清热而愈。

朱敦书令正患感,吴某与表药二帖,发出赤疹,神气渐昏。叶某知其素患耳聋目障,为阴虚之体,改用犀角地黄汤三剂,而遗溺痉厥。始延孟英视之,曰:虽形瘦阴亏,邪易扰营,幸非湿盛之躯,尚可设法。但心下拒按呃逆便闭,是痰热尚阻气分,误服升提每成结胸。地黄滋滞,实为禁药。今人临证不能详审,往往用非所当用,本年败证甚多。余每见神未全昏,便不甚闭,惟胸前痞结,不可救药而死者,皆升提之误进,或滋滞之早投也。石北涯在旁闻之叹曰:无怪乎君素以犀角地黄汤奏奇迹,而他人效尤屡偾事,岂非能与人规矩,不能与人巧耶!于是以犀角元参茹贝旋蒌杷苑白前菖蒲为方,调紫雪。两服呃逆止,神渐清,而咽疼口渴,乃去紫雪前菖,加射干山豆根知母花粉,吹以锡类散,二日咽喉即愈,胸次渐舒,疹回热退,去犀角紫苑射干豆根,加银花栀子竹叶海蜇凫茈,渐安眠饮,唯大解久不行。孟英曰:腹无痛苦,虚体只宜润养,佐以苁蓉麻仁当归生地等药,多服而下,遂愈。

汤西塍年逾花甲,感证初起,周身肤赤,满口苔黄,头痛腰疼便溏溲痛,伊亲家何新之诊为险候,嘱延孟英诊之。脉见细弦而奭,乃阴虚劳倦,

湿温毒重之证。清解之中，须寓存阴，以犀角羚苓茹银翘苇通草兰叶为方，煎以冬瓜汤，服之遍身赤疹，而左眼胞忽肿，右臂酸疼不举，耳聋神不清爽。亟以元参丹皮菊花栀子桑枝丝瓜络石斛竹叶，煎调神犀丹为剂。偶邀疡科视外患，亦知病因湿热，连进木通等药，脉更细弱，神益昏瞀，饮食不进，溲涩愈疼，新之以为难挽矣。孟英曰：急救阴液，尚可转机。援复脉汤去姜桂麻仁，易西洋参加知母花粉竹叶蔗浆灌之，一剂神苏脉起，再服苔退知饥，三啜身凉溺畅，六帖后肤蜕安眠，目开舌润。或疑甘柔滑腻之药，何以能清湿热？孟英曰：阴虚内热之人，蕴湿易于化火，火能烁液，濡布无权，频溉甘凉，津回气达，徒知利湿，阴气先亡，须脉证详参，法难执一也。又服数剂后，忽然肢肿，遍发风块，瘙痒异常，或又疑证之有变。孟英曰，此阴液充而余邪自导出路耳，与轻清药数帖，果瘥也。

喘咳

美政关毛内使，年逾花甲，而患喘嗽。医与肾气汤全鹿丸等药，反致小溲涩痛，病日以剧。孟英诊之，与纯阴壮水之治，毛曰：我辈向吸鸦片烟，岂敢服此凉药。孟英曰：此齐东之野语也，误尽天下苍生，幸汝一问，吾当为世人道破机关，不致误坠火坑者，再为积薪贮油之举也。夫阿片本罂粟花之脂液，性味温涩，而又产于南夷之热地，煎晒以成土，熬煎而为膏，吸其烟时，还须火炼，燥热毒烈不亚于砒，久吸之令人枯槁，岂非燥热伤阴之明验哉。毛极拜服，果得霍然，或问曰：阿片之性，殆与酒相近乎？孟英曰：曲蘖之性虽烈，然人饮之，则质仍化水。故阴虚者饮之则伤阴，阳虚者饮之则伤阳，景岳论之详矣。若阿片虽具水土之质，而性从火变，且人吸之则质化为烟，纯乎火之气焰，直行清道，烁人津液。故吸烟之后口必作渴，久吸则津枯液竭，精血源穷，而宗筋失润。人因见其阳痿也，不察其所以痿之故，遂指阿片为性冷之物，抑何愚耶。凡吸阿片烟而醉者，以陈酱少许瀹汤服即醒，若熟烟时少著以盐，即涣散不凝膏，吸时舌上预舐以盐则不成瘾。虽瘾深者，但令舐盐而吸，则瘾自断。岂非润下之精，能制炎上之毒乎。

邻人汪氏妇之父王叟，仲秋患痰嗽不食，气喘不卧，囊缩便秘，心摇摇不能把握势极可危。伊女浼家慈招孟英救之，曰：根蒂欲脱耳，非病也。以八味地黄汤去丹泽合生脉，加紫石英青铅龙牡胡

桃肉楝实苁蓉投之，大解行而诸恙减。乃去苁蓉麦冬服旬日以瘳。初冬邵可亭患痰嗽，面浮微喘，医谓年逾花甲，总属下部虚寒，进以温补纳气之药。喘嗽日甚，口涎自流，茎囊渐肿，两腿肿硬至踵，不能稍立，开口则喘逆欲死，不敢发言，头仰则咳呛咽疼，不容略卧，痰色黄浓带血，小溲微黄而长。许芷卿荐孟英视之，脉形弦滑有力，曰：此高年孤阳炽于内，时令燥火薄其外，外病或可图治，真阴未必能复。且平昔便如羊矢，津液素干，再投温补，如火益热矣。乃以白虎汤合泻白散，加西洋参贝母花粉黄芩大剂投之，并用北梨捣汁，频饮润喉，以缓其上僭之火。数贴后势渐减，改投苇茎汤合清燥救肺汤，加海蜇蛤壳青黛竹沥荸荠为方，旬日外梨已用及百斤而喘始息。继加坎版鳖汁犀角，而以猪肉汤代水煎药，大滋其阴，而潜其阳，火始下行，小溲赤如苏木汁，而诸证悉平。下部之肿，随病递消，一月已来捣用梨二百余斤矣。适大雪祁寒，更衣时略感冷风，腹中微痛，自啜姜糖汤两碗，而喘嗽复作。口干咽痛，大渴舌破，仍不能眠，复用前方，以绿豆煎清汤，代水煮药，始渐向安。孟英谓其乃郎步梅曰：《内经》云：阴精所奉其人寿。今尊翁津液久亏，阳气独治，病虽去矣，阴精非药石所能继续。况年逾六秩，长不胜消，治病已竭人谋，引年且希天眷，予以脉察之，终属可虞。毋谓治法不周，赠言不早，致有他日之疑，成败之论也。

鲍继仲患哮，每发于冬，医作虚寒治更剧。孟英诊之，脉滑苔厚，溺赤痰浓。与知母花粉冬瓜子杏贝茯苓滑石栀子石斛而安。孙渭川令侄亦患此，气逆欲死。孟英视之，口渴头汗，二便不行，径与生石膏橘贝桂苓知母花粉杏苑海蜇等药而愈。一耳姓回妇病哮，自以为寒，频饮烧酒，不但病加，更兼呕吐泄泻，两脚筋掣，既不能卧又不能坐。孟英诊曰：苦口而渴乎，泻出如火乎，小溲不行乎，痰黏且韧乎。病者云：诚如君言，想受寒太重始然。孟英曰：汝何愚耶！见证如是，犹谓受寒，设遇他医，必然承教，况当此小寒之候，而哮喘与霍乱，世俗无不硬指为寒者，误投姜附，汝命休矣。与北沙参生薏苡冬瓜子丝瓜络竹茹石斛枇杷叶贝母知母栀子芦根橄榄海蜇芦菔汁为方，一剂知，二剂已。

周光远无疾而逝，其母夫人年逾七旬，遭此惨痛，渐生咳嗽，气逆痰咸，夜多漩溺，口苦不饥。孟

英曰：根蒂虚而兼怫郁也，与沙参甘草麦冬熟地龟板石斛贝母蛤壳小麦大枣而安。迨夏间吸暑而患腹痛滞下，小溲热涩，其嗽复作，脉仍虚弦，略加耎数。但于前方增滑石，吞香连丸而瘳。因平昔畏药，既愈即停。至仲秋嗽又作，惟口不苦而能食，因于前方去沙参加高丽参五味石英牛膝熬膏，频服而痊。十月下旬，天气骤冷，陡患吐泻腹痛，肢冷音嘶。急邀孟英视之，脉微为寒邪直中，亟与大剂理中加吴萸橘皮杜仲故纸石脂余粮而瘥。其夫人亦因悲郁而患崩漏，面黄腹胀，寝食皆废。孟英用龟板海螵蛸女贞旱莲贝母柏叶青蒿白薇小麦茯苓藕肉莲子心而康。次年夏，其母夫人患温邪痰嗽，脘闷汗多。孟英投石膏竹茹知母花粉旋覆贝母蒌仁紫菀等药，三十剂而愈。闻者无不叹异。

古方书云：喘无善证，喘而且汗，尤属可危。潘肯堂室仲冬陡患气喘，医治日剧，何新之诊其脉无常候，嘱请孟英质焉。孟英曰：两气口之脉，皆肺经所主，今肺为痰壅，气不流行，虚促虽形，未必即为虚谛。况年甫三旬，平时善饭，病起于暴，苔腻痰浓，纵有足冷面红，不饥不寐自汗等证，无非痰阻枢机，有升无降耳。遂与石膏黄芩知母花粉旋覆赭石蒌仁通草海蜇竹沥蕹汁梨汁等药，一剂知，三剂平。乃去二石，加元参杏仁，服旬日而安。俟其痰嗽全蠲，始用沙参地黄麦冬等以滋阴善后。

壬子春，沈峻扬年五十七岁，素患痰嗽。年前顾某与小青龙汤一剂，喘逆渐甚。汪某进肾气汤一服，势更濒危。医云：治实治虚，不能舍此二法，而皆不应。病真药假，不可为矣。王月锄嘱迎孟英图之，脉来虚弦耎滑，尺中小数，颧红微汗，吸气不能至腹，小便短数，大解甚艰，舌红微有黄苔，而渴不多饮，胸中痞闷不舒。曰：根蒂虚于下，痰热阻于上。小青龙治风寒挟饮之实喘；肾气汤治下部水泛之虚喘。皆为仲景圣法，用之得当，如鼓应桴；用失其宜，亦同操刃。所以读书须具双眼，辨证尤要具双眼也。此证下虽虚而肺不清肃，温补反助其壅塞；上虽实而非寒饮，温散徒耗其气液。耗之于先，则虚气益奔，壅之于后，则热亦愈锢，其加病也，不亦宜乎。爰以杏仁苇茎紫菀白前蒌仁竹沥开气行痰以治上实，而佐苁蓉胡桃仁，以摄纳下焦之虚阳，一剂知，再剂平。旋去紫菀白前加枸杞麦冬白石英，服三帖而便畅溺长，即能安谷。再去杏仁竹沥苇茎加熟地当归薏苡巴戟，填补而痊。

肿

一妪患面目肢体浮肿，便溏腹胀，肠鸣时痛，饮食日减。医与理中肾气多剂，病日剧而束手矣，始丐孟英诊焉。按脉弦细，沉之带数，舌绛口干，肿处赤痛，溺少而热，乃阴虚肝热，郁火无从宣泄而成此病。火愈郁则气愈胀，气愈胀则津愈枯，再服温燥，如火益热矣。授白头翁汤加楝实银花元参丹皮绿豆皮栀子冬瓜皮数剂，证减知饥，渐佐养血充津之品而愈。前此诸医谓其山居久受湿蒸，且病起毒雨之时，而又便溏脉细，遂不察其兼证而群指为寒湿也。嗣有黄梅溪令堂，患证类此而燥热之药服之更多，肌削津枯，脉无胃气，邀孟英往勘，不遑救乐矣。

沈雪江光禄年五十岁，於客腊偶患头晕，既而右手足麻木，医进再造丸九十余颗，渐至挛曲不伸，针药无效。仲春余游槜李，吴门李君院村招往视之。手足亦肿而痛，便坚溲赤，口干舌绛，准头一瘰磊然，脉象弦滑而数。平时屡有鼻衄，肝阳易动，曲运神机，体质情性，阴虚火盛，风自火出，烁液成痰，窜入络中则为是证。初起若以竹沥一味灌之，可以渐愈。乃温补率投，遂成痼疾。幸而病在经络，停补尚可延年，苟欲望有转机，必用清通宣泄。拟方三剂，肿痛稍瘥。议者谓药太清凉，多服恐妨脾胃。更医复进温补，并院村亦不延诊矣。迨四月中旬，大便忽秘，饮食不思。半月余，更衣极艰滞，而解后胸次愈形窒塞，遂不食，然参药不辍也。至五月十八日，复解燥矢，仍不思食，勉强啜粥辄呕吐，次日转为滞下，色如鱼脑，日数十行，医谓有出无入，脾胃两败矣。温补方再加固涩之品，遂鼻衄如注，且有成块成条之坚韧紫血，自喉间涌出，虽米饮不能下咽，小溲涩滞不行，时欲呷茶以润口。或云已传关格，无药可施，而引火归元之法，愈用愈剧，诸医无策，眷属皇皇，业办后事矣。乃弟云峰待诏余春日所嘱，浼人聘余往援，二十四日余抵禾。见其面色枯黧，牙关紧而舌不出齿，脉至右滑左弦细数皆上溢，而尺不应指。胸闷溺涩，阳宜通而不通，是滋腻阻塞气道也；血溢下利，阴宜守而不守，是温燥灼烁营液也。吾先慈所谓人身如欹器，满则必覆。半年蛮补，填满胃中，设不倾筐倒箧而出，亦必塞死。岂可不加揣测，而误认为神机化灭之出入废，关闸不禁之下利，阴盛格阳之吐衄，而再施镇纳堵截之药哉。古云上部有脉，下部无脉，其人当吐，不吐者死。今火炽上炎，鼻血大流，汤水不能下咽，有升无降，与吐何殊。况见证虽危，而呼吸不促，稍能安寐，皆是未绝之生机。考古下利而渴者属厥阴，白头翁汤主之；滞下不食者为噤口，参连汤主之。余合而用之，加石菖蒲宣气通阳，石斛茅根生津凉血，一服而利减其半。次日去连柏加元参犀角童便专治其衄，一服血渐少，利渐止。然离络之血，不可不使之出；未动之血，亟当使其各安于位。故以西洋参丹参麦冬茯苓菖蒲石斛小麦竹叶栀子甘草梢燕窝等出入三剂，血既止，牙关渐开，苔色黄腻，啜饮必拍膈始得下行。因参以小陷胸法数剂，自觉身体略轻，手腕稍舒。改清肃肺胃，展气化以充津，苔渐退，渴亦减，脉较平。守至闰月二十二日，尺脉滑动。於方中加肉苁蓉麻仁二味，夜间即解坚黑燥矢，而渐能进粥，随去麻苁加生地，服至六月初七日，口始不渴而吃饮。继因过饮西瓜汁，大便溏泻，复延余往，以六君去术草加苡藿数帖而安。随去藿加首乌络石石斛十大功劳，服二十剂。渐能起坐，右腿可以屈伸，但软而无力耳。中秋后又邀余往，则胃气已复，右指已伸，皮肤色泽，而右臂未能动，右颊犹觉木硬，是络中之痰未净，肝藏之风易生，气血之灌溉流行，因有所阻碍，而不能贯注也。以养血息风蠲痰宣气之方，加竹沥为向导，服后足渐能立。十月间食蟹过多，大解泄泻，余以六君加苏木香苏叶调愈。嗣余游盛湖转禾，适交至节，而天暖不藏，又因劳怒陡发头晕，呕吐痰涎，目闭不言，不食不便，举家无措。医者率主首乌牡蛎等滋摄之治。余脉之，弦而缓，是中虚不能御木，故内风上僭，阴柔之品，徒滞中枢，不可服也。仍用六君，去甘草加菖蒲黄连旋覆花姜皮钩藤，三帖霍然。小寒后余游姑苏转禾，又因天暖而发，鼻衄，改换养阴潜阳法而瘳。次年春季出门，因不节劳，至端阳复中而逝。

贤倡桥朱君兰坡令堂，年已六旬，素患跗肿。夏季患疟转痢，痢止而腹之疼胀不休。渐至脘闷，面浮，一身俱肿，遍治罔效。卧床百日，后事皆备。闻余游禾，谆乞一诊，左极弦细，右弱如无，舌赤无津，呻吟呕沫，不眠不食，溲短目眵。系肝旺之体，中土受伤，运化无权，气液两竭，如何措手，勉尽人谋。方用参须石菖蒲仙夏各一钱，石斛冬瓜皮建兰叶各三钱，竹茹一钱五分，姜汁炒川连四分，陈

米汤煎服。诘朝兰坡忻忻然有喜色而相告曰：已转机矣。求再诊，余往视，面浮已减，病者轹然曰，胸腹中舒服多矣。故不呻吟，且进稀粥，按脉略起。遂于原方加冬虫夏草一钱乌梅肉炭四分，服后连得大解，色酱而夹蠕蠕之虫盈万，腹之疼胀遂蠲，肢肿亦消，舌润进粥。又邀余诊，色脉皆和，喜出望外。初亦不知其虫病也，所用连梅不过为泄热生津柔肝和胃之计，竟能暗合病情。殆兰坡孝心感格，故危险至是，可以一二剂取效。谨志之以见重证，不可轻弃。而余侥幸成功，实深惭恧。将返棹，留与善后方，惟加燕窝根薏苡白蒲桃干而已。冬初余游禾，询其所亲，云已出房矣。因索原方案归录之。

痰

张养之令侄女，患汛愆而饮食渐减，于某与通经药，服之尤恶谷。请孟英诊之，脉缓滑，曰：此痰气凝滞，经隧不宣，病由安坐不劳，法以豁痰流气，勿投血药，经自流通。于某闻而笑曰：其人从不吐痰，血有病而妄治其气，胀病可立待也。及服孟英药，果渐吐痰而病遂愈。养之大为折服。予谓世人头痛治头，脚疼疗脚，偶中而愈，贪为己功；误药而亡，冤将奚白。此寓意草之所以首列议病之训也。孟英深得力于喻氏，故其议病，迥出凡流，要知识见之超，总由读书而得。虽然，人存政举，未易言也。

沈某患脘痛呕吐，二便秘涩，诸治不效。请孟英视之，脉弦奭苔黄腻，曰：此饮证也，岂沉湎于酒乎。沈云素不饮酒，性嗜茶耳。然恐茶寒致病，向以武彝红叶，熬浓而饮，谅无害焉。孟英曰：茶虽凉而味清气降，性不停留。惟蒸遏为红，味变甘浊，全失肃清之气，遂为酿疾之媒。较彼曲糵，殆一间耳。医者不察，仅知呕吐为寒，姜萸沈附，不特与病相反，抑且更煽风阳。饮借风胜，但升不降，是以上不能纳，下不得通，宛似关格，然非阴枯阳结之候。以连楝栀芩旋覆竹茹枇杷叶橘半苓泽蛤壳荷茎生姜衣为方，送服震灵丹，数剂而平，匝月而起。

康康候司马令郎尔九，在玉环署中，患心忡自汗气短面赤，霎时溲溺数十次，澄澈如水。医佥谓虚，补之日剧，乃来省就孟英诊焉。左寸关数，右弦滑心下似阻，因作痰火阻气，心热移肺。治用蛤壳黄连枳实楝实旋覆花粉橘红杏仁百合丝瓜络冬

瓜子海蜇,荸荠竹茹竹沥梨汁等,出入为方,服之良愈。而司马为职守所羁,尝患恙,函请孟英诊视者再四,竟不克往,继闻司马于冬仲竟卒于瓯。乃知病而得遇良手,原非偶然,前岁遇而今岁不能致,岂非命也耶!

鲍继仲于季春望日,忽然发冷而喘汗欲厥,速孟英视之。脉沉弦而芤滑带数,是素患痰饮,必误服温补所致也。家人始述去冬服胡某肾气汤,颇若相安,至今久不吐痰矣。孟英曰:病在肺,肺气展布,痰始能行,虽属久病,与少阴水泛迥殊,辨证不明,何可妄治。初服颇若相安者,方中附桂刚猛,直往无前,痰亦不得不为之辟易,又得地黄等厚浊下趋之品,回护其跋扈跳梁之性。然暴戾之气,久而必露,柔腻之质,反阻枢机。治节不伸,二便涩少,痰无出路,愈伏愈多,一朝卒发,遂壅塞于清阳升降之路,是以危险如斯。须知与少阴虚喘,判分霄壤,切勿畏虚妄补。投以薤蒌枳杏旋赭橘半菀茹芦根蛤粉雪羹之剂而平。继与肃清肺气而涤留痰,匝月始愈。

朱绀云令正去年娩后,自乳而月事仍行,至仲冬乳少汛愆,咸以为妊也。既而右胁筋绊作疼,渐及肩背,医投平肝药,痛益甚。改用补剂,遂嗽痰带血,人皆以为损矣。广服温补,其病日增,延至仲春,卧榻已匝月群医束手,始求诊于孟英。面赤足冷,时时出汗,食减无眠,脉来右寸溢,关尺滑而微数,左手弦而带滑,舌赤而润,微有白苔,气逆口渴,所吐之血,淡红而夹痰涩,大解溏小溲短且热。曰:冲为血海而隶于阳明,自乳而姅不爽期者,血本有余也。因阳明经气为痰所阻而不能流通输布,致经断乳少,痰血纠葛而为络痹窀痛,医者不为分导下行,病无出路,以致逆而上溢。再投补剂,气愈窒塞,在上过颡,夫岂水之性哉!予苇茎汤,加茜根海螵蛸旋覆滑石竹茹海蜇为剂,和藕汁童溺服,以肃肺通胃导气化痰而领血下行,覆杯即愈。旬余汛至,不劳培补,寻即受孕。此证不遇孟英,必至补死,而人亦但知其死于虚劳也,服药可不慎耶。

惊

邵鱼竹给谏,起居饮食如常,惟仅能侧卧,略难仰卧。仰而寤,无恙也,稍一合眼,则惊窜而醒,虽再侧眠亦彻夜不得寐矣。多年莫能治,孟英以三才合枕中丹加黄连肉桂服之良效。其长郎子

旗,久患痰多,胸膈满闷,连年发痫,药之罔效。孟英脉之曰:气分偏虚,痰饮阻其清阳之旋运。宜法天之健以为方,则大气自强,而流行不息,胸次乃廓然如太空矣。与六君去甘草,加黄耆桂枝薤白蒌仁石菖蒲蒺藜旋覆,服之满闷渐舒,痫亦不发矣。

周菊生令正,患少腹酸坠,小溲频数而疼。医投通利不效,继以升提温补,诸法备试。至于不食不寐,大解不行,口渴不敢饮水,闻声即生惊悸。孟英脉之曰:厥阴为病也,不可徒治其太阳。先与咸苦以泄其热,续用甘润以滋其阴,毫不犯通渗之药而愈。一圃人诣孟英泣请救命,诘其所以,云家住清泰门内马婆巷。因本年二月十五日卯刻,雷从地奋,火药局适当其冲,墙垣廨宇,一震泯然,虽不伤人,而附近民房,撼摇如簸。其时妻在睡中惊醒,即觉气不舒畅。半载以来,渐至食减形消,神疲汛少,惟卧则其病如失,药治罔效。或疑邪祟所凭,祈禳厌镇,亦属无灵,敢乞手援,幸无却焉。孟英许之,往见妇卧于榻,神色言动,固若无恙。诊毕病人云:君欲睹我之疾也,坐而起,果即面赤如火,气息如奔,似不能接续者。苟登圊溲便,必贲逆欲死。前所服药,破气行血,和肝补肺,运脾纳肾,清火安神,诸法具备,辄如水投石。孟英仿喻氏治厥巅疾之法用药,一剂知,旬余愈。

章养云室患感,适遇猝惊。黄包二医,皆主温补,乃至昏谵痉厥,势极危殆。棺衾咸备,无生望矣。所亲陈仰山闻之,谓云去秋顾奏云之恙,仅存一息,得孟英救愈。子盍图之。章遂求诊于孟英。证交三十八日,脉至细数无伦,两手拘挛宛如角弓之反张,痰升自汗,渴饮苔黄,面赤臀穿,昼夜不能合眼。先与犀羚贝斛元参连翘知母花粉胆星牛黄鳖甲珍珠竹黄竹叶竹沥竹茹为方,三剂,两手渐柔,汗亦渐收,又五剂,热退痰降,脉较和,而自言自答,日夜不休。乃去羚斛珠黄,加西洋参生地,大块朱砂两许。服之,聒絮不减,或疑为癫,似有摇惑之意。孟英恐其再误,嘱邀许芷卿商之。芷卿极言治法之丝丝入扣。复于方中加青黛龙牡服二剂,仍喋喋不已。孟英苦思数四,径于前方加木通一钱,投匕即效。次日病者自语,前此小溲业已通畅,不甚觉热,昨药服后,似有一团热气从心头直趋于下,由溺而泄。从此神气安谧,粥食渐加,两腿能动,大解亦坚。忽咽肿大痛,水饮不下。孟

英曰：余火上炎也，仍与前方，更吹锡类散而安。惟臀疮未敛，腿痛不已，乃下焦气血伤残。改用参耆归芍生地合欢山药麦冬牛膝石斛木瓜桑枝藕肉，数服痛止餐加，又与峻补，生肌而愈。

杭城温元帅例于五月十六日出巡遣疫，有魏氏女者，家住横河桥之北，会过其门，将及天晓，适有带发头陀，由门前趋过，瞥见之大为惊骇，注目视之，知为僧也，遂亦释然。而次日即不知饥，眩晕便秘，医谓神虚。投补数帖，反致时欲昏厥。更医作中风治势益甚。旬日后，孟英持其脉弦伏而滑，胸腹无胀闷之苦，旬余不更衣，是惊则气乱，挟痰逆升。正仲圣所谓诸厥应下者，应下其痰与气也。以旋赭栀连雪羹楝贝金箔竹沥蒇汁为方，并以铁器烧红淬醋，令吸其气，二剂厥止。旬日而痊。

狂

李叟年越古稀，意欲纳妾，虽露其情，而子孙以其耄且瞽也，不敢从，因以渐病狂惑。群医咸谓神志不足，广投热补之药，愈服愈剧，始延孟英诊之。脉劲搏指，面赤不言，口涎自流，力大无制。曰：此禀赋过强，阳气偏盛，姑勿论其脉证，即起病一端，概可见矣。如果命门火衰，早已萎靡不振，焉能兴此念头。医见其老辄疑其虚，须知根本不坚实者不能享长年，既享大寿，其得于天者必厚。况人年五十，阴气先衰。徐灵胎所谓千年之木，往往自焚。阴尽火炎，万物皆然。去冬吾治邵可亭孤阳喘逆，壮水清火之外，天生甘露饮，灌至二百余斤，即梨汁也。病已渐平，仅误于两瓯姜汤，前功尽坠。可见阴难充长，火易燎原。今附桂仙茅鹿茸参戟河车等药，服之已久，更将何物以生其涸竭之水，而和其亢极之阳乎。寻果不起。

朱养心后人名大镛者，新婚后神呆目瞪，言语失伦，或疑其体弱神怯，与镇补安神诸药，驯致善饥善怒，骂詈如狂。其族兄己生邀孟英诊之，右脉洪滑，与犀角石膏菖蒲胆星竹沥知母，吞礞石滚痰丸而愈。其大父患四肢冷战，常服温补，延久不痊。孟英切其脉弦而缓，曰：非虚也。与通络方，吞指迷茯苓而瘥。

陈氏妇年逾四旬，娩后忽然发狂。时值秋热甚烈，或以为受热，移之清凉之所势不减。或以为瘀，投以通血之药而不效。金顾二医皆为虚火，进以大剂温补则狂莫能制。或云痰也，灌以牛黄丸

亦不应。洎孟英视之，切脉弦数，头痛睛红，胸腹皆舒，身不发热，乃阴虚而肝阳陡动也。先灌童溲势即减，剂以三甲二至丹参石英生地菊花牛膝藕，用金餹同煎，一饮而病若失。愈后询之，果因弄瓦而拂其意耳。

陆渭川令媳患感，适遇姅期，医治数日，经止而昏狂陡作。改从热入血室治，转为痉厥，不省人事。所亲沈雨阶为延孟英诊之，脉弦奭而虚滑，气逆面青，牙关不开，遗溺便闭，令按胸次，坚硬如石，此冬温尚在气分。如果热入血室，何至昼亦昏迷，良由素多怫郁，气滞痰凝。用柴胡则肝气愈升，攻瘀血则诛伐无过。予小陷胸合蠲饮六神汤加竹沥，调服牛黄至宝丹一颗，外以苏合丸涂于心下，痰即涌出。胸次渐柔，厥醒能言，脉较有力。次日仍用前方调万氏清心丸一粒，果下痰矢，渐啜稀糜。改授肃清，数日而愈。续有顾某陡患昏狂，苔黄便秘，卧则身挺，汗出五心，医云热入膻中，宜透斑疹，治之加剧。孟英诊脉弦缓不鼓，身无大热，小溲清长，的非外感，乃心虚胆怯疑虑忧愁情志不怡郁痰堵窍也。以蠲饮六神汤合雪羹加竹叶莲子心竹沥，服二剂狂止。自言腹胀而头偏左痛，仍以前方吞当归龙荟丸，大解始下，改用清火养心化痰舒郁之法而愈。

瘫痪

徐月岩室，患周身麻木，四肢瘫痪，口苦而渴，痰冷如冰，气逆欲呕，汛愆腹胀，频饮极热姜汤，似乎畅适，深秋延至季冬，服药不愈。孟英诊脉沈弦而数，曰：溺热如火乎？问有发厥乎？病者唯唯。遂以雪羹旋赭栀楝茹斛知母花粉桑枝羚羊橄榄蛤壳为方，送下当归龙荟丸，服之递效。二十剂即能起榻，乃去羚赭，加西洋参生地苁蓉藕，投之渐愈。

郑芷塘令岳母年逾花甲，仲春患右手足不遂，舌謇不语，面赤便秘，医与疏风不效。第四日延诊于孟英，右洪滑，左弦数，为阳明府实之候。疏石菖蒲胆星知母花粉枳实蒌仁秦艽旋覆麻仁竹沥为方，或虑便泻欲脱，置不敢用。而不知古人中藏宜下之藏字，乃府字之伪。柯氏云：读书无眼，病人无命，此之谓也。延二旬病势危急，芷塘洎童秋门复悲恳孟英视之。苔裂舌绛，米饮不沾，腹胀息粗，阴津欲竭，非急下不可也。即以前方加大黄四钱绞汁服，连下黑矢五次，舌謇大减，渐啜稀糜。乃去大黄加西洋参生地麦冬丹皮薄荷，服五剂，复

更衣,语言乃清。专用甘凉充津涤热,及旬日舌色始淡,纳谷如常。改以滋阴,渐收全绩。逾三载闻以他疾终。

赖炳也令堂,年近古稀,患左半不遂。医与再造丸暨补剂,服二旬病如故。孟英按脉弦缓而滑,颧赤苔黄,音微舌謇便涩无痰,曰:此痰中也,伏而未化,与犀羚茹贝菖夏花粉知母白微豆卷桑枝丝瓜络等药,服三剂而苔化,音渐清朗。六七剂腿知痛,痰渐吐,便亦通。既而腿痛难忍,其热如烙,孟英令涂葱蜜以吸其热,痛果渐止。半月后,眠食渐安,二旬外手能握,月余,可扶掖以行矣。

晕眩

王雪山令媳,患心悸眩晕,广服补剂,初若甚效,继乃日剧。时时出汗,肢冷息微,气逆欲脱,灌以参汤,稍有把握,延逾半载,大费不赀。庄之阶舍人,令延孟英诊视。脉沈弦且滑,舌绛而有黄腻之苔,口苦溲热,汛事仍行,病属痰热纠葛。误补则气机壅塞。与大剂清热涤痰药,加当归龙荟丸,服之渐以向安。仲夏即受孕,次年二月诞一子。惜其娠后停药,去痰未尽,娩后复患悸晕不眠,气短不饥,或作产后血虚治不效。仍请孟英视之,脉极滑数,曰:病根未刈也,与蠲痰清气法果应。

胡秋谷令爱,年甫笄,往岁患眩晕。孟英切其脉滑,作痰治,服一二剂未愈。更医谓虚,进以补药颇效,渠信为实然。今冬复病,径服补药半月后,眠食皆废,闻声惊惕,寒战自汗,肢冷如冰,以为久虚欲脱,乞援於孟英。脉极细数,目赤便秘,胸下痞塞如柈,力辨其非虚证。盖痰饮为患,乍补每若相安。具只眼者,始不为病所欺也。投以旋赭茹贝蛤壳花粉桑栀蒌薤连枳等药,数服即安。而晕不能止,乃去赭薤蒌枳,加元参菊花二至三甲之类,服匝月始能起榻。

王瘦石令郎迟生,年未冠而体甚弱。夜梦中忽如魇如惊,肢摇目眩,虽多燃灯烛,总然黑暗,醒后纳食如常,月一二发。乃父以为忧而商於孟英,脉之弦细而涩,曰:真阴不足,肝胆火炎所致耳。令服神犀一月,病遂不发。继与西洋参二地二冬三甲黄连阿胶甘草小麦红枣熬膏服之,竟刈其根,逾年完姻,癸丑已生子矣。

血证

范庆簪年逾五十,素患痰嗽。乙酉秋在婺骤然吐血,势颇可危。孟英诊曰:气虚而血无统摄

也,虽向来咳嗽阴亏,阴药切不可服。然非格阳吐血,附桂更为禁剂。乃以潞参耆术苓草山药扁豆橘皮木瓜酒炒芍药为方,五帖而安。继去甘草木瓜,加熟地黄黑驴皮胶紫石英麦冬五味子龙骨牡蛎熬膏服之,痊愈。亦不复发,后范旋里,数年以他疾终。

戊申元旦,陈秋槎参军,大便骤下黑血数升,继即大吐鲜红之血,而汗出神昏肢冷搐搦躁乱妄言。速孟英至,举家跪泣救命,察其脉左手如无,右弦奭按之数。以六十八岁之年,佥虑其脱,参汤煎就,将欲灌之。孟英急止勿服,曰:高年阴分久亏,肝血大去,而风阳陡动,殆由忿怒,兼服热药所致耳。其夫人云:日来颇有郁怒,热药则未服也。惟冬间久服姜枣汤,且饮都中药烧酒一瓶耳。孟英曰是矣,以西洋参犀角生地银花绿豆栀子元参茯苓羚羊茅根为剂,冲入热童溲灌之。外以烧铁淬醋,令吸其气,龙牡研粉扑汗,生附子捣贴涌泉穴,引纳浮阳。两服血止,左脉渐起。又加以龟板鳖甲,服三帖,神气始清,各恙渐息,稍能啜粥。乃去犀羚,加麦冬天冬女贝旱莲投之,眠食日安。半月后,始解黑燥矢。两旬外,便溺之色皆正,与滋补药调痊。仍充抚辕巡捕,矍铄如常,秋间赴任绍兴,酉秋以他疾终。

关琴楚令孙少西,年三十四岁,素善饮。夏间已患著枕即嗽,讳而不言,家人未之知也。迨秋发热呕吐腹痛,伊父母以为痧也,诸痧药遍投之。寻即气冲咳嗽,血涌如泉,不能稍动,动即气涌血溢。沈某但知其素禀阴亏,遽从滋补,服后益剧。迟孟英诊焉,脉弦洪而数,曰:虽属阴虚,但饮醇积热于内,暑火外侵。而加以治痧丹丸,无不香窜燥烈诚如火益热矣。亟当清解客热,昔孙东宿治族侄明之一案与此略同。必俟热退血止,再为滋养,知所先后,则近道矣。病家素畏凉药,而滋补又不应,遂求乩方服之。药甚离奇,并木鳖麝香亦信而不疑。旬日后血已吐尽,气逆如奔,不寐形消,汗多热壮,再乞诊于孟英,已不可救药矣。

秀水怀某三十五岁,自春前偶失血一日,嗣即频发,所吐渐多,延至季冬,聘余往视。左脉虚弦而数,右奭大,气逆自汗,足冷面红,夜不成眠,食不甘味,音低神惫,时欲呕酸。此由心境不怡,肝多怫郁而脉候如斯,有气散血竭之虞,坚欲返棹,然既邀余至,不得不勉写一方,聊慰其意。而病者

强作解事,反以所疏舒郁之品为不然,执意要用五味山萸姜桂之类。性情刚愎,此病之所由来,而执迷不悟,更为速死之道矣。既而其妻出诊,脉至弦细,顶癖头疼,心悸带多,不饥五热,亦是水亏木旺。退而谓其所亲曰:兹二人何郁之深耶? 始如其无子欲买妾,而妻不许,遂以反目成病,及病成,而妻乃忧悔交萦,因亦致疾。此与曩视省垣顾金城之病同,因家拥钜资,故壮年即虑无子,亦可谓欲速不达矣。而愚妇不知大计,径为一炉字,以致溃败决裂。此时虽亟为置妾,亦无济矣。即以身殉,亦何益乎? 录之以垂炯戒。

一少年久患内热,鼻衄龈宣,溺赤便艰,睛红口渴,热象毕露。因阳痿经年,医者但知为阳虚之证,而不知有因热而痿之病,遂进温补,其热愈炽。父母不知为之毕姻,少年大窘,求治于余。脉滑而数,曰无伤也,与元参丹皮知柏薇栀石菖蒲丝瓜络沙参蛤壳竹茹,服六剂来报昨夜忽然梦遗。余曰:此郁热泄而阳事通矣。已而果然。

诸痛

金某久患脘痛,按之漉漉有声,便闭溲赤,口渴苔黄,杳不知饥。绝粒五日,诸药下咽,倾吐无余。孟英察脉沉弱而弦,用海蜇荸荠各四两煮汤饮之,径不吐,痛亦大减。继以此汤煎高丽参黄连楝实延胡栀子枳竹石斛竹茹柿蒂等药,送服当归龙荟丸,旬日而安。续与春泽汤调补收绩,盖其善饮而嗜瓜果以成疾也。

吴浈门年逾花甲,素患脘痛,以为虚寒,辄服温补,久而益剧。孟英诊曰:肝火宜清,彼不之信,延至仲夏,形已消瘦,倏然浮肿,胁背刺痛,气逆不眠,心辣如焚,善嗔畏热,大便时泻,饮食下咽即吐,诸医束手。乃恳治于孟英,脉弦奡而数,与竹茹黄连枇杷叶知母栀楝旋赭等药而吐止。饮食虽进,各恙未已,投大剂沙参生地龟板鳖甲女贞旱莲桑叶丹皮银花茅根茹贝知柏枇杷叶菊花等药,出入为方。二三十剂后周身发疥疮而肿渐消,右耳出黏稠脓水而泻止,此诸经之伏热,得以宣泄也。仍以此药令其久服,迨秋始愈,冬间能出门矣。

朱湘槎令媳,患小溲涩痛,医与渗利,反发热头疼,不饥口渴,夜不成眠。孟英诊之,脉细数,乃阴虚肝郁,化热生风,津液已烁,岂容再利。与白薇栀子金铃知母花粉紫菀麦冬石斛菊花,服之即愈。其侄新泉之室怀娠患痢,医投温燥止涩,腹痛

甚,而遍身发黄,饮食不思,孟英视之暑湿也。与芩连银花茅根桑叶栀楝竹叶茵陈冬瓜皮而愈。吴酝香大令仲媳汛愆而崩之后,脘痛发厥,自汗肢冷。孟英脉之,细而弦滑,口苦便涩。乃素体多痰,风阳内鼓,虽当崩后,病不在血。与旋赭羚茹枳贝蕤蒌蛤壳为方,痛乃渐下,厥亦止。再加金铃延胡苁蓉鼠矢,服之而愈。迨季冬因卒惊发狂,笑骂不避亲疏。孟英察脉,弦滑而数,与犀羚元参丹皮丹参栀子菖蒲竹叶鳖甲竹沥,吞当归龙荟丸,息风阳以涤痰热,果数剂而安。然平时喜服补药,或有眩晕,不知为风痰内动,益疑为元气大虚。孟英尝谏阻之,而彼不能从。至次年季春,因伤感而狂证陡发,毁器登高,更甚于昔。孟英视之,苔黑大渴,与前方加真珠牛黄服之。苔色转黄,弦滑之脉略减,而狂莫可制。改以石膏朱砂铁落菖蒲青黛知母胆星鳖甲金铃旋覆元参竹沥为大剂,送礞石滚痰丸,四服而平。继而脚气大发,腹痛便秘,上冲于心,肢冷汗出昏晕欲厥。与连栀茹小麦百合旋贝元胡乌药雪羹石英鼠矢黄柏藕等药而安。

儒医何新之素患脘痛,每日必吐水数缸始舒畅,吐后喥面食肉,如汤沃雪,第不能吃饭者十余年矣。季秋痛吐益甚,饮食不进。平肝通络,诸治不瘳,人极委顿。屈孟英视之,脉弦滑而软,曰:中虚停饮也。以六君去甘草加桂枝厚朴牵牛,服之积饮果下,痛亦渐休,吐止餐加,精神稍振,乃去牵朴,加附子白芍薏仁与之遂愈。且能吃饭,病者谓既能吃饭,善后药不肯多服。迨仲冬中旬出门诊疾,骤与严寒,归即痛作,连服荔香散数日而逝。盖中气素虚者,不可专用香散之药也。

许兰屿令正,自夏间半产后患感证,虽已治愈,而腰腹左痛时作,多医杂治,其痛日增,食减汛愆,卧床不起。黄某谓诸药无功,惟有肾气汤先固其根本,频服之痛益剧,且痛作之时,则带下如注。黄谓显系真火无权,附桂复为加重,遂至痛无停晷,呻吟欲绝。陈春湖嘱迎孟英诊之,左关尺弦数无伦,形消舌赤,彻夜无眠。是肾阴大亏,肝阳极炽,营液耗夺,八脉交虚之证也。用龟板乌鰂苁蓉枸杞归身楝实竹茹白薇黄檗丝瓜络蒲桃干藕为方。一剂知,数剂已。续加熟地阿胶,调理月余,经行而愈。

孙位申陡患喉偏左痛,下及乳旁,神疲欲卧,动即凛寒。速孟英视之,脉弦细以耎,苔薄白,口

不渴,痰多且韧,溺赤不饥,是暑湿内伏而肝郁不舒,且阴分素亏,复伤劳倦也。昔人之清暑益气汤,藿香正气丸,皆是成法。设误投之,悉为戈戟,幸病家深信不疑,旁无掣肘。予射干兜铃萋壳通草滑石竹茹丝瓜络冬瓜子枇杷叶荷杆,极轻清之药一剂,即吐胶痰数碗,汗出周身,喉痛较松,凛寒亦罢,而身痛微热,苔色转黄。去射干兜铃加栀子豆卷服之,热退痛减。再去滑石豆卷,加石斛沙参野蔷薇露投之,知饥啜粥,诸恙悉安。嗣用养阴充液而愈。

许兰屿令此,素属阴亏,舌常脱液。季秋患脘下疼胀,得食愈甚,映及胁背,宛如针刺,稍合眼则心掣动而惊寤,自按痛处,则涌水苦辣,渴不欲饮,溲少神疲,自疑停食,服查曲而益剧。孟英视脉弦奥,曰:此停饮也。饮停则液不能上,故口渴,而饮即水也。内有停水,故不喜饮。其舌上脱液,虽属阴虚,亦由阴隔。寤即心掣者,水凌火也。得食痛加者,遏其流也。以苓泽橘半旋蛤连蛰加生姜衣投之,溲行得睡。惟晚食则脘下犹疼,疼即心热如火,且面赤头痛,肢冷腰酸,必俟脘间食下,则诸恙皆平。孟英曰:此停饮虽蠲而肝火升也,宜参潜养为治矣。改授沙参苁归竹茹楝檗石决明丝瓜络姜汁炒栀子,少佐生黄连,服之遂愈。

便秘

沈东屏年逾八秩,患腹胀便秘。孟英诊曰:耄年脉实,天界独厚,证属阳结。法宜清火,与西洋参石膏白芍知母花粉桑皮杏仁橘皮枳壳甘草送更衣丸,四剂而愈。设投别药,势必迁延而败,人亦谓其天年之得尽。断不料其药治之误也。后四年始殁。夏间汪湘筠明府,因食肉病胀,医谓老年气弱火衰,辄投温补,直至腹如抱瓮。姑延孟英视之,弥留已极,不可救药矣。

海监任斐庭,馆于关琴楚家,季夏患感。黄某闻其身热而时有微寒也,进以姜萸柴枣等药,数帖热愈壮,而二便不行。更医连用渗利之剂,初服溲略通,既而益秘。居停以为忧,姑延孟英视焉。证交十四日,骨瘦如柴,脉弦细而涩,舌色光紫,满布白糜,夜不成眠,渴不多饮,粒米不进,少腹拒按,势将喘逆,虽属下证,而形脉如斯,法难直授。先令取大田嬴一枚,鲜车前草一握,大蒜六瓣,共捣烂加麝香少许,罨脐下水分穴。方以元参紫菀栀

子知母花粉海蜇凫茈苁蓉牛膝天冬为剂,加鲜地黄汁服之。其夜小溲即行,气平略寐。又两剂,大解始下,退热而渐进稀糜。乃去栀菀苁蓉膝地黄汁,加西洋参麦冬石斛干生地竹茹金花等药,又服十余剂。凡三解黑矢,而舌色复于红润,眠食渐安而起矣。

金愿谷中翰患便秘,广服润剂,粪黑而坚如弹丸,必旬余始一更衣,极其艰涩。孟英诊脉迟奥,舌润不渴,小溲甚多,乃久患痹证,坐卧不安,健运迁迟。法宜补气,俾液濡布,所谓中气足,则便溺如常矣,非凉润药所能治也。予大剂参术橘半加旋覆花以旋转中枢,鸡膍胵以宣通大肠之气,鸡不溺而粪易下也。更仿《金匮》谷实之例,佐血余苁蓉俾为流通府气之先导,如法服之。数日即解,且较畅润,至三十剂其病若失。

吴奏云三令郎甫八龄,患感,幼科治以清解弗瘥。迨孟英视之,脘闷便秘,曰:气机未展耳。投小陷胸加紫菀通草杏仁,服三剂,先战汗而解,寻更衣以愈。当战解之时,家人不知,诧为将脱,欲煎参汤灌之。孟英适至,阻其勿服。既而其妇弟陈某之病略相似,亦用此法而痊。

王子庵令堂,年已古稀,患便秘不舒。时欲掌挣,汗出头晕。医谓其肝气素滞,辄与麻仁丸等药,其势孔亟。伊婿陈载陶屈孟英诊之,脉虚弦而弱,是虚风秘结。予人参苁蓉当归柏子仁冬虫夏草白芍枸杞楝实胡桃仁,数帖而痊。次年秋患脘痞疼胀,医者率进温补香燥之药,驯致形消舌绛,气结津枯而死。

管君芝山,拉余治其表嫂吴媪,年五十五岁,上年仲夏患瘵二十余日,愈后小溲迄未通畅,已成癃疾。今秋分后,溺秘不行,医疗旬余,温如姜桂乌药,凉如栀芩黄柏,利如术通滑石,皆不效,甚有用益智等以涩之者。渐至腰腹皆胀而拒按,胸高骽肿,不饥不食,大便不通,小便略滴几点,热痛异常。舌绛无津,渴喜沸饮,而不敢多啜,以增胀满,呻吟待毙。脉奥而微,乃阴虚气化无权也。以沙参熟地连苁苓泽麦冬紫菀牛膝车前加附子一钱,桂心五分,煎成冷服。一周时,溺出桶许,而大便随行,进粥得眠,口苦而喜凉饮。即去附子桂连苁菀膝,加知柏芍药砂仁,数帖而起。缘境窘不复调理,癃疾闻犹存也。

余听鸿医话精华

关格

琴川赵姓女年十九,面色如常,毫无病容,脉见左弦右弱。余曰:木强土弱,肝木犯胃克脾,饮食作吐否?其父曰:然。即进疏肝扶土降逆之剂,明日又至,其父曰:昨日所服之药,倾吐而尽。余即细问其病之始末,其父曰此病有一年半矣。余曰:何不早治?其父曰已服药三百余剂,刻下只能每日饮人乳一杯,已月余未得更衣。余乃细询其前服之方,皆进退黄连汤、资液救焚汤、代赭旋覆汤、四磨饮,五汁饮、韭汁牛乳饮,俱已服过。又云不但服药而川郁金磨服已有三斤,沉香磨服亦有四五两,余曰:今之郁金,实即莪术之子,大破气血;伽南香虽云理气,其质是木。二味多服,津液愈亏,胃汁愈枯,藏府日见干涩。此乃杂药乱投,大伤津液而成关格也。余细细思之,取大半夏汤加淡苁蓉怀牛膝金匮肾气丸绢包同煎。以取半夏之辛开滑降,甘草人参生津养胃,生蜜甘润,甘澜水取其引药下行,增肉苁蓉之滑润肠腑滋膏,牛膝之降下而潜虚阳。再以金匮肾气丸温动真阳,云蒸雨施,借下焦之阳,而布上焦之阴。服后仍倾吐而尽。余颇焦灼,问曰:人乳何以饮?其父曰:一杯作四五次,方能饮尽。惟金匮肾气丸,干者三四粒,亦能下咽。余曰:得之矣,将原方浓煎,或置鸡鸣壶内终日炖温,频频取服。令病人坐于门前,使其心旷神怡,忘却疾病之忧,将肾气丸四钱干者,每次三四粒,用药汁少些送之,一日夜尽剂。就余复诊,余曰:别无他治,仍将蜜作肾气丸干咽,以原方药汁送之,服三四剂。忽然神气疲倦,面色转黄,一月余未得更衣,忽下燥粪两尺,卧床不能起矣。举家惊惶,余曰:下关虽通,上关仍闭,饮食仍不得下,幸而干者能咽,尚有一丝生机。将肾气丸四钱,和入蒸饭四两捣丸,将前方去苁蓉牛膝,遵前法渐渐吞之。后仍前法再加蒸饭四钱照法吞之。数日后,胃得谷气,食管渐润,肾气丸每日加服一钱,渐加至饭三四两,皆用大半夏汤吞之。后以饭作丸用清米饮吞之,一日能进饭丸四两。再食以干饭,上格已开,腑气亦润,

后用润燥养阴之品,调理三月而愈。所以仲圣之法,用之得当,如鼓应桴。人云仲圣之法能治伤寒,不能治调理者,门外汉也。

琴川东周墅顾姓,年三十余,素性好饮纵欲。肾虚则龙火上燔,呕血盈盆,津液大伤,他医以凉药遏之。后年余大便秘结,匝月不解,食入即呕,或早食暮吐。又经他医投以辛香温燥,呕吐更甚。就余寓诊,余曰:大吐血后,津液已伤,又经辛香温燥,更伤其液,肝少血养,木气上犯则呕,肠胃干涩,津不能下降,则腑道不通,故而便坚阴结也。即进进退黄连汤,加苁蓉枸杞归身白芍沙苑兔丝柏子仁麻仁牛膝肉桂姜枣等温润之品。服四五剂,即能更衣,其呕亦瘥。再加鹿角霜鱼板胶,又服二十余剂乃瘥,至今已八年矣。或有发时,服甘温滋润药数剂即愈。此症如专以香燥辛温,耗烁津液,关格断难复起。汪䚓庵曰:关格之症,治以辛温香燥,虽取快于一时,久之必至于死,为医者当如何慎之。

庚午余治琴川孝廉邵君蔓如,生平嗜饮过度,且有便血证,便血甚多。始则饮食渐少,继则四肢痿软,后即饮食不得入,手不能举,足不能行,邀余诊之。询其颠末,每日只能饮人乳一杯,米粉粥一锺而已。看前医之方,皆服芳香温燥,诊脉弦涩而空,舌津燥。余曰:此乃血不养肝,津液干涩,食管不利。夫格症皆属津枯,刚燥之剂,亦在所禁;痿属血少,不能荣养筋络,多服燥烈芳香,胃汁枯,津液伤。痿症已成,格亦难免。即进以养血润燥之品,服五六剂,格症渐开。余思草木柔润之剂,难生气血,亦不能入络。因其好酒,便血太多,后起此症。即进以血肉有情之品,虎骨鹿骨鱼板等胶,牛筋蹄筋鹿筋羊胫骨鸡翅及苁蓉鱼线胶枸杞归身巴戟猪脊筋,大队滋补重剂服十余剂,关格大开,渐能饮食,手足痛势已舒,手略能举,步稍能移。后即将此方加羊肾海参淡菜共十七味,约四五斤,浓煎收膏。服四五料,步履如常,饮食亦复,手亦能握管矣。古人云:精不足者,补之以味,其言洵不诬也。

痿证

琴川小东门王姓,年约十七八,素有滑泄遗精,两足痿软,背驼腰屈,两手扶杖而行,皮枯肉削。彼云:我有湿气,已服三妙汤数十剂,罔效。予曰:瘦人以湿为宝,有湿则肥,无湿则瘦。观其两腿,大肉日削,诊脉两尺细软。《难经》曰:下损于上,一损损于肾,骨痿不能起于床,精不足者,补之以味,损其肾者益其精。如再进苦燥利湿,阴分愈利愈虚,两足不能起矣。进以六味地黄汤,加虎骨龟板鹿筋苁蓉大剂,填下滋阴,服十余剂两足稍健。再将前方加鱼线胶,鹿角霜等,服十余剂。另服虎潜丸,每日五钱,两足肌肉渐充,步履安稳也。我习医已三年矣,余即劝其改业,不必习此小道。夫医之一业,功少过多,利小任重,有生计者,不必习也。

治痿诸法,惟干湿二字足矣。看痿之干湿,在肉之削与不削,肌肤之枯润,一目了然。如肉肿而润,筋脉弛纵,痿而无力,其病在湿,当以利湿祛风燥湿。其肉削枯,筋脉拘缩,痿而无力,其病在干,当养血润燥舒筋。余治痿证甚多,今忆两条,未尝不可为规则也。治翁府船伙钱姓,至上海骤然两足痿软无力,不能站立,就诊于余。诊其脉带涩兼数,按之数更甚。口中臭气不堪,小便短赤,茎中涩痛。问其上海宿妓否?答曰:住宿两宵。可曾受湿否?曰:因醉后在船篷上露卧半夜,即两足痿弱不能起立。余见其两足微肿,扪之微热。余曰:此乃酒湿之热内蒸,露湿之寒外袭,化热难出,又房事两宵,气脉皆虚,湿毒流注于经络。即进以萆薢猪苓赤苓泽泻苡仁木通黄柏牛膝土茯苓丹皮草梢桑皮等,服三剂,两足渐能起立。后以北沙参麦冬石斛苡仁甘草茯苓萆薢牛膝知母黄柏桑皮桑枝等,再服四五剂,步履如常,此治湿热流注之痿也。又治一干痿,常熟小东门外东仓街程筠章,自四月寒热,经他医治至九月。先以牛蒡豆豉枳壳厚朴等,至夏以藿香正气之类,至秋以厚朴枳壳赤苓腹皮等,均系燥湿淡渗之品,服百余剂。以致遍身肌肉削脱,筋脉拘郁,四肢跷缩,不能伸手,不能举足,不能立。十余日未能饮食,月余不能更衣。王姓医仍进以香燥淡渗。后邀余诊,见其口唇上吊,齿露舌干,不能吸烟,烟膏从齿缝中吞之,饮以稀粥,噎而难入,匝月不更衣,众皆谓不起之症。余笑曰:此症最易治,断断不死。众问故,余曰:精不足者,补之以味,损者益之,燥者润之,当先用老肥鸭一只,水海参一斤,猪蹄一斤,三物用大沙罐煨之糜烂,以布滤去渣滓,吹去油质。将此汁加以葱姜汁少许,酱酒和好炖温,随其量饮之。使其食管腑道润滑,再论服药,依法制服饮之。数日,似乎喉间稍爽,能下粥稀。再以大剂虎潜法去锁阳,服四剂,其热已平。再立一方,熟地一两、淡苁蓉五钱、牛膝三钱、龟甲一两、虎骨五钱、蹄筋五条、麦冬五钱、石斛五钱、陈酒二两、芝麻五钱,煎浓汁饮之,以鸭肉海参汁助之。服十余日,大便更燥矢数尺,胃纳渐醒。服至四十天,肌肤润滑,两足渐能起立行走。服至百余剂,胃气大苏,两手渐能举矣。后调理二百余天,手指仍然无力,尚不能握管作小楷。肌肉虽充,肢尚少力,今已七年,尚未复元。如不以大剂滋润,借灌溉之功,此症不死何待。服燥药百余剂,滋膏竭尽,医家病家,两不醒悟,岂非奇闻。

水肿

常熟县南街面店内某童,年十六七,冬日坠入河中,贫无衣换,着湿衣在灶前烘之。湿热之气,侵入肌肉,面浮足肿,腹胀色黄,已有三年。友怜其苦,领向余诊,余以济生肾气汤法,熟地一两、萸肉二钱、丹皮二钱、淮药三钱、泽泻二钱、茯苓三钱、牛膝钱半、车前二钱、附子一钱、肉桂一钱,余给以肉桂一支,重五钱。时正酷暑,人言附桂,恐不相宜。又云:胀病忌补,熟地当去。余曰:此方断不可改,服六剂。小便甚多,猝然神昏疲倦,人恐其虚脱。余曰:不妨,服六剂,有熟地六两,一时小便太多,正气下陷,未必即脱。待其安寐,至明午始苏,而肿热全消,后服参苓白术散十余剂而愈。

战汗

常熟旱北门外,孙祠堂茶室妇,始因温邪未能透彻,延之四十余日,邀余诊之。脉细数郁于内,着骨始见,肌枯肉削,干燥灼热无汗,热亦不甚,耳聋舌强,言语涩謇不清,溲少,大泄泻如酱色,舌色底绛,而上有烟煤之色,眼白珠淡红,鼻干不欲饮,手足瘛动。余曰:此乃温邪深入于里,汗未透彻,此症当战汗于骨髓之间。若不战汗,热不得泄,阴液烁尽亦死。若战汗不出亦死。且先以甘凉重剂,养肺胃之阴,以作来日助其战汗之资。故先进生地麦冬元参石斛梨汁之类一剂,肌肤较润,泄泻亦稀。复诊,进以大剂复脉汤,加鸡蛋黄二枚调服。生地黄一两、阿胶三钱、麦冬六钱、生白芍三钱、炙甘草二钱、石斛六钱、生牡蛎一两,煎浓汁服。余曰:此药服下,令其安寐,不可扰乱。到天明时,如且冷汗淋漓,手足厥冷,目反口张,遍体冷汗,切勿惊慌呼唤。倘战不透,亦死症也。若服此药汗不止,腹膨无汗,此正不胜邪,战汗不出,亦不治矣。日晡服下,至四鼓,果然遍体冷汗,脉静肢冷,目反不语,举家因余预嘱,故静以待之。直至日中,汗收神醒,热退泻止,后服甘凉养胃,存阴泄热,数剂而愈。

咳痰

常熟瞿桥倪万泰染坊何司务,於庚寅除夕得病。寒热咳嗽痰多,他医进以豆豉栀子杏仁蒌贝蛤壳茅根之类,更剧。一日吐出柔腻之痰数碗。辛卯正月初四,邀余诊之,脉紧肌燥无汗,咳喘痰自如胶饴,日吐数碗,胁痛。余曰:此乃寒饮停胸。再服凉药,即危矣。进小青龙汤原方,略为加减,重加桂姜,服三剂。症忽大变,猝然神识如狂,舌红口燥,起坐不安,即食生梨两枚。明晨又邀余去诊,症似危险。诊之脉紧已松,口渴舌红,又已化火,阳气已通,可保无虞。后转服化痰润肺之剂。仍每日吐柔腻白痰碗余,十余日后再服六君子等和胃药十余剂而愈。

虚痞

常熟大步道巷余姓,年五十余,素嗜洋烟。时正酷暑,忽呕泻交作,邀余诊之。进以胃苓汤,加藿香半夏,明日呕泻均止,脉静身凉,毫无所苦。惟神倦好寐,脘中坚硬,按之作痛拒按,病家以为病愈。余曰:病入阴藏,微见干哕,即进大剂附子理中汤加生姜之法,党参五钱、白术二两、干姜一钱、附子八分、炙草五分、姜汁冲服一剂,觉脘中稍舒。再服一剂,而哕亦止,脘中已舒。吾友问曰:脘中拒按,何以反进参术,实所未解。余曰:吸烟之人素体本弱,又经大吐大泻,断无食滞内停,其

脘中坚硬者,乃中虚浊阴盘踞,虚痞于上也。霍乱之后,太阴必虚,法用理中。吐者加生姜,腹满加附子,腹痛加人参。故轻用术而加附子人参生姜。俾阳气充足,浊阴自散,哕可止而痞满自除。断无大吐大泻之后,而有实结胸者。

结胸

泰兴太平洲王姓妇,始而发热不甚,脉来浮数,舌苔薄白。因其初热,投以二陈苏叶等,其舌即红而燥。改投川贝桑叶等,其舌又白。吾师兰泉,见其舌质易变,曰:此症大有变端,使其另请高明。王姓以为病无所苦,起居如常,谅无大患。后延一屠姓医诊之,以为气血两虚,即服补中益气两三剂,愈服愈危。至六七剂,即奄奄一息,脉伏气绝。时正酷暑,已备入木。吾师曰:王氏与吾世交,何忍袖手,即往视之。见病人仰卧正寝,梳头换衣,备入木矣。吾师偕余细看,面不变色,目睛上反,唇色尚红,其形似未至死。后将薄纸一张,盖其口鼻,又不见鼓动,气息已绝,按脉亦绝。吾师左右踌躇曰:未有面色不变,手足尚温而死者。后再按其足上太冲太溪,其脉尚存。曰:未有见足脉尚存,而手脉已绝者,必另有别情。即将其衣解开,按其脘中,石硬而板,重力按之,见病人眉间皮肉微动,似有痛苦之状。吾师曰:得矣!此乃大结胸症也。非水非痰,是补药与热邪搏结而成,药书所未载也。即书大黄一两、厚朴三钱、枳实三钱、莱菔子一两、芒硝三钱、瓜蒌皮一两,先煎枳朴莱蒌,后纳大黄滤汁,再纳芒硝滤清。将病人牙关撬开,用竹箸两只,插入齿中,将药汁渐渐灌入。自午至戌,方能尽剂。至四更时,病人已有气息。至天明,稍能言语。忽觉腹中大痛。吾师曰:病至少腹矣,当服原方再半剂。腹大痛不堪,下燥矢三十余枚,而痛即止。后调以甘凉养胃而起。

林羲桐医话精华

中风

杨君冬月办公,夜半猝倒榻下,不省人事,身热痰壅,口喎舌强,四肢不收,脉左虚涩,右浮滑。先用姜汁热挑与之,痰顿豁。暂用疏风化痰药,宣通经隧,神识渐清,右体稍能转侧,但左体不遂,语

言模糊。证属真阴素虚,以河间地黄饮子去桂、附、巴戟,加杞子、牛膝、酒蒸木瓜、何首乌。数十服诸症渐退,稍能步履,惟左手不遂,前方加桂枝、姜黄,数剂左腋时时微汗,不一月左手如常。按此症乃风自火出,火自阴亏,水不涵木,肝风内煽,痰

火上乘,堵塞清窍,是以猝倒无知也。口㖞者胃脉夹口环唇,寒则筋急,热则筋弛,或左急右缓,或右急左缓。舌强者,舌本心苗,肾脉系舌本,心火盛,肾水衰,故舌强。肝主筋,胃主四肢,肝胃血虚,则筋不荣而成痿软也。左脉涩则水亏,右脉滑则痰盛,此偏枯之象已具,但非暂进豁痰,则经隧不开,汤液难下,用地黄饮子减去阳药,正以五志过极而生火,法当滋阴而风火自熄。河问谓中风瘫痪,非肝木之风,亦非外中于风,乃心火暴盛,肾水虚衰,不能制之,而热气怫郁,心神昏冒,猝倒无知也。亦有因五志过极而猝中者,皆为热甚。俗云风者,言末而忘其本也。制地黄饮子,原主补肾之真阴。但阴虚有二,有阴中之水虚,有阴中之火虚,火虚者桂附巴戟可全用,水虚者非所宜也。

族某左体麻木,胫骨刺痛,腰膝痿软,能饮多痰,脉左大右濡,此阴虚生熟而挟湿痰也。用薛氏六味地黄丸作汤剂,君茯苓,加生术、薏仁、生膝、黄柏酒炒。十数服诸症悉退,步履如初。丹溪以麻为气虚,木为湿痰败血。其胫骨刺痛者,肾虚挟火也,腰膝痿软,肾将惫矣。法当戒饮。以六味汤滋化源,而君茯苓,佐术苡,用牛膝黄柏,以泄湿热,利腰膝。不犯先哲类中禁用风燥之例。

李某右体不遂,艰于行步,已为三年痼疾,辞以难治。询所苦,曰大便甚难,但得爽利为幸耳。诊其脉右三部全伏,左三部洪大无伦。因思右枯既久,腑阳必衰,大肠曲折至右畔,传送自迟,宜从风秘法,以辛通濡润,如搜风顺气丸。但命火衰微,右体冰冷,先崔氏桂附八味丸作煎剂,二服便爽,右肢运动稍活。后于八味丸加苁蓉、当归,蜜丸服效。

孙某高年上盛下虚,头眩肢麻,耳鸣舌强。值少阳司命,肝风内震,脉象浮洪,消谷善饥,便溏汗泄,皆液虚风动之咎。交夏火旺,遂口㖞言謇,此火风袭络,类中显然。最防倾仆痰涌,又午刻火升,头汗身热,其由来则本阴不交阳,无攻风劫痰之理。治以水涵木,兼摄虚阳,熟地五钱,五味子五分,麦冬钱半,茯神二钱,牡蛎醋煅研三钱,甘菊炒钱半,鲜石斛三钱,白芍二钱,川贝母钱半,丹皮一钱,阿胶二钱。三服诸症悉退,脉渐平,惟夜卧少安帖,此肝虚而魂失静镇也。原剂中加龙骨煅七分,接服勿间。另订膏方,即用前味加洋参、萸肉、莲实、桑枝熬膏,署收贮退火气,每服五钱,能

加意调摄,可望回春。

喘

赵某衰年喘嗽痰红,舌焦咽燥,背寒耳鸣颊赤,脉左弦疾,右浮洪而尺搏指。按脉症系冬阳不潜,金为火烁,背觉寒者非真寒也。以父子悬壶,忽而桂附,忽而知柏,忽而葶苈逐水,忽而款冬泄肺,致嗽血益加,身动即喘,坐则张口抬肩,卧则体侧喘剧,因侧卧则肺系缓而痰益壅也。思桂附既辛热助火,知柏亦苦寒化燥,非水焉用葶苈,泄热何借款冬。细察吸气颇促,治宜摄纳,但热蒸腻痰,气冲咽痛,急则治标,理先清降。用川百合贝母杏仁麦冬沙参牡蛎阿胶,加生地竹茹丹皮元参羚羊角早服;牡蛎阿胶加生地竹茹丹皮元参羚羊角午服,以清上中浮游之火;用熟地五味茯神秋石龟板牛膝青铅晚服,以镇纳下焦散越之气。脉症渐平。

贡某积年痰嗽,脉细形衰,动则疝气偏坠。病因肝肾久损,客冬心事操劳,身动即喘,痰嗽益剧,肉销骨立,是五液悉化为痰。偏卧不舒,是阴阳亦乖于用,所谓因虚致病,积损成劳候也。右脉沉数无力,左脉浮数无根,良由下元真气失纳,以致下引上急,吸入颇促而为短气,若不纳使归源,将下元根蒂都浮,喘嗽曷由镇静。况症本肾虚,水泛为痰,必非理嗽涤饮可效。奈何胆星竺黄芥子苓檗等,无理乱投,不知顾忌。昨议服摄固之品,痰气较平,而脉象未改,是损极难复,维系不固,有暴脱之忧。今酌定晨服都气丸加参术远志故纸;晚服肾气汤去黄泽丹皮桂附,加茯神五味杞子沙苑子莲子枣仁。冀其气平而痰嗽自定。

服佺初春脉左弦长,直上直下,喘嗽吐红,梦泄,冬阳不潜,足少阴经与冲脉同络,阴虚火炎,气冲为喘,络伤为血。乃元海根蒂失固,医者不知纳气归元,泛用归耆术草,症势加剧。寒热咳逆,血升气促,冲脉动,诸脉皆动,总由肺肾失交,急急收纳,务令阳潜阴摄。阿胶牡蛎龟板龙骨五味山药高丽参茯神枣仁坎炁,数服嗽平血止,去坎炁加青铅,冲气亦定。

倪某年近七旬,木火体质,秋嗽上气喘急,痰深而黄,甚则不得卧息,须防晕厥。治先平气近喘,蜜桑皮苏子杏仁川贝母茯神栝蒌百合,二服后加白芍麦冬。述旧服两仪膏,痰多食减。今订胶方减用熟地四两、高丽参一两、茯苓三两、甜杏仁

五两、莲子八两、枣仁一两、枇杷膏四两、燕窝两半、橘红八钱、贝母一两、山药三两、阿胶一两，各味熬汁阿胶收，开水化服。

某肾不纳气，则喘息上奔，脾不输精，则痰气凝滞。今痰哮不利，呼吸颇促，病本在脾肾，而肺胃其标也。由冬延春，脉候若断若续，忽神烦不寐，语谵舌灰，虚中挟温，治先清降。杏仁瓜蒌象贝茯神潞参菖蒲汁冲服一剂，嗽定得寐，舌苔稍退，进粳米粥，喘息仍甚，脉见虚促，急用纳气归原，冀根蒂渐固。高丽参五味牛膝炭远志茯神杞子莲子牡蛎粉六服，间用七味地黄丸而安。

三消

族女频食易饥，手足瞤动，此消中症。《经》云：瘅成为消中。以初病胃热，消谷而瘦，煎熬日久，胃脂内消，水液不为宣布，下注直降，势必延为燥涸，局方甘露饮宜之。

朱某渴饮消水，日夜无度，自夏阅冬，视所服方，寒热互进，毫不一效。今饮一溲一，渴则饥烦。明系肾阴竭于下，虚阳灼于上，脉转沉迟，沉为脏阴受病，迟则热极反有寒象也。思壮火销铄肾阴，肾液既涸，必引水自救，症成下消。急滋化源，迟则难挽，仿《易简》地黄饮子加减，生地熟地人参麦冬石斛花粉阿胶甘草服之效。又令服六味丸加猪脊髓龟胶女贞杞子五味子，去泽泻茯苓得安。

痿病

李某疟邪失汗误药，湿邪入络，四肢痿废，用除湿理络，手足能运。然值冬寒气血欲湿，少腹逼窄，背脊拘急，胫膝麻烦，步履歪倒。知其阴阳维不司约束，浸及任督俱病也。用杜仲狗脊强筋骨而利俯仰，五加皮牛膝益肝肾而治拘挛，当归白芍以和营，茯苓萆薢以逐湿，秦艽独活以治痹，玉竹桑枝以润风燥理肢节，加桑寄生通经络，煎服十数剂，诸症渐减。将前方参入鹿胶沙苑子小茴香以通治奇脉，丸服酒下获痊。

族儿脊骨手足痿纵，此督脉及宗筋病，《内经》治痿，独取阳明。以阳明为宗筋之会，阳明虚则宗筋失养，无以束筋骨，利机关也。童年坐卧风湿，虚邪袭入遂致筋脉失司。欲除风湿，须理督脉，兼养宗筋乃效。方用归芍参术牛膝鹿胶茯苓木瓜寄生桑枝姜黄威灵仙，十服肢体运动已活。去鹿胶姜黄川芎木瓜威灵仙，加杜仲玉竹杞子虎胫骨，数十服行立复常。

张氏四肢痿弱，动履艰难，脉涩且弱，为营虚之候。《经》言天癸将绝，系大冲脉衰，乃阴吹带浊，宿恙频兴。因知冲为血海，隶于阳明，阳明虚则冲脉不荣，而宗筋弛纵，无以束筋骨，利机关，法当调补营血，以实奇经。人参杞子茯苓牛膝酒蒸熟地当归杜仲酒焙山药炒木瓜，姜枣水煎十数服渐愈。

眩晕

褚氏高年头晕，冬初因怒猝发，先怔忡而眩仆，汗多如洗，夜不能寐，左寸关脉涌大无伦。此胆气郁勃，煽动君火，虚阳化风，上冒巅顶所致。用丹皮山栀各钱半、甘菊白芍俱炒各三钱、钩藤茯神各三钱、柏子仁枣仁生研各八分、桑叶二钱、浮小麦二两、南枣四枚，二服悸眩平，汗止熟寐矣。随用熟地潞参五味茯神麦冬莲子白芍，服尽痊愈。几营液虚，胆火上升蒙窍，须丹栀钩藤桑叶以泄热，炒菊芍以息风和阳，再加茯神枣仁柏子仁小麦以安神凉心。风静汗止，必收敛营液为宜。

丰氏眩晕痞呕，多酸苦浊沫，肝木土胃，乘虚食减，瘀浊不降，得虚风翔则倾溢而出，厥阳上冒，清窍为蒙，故眩晕时作。诊脉涩小数，两寸尤甚。先用降浊息风，栝蒌霜苏子半夏茯苓杏仁天麻甘菊炭钩藤橘皮，诸症平，思纳食矣。照原方去苏子杏仁钩藤加茯苓莲子钗石斛荷叶，煎汤，十数服而安。

室人烦劳伤阳，无寐耳鸣，头眩欲呕，伏枕稍定，虚阳上巅，风动痰升，眩呕乃作。宜潜阳息风，牡蛎煅研白芍五味甘菊炭天麻煨半夏青盐炒生地炒茯神杏仁桑叶，二服随愈。

萧某劳力，先曾失血数次。近日头眩耳鸣，目昏心悸脘闷，两尺浮大弦劲。相火易炎，龙雷失制，痰随火乘，上干清窍，所谓无痰不作眩悸也。养阴潜阳，淡菜牡蛎熟地炭石斛甘菊橘白贝母茯神，数服得效，后服六味丸。

姜某弱冠劳力伤阳，神疲头眩，发热口苦，食减呕浊，两寸脉数，厥气上冒胃，有风翔浪涌之势。治以镇阳泄浊，牡蛎白芍茯神橘红制半夏吴萸甘菊炭金器同煎。二服浊降呕止，脉仍小数，头目不清，缘春温胆火上升。仿叶氏泄胆热法，丹皮嫩桑叶荷叶边钩藤白芍生山栀生地炭，数服眩除热减。去桑叶生地炭，加玉竹茯神杞子焙山药熟地俱炒潞参莲枣，脉平。

萧某冒雨后湿郁成热,蒸而为黄,宿恙。又经操劳,屡次失血,当春阳升动,咳而头眩,口干目黄,怔忡失寐。治先清泄火风,生地石斛山栀心茯神丹皮羚羊角杏仁钩藤甘菊炒,四服头目清,怔忡息,食进寐稳矣。但神疲力倦,去生地,加参芍莲枣以扶脾元,数服更适。后去羚羊角杏仁钩藤甘菊,加茵陈松萝茶叶,黄渐退。

癃闭

朱某八旬,公车抵都,途次委顿。浃旬苦不得便,脉洪大,右尺虚。予谓大肠主液,此阳明液干热秘象也,宜润肠丸。因高年血液燥热,仿东垣润燥汤,用生熟地黄蜜仁桃仁当归红花蜜冲服效。

李氏腑失传送,胁痛脘胀便艰,皆气机阻窒为患。宜先导其腑气,用杏仁苏梗厚朴郁金橘白郁李仁当归,四服痛胀止。兼令服牛乳,便亦通润。

后左胁钻痛,得汤浴则止。乃肝气滞由脏及腑,用麸皮炒熨,兼用延胡酒炒白芍炒当归金橘皮煎汤,降香木香磨汁冲服而平。

邓氏阴虚阳搏,谓之崩,崩久成漏,冲任经虚可知。据述五月间,因悲思血下成块,以后红白相间,当仲冬后淋沥未止,服药不效。近又少腹重坠,两拗掣痛如束,小便至夜点滴不通。或以为气阻窒痛,用茜草归须桃仁等通络不应。又以为血虚滑脱,用蒲黄石脂石英等镇摄,淋痛更剧。脉沉弦,予谓此症乃漏久而膀胱气陷也。通络则漏愈益渗,镇摄则胞门益坠,法宜温而升之,固以涩之,于理为近。用升麻六分、菟丝饼赤苓各三钱、延胡当归俱醋炒各二钱,阿胶棕灰各一钱半、茴香补骨脂俱酒炒各一钱、沙苑子二钱,一服得溺而掣痛止,数服淋漏俱除。

李冠仙医话精华

戴阳

田展初夫人偶染时邪,医者皆用伤寒药发散,升提太过,其热不减,又皆竞用寒凉,如黄芩黄连山枝石膏之类,连进多剂,热仍不退,面反通红,头皮作痛,手不可近,近则痛甚,病势沉重。医曰:邪已传里,无法可治。又延某医,于前药中加犀角羚羊,谓只此一着,不应则难,仍无效,且更加重。乃邀余诊,其脉浮大而空,两尺沉细欲绝,虽气微弱,不欲言,幸心尚明了,并不昏迷。询其欲饮否?曰:不欲。询其二便,大便少而稀溏,小便清白,少腹有痛意。余急曰:此戴阳证也。本素阴亏,不能潜阳。今以时邪,误作伤寒论治,温散太过,虚阳上浮,治宜引火归元。医者见其烦躁,不知其为龙雷上升,侵犯清虚之府所致。反以为热邪传里,肆用寒凉,阳即欲回,归路以塞,再用寒凉,不独腹痛自痢,症必加重,而无根之火,将一汗而亡。奈何!于是竟用真武汤,劝其速进。病者迟疑,促之勉进半剂,本已十日不寐,进药后,不觉安睡两时许始醒。头皮不痛,面赤尽退,腹痛亦止,心中不烦,复进半剂,次日延余复诊,其病若失。细询平日本有鼻衄之恙,生育又多,其阴本聘,故藏中之阳易动

也。改用附子理阴煎一剂,又专用理阴煎兼服三剂,后以八珍加减,调理痊愈。

痰闭

颜凤尧夫人盛夏病时邪,人事昏沉,壮热口渴,渴欲热饮,沸水不觉其热,脉来洪数而滑,惟右寸见沉,实热症也,而见寒象,又非热极似寒。余问有旧恙否?曰:平时每日约吐痰三碗许方觉爽快,今五日病中并未吐痰。余曰:得之矣。时邪乃热症,脉亦热象,而寸口独沉者,肺气为痰所遏也。是可知痰塞肺气,上下不通,内虽甚热,气不得上,口鼻吸入,无非冷气,至喉而止,亦不得下,肺气通于喉,今为痰所阻。故肺以下则甚热,喉以上则甚冷,是非先用吐法,提去其痰不可。但沸汤下喉而不热,痰之胶固非常,肺之闭塞已极,虽用瓜蒂散栀豉汤等法,恐格之不入,不足以披肺窍,提肺气,而鼓动其痰,是非仲景麻杏石甘汤不可。主人曰:麻黄乃夏令所忌,奈何!余笑曰:药不执方,相宜而用,古之训也。今痰阻肺脾,非麻黄之大辛大热,不能搜肺活痰。且有石膏之寒以制其热,杏仁之降以济其升,有甘草之甘以缓其急,非真同伤寒之用麻黄汤,专取辛热表散也。此方取

其下喉必先达肺，肺气开提，痰涎必活，活则涌吐，药随痰出，岂能再作大汗哉。况时邪亦须解，吐中有发散之意。石膏乃白虎汤之主药，为《金匮》治中暑之首方，色白入肺，兼清阳明之热，一散一清，邪热从而得解，是在意中。乃用麻黄八分、杏仁三钱、石膏五钱、甘草一钱，嘱其必服而去，次朝复诊，谓已吐痰升许，不过微汗，外热已退，人事亦清，诊脉不洪，按之仍数，不热饮而欲冷饮，舌赤无苔。知其大热伤阴，改用犀角地黄汤，一服热减，再服痊愈。

牙痛

赵义之牙痛，缠绵月余不已。予诊其脉左关尺数，以六味地黄汤加升麻三分、柴胡五分与之，曰服后当更痛，然片刻即止矣。次日登门谢曰服药后，果如君言，愿闻其理。余曰：齿乃骨之余，而肾主骨，是下焦肾水大亏，肾火上浮，而为此痛。故用六味补之，然其已浮齿牙之火，不能下归于肾，不若用升柴以透之，升透之时未免较痛，唯滋补之力较大，阴能潜阳，火降则不复作痛矣。嗣后余以此方治肾虚牙痛者，无不立效。又某艺员下牙床作痒，至不能受，不寝者累日矣。予诊之曰：此大肠风热也。上牙床属足阳明胃，下牙床属手阳明大肠，大肠有积热，热生风，风生痒。问大便结否？曰：结甚。乃以调胃承气，小其剂，加生地槐花荆芥防风与之，一服得大解畅行而愈。

喘证

包式斋患尿血二年未痊，经余药治而愈。盖肾虚人也，偶因伤风，某医发散太过，转致喘不能卧者累日，乃急延余诊之。曰：咳出于肺，喘出于肾，肺肾为子母之脏，过散伤肺，母不能荫子，则子来就母，而咳亦为喘，肾虚人往往如此。今已肾气上冲，脉象上部大，下部小，而犹以为邪风未尽，更加发散，无怪乎喘不能卧也。与以都气全方，加紫衣胡桃肉三钱纳气归肾，一药而愈。数年后又因伤寒服发散重剂，喘又发，仍令检服前方。其内因夫病笃，着急万分，忽得笑症，终日哑哑不止，亦求余诊，其脉左关皆数甚。余曰：膻中为臣使之官，喜乐出焉，此肝火犯心包络也。与犀角地黄汤，加羚羊角，次日复请余诊，则笑病若失而式斋之喘如故，惟至夜阑稍平耳。某曰：异哉。何药之效于当

年，而不效于今日耶！细诊脉象上部大下部小，实属肾气不纳，毫无他疑。因问何时服药，曰：晚饭后，予曰：是矣。今可于晚前服药，当必有效。次日问之，则喘平而安卧如常矣。盖药本纳其肾气，饭后服药，则为饭阻，不能直达有肾，故上半夜全然不效。下半夜药气渐到，故稍平也。今于饭前服，腹中空空，药力直达于肾，然后饭压之，肾气岂有不纳者哉。嘱其加十倍为丸常服，并嘱外感时不可肆用发散，其症乃终不复发。

气喘

同乡张伟堂太夫人，患疟，过服寒凉，病剧。邀余往诊，先进温疏，继以温补，不数剂，而病已霍然。越明年，冬十二月，伟堂又病，危殆将死，医莫能救。乃来求诊于余，以冀获幸于万一。余往见其坐凭几上，一人以手扶其头，胸闷，痰鸣气急，难于平卧者，已旬余日矣。神识昏沉，不能语言，脉滑数，洪大而浮，惟尺部尚疑似有根。遍阅前方，自八月起，尽用发散消导，月余后，病仍不减，疑为正虚，改用补剂。既以痰阻气急，又改用顺气化痰，仍兼疏散，以解其表，攻补并呈，终莫能效。医士朱某与张甚交好，以二陈汤泛丸服之，而病乃益剧。余曰：此肾气上冲也。诸气皆以循环周行者为顺，冲逆喘急者为逆，肺不宣化，气失清降而肾气乃逆，气平则痰降，气逆则痰升。今痰涌气急，不能俯仰，脉甚虚数，似为湿热而兼阴虚，湿热不化，阻滞气机，而肾气反以上冲。若能内气归肾，气平痰降，则湿热亦化而安卧自如，症虽剧当无妨也。遂仿都气丸意，用熟地八钱、萸肉四钱、山药四钱、丹皮三钱、泽泻三钱、茯苓三钱、北沙参四钱、杏仁三钱、桃肉三钱、橘皮一钱。立方后遂往九峰先生处，翌晨复来求诊，余又往讯之若何，曰：药尚未服。余以求医不诚，意欲辞，忽闻内有惊惶号哭之声，一人急出告余，曰：病者猝变，有无急救法否。余曰勿惊，是厥脱耳，非真死也。不久即醒，病至笃，不药死不远矣，药之幸或可免。越半时许，果醒。病家以余言之有验，遂以昨方进半剂，病者稍稍能俯仰，病家向余曰：药甚效。惟犹未能平卧，如能令其平卧，则甚快矣。余曰：此自误也，早服，焉至于此。令速再进，则自可酣睡无虑也。病家如所言，迭进数剂，病去其七八，继乃缓缓调补，而病乃霍然矣。

齐有堂医话精华

中风

曾治凌秀才之母年五十,已生九男二女,气血衰惫。一日外出,饮食过伤,途遇风雨,食填太阴,倒晕床褥,水浆不入,已四日矣。举家议以必无生理,三子促骑而请。予因家有要事,辞以不果,其七子生弼祖在馆攻书,闻之来寓,长跪。予念救母心诚,扶起允之,登舆顷刻而至,视之衣棺具备,静候死耳。其夫亦府庠,引予入室,见其手撒口开,诊之寸关如丝,两尺全无,乃谓其夫曰:《经》云:上部有脉,下部无脉,其人当吐,不吐者死。令其子烧淡盐汤三品碗,入童便一碗搅匀,扶起病人,三饮而三吐之,果吐出宿食痰涎碗许,而人事稍苏。乃与六君子汤,加芪术白蔻一剂是夜即服稀粥一碗,明早乃起床矣。又用归脾汤数十剂,兼服六味地黄丸而安。

咳嗽

曾治周嘉兴每夏至患咳嗽,服降火化痰之药而益甚。诊之脾肺肾三部,脉皆浮而洪,按之微细。予曰:此脾土虚不能生肺金,肺金不能生肾水,而虚火上炎也。朝用补中益气汤加麦味,夕用八仙长寿丸而愈。

曾治一儒者,夏月唾痰,用清火药不应。予曰:此火乘肺金,用麦门冬汤而愈。后因劳复嗽,遂与补中益气汤,加桔梗黄芩麦味而愈。但体倦口干,小便赤涩,日服生脉散,夕服八仙长寿丸,其后遂不复发。

又治一儒者,咳嗽壮热,自汗,口干便赤。予诊其脉虚而洪,先与白虎汤,以彻其热,热退遂用补中益气汤,加山栀麦冬五味煎服数剂,兼服八仙长寿丸而愈。

痰饮

曾治明经某,素称实学,举动狂傲,不善保养,忽饮食无味,口干吐痰,肚腹膨胀,二便不利。医家不问虚实,便与之化痰行气,转见胃满痞闷,痰饮愈甚。与之导痰,又与分消,腹胀胁痛,坐卧不安。又与破血耗气,两足浮肿。知予在英公署内,

告急求治,即谓余曰:贱躯被诸医治坏,请问先生还可救否?予诊其脉,右寸大而无力,右关微弦,右尺倏有倏无,左三部软而无力。余曰:足下脾肾两伤之症,今以午前服补中益气汤,早晚服金匮肾气丸。初服数剂更胀,余曰:不妨,久服则不胀。果信余言,逾月而诸症尽退,饮食渐进。继服八味丸,去附子加北味;兼服归脾汤,去木香甘草,加五味子肉桂,半载而康,元气大复。

曾医幕友柯南年五十,体素丰,患痰喘,每遇风寒即发,饮食不进,旦夕不寐,数日方安。余寓长邑,道经彼过,其证复作,较前更甚,就诊于余。按之右寸洪大而数,右关微弦滑甚,余脉无力。余曰:手足太阴二经亏损,以致痰饮益甚,兼之肾气涣散,气虚上千而喘。法宜黄芪白术大补中气,砂半茯苓醒脾豁痰,白蔻草蔻宣畅胸膈且消滞气,干姜草果温中逐饮。柯友曰:尝闻芪术提气,我素畏服。余曰:分经用药,乃千古指南一定而不可易之法。今君患太阴留饮,术芪乃补中宫阳气之的药,足下畏如鸩毒,又何药之用乎?柯友顿首谢曰:我门外汉也,今幸遇明公教我,不然贱躯不知病至胡底。领服一剂而效,数剂而安。遂与补中益气汤加茯半,兼服八仙长寿丸而痊。

曾治汤孝廉,年四十有四,形体魁梧,性孝友,与余莫逆,素好勤学,四鼓方卧。忽患中满吐痰,十指麻木,劳则眩晕。自谓知医,一日遇诸涂,恭谓予曰:贱恙已半载矣。服清痰理气之剂不少,而病渐加剧。医书曰:痰因火动,降火为先,火因气逆,顺气为要。弟依此法调理,何乃不应,吾兄何以教我也。余曰:书中所论,是治有余也。足下患不足,服之必相反。中满者,脾气虚而作痞也。四鼓勤劳,劳伤脾也。痰盛者,脾气亏损,不能运化也。头晕者,脾气虚而清阳不能上升也。十指麻木者,脾气虚而不能周也。岐伯曰:脾居中央,灌溉四旁,故为孤藏,太过则令人四肢不举,不及则令人九窍不通,名曰重强,是以百病生焉。孝廉曰:吾兄所见甚明,敢问贱疾主何药?当用何方?

余曰：东垣补中益气汤，治内伤不足之症，实万世无穷之利。足下宜此方，加半夏茯苓以补脾土，滋其化源；八味丸，以补脾母。调理三月，而元气大复。

调经

曾治龚云从之妇，经信两月未行，医用胶艾四物汤，加红花二十余剂，则芒刺满生舌苔，腹膨作泄，人事困倦，身重恶寒，云从来寓求治。予曰：饮食减少，腹膨作泄，属太阴。人事困倦，身重恶寒，属少阴。胎刺干黑，太阳虚不能熏腾津液之所致也。方用芪术姜附砂仁桂苓故纸服六剂，而身发大热，吾知其泄，旦夕必可止，再三剂其泄止矣。身热渐微，而腹中又觉大热，惟大恐附子太过。予曰：里阳来复，佳兆也。积阴可化，经当自通。又十余剂，而人事康复，饮食加健，膨胀俱消，舌苔尽退，经信行通如故。

有为精积一症，乃因经信当行，血海未净，而强与交媾，精与污浊互结而积于胞胎之中，以致阻寒经闭不通，状似有孕，而症不同。有孕之妇，饮食喜恶不常，且腹中胎息汩汩微动。精积之症闷乱不安，饮食不下，腹无胎息可验。更当密问其夫果有此事与否，以凭用药，庶不误。其法攻坚破结，方用糯米一两班猫十五个同炒黄色，易班猫再炒，去班猫用糯米、花乳石一两，石硫黄五钱同煅，烟净取出研末，山羊血甲珠制硫黄无名子肉桂黄芪白术人参各五钱，巴霜红花桃仁降真香各三钱，飞净朱砂一两。虚寒者加姜附五钱，火旺者去肉桂加大黄香附各五钱。已上共细末，吴神曲糊丸，每用开水送五钱，攻破坚结，即愈。若用药不得其法，延至牢不可破，无能为也。

有为湿痰占据胞胎者，其腹渐大，白带常来，饮食非如孕归，喜怒不常，且又无胎息可验。皆由脾胃素虚，而生化之源为留饮窒塞，是以精血不行，兼之肾气不足，不能化气，故痰踞之。法宜六君子汤，加砂仁草果姜桂南星香附，其痰自随白带长驱而下，其腹渐消，经信通而受孕矣。

许珊林医话精华

湿温

宁波张义乾秋间患湿热症，发热十余日不解，大肉脱尽，肌肤甲错，右脚不能伸动，小腹右旁突起一块，大如拳，倍极疼痛，大便已十四五日不解，延医治之，皆谓肠内生瘤。伊亲胡宝翁乃商治于余，余谓肠痈胀急，《金匮》以败酱散主治。今此草罕有，伊于第三日觅得，乃问余服法。余曰：果尔，须同去诊视。瞑眩之药，岂堪悬拟。因同至张家。见张倚于床褥，张目摇头，病苦万状，面色青惨而枯，脉极坚实，沉部如弹石，尺愈有力，时或一趺。余曰：此非肠痈也。肠痈脉洪数为脓已成，脉弦紧为脓未成。今浮部不洪数而沉部实大，腹筋突起，目有赤缕，乃湿热之邪，结于阳明，腹旁之块，乃燥矢之积聚。但得大便一通，块即消散，而腹亦不痛矣。病者闻之曰：曾与前医商过下法，医云人已虚极，岂可妄下。余思胀疼不下，病何由除，今先生为我用下法，死且不怨。余遂书大承气方，大黄五钱、芒硝三钱，旁视者惶惶未决，余曰：不下必死，下之或可望生。于是煎成置于几上，病人力疾起坐，一饮而尽，不逾时腹中大响，旋复登厕，先下结粪如弹丸者三四枚，既而溏泻半桶，腹平块消，明日脚伸而胀痛俱失。继进增液汤二剂而热亦退，再与益胃汤法，胃纳渐旺，津液渐濡，余便上郡。病者欲食羊肉，以问近地之医士，云病后胃气当复，羊肉最能补胃。由是病者坦然无疑，恣意饱餐。次日身又发热，舌苔又厚浊而脉又数，复来召余。余曰：湿热症初愈，以慎口味为第一要务，何如是之蒙昧耶！乃与平胃散加神曲焦查谷芽而分量遽减，以胃气久虚，不任消耗之故也。果服二剂而安。按是症初则失于清解，至热已日久，津液枯涸，胃土燥烈，而犹日服运气之药，愈益其燥，迨至结粪成块，腹旁突起，筋脉不能濡润而脚挛急。医又误认为缩脚肠痈，设或误投以败酱散，攻伐无过之血分，又将何如耶。士君子涉猎医书，大忌悬议开方，药不对症，生死反掌，可不慎哉。

宁波石碶周子章室人吴氏，仲秋患湿热症，迁延月余,每日晡时必先微寒,旋即发热,至天明而热始退,胸闷不食。前医固执小柴胡汤出入加减,愈治愈剧。乃延余诊,诊毕告曰:疟脉自弦,今脉不弦而濡小,其为脾胃虚弱,湿邪阻遏募原而发。此潮热当从太阴阳明两经主治,且令阃体肥痰盛之质,外盛中空,中者阴所守也。中虚即是阴虚,是以治法又与寻常湿热不同。若用风药胜湿,虚火易于上潜;淡渗利水,阴津易于脱亡;专於燥湿,必致真阴耗竭;纯用滋阴,反助痰湿上壅。必须润燥合宜,刚柔相济,始克有效。乃以沙参石斛麦冬芡实牡蛎仙半夏竹茹陈皮薏仁黄芩等调理数剂,潮热除而胃渐开。余因上郡,彼就邻近之医治之,方中仍用柴胡,服一剂而寒热又作,复来邀余。仍仿前法,以桑叶川贝苓泽谷芽等互相出入,调理而愈。叶天士云:柴胡动肝阴,非正疟不可用之,观此益信。

哮喘

宁人郑姓子甫七岁,患哮吼症。脉形俱实,结喉两旁,青筋突起如笔管,喉中作牛马声。此系果饵杂进,痰浊壅塞,始用苏子降气汤加减,服六七剂不效。余思病重药轻,遂以苏梗八钱,易本方之苏子,药分量加重,分服二剂。青筋隐而不露,脉亦和软,鸣声不作矣。凡治病虽用药不误,而分量不足,药不及病,往往不效。

广东盐大使汪公回杭途次偶感微邪,又加忿怒,遂致喘逆倚息不卧。余因治桑观察之症,乘便召诊,其息甚促,音不接续,面色黧黑中有油光,脉浮部豁大,中部空芤,沉部细弱不相连贯。余曰:此症邪少虚多,勿误用表散,进二加龙牡汤,二剂而安。

宁波蓬莱宫羽士陈信良患虚喘,咳逆而无痰,动喘乏力,脉虚自汗。症属肺脾两虚,与西洋参冬虫夏草川贝青盐陈皮阿胶当归杞子枇杷叶蒺藜牡蛎等,土金相生,二十余剂而愈。

郭姓年四十许素有痰饮,每值严寒,病必举发,喘咳不卧,十余年来大为所苦。甲申冬因感寒而病复作,背上觉冷者如掌大,喉间作水鸡声,寸口脉浮而紧,与小青龙汤二剂即安。至春乃灸肺俞大椎中脘等穴,以后不复发矣。凡饮邪深伏脏腑之俞,逢寒病发,非用灸法,不能除根。惜人多不信,致延终身之疾可慨也。

祖庙巷高太太年三十余,平素肝阳极旺而质

瘦弱,患痰火气逆,每日吐痰一两碗,喉间咯咯有声,面赤烦躁,舌苔中心赤陷无苔,脉弦细虚数。乃感受风邪,少阳木火偏旺,风得火而愈横,风火相煽,肺金受制,阳明所生之津液,被火灼而成痰,旋去旋生,是以吐之不尽,痰吐多而肾液亦伤,故内热。《素问》云:大颧发赤者,其热内连肾也。痰随气以升降,气升痰亦升,治当用釜底抽薪法。先以清火降气为主,火降气降而痰自瘥矣。方书治心肝之火以苦寒,治肺肾之火以咸寒,古有成法。方用咸苦寒降法,丹皮山栀青黛竹茹竹沥杏仁黄连黄芩羚羊角石决明川贝母旋覆花海浮石加指迷茯苓九三钱,连服三剂,气平热退,痰喘俱瘥,安卧如常。后用清肺降火化痰之药,如沙参麦冬石斛竹茹青黛山栀牡蛎鳖甲阿胶川贝母海石茯苓仙半夏橘红首乌雪羹等出入为方,调理数剂而愈。

诸痛

一女年十二岁,患胸痛甚剧,床上翻覆滚号。治以消食行气之药不效,与阿芙蓉膏开水冲少许服始效,后仍不效。余视其肌肉消瘦,面黄有蟹爪纹,询之肛门如痔痛,脉或时弦紧,或时细数而有歇止,却与《金匮》狐惑病证相符。乃依《外台》杀虫方法,用附子桂心大黄鹤虱雷丸干姜甘草各等分为粗末,每服二三钱,百沸汤入蜜半匙和服。两剂以后,胃口渐开,肌肉渐生。至今六七年,是病不复作矣。

董妪年四十余,患胸痛呕逆,喉痹带下头痛,病非一端。诊其脉沉细而涩,余曰:脉法云,下手脉沉,便知是气。病由情怀不畅,郁怒伤肝,木邪犯土,心脾气结,法当疏气平肝。先用归芍香附橘红郁金蔻仁柴胡丹皮鲜橘叶佛手花瓦楞子牡蛎等,以水先煮生铁落,然后煎药,服三剂诸症俱减八九。后以逍遥散加丹栀香附海螵蛸牡蛎,服二十余剂而愈。又徐妪年近五十患胸痛,月信虽少而尚未断,体肥脉弦而虚,余谓此属血虚气郁。与丹参饮而愈。此二症虽同为气郁,而却有肝旺血虚之分别焉。

毛姓妇患胸痛甚剧,床上乱滚,哀号欲绝,月信愆期。延余诊之,脉沉弦搏滑,指甲与唇俱青。余曰:脉沉滑主血,弦劲搏指其血菀结,当是瘀血留于胸膈而作痛也。细询得病之由,忽悟半月前被硬木触胸,其为瘀血无疑矣。与归尾赤芍桃仁丹参西洋参琥珀乳香蒲黄五灵脂一剂而愈。故治病之道,四诊皆当留意,乃能与病切中,而所投无不效也。

某木匠因触伤腰肋,瘀血留阻于经络,痛甚。呼吸转侧,尤为难忍。恶寒发热,脉弦劲而数。此因瘀留经络,以致气机不宣也。方用归须桃仁苏梗橘络丝瓜络乳香没药红花丹参穿山甲牛膝青葱管等活血通络逐瘀之品,两剂而愈。

咽喉

武林丁松翁三世兄患风热喉痹,初起觉微寒,旋即发热,阅三日喉关之内,小舌两旁如有物梗塞,至五六日脓成痛甚,始悉喉内两旁双发喉痈。先延他医治之,处以辛凉疏风轻剂。至七八日乃召余诊,脉之寸关二部浮数,两尺虚软无力。余谓症属风热上壅,须以清火解毒为主,幸前方无误,脉象清爽,症虽危而可安。但勿求速效,走入歧路,致增跋涉耳。松翁深以为然,乃用羚羊石膏知母银花僵蚕薄荷竹茹青黛山栀等清化上焦之风热;大便闭结,则用大黄芩连元明粉等以通利之;吹以消肿解毒拔脓之药。至二十余日脓腐未尽,人益困惫,举家惶惑。乃用斑蝥等外治之药,欲提其毒从外而出,余至,急令揭去,用甘草汤洗净。诚以脓腐已化,断无外提之理,从使毒气散漫,迁延难愈。至廿余日脓腐方尽,脉亦平静而肿痛依然,方信余言不谬也。乃用生甘草六钱,生绿豆一盏,煎汤,再加化毒清火养阴之药,次日肿痛果瘥。后以养胃安神之剂出入加减,月余始痊。

正红旗满洲人年三十许,患喉蛾肿痛未破,三日汤水不能下咽,脉洪大而数。先刺两曲池少商穴出血,喉间即觉宽松。吹以开关散稀涎散吐出胶痰碗许,食能下咽矣。方用皂角牛蒡僵蚕贝母白芷薄荷甘草桔梗马勃元参青黛山栀条芩,投之而瘳。

毕佐廷甲申冬患伤风,误服辛温表药,遂病咳嗽,缠绵不愈。至次年二三月,燥咳无痰,音哑色夭,喉中渐烂色白不肿,至夏六月不起床矣,方延余诊。历阅前方,寒热温燥杂投,脉象弦细而数,身发潮热,面色时赤时白。余曰:病本可治,但误於药太甚耳。此症初起本属伤风小恙,误服麻桂干姜大辛热之品,风火益炽,肺金受烁。至春令发升之际少阳之木火上升,是以津枯音瘖,而更助之以燥药,则火土燥烈。夏令火旺,而金益受制。法当金水两滋,以助肺之化原,但须久服缓效,欲求速愈则余谢不敏矣。方用二冬石斛桑叶贝母密炙紫菀蜜炙款冬花生地龟板青蒿鳖甲阿胶山栀丹皮五味子蒺藜等出入为方,服三十余剂,方能起床,饮食渐进,声音渐出。继以十味地黄汤加减,又二十余剂而烂孔渐平。后以人参养荣汤加阿胶牡蛎石斛百合等,前后服百剂而始痊。

宁波一妓年三十余患广疮,外科始用升药,疮虽愈而毒聚于咽喉,腐溃绵延,小舌烂尽通于鼻孔。服寒凉药数百剂,以至面色㿠白,同于枯骨,声瘖肤寒,连唇舌俱呆白色,腹胀便溏,脉象沉细虚软,萦萦如蛛丝,延余诊之。余曰:寒凉过度,脾胃伤败,阳气消减,将登鬼录,先保命根,休议其病。遂用附桂茯苓於术参耆姜草等温补之,服十余剂渐有起色,饮食腹胀便溏悉愈。乃以人参养荣汤朝服五宝丹以化其毒,吹以珠黄散,始终用温补药加化毒之品,至月余而诸恙皆愈。烂孔平满,但烂去小舌,不复生耳。

徐玉台医话精华

喘咳

发热恶寒头疼身痛之暴症,人易辨之。惟久郁肺经而成喘嗽,有似阴虚劳嗽者,不可不辨。郡城西门外奚藕庄客幕于外,上年道途受热,曾患喘嗽,服自便而愈。今复患喘嗽,投自便而加剧。医亦概用清肺补肺,终不见效。自疑为阴虚重症,彷徨无措,遂延予诊。余为脉象见紧,似数非数,前患暑热,故自便可愈,今患寒邪,故反增剧。用小青龙汤而愈。

老人元虚,病宜扶元,人人知之。竟有阳气充实,常服大寒之药,常得带病延年者。南汇本城谢凤鸣,年七十有四,因上年秋间,涉讼到郡,舟中冒暑，即发温疟，微寒恶热，胸膈痞闷。余适寓郡城，用清心凉膈散，而寒热止。继用半夏泻心汤而痞闷除，旋即结讼回南，不再服药。延至初冬喘嗽大作，医用疏散愈治愈剧，至新正初十外，日夜不能交睫，痰涎盈盆盈碗，嘱其子恩荣等速办后事，无余望矣。适有徽友汪郁廷在座，谓此症仍请予诊治，必有出奇制胜之处，郡城仅一浦之隔，何不专舟邀归以一诊。凤鸣平日持家甚俭，因欲死里求生，不得不从汪议，余亦以世好难辞，即束装东归。时已正月十六，夜诊毕，即知其误用辛温，许以尚可挽救。方用大剂白虎参入大剂犀角地黄，坚服四十余日而痊愈。若不细察其脉，而但拘年齿以施治，必至抱怨九泉。至嘉庆二十五年，重游泮水。至道光五年，已八十有四，一日不饮蔗汁梨浆等味，即大便艰涩，辛温之误人有如此。

偏枯

新场镇闵钦斋，年五十外，形体清瘦，多火少痰。冬月忽患偏枯在左，遂从吴门解馆而归，医惟以补气消痰为事，反增咽燥喉痹等症。病家谓本原既竭，故用补剂不效，延予聊问消息。余谓其脉其症，纯是一团火气，须用河间治火之法。方用二地二冬知柏等甘寒苦寒相间，投二剂，顿觉神情清爽。病者方忆未病前数日，左肩胛犹如火烧，始信治火之说为不谬也，继服虎潜丸而痊愈。

提宪稿房陈掌衡夫人，患半身不遂，体质瘦弱。疑是血虚，投温经养血，全无增减。因思《内经》云：痛者寒气多也，病在脉络，非辛烈猛重之味，不能胜任。服许学士川乌粥而愈。

痹证

风寒湿三气合而为痹，祛风祛寒祛湿，人人知之，不知有当变通者。泗泾戴星杓年近四十，因烟业赴上洋，一夕忽患腿痛，不便行走。寓中适有素明医理者，谓肾气素虚，乃类中之渐，必服大造丸可愈。戴以客寓起居不便，遂乘肩舆而归，本镇及郡中之医，皆用温药，并服大造丸。服下掣痛增至十分，两手亦痛，阳事萎缩。遂延余诊，余谓此属热痹，俗名流火是也。舌苔虽白，其实底绛，阳事萎缩，王节斋所云郁火也。遂用三黄石膏犀角地黄等大剂，半月而起于床。更用虎潜大补阴丸等，一月后，步履如常矣。

南岸生谢恩荣令堂，患热痹医以为血衰气弱，投以补剂转剧。余用羚羊角二冬玉竹竹沥等通络

之剂，投数剂而痊愈。

痿证

前营千总龚振邦，多欲阴亏，夏月病起膝痿弱。余谓当作暑痿治，清暑益气加活血之品，授方不服，转服伤科之药，一旦昏厥，心痛欲死，仍延余诊。脉来气散，生脉散加和中之品，服一剂，果觉少安。渠家信之不笃，遍请他医，通同酌治，改用参地桂附，服之转增胀满。又请一医，以和中降气为治，胀满虽稍除，而元气益弱，病者益难支撑。改用参术一剂，而从前心痛欲死之症复作，不得已遂听命于余焉。余谓此属少阴肾水亏乏，转服伤科之药，则气亦虚矣。参术桂附，适以耗阴，橘半枳砂，适以耗气，俱未中病，故愈治愈剧。壮水之主，以制阳光，乃正治也。用六味合生脉等，坚服五十余剂而愈。

南汇营兵朱七官，湿热成痿，求治于他县时医，以峻补刚剂，嘱其频服。半月后，厥阳上逆，头眩耳鸣，胸中扰攘不安，格寒于下，两脚如故，自分已无生理。友人顾鸣鹤，与朱邻近，延余决死生。余按脉象狂大，谓此症因温补误投，非绝症也。遂用芩连知柏猪胆汁等大寒之品，一剂即减，投二十余剂而痊愈。

郡城徐华封女，病痿，两足不能相去以寸，脊间皮宽肉软，有如斗大，医用杂补气血之剂不效。予谓饮食如故，病属下焦，芪术守中不能达下；四药诚为女科要药，若欲填实精髓，则又不胜任矣。考《内经》筋痿骨痿，皆属奇经络病，乃用生鹿角龟板海参鱼胶羊肉等血肉之味，配入熟地枸杞牛膝归芍，坚服三十余剂而痊愈。

肿胀

南汇本城李孝思，单胀数月，诸药不效。余按脉象沉微，此属阳微，用塞因塞用法，专服理中加附子而愈。郡城卜姓女，十有三岁，先患痧疹，继患疟疾，医用开泄太过，遂至胀满，肚腹以下，坚硬如石，本家疑为虚症。请一老医中专用补药者诊治，岂知竟云痧毒内攻，法在不治。余时初到郡中，遂来延诊。余按其脉沉细而微，脾虚景象，显然如绘。初用钱氏白术散，而坚硬消，继用陈氏六神汤而胀满愈。

诸痛

嘉定陈妪年五十有七，病头痛数年，额上为甚。额属阳明部分，久痛必虚，须填补阳明，兼鼓

舞胃中清阳之气。用玉屏风散加炙草葛根，二剂痊愈。推此而太阳头项痛，少阳头角痛，厥阴头巅痛，皆可按法而治矣。又高桥镇曹连珍室，操持家事颇劳，兼多暴怒。孟夏得疾，自天柱至头巅，忽然强痛坚重难移，两耳赤肿，胃中嘈杂，脉象洪数，宗喻氏治吴添官母例而愈。

枫泾镇宋元英境享安闲，恣情房帏，患腹痛二年，医药不效。遂就诊于吴郡极时之医，以绝症为辞。宋即归家料理后事，深信医言为不谬。余适过枫，晤宋氏西席程永孚，谈及医理，遂为知己，同元英来寓就诊。细按其脉，细询其症，总是阴阳悖逆，升降不利使然。问曰：曾服泻心汤进退黄连汤否。曰：未也。因酌一方以授，投一剂而稍平，数剂而痊愈。

程观泉医话精华

伤寒

郑鹤鸣，君平之流，冬日适患伤寒，初起寒热身痛，不以为意，延误数日，陡然肢冷脉伏，肌肉青紫，面赤烦躁，呃逆频频。请同道曹肖岩翁视，询知系欲事后起病，以为少阴下亏，寒邪乘之，逼其真阳外越，与六味回阳饮服之不痊，势已濒危，邀予商酌。予曰：景岳回阳二方，皆能救急，其中尚有分别。夫寒中阴经，审其阴阳俱伤，而病尚缓者，则以阴阳两回之法；苟真阳飞越，重阴用事，须取单骑突入重围，搴旗树帜，使既散之阳，望帜争趋。若加合阴药，反牵制其雄入之势。定方单用姜附参草四味煎令冷服，外用葱艾炒热熨脐，老姜附子皮煎汁，蒸洗手足。于是一昼夜，厥始回，脉始出，惟呃未止，每呃必至百声。知为肾气上冲，于前药中，参以熟地枸杞五味丁香，摄纳真元，诸恙渐减。改用右归饮，与服二日，目辣舌燥，投六味地黄汤，浮阳顿平，复为调理脾胃，及脾肾双补而起。

董千云卖花为业，年逾四旬，外状丰腴，冬月患伤寒。诊脉沉细无力，证见寒热烦躁，头身疼痛，面红目赤，舌吐唇外数寸，病来势暴。询因房劳，感受寒邪，逼其虚阳外露，即格阳证也。方定六味回阳饮，令其煎成冷服。无如饮药旋呕，并吐蛔虫，躁扰如故，甚为踌躇。其母跪求救治，勉取前药半盏，冲入猪胆汁数匙试服，不呕，良久又与半盏，夜间尽剂。晨诊躁象略安，舌收吐止，仍照原方再进。次易八味地黄汤，时届九朝，忽口噤不语，十一二日，又寒热如疟，有从外感起见者。予曰：温中即可以散邪，强主正所以逐寇，力排众议，

坚持数日，稍见转机。此后尚多枝节，极力扶住正气，守至两旬，寝食虽安，神采欠爽。因思前病重时，只图固正，未暇驱邪，温补药多，未免留邪闭窍。曾记方书论伤寒时疫，愈后神识不清，有属邪滞心包之语，与服蛮煎两剂，神明顿清，续为调理而安。

朱年五旬，心事内伤，兼挟外邪，药误因循，邪留不解。脉濡无神，汗多头晕，交午寒热，此阴阳衰惫，邪正交争，乌可与传经少阳之寒热同语。张介宾云：邪气如贼，其来在外；元气如民，其守在中。足民即所以强中，强中即所以御外。斯症斯时曰但驱邪可以却病，吾不信也；曰舍辅正可以拯援，亦不信也。仲圣云：伤寒若吐若汗若下若温针不解者，名曰坏病，知犯何逆，随证治之。虽然，理固如斯，而病已顿危，大厦欲倾，一木恐难撑持。劳感经旬，因循误治，邪陷正亏，喻氏所谓：轻则半出不出，重则反随元气缩入。观其晕汗，每现于寒热之顷，此阴阳交争，正不胜邪，脱机显露，如盗入人家，门户洞开，藩篱不固。主愈如斯，何堪与贼角胜负耶，请先救人，后医病。

咳嗽

哮嗽多年，原属痼疾。往岁举发尚轻，此番发剧。胸满喘促，呼吸欠利，夜卧不堪着枕，药投温通苦降，闭开喘定，吐出稠痰，而后即安。思病之频发，膈间必有窠囊，痰饮日聚其中，盈科后进。肺为华盖，位处上焦，司清肃之职，痰气上逆，阻肺之降，是以喘闭不通，务将所聚之痰，倾囊吐出，膈间空旷，始得安堵。无如窠囊之痰，如蜂子之穴于房中，莲子之嵌于莲内，生长则易，剥落则难，不刈

其根,患何由杜。考《金匮》分外饮治脾,内饮治肾,且曰饮邪当以温药和之。议以早服肾气丸,温通肾阳,使饮邪不致上泛;晚用六君子汤为散,默健坤元,冀其土能生金,兼可制水。夫痰即津液所化,使脾肾得强,则日入之饮食,但生津液,而不生痰,痰既不生,痰自不作。上工诊病,须求其本,平常守服丸散,疾发间用煎剂搜逐。譬诸宵小潜伏里闾,乘其行动犯窃,易于拘执,剿抚并行,渐可杜患。

岐伯虽言五脏六腑,皆令人咳。然其所重,全在于肺,盖皮毛者,肺之合也。皮毛先受邪气,邪气以从其合。其寒饮食入胃,从胃脉上至于肺则肺寒,肺寒则内外合邪,因而客之,则为肺咳。是咳之不离乎肺,犹疟之不离乎少阳。据论病缘夏热晓起,感冒凉风,更兼饮冷,始而微咳,渐至咳甚,服药月余,咳仍不已。《经》云:形寒饮冷则伤肺,此致病之大端。医者只知天时之气热,不察人身之脏寒,频投滋润,希冀清火止咳,适燕指南,无怪药愈服而咳愈频也。盖肺为娇脏,性虽畏热,然尤畏寒,金被火刑,固为咳,金寒水冷亦为咳。五行之理,生中有克,克中有生,金固生水者也?然金寒则水冷,使非火克金,则金不能生水矣。譬水冰地坼,犹以霜雪压之,其能裁平。诊脉沉细,口不干渴,时当盛暑,背犹怯风,使非温中涤邪,何以春回阳谷。倘再因循贻误,寒邪不解,久欬肺伤,更难为计,拟温肺汤一法。

劳瘵

轩岐论五郁,首究乎肝,肝主春生之气,春气不生,则长养收藏之令息矣。而欲其无灾害者几希。夫病虽始于肝,久则滋蔓他脏,肤浅见血投凉,因咳治肺者,固无足论;即知求本,而不审诸阴阳消长之理,依然隔膜。所谓补阴补阳,义各有二。芩连知柏,有形之水也,麦味地黄,无形之水也,以无形之水,制无形之火,如盏中加油,其灯自明。干姜桂附温烈之温也,参芪甘草温存之温也,以温存温,煦虚无之气,如炉中覆灰,其火不熄。日内咳频,痰犹带血,似须先投甘寒以降火,未可骤用参芪以补阳耳。《医贯》云:凡人肺金之气,夜卧则归藏于肾水之中,肾水干枯,无可用之地,故复上逆,而为患矣。病始不得隐曲,渐至不月风消,喘咳息贲,莫能正偃。所以然者,虽云火炽之相煎,实由水亏之莫济。夫火空则发,使非填实其

空,炎焰何能敛纳。王太仆云:益心之阳,寒亦通行,强肾之阴,热之犹可。诚见道之论。昨论便溏多,恐脾元下陷,夜来便圊数次,烦热少寐。夫土为物母,心肝肺肾,若四子焉。子虚尚未仰给母气,苟土母倾颓,中无砥柱矣。古人谓脾肺两亏之证,最难措置。方欲培土强脾,恐燥剂有妨于阴液;方欲濡燥生津,恐润剂有碍于中州。惟上嗽热,而下不便溏,下便溏,而上不嗽热者,方好施从耳。今日用药,当以扶脾为急。昔土材先生治虚痨,尝云:今日肺病多,保肺药中,兼佐扶脾,明日脾病多,扶脾药中,兼佐保肺,亦因时制宜法也。但脏真损伤已极,药饵恐难图成。

肿胀

色白肤嫩,肾气不充,数日病魔,脾元又困。诸医理治,病势日增,请求其本,而论治焉。《经》云:诸湿肿满,皆属于脾,曩服五苓五皮,非无所据,但肾为胃关,关门不利,故聚水而从其类。仲师主用肾气丸,即此意也。若谓童年精气未泄,补之不宜,然治标理应求本,所谓有者求之,无者求之是已。夫水流湿,火就燥,二阳结谓之消,三阴结谓之水,消者患其有火,水者患其无火。且水病虽出三阴,而其权尤重于肾,肾居水脏,而火寓焉,此火者真火也。天非此火不能生物,人非此火不能有生。即膀胱津液藏焉,亦必由命门气化而出。华元化曰:肾气壮则水还于肾,肾气虚则水散于皮。前服肾气丸颇应,日来饮食不节,病复再投不效,考诸《己任编》云:此病单用肾气丸不效,单用补中益气汤亦不效,须用补中益气汤吞金匮肾气丸,谨宗其旨。

经带

先天禀薄,情志欠舒,心脾抑郁。诊脉细涩,细为气少,涩主血虚。问寝食如常,惟月事失调,每值经期,洒淅寒热,腰膂酸疼。按冲为血海,任主胞胎,二脉交通,乃能有子。脉证若此,即无他患,恐难孕育。间进加味归脾汤,调养心脾血气之源,常服毓麟珠补益冲任,阴阳和谐,冲任调匀,则合浦珠还,蓝田玉苗,可预必也。

邻村方氏女,年才四岁,其母抱负来舍求治。予问何疾?曰:带下。问疾何时起?曰:女夜遗溺,常以帛垫卧。旧春晨起晒帛,乍见白物,以为偶然,后频下不已,渐觉面黄肌瘦,饮食减少,今经一载,时发时止,附近求医,皆言未见之证。予曰:

此先天禀弱，脾虚挟湿故也，但童真未充早泄，说非所宜。令夜服地黄丸，早服参苓白术散，匝月而效。半载后疾复发，仍令守原方服愈。嗣后不闻消息。及阅《怡堂散记》，载一七岁幼女，患此证，虽已治愈，后出室怀孕，一产即脱，亦夭之由也。方氏女孩，得无类此。

许恩普医话精华

中风

辛卯刘仲良太史夫人比部段少沧之胞妹，因观剧夜深衣单，卒中痰迷，齿脉均闭，便溺俱遗，心窝微存一息，针不出血，诸医束手。延余诊视，曰：症有七不论脉，此其痰闭之一也。系受风寒痰闭，便溺俱遗，亦非五藏绝也。手未撒，发未指，面未如妆，汗未如珠，尚可挽回。幸段至契，深信不疑。拟以小续命汤三生饮再造丸合参，加全蝎等药以扶正气，逐风化痰，行气利血。以口闭药不下咽，用乌梅擦牙，竹箸启齿，小壶呷药时许即呼妈矣。医治三日方苏，月余遂愈。

咳嗽

户部万锡珩夫妇咳嗽，昼夜不止，痰吐成盆。时医用人参鹿茸等药，痰咳逾甚。延余诊视，脉洪数，知系风寒闭于肺中，拟以二陈导痰汤加麻黄一服而愈。伊子书城黄疸秘结，十数日不便，时医治以承气汤。余诊脉沈细，知系虚黄秘结，拟以茵陈润导，滋养气血，使下焦气化而能出矣。饮以猪蹄汤，十四日便通黄退遂愈。

吴燮臣司业父刑部毓春公，咳喘呃逆，延余诊视。脉七八至，将绝之候。服殿撰陈冠生方石膏黄连多日，以至此剧。余拟肾气汤加减以救垂绝之阴阳，服之见效。次早来请，以为得手，至则见喘已轻，呃逆已止，精神大好，原可挽回，复依原方加以滋阴扶阳之品。适陈冠生至，持于连曰：火上添油也。余请示姓名，知为殿撰，曰：何知为热，陈曰：脉数。曰：浮数为风热，沉数为寒热，洪数为大热。数而有力为实热，数而无力为虚热。今数而无力，不及之象，犹灯油将尽，拍拍欲绝之候。添油犹恐不燃，若加滴水即灭矣。陈曰：脉之理微。曰：诚然。然优人胡琴二弦，三指挑拨，五音合调，君能之乎？陈曰：未习也。曰：以此即知脉理，未习故不知也。遂辞。燮臣司业送出，询以病势。

余曰：若听陈君主政，预备后事，不出三日也。旋陈病，自用苦寒之药亦亡。

淋

徐颂阁侍郎三公子于甲午岁淋症，他人误以血淋，苦寒之药，数月病剧，卧床不起，身不能动，将一年矣。延余诊视，仅存一息，脉沉细。知为阴亏变色，非血淋也。诘其故，言无外务，以妻归甯浙省，经年不归，思想而得。余曰：欲心一动，精即离舍成淋，久则阴亏变色，误为热淋，治以苦寒，至于此极。拟以人参兔丝丸，加减大补之剂，以固心肾，一服见效。复诊加减，数服能食，月余痊愈，甚神余技。

诸痛

刘次方于庚寅年为巡街御史时相召宴饮，余赴道谢，言未曾面何见爱之深也。刘云，见余脉案拟方真有道理，愿为疾病扶持之交。余以小道偶中逊谢。无何刘患牙疼面肿，太阳筋跳如锥痛，诸药罔效，寝食俱废。延余诊视，脉数无力，知为虚热，气血相搏，邪火上蒸。内服玉女煎加减，外以开水熏洗痛处，以和气血，又以热手巾敷之，再用烧酒以小指蘸滴耳内，如火外发，顷刻痛止，气血和矣。再用唾膏贴之消肿，再用硼砂冰片细辛蒲黄黄柏青盐共研细末，频擦牙龈，消肿止疼，内服滋阴以退虚热即愈。又水部张蔚如夫人牙疼异常，饮食俱废，亦如法加减治之遂愈。此虚火疼十之八九。若实火疼宜用连翘银花绿豆皮芦根等清凉之药。若虫牙疼用明雄黄松香等药擦之即死。以上诸疼，七十方中无此妙也。萨嘉乐太史夫人患牙疳，肿疼异常，已落一齿，几于穿鼻透腮。延余诊视，脉洪有力，知为热毒，内服金银花散加减，外用硼砂冰片红枣烧灰，儿茶人中白陀僧青盐枯矾研细末敷，继用犀黄散加轻粉麝敷之，旬日遂愈。

甲午秋戎部李星若夫人腹疼如绞，日久欲死。延余诊视，脉沉细，知系虚寒气结，他医误用凉药，以致病剧。余始拟以附子理中汤加减，一服而愈。旋因食抄绞痛如故，九日不便。诊脉虚细，系九结中之秘结，不可攻下，拟以前方加润导之品，便通而愈。旋又风抄九月初一日痛绝，齿脉俱闭，仅存一息。其胞兄内阁中书虹若言女初三日吉期，设无救奈何。余为情急，恐药饵不及，嘱星若亲，灸章门虎口三里等穴，并将前方加山甲牛膝桂枝木香等品，乌药擦牙，以箸启齿，呷药一时而苏，脉复。余出曰：包办喜事无虞，数服而愈。丙申年来请，言夫人血崩晕厥，往诊脉扰急，知系小产，非血崩也。治以生化汤加参芪去旧生新之品，遂愈。马积生太史夫人亦患腹痛如绞，数月病剧。延余诊视，脉息腹痛相同，因体因症加减拟方不敢服，以为与他医用寒药相反也。适曾任广州府冯端本太守寿日与马姻亲，李星若亦姻娅，同往称祝，马即遍询同乡，可否服余之药。金云：可。归即试服，次早请余，言病减半矣。深信不疑，连服数剂而愈。农部张馨庵屠逊庵亦河南人，两夫人亦患此症欲死，均为如法治愈。

吴东旸医话精华

中风

三月下旬，徐萍波先生至寓，请诊谢松庭萱堂之恙。年近六旬忽患中风，因恼怒伤肝而厥，厥后左半身偏废，不能转侧，口眼歪邪，神识模糊，已服时医一方，方案云谨防再厥，举室惶然。余诊其脉，右三部滑大，左脉虽小，尚觉流利，验其神色，体质坚强，兼夹痰湿，且有外感，决为可治，人皆危之。余用温胆汤，加薄荷苡仁泽泻滑石青蒿淡苓前胡等，和中而理少阳，盖少阳为中气之枢纽也。服后外邪透达，发热无汗，余将前方，去泽泻枳壳，加元参丹皮浮萍，嘱其服后取粥饮助汗。翌日汗出卫泄，温邪已解，神识亦清，渐思食饮。嗣后每用和中为主，渐进祛风养血，流利经络之品，如归身白芍川芎秦艽红花海桐皮片姜黄五加皮苍耳子紫荆皮之类，相间迭进。至四月中旬，六易方，而起居饮食如常矣。此症虽因郁怒，内伤肝木，而外有风湿之邪，闭其卫而郁其营，内外相触，以成斯症。余故初用和中，兼转运机枢；继用宣泄外卫，解其表郁；再用和中兼滋养营血，流利经络，得以奏功。是症不用中风成法，桂枝附子，从未沾唇，但验脉象症情，随意用药，六次之方，难以悉记，因志其大略焉。

张叔和观察，请诊其太夫人之恙。年已七旬有四，晨起饮人乳一杯，倦怠而卧，忽然动风，口歪于左，舌卷不能言。诊其脉，右寸独大，尺极微，左三部，如丝不绝。余诊病，向不肯作险语，此真年高病重，恐难奏功，因嘱其另延高手。叔翁强予为治，勉用理中，加化痰疏木息风之品，服后右寸渐平，左脉略起。叔翁孝思纯笃，偶摘一鲜花娱亲，太夫人因接而嗅之，知其神识稍清，叔翁喜甚。余谓脉虽稍起，而语言不发，诚恐无功，且风病亦有传经之义。至第六日，传至厥阴恐有变象，不可不防。第五日，右寸脉忽大，左脉忽小，与起病时脉象无异。第六日右寸更大，左脉愈小，深以为虑。后果症象大变，痰涌气脱。至第八日，手足牵引，呼吸渐促，无可挽回矣。人以中气为主，中气不立，则升降无权，是症偏废在右，而口歪于左，左主升，右主降。若偏废于左，犹可升泄，偏废于右，其根虽在于左，而欲施升降并行之法，其如中气无主，枢机终塞何。前案谢母之症，同是偏废，惟其患于左，而口歪于右，且年周花甲，元气未漓，尚易奏效。兹则中权已伤，余每次往诊均未许其可治，竟至无可挽回。

沪城内红栏杆桥，马贡三丈，仁厚诚朴，君子人也。面苍黑而表实，耳微重听，素日少痰。年已七旬有三，精神尚旺，客秋有鼓盆之戚，事多亲操，不耽安逸。仲春五日，肩舆至寓请诊，忽得偏枯之疾，左手足不能运用。诊脉右部滑大，左手冰冷，脉象沈细。余用理中加附子桂枝阿胶归芍芪防等，两进效如桴鼓。改方仍以前法增减治之。越数日忽遣价至寓请诊,惟请诊之地,非翁宅也。至则翁迎于舆前,喜形于色,始知翁之弟媳,有恙而邀诊也。便索调理之方,随以温脾暖肾滋木清风之药与之。

温热

俞惠斋癸未四月来诊,右寸关滑数,舌苔薄白满布,舌本薄红尖赤,头胀畏寒,发热多汗,口燥面红。症因外感风邪,病于春末夏初之时,内有木火相应,实为温热。是以脉见浮滑洪大,毫无紧象也。议用凉营泄卫法,方用薄荷清在上之风邪,青蒿前胡和解少阳内郁之火,佐白芍平木而和中土之阴,元参连乔麦冬清上火而保肺胃。盖温热之邪,无不犯及肺胃也。丹皮清木火而息风,生草和协诸味,引用姜泄其卫,枣镇于中,服之旋愈。

五马路,英昌照相馆,李寿山兄年未三十,身面俱长,乃木形之禀。病延旬日,前医治以风温之法,而加豆卷等味,药进罔效,病势甚危。余诊脉象,其细如丝,沉数有力,此乃邪传少阴之候。舌干少苔,热重额间微汗,喉痛甚,喜冷饮,两颧红晕,两耳赤色,唇微肿而燥,口渴溺涩善寐,明明病邪已传少阴矣。夫人身病入于少阴,无不是寒,而惟内伤发为春温者,无不是热。缘人身手足两少阴,一水一火对峙,惟水能灭火,故见病是寒,在伤寒则用四逆汤之类。而冬伤其寒水蛰藏之令,发为春温者,木火先盛于内,正在欲发未发之时,一经春风外袭,风火相因而病。初传三阳,腑中之津已伤;传至太阴,脏中之阴告竭;再传少阴,少阴之水立涸矣。余因重用生地,佐以元丹麦芍知母天冬滑石浮萍淡芩花粉竹叶蔗皮之类,三日三易方,一以养阴泄卫为主。至第四日,脉象忽起,洪滑而和,喉病先止。第五日热已退清。七日后,不复求药矣。此病见其善寐,而不知病传少阴,再进发泄寒凉,欲其发癍,势必咽喉胀塞,火亢水涸,即成败症。叶氏谓温病以存津为主,即是此症。虚谷谓银翘散等方,但治风温时行之症,若冬伤于寒,水不蛰藏之症,则非所宜,此为定论。

六月初九日午后,赵君寅桥,请诊恒人里友人之病。至则见其居室湫隘,床前垂布幔,病人身着夹衣,脉象洪大无根,舌燥唇焦,面目俱赤而神呆。吾谓时正酷暑,病人何堪受此大热,曰:前医谆嘱,癍未发透,不可受寒也。解视其胸,红癍殆遍,且起瘰而灌浆。问其如此酷热,汗出如何,云:前日汗出淋漓,今日已无汗矣。且前日口渴异常而溺赤,今日口不渴而溺白矣。缘病已两候,服沪城世医之方,豆卷生地已十余剂。以热治热,豆卷发其暑火也;以湿治湿,生地助其暑湿也。前日口渴汗多时,急救其阴,尚可挽回。今则内液尽涸,阳已离根,是以汗不见,口不渴,溺不赤,而神呆不语矣。际此酷暑炎蒸,犹畏其受寒,而蔽以幔,衣以衣,不愧为专治伤寒发癍之世医也。二集之刻,其中论说,及所志各案,每多辨论发斑之证,非好辨也。实因世医,自谓得治伤寒之诀,而未究治温治热之理。一见发热,断为发癍,所用之药,遇热症,癍发更捷,自以为灵,发之而阴津未竭,或遇湿重之体,湿甚之年,可望收功,遂乃自鸣得意。发之而遇燥体燥盛之年,阴津立涸,又以为是年病深,药难救治,并不自知药误,屡多败症,漠不关心。余于两月中,见夫壮盛之体,近则一候,远则两候,发病告毙者多人。所服之药,并无改易,故不禁又哓哓致辨焉。

呕吐

北泥城桥下,保婴局间壁,有铁作,店主因讼罚锾得释。当被拘时,其赘婿远出,其女情亟,遂服阿芙蓉膏,经大善士陈君竹坪,救治而愈。愈后情复抑郁,得呕吐之恙。陈君固乐善不倦者,因其父再三之求,为延医治之,越七日罔效。陈君来余寓,余适他出未面,遂复述之他医,医乃授法其徒,往治之,亦不效。陈君仍为之邀余往诊,见前方用旋覆代赭法,是未审呕已经旬,水谷不入,复伤其中气也。诊脉寸大尺伏,乃呕病正脉,且年正轻,体亦实,并无错杂中治之证。惟呕吐不止,浆水不进,进即吐更甚,面赤火升无汗。时保婴局绅见之,亦以为危。余曰易治也,用苦辛泄降,兼凉散法。缘证属厥阴,肝木以水为母,以火为子,非苦寒辛热并用,不能和解;其面赤无汗,外卫尚闭,外卫愈闭,内火愈郁,郁甚则火升,而肺胃亦不能降,故用泄卫之品以佐之。药两进而病如失,陈君令其父诣余寓,称谢不绝云。

马贡翁弟媳之恙,初诊其势颇重,发热头重无汗,面赤足冷,呕吐不休,勺水不得下咽,且吐蛔虫,三日不纳谷矣。询知素不服药,前有脾泄之恙,大便不调者三月,脉象弦细而紧。余用仲景乌梅丸意,寒热之品并用,参入小柴胡汤,加浮萍以泄卫气,不觉方列二十余味。令其先服二煎,恐药入仍吐而不受也。诘旦遣人至寓,谓药人尽吐,余嘱其将乌梅咬定齿上,急以前药进。翌日复诊,汗已解而呕吐平,惟寒热未清,少阳经症未罢也。即书小柴胡汤加味与之,越二日复诊,病人云余无病矣,惟有肌虚作痒耳。改用轻清宣解而安。

痰浊

甲申春季,陈济堂,王耀庭兄请诊。诊得脉象浮大无伦,两尺沉伏,舌有薄白之苔,平铺满布,咳痰盈碗,喘息肩耸,喉声呴呴然,气短语言不续,小便点滴不通,起卧均不适,举家惶然。余以为湿痰中郁,外感风邪也。大凡人有外邪感冒,初起必有白苔,满布舌边。至于舌边无苔,湿苔在中而毛,此乃外邪渐解,或系久病变象。至于杂症,舌苔变现无定,又不能拘泥,不得与外感初起之舌并论也。此症因时交春令,外受郁邪,皮毛闭郁,缘风为阳邪,鼓荡营卫,触其当令之木火,风火相击,湿

痰在中。又因风火冲击而升,不得下降,以致风火湿三邪,共犯肺胃,是以异常喘急,证情危险矣。治法用薄荷前胡半夏杏仁橘皮淡芩茯苓泽泻苡仁石斛滑石生草等,一剂平,两剂愈。

轮船朱少卿,至寓求诊。脉象两尺空,两关滑,右寸独大,体甚坚强,内多痰湿,两目红而头胀,怔忡不寐。余用芩斛苡滑半贝栀芩前胡元参枳实生草桑叶治之而平。盖关滑尺小者,痰郁火飞之象也。火被湿阻,不得下降,上刑肺金,自见右寸独大而目赤矣。火扰于肺胃,肝胆两火,与痰湿相搏击,因见怔忡之证。肺主卫气,肺金受克,卫气不入于阴,则不寐。此证如见不的确,误用温补,则痰火益炽;肆用寒凉,则灭其真火;若用滋阴,则助其湿邪。故燥脾润肺降浊,而导火下行,不易之法也。

李修之医话精华

伤寒

徐敬山伤寒郁热,过经不解,愈后复谵语神昏,刺高胎黑,耳聋如愚,六脉洪大,此阳明胃热血化为斑之状。仍燃灯照其胸腹,果紫斑如绿豆大者,朗如列星,但未全透於肌表,宜清胃解毒,使斑点透露,则神清热减矣。用竹叶石膏汤二剂,壮热顿退,斑势掀发,但昏呆愈甚,厉声呼之,亦不觉醒,全无活意,惟脉息尚未断绝,俱云死矣。余复诊其脉,两手皆在,不过虚微耳。盖此证始因胃热将腐,先用寒凉以解其客热,今邪火已退,正气独孤,故两目紧闭,僵如死状,急用补胃之剂,以醒胃脘真阳,生机自回也。即以生脉散合四君子汤一剂,至夜半而两目能视,乃索米粥,以后调理渐安。

妻祖黄含美,庚辰会试,患伤寒极甚,适其时家君薄游都门,乃与诊治。舌黑刺高,壮热妄语,神思昏沉,奄奄一息,此为邪热内盛,亢阳外灼,脏腑燔焚,血遂沸腾,斑将出矣。遂用生地黄连元参麦冬丹皮知母甘草,一剂而斑现,再剂而神清,三剂而舌刺如洗矣。

燕京礼垣房之麟,患伤寒五日,病势困殆。伊

亲在太医院者七人,莫能措手,延家君治之。脉人迎紧盛,右关洪大,神思若狂;舌苔微黑。此邪热佛郁,神思昏愦而如狂,亢阳煽炽,火极似水而舌黑。炎炎蕴隆,将成燎原,若非凉血,火将焚矣。视其胸腹,果有红斑,遂用化斑清火,一服顿愈。

中风

分镇符公祖恭人,形体壮盛,五旬手指麻木,已历三载。甲辰秋,偶感恚怒,忽失声仆地,痰潮如锯,眼合遗尿,六脉洪大。适予往茸城,飞骑促归,缘符公素谙医理,自谓无救。议用小续命汤,俟予决之。予曰:是方乃辛温群聚,利于祛邪,妨於养正,其故有三。盖北人气实,南人气虚,虽今古通论。然北人居南日久,服习水土,气禀更移,肤腠亦疏,故卑下之乡,柔脆之气,每乘虚来犯,致阴阳颠倒,营卫解散,而气虚卒中,此南北之辨者一。况中风要旨,又在剖别闭脱。夫闭者,邪塞道路,正气壅塞,闭拒不通。脱者邪胜,五内心气飞越,脱绝不续,二证攸分,相悬霄壤,故小续命汤,原为角弓反张,牙关紧急,闭证而设。若用于眼合遗尿之脱证,是既伤其阴,复耗其阳,此闭脱之辨

者二。又风为阳中阴气,内应于肝,肝为阴中之阳脏,外合于风,恚怒太过,火起于肝胆,内火外风,猖狂扰乱,必挟势而乘脾土。故痰涎汹涌,责脾不统摄,肾不归藏,滋根固蒂,尚恐不及,若徒事发散,是为虚虚,此真似之辨者三。《灵枢》所谓虚邪遍客于身半,其人深者,内居营卫,消衰则真气去,邪气犹留,发为偏枯,端合是证。当法河间东垣用药,保全脾肾两脏,庶可回春。乃以六君子加黄芪白芍桂枝钩藤竹沥姜汁,服二剂,恶症俱减,脉亦收敛。但声哑如呆,此肾水衰耗,心苗舌槁,至更馀后,火气下行,肾精上朝,方能出音,遂改地黄饮子。服至十五剂,大便始通,坚黑如铁。虽有声出,状似燕语。乃朝用补中益气汤加麦冬五味以培脾;夕用地黄汤加肉苁蓉当归以滋肾。调理百日,语言如旧,步履如初,但右手不能如前耳。然亦倖赖余之辩也。

哮喘

秦商张玉环,感寒咳嗽,变成哮喘,口张不闭,语言不续,吟呷有声,外闻邻里。投以二陈枳桔,毫不稍减,延余救之。诊其右手寸关,俱见浮紧,重取带滑,断为新寒外束,旧痰内抟,闭结清道,鼓动肺金。当以三拗汤,宣发外邪,涌吐痰涎为要。若畏首畏尾,漫投肤浅之药,则风寒闭固,顽痰何由解释。况《经》曰:辛甘发散为阳。麻黄者辛甘之物也,禀天地轻清之气,轻可去实,清可利肺,肺道通而痰行,痰气行而哮喘愈矣。乃煎前方与服,果终剂而汗出津津,一日夜约吐痰斗许,哮喘遂平。二年因不忌口,复起前症而殁。

协镇王公生长蓟北,腠理闭密。癸卯秋谒提台梁公于茸城,乘凉早归,中途浓睡,觉后恶寒发热。缘无宿病,自念体强,不须调养,过食荤腥,日增喘促,气息声粗,不能卧倒,更觉汗出津津,语言断落,不能发声,延余商治。六脉洪滑,右寸关尤汩汩动摇。以脉合证,知为痰火内郁,风寒外束,正欲出而邪遏之,邪欲上而气逆之,邪正相搏,气凑於肺,俾橐籥之司,失其治节,清肃之气,变为扰动。是以呼吸升降,不能宣通,气道奔迫,变为肺鸣,一切见症,咸属风邪有余,肺气壅塞之证也。若能散塞袪痰,诸病自愈。乃用三拗汤,加橘红半夏前胡,一剂而痰喘缓,二剂而胸爽卧安。夫以王公之多欲,误认丹田气短,用温补之剂,则腻固肤腠,客邪焉能宣越,顽痰何以涣散。故临证之顷,贵乎谛审也。

诸痛

大学士徐玄扈夫人,患胃脘病,先以气治,次以食治,继以火治,剂多功少,甚至昏愦,良久复苏。延家君救疗,曰夫人尊恙,非气也,非食也,亦非火也,由劳碌过度,中气受伤,脾阴弱而不化,胃阳衰而不布,阴阳既虚,仓廪壅滞,转输既弱,隧道失运,所以清浊相干,气血相搏而作痛也。若过用消导,则至高之气愈耗,误投苦寒,则胃脘之阳愈伤。为今之计,非补不可,古语虽云痛无补法,此指邪气方面者言也。今病势虽甚,而手按稍止,脉气虽大,而重按稍松,则是脉证俱虚,用补何疑。即以香砂六君子汤,一剂而昏愦定,痛亦止矣。

内乡令乔殿史次君,自幼腹痛,诸医作火治气治积治,数年不效。后以理中建中相间而服,亦不效。六脉微弦,面色青黄,余曰:切脉望色,咸属木旺凌脾,故建中用以建中焦之气,俾脾胃治而肝木自和,诚为合法,宜多服为佳。复用数剂,益增胀痛。殿史再延商治,余细思无策,曰:令郎之痛,发必有时,或重于昼,或甚于夜,或饥饿而发,或饱逸而止,皆治法不同。殿史曰:是病方饮食下咽,便作疼痛,若过饥亦痛,交阴分则贴然。余曰:得之矣,向者所用小建中,亦是从本而治,但芍药酸寒,甘饴发满,所以服之无效。但缘过饥而食,食必太饱,致伤脾胃,失其运用之职,故得肝旺凌脾,经所谓源同流异者也。今以六君子汤加山楂麦芽助其健运之职,而利机关,令无壅滞之患,则痛自愈也。服二剂而痛果止,所以医贵精详,不可草草。

一妇向患左胁疼痛,服行气逐血之剂,反加呕吐,甚至勺水难容。脉左沉右洪,明系怒动肝木,来侮脾阴,过投峻药,转伤胃气,致三阴失职,仓廪无由而化,二阳衰惫,传导何由而行,所以下脘不通,食泛上涌,斯理之自然,无庸议也。方以异功散加白芍肉桂,于土中泻木,并禁与饮食。用黄芪五钱陈仓米百余粒陈皮生姜三片,用伏龙肝水三碗,约煎一半,饥时略进数口,三两日后,方进稀粥,庶胃气和而食自不呕也。依法而行,果获奇效。

腹胀

参戎王丽堂夫人,信佛长斋,性躁多怒,腹胀累年,历用汤丸,全无奏效。余治时腹大脐突,青筋环现,两胁更甚,喘满难卧。此系怒气伤肝,坤宫受制之证。前医徒知平肝之法，未明补肝之用，所以甲胆气衰，冲和暗损，清阳不升，浊阴不降，壅滞中州，胀势更增。殊不知肝木自甚，肝亦自伤，不但中土虚衰已也。治当调脾之中，兼以疏肝之品，使木气条达，不郁地中，而坤土自能发育耳。疏方用白苍术各钱半，白芍广皮香附茯苓各一钱，肉桂木香生姜皮各五分，服后顿觉腹响胀宽，喘平安卧，后加入参调理而全瘥。

文学包曰俞，食蟹腹痛，发则厥逆，逾月不已。来邀诊告余，遍尝诸药，始则平胃二陈，继则桂姜理中，一无取效，反增胀痛。余曰：诸痛不一，投治各殊。感寒痛者，绵绵无问；因热痛者，作止不常。二者判若霄壤。尊恙痛势有时，脉带沉数，其为火郁无疑，虽曰食蟹而得，然寒久成热，火郁于中，热极似寒，厥冷于外，此始末传变之道，先哲垂论，昭然可考。奈何执泥虚寒，漫投刚剂，是以火济火，岂不难哉。以四逆散加酒炒黄连，一剂而愈。

调经

莘城王公亮令爱，血枯经闭，已年余矣。大肉半脱，饮食减少，日晡寒热，至夜半微汗而解。余诊其脉，两手细数，证属难疗。《素问》曰：二阳之病发心脾，有不得隐曲，女子不月。夫心统各经之血，脾为诸阴之首，二阳为子母之藏，其气恒相通也。病则二藏之气乖涩，荣血无以资生，故地道之不行，由心脾之气不充也。张洁古师弟，首重《内经》，一以调荣培土为主。而薛新甫将逍遥归脾二方为用，使气血旺而经自通。若不培补其源，反以消坚破硬，苦寒伤胃，通癸水为捷径法门，殊不知愈攻则愈虚而愈闭矣。生生之源，从此剥削殆尽，直至风消息贲，虽有神丹，难为治矣。不信余言，专行通导，竟至不起。

大场张公享之内，年逾四旬，丧子恸悲，涌崩如泉，或用四物胶艾，或增棕榈棉灰，毫不可遏。一医颇明义理，谓阳生阴长，无阳则阴不能生。乃用补中益气，以调脾培本，势虽稍缓。然数月以来，仍半月一崩，大如拳块，彻夜不寐，胸膈胀满，势甚危殆。余治之，面色青，唇爪失泽，四肢麻木，遍体酸痛，六脉芤虚，时或见涩，此病久生郁，大虚挟寒之象。夫脾喜歌乐而恶忧思，喜温燥而恶寒凉，若投胶艾，止涩之剂，则隧道壅塞，而郁结作矣。若单用升柴提举之法，则元气衰耗，而生发无由也。乃以归脾汤加益智炮姜大剂与服，四剂而

势稍缓，便能夜寐，胸膈顿宽，饮食增进，调理两月，天癸始正。计前后服过人参十有六斤，若处寒素，去生远矣。

携李孝廉沈天生夫人，血崩不止，势如涌泉。有谓血热则行，血寒则止，用四物加芩柏等剂，两昼夜不减。延家君往治，诊其脉息安静，全无火势，肌体清瘰，查非壮实，知为脾胃气虚，不能统摄阴血，苦寒杂进，反潜消阳气，须用甘温之品，以回生长之令。乃以补中益气汤，加阿胶，炮姜，大补脾元，升举元阳，二剂而崩止，后调理渐安。

胎产

朱思皇夫人坐孕七月，胎肿异常，喘急不能言，并不能卧者月余，举家惊惶。投药甚乱，一医议用人参白术以实脾，一医改用商陆葶苈以泻肺，相去天渊，益增疑惑。就余决之，余曰：此证似危，脉幸洪滑，产前可保无虞。分娩之后，颇费周章。舍前两治不过一二剂便获安枕矣。座中讶出言之易，各言辨驳。余据理析之曰：胃为清阳之海，肺为行气之籥，故呼吸升降，根于丹田，清浊输化，赖于化土。若平素膏粱太过，则中州积热，况胎孕内结，则相火有余。至六七月以来，肺胃用事，胎孕渐大，故愈逼而火愈旺。凑逆于上，喘呼不卧，名曰子悬是也。若用参术温补，则肺气壅塞，葶陆苦寒，则胃气孤危，均致变证蜂起，非实实虚虚之谓乎。疏方用苏梗桔梗枳壳腹皮各三钱，云苓陈皮半夏各钱半，甘草五分，生姜三片，水煎服，一贴便能言，再剂则安卧，合门信为神丹。余曰：无欢也，胎前喘呼，药石易疗，恐临盆在迩，其喘复生，虽灵丹在握，不能为也。须预备奇策，调护真元，不致临产散涣，乃可万全。不数日产一子，甚觉强健，越二月喘果复作，惊慌无措，进饮食后，略减片时，此胃土虚而不能生金之象，以大剂参术苓草五味肉桂，数服乃安。

庠生陆长九内系董文敏公之孙女也，怀孕三月，忽崩涌如泉，胎随而脱，胸腹闷胀昏沉，发热谵语，上视见鬼，面黑流涎，已三日矣。此皆瘀血灌满胞中，上掩心包，故黑证毕现，治法须分先后，用肉桂归尾泽兰香附牛膝红花元胡煎成，调失笑散，去其胞中垢秽，使不上升，继以参耆芎归肉桂，取其传送，庶或有救。如方再服，神思稍清，遂觉痛阵连腰，恍如下坠，将鹅翎探喉中，一呕而胞下，诸苦若失。

娄江祭酒吴梅村夫人，产后下痢。昼夜百余次，不能安寝，用攻下通导，而后重转增。延家君治之，断为阴虚阳陷，用六味汤加肉桂，以保衰败之阴。以补中汤加木香，以提下陷之气。盖新产荣卫空虚，阴阳残弱，咸赖孤脏之力，生血生气，以复后天资生之本。若既患下痢，则知元阳已虚，又投峻剂，必使真阴愈竭。惟舍通法而有塞法，易寒剂而用温剂，俾脾胃温泽，而魄门通畅，仓廪实而传道运行，自然精微变化，清浊调和矣。可见胎前产后，所恃者脾元也，所赖者阳气也。坤厚既旺，乾健自复，丹溪云均以大补气血为主，虽有杂病，以末治之。诚者是言也。

龚姓妇产后病痉，口歪不语，角弓反张，时或稍愈，而顷之复作。诸医皆用风治，余曰：肝为藏血之乡，风木之司也。肝气为风，气血为水。水流则风息，而筋厥自舒，古人云：治风先治血，信有谓矣。况新产后气衰于表，血耗于里，气衰则腠理疏而外风易袭，血衰则肝木枯而内风易作。故血不荣筋，则角弓反张，风淫胃脉，则唇口引动，当用滋润之品，内养肝血，直补其虚，少佐祛风之剂，同气相求，使易以入。乃用四物汤去芍药，加羌活防风独活钩藤酒炒荆芥，两剂而愈。若以风药治表，则风能燥血，辛散阳气，适滋其困矣。

张畹香医话精华

伤寒

香粉弄俞策兄，十一月渠店夥屠越兄邀诊，身热舌黄，喉干舌干齿浮，脉浮大，患经五六日。予知为阳明症，甫诊毕，其家已延以伤寒名者至，尔时戚友趋拥入诊，开小柴胡杂以消导。盖此人只有小柴胡达原小承气，不论四时六气，舌苔有无黄白皆此。其新人耳目者，枳壳枳实麻子仁大黄滚痰丸厚朴神曲五谷虫蒌仁出入加减而已。予因言此属阳明胃经，当用葛根汤。对曰：不特阳明，连太阳亦有于方末加葛根一钱五分，予不觉喷饭。次日则用蒌仁桔壳，十二日病不去，乃邀予治。其阳明经仍在，不传府，为疏葛根汤，两剂身即凉。

会稽明府耿修翁乃弟，十一月水泻痉厥，神呆不省人事，脉沉弦小，舌净，身不热已服过消导多多。予谓：此直中太阴，未罢而传厥阴，用理中合人参吴茱萸汤，一剂水泻止，痉厥神呆如故。次日再诊，脉浮弦小，身热有微汗，自曰：厥阴转出少阳，当用小柴胡领邪外出。两剂神清痉去，大便畅解，正七日云。

温病

昌安街董，五月病温，五六日舌鲜红，呃逆，脉沉小弦数，神昏口舌燥，不饮水。予谓：邪在血分，将发斑也。用玉女煎，石膏加至一两、麦冬五钱、生根地一两、犀角一钱五分磨冲、羚角三钱，复大青以托斑，柿蒂以除呃，两剂瘢出神清。

府桥泥水匠钟大成，舌鲜红，呃逆，脉洪数，面红气盛，是邪在心肺上焦。黄芩汤加大力甘桔生地一两、生石膏二两、麦冬五钱、犀角、羚羊角、柿蒂，两剂呃除身凉。

营桥丁发颐大如马刀，喉赤肿痛，舌黄厚，脉数大，《说疫》所谓疙瘩瘟也。病经十余日，由于失下，普济消毒以人中黄易甘草，加制大黄五钱，不应，加至八钱，大圊血而解。

教场沿高病温多日，舌白薄，神昏迷，口不渴，脉伏小。予谓邪在上焦，将欲作汗，须领邪外出。黄芩汤加薄荷大力羚角石膏甘桔一剂，次日大汗，大渴饮水无度，胸腹胀满，小便不通。用白虎汤加瓜蒌皮一两，带皮茯苓一两，一剂小溲如注而解。

范可斋四月间上焦温邪，用辛凉法，战汗体冷如冰，人不能支，又可所谓体厥也。诊脉静小，余嘱其家勿惊扰，疏沙参麦冬根生地花粉等滋肺而愈。盖书以汗后脉如蛇者死。若沉部似有似无亦当死。又云脉不为汗下减者死。上城隍庙道士温邪舌黄，脉沉小无力，予谓明日当战汗，脉太弱恐战而不得汗也。次日果作战不汗而死。

大坊口赵患温邪三日，其两脚大痛，不能起立。予谓《说疫》中所云瓜瓢氲疙瘩瘟大头瘟皆有方。又有极重者谓之软脚瘟，患必死无方也。然予思总由肾水之虚,肝家血分之热,用张石顽先生下焦肝痛方,加炒小茴香一钱五分、川楝子三钱、酒延胡一钱五分于黄芩汤中,三剂从足痛去、温邪亦渐瘥。嗣后无论男妇,遇软脚瘟,用此法俱效。

凡温邪或暑湿,一见舌尖鲜红,即为邪走心包。速须紫雪截其来路如神,至昏痉多用,亦难见效。宗涤翁郎似青,弱年时脉无神,予与刘友仙二兄深虑之。道光庚戌六月患温四五日,辰刻诊。予谓其戚王珠翁云:此症下午必入心包,紫雪香散恐不克当。不得已用人参汤送,迟则不救。予以原料紫雪付之,不即服。黄昏痉厥大汗,起立无常,脉虚小,予覆以不治。殊不知珠翁之夫人为涤翁之妹,三月间患温邪,予以紫雪治愈。是年温邪犯心即危,见机早用或效,或问何以与又可法不同。予谓嘉庆年间所谓任大黄者,用又可大剂承气得效,以天运交七赤八白,七赤属大肠金,八白属脾土。今则交九紫,火属心,故邪亦走心包。即肝厥肝痛之多且甚者,亦由心火盛,盗其母气,肝虚易于致病。鸦片烟之盛行,舒其肝郁耳,明万历年间闽人至京售一粒金丹,所称阿芙蓉,即罂粟浆也。惟任翁用又可法大发财,名为伤寒世家。其实真正伤寒,辨经别络,恐难雪亮也。城乡各镇尤而效之,不过达原一饮,承气一汤,复以消导逐秽,不分四时百病,概谓伤寒。无论老幼强弱,均用此法,无论舌苔有无与黄白,无不攻消,于是人人知医,个个插嘴,其术愈卑,其业愈贱。孔子云:小道必有可观。今则小之欲无,观之没有,故有志者遁而之他,万不习医而医乃绝。

仓桥孔小山先生,乙丑冬季年八十四,患风温多日,身热无汗,舌黑口齿燥甚,大便水泻,脉洪大,是其本色。盖高年未有脉不洪大为六阳者也。阅所服是葶苈苏子等泻肺,杂以消导,致邪陷下焦。故不得汗,不得汗则身不得凉,今津液已涸,当救其阴。用黄芩汤复以增液汤,泻止再以葳蕤汤,得汗身凉。

治一孩三岁,二月间辰刻身热嗜卧,呼唤不醒,至黄昏惟闻喉间痰声壅塞,水浆不入。予以马勃一两,以病起勃然,故用勃然而兴之药。碎为小块,纱包铁物压煎,又以箸掉,以手揉,缘轻浮之物,不易煎汁耳。煎数大碗,将孩抱起,仰天灌一瓢,闻喉中声尤响,逾时向地倾之,又灌又倾,二更后喉忽开,大叫乃醒。天明不出汗身凉,竟不服

药。又治世侄范定甫甫周岁,三月患风温,越五十日气绝,委诸地尚温,又抱之。予诊脉小数,虎口纹紫细,直透三关,舌黑燥,其祖母嘱毋开方,以逢药食必吐,绝食已一月。予问不食何以活,云见碗必欲饮,饮水耳。因思药之如茶水者必不吐,于是以病久气虚,用燕窝一两以代元参麦冬羚角,竹叶以代川连,黑穞豆皮一两以代地黄,茯苓通草以通小溲,皆无药气味者,恣饮之。三日舌黑为黄,溲通泻差,再三日竟愈。食粥饭,至今抱子多多。

水沟营冯朴圆姻兄,二月间在诸暨幕中,身热咳喘,病如伏寒,路间又感风雨,至家则诸筋络掣痛失红,脉数弦,舌黄薄。是肺卫心营皆感,然营较卫为重,当先治其红。用根生地一两,麦冬银花羚角山茶花丝瓜络元参赤芍丹桑,两剂红止。再以凉解卫分风热,身凉而愈。

经产

毛姓一妇孕八个月,霜降后患伏暑,黄昏寒热,似疟非疟,无物不呕,是上中焦症。其阳之不通,以禁用滑石故也。然日用厚朴藿梗,更多医,呕总不除。后予以喻氏进退法,一剂呕止,即告辞。以极于上者,必反于下,一产即为棘手。病家再三嘱治,用安胎清暑法,不弥月而产,产后母子均吉。惟恶露点滴则无,予思病经一月,今欲求其血,是迫饥民而徵敛也。理当加本求利,于是以丹参八钱、当归三钱、川芎二钱,再加沙苑子一两,以代地黄,经血大至,服十剂恶露已净,黄昏寒热又作。予谓是极于下必反于上也,用薄荷滑石,辛凉解肺而愈。

世交张鲁封六兄,医学高明,凡戚友中病至棘手,延至立法即愈。一媛尚在室,患温邪多日不愈邀治,舌黑燥,神呆脉滞大。予认为邪入心包,当用犀角地黄。鲁翁对以业已服过,或剂轻之故,再议以大剂不应。予又诊细问工妇,病中曾经走经否?对以十余日上至,服主人药。予知其必不用医通法也。于是以舌黑为津液之涸,肾水之干,耳聋者水不上升也,神昏者精不上交于心也,两腿不能自移,衣服著肌肉即大叫痛者,为血分之亏也。用吴氏《温病条辨》下焦篇中复脉汤加减,内大熟地用至八钱,炙甘草用至六钱,鲁翁嫌手笔太重,予谓其书谓甘草不应,加至一两。曾经得效多人,竟用之,一剂即知。鲁翁竟以此汤日进,不过十余日痊愈。予即以《温病条辨》转赠,缘此书京城所刻。

吴鞠通与世伯胡水云先生交好,今下元胡心亨明府水云先生之令嗣也。蒙其屡次下赠,今宁波有翻刻者,后晤鲁翁云:曾以大定风珠治血崩得效。此媛适阳嘉龙孙宝号。七月间患暑湿,致小产经血不下,鲁翁自诊后,又邀予。鲁翁此次手笔亦不轻,当归用至七钱,予谓究属性温,不如易以丹参一两,且产由暑热逼下,须用凉剂。若不以凉即热入血室矣。加以丹皮栀子六一散木通等,竟霍然。

姚龙光医话精华

温病

赵少希余至好也,其太夫人贤德知大体,治家勤谨。夏间忽患温症,一发寒热,则抽掣难堪,通身疼痛,头痛如锥,心中烦躁,不饥不渴不便,舌本深紫无苔,右脉弦数无力,左脉弦数有力。余曰:邪之中人,乘虚而入,如水之就下也。此症由阴虚之体,受时令温邪,深入阴之血分。故一发则心肝两脏,为邪所伤,因见烦躁抽掣,寒热往来,脉象弦数等脉症,《温热经纬》中论此症最为详明。余因按法施治,用鲜生地五钱、麦冬二钱、元参心三钱、青蒿三钱、赤茯苓一钱半、银花二钱、连翘三钱、山栀仁三钱、酒炒白芍三钱、甘草五分、当归五分、竹叶卷心者八片、莲子心八分,连进四帖,寒热抽掣身痛俱止,舌苔渐生。惟懊憹心跳体软,咳嗽痰多,脉象柔和,是阴分温邪已退,见脾虚痰泛之象。适吾发旧患,不能出门,乃请吾乡推许之王某名医继吾诊治,见吾前方,颇不满意。云时气之病,焉有开首便养阴而用血分药者,改用凉膈散去硝黄,连服四帖。愈觉疲困。值少翁由店回来,因邀予往诊,其脉仍如前,余曰:不妨,此脾虚较前稍甚耳。用六君子汤加厚朴八分,缓以调理,不难痊愈。此时少希二妹亦病四日,服王君方亦四帖,王君在余前一刻诊视,尚云病将退矣,较母病轻甚,一二日便可痊愈。余俟其去而入房诊视,见病者勉强坐起,讶其躁扰不安,有类阴躁,面色夭白,两颧皆红,身亢热,四日未得一汗,唇与舌本皆白而无血色,上有薄苔,焦枯板贴肉上,问夜能睡否,曰:日夜烦躁,两夜不能瞑目矣。两脉沉细而数,一息约十二三至,出房私谓其兄曰:令妹之病,法在不治,其变即在早暮,阳越于外,故身热无汗,烦躁不寐。阳越于上,故舌白苔焦,颧红面夭,脉数至十余,是阳越而阴竭矣。凡阳虚之体,误服凉药

多致孤阳脱出,而飞越於巅顶之上与肌肤之外,反显热象,而变动极速,此为不治之症矣。王名医见令堂哼喊不安,故云病重。见令妹安睡无声,故云病退。此智者千虑之一失乎。越一日僵卧如尸,一日寂然而逝。此女心性和平,见地明达,调停家事,实阿母之良佐也。早二三年夏间患疟,间日一发,市医为治月余罔效。后挽予诊,服药二三剂便愈。愈后便止药,药止便又发,发即服药而愈。如此又迁延月余,适少希回来,访问病情,并屡止屡发之故。余曰:令妹之疟,与时疟不同,时疟多由痰食积滞所致,令妹实由脾阳不足,故疟来寒多热少,先由手足冷起,无头疼身痛口渴便秘等症。惟面色萎黄,身倦肢软,恶食汗少,脉来濡弱,加之前医多用克伐之剂,脾气伤而又伤。余用六君子汤加附子一钱,温补脾阳,故服二三剂便愈。然疟虽愈而虚未能回,故药一止则病复至矣。若连服十余剂,虚气亦回,便不再发。少希因日煎一剂与服,连服八日,果不再发。为开丸方调理,二年无病,是年死于七月。因断丸药半年,初病时又服苦寒药,致真阳飞越,阴火焚身,可哀也夫。

结胸

宦治桐性诚笃,工写真。长媳王氏,秋季患温症,因有孕七月,未敢服药,延至七日病势危笃,来恳予诊。询知恶热七日,曾未一汗,面红有光,胸闷躁扰,谵妄叫喊,人事间或清醒,大小便俱闭,呕哕连声,滴水不能入喉。诊其脉两寸洪滑,两关尺弦数,舌本深紫,潮滑无苔,合脉症参之,定属温病。然口不渴,舌潮滑,滴水不能入喉,则又何也?就此推测而知此为温病之水结胸,如伤寒水结胸之病也,但伤寒由于寒而误治,此由于热而自成,水气因热上升,填塞胸膈,故舌润而洪滑之脉见于两寸也。上窍为水气所闭,则下窍亦闭。如壶内

贮茶,大口盖紧,小口即点滴不出。故便溺俱无也。水气上冲,气亦上逆,故呕哕不止而水难下喉,心为水逼,神明无主,故人事不清。且面红为温,有光为水。但泻水之药,均能损胎,虽有故无陨,亦无陨也。然与流俗难言之。故婉言辞谢,嘱请高明,乃桐翁再三相恳又邀王炳南为做说客,为用葶苈子三钱、杏仁泥三钱、枳壳一钱半、法半夏二钱、大黄三钱、芒硝三钱,水煎与服,因嘱之曰:此方皆损胎之药,然有病则病当之,於胎无伤也。若胎气未动,则病去胎存,最为妙事。若胎气已动,则胎病俱去,亦属无伤。若不服药,则胎去病存,人必不保,此方毋轻示人,恐听人言而自误也。药煎出一碗,竟能缓缓服下,无一滴呕出,事亦奇矣。历一时余腹中大痛,其翁复来问治,余曰:上焦开发,气下行矣,无害也。又历时许痛定安寝,至天明小便下行甚多,大便又下行多水,果汗出津津,身倦欲卧,病大退矣。反致众口沸腾,谣诼四起。吾闻之因不再诊,后医治不中窍,余邪未净,逾年余转别症殁。冬月生子,亦未能存,此病后失于清理,安胎之未得法耳。

昏厥

余姻亲蒋伯渠之侄女,年二十,秋间病寒热,市医为之表散,二剂而愈。隔二日天将明时,忽来叩门而速予往,予至则病者神识昏迷,已如尸寝。据云三更时一觉烦闷,便目闭神昏气绝,片刻则醒,醒片刻又绝,半夜已气绝五次。诊其脉六部俱无,面色一团黑滞,舌苔秽浊而厚,此本伏邪因受感而见寒热,一为表散便解,其伏邪犹未动也。然是即药线也,为今夜发病之兆矣。其秽浊有形之邪,伏藏既久,蓄势必紧,如地雷火发,势之暴烈,难以言喻。故一发则上犯心肺,五脏皆邪气弥漫,焉得不神昏窍闭,如尸寝乎。但邪在胸膈,难用下夺之法,令急刺其四末,透风泄邪,另用黄连等极苦极辛之剂,以清降上焦,俾浊邪下行,神气稍清,然后再按法正治。刺后即连灌煎药两剂,果神气稍转。明日复诊,脉仍未出,病仍如旧,乃仿达原饮方,用川厚朴三钱、苍术三钱、草果仁打碎后下一钱、枳壳二钱、川黄连一钱五分、黄芩二钱、大黄五钱、芒硝四钱、木香一钱,水煎与服,周时始得大解,粪如烂酱,臭恶不堪,人事始清,但下后恶寒战栗,床帐动摇,举家忙乱。予初闻之,亦颇惊骇,以下后复作寒战,古人谓为犯忌,在下后三戒之内。

继而自悟曰:此病与伤寒大承气症有别,承气症邪热燥粪结於肠胃,一下则热清结解,不当再见表证。若再见寒热,非认病不真,下之不当,即正虚而成坏症,故下后忌此也。此病乃伏邪为患,秽浊污垢之气,蓄之既久,非独脏腑间邪气积满,即经络中邪气亦皆充斥。脏腑窒塞之时,气机壅闭,经络之邪无可发泄,故病虽极重,而无寒热头痛症也。今大便一行,腑气稍通,经络之邪始得外发,此刻既有大寒,寒后定有大热,热后定有大汗通身,外邪皆可因之解散,实此症之幸事也。大热大汗,汗直至足,果如所言,是日即未服药。第四日复诊,脉则浮弱而数,不甚受按,面上黑滞未退,肢体软弱,心烦腹痛,溺仍未清,舌苔仍垢腻,舌本深紫,此邪气尚重也。原方加大腹皮三钱与服,至三更行大便甚多,仍臭恶不可近。第五日复诊,各症俱减,面色稍转,脉反实大数而有力,舌苔厚腐浮起,知其积滞已动。乘势利导,不难扫除尽净也。原方减去芒硝二钱,再与服一剂,服讫连行大便两次,几有半桶,舌苔退尽,脉来弱小,人事安妥,亦能稍食薄粥,前此数日,粒米未能入口也。但神虚体弱,终日欲寐,恶闻响声,知邪去正虚,为制健脾利气之方,加以饮食,调理月余,始能起床,两月始能健旺,其受病之深,发病之重,不多见也。若非体壮年轻,何可望其生全哉。

关格

陈道生忠厚人也,与其父皆以好义见称。数年淹蹇,事多掣肘,患关格症,服药数十剂,病势日重。予自鄂回,闻其病而往视之。见其面色萎黄,饮食入腹即吐,午食至戌则出,暮食至早则出,所吐皆酸腐宿食,绝无新食一粒。兼有痰涎甚多,大便十余日一次,有如马粪,小便赤涩。诊其脉两关滑大而迟,重按无力,余部均不应指。前所服药,类皆苦寒一派。余曰:此非真关格也,乃胃气虚弱运化失职,阴霾之气,晦塞三脘。痰水涎沫,填满胃中,饮食入胃,为痰涎所裹,不能运化精微,时久则味变酸腐,为胃所恶,新食芳香,为胃所喜,故新食一入,则宿食去而新食留。且胃失健运,其渣滓无由下达大肠,津水无由渗入膀胱,故大便艰,小便涩,势所必然。若用理中以振胃阳,用重药以镇胃气,脾阳一复,便可挽回。乃用潞党参五钱、白术五钱、附子三钱、干姜二钱、炙甘草一钱五分,以补脾阳,煎出,另用赤石脂细末五钱,以镇胃气。

方出,市医窃议曰:大便已艰极,再服此补涩之药,大便当不通矣。余嘱令煎服,毋为人言所惑也。服三剂,果便溺通利。服六剂,果便泻痰水日十余次,食粥不吐,惟硬物不能食。两关脉已敛,寸尺俱起,但濡弱耳。余曰:可望生矣。胃中阴邪由大便下行,其势最顺。然浊邪一去,则寥廓空虚,有如新造之区,故硬物不能消受。其先大便结硬,愈服苦寒下剂则愈窒,今服补涩之剂,则反下泄者,是脾阳已回,胃气已复,中下焦阴霾之气,痰水之积,皆无地可容,盘踞不得,如红日一升,群魔避舍,有此气势。此所以用补涩药而大便反泻之理也。若再服十余剂,将空洞填满,胃复升降,脾复健运,便复其常矣。讵料其妻进红灵丹与服,又请王名医诊治,视为湿痰,用三仁五苓等汤,不十日坏症复见,两月而逝。死后家徒四壁,子不克家,律以天道,诚茫茫矣,岂可问哉。

水气

西码乔梓阁王捷庵二令媳,年二十余,四月患病,直至九月初间,历易名手数辈,百治莫效,奄奄一息,已预备凶器。余在孙府,再三敦请,至其家有张君润之陪余诊视,告余曰:初病发寒热,间日一次,咳而微喘身疼头眩晕,饮食渐减,肢体软弱,心中动悸。所服方药甚杂,如建中汤桂枝汤桂枝加龙骨牡蛎汤,而养阴平肝之方,不可记忆。渐至身瞤动,手足搐搦,粒米不进,心跳神愦,卧不能起,如弱症矣。余进内诊脉,搐搦无定,其夫执持手膊,任余诊之,脉则似有似无,阳微实甚。面色白而微黄,舌苔薄白而润有水气,体瘦如柴,皮肤尚润,寒热均在支干阴日,逢阳日则稍安,亦可略进米饮。余商曰:此极重水气病也。《伤寒》曰:心下有水气,干呕发热而咳;又曰:咳而微喘发热不渴;又曰:其人仍发热心下悸,头眩,身瞤动,振振欲擗地者,皆水病也。此症俱见矣。水气入经络,故搐搦振颤;水气凌心,故动悸头眩时久;又为药误,故阳气衰微,神疲倦怠。得支干之阳以助之则安,得支干之阴以韧之则重,是本体阳微,求助于天时之阳气也。若补阳驱水,尚可救治。请张润翁执笔,为开真武汤加细辛一钱与服,竟日有起色,得获痊愈,其功全在张君。张君本泰州名秀才,医理亦精,此次非辨证不实,乃因名手之见,均不相合,不得独行其志。及闻余言,力赞其成,劝主家毋为人言所惑,故得病愈生全,皆张君润翁之

力也。其雅量不超人一等乎。

虚热

堂姊严氏,爕和四叔夫人也。病寒热往来,大便难,小便赤,喉痛噁心,不欲食,烦躁。请王佩廷先生来诊,方用藿香正气散加减,内有厚朴八分,服讫面红气急,喉痛烦躁有加。因更请名手王十七诊视,力诋前方燥热之误,用银翘散加黄芩寒水石等,连服四剂,面愈赤,气愈急,心烦躁扰,愈不能耐,且兼呃逆,阖宅惶恐。适予由西码回,急往视之。诊得两寸脉浮数无力,两关脉滑大而缓,两尺脉沉滑,时寒时热,身未得汗,头颈间有汗出,头如裹,身重不能转侧,神迷欲寐,便闭溺涩,口苦不渴,舌苔油黄滑腻而满布,胸闷腹满。予曰:据脉症参之,种种皆属太阴寒湿中焦之滞,下焦气郁而心阳上浮,此内有真寒而外显假热之象。见未精者,每为所惑而误治伤生。王佩翁用药甚当,但厚朴等分两太轻,不能宣化寒湿,使心火下降,反助心阳之势以上升,故反见热象。王十七则不知辨证,不知凭脉,胶执成见,漫议前医,妄用寒凉,致拥者愈拥,升者愈升。寒湿结於中,心阳化火而上迫,故烦躁面赤愈甚;胃气不能下降,必与心火上逆,故气急呃逆愈加。如煤火然,以水由炉底浇上,则浮火上升一二尺许,即此理也。为用川厚朴三钱、苍术茯苓陈皮泽泻各二钱、草果仁黄芩知母枳实各一钱半、滑石五钱、生甘草黄连姜汁炒各五分、车前草一株,服一剂热象全退,转见寒象,连进八剂,始便通饮食渐进,月余始能健旺。其胞弟岩桂龄受业于先君,与余同窗三载,因清晨空腹,为姊吹喉药传染,病症如一而轻,不信余言,延一前辈而有时名者诊治,生死倚之。前辈迳用寒凉而不知返,渐至粒米不进,小便不通,面赤气喘,躁扰不安,日夜不寐。两月余舌黑如墨,润滑光亮如镜,恣饮梨汁蔗浆,致脾阳全败。龙雷阴火上升,舌苔由黑而燥而裂,燥裂之下,尚有潮气,其气急神扬,刻不能耐,叫喊之声,四邻皆震。目赤直视,心内火焚,苦楚万端,令人不忍闻见也。又越二日而卒。由起病至死,共三月余。此症由寒湿而化热而化火,直至上升巅顶,阴阳脱离,津液耗尽,始得神亡而逝。阅时既久,受苦最深,吾见病此死者甚多。余故志之,以告天下,凡病家医家皆当以此为炯戒云。

腹胀

王炳南通命理训蒙,秋初病疟,仅发两次,用俗传截疟法止住。吾曰:邪未退而截住,定有后患。十日后腹胀而痛,身倦怠,饮食减,尚不为意。一月后支持不住,邀余诊治,其脉两寸部滑弱,两关部弦,两尺部弦劲搏指而缓,腹中疼,小腹硬如铁石而冷,小便清利,大便滞,用补中益气汤与服,两帖寸脉稍起,余仍如故。余思阴邪结於至阴之处,非温不开,非下不去,乃用附子三钱、干姜小茴香吴茱萸各一钱、肉桂当归各一钱半、川椒盐炒八分、大黄酒制三钱,为一剂与服,一帖大便畅行一次,腹内稍宽,三帖后一夜大下二十余次,色晦恶臭如鱼肠状,人不能近,彼甚恐。黎明来召余,急往诊其脉,六部微弱而平静,问小腹如何?云:小腹已温暖而软,痛亦止。余曰:脉平邪退,愈矣。何恐为。适余有西码之行,彼食松菌汤面,肢体浮肿,服朱医补剂,两日喘满不安。余回而向予零涕,余曰:无伤也。令服防己黄芪汤,二帖肿消喘定,日向安好。

肝火

陈道生江西人,两淮候补也。其尊翁纶阁老先生,办镇江洋务多年,忠厚和平,春初仙逝,遗爱在人,吾乡每津津乐道焉。道翁夫人冬月病感,医治十余日,病势剧甚,殷春台为之介绍,而迓予为治。其时病经半月,申酉潮热,天明不汗而退,通夜不能瞑目,心中闷胀烦躁,大便未得一通,小便赤涩,头左大痛如裂,五心干热,汗未一出,粒米不进,口亦不渴,神气虚羸,面色青薄,舌色鲜红,舌尖如竹刺,搔破隐见血痕,舌根有黄苔,左手关尺脉弦数搏指,右手虚数。视前所服药,均辛燥重剂。余曰:肝火旺极,阴血伤极,若不急养阴血,速清肝热,恐火燃血耗,将见亡阴之象矣。以青蒿三钱、鳖甲五钱、鲜生地捣汁二两、麦冬元参各五钱、酒白芍三钱、生甘草莲心各一钱,水煎和汁与服,一帖安卧两时之久。

失眠

越河圩王益之长媳,徐耀庭之侄女也,亦吾表兄夏德生之亲戚。秋初患痢,治愈后而夜不成寐,近处名手,遍请诊治,而病转危笃,拟勿药而待毙矣。忽闻吾名,托夏德兄为之介绍,敦垦再三。予往诊时目不交睫者已近三月,口不能食者已有月余,家人勉以鸡肚浓汤劝进,强咽数口,反觉胀闷。

所最难堪者,抽搐惊恐两事:一经大抽大搐,震动跳跃,则气绝僵卧,静待片刻便苏,日夜抽厥共二十余次;其惊恐则如在刀剑丛中,即数人挟持拥护,胆亦不能稍壮,头眩晕不能坐起。二便俱通,身无寒热,但面色通赤,肌未消瘦,中心烦热多汗,腹胁胀闷,经水久闭,其舌本深紫无苔,而光亮如镜,其脉则左寸关弦小而沉,右寸关濡弱,两尺部滑大满指,重按有力。视前所服药,惟治痢用木香槟榔之类,余皆滋阴平肝养血敛神之剂,数医一辙,约服七八十帖,故病势当此极耳。病者有小叔王寿禄亦学中人,予因与之论病曰:令嫂痢症,本肝经血痢,服木香槟榔等气分之药,邪在血分者反深藏不现,故痢止而不能寐矣。人寐则魂藏于肝,肝有伏邪,是魂之舍为邪所居,魂无窟宅之所,阴阳不能相抱,以致夜不成寐,与心脾血虚,神魂飘荡之不寐症,迥不相侔。此时若为清理血分,使邪外散,数剂便愈。乃医者反用辛凉补涩之剂,而血为之凝,痰为之滞,肝胆之气,壅塞不通。肝主筋,筋挛则抽搐大作;肝心两脏,木火相连,肝邪上逆,则心窍闭而气绝僵卧;胆府清净,则气壮心安,胆为邪据,则气馁心怯,而惊恐特甚。木来克土,而痰又滞脾,故腹胁胀大,饮食不思,得鸡肚之汤而反不适。肝脾壅滞,升降失职,肾水不能上潮,致心阳独亢于上,故面赤烦热,心如火烧。方书云:舌光如镜,胃阴将亡。但亡阴之舌色必嫩红而滑,此色之深紫,血之瘀也,其亮如镜,痰之光也。非热非虚,故肌肤未消,脉亦不数,且尺部滑大有力,显是有形之痰血,伏积于下焦肝胆之部。今二便尚通,脉未大坏,胃气尚存,犹可为也。王寿翁以余言为是,因立方用柴胡滑石各五钱、桃仁四钱、大贝母醋炒五灵脂半夏盐煮水姜黄各三钱、枳壳桑白皮陈皮丹皮茜根山栀仁各二钱、生甘草一钱为煎剂,另制当归龙荟丸八钱,分两次服,煎剂日服一帖。两日乃大便畅行,每日两次,所下痰积瘀滞甚多,经水亦通,夜能安寝更许,抽搐止,惊恐愈,人渐向安。煎方服十帖,脉亦大起,尺部渐平,此冬月下旬事也。病家因丧事延缓,至今正复诊。人已虚甚,脉尚未静,为用甘温补益之药为君,以利气清邪为佐,服数帖后周身发疮,饮食渐加,精神渐旺,令仍以前方调理,似可无虑矣。

带下

耿壁翁夫人年四旬,自颇知医。春初患病,历夏徂冬。迭经名手医治,即孟河费马诸名家,亦皆亲往就诊。服药百余剂,病日加重。冬月下旬已回家待毙矣。后闻吾名而来就治,曰:始只食少,体倦,腹胀溺涩,白带时下。现白带如注,小便极难,努挣许久,只有点滴,浑浊如膏,小腹堕痛,几欲自尽。腹不知饥,口不能食,每日早晨神气稍清,至午则疲惫不能动作,医药备尝,百无一应。吾已自知不起,而罪实难受,不如早去为妙,请诊视而示我死期耳。吾见其肌消气弱,目钝无神,诊其脉六部俱微,惟两尺略滑,余曰:病久神伤,因误治而致此,幸脉症相符,非死候也。彼曰:吾不畏死,先生毋诳我。余曰:我非行道者流,不求名,不求利,欲赚尔何为。贵恙本脾虚湿重故溺涩腹胀,医见小便不利,为用五苓利湿,讵知脾阳不健,湿气壅遏,愈服淡渗之剂,脾阳愈伤,壅遏愈甚,浊气下流,清气亦因之下陷,医虽屡更,药仍一辙,故愈治而病愈重也。又或因饮食日减,肢体倦怠,认为脾虚,用参术等味,讵知脾湿已重,参术不能补脾,反来助湿,是脾愈困而湿愈生,腹胀便秘,恶食愈甚也。今清气下陷,浊气下壅,痰湿下流,故白物淫淫而下,小便艰涩堕痛,中虚而有阻滞,则心肾不交,故不寐肢冷。先为升清化浊,后为交通心肾。须至木气得令,春温升发之时,方得痊愈。用川厚朴枳壳陈皮半夏牡蛎苦参破故纸升麻柴胡柏树东行根皮煅白螺蛳壳煎服,连进六剂,果坠痛减,小便通,为易方常服。又开丸方补心肾,令间日服,至三月果愈。

产后

殷春台夫人产后失调,迁延年余,服药罔效。时时畏寒,咳嗽痰清,肢体倦怠,夜不欲寐,口不欲食,神疲不离枕席,时吐白沫,胸中闷塞,经水久闭。诊其脉两寸弦紧搏指,两尺俱微弱,舌本淡紫,苔白厚而干。余曰:此上实下虚之候也。上实者脾中之痰湿,拥于上焦。下虚者阴中之真阳,虚于下焦。惟下焦真阳不足,不能蒸水上潮,肺气无权,脾湿又将窍隧阻塞,故舌干而白沫时吐。血不能生,气不能利,故经闭而倦怠也。为用丸剂清上,膏剂补下,以白术炙草枳壳橘红贝母桑白皮等水泛丸,食后服之。以肉苁蓉枸杞杜仲鹿角胶鹿角霜等熬膏,空心服之。一月余颇见安好。忽又延毕医诊视,服滋阴降火,两帖反觉沉困。因仍服吾之丸剂膏剂,八月余经水始通,诸症皆瘳。

张希白医话精华

伤寒

余表弟媳,冬月患恶寒,头痛如破,腰痛如折,周身骨节酸痛,怕冷异常,舌无苔,脉紧而细,五日绝不发热。询知平日饮食甚微,即夏月不离复衣,余曰:此正太阳寒伤营症,与张石顽治陆氏病无异。想因素体虚寒,不能发热,从来治法,未有正发汗之理。爰以景岳大温中饮去熟地麻黄肉桂加桂枝,一剂而寒罢,再剂而热作。复诊从石顽用补中益气加熟附,数服而诸恙霍然。因知古人医案,皆足为后学法守,业医者奈何多口头滑过。

温热

丁家栅朱姓,年四旬外,平昔气阴本亏,三月初得风温症,医投辛凉疏解之剂颇应。越旬余身热复作,乍轻乍重,体倦神烦,医因其原虚,改用滋阴药十余帖,身热更炽,昏愦日出。时余适往其地,伊友见而招之,诊得脉形沉数,谓其友曰:体虽虚而邪未达,张介宾云:阳邪独亢,阴气不至,而虚中有热者,殆即是证欤。因留犀角地黄汤加黄芩麦冬一方,半月后,始知此方连服三剂,诸证渐愈。

程姓子病温热旬余,身热不退,舌黑生刺,鼻如烟煤,神志昏乱,手足微厥,六脉沉细。此必承气症,而误服白虎也。白虎无破结之能,徒戕胃气,反郁其阳,致令隧道不利,腑热壅闭难解。遂与大承气连进两剂,大便得通。下后脉见浮数,余谓家人曰:邪达于表,汗将大至。连煎白虎加人参汤灌之,覆杯,果汗至如雨。

一木作李姓,身热渐和,而神识昏昏如醉,脉沉数有力,舌赤无苔,频喜出口舔至鼻尖上下,或口角左右,欲索刀以自去势,与之言初则似清,继乃昏乱,应治多人,皆叹为异。余曰:此邪热伤及心营之重候也,不必疑其症。但以脉舌凭之即可得其治法,《伤寒舌鉴》中,所谓红弄舌者,大至如此。爰宗其意,用黄连解毒汤加生地云苓连乔灯心等味,连投二帖,病机稍退,渐次向安。

痰

陈某四旬外,素无疾病,忽一日遍体刺痛,痛甚,身寒而战,战罢则热,热退无汗,是夜必梦其亡友,大哭而醒,或十日一发,或五日一发,于今三年矣。咸疑为祟,百计祈祷,终归无济。同居有冯姓者,劝伊来寓求治,诊其脉沉滑而实,此李士材所谓痰饮之痼也。冯问有祟否? 余谓祟岂能为病,实病似祟耳。用涤痰丸不应,改用礞石滚痰丸,每服三钱,连进四日,得下稠痰数十次,此症遂不发。

徽友汪永年子,四月下旬,头疼恶寒,卧榻不起,定属伏邪内发。医因壮热不解,便与发汗;见有赤斑,骤用寒冷;寒冷不已,继以攻下。正气转伤,邪热结而身汗如油,唇燥舌黑,神志皆昏,切其脉皆不应指。想素体本有湿痰,又得邪热郁蒸,胃中津血,悉变为痰。气为之阻滞,脉道因是不通,脉症细参,当从痰治。遂用黄连胆星枳实菖蒲竹沥半夏陈皮等味,一剂而神志清,再剂而大便得下。后即以此方加减,服数剂,而渐瘳。

血证

西塘伍姓年二十余岁,体壮力强,初夏鼻衄如涌,势殊危笃。三日来芩连知柏,鲜不备尝。余诊时见其面白息微,脉形虚弱,身冷如水,鼻中犹涓涓不绝。余以为此气虚不能摄血,定非火症,若不急进温补,恐去生不远。正古人所谓有形之血,不能即生,无形之气,所当急固者也。用黄芪二两、党参炙草各五钱、熟附三钱,煎浓汁频服之,衄遂止。继以四君子加归芍,服数剂而安。越月新埭吴秀成亦患鼻衄,旬余矣,遍求方药无效。时余初游善地,尚未著名,以许衡如荐就诊于余,余曰:是非错经妄行,乃阴虚格阳之重候也。宜益火之源,以消阴翳,庶几有济。用六味地黄汤,加肉桂淮膝,服两剂而衄止。

钱湘吟于冬月血溢上窍,势若涌泉,其尊甫急遣人来邀。其脉数大而弦,余曰:此症朱丹溪所谓阳盛阴虚,有升无降者也。用大生地炒苏子炙龟板焦山栀连乔茜草根炮姜杏仁藕节童便连进三剂止。唯渐加咳嗽,湘吟颇有忧色。余慰之曰:阴分

本亏,血又大去,是虚火上炎,娇脏受炽,而嗽作矣。阴复则嗽自止。用熟地沙参麦冬淮膝川贝云苓龟板花粉白芍等味,服数帖而嗽亦除,越月北上,途中不便煎剂,遂以此方加减合丸。

卫姓妇年四旬外,经来腹痛,淋沥十余日,忽然大崩,有块色紫,或以血热妄行,用生地川连黄芩地榆丹皮等药不应;或为气虚不能摄血,用补中益气汤,又不应。余诊之脉得浮大,肝为风脏,阴不蓄阳,肝风妄动,非温补何以息风。因以人参生地阿胶杞子杜仲苁蓉麦冬归身石斛白芍肉桂连服两剂而止。自后即以此方加减,调理半月,面色精神,皆能如旧。按崩中症,凡属风者有二因,此内风也。而外风乘虚内袭,鼓荡血海,亦有是症,不可不辨。

肿

松江徐君令郎十四岁,风邪入肺化火,咳逆多痰,往来寒热,医进辛温疏解不效。继因足肿,从湿热治,大投黄连等剂,亦属无功。渐渐头面肢体皆肿,阴囊极大,其色光亮,小溲全无,身热咳呛,有进无退,迭用分利之剂,医见无效,皆辞难治。因延余诊,予思《经》云:肺热如火燎,又云上焦不治,水溢高原。可知是症其热在肺,肺热则失其下降之令,不能通调水道,下转膀胱,水因聚于皮肤。用麦冬喆清肺气,琥珀淡竹叶通草,下达膀胱,加白粳米以培其母,两剂遂愈。

新篁沈某来寓就诊,气粗色白,腹如釜,囊如斗,腿如柱,脉形沉弱不振。正属气虚下陷之痼,而用牛膝车前等味,所以愈服而气愈陷矣。清阳不能升,浊阴焉得降,因用调中益气汤,去木香,加附子,甫两剂,肿去其半。后仍以此方加减,调理半月而病除。

淋

顾次香患血淋两月余矣,每溲便必先凛寒,形瘦食减,自服滋肾养营之剂不效。医以为若不通利州都,则湿热从何而去,因用生地萆薢木通石韦车前等味,病反增剧,最后索治于余。诊其脉沉细而弱,两尺为甚,望其色则瘀晦无光,不鲜不紫。余曰:此膀胱虚寒,阳不化阴之候。用金匮肾气丸,每服三钱,以党参当归血余炭制丹参作汤送下,连进数剂而痊。丹溪谓诸淋皆忌补,此说余不敢深信。

胎产

孙春洲令媳，怀麟九月，忽下红积，色甚晦瘀，日夜百有余次，小溲全无，胸膈烦闷，腹中急痛，腰酸后重，且胎气不和。诸医以为此症。升之不可，降之不能，颇难用药，不得已邀余诊治。余谓春洲曰：脉浮舌苔白滑，定属风邪乘入营分，证虽危殆，尚可疗也。用防风炭炒荆芥薄荷梗桔梗枳壳当归查炭小生地荷叶梗午后煎服，至夜半遍体微汗，腹痛稍缓，痢亦大减。因即原方去薄荷梗查炭，连服二剂，痛止痢除，能进稀粥。再以人参白术淡芩生地炭阿胶等味，调理数日，而起居如故，逾月始举一雄。

丙午秋夜，邻人来叩户，云昨日午刻，内人生一男，身体颇安，饮食亦不减。忽于今日酉刻，连叫数声，遂发狂怒，大言骂人。因问其恶露有否，曰甫产颇多，今尚未止。又问其头上有汗否，曰无。老人思索良久曰：是殆胎前所聚之痰饮未得与瘀齐下耳。彼恳用药，爰以半夏胆星橘红石菖蒲旋覆云神，即前辈所谓六神汤者授之。明晨其夫来曰：三更服药，睡至黎明始醒，病遂失。

一妇坐草后两日，恶寒发热，以轻剂疏解，遂汗至如雨，越日汗收食进，毫无所苦，医议停药。岂知三日夜，顷刻间腹中缓缓作痛，大便溏泄数次，神志不安。自云：热极渴极，苦难言状。脉应细而数。余至已二鼓后，病家急于用药，将欲下咽，索其方，乃去瘀生新，皆产后之通套。余曰：此脱阳也，证属少阴无疑，遂以熟附炮姜炙草炒白芍人尿胆汁为剂，服完即睡。醒来热渴顿除，后以四君子去术，加桂枝归芍怀膝牡蛎二帖而痊。

第七篇

谦斋医案选编

棋戰碧集

辛丑九月昔

目　　录

内 科 医 案

徐先生　　5月24日

左右为阴阳之道路,肝升火及肺降不利,两胁刺痛,咳稀痰多,心悸,脉弦,即拟平肝肃肺,佐以利络方,候政之。

生白芍10克　当归炭8克　橘叶络各8克　金佛草8克　光杏仁10克　黄郁金10克　竹沥夏8克　江枳壳8克　煅瓦楞10克　丝瓜络8克(炙乳没各3克拌)　野蔷薇3克

二诊　　5月30日

咳呛痰浊不多,引起胸膺掣痛,宿疾,脉滑。风邪乘肺宣化失司,治以宣肺和络。

净蝉衣3克　冬桑叶8克　炒大力子6克　苦桔梗3克　江枳壳8克　黄郁金6克　橘红络各8克　光杏仁10克　浙贝母10克　冬瓜子10克　焦山栀皮8克

吴奶奶　　5月24日

形寒身热,头痛,肢酸,胸闷,咳嗽,口干饮少,脉象浮数,舌苔厚腻。风温挟湿稽留肺胃已经一旬,治以疏化。

清豆卷12克　炒薄荷(后入)3克　炒牛蒡6克　川朴花3克　焦栀皮8克　光杏仁3克　浙贝母10克　香佩兰10克　黄郁金8克　赤茯苓10克　丝瓜络8克

二诊　　5月25日

昨予疏化,得汗颇多,形寒已罢,身热头痛,肢酸,胸闷咳嗽等症均见减轻,脉数舌腻。再予清疏芳化。

清豆卷12克　净连翘10克　炒牛蒡6克　焦栀皮8克　净蝉衣3克　制川朴3克　香佩兰8克　光杏仁10克　浙贝母10克　赤茯苓10克　丝瓜络8克

三诊　　5月28日

前症愈,今头痛,项强耳鸣齿胀咽痛,形寒,脉微弦数,舌苔黄腻。风热之邪挟痰浊壅闭于上,亟予清疏泄化,候正。

冬桑叶8克　杭菊花8克　荆防风各8克　炒牛蒡6克　苦桔梗3克　金锁匙3克　焦山栀8克　炙僵蚕10克　挂金灯3克　淡竹茹8克　丝瓜络8克

全先生　　5月25日

咳嗽痰内挟有血丝,头晕胸闷,脉形濡数,舌苔黄腻中剥。肺脏蓄热阳络不固,治以清金宁络,缓缓调理。

黛蛤散包6克　侧柏炭3克　仙鹤草6克　炒池菊6克　光杏仁10克　象贝母4克　海浮石6克　黄郁金8克　福泽泻4克　白茅根一扎　藕节两枚

二诊　　5月29日

咳痰滑利,血丝已除,头晕胸闷亦减,肺受热灼,气阴必伤,拟前法参入清养之品。

破麦冬8克　光杏仁10克　真川贝6克　天花粉10克　海浮石8克　黛蛤散包10克　炙款冬8克　川百合10克　净橘络3克　藕节炭两枚　山茶花8克

三诊　　5月31日

咳喘咯痰滑利,血点已除,舌苔黄腻中剥。肺脏气阴两伤,痰热未尽,续予扶元清气,标本兼筹。

北沙参(玄米炒)8克　黛麦冬8克　冬虫草8克　炙款冬8克　川百合10克　海蛤壳15克　天花粉10克　光杏仁10克　竹沥夏8克　福橘络8克　藕节炭两枚

孔大兄　　5月25日

腹痛时作,胸闷,小溲短黄,脉象细弦,肝气内郁,肠欠疏畅,得之已久,拟调气和中,佐以辛酸甘苦复方。

炒蒺藜8克　青陈皮各8克　广木香3克　炒枳壳8克　黄郁金8克　白蔻衣3克　炒竹茹8克　川楝子8克　云茯苓10克　乌梅丸10克　沉香曲10克

二诊　　5月27日

腹痛已止,时有肠鸣,胸闷,口干,大便不实,小溲短黄,气火温热交郁,肝胃不和,脉象细弦,再宗效方出入。

炒蒺藜 10 克　炒枳壳 8 克　新会皮 8 克　黄郁金 8 克　炒竹茹 8 克　赤茯苓 10 克　焦蒌皮 10 克　梗通草 3 克　白蔻衣 3 克　香谷芽 10 克　乌梅丸(包煎)8 克

三诊　　　5 月 30 日

腹痛时作即便如厕,痛处偏着右腹,口干饮少食呆,溲短,脉象细弦。肝胃不和,气机内郁,治以调肝和胃。

安桂心 3 克　炒当归 8 克　小茴香(炒)3 克　广木香 3 克　白蒺藜 10 克　新会皮 8 克　江枳壳 8 克　大腹皮 10 克　云茯苓 10 克　生熟谷芽各 10 克

四诊　　　6 月 1 日

腹痛较前轻减,大便不爽,小溲短赤,脉象细弦,左脉尤动劲,肝木偏旺,脾受克贼,再予调肝为主,和中佐之。

安桂心 3 克　全当归 8 克　金铃子 8 克　白蒺藜 10 克　江枳壳 8 克　橘叶络各 8 克　煅石决 15 克　路路通 10 克　丝瓜络 8 克　赤茯苓 12 克　玫瑰花三朵

黄先生　　　5 月 25 日

寒热间日,寒不甚热亦不甚,脉象濡滑,舌苔白腻,纳食呆减,体虚,风邪痰浊内恋募原。治以宣透为主。

软柴胡 3 克　川桂枝 2 克　大白芍 8 克　藿香梗 8 克　陈广皮 8 克　江枳壳 8 克　炒竹茹 8 克　赤茯苓 10 克　白蔻衣 3 克　半贝丸(包)10 克　香谷芽 10 克

二诊　　　5 月 27 日

疟疾间日发作较晏,而热势延长未清,舌苔黄腻,时有形寒,属春温之象,治以清疏芳化。

清豆卷 12 克　青防风(炒)8 克　藿香梗 8 克　炒牛蒡 6 克　焦栀皮 8 克　炒枳壳 8 克　炒竹茹 8 克　新会白 10 克　云茯苓 10 克

三诊　　　5 月 29 日

疟疾已止,舌仍白腻,脉象濡缓。余湿逗留募原,胃失和降,接予芳香泄化法。

藿香梗 8 克　川朴花 3 克　焦山栀 8 克　白蔻衣 3 克　炒枳壳 8 克　炒竹茹 8 克　新会白 8 克　云茯苓 10 克　焦苡仁 10 克　梗通草 3 克　采云曲 10 克

四诊　　　5 月 31 日

疟疾亦称脾瘅,痰浊中阻,脾阳必困,故截止多日,纳食呆纯,舌苔薄白。治以芳化调中可也。

藿香梗 8 克　仙半夏 8 克　新会皮 8 克　砂蔻仁各 3 克　炒枳壳 8 克　云茯苓 10 克　姜竹茹 8 克　炒泽泻 10 克　焦苡仁 10 克　炒香谷芽 12 克　佛手片 8 克

金君　　　5 月 26 日

身热暮炽,得汗不解,头痛、口干、咳嗽,脉象濡滑而数,舌苔白腻尖红。风温挟湿蕴于肺胃,治以清疏芳化,候正。

清豆卷 12 克　冬桑叶 8 克　净蝉衣 3 克　炒牛子 6 克　浙贝母 10 克　竹沥夏 8 克　香佩兰 8 克　焦栀皮 8 克　净连翘 10 克　江枳壳 8 克　赤茯苓 10 克

二诊　　　5 月 27 日

身热较淡,头痛亦减,咳嗽,口苦作干,胸闷,舌苔黄腻,风温挟湿,蕴伏肺胃,再拟疏化清解,毋使胶结缠绵,方候正之。

清豆卷 12 克　冬桑叶 8 克　炒牛蒡 6 克　鸡苏散(包)12 克　川朴花 3 克　淡黄芩 8 克　香佩兰 8 克　黄郁金 8 克　江枳壳 8 克(竹茹 8 克同炒)　焦山栀皮 8 克　浙贝母 10 克　朱赤苓 12 克

三诊　　　5 月 29 日

身热淡而不清,口干,饮水觉甘,大便不实,小溲浑黄,脉象濡数,舌苔黄腻。温邪挟湿黏滞难化,病在太阴阳明二经,即宗吴淮阴中焦例治之,候正。

清豆卷 12 克　青蒿梗 8 克　香佩兰 8 克　光杏仁 10 克　白蔻仁(杵)3 克　炒苡仁 6 克　淡黄芩 8 克　块滑石 12 克　江枳壳 8 克　竹叶茹各 8 克　赤茯苓 10 克　梗通草 3 克

四诊　　　5 月 30 日

身热未清,头胀口干,饮少味甘,肢酸,溲黄,脉濡数,苔黄糙。湿热内郁太阴阳明缠缠之候,续与清化,候政。

清豆卷 12 克　藿佩梗各 8 克　青蒿梗 8 克　淡黄芩 8 克　块滑石(打)12 克　净连翘 10 克　白蔻衣 3 克　江枳壳 8 克　炒车前 10 克　竹叶茹各 8 克　嫩桑叶 10 克

五诊　　　6 月 1 日

身热已淡,胸宇亦舒,口干味甘,大便稀水,舌苔黄腻,脉象濡数。胃多湿热之薮,脾属湿浊之乡,再予芳化清解。

藿佩梗各8克　青蒿梗8克　六一散(包)12克　淡黄芩8克　净连翘10克　新会白6克　竹黄茹各8克　江枳壳8克　赤茯苓10克　炒扁豆衣10克　梗通草3克

程先生　　　5月26日

外感已蠲,痰湿内蕴阻滞气机,咳嗽,胸宇不畅,脉濡滑,舌苔薄白。接予顺气化痰方。

炙紫菀8克　炒牛蒡6克　光杏仁10克　仙半夏8克　新会皮8克　浙贝母10克　黄郁金8克　江枳壳8克　冬瓜子10克　炒苡仁10克　丝瓜络8克

二诊　　　5月30日

痰湿内蕴,肺气不肃,脾阳不振,咳嗽痰多,入夜喉如曳锯,脉滑。治以温化顺气。

炙紫菀8克　炙款冬8克　炒牛蒡6克　海浮石10克　冬瓜子10克　仙半夏6克　橘红络各8克　浙贝母10克　光杏仁10克　江枳壳8克　安南子10克

周世兄　　　5月26日

身热得汗未解,头昏泛漾,腑行不爽,脉浮滑数。风温时邪郁于肝胃,虑其化火,再予清透。

清豆卷12克　荆芥穗8克　鸡苏散(包)12克　净连翘8克　焦山栀10克　香佩兰8克　全瓜蒌12克　炒知母8克　江枳壳8克　炒竹茹8克　朱赤苓10克

二诊　　　5月27日

身热已淡,咽痛齿肿,口干,头痛,温邪痰热郁于肺胃循经上扰也,脉来濡滑而数,续予清解。

冬桑叶8克　杭菊花8克　鸡苏散(包)12克　净射干8克　光杏仁10克　浙贝母10克　炙僵蚕10克　净连翘10克　淡竹茹8克　全瓜蒌(打)12克　活水芦根去节30克

谢先生　　　5月26日

身热暮炽,头痛,舌苔白腻,脉象濡数。温邪挟湿,蕴于阳明,亟其疏化,毋使胶结。

清豆卷12克　冬桑叶8克　藿香梗8克　苦桔梗3克　江枳壳8克　薄橘红8克　川朴花3克　净连翘10克　焦栀皮8克　赤茯苓10克　丝瓜络8克

二诊　　　5月27日

头痛已减,身热未清,口干饮少,腑行闭结,骨节酸疼,湿热余邪稽留,苔腻,脉数,再予清解。

清豆卷12克　青蒿梗8克　佩兰梗8克　川朴花3克　焦山栀8克　净连翘10克　江枳壳8克　炒竹茹8克　新会白8克　全瓜蒌(打)6克　丝瓜络8克

李君　　　5月27日

胸闷隐痛,气短促,欬嗽,纳食减少,脉滑。努力伤气,风邪乘肺,宣化无权,法以清疏上焦为先。

净蝉衣3克　橘络红各8克　炒牛蒡6克　光杏仁10克　浙贝母10克　黄郁金10克　江枳壳8克　淡竹茹8克　炒苡仁10克　冬瓜子10克　炒谷芽10克

二诊　　　5月28日

努力伤气络道不利,胸闷隐痛牵及两胁,咳嗽较稀,纳食减少,内伤之症,治以舒气和络为先。

当归须8克　白蒺藜10克　江枳壳8克　橘叶络各8克　黄郁金5克　光杏仁10克　浙贝母10克　冬瓜子10克　生苡米10克　丝瓜络10克(炙乳没各3克同拌)

三诊　　　5月29日

两胁掣痛已愈,胸宇未畅,呼吸隐痛,纳食不旺,脉象细。努力伤气久则入络,再予调气和中。

当归须8克　橘叶络各8克　江枳壳8克　白蒺藜10克　路路通6克　香谷芽10克　炒竹茹8克　白蔻衣3克　黄郁金8克　炙乳没各3克　丝瓜络8克

四诊　　　5月30日

投舒气和络,两胁掣痛已减,胸宇未宽得于努力伤气久则入络,仍宗前法出入。

当归须6克　真新绛3克　橘叶络各8克　黄郁金6克　江枳壳8克　路路通8克　光杏仁10克　丝瓜络8克　生苡仁10克　炙乳香没药各3克

五诊　　　6月2日

胁痛胸痛均愈,当脘又觉胀痞,纳食减少,脉濡。劳伤中气,清阳不振,续予调中。

焦白术8克　云茯苓10克　炒枳壳8克　白蒺藜10克　橘皮络各8克　黄郁金8克　白蔻衣3克　炒竹茹8克　路路通6克　沉香曲10克　丝瓜络8克

孙嫂夫人　　　7月1日

脘腹搅乱不大便,泛漾作噁,身热得汗未解,头痛,脉濡滑数,舌苔黄腻。湿热食滞伤中,胃失和降,治以疏解畅中。

紫苏梗8克　炒荆芥8克　鲜藿香10克　炒枳壳8克　炒竹茹8克　冬桑叶8克　白蔻仁3克　净连翘10克　赤茯苓10克　范志曲10克　佛手片8克

二诊　　　7月2日

身热已淡,当脘痞痛,痰多口腻,时欲泛漾,干呕,脉濡,苔黄。湿热之邪蕴蓄阳明胃失和降,治以芳化畅中。

鲜藿香10克　冬桑叶8克　炒枳壳8克　制川朴2克　净连翘10克　仙半夏6克　炒竹茹8克　光杏仁10克　浙贝母10克　黄郁金6克　生姜三片　炒泽泻10克

程君　　　7月1日

咳嗽半月,痰中带红,头胀,脉象滑数。风温时邪郁于肺脏,阳络受损乃外溢,治以清气涤痰宁络,毋使久延。

南沙参8克　炒牛蒡6克　嫩前胡8克　茜草炭6克　侧柏炭8克　山茶花8克　净连翘10克　光杏仁10克　象贝母10克　枇杷叶10克　藕节炭两枚

二诊　　　7月3日

咳嗽半月,痰中带血,头胀,两胁不畅,脉滑、舌苔根腻。先有内伤,复感风温,肝肺气滞,治拟清肺顺气,祛瘀宁络。

水炙桑叶8克　炒大力子6克　光杏仁10克　参三七8克　黄郁金6克　江枳壳8克　浙贝母10克　茜草梢8克　侧柏炭8克　福橘络3克　藕节炭两枚

永钊弟　　　7月1日

坐卧湿地,足胫肿浮酸重继增,面浮湿瘰,脉滑苔腻。上肿曰风,下肿曰水,风水泛溢浸淫肌凑,治以开鬼门,洁净府。

紫背浮萍3克　青防风8克　苍术皮3克　汉防己6克　大腹皮10克　福泽泻10克　带皮苓12克　焦苡米12克　淡姜皮3克　西秦艽(酒炒)6克　嫩桑枝12克

二诊　　　7月6日

面部浮肿渐消,足跗未退,行走觉酸,风为清邪中于上,湿为浊邪中于下,浸渍肌内,经络壅滞,脉濡滑,即拟鸡鸣散治之。

香紫苏8克　苦桔梗3克　陈广皮8克　淡吴萸3克　陈木瓜8克　怀牛膝8克　大腹子皮各10克　汉防己6克　焦苡米10克　淡姜皮3克　炒泽泻10克

张大兄　　　7月2日

寒热退后,咳嗽未除,痰多不爽,喉毛甚则咽中觉痛,苔黄,脉滑。风痰堵塞,肺络清肃之令失司,接予宣化上焦。

净蝉衣3克　炒牛蒡6克　嫩前胡8克　冬瓜子10克　化橘红8克　光杏仁10克　净射干8克　浙贝母10克　江枳壳8克　竹沥夏6克　安南子10克

二诊　　　7月6日

投宣化上焦法,咳嗽未宁,痰黏不爽,咽喉觉毛,脉滑。痰热稽留,肺气积弱,清肃失司,再予清气豁痰。

炙斗铃3克　水炙桑叶8克　炒牛蒡6克　净射干8克　冬瓜子10克　橘白络各8克　光杏仁10克　竹沥半夏6克　净连翘10克　地枯萝10克　枇杷叶(去毛包)10克

孙夫人　　　7月3日

表邪已解,中脘未舒,仍有泛漾,自进下剂,大便泄泻,脉濡。湿热时邪久客于肠胃上下窜逆,按予芳香化浊佐以止利。

鲜藿香10克　川朴花3克　仙半夏8克　炒枳壳8克　炒竹茹10克　净连翘10克　大腹皮10克　炒泽泻10克　赤茯苓10克　扁豆衣10克　香谷芽12克

二诊　　　7月4日

湿热郁于肠胃,清浊混淆,便溏已止,胸宇未舒,泛漾,纳食不馨,鼻塞,脉濡。按予芳化畅中轻宣肺气可也。

杭菊花8克　蔓荆子3克　冬桑叶8克　鲜藿香8克　炒枳壳8克　炒竹茹8克　净连翘10克　赤茯苓10克　炒泽泻10克　炒砂蔻仁各3克　炒香谷芽12克

严大兄　　　7月5日

舌苔白腻,脉象滑数,湿气渐除,胯间结核,中脘痞结,湿热本重流窜无定,复因饮食郁遏不化,治以芳香泄化为先。

藿香梗 8 克 紫苏梗 8 克 炒枳壳 8 克 白蔻仁(杵)3 克 黄郁金 6 克 川朴花 3 克 炒泽泻 10 克 大腹皮 10 克 云茯苓 10 克 新会白 8 克 焦苡米 12 克 丝瓜络 8 克

二诊 7月7日

中脘已宽,时有头晕,小溲黄,胯间结核未消,臀部热疿,脉滑,苔腻。湿热内蕴,热窜经络,再拟清化消散法。

鲜藿香 10 克 炒杭菊 8 克 白蒺藜 10 克 西赤芍 6 克 净连翘 10 克 皂角刺 8 克 福泽泻 10 克 炒枳壳 8 克 赤茯苓 10 克 净银花 10 克 生甘草 3 克

朱先生 7月6日

寒热起见传为便溏,一日三四行,腹中隐痛,纳食呆钝,脉滑,舌腻。湿滞郁于胃肠,有传属痢下之势,治以芳香消运。

鲜藿香 10 克 炒枳壳 8 克 煨木香 3 克 青陈皮各 8 克 大腹皮 10 克 白蔻仁(杵)3 克 炒六曲 10 克 焦查炭 10 克 赤茯苓 10 克 炒谷麦芽各 12 克 荷梗(去刺)一尺

二诊 7月7日

湿浊之邪停留肠胃,胃失和降则纳食艰化,不得引饮,肠失传化则大便溏泄,腹内隐痛微微,脉滑苔腻。治以芳化畅中。

煨木香 3 克 炒枳壳 8 克 新会皮 8 克 炒泽泻 10 克 扁豆衣 10 克 白蔻仁 3 克 炒谷芽 12 克 赤茯苓 10 克 焦苡米 12 克 藿香正气丸(包煎)10 克

刘太太 8月18日

胸脘痞结,口不渴,纳食呆钝,咳嗽,足跗虚浮,脉来濡细,舌苔白腻。湿浊中阻,脾阳受困,三焦气机不利,治以调气燥湿。

鲜藿香 10 克 炒牛蒡 6 克 光杏仁 12 克 制川朴 3 克 仙半夏 8 克 新会皮 8 克 缩砂仁(杵)3 克 炒枳壳 8 克 福泽泻 10 克 焦苡米 12 克 生熟谷芽各 12 克

二诊 8月20日

舌苔白腻,脉象濡细而缓,脾阳不运,寒湿之邪中阻,决渎失职,胸闷纳呆,面浮肿,小溲短涩,皆一气为之也,再拟调气逐化。

制茅术 3 克 制川朴 3 克 炒枳壳 6 克 仙半夏 6 克 陈皮 8 克 缩砂仁(杵)3 克 炒泽泻 10 克 炒车前 10 克 沉香曲 10 克 大腹子皮各 6 克 淡姜皮 3 克

包夫人 8月24日

身热日晡增加,清晨能退,头晕,胸膺不畅,口苦食呆,大便不实,脉濡数,舌腻化薄。暑湿困于中,抑郁攻于内,再拟疏化调畅三焦。

清豆卷 12 克 鸡苏散(包)12 克 藿香梗 8 克 嫩白薇 8 克 江枳壳 8 克(竹茹 6 克同炒) 白蒺藜 10 克 黄郁金 6 克 大腹皮 10 克 赤白苓各 12 克 炒扁豆衣 10 克 橘叶络各 8 克

二诊 9月4日

时症已解,尚未复元,又因抑郁,胸宇痞满,饮食隔阻,头晕眼花,四肢乏力,大便不实,脉濡,苔根腻。治以疏肝和胃。

藿香梗 8 克 白蒺藜 10 克 炒枳壳 8 克 黄郁金 8 克 新会皮 8 克 白蔻仁(杵)1 克 炒竹茹 8 克 沉香曲 10 克 云茯苓 10 克 炒白扁豆 10 克 炒香谷芽 10 克

冯太太 9月1日

寒热起伏,头眩目花,舌麻口干,胸气逆冲,大便燥结,邪郁少阳,脾胃受制,气机不宣,接予清泄畅中。

佩兰梗 8 克 银柴胡 3 克 嫩白薇 6 克 白蒺藜 10 克 煅石决 12 克 橘红络各 8 克 稽豆衣 8 克 炒竹茹 8 克 黄郁金 8 克 炒枳壳 6 克 瓜蒌仁(杵)12 克

二诊 9月3日

寒热已清,目花、耳聋、口干、舌麻,胸宇气逆,右臂麻木,左腹酸痛,气血不能濡养灌溉,风气窜入络道,非旦夕可平也。

稽豆衣 6 克 白蒺藜 10 克 煅石决 12 克 桑寄生 10 克 丝瓜络 8 克 炒川仲 10 克 黄郁金 6 克 炒枳壳 8 克 抱茯神 10 克 嫩白薇 10 克 柏子仁 10 克

三诊 9月6日

营血不充则内风自起,上为目花耳鸣,旁为肢臂麻木,脉象虚弦,口干舌麻。内经称气主煦之,血主濡之,即与表营并气佐之,以潜阳息风。

制首乌 8 克 阿胶珠(蛤粉炒)8 克 稽豆衣 8 克 白蒺藜 10 克 炒池菊 8 克 煅石决 12 克 绵芪皮 8 克 桑寄生 6 克 丝瓜络 8 克 柏子仁 8 克 福橘红 8 克

四诊 9月11日

营血耗伤又并疟后,脏腑失其营养,虚阳易于升腾,目花、耳鸣、舌麻、肢臂麻木,尚一气使然。再拟养气之剂长期调理。

制首乌6克 穞豆衣8克 潼白蒺藜各10克 绵芪皮8克 白归身8克 炒白芍8克 桑寄生10克 丝瓜络8克 煅石决12克 柏子仁10克 橘白络各8克

姚女士 9月2日

胸闷纳呆,神疲力乏,头眩,腹痛,大便溏薄,脉濡。湿浊食滞交阻肠胃,气机不利,运化失职,治以芳化畅中。

藿香梗8克 炒枳壳8克 炒竹茹8克 新会皮8克 白蔻仁3克 黄郁金10克 大腹皮10克 煨木香3克 焦楂炭10克 炒麦芽10克 炒谷芽10克 荷叶一方

二诊 9月3日

昨投芳化畅中,腹痛便溏已止,头晕神疲力乏食呆,胸宇不畅,湿浊内蕴三焦升降之机,再拟芳香泄化。

藿香梗8克 白蒺藜10克 新会白8克 白蔻仁3克 炒竹茹8克 炒枳壳8克 黄郁金8克 煅石决12克 赤白苓各10克 香橼皮8克 生熟谷芽各10克

三诊 9月7日

数日来头痛甚剧,内热,胸闷,食入泛漾,欲吐不吐,经行后期,淋漓不断,风热肝火交郁,胃气亦失清降,脉象弦数。先予清泄。

大川芎3克 冬桑叶10克 杭菊池8克 蔓荆子8克 白蒺藜10克 嫩钩藤(后入)10克 煅石决12克 江枳壳8克 炒竹茹8克 淡黄芩8克 赤茯苓12克

四诊 9月9日

或觉烘热或觉凉寒,头痛甚剧,胸宇闷,口淡,腰酸,小腹气攻隐痛,脉弦数。肝脏气火郁结,失其条达之性,治以清肝调气。

银柴胡3克 薄荷尖(后入)3克 冬桑叶8克 杭菊花8克 蔓荆子10克 白蒺藜10克 炒枳壳8克 川楝子8克 黄郁金10克 煅石决12克 荷蒂两枚

孙奶奶 9月2日

寒热头痛,咳嗽痰多,胸宇泛漾,咽痛,脉滑数,苔黄腻。暑湿内伏,风邪外束,肺气郁遏不宣,治以轻味清解。

冬桑叶8克 荆芥穗8克 南薄荷3克 炒牛蒡6克 净射干8克 光杏仁10克 甜桔梗3克 浙贝母10克 淡竹茹8克 焦山栀8克 挂金灯3克

二诊 9月3日

寒热已退,头胀鼻孔如灼,咳嗽痰多,喉痒咽痛,脉象数,舌苔薄黄。暑热内郁,肺胃气机不宣,接予宣化清解可也。

冬桑叶8克 杭菊花8克 炒牛蒡6克 嫩前胡8克 净连翘10克 焦山栀8克 光杏仁10克 淡竹茹8克 浙贝母6克 净蝉衣3克 挂金灯3克

张太太 9月3日

咳嗽两月,左膺隐痛,昨因郁怒,晚间咯血甚多,咽喉不利,头晕,脉象滑数。肺弱肝火上干阳络受损。治以清气涤痰宁络。

黛蛤散(包)12克 条芩炭8克 嫩前胡6克 光杏仁10克 浙贝母10克 煅石英12克 侧柏炭8克 茜草炭8克 黑旱莲8克 菊花炭8克 冬瓜子10克

二诊 9月5日

肝旺肺弱,气火上逆,肃降不及,咳嗽痰中带红,右膺隐痛,脉象滑数。昨投清气宣络之剂,稍见轻减,再宗出入,并望静养为主。

金佛草8克 代赭石10克 黛蛤壳12克 条芩炭8克 浙贝母10克 光杏仁10克 侧柏炭8克 茜草炭6克 怀牛膝10克 池菊炭8克 福橘红络各8克

三诊 9月7日

咯血已止,咽喉不清仍有痰浊黏滞,头晕心悸,夜寐不实,肝火易动,掌心灼热,阴虚于下,心浮于上,病虽在上宜治其下。

细生地10克 生白芍6克 珍珠母12克 地骨皮8克 怀牛膝6克 苍龙齿12克 辰茯神12克 光杏仁10克 川浙贝各6克 山茶花8克 枇杷叶(去毛包)10克

姚女士 9月5日

便溏之后,神志为疲,胸宇不舒,心悸,脉濡。肝宜条达而恶其横逆,胃宜和降而恶其郁滞,接予调气畅中。

焦白术 8 克　炒枳壳 8 克　藿香梗 6 克　白蒺藜 10 克　黄郁金 6 克　橘红络各 8 克　香橼皮 8 克　沉香曲 6 克　抱茯神 12 克　酒炒桑枝 10 克　丝瓜络 8 克

二诊　　　9 月 7 日

口干，胸闷，进食腹胀，神疲乏力，脉象濡滑。肝气横逆于下，胃气郁滞于中，三焦升降之机蒙其影响，治以舒郁畅中。

佩兰梗 6 克　炒枳壳 8 克　炒竹茹 8 克　刺蒺藜 10 克　橘叶白各 8 克　黄郁金 6 克　川楝子 8 克　路路通 6 克　沉香曲 10 克　炙鸡金 8 克　野蔷薇花 3 克

孙夫人　　　9 月 5 日

脾阳衰微，胃寒停饮，咳嗽多痰，续见面浮虚肿，脉象濡滑，舌苔白腻。脾虚不能运湿，湿浊流溢肌腠，治以温化淡渗。候正。

川桂枝 3 克　炒白术 10 克　带皮苓 15 克　仙半夏 8 克　化橘红 8 克　炒枳壳 8 克　炒泽泻 10 克　大腹皮 10 克　焦苡米 12 克　冬瓜子皮各 10 克　淡姜皮 3 克

二诊　　　9 月 8 日

投苓桂术甘汤加味，痰饮气急即平，面浮，足肿未消，续见痔疮便血，小水不长，腹满窒塞，脾蕴寒湿，肠有郁热，症情复杂，难求近功。

苏子霜 6 克　炙款冬 8 克　海浮石 10 克　仙半夏 8 克　冬瓜子皮各 10 克　大腹皮 10 克　炒泽泻 6 克　地榆炭 6 克　槐花炭 6 克　焦苡米 12 克　杜赤豆 15 克

陆先生　　　9 月 20 日

阴虚之体，口干晨燥，胸宇气分不畅，大便燥结，脉象细弱。津液不充，则内热随起，宜壮水以制阳光之治法，本此制方。

细生地 10 克　川石斛 6 克　天花粉 8 克　大麦冬（去心）6 克　净连翘 10 克　炒枯芩 8 克　光杏仁 10 克　浙贝母 10 克　瓜蒌仁 12 克　柏子仁 10 克　干芦根（去节）30 克

二诊　　　9 月 25 日

阴虚津枯之质，感受新凉，郁于肌表，形寒身热得汗未清，四肢酸疼，舌苔灰黄而腻，脉象细数。暂予辛凉治标。

冬桑叶 8 克　杭菊花 8 克　南薄荷（后入）3 克　炒牛蒡 6 克　焦山栀 8 克　连翘壳 10 克

光杏仁 10 克　浙贝母 10 克　瓜蒌仁（打）12 克　新会白 8 克　丝瓜络 8 克

三诊　　　10 月 1 日

身热已减，而掌心觉燥，黏痰亦少，纳食寡味，口干不思饮，小溲极短。阴亏之体，津液素枯，湿热余邪稽留，脉濡，舌苔薄黄，接予清解。

金石斛 10 克　青蒿梗 8 克　嫩白薇 10 克　佩兰梗 8 克　炒枳壳 8 克　炒竹茹 8 克　净连翘 10 克　炒蒌皮 10 克　梗通草 3 克　香谷芽 12 克　荷叶梗尺许（去刺）

四诊　　　10 月 6 日

阴虚之质，时邪之后，燥热，余气稽留，肺与大肠表里同病，咳嗽，胸宇掣痛，口燥大便艰难，舌苔薄黄。再予清解。

金石斛 8 克　佩兰梗 8 克　嫩前胡 8 克　光杏仁 10 克　浙贝母 10 克　竹沥膏 8 克　净连翘 6 克　全瓜蒌（杵）10 克　郁李仁 10 克　炒枳壳 8 克　枇杷叶（去毛包）10 克

五诊　　　10 月 9 日

脉象细数，苔腻化薄，阴虚之质，温病之后，气阴更耗，津液不足，大便闭结，小溲浑黄，续予生津清化以滋化源。

金石斛 10 克　天花粉 10 克　净连翘 10 克　佩兰梗 10 克　光杏仁 10 克　真川贝 10 克　炒条芩 8 克　淡竹茹 8 克　块滑石（打）12 克　郁李仁 10 克　枇杷叶（去毛包）10 克

柳女士　　　9 月 21 日

头臂湿气，浸淫不已，胸宇泛漾，头痛偏左，纳食减少，小溲不长，昨日肠鸣便溏，脉濡苔薄。脾湿胃热交郁，湿重热轻，治以清化畅中。

苍术皮 3 克　带皮苓 12 克　新会皮 8 克　炒枳壳 8 克　炒竹茹 8 克　净连翘 10 克　大腹皮 10 克　白蒺藜 10 克　白蔻仁（杵）3 克　焦苡米 12 克　炒香谷芽 12 克

二诊　　　9 月 24 日

湿气浸淫，胸宇泛漾均除，头昏晕眩，纳食减少，神疲嗜寐，肢酸，脉细数。余湿停留，肝阳上扰，接予和胃柔肝。

稽豆衣 6 克　白蒺藜 10 克　炒池菊 8 克　炒枳壳 8 克　煅石决 12 克　炒竹茹 8 克　新会白 8 克　采云曲 10 克　云茯苓 10 克　焦苡米 12 克　香谷芽 12 克

三诊　　　9月26日

头晕已减,纳食不旺,食亦无味,晨口干燥,肢软神疲,脉象细数。胃热脾湿,交郁中宫,而失清降,续予清化。

佩兰梗 6 克　炒池菊 8 克　白蒺藜 10 克　净连翘 10 克　炒枳壳 8 克　炒竹茹 8 克　新会皮 8 克　炒条芩 8 克　煅石决 12 克　炒姜皮 6 克　生熟谷芽各 12 克

四诊　　　9月28日

迭与清化和中,胃纳增而不旺,口干唇燥,入夜身热肢软神疲,脉细数,苔腻。湿热之邪最属缠绵,仍守原意。

藿佩梗各 8 克　青蒿梗 8 克　炒池菊 8 克　净连翘 6 克　炒牛蒡 6 克　全瓜蒌(切)12 克　江枳壳 8 克(竹茹 3 克合炒)　炒泽泻 10 克　橘白 8 克　长须谷芽 12 克　荷叶一方

翁世兄　　　9月22日

咳嗽半月余,咯痰不爽,带有血丝,胸膺掣痛,喉毛心悸,脉见间歇。肺气积弱,痰热内恋,阳络受损,先予清肺宁络。

南沙参 8 克　光杏仁 10 克　浙贝母 10 克　海蛤壳 12 克　冬瓜子 10 克　新会白 8 克　侧柏炭 8 克　茜草炭 6 克　山茶花 8 克　枇杷叶 10 克　地枯萝 10 克

二诊　　　9月26日

痰红已止,咳呛咯吐不爽,头胀胸膺掣痛,便薄不畅,纳食减少,脉象濡软,仍有间歇,肺脏气机暗伤,微邪乘袭,再予清化黏痰。

南沙参 8 克　净蝉衣 3 克　水炙桑叶 8 克　嫩前胡 8 克　光杏仁 10 克　象贝母 10 克　冬瓜子 10 克　海蛤壳 12 克　净连翘 10 克　江枳壳 8 克　地枯萝 10 克

三诊　　　9月29日

咳嗽已稀,痰仍黏滞,胸膺腰背时有掣痛,脉滑间歇三五不调。肺肾并亏,金水不能相生,接予清养顺气。

北沙参(玄米炒)8 克　大麦冬(去心)8 克　金佛草(包)8 克　竹沥夏 6 克　光杏仁 6 克　浙贝母 10 克　炙款冬 8 克　海蛤壳 12 克　生苡米 12 克　丝瓜络 8 克　麸炒枳壳 6 克

四诊　　　10月4日

咳嗽已稀,痰仍黏滞,胸膺掣痛,胁酸,纳食减

少。肺朝百脉而司治节,气阴不充,清肃无权,接予清养。

北沙参(玄米炒)8 克　大麦冬 8 克　冬桑叶 8 克　金佛草(包)8 克　化橘白 8 克　光杏仁 10 克　浙贝母 10 克　麸炒枳壳 8 克　炙款冬 8 克　生苡米 12 克　长须谷芽 12 克

五诊　　　10月8日

肺朝百脉而司治节,咳稀痰黏,头汗脉代,责之气阴两虚,腰疼胕酸,则金水不能相生之象,便薄食减,中气亦馁,再拟脾肺肾同治方。

大麦冬(去心)各 8 克　冬虫草 8 克　怀山药 8 克　炒川仲 10 克　怀牛膝 8 克　海蛤壳 12 克　炙款冬 8 克　橘白 8 克　浮小麦 12 克　生熟苡米各 10 克　长须谷芽 12 克

六诊　　　10月14日

培养三阴,腰痛减,欬痰尚爽,纳食不佳,胕软,胸宇时有掣痛,肺虚则气失清肃;脾虚则运化无力;肾虚则真阴不充也,再予前法出入。

光杏仁 8 克　天麦冬(去心)各 8 克　冬虫草 8 克　炒续断 10 克　怀牛膝 8 克　炙款冬 8 克　橘白络各 3 克　炙鸡金 8 克　生苡米 10 克　长须谷芽 12 克

徐君　　　9月24日

痢下赤白,腹痛里急后重,形寒胸闷,纳呆,脉象滑数,已延半月余,暑湿积滞,蕴伏胃肠,治以清化泄浊。

煨葛根 8 克　荆芥炭 8 克　赤白芍各 8 克　炒枳实 8 克　煨木香 6 克　青陈皮各 8 克　莱菔子 8 克　焦楂炭 10 克　炒六曲 10 克　炒谷芽麦各 10 克　上红茶 8 克

二诊　　　9月25日

痢下半月赤白相杂,里急后重,昨予清化腹痛较缓,胸闷食减,脉象濡滑,苔腻已化。续予调气和荣,升清降浊。

煨葛根 8 克　炒当归 8 克　赤白芍各 8 克　炒枳壳 8 克　煨木香 6 克　新会皮 8 克　大腹皮 10 克　焦楂炭 10 克　谷麦芽各 10 克　条芩炭 8 克　荠菜花炭 8 克

凌先生　　　9月25日

脉象近缓,舌苔薄腻,头痛,胸宇不舒,纳食呆钝,肢体重著不利,湿浊凝滞,脾弱不运,治以芳香泄化。

藿香梗6克 制川朴3克 白蔻仁(杵)3克 炒枳壳8克 白蒺藜10克 新会皮8克 桑寄生10克 丝瓜络8克 怀牛膝6克 炒竹茹8克 采云曲10克

二诊　　　9月27日

胸宇舒展而中脘窒塞，食减口不渴饮，鼻塞多涕，腰股酸痛，重着，脉缓，舌苔根腻。湿阻气滞，三焦升降不利，再予芳香之属。

藿香梗8克 焦白术8克 炒枳壳8克 老苏梗8克 白蒺藜10克 黄郁金8克 新会皮3克 白蔻仁(杵)3克 炒泽泻10克 桑寄生10克 采云曲10克

姜世兄　　　9月25日

心阳不及，浊阴易于上潜，脾湿不能泄化，足跗浮肿虽消，仍苦酸软，麻木，脉迟无力，苔腻而白。治以益火健中以蠲阴霾。

土炒白术10克 熟附片8克 炒桂枝3克 云茯苓15克 川断肉10克 怀牛膝10克 陈木瓜8克 杜赤豆15克 冬瓜子10克 焦苡米12克 丝瓜络8克

二诊　　　10月15日

下元阳衰不能温养，中焦湿浊不化，浸渍肌肉则为浮肿，肿退而步履蹒跚，痿弱无力者，肾主骨，肾气未能充实也，脉缓。仿金匮肾气丸。

熟附片8克 肉桂心3克 鹿角霜5克 大熟地12克 山萸肉8克 云茯苓12克 补骨脂8克 川断肉10克 陈木瓜8克 炒苡米12克 健步虎潜丸(温水冲服)8克

三诊　　　10月29日

下元为水火之窟，守都之神，二气并亏生气不振，足肿之后痿弱力乏，更兼腰疼、目视糊涂，脉象濡缓。再拟阴阳并补。

大熟地12克 炒当归10克 山萸肉8克 熟附片6克 肉桂心3克 补骨脂10克 川断肉10克 陈木瓜10克 怀牛膝10克 虎胫骨(炙)8克 炒苡米10克

王小姐　　　9月26日

内经云：马刀挟瘿皆为劳，今头项瘰疬如连珠，脉象细弱无力，时有头晕痰浊，气血亏耗不能煦濡，亦其主因，扶正消坚法。

潞党参10克 炒当归8克 京赤芍8克 大贝母10克 炙僵蚕10克 橘红8克 淡昆布

8克 海蛤壳12克 稆豆衣8克 生熟苡米各12克 芋芳丸(包煎)10克

二诊　　　10月2日

颈项瘰疬发如连珠，脉象细弱，时有痰浊，肝火挟痰瘀滞络道，久则气血暗耗，内经鼠瘘之属，极难断根，再拟扶元消坚方。

清炙芪10克 潞党参10克 全当归6克 大贝母10克 炙僵蚕10克 慈菇片3克 淡昆布8克 薄橘红8克 焦苡米12克 煅瓦楞10克 芋芳丸(包)10克

三诊　　　10月11日

迭与扶元消坚，气血较前充盛，痰浊少，鼻涕多，头项瘰疬消而未尽，脉象细滑。马刀挟瘿之属，非旦夕可除也，再予扶正消坚。

淡黄芪10克 炒党参10克 全当归10克 炒白芍8克 大贝母10克 炙僵蚕6克 仙半夏8克 云茯苓10克 橘红8克 淡昆布10克 生熟苡米各10克

郭先生　　　9月27日

鼻塞流涕青黄，咳呛咯痰不多，舌苔中后黄腻，脉象濡缓。湿热之邪，蕴于肠胃，宣化失司，治以芳香泄化。

冬桑叶8克 杭菊花8克 苍耳子8克 炒牛蒡6克 光杏仁10克 浙贝母10克 炒枳壳8克 薄橘红8克 云茯苓12克 炒竹茹8克 梗通草3克

王先生　　　9月28日

病后胸宇不畅，言语较多，辄觉气短，脉象濡滑，舌苔薄腻。此肺气积弱，中气亦不足也，治以清养。

北沙参(玄米炒)8克 大麦冬(去心)8克 绵芪皮8克 炙款冬8克 甜杏仁10克 海蛤壳12克 炒冬术8克 抱茯神12克 生苡米12克 新会白8克 炒竹茹8克

事铺兄　　　9月28日

咳嗽痰少，偶因劳顿肛门下坠，夜寐艰难，脉象濡软。气阴本弱，气虚则不能升举，阴虚则不能润养，接予清补方。

潞党参6克 京玄参8克 紫丹参8克 大麦冬8克 炙款冬8克 光杏仁10克 煅龙齿12克 朱茯神12克 夜交藤8克 生苡米12克 荷蒂两枚

二诊　　10月10日

肺气不充,大肠积热,咳嗽已宁,便血极少,汗出极多,纳食呆钝,脉象濡滑而数,舌苔黄腻。治以清化固表。

绵芪皮8克　大麦冬(去心)8克　净连翘6克　浮小麦12克　碧桃干8克　抱茯神10克　新会白3克　淡竹茹8克　炒银花10克　生熟苡米各10克　长须谷芽12克

陈先生　　9月28日

头皮觉痒,耳聋不聪,痰核日益加大,脉象细滑而数。血虚而肝阳化风上扰,清窍闭塞,痰热内蓄,治以潜阳软坚,难求近功。

制首乌8克　穞豆衣8克　炒池菊8克　煅牡蛎15克　煅磁石12克　嫩钩藤10克　淡海藻8克　淡昆布8克　夏枯花8克　竹沥半夏10克　抱茯神12克

陈先生　　9月30日

湿温之后,已经两月刻诊,脉象细滑而数,舌苔白腻。身热不扬,头胀,口干,不思饮食,食入痞滞,新感时邪,湿浊内蕴,治以清疏芳化。

清豆卷12克　冬桑叶8克　青葛根8克　制厚朴3克　淡黄芩8克　焦栀皮8克　省头草8克　炒枳壳8克　淡竹茹8克　采云曲10克　赤茯苓12克

二诊　　10月1日

身热不解,头胀,口内干苦不思饮水,脉象滑数,苔腻淡黄。病后体虚未复,又因劳顿有复发之势,再与清泄化浊,勿轻视之。

清豆卷12克　鸡苏散12克　冬桑叶8克　香青蒿8克　炒牛蒡6克　浙贝母6克　川朴花3克　淡黄芩8克　光杏仁10克　赤茯苓12克　江枳壳(竹茹8克同炒)8克

三诊　　10月4日

投芳化清解,身热已淡,纳食渐增,口腻肢软,乏力,苔黄,脉濡数。体虚未复,湿热余邪稽留难化,法予清化可也。

冬桑叶8克　佩兰梗6克　炒牛蒡6克　新会皮8克　炒枳壳8克　炒竹茹8克　仙半夏10克　光杏仁10克　赤茯苓10克　焦苡米12克　丝瓜络8克

张先生　　9月30日

脉象滑数,右盛于左,先有前额头痛,眼眶亦

痛,昨日骤然咯血盈口,此胃有郁热,气升血逆,但予清降无须止涩。

鲜生地10克　焦山栀8克　炒丹皮8克　净连翘10克　炒银花10克　江枳壳6克　黛蛤散包12克　山茶花6克　仙鹤草8克　炒竹茹8克　藕节两枚

二诊　　10月11日

咯血已止,昨起痰中复带少许,夜寐多梦,脉细弦数。肝火不静上犯肺金,清肃失司,阳络不固,再拟平肝清肺。

生地炭10克　代赭石10克　光杏仁10克　川浙贝各6克　天花粉10克　炒丹皮8克　山茶花8克　枇杷叶(去毛包)10克　黛蛤壳(包)10克　藕节炭两枚

沈先生　　10月2日

胃为仓廪之官,肠属传导之府,饮食失调,消运不及,大便溏秽,似痢腹不痛,时觉窒滞,苔腻。治以磨积和中。

藿佩梗各8克　炒枳壳8克　煨木香3克　大腹皮8克　青陈皮各8克　白蔻仁3克　莱菔子8克　焦楂炭10克　炒六曲10克　炒谷麦芽各10克　荷梗尺许(去刺)

二诊　　10月3日

腹痛痢下如酱,挟有赤色,昨晚微有身热,脉细滑,苔腻。湿热食滞郁于大肠,传化失职,治以消运导滞。

荆芥穗(炒黑)5克　藿香梗8克　炒枳壳8克　煨木香5克　花槟榔5克　青陈皮各8克　焦楂炭10克　炒六曲10克　白蔻仁3克　炒谷麦芽各10克　荷叶一方

三诊　　10月5日

痢下次数已见稀减,腹痛便下黏秽色呈紫浆,小水不长,腹背酸痛,脉细滑,苔薄黄。续予消导大肠积滞。

藿香梗8克　炒赤芍8克　枳实炭8克　煨木香8克　条芩炭8克　花槟榔8克　新会皮10克　焦楂炭10克　炒六曲10克　炒谷麦芽各12克　荷梗(去刺一尺许)

朱先生　　10月2日

身热五日不解,头痛口干作呕,骨节酸疼,舌苔厚腻,脉象浮滑而数。秋温挟湿蕴于阳明,亟予芳化清疏,虑其缠绵。

清豆卷12克　鸡苏散（包）12克　冬桑叶8克　藿佩梗各8克　制川朴8克　净连翘6克　焦山栀8克　炒枳壳8克　新会皮8克　炒竹茹8克　朱赤苓12克

二诊　　　10月4日

投芳化清疏，身热已淡，头疼，口干，骨节酸痛已见轻减，舌苔黄腻，脉象濡滑。太阴湿浊阳明，湿热胶结中焦，再予清化。

清豆卷12克　藿佩梗各8克　冬桑叶8克　焦栀皮8克　净连翘10克　淡黄芩8克　江枳壳8克　橘白8克　丝瓜络8克　朱赤苓12克　梗通草3克

李世兄　　　10月2日

肝阳头痛，证见呕吐，寒热，肠胃不和则浊气上逆，新凉外乘则荣卫不和，脉象濡数，舌苔薄黄。治以辛凉泄化。

冬桑叶8克　杭菊花8克　白蒺藜10克　炒枳壳8克　炒竹茹8克　新会白5克　焦楂炭10克　炒六曲10克　云茯苓10克　炒谷芽12克

二诊　　　10月3日

肝阳头痛，伤食呕吐，俟见平静，身热夜炽，得汗则减，脉濡数，舌苔薄黄。新凉外束，防传秋温，治以轻疏清解。

冬桑叶8克　炒防风8克　炒薄荷3克　炒枳壳8克　炒竹茹8克　橘络5克　焦栀皮8克　净连翘10克　藿香梗8克　炒谷麦芽各10克　赤苓12克

蒋君　　　10月4日

形寒身热，自汗不解，咳嗽痰多，胸宇泛漾，口苦作干，脉象浮滑而数。新凉外郁，肺气不宣，已经数日，治以辛散，防其缠绵。

青防风8克　荆芥穗8克　冬桑叶8克　炒山栀8克　炒大力子6克　象贝母10克　江枳壳8克　炒竹茹8克　橘红8克　竹沥夏6克　赤苓12克

二诊　　　10月5日

形寒罢，热未清，咳嗽稀痰仍多，口内干苦，足跗虚浮，脉滑，苔黄。暑湿内伏，新凉外束，病在肺胃，再予清透。

清豆卷12克　冬桑叶8克　藿佩梗各8克　炒大力子6克　焦栀皮8克　光杏仁10克　浙贝母10克　橘红8克　净连翘10克　带皮苓12克　冬瓜子皮各8克

三诊　　　10月10日

湿温虽愈，余热未清，气阴之耗伤未复，音暗不扬，头晕、口腻、跗肿早退夜加，脉象濡滑而数。治以清化余热，而和肺胃。

香佩兰6克　炒池菊8克　净连翘10克　江枳壳8克　淡竹茹8克　生苡米10克　光杏仁10克　浙贝母10克　新会白8克　丝瓜络8克　梗通草3克

四诊　　　10月17日

清化余邪，而调肺胃，音声较朗，头晕已除，痰黏不爽，小溲浑黄，入晚足跗微浮，温病之后，湿热余气稽留，再拟清解。

藿佩梗各8克　净连翘6克　新会白8克　炒枳壳8克　炒竹茹8克　浙贝母10克　仙半夏8克　焦苡米10克　云茯苓10克　梗通草3克　炒香谷芽12克

刘先生　　　10月6日

泄泻起见，今便薄如糜，腹痛阵作，冷汗极多，脉软弦滑，舌苔薄白。寒湿食滞于大肠，肠澼之初期也，治以健运导积。

荆芥炭8克　煨木香8克　炒枳壳8克　大腹皮10克　陈皮8克　砂蔻仁各3克　焦楂炭10克　炒六曲10克　赤苓12克　炒谷麦芽各12克

二诊　　　10月8日

泄泻起见，传为痢下色赤黏秽，腹痛多汗，里急后重，脉形弦滑。湿滞郁积大肠传化失职，再拟升清降浊，调气和荣。

煨葛根8克　荆芥炭8克　赤白芍各8克　煨木香8克　枳实炭8克　花槟榔8克　青陈皮各8克　焦楂炭8克　炒六曲8克　炒谷麦芽各10克　荷叶一方

三诊　　　10月10日

痢下赤色黏秽，腹痛里急后重，多汗凛寒，脉象弦滑。胃为水谷之海，肠属传导之官，积滞内蕴，运化失职，再拟升清降浊，调气和荣。

煨葛根8克　赤白芍各8克　条芩炭8克　藿香梗8克　煨木香8克　花槟榔8克　新会皮8克　焦楂炭6克　谷麦芽各10克　荠菜花8克　枳实导滞丸（包煎）10克

程先生　　　10月6日

腰俞疼痛转侧不便,夜寐艰难,纳食减少,脉象细弦,舌苔薄腻。心肾脏气不充,寒湿之邪凝阻,治以温化益肾,佐以安神。

煨益智8克　补骨脂8克　煅龙齿12克　桑寄生10克　云茯苓10克　炒白术8克　炒川仲10克　炒续断10克　焦苡米12克　丝瓜络6克　香谷芽12克

黄先生　　　10月7日

少阴之别脉循行脊里,所谓伏冲者是寒邪里袭,脊痛不能转侧,继增寒热,头胀,脉来沉滑而数。治以辛温透邪。

川独活3克　炒防风8克　冬桑叶8克　络石藤6克　丝瓜络10克　新会皮8克　金毛脊10克　炒川仲10克　炒川断10克　赤白苓各10克　焦苡米12克

印先生　　　10月7日

轻寐梦扰纷纭,头胀腰酸背疼,微有形寒偏体乏力,脉象滑数左盛於右。肾亏心肝之火偏炽,治以坚阴潜阳为先。

熟女贞10克　生白芍6克　珍珠母12克　夜交藤8克　苍龙齿15克　辰茯神12克　炒川仲10克　白蒺藜10克　炒池菊8克　忍冬藤10克　灯芯四束

黄先生　　　10月7日

脉来右手滑数,身热溲癃,小腹觉胀,腑行亦不爽利,湿热内蕴,新凉外束,膀胱宣化失司,腑经同病,仿五苓散例治之,候政。

荆芥穗8克　青防风8克　冬桑叶8克　江枳壳8克　焦山栀8克　净连翘10克　粉猪苓10克　车前子10克　福泽泻10克　丝瓜络8克　梗通草3克

傅大兄　　　10月8日

身热淡而未清,口干、胸闷、四肢软,脉浮濡数,新凉外束于太阳,经气不宣,治以疏散防其化热缠绵。

青防风8克　荆芥穗8克　冬桑叶8克　苦桔梗1克　江枳壳8克　炒牛蒡6克　光杏仁10克　橘红8克　焦栀皮8克　赤茯苓10克　丝瓜络8克

二诊　　　10月9日

昨予疏散,头痛胸闷已除,身热淡而未清,口干欲饮溲赤,时邪挟湿内蕴阳明,再予清宣化湿治之。

清豆卷12克　冬桑叶8克　青蒿梗8克　香佩兰8克　江枳壳8克　炒竹茹8克　新会白8克　焦苡米10克　赤苓10克　焦山栀8克　梗通草3克

三诊　　　10月11日

清宣芳化,身热淡而不凉,小便短赤,胸不闷,头痛,口不引饮,脉象濡数。此余热稽留阳明也,续予清解。

冬桑叶8克　青蒿梗8克　嫩白薇10克　焦栀皮8克　净连翘10克　佩兰梗10克　瓜蒌皮6克　新会皮8克　炒竹茹8克　梗通草3克　六一散(包)10克

程先生　　　10月9日

体素多湿多痰,风邪乘袭郁于肺胃,宣化无权,咳嗽痰多,咯吐尚爽,行动汗出,时有形寒,脉滑。治以宣肺为主。

净蝉衣3克　炙紫菀8克　炒大力子6克　嫩前胡8克　光杏仁10克　象贝母10克　仙半夏8克　橘红8克　冬瓜子10克　炒竹茹8克　地枯萝10克

程先生　　　10月24日

肺主周身之气而司治节,胃为水谷之海而司受纳,风痰湿浊留恋上中二焦,咳嗽痰多,饮食减少,行动汗泄,脉象濡滑。治以肃肺和胃。

苏子霜6克　炒牛蒡6克　炙款冬8克　海浮石6克　冬瓜子6克　竹沥夏6克　采云曲6克　香橼皮10克　焦苡米6克　光杏仁10克　新会白8克

二诊　　　10月31日

迭与肃肺和胃,咳嗽稀减,行动气促,多汗。脉濡,舌苔薄腻。肺气不充则痰浊艰化易感外邪,再予温化。

紫苏梗8克　炙紫菀8克　炙款冬8克　炒牛蒡6克　冬瓜子6克　法半夏8克　海浮石10克　光杏仁12克　浙贝母10克　新会皮8克　采云曲10克

章君　　　10月9日

足跗浮肿,面色㿠白,盗汗肢软力乏,咳嗽,肺脾两虚之候,已延半载有余,脉来浮大不与症合。暂拟扶脾理湿顺气固表,勿轻视之。

炒白术8克　带皮苓12克　焦苡米12克　新会白8克　炒泽泻10克　法半夏8克　浮小麦12克　炙远志3克　光杏仁10克　炙款冬8克　长须谷芽12克

二诊　　　10月11日

肺主皮毛而司治节，脾掌生化而恶湿浊，肺脾两虚则多汗肢软，咳嗽痰多，跗肿，面色不华，脉象浮大。病非经调，治以清肺固表扶脾化浊为法。

绵芪皮8克　浮小麦12克　碧桃干6克　嫩前胡8克　光杏仁10克　竹沥夏8克　生苡米10克　云茯苓10克　丝瓜络8克　冬瓜子皮各10克　长须谷芽12克

盛君　　　10月9日

喉痒咳嗽，痰多，咯吐不爽，胸宇掣痛，头胀，脉象滑数，舌红碎裂。内燥之邪挟痰阻肺，清肃之令失司，治以清燥宣肺。

水炙桑叶8克　净蝉衣3克　炒大力子6克　嫩前胡8克　净连翘10克　瓜蒌仁10克　光杏仁10克　浙贝母10克　冬瓜子10克　淡竹茹8克　安南子10克

徐先生　　　10月9日

秋温为病，身热头痛，胸闷泛漾，四肢酸软，二便不多已经七日，汗潮极少，微有恶寒，时邪内蕴阳明，虑其缠绵，亟予清疏。

淡豆豉10克　荆芥穗8克　冬桑叶8克　焦山栀8克　净连翘10克　藿香梗8克　江枳壳8克　淡竹茹8克　梗通草3克　丝瓜络8克

二诊　　　10月10日

昨投清疏方，得汗甚透，身热已淡，头胀胸闷亦减，咳呛无痰，四肢软，脉象濡黏，余热稽留肺胃，接予清解也。

冬桑叶8克　杭菊花8克　炒牛子6克　焦山栀8克　光杏仁10克　象贝母10克　江枳壳8克　炒竹茹8克　地枯萝10克　丝瓜络8克　梗通草3克

吴先生　　　10月9日

注射之后，身起寒热，此或反应使然，惟湿热素重，脾胃不清，纳食因之大减，肌肤湿气作痒，脉滑数，舌白腻。治以清化和中。

苍术皮3克　炒黄柏8克　云茯苓12克　白蔻仁3克　炒竹茹8克　净连翘10克　新会白5克　福泽泻10克　焦苡米12克　采云曲10克　炒香谷芽12克

二诊　　　10月18日

足趾湿气，流水溃腐，小溲浑黄，脉象濡数。受纳腥味稍有泛漾，湿热之邪下注三阴之经，治以清化泄浊。

制苍术3克　炒黄柏8克　带皮苓12克　炒枳壳8克　焦苡米10克　炒泽泻10克　苦参片8克　净连翘10克　姜竹茹8克　梗通草3克　绿豆衣10克

章先生　　　10月9日

咳嗽痰中带红，得之三四日，脉细濡数。阴亏之体，虚火上炎，肺受熏灼阳络不固，拟清肺宁络，暂治其标。

北沙参8克　光杏仁10克　象贝母10克　茜草炭6克　侧柏炭8克　山茶花8克　海蛤壳8克　冬瓜子10克　抱茯神12克　枇杷叶(去毛包)10克　上藕节两枚

二诊　　　10月11日

投清肺宁络，血已止，咳嗽未停，头晕，四肢软弱，阴虚则生内热，热迫于肺，清肃无权，接予顺气而化痰热。

北沙参8克　金佛草8克　海蛤壳(打)12克　光杏仁10克　浙贝母10克　炒池菊8克　净连乔10克　炒竹茹8克　生苡米10克　枇杷叶(去毛包)10克　煅石决12克

常君　　　10月10日

时症乍解，偶因刺激，续得咳血，不能仰卧，胸宇隐痛，脉象细数不静，舌苔黄腻。湿热未清，气阴已伤，肝火冲逆，肺肃无权，治以清化宁络。

嫩白薇8克　净连翘8克　佩兰梗8克　金佛草8克　代赭石8克　黛蛤壳12克　光杏仁10克　川贝母6克　枇杷叶(去毛包)10克　侧柏炭8克　梗通草3克

二诊　　　10月11日

时症虽解，湿热未清，续得咳血，不能仰卧，舌苔黄腻，脉象细数不静。左升太过，右降不及，病情复杂，再拟清化宁络。

嫩白薇10克　净连翘10克　黛蛤壳12克　墨旱莲6克　代赭石10克　侧柏炭5克　光杏仁12克　川浙贝各6克　银花炭10克　福泽泻10克　藕节炭两枚

三诊 10月12日

迭予清化宁络,脉数较静,渐能安卧而咳血未止,口燥舌质红,苔黄腻。得于时症之后,抑郁伤里,湿热与肝火并发,再拟前法缓缓调理。

生地炭10克 嫩白薇10克 净连翘10克 黛蛤散(包)15克 墨旱莲6克 侧柏炭8克 银花炭10克 光杏仁12克 川浙贝各10克 枇杷叶(去毛包)10克 干芦根(去节)30克

王君 10月10日

投调理脾胃方,胸宇渐舒,纳食较增,头眩心悸,腰痛,脉来细弱。此肾气积损,水火不能交泰,接予补养法。

炒党参8克 山萸肉8克 稽豆衣8克 炒枣仁10克 煅龙齿10克 抱茯神12克 炒川仲10克 白蔻仁3克 橘红8克 焦苡米10克 生熟谷芽各10克

二诊 10月13日

培养三阴,头眩心悸,腰酸均见轻减,肩胛酸疼,气分觉短,精血内损,再予补益非短期能奏效也。

潞党参8克 炒于术8克 抱茯神12克 炒熟地8克 山萸肉8克 炒枣仁10克 熟女贞10克 炒川仲10克 桑寄生10克 苍龙齿12克 生熟谷芽各12克

吕先生 10月11日

寒郁解,纳食呆减,咳嗽痰黏,肌肤湿气作痒,脉滑,舌苔薄白。湿热素重郁于阳明,失其和降,续予清化中州。

藿香梗6克 仙半夏6克 橘白8克 白蔻仁(杵)3克 炒枳壳8克 炒竹茹8克 带皮苓12克 炒泽泻10克 焦苡米12克 香谷芽12克 佛手片8克

二诊 10月20日

咳痰,骨节腰俞酸疼,小溲浑黄,脉象濡滑。肺肾金水本亏,湿热不重,迭经调理,胃纳尚佳,接予清化舒络。

桑寄生10克 丝瓜络8克 炒杜仲6克 云茯苓10克 新会白8克 炒竹茹8克 炒枳壳8克 法半夏8克 浙贝母10克 光杏仁10克 梗通草3克

三诊 10月22日

金水两亏,湿热素重,气不肃化则咳嗽痰多,邪窜络道则为骨节酸疼,脉濡滑,苔白腻。再予顺气涤痰化湿舒络。

炙款冬8克 苏子霜6克 仙半夏8克 冬瓜子10克 云茯苓10克 新会白8克 桑寄生10克 络石藤8克 西秦艽(酒炒)10克 丝瓜络8克 焦苡米12克

四诊 10月25日

顺气涤痰,化湿通络,咳嗽、骨节疼痛均告轻减,小溲未清,脉象濡滑。湿热余邪稽留肺肾,真元本弱,续予清气和中。

炙款冬8克 光杏仁10克 浙贝母10克 仙半夏8克 冬瓜子10克 炒知母8克 忍冬藤10克 桑寄生10克 络石藤10克 赤茯苓10克 丝瓜络8克

五诊 10月30日

咳嗽稀减,昨日复觉骨节疼痛,脉濡,苔薄白。风邪湿热渐渐清化,而肺肾素亏,抵抗力弱,介于气交之中,极受影响,拟前法稍入扶元。

人参须2克(川桂枝3克 大白芍10克同炒) 炙款冬8克 光杏仁10克 浙贝母6克 仙半夏6克 新会白6克 忍冬藤10克 桑寄生10克 丝瓜络8克

李先生 10月13日

形寒身热,头痛,四肢酸楚,胸闷,口干,泛漾,小溲浑黄,脉象浮数。秋温为病,时邪挟湿蕴于肺胃,防其化热缠绵。

清豆卷12克 鸡苏散包12克 冬桑叶8克 青蒿梗8克 炒牛蒡6克 焦栀皮8克 净连翘10克 光杏仁10克 浙贝母10克 江枳壳8克(竹茹8克同炒) 朱茯苓12克

二诊 10月14日

昨予清透伏邪,身热较淡,头痛,胸宇不畅,咳嗽,脉象濡数,舌苔薄腻。时邪蕴于肺胃,宣化无权,治以疏解。

冬桑叶8克 清豆卷12克 炒薄荷1克 炒牛蒡6克 光杏仁10克 浙贝母10克 薄橘红8克 江枳壳8克 炒竹茹8克 黄郁金8克 赤茯苓10克

沈太太 10月11日

脾虚不能运湿,湿困中州,阳不鼓舞,大便或溏或稀,腹鸣或隐痛,脘酸无力,口不渴饮,脉濡,苔白。张机所称,太阴病者是也,即拟理中汤加减。候政。

土炒白术6克　云茯苓12克　炮姜炭3克　煨肉果8克　扁豆衣10克　大腹皮10克　清炙草3克　新会皮8克　炒山药8克　藿香梗8克　炒香谷芽12克

二诊　　　　10月13日

投理中汤,大便溏薄颇畅,腹内能和,微有心嘈,口干,脉软力乏,脾虚不运,大肠滑脱,得之数月,再予前法参以止涩。

土炒白术6克　云茯苓10克　怀山药6克　煨肉果8克　御米壳8克　扁豆衣(炒)10克　清炙草1克　新会白8克　焦苡米10克　生熟谷芽各12克　米炒荷蒂三枚

三诊　　　　10月15日

大便溏薄已经数日,投理中汤反见腹鸣泄泻较频,理中者理中焦,此大肠脱,仓廪不藏,接予升清固下之剂。

炒当归6克　煨葛根3克　炒山药8克　炒白术8克　御米壳8克　赤石脂6克　云茯苓10克　香谷芽12克　米炒荷蒂三枚　补中益气丸(包煎)10克

四诊　　　　10月18日

津液荣气二亏,舌苔光剥,口干舌麻,头晕泛恶,胸宇气分攻窜,脉象濡细。高年得此惟有柔静之剂,缓缓调理,最为合拍。

金石斛10克　炒玉竹6克　柏子仁10克　穞豆衣8克　抱茯神10克　白蒺藜10克　煅石决12克　江枳壳8克(竹茹8克同炒)　绿萼梅3克　生熟谷芽各10克　佛手片8克

陈先生　　　10月13日

秋温之后,目花脉软,脉象濡细而数。凡温热之邪无不耗气烁津,气阴两损,失其调养百骸之能。续予清养和中。

炒冬术8克　炒玉竹8克　佩兰梗8克　净连翘10克　新会白8克　淡竹茹8克　炒续断10克　怀牛膝8克　穞豆衣8克　炒苡米12克　长须谷芽12克

二诊　　　　10月23日

头胀、喉痒、咳嗽,胸宇不畅,骨节疼痛,脉象滑数,舌苔白腻。体虚湿热素重,感冒新风郁于上焦,治以宣化。

净蝉衣3克　炒牛蒡10克　嫩前胡8克

苦桔梗3克　江枳壳8克　橘红8克　仙半夏6克　光杏仁10克　浙贝母10克　采云曲10克　丝瓜络8克

三诊　　　　10月24日

时症之后,体力未充,素有胃病,食后泛恶,气升作呛,入秋手足不温,胃失和降,脾胃不能四布也,即拟健脾和胃方。

炒白术6克　枳实炭3克　炒竹茹8克　白蔻衣3克　新会白8克　香橼皮8克　云茯苓10克　焦苡米10克　香谷芽10克　炙款冬8克　生姜二片

四诊　　　　10月29日

卫气散解,气门不固,风邪乘袭传舍肺脏,宣化失司,喉痰、鼻塞,咳嗽痰多,脉象浮滑。治以疏化上焦。

荆芥穗8克　净蝉衣6克　冬桑叶5克　炒牛蒡10克　嫩前胡8克　橘红8克　光杏仁10克　浙贝母10克　仙半夏8克　冬瓜子10克　范志曲10克

五诊　　　　11月2日

咳嗽痰多,喉如曳锯,气分微喘,形寒头痛,每感风寒辄发,此肺气不良,痰饮内蓄,脉滑,舌苔白腻。治以温化顺气。

炙紫菀8克　炙麻黄0.5克　光杏仁10克　仙半夏6克　橘红8克　海浮石10克　冬瓜子10克　浙贝母10克　江枳壳8克　炙款冬8克　云茯苓12克

谢小姐　　　10月15日

肌肤湿气作痒,入夜掌心灼热,头眩,腹痛,纳食呆钝,腑行燥结,舌苔中剥,脉象濡数,面色不华,真阴不充,湿热内恋。治以清化余热为先方,候政。

干首乌6克　熟女贞10克　嫩白薇10克　地骨皮8克　净连翘10克　炒竹茹8克　云茯苓10克　焦苡米10克　橘叶白各8克　白蒺藜10克　香谷芽12克

二诊　　　　10月18日

肌肤掌心灼热,起伏无常,头晕、腹痛、腑行燥结、口干,遍体湿瘰作痒,脉细濡数。舌苔中剥。阴虚湿热内恋,续予坚阴清化。

鲜首乌6克　银柴胡8克　嫩白薇10克　冬青子10克　地骨皮8克　净连翘10克　京赤

芍 6 克　炒竹茹 8 克　炒池菊 8 克　瓜蒌子皮各
10 克　绿豆衣 10 克

三诊　　　10 月 21 日

头眩已轻，掌心灼热未清，腹痛，腑行燥坚，昨
起微有咳呛，纳食呆减，脉来濡细而数。阴虚则生
内热，正值发育年龄，再与坚阴清解。

生白芍 6 克　冬青子 10 克　地骨皮 8 克
银柴胡 6 克　嫩白薇 10 克　炒池菊 6 克　川楝
子 8 克　光杏仁 10 克　象贝母 10 克　瓜蒌仁 10
克　野蔷薇花 3 克

四诊　　　10 月 25 日

迭经坚阴清营，头眩、咳呛腹痛均愈，纳食渐
增，掌心发热亦减。脉象细数，舌苔中剥。正当发
育之年，再拟前法出入调理。

京赤芍 10 克　银柴胡 3 克　嫩白薇 10 克
制木香 10 克　地骨皮 8 克　炒池菊 8 克　全瓜
蒌 12 克　光杏仁 10 克　净连翘 10 克　金铃子 8
克　野蔷薇花 3 克

五诊　　　10 月 31 日

入夜掌心灼热，头眩，舌苔中剥，口臭，脉细滑
数。正值发育年龄，荣阴不足，志火内燔，内经所
谓，阴虚则生内热也。再予坚阴清热。

生鳖甲 12 克　生白芍 10 克　银柴胡 8 克
嫩白薇 10 克　冬青子 10 克　地骨皮 8 克　白蒺
藜 10 克　炒池菊 8 克　煅石决 15 克　淡竹茹 8
克　夏枯花 8 克

宋先生　　　10 月 15 日

暑湿之邪，内伏太阴阳明，气机流行不畅，胸
宇欠宽，略痰黏滞，纳食不旺，口干，小溲频数浑
黄，脉滑数。治以清化畅中。

藿佩梗各 8 克　炒牛蒡 6 克　光杏仁 10 克
炒枳壳 8 克　净连翘 10 克　六一散（包）12 克
新会白 8 克　竹沥半夏 6 克　赤猪苓各 10 克
黄郁金 8 克　焦苡米 12 克

二诊　　　10 月 17 日

投清化畅中，大便泄泻腹不痛，此暑湿之邪下
注也，胸闷，口淡，纳食减少，舌苔薄白，脉濡。接
予芳化分利法。

藿苏梗各 8 克　白蔻仁（杵）3 克　新会皮 8
克　炒枳壳 8 克　大腹皮 10 克　云茯苓 10 克
炒泽泻 10 克　采云曲 10 克　扁豆衣 10 克　焦
苡仁 10 克　生熟谷芽各 12 克

奚先生　　　10 月 16 日

卫气不能温分肉而固表，主府不密，时邪易
乘，形寒四肢不温，头痛，胸宇不舒，清晨自汗，口
燥少饮，脉缓，苔腻。拟桂枝汤合屏风散主之。

川桂枝 3 克（大白芍 8 克同炒）　紫苏梗 8 克
绵芪皮 6 克　炒防风 8 克　薄橘红 8 克　炒枳壳
8 克　白蔻衣 3 克　炒竹茹 8 克　云茯苓 10 克
生姜二片

二诊　　　10 月 18 日

投桂枝汤以调和荣卫，玉屏风散固表祛邪，形
寒已撤，四肢亦温，胸宇不畅，气分易逆，脉缓，舌
苔薄黄。接予芳化宽中。

藿香梗 8 克　炒枳壳 8 克　新会白 8 克　白
蒺藜 10 克　黄郁金 6 克　白蔻衣 3 克　炒竹茹 8
克　云茯苓 10 克　焦苡米 10 克　光杏仁 10 克
生姜二片

杨先生　　　10 月 17 日

背脊疼痛，微有凛寒，不耐多立多坐，脉滑，苔
黄腻，质碎裂。少阴之脉循脊，太阳之经挟脊而
行，脏气不盛，寒邪乘袭。治以温化和络。

炒桂枝 3 克　炒白芍 8 克　炒当归 8 克　金
毛脊（炙）10 克　炒川仲 10 克　络石藤 6 克　丝
瓜络 10 克　桑寄生 8 克　新会皮 8 克　云茯苓
10 克　炒苡米 10 克

二诊　　　10 月 19 日

少阴属肾，其脉循脊，太阳属寒水，其经循背，
肾气内祛，寒邪乘袭则为背脊酸疼，恶寒不能自
主，前方颇合病机，再拟进步。

川羌活 1 克　川桂枝 3 克　炒白芍 8 克　金
毛脊（包）10 克　炒杜仲 6 克　炒续断 6 克　桑
寄生 10 克　络石藤 8 克　丝瓜络 8 克　云茯苓
10 克　薄橘红 8 克

三诊　　　10 月 21 日

益肾气疏太阳，腰脊疼痛已瘥，恶寒已撤，背
部偏右经络不舒，头晕，脉滑数。余邪留恋再
疏泄。

川羌活 3 克　炒防风 8 克　冬桑叶 8 克　桑
寄生 10 克　丝瓜络 8 克　络石藤 6 克　炒川仲
10 克　焦苡米 12 克　云茯苓 10 克　炒枳壳 8
克　橘白 8 克

四诊　　　10 月 23 日

背部偏右酸痛似在经络之间，口中觉燥，小溲

浑黄,脉滑,苔腻。内邪袭于太阳之经,肾气亦伤。治以祛风宣络而实少阴。

桑寄生10克 丝瓜络8克 西秦艽(酒炒)6克 炒杜仲10克 炒续断10克 炒泽泻10克 新会白8克 忍冬藤10克 络石藤6克 焦苡米10克 云茯苓10克

陈先生　　　　10月18日

腹痛痢下白冻,一日数行,曾经寒热,胸宇痞闷,脉弦数,舌苔黄腻光剥。湿热滞郁于大肠,传化失职,治以疏化畅中。

荆芥炭8克 炒枳实8克 煨木香10克 花槟榔8克 青陈皮各10克 白蔻衣3克 炒神曲10克 焦楂炭10克 赤茯苓10克 炒谷麦芽12克 荷叶一方

二诊　　10月19日

昨予疏化畅中,痢下已止,腹内仍时攻痛,头胀,小溲浑黄,脉濡滑,舌光剥。湿热余邪稽留,肠胃不健,再拟清化调中方。

藿香梗8克 炒枳壳8克 新会皮8克 煨木香8克 大腹皮10克 赤苓10克 采云曲10克 白蔻衣3克 炒竹茹8克 炒谷麦芽各10克 荷梗(去刺尺许)

三诊　　10月20日

痢下已止,腹中仍有隐痛,中脘痞结,口淡寡味,纳食减少,脉象濡滑。肠内积滞渐化而胃气失其和降,接予芳化和中。

藿香梗8克 白蔻仁(杵)3克 炒竹茹8克 黄郁金10克 炒枳壳8克 采云曲10克 大腹皮10克 煨木香3克 香橼皮8克 炒麦谷芽各12克 佛手片8克

四诊　　10月22日

痢后腹痛绕脐,胸宇痞闷,口淡纳呆,脉象濡滑,肠胃积滞未清,浊气不降,接予调气宽中化浊健脾。

藿香梗8克 炒枳壳8克 新会皮8克 黄郁金6克 白蔻仁(杵)3克 采云曲10克 花槟榔8克 煨木香3克 炒泽泻10克 姜竹茹8克 香谷芽12克 台乌药10克

牛先生　　　　10月20日

咳嗽半月余,近增身热,汗出恶风,头痛,脉象滑数,舌苔白腻。风邪痰浊蕴于肺胃二经,治以宣化清解。

冬桑叶8克 炒防风8克 炒薄荷(后下)3克 炒牛蒡6克 苦桔梗3克 江枳壳8克 焦栀皮8克 光杏仁10克 浙贝母10克 薄橘红8克 冬瓜子10克

二诊　　　　10月21日

恶风已罢,身热亦淡,咳嗽痰多,胸宇不畅,舌苔薄黄,脉形滑数。风邪痰热,内郁于肺,肺主皮毛而司治节,再拟清宣上焦。

冬桑叶8克 炒防风8克 净蝉衣3克 炒牛蒡6克 嫩前胡8克 橘红8克 冬瓜子10克 光杏仁10克 象贝母10克 焦山栀皮8克 炒枳壳8克

三诊　　　　10月22日

身热淡而未清,午后较高,咳嗽痰多,微有头胀,小溲浑黄,时邪湿热,痰浊内恋肺胃,脉象滑数。再予清宣疏化。

清豆卷12克 焦栀皮8克 冬桑叶8克 炒牛蒡6克 嫩前胡8克 江枳壳8克 光杏仁8克 橘红8克 浙贝母6克 采云曲10克 赤茯苓12克

四诊　　　　10月23日

身热渐轻,午后头胀,咳嗽颇频,脉象滑数,舌苔薄腻。风邪郁于上焦,上焦属肺,肺气不宣,清肃失司,接予清化涤痰。

霜桑叶8克 净蝉衣5克 炒牛蒡6克 竹沥半夏9克 光杏仁10克 浙贝母12克 冬瓜子10克 橘红8克 净连翘10克 安南子10克 赤茯苓10克

牛先生　　　　10月30日

外饮属脾,内饮属肾,阳虚则水湿不化,艰聚为痰,故仲景主以温散和之,今咳嗽稀减,气喘不平,形寒未彻,续予温化蠲饮。

熟附片3克 炒桂枝3克 淡干姜3克 炒白术6克 云茯苓12克 炙苏子10克 炙款冬10克 炙远志3克 仙半夏6克 鹅管石(煅)8克 薄橘红8克

二诊　　　　11月1日

咳痰已减,气喘未平,形寒肢冷,小溲频数,脉象细弦。痰饮为病,脾肾阳气虚寒不能温化,仿肾气丸合小青龙汤拟方疗治。

熟附块8克 川桂枝3克 炒白术10克 北五味3克(淡干姜3克同炒) 仙半夏6克 炙

苏子 10 克　炙款冬 8 克　云茯苓 12 克　鹅管石(煅)10 克　金匮肾气丸 10 克(临卧淡盐汤送服)

三诊　　　　11 月 3 日

痰饮为病,其标在肺胃,其本在脾肾。所谓下虚上实是也,迭经温化,形寒肢冷较淡,气喘未平,入夜小溲频数,再予扶阳蠲饮。

炒党参 8 克　熟附块 8 克　炒桂枝 3 克　炒白术 8 克　云茯苓 12 克　炙款冬 8 克　淡干姜 3 克(五味子 3 克同炒)　仙半夏 6 克　冬瓜子 10 克　苏子霜(包)10 克　白石英 3 克　金匮肾气丸 6 克(临卧淡盐汤送服)

冯君　　　　10 月 21 日

寒热时症之后失于调理,湿热蕴于阳明,真元不能骤复,口干,纳食不旺,肢酸力乏,大便艰难,脉象濡数,舌苔白腻,治以清化和中。

藿香梗 8 克　炒枳壳 8 克　炒竹茹 8 克　白蔻仁(杵)3 克　净连翘 10 克　橘白 8 克　嫩桑枝 6 克　丝瓜络 8 克　瓜蒌仁 10 克　生熟谷芽各 10 克　赤茯苓 10 克

二诊　　　　11 月 1 日

昨得寒热,头胀,骨楚酸痛,胸脘痞闷,口干且腻,两日不更衣,脉濡滑数。曾经自汗,风邪湿热内蕴肺胃,治以疏化。

淡豆豉 10 克　荆芥穗 8 克　冬桑叶 8 克　炒枳壳 8 克　新会皮 8 克　佩兰梗 8 克　焦山栀 8 克　采云曲 10 克　黄郁金 8 克　瓜蒌仁 10 克　丝瓜络 8 克

朱先生　　　　10 月 22 日

咳嗽形寒,气短促,纳食减少,脉象细弦。此肺脾虚寒,气肃无权,水饮内蓄,不同于寻常伤风,拟桂苓术甘汤加味。

川桂枝 2 克　元生术 8 克　云茯苓 10 克　炙苏子 10 克　炒牛蒡 10 克　仙半夏 8 克　炙款冬 8 克　冬瓜子 10 克　橘红 8 克　海浮石 8 克　香谷芽 12 克

二诊　　　　10 月 24 日

投桂苓术甘汤,咳嗽较稀,纳食稍加,气分仍短,脉细弦,舌白腻。水湿内恋,积而成饮,其本在脾,脾阳不达,再拟温药和之。

川桂枝 3 克　炒白术 6 克　云茯苓 12 克　炙苏子 6 克　炙款冬 8 克　海浮石 8 克　冬瓜子 8 克　淡干姜 1 克　橘红 8 克　仙半夏 6 克　生

熟谷芽各 10 克

三诊　　　　10 月 27 日

外感咳嗽属于肺,痰饮咳嗽属于脾,遵仲景温药和之例,投桂苓甘术汤加味,咳痰气短,形寒均见轻减,再本出入调理。

川桂枝 3 克　炒白术 8 克　炙苏子 10 克　淡干姜 3 克　仙半夏 6 克　橘红 8 克　鹅管石 8 克　云茯苓 10 克　冬瓜子 10 克　生熟谷芽各 12 克　白蒺藜 3 克

谭姻兄　　　　10 月 23 日

身热退,咽痛愈,头晕,脘酸,唇燥,舌质光红起刺,大便二日未行,脉象滑数。余热稽留,营分未能清泄,接予清热解毒。

鲜生地 10 克　赤茯苓 10 克　淡黄芩 8 克　净连翘 10 克　净银花 10 克　淡竹茹 8 克　焦山栀 8 克　粉丹皮 8 克　瓜蒌仁 12 克　梗通草 3 克　干芦根(去节)30 克

二诊　　　　10 月 29 日

喉痛寒热之后,纳食已旺,体力未复,微有咳呛,脘酸溲黄,脉象濡滑而数。余热未清,气阴受耗,续予清气生津。

北沙参 6 克　大麦冬(去心)10 克　炒玉竹 6 克　净连翘 10 克　淡竹茹 8 克　忍冬藤 10 克　光杏仁 10 克　浙贝母 10 克　生苡米 12 克　天花粉 6 克　干芦根(去节)30 克

陆君　　　　10 月 24 日

鼓胀二月余,腹满止及中脘按之坚实,小溲短黄,微有气促,肝气郁滞,脾湿不化,三焦决渎不利,难治之症也,姑以温运逐化。

熟附片 3 克　肉桂心 3 克　花槟榔 8 克　炒枳壳 8 克　细青皮 8 克　川椒目 3 克　炒泽泻 12 克　带皮苓 12 克　陈葫芦瓢 10 克　冬瓜皮 12 克　新会皮 8 克

二诊　　　　10 月 26 日

鼓胀初起,认为食积克伐太过,脾胃受损,健运无权,湿浊蓄积,已经两月,投温化方,按之软柔,汗出颇多,脉象细弦,舌苔白腻。再与标本兼顾法。

陈葫芦 10 克　浮小麦 12 克　潞党参 10 克　熟附片 3 克　肉桂心 3 克　川椒目 3 克　炒青皮 8 克　花槟榔 6 克　炙鸡金 8 克　炒枳壳 8 克　冬瓜皮 15 克

三诊　　　　10月28日

投温中邂化方,鼓胀按之软柔,小便未长,汗出颇多,脉象细弦。脾肾两微,湿浊内积已遂二月,再拟大剂平之。

潞党参10克　熟附片6克　肉桂心3克　大腹皮10克　炒青皮8克　川椒目3克　炒泽泻10克　炙鸡金12克　冬瓜皮8克　陈葫芦瓢10克　炒枳壳8克

四诊　　　　10月30日

迭投温中逐化,鼓胀渐消,按之较柔,内经云,中满者,泻之于内。即其验也,惟汗出颇多,小溲不长,正气殊弱,湿浊艰化,再守前法进步治之。

吉林参须3克　熟附片8克　肉桂心3克　炒青皮8克　沉香曲10克　川朴花2克　大腹皮8克　炒车前10克　带皮苓15克　陈葫芦10克　焦苡米12克

五诊　　　　11月3日

鼓胀渐消,按之亦柔,汗出已止,口干,小溲不长,命火脾阳两微,湿浊留恋,非辛温之品不能消散阴霾,惟虑其伤阳,佐以微酸。

吉林参须3克　熟附片8克　肉桂心3克　生白芍6克　带皮苓15克　福泽泻12克　花槟榔6克　冬瓜皮15克　焦苡米15克　陈胡芦瓢15克

石大兄　　　　10月29日

昨予疏化,得汗不畅,形寒未彻,头胀,胸闷泛恶,骨节酸疼,新风引动伏邪,蕴于肺胃,脉滑数,苔腻。再予清疏芳化,虑其绵缠。

清豆卷12克　苏佩兰各8克　冬桑叶8克　炒牛蒡6克　炒栀皮8克　净连翘10克　川朴花3克　炒枳壳8克　炒竹茹8克　采云曲10克　赤茯苓12克

二诊　　　　10月30日

形寒头痛,骨节酸楚均愈,此表邪已解。胸宇未开,口不渴饮,舌苔厚腻而垢,胃中湿浊停滞,接予芳香疏化。

藿佩梗各8克　仙半夏8克　新会皮8克　制川朴2克　炒枳壳8克　炒竹茹8克　黄郁金8克　焦栀皮8克　赤苓10克　采云曲10克　荷叶一方

陆先生　　　　10月29日

感冒风邪,郁于肺脏,肺司治节清肃失职,咳嗽,脉浮,舌苔黄腻。阴虚之质,津液不充,暂予清气豁痰。

净蝉衣3克　炒牛蒡3克　嫩前胡8克　冬瓜子10克　光杏仁10克　浙贝母10克　竹沥夏8克　川朴花2克　炒枳壳8克　橘红5克　地枯萝10克

二诊　　　　10月30日

夜寐盗汗,咳嗽痰浊黏滞,咯吐不爽,脉滑,苔黄腻。阴虚之体,内热易起,肺气不清,玄府不密,治以固表清肺。

绵芪皮6克　浮小麦12克　碧桃干10克　嫩柴胡10克　光杏仁10克　川浙贝母各6克　冬瓜子10克　海蛤壳12克　新会白10克　枇杷叶(清炙包)10克　地枯萝10克

王先生　　　　8月18日

暑湿内蕴,风邪外束,汗出不畅,宣泄无休,恶风头痛,口干饮少,纳呆,小溲短,舌苔腻,鼻塞,脉滑。治以清疏芳化。

荆芥穗8克　炒防风8克　鲜藿香6克　制川朴2克　淡黄芩8克　净连翘10克　福泽泻10克　赤苓10克　采云曲10克　嫩桑枝10克　丝瓜络8克

二诊　　　　8月19日

昨予清疏芳化,得汗颇畅,恶风头痛已除,肢软,鼻流浊涕,口干饮少,小溲不长,舌苔黄腻。接予清化肠胃暑湿。

鲜藿香10克　霜桑叶8克　炒牛蒡6克　川朴花2克　白蔻仁(杵)2克　净连翘10克　杭菊花8克　赤茯苓10克　梗通草3克　采云曲10克　丝瓜络8克

夏先生　　　　8月19日

咳吐白沫,泛恶酸水,胸宇气滞,纳食大减,小溲短赤,舌苔薄白腻,脉象虚弦。口不渴饮,脾为湿困;胃有停饮,得之多时,暂予降浊和中法,候正。

淡吴萸3克　川雅连(姜汁炒)3克　仙半夏8克　炒枳壳8克　炒竹茹8克　浙贝母8克　白蔻仁(杵)2克　沉香曲10克　白蒺藜10克　炒泽泻10克　冬瓜子皮各10克

二诊　　　　8月21日

胸宇窒塞,气逆较平,咳吐白沫,泛恶酸水仍多,纳食大呆,小溲极短,脉虚弦带数。痰饮湿热痹阻,再予辛苦开泄。

淡吴萸3克　川雅连3克　炒枳壳8克　白蔻仁(杵)2克　黄郁金6克　淡竹茹8克　冬瓜子皮各10克　云茯苓12克　仙半夏10克　泽泻12克　白蒺藜10克

三诊　　　8月23日

气逆咳吐白沫均告轻减,泛恶酸水,心中懊憹、耳鸣,食呆,小溲短赤,足胫浮肿,苔白、脉虚弦带数。因虚进补,湿热壅滞,三焦不利,再拟泄化疏壅,候正。

淡豆豉6克　川雅连炒3克　仙半夏8克　炒枳实8克　车前子包10克　福泽泻10克　白芥子2克　冬瓜子皮各10克　新会皮8克　大腹皮10克　生姜2克

四诊　　　8月25日

因虚进补,湿热壅滞三焦,迭予泄化降浊,吐酸诸症稍见轻减而足胫肿胀,步履乏力,小溲短赤,苔白,脉虚弦数。再拟疏壅化滞以除陈积,候正。

苏子霜10克　仙半夏10克　青陈皮10克　川椒目2克　炒泽泻12克　车前子10克　大腹皮8克　冬瓜子皮各10克　汉防己8克　带皮苓10克　焦苡米12克

俞世兄　　　8月20日

形寒头痛,四肢酸麻,口干,胸宇嘈杂欲恶,脉象滑数,舌苔淡黄。暑湿内蕴,凉邪外束,即予清化疏表。

淡豆豉10克　青防风8克　冬桑叶8克　鲜藿香10克　炒枳壳8克　炒竹茹8克　薄橘红8克　焦山栀8克　范志曲10克　西秦艽(酒炒)6克　赤苓12克

二诊　　　8月24日

身热甚炽,自汗不解,头痛、口干、心嘈泛漾,脉来浮滑而数。风邪乘袭有化热传入阳明之势,亟予疏透清解。

青防风8克　荆芥穗8克　冬桑叶8克　鲜藿香10克　杭菊花8克　焦山栀8克　净连翘10克　炒竹茹8克　瓜蒌仁10克　赤苓10克　干芦根(去节)30克

朱世兄　　　8月21日

寒热白喉之后,咳嗽痰多滑利,舌苔薄腻。风热痰浊堵塞肺络,清肃之令失司,治以宣化涤痰。

净蝉衣2克　炒牛蒡6克　净射干8克　嫩

前胡8克　光杏仁10克　浙贝母10克　冬瓜子10克　橘红8克　竹沥夏6克　炒枳壳8克　地枯萝10克

二诊　　　8月22日

右胁牵及肋中疼痛,不能转侧,俯仰晨起稍有痰浊,舌苔白腻,脉象弦数。肝气挟痰凝滞络道,治以调气和营,涤痰舒络。

当归须8克　白蒺藜10克　炒枳壳8克　橘叶皮各8克　黄郁金6克　路路通6克　光杏仁10克　冬瓜子10克　桑寄生10克　炙乳没(包)各2克　丝瓜络8克

赵先生　　　8月21日

神疲形困,足肿酸软,溲红,溺时不痛,尿流急迫,脉来濡数。肾虚膀胱积热,迫血妄行,症属尿血,当予滋肾清营。

京玄参8克　生地炭10克　黄柏炭6克　血余炭8克　蒲黄炭8克　炒银花10克　块磁石12克　赤苓10克　丹皮炭8克　生苡米10克　藕节两枚

二诊　　　8月23日

尿血为病,小水挟红,腹酸,时有尿意急促,脉沉濡数。肾阴内亏,则生虚热,迫血妄行与血淋大异,拟滋肾清营法。

生地炭10克　京玄参6克　肥知母6克　炒川仲8克　黄柏炭8克　血余炭8克　条芩炭8克　侧柏炭8克　块滑石(打)12克　怀牛膝8克　藕节两枚

三诊　　　8月25日

迭进滋肾清营,尿血已止,小腹酸滞亦瘥,小水亦清,胕股酸软,病根在肾,肾者藏精而至真元不足,接予清滋下焦。

生地黄10克　山萸肉8克　京玄参10克　熟女贞10克　甜桑椹10克　炒川仲10克　怀牛膝6克　川黄柏(盐水炒)8克　条芩炭8克　丝瓜络8克　藕节两枚

陈先生　　　8月21日

脾主四肢而恶湿,疟疾之后,中阳未振,湿浊未清,扰困劳顿,面浮跗肿,胸宇不畅,口干。治以清化和中。

炒白术8克　老苏梗8克　带皮苓12克　炒枳壳8克　陈皮8克　淡姜皮3克　大腹皮10克　建泽泻6克　冬瓜子10克　汉防己8克

炒苡米12克

二诊　　8月24日

疟后苔腻渐化，能食，小溲欠长，偶因劳损，面浮，跗肿，口干，不仅湿浊逗留，气血亦苦衰惫也，接予调养营卫，芳香泄化。

炒党参8克　炒当归8克　炒白术8克　带皮苓12克　青陈皮各8克　大腹皮8克　炒枳壳8克　冬瓜子10克　白蔻衣2克　炒泽泻10克　焦苡米12克

三诊　　9月7日

迭进四方，扶元祛邪，疟病未起，面浮足肿均消，苔腻已化，脉象濡缓。口苦，不耐劳力，真元未复，续予前法出入调理。

潞党参8克　清炙芪8克　炒白术8克　制首乌8克　全当归8克　新会白8克　麸炒枳壳8克　炒竹茹8克　抱茯神12克　白蔻衣2克　冬瓜子10克

瞿世兄　　8月22日

足胫浮肿作胀，面浮胸脘觉满，小水不长，脉濡滑。湿热浊邪内蕴脾胃，失其运化泌别之能，暂予决渎三焦。

紫苏梗8克　炒青皮8克　花槟榔8克　炒枳壳8克　焦苡米10克　福泽泻10克　车前子10克　冬瓜子10克　淡竹茹8克　大砂仁(杵)2克　淡姜皮1克

二诊　　8月25日

腹满消，足肿亦减，面部仍浮，小溲较长，脉濡滑。湿热浊邪内壅，三焦决渎不利，再予上下分消，候正。

香紫苏8克　苦桔梗2克　新会皮8克　福泽泻10克　车前子6克　汉防己8克　花槟榔8克　带皮苓12克　冬瓜子6克　大砂仁(杵)2克　淡姜皮1克

周先生　　8月23日

脾虚胃弱，失其健运和降之能，头眩，痰多，喘促，纳食大呆，腑行不实，脉濡滑。苦于虚不受纳，暂予芳香悦脾之属。

藿香梗8克　白蔻仁(杵)2克　扁豆衣(炒)10克　金佛草8克　苏子霜8克　新会白8克　象贝母10克　冬瓜子10克　炒竹茹8克　绿萼梅2克　长须谷芽12克

二诊　　8月25日

脾主升，胃主降，升降反之则中气大伤，功能丧失，纳食厌恶，口干饮少，喘促多汗，大便不实，脉象濡细而滑。再拟芳化健中，难求近功。

焦白术8克　云茯苓10克　扁豆衣10克　苏子霜10克　仙半夏6克　浙贝母10克　砂蔻仁各2克　新会皮8克　炒竹茹8克　佩兰梗8克　长须谷芽12克

夏先生　　9月1日

夏暑汗不出，风湿宿疾亦未发，寒浊之邪内蕴，因发霍乱今虽稍平，转有头晕，夜寐艰难，痰多，脉濡。暂予芳化安神。

藿香梗8克　仙半夏8克　陈皮8克　炒枳壳8克　白蒺藜10克　煅石决12克　绿天麻8克　青龙齿12克　辰茯神12克　炒竹茹8克　焦苡米12克

二诊　　9月4日

投芳化安神未能熟寐，头晕微觉内热，肝阳挟痰内恋，上扰清窍，心神不宁得于霍乱之后，仍予化浊潜阳为主。

藿佩梗各8克　江枳壳8克　炒竹茹8克　白蒺藜10克　炒池菊8克　煅石决12克　青龙齿15克　抱茯神10克　嫩钩藤10克　北秫米10克　仙半夏8克

三诊　　9月7日

素问云，诸风掉眩皆属于肝，论不得卧曰，阳跷满不得入于阴，今按痰湿素盛，厥阳时升，肝胃两经交相为病，即用内经方，参入柔剂。

北秫米10克　仙半夏8克　抱茯神12克　稽豆衣10克　青龙齿15克　煅石决15克　玳瑁片(先煎)6克　嫩钩藤(后入)10克　炒竹茹8克　冬瓜子10克　新会白8克

陈世兄　　9月1日

寒热之候不为汗解，胸闷，口干，食减，大便四日未行，脉濡数，舌白腻。暑湿内伏阳明，气机不宣，治以清透，虑其缠变。

清豆卷12克　冬桑叶8克　鸡苏散(包)10克　制川朴2克　净连翘8克　炒枳壳8克　黄郁金6克　焦山栀8克　瓜蒌仁12克　新会皮8克　赤茯苓12克

二诊　　9月2日

昨予清透伏邪，形寒撤、身热淡，胸宇亦转宽，脉象濡数，舌苔白腻。伏暑积湿内蕴阳明未能尽泄,再效前方出入。

清豆卷12克　鸡苏散(包)12克　藿佩梗各8克　桑叶8克　焦栀皮8克　制川朴2克　薄橘红8克　炒枳壳8克　赤茯苓12克　梗通草2克　水炙竹茹8克

三诊　　　9月3日

日来伏邪,身热逐渐轻减,胸宇觉宽,纳食艰化,脉象濡数,舌苔白腻。暑湿邪气内郁,再拟清泄,防其复燃。

广藿香8克　川朴花2克　焦栀皮8克　冬桑叶8克　薄橘红8克　炒枳壳8克　范志曲10克　炒竹茹8克　赤苓12克　炒香谷芽12克　荷叶一方

四诊　　　9月4日

天地郁熏,暑湿氤氲着于人身,蕴沾脾胃,胃为湿热之薮,脾本湿浊之乡,迭予清透身热已解,纳食艰化,舌苔黄腻,湿是故也。

藿苏梗各8克　川朴花2克　净连翘10克　薄橘红8克　白蔻仁2克　淡竹茹2克　炒枳壳2克　梗通草2克　赤茯苓10克　炒香谷芽12克　荷梗一尺(去刺)

五诊　　　9月5日

胃为湿热之薮,脾属湿浊之乡,湿浊内蕴已经清化,身热退,胸宇宽,二便能调,脉濡,苔白。接予芳化和中可也。

藿香梗8克　佩兰梗8克　炒枳壳8克　春砂壳2克　淡竹茹8克　新会皮8克　香谷芽10克　赤茯苓10克　梗通草2克　焦苡米12克　丝瓜络8克

六诊　　　9月6日

暑湿之邪,自口鼻吸受,蕴集阳明,阳明湿热之薮也,寒热之后,诸恙均瘥,食已觉味,脉象濡软。接予和中方。

焦冬术8克　炒玉竹8克　净连翘10克　佩兰梗8克　炒枳壳6克　淡竹茹8克　淡条芩8克　新会皮5克　赤茯苓10克　焦苡米12克　梗通草2克

七诊　　　9月7日

寒热之后,纳食艰化,腹中觉胀,脉濡,苔根薄腻。暑湿余邪,逗留中焦,胃失和降,肠失传导。接予芳化和中。

焦白术8克　藿香梗8克　炙鸡金8克　炒枳壳8克　新会皮8克　白蔻衣2克　炒竹茹8克　大腹皮10克　采云曲10克　生熟谷芽各10克　荷梗一尺(去刺)

八诊　　　9月8日

时症已愈,纳食不消,腹内觉畅,偶而艰化之物亦然,良由湿热伤人,蕴于中焦,脾胃运化机能未复也。接予和胃健脾。

焦白术8克　炙鸡金6克　缩砂仁(杵)2克　枳实炭8克　新会白8克　佩兰梗8克　炒竹茹8克　白茯苓10克　采云曲10克　炒香谷芽12克　荷梗尺许(去刺)

九诊　　　9月9日

胃司受纳,脾主消化,不食则饥,食入作胀,内经谓,脾主为胃行其津液,此病生于脾而不在胃也,脾恶湿得于时症之后,治以芳化和中可也。

枳术丸(包)10克　藿香梗8克　新会皮8克　炙鸡金10克　大砂仁(杵)2克　炒竹茹6克　采云曲10克　香谷芽10克　焦苡米10克　大腹皮10克　佛手片8克

姚先生　　　9月1日

无痰不作眩而诸风掉眩又属于肝,盖中气弱则痰生而阻清阳上升,阴分亏则厥阳化风而上冒,两因相兼,即拟同治方,本除而枝叶亦可扫尽。

制首乌8克　生白芍8克　稽豆衣8克　焦各术8克　煨天麻8克　白蒺藜10克　炒池菊8克　煅石决12克　抱茯神12克　春砂壳2克　生焦谷芽各10克

二诊　　　9月5日

先后二气并亏,化风上扰,近感微邪头痛,睡寐渐安,饮食渐入佳境,脉濡。再予扶元息风。

制首乌8克　山萸肉8克　怀山药8克　稽豆衣6克　潼沙苑8克　炒池菊6克　白蒺藜8克　江枳壳8克　煅石决12克　煅龙齿12克　水炙竹茹8克

张大兄　　　9月2日

感寒则身热骤起,动怒亦身热随作,表虚阴伤灼然可见,肺气本弱,痰浊颇多。治以清治节,调理上焦。

水炙桑叶8克　金佛草(包)8克　代赭石10克　嫩柴胡8克　光杏仁10克　浙贝母10克　海螵蛸12克　冬瓜子12克　净连翘12克　白薇前各6克　枇杷叶(去毛包)10克

二诊　　9月6日

近来身热未起，咳嗽痰浊仍多，行动气短，脉大，苔腻。金匮云，脉虚为劳，脉大亦为劳，盖阴虚则气火升浮也。接予清气，涤痰而保肺金。

北沙参8克　金佛草8克　代赭石10克　炙斗铃2克　嫩前胡8克　海蛤壳12克　海浮石10克　光杏仁10克　冬瓜子10克　白薇前各6克　枇杷叶（去毛包）10克

燕先生　　9月3日

足肿流火，红气已退，肿胀不消，下部也微肿，多食作胀，小溲渐长，素嗜酒浆，湿热之邪壅滞络道，脉滑。再拟渗利逐化乃缠绵之症也。

带皮苓12克　怀牛膝10克　晚蚕沙12克　汉防己6克　焦苡米10克　大腹皮10克　炒泽泻10克　炒枳壳8克　忍冬藤10克　枳椇子10克　三炒丸（同煎）10克

二诊　　9月8日

屡投渗利清化，小溲颇长，足胫流火红肿已消，其半履步亦轻，湿热之邪，最为黏滞，及至入络尤难逐化，仍守原意调理。

三妙丸（包煎）6克　忍冬藤10克　净连翘10克　怀牛膝10克　晚蚕沙（包）10克　花槟榔6克　带皮苓15克　冬瓜子15克　汉防己6克　车前子10克　杜赤豆12克

薛君　　9月3日

痢下赤白，腹痛寒热，食减作胀，舌苔淡黄，脉浮滑数。外感凉邪，内蕴暑湿，郁于胃肠，传化失职，治以疏化导滞。

荆芥穗（炒黑）8克　炒防风8克　煨葛根8克　藿香梗8克　煨木香8克　青陈皮各8克　大腹皮10克　炒六曲10克　焦楂炭10克　炒谷麦芽10克　荷叶一方

二诊　　9月4日

痢下赤白已除，腹痛，便仍不爽，身热，头胀，咳嗽，胕酸，舌苔化薄，脉象滑数。新凉伏邪交阻肺胃，接予疏化畅中。

冬桑叶8克　荆芥穗（炒）8克　炒防风8克　炒牛蒡6克　藿佩梗8克　焦栀皮8克　煨木香8克　青陈皮各8克　大腹皮10克　炒香谷芽10克　炒麦芽10克　炒竹茹8克　荷叶一方

翁世兄　　9月4日

脉象浮数，舌苔白腻，身热汗出不清，口干，腑行不畅，暑湿内伏新凉外束，郁于肺胃气机不宣，防其化热，亟予清疏。

炒香豉10克　荆芥穗8克　荷叶炭（后入）2克　冬桑叶8克　苦桔梗2克　江枳壳8克　焦山栀8克　薄橘红2克　光杏仁10克　赤苓10克　范志曲10克

二诊　　9月5日

身热已淡而右手脉象不静，诸无所苦，舌苔根腻。暑湿之邪内郁，肺胃宣化未清，仍恐后燃，再予辛凉清透治之。

冬桑叶8克　炒香豉10克　炒薄荷（后入）2克　藿香梗8克　青蒿梗8克　焦山栀8克　薄橘红8克　炒竹茹8克　赤茯苓10克　梗通草2克　荷叶一方

喻君　　9月4日

暑湿蕴伏之邪已经清透，纳食渐馨，四肢酸软，微有咳痰，脉象濡缓。邪去而正气亦衰，脾胃未能健运，接予调理方。

藿香梗8克　炒牛蒡8克　光杏仁10克　仙半夏8克　新会皮8克　白蔻仁（杵）2克　炒竹茹8克　赤茯苓10克　嫩桑枝12克　丝瓜络8克　生熟谷芽各10克

二诊　　9月6日

伏暑之后，四肢软酸，口苦、纳食渐馨、脉濡滑、苔腻老黄。余邪逗留阳明，上熏于肺则咳嗽，再予清化方。

佩兰梗8克　炒知母8克　淡黄芩8克　嫩前胡8克　光杏仁10克　浙贝母10克　净连翘10克　新会皮8克　淡竹茹8克　赤茯苓10克　丝瓜络10克

三诊　　9月9日

伏暑虽除，邪气未清正气未复，纳食增加而背酸肢软，咳稀痰黏，舌苔中剥后腻。接予芳化舒络。

佩兰梗8克　炒枳壳8克　新会白8克　净连翘10克　淡竹茹8克　仙半夏8克　嫩桑枝（酒炒）12克　丝瓜络10克　赤茯苓12克　浙贝母10克　焦苡米12克

四诊　　9月11日

伏暑病后，纳食渐增，稍有咳呛，四肢软弱无力，脉象濡缓。暑能伤气，湿能滞气，气机不调，清阳不振，接予清化和中。

炒冬术 8 克 炒玉竹 8 克 藿香梗 8 克 炒枳壳 10 克 炒竹茹 10 克 净连翘 8 克 光杏仁 10 克 浙贝母 10 克 新会白 8 克 嫩桑枝 12 克 生熟苡米各 10 克

五诊 9 月 13 日

伏暑为病,邪蕴阳明,今伏邪已清,咳嗽亦除,纳食能旺,但觉力乏。乃气阴消耗未复所致,接予清养方。

金石斛 10 克 甜冬术 8 克 肥玉竹 6 克 佩兰梗 8 克 新会白 8 克 炒竹茹 8 克 嫩桑叶 10 克 丝瓜络 8 克 江枳壳 10 克 生熟苡米各 10 克 长须谷芽 12 克

应君 9 月 4 日

入房受凉,邪中太阳少阴之经,素问之内风形寒身热头痛,曾患腹痛泄泻,脉弦滑,苔腻,自汗,口干,病势方张,亟予疏化温中。

淡豆豉 10 克 紫苏梗 8 克 防风炭 6 克 藿香梗 8 克 新会皮 8 克 焦山栀皮 8 克 台乌药 8 克 煨木香 2 克 大腹皮 10 克 炒扁豆 10 克 葱白头两个(后入)

二诊 9 月 5 日

入房受凉中于太阳乘虚传入少阴,内经亦称,两感形寒,身热,腹痛泄泻,昨投疏化温中,已减大半,苔腻,脉弦。续于前法出入。候正。

炒香谷芽 6 克 防风炭 8 克 冬桑叶 10 克 藿香梗 8 克 新会皮 8 克 焦山栀皮 8 克 煨木香 2 克 台乌药 8 克 洗腹绒 10 克 扁豆衣(炒)10 克 赤茯苓 12 克

三诊 9 月 6 日

太阳与少阴相为表里,两感于邪,寒热腹痛泄泻,投疏化温中之剂,里证已除,本太阳病下利清谷,例应痢止专攻其表可也,方仍候正。

清豆卷 12 克 冬桑叶 8 克 焦山栀皮 8 克 藿香梗 8 克 薄橘红 8 克 嫩白薇 10 克 炒竹茹 8 克 赤苓 12 克 梗通草 2 克 扁豆衣 10 克 荷叶一方

四诊 9 月 7 日

太阳病下痢清谷,先温其里,痢止,再攻其表,此为仲景三百九十七法之一,今表证亦罢,但觉头晕、足酸,稍有泛漾,脉不浮而数。续予芳化和中。

冬桑叶 8 克 藿香梗 8 克 炒枳壳 8 克 新会白 8 克 白蔻仁(杵)2 克 炒竹茹 8 克 扁豆

衣 10 克 大腹皮 10 克 赤茯苓 10 克 香谷芽 12 克 丝瓜络 8 克

五诊 9 月 8 日

伤寒已愈,诸恙均除,但觉胸宇不畅,纳食未甘,余邪逗留阳明,胃气不和,仲景所谓表解而里未和也。接予芳香舒气畅中。

藿香梗 8 克 炒枳壳 8 克 新会白 8 克 黄郁金 8 克 白蔻仁(杵)2 克 炒竹茹 2 克 炒蒺藜 10 克 赤茯苓 10 克 梗通草 2 克 生熟谷芽各 12 克 荷梗尺许(去刺)

陈先生 9 月 5 日

咳呛未复,喉痒有痰,兼见身热、头胀、口干,脉象浮滑而数。秋凉外乘,肺气被郁,清肃之令失司,治以轻疏宣化。

冬桑叶 8 克 青防风 8 克 炒薄荷(后入)2 克 净蝉衣 2 克 炒牛蒡 6 克 苦桔梗 2 克 江枳壳 8 克 光杏仁 10 克 浙贝母 10 克 焦山栀 8 克 安南子 10 克

二诊 9 月 6 日

咳嗽痰多尚为滑利,而身热不清,汗少,头胀,胸宇不舒,脉浮滑数。肺如华盖,外主皮毛,内司治节,风邪乘袭,气郁不宣。再予疏化清解。

净蝉衣 3 克 荆芥穗 8 克 薄荷尖(后入)3 克 冬桑叶 8 克 青蒿梗 8 克 焦山栀 8 克 炒牛蒡 10 克 光杏仁 10 克 浙贝母 10 克 薄橘红 8 克 胖大海 10 克

三诊 9 月 7 日

昨投疏化清解,身热已退,咳嗽咯痰较爽,胸宇不畅,头胀,脉转濡数。风邪留恋于肺,肺如华盖,宣化失司,接予轻宣上焦。

净蝉衣 3 克 冬桑叶 8 克 炒牛蒡 6 克 嫩前胡 8 克 薄橘红 8 克 焦山栀皮 8 克 光杏仁 10 克 浙贝母 10 克 冬瓜子 10 克 净连翘 10 克 炒竹茹 8 克

四诊 9 月 9 日

身热退却,喉痒咳嗽,痰多咯血不爽,胸宇微痞,苔薄,脉象濡数。风痰稽留上焦,肺肃无权,续于宣化。

净蝉衣 3 克 炙紫菀 10 克 炒牛蒡 6 克 仙半夏 8 克 薄橘红 3 克 冬瓜子 10 克 海浮石 10 克 光杏仁 12 克 浙贝母 10 克 黄郁金 8 克 安南子 10 克

徐先生　　　　9月6日

咳嗽左膺掣痛,当脘按之隐痛,湿热素重,胃气郁滞,肝气乘袭络道,脉滑,舌苔白腻。治以宣化舒气。

炒牛蒡10克　光杏仁10克　浙贝母10克　当归须8克　黄郁金6克　橘叶络各8克　炒枳壳8克　白蔻仁2克　香橼皮8克　炒竹茹8克　赤茯苓12克

二诊　　　　9月7日

膺属于肺,胁属于肝,肝升太过,肺降不及,气滞络道,膺胁疼痛不能转侧,呼吸咳嗽尤苦,脉弦滑,舌薄白。治以舒气和络。

当归须8克　真新绛8克　白蒺藜10克　橘叶络各8克　黄郁金6克　炒枳壳8克　路路通6克　光杏仁10克　炒竹茹8克　青葱管两节　炙乳没(包)各3克

金世兄　　　　9月7日

身热、自汗、咳嗽,鼻塞流涕,口苦作干,舌苔黄腻,脉象浮数。肺主皮毛,凉邪外袭,宣化无权,即疏解。

苏梗叶各8克　净蝉衣3克　炒牛蒡6克　苦桔梗2克　江枳壳8克　薄橘红8克　焦山栀8克　光杏仁10克　象贝母10克　炒竹茹8克　范志曲10克

二诊　　　　9月8日

阳明甚炽,手足微冷,玄府闭塞汗不出热不越,内经所谓,体若燔炭汗出而散是也。咳嗽、鼻塞、口苦作干,食呆,脉数,舌黄。治以疏散。

淡豆豉10克　荆芥穗8克　薄荷叶2克　淡竹茹10克　炒牛蒡6克　橘红8克　朱赤苓12克　焦山栀皮8克　光杏仁10克　浙贝母10克　冬桑叶8克

陈先生　　　　9月9日

咳嗽半月,入夜较繁,咯痰或艰或滑,胸宇气机不畅,脉象弦滑带数。风痰稽留上焦,肺气失其宣化,治拟疏豁痰法。

净蝉衣3克　炙紫菀8克　炙款冬6克　炒大力子6克　光杏仁10克　浙贝母10克　竹沥夏8克　橘红8克　江枳壳8克　冬瓜子10克　地枯萝10克

二诊　　　　9月11日

咳痰未瘥,昨晚复起,身热自汗而淡,胸宇不畅,四肢酸软,肺主皮毛而司治节,风痰留恋上焦,宣化无权,再拟轻疏寒邪。

霜桑叶8克　青防风8克　净蝉衣2克　炒牛蒡8克　苦桔梗2克　江枳壳2克　薄橘红8克　浙贝母10克　冬瓜子6克　焦栀皮8克　赤苓12克

三诊　　　　9月12日

身热夜起甚微及晨即解,口苦纳呆,咳痰不爽,黏滞作噁,脉象濡数。风燥挟湿痰留恋上焦,已经多日,再拟轻宣而清痰热。

霜桑叶8克　净蝉衣2克　南薄荷2克　炒牛蒡6克　白藏前各8克　光杏仁10克　焦栀皮8克　橘红8克　浙贝母10克　地枯萝10克　香谷芽12克

乔世兄　　　　1月1日

昨起头痛微有晕眩,今晨饮食似显泛漾,脉象弦滑带数。风邪外袭,治以辛凉清泄。

冬桑叶8克　蔓荆子8克　杭菊花8克　炒防风8克　白蒺藜10克　江枳壳8克　炒竹茹8克　薄橘红8克　生石决12克　炒谷芽10克　干荷蒂两枚

徐世兄　　　　1月1日

纳食不旺,面色不华,行动心悸气怯,腰酸,脉象濡数。阴虚内热之疾,治以滋养为主。

天麦冬各8克　炒冬术8克　熟女贞10克　甜桑椹10克　肥玉竹10克　熟枣仁10克　炒杜仲6克　光杏仁10克　云茯神10克　炒香谷芽10克　丝瓜络8克

黄世兄　　　　1月1日

胸宇觉酸,纳食艰化,头胀,腹鸣间有遗泄,脉细滑,舌干腻。阴虚湿热蕴胃,先予清化中宫。

左金丸(包煎)2克　炒枳实6克　炒竹茹8克　白蒺藜10克　黄郁金8克　藿香梗8克　新会皮(盐水炒)8克　云茯苓10克　炒苡仁10克　炒香谷芽10克　佛手片8克

邓君　　　　1月1日

腹鸣动气,时有冲逆,呕吐稀涎,口干,舌苔薄腻。胃寒肝逆,再拟吴茱黄汤参入平镇之属。

炒党参6克　淡吴黄3克　淡干姜3克　炒川连3克　仙半夏8克　清炙草3克　炒枳壳8克　炒竹茹8克　云茯苓10克　煅磁石10克

煅瓦楞 15 克

张先生　　　1月1日

头晕腰酸，不耐劳力，脉濡滑。肝肾阴虚之象，先予调理续进补益为是。

炒白术 8 克　云茯苓 10 克　新会白 8 克　绿豆衣 8 克　白蒺藜 10 克　生石决 12 克　炒续断 10 克　桑寄生 10 克　丝瓜络 8 克　炒泽泻 10 克　生熟苡仁各 10 克

陆先生　　　1月1日

纳谷减少，多食艰化，头晕，脉象濡滑。寒冬之后，余湿稽留，胃失和降，治以泄化畅中。

藿佩梗各 8 克　白蒺藜 10 克　江枳壳 8 克　新会皮 8 克　砂蔻仁各 2 克　炒竹茹 8 克　炙鸡金 6 克　炒泽泻 10 克　赤茯苓 10 克　炒香谷芽 10 克　丝瓜络 8 克

卢君　　　1月2日

本有胃病，两年来感寒即发，多哮喘，头眩乏力，脉濡苔腻。肺脾虚寒，津液不布，治以温化顺气。

炙苏子 10 克　炙紫菀 8 克　炙款冬 8 克　海螵蛸 10 克　光杏仁 10 克　冬瓜子 10 克　仙半夏 6 克　浙贝母 10 克　江枳壳 8 克　橘皮络各 8 克　带子丝瓜络 8 克

凌先生　　　1月2日

头重口干，入晚掌心觉热，脉象濡滑。湿热内郁，阴分亦虚，续与清化退蒸。

嫩白薇 10 克　地骨皮 8 克　池菊花 8 克　江枳壳 8 克　淡竹茹 8 克　净连翘 10 克　新会白 8 克　白蒺藜 10 克　赤茯苓 10 克　绿萼梅 2 克　丝瓜络 8 克

陆君　　　1月2日

身热四日，得汗未清，头痛、口干、脉濡滑，舌苔黄腻。风邪湿热内郁，治以宣化清解。

冬桑叶 8 克　杭菊花 8 克　荆芥穗 8 克　焦栀皮 8 克　省头草 8 克　江枳壳 8 克　净连翘 8 克　炒竹茹 8 克　新会白 8 克　赤茯苓 10 克　丝瓜络 8 克

王先生　　　1月2日

泄泻愈，腹痛亦止，当脘不适，入晚作痛，脉弦。肝气湿热停留，胃失和降，接予调理方。

藿香梗 8 克　白蒺藜 10 克　新会皮 8 克　江枳壳 8 克　炒竹茹 8 克　赤茯苓 10 克　炒扁豆 10 克　黄郁金 8 克　绿萼梅 2 克　香谷芽

10 克　佛手片 8 克

姜二兄　　　1月2日

时病之后，头面浮肿已经半月，此脾虚湿阻，亦有关也，治以泄化和中。

焦白术 8 克　带皮苓 12 克　炒泽泻 10 克　江枳壳 8 克　焦苡仁 12 克　新会皮 8 克　大腹皮 10 克　白蔻仁 2 克　防风炭 2 克　冬瓜皮 12 克

陈君　　　1月2日

咳嗽痰多气急，头晕耳鸣，脉细滑，舌苔厚腻。得之三年，虑成痰饮痼疾，先与肃化。

炙苏子 10 克　仙半夏 8 克　新会皮 8 克　海浮石 10 克　冬瓜子 10 克　江枳壳 8 克　光杏仁 10 克　浙贝母 10 克　云茯苓 10 克　生熟苡仁各 10 克　鹅管石 8 克

周大兄　　　1月2日

形寒罢，腹痛愈，胸宇不畅，口干纳食减少，苔腻。胃气未曾宣畅，接予芳化和中。

藿香梗 8 克　白蒺藜 10 克　黄郁金 8 克　江枳壳 8 克　新会皮 8 克　炒竹茹 8 克　赤茯苓 10 克　川朴花 3 克　炒泽泻 10 克　炒香谷芽 10 克　佛手片 8 克

夏世兄　　　1月2日

身热，头胀，痰多泛吐，脉象滑数，舌苔薄白。风邪痰湿中阻，治以疏化，勿轻视之。

荆芥穗 8 克　冬桑叶 8 克　藿香梗各 8 克　焦栀皮 8 克　光杏仁 10 克　浙贝母 10 克　仙半夏 8 克　江枳壳 8 克　炒竹茹 8 克　左金丸(包) 2 克　赤茯苓 10 克

陈先生　　　1月2日

胸宇嘈杂，泛漾欲吐，头晕食减。痰湿阻胃失其和降，治以芳香泄化。

藿香梗 8 克　白蒺藜 10 克　黄郁金 8 克　宋半夏 8 克　江枳壳 8 克　炒竹茹 8 克　新会皮(盐水炒)8 克　云茯苓 10 克　焦苡米 10 克　采云曲 10 克　佛手片 8 克

陈先生　　　1月2日

痰饮内伏，肺脾俱困，喉痒咳嗽，痰多薄白。脉滑。治以温化顺气。

炙麻黄 0.5 克　炒牛蒡 6 克　炙紫菀 8 克　仙半夏 8 克　光杏仁 10 克　浙贝母 10 克　新会皮 8 克　冬瓜子 10 克　海浮石 10 克　江枳壳 8 克　带子丝瓜络 8 克

妇科医案

项嫂夫人　　　5月25日

脘痞作痛,泛吐酸苦清水,纳食呆减,头胀偏左,肝胃气滞,失其和降,脉象弦滑,怀孕五月,续予舒郁和中。

白蒺藜2克　江枳壳8克　橘叶白各8克　煅牡蛎12克　白蔻仁(杵)10克　炒竹茹8克　黄郁金8克　香橼皮8克　老薤白2克　香谷芽12克　玫瑰花三朵

二诊　　　5月27日

怀孕五月漏红,小腹隐痛,头晕,胃气痞结,泛吐清水,脉细弦滑。病在肝胃二经,治以和中止漏而固胎元。

炒于术8克　条芩炭8克　侧柏炭8克　海螵蛸10克　陈棕炭8克　炒续断10克　炒蒺藜10克　橘叶白各8克　池菊炭8克　煅石决12克　藕节炭两枚

三诊　　　5月31日

怀孕五月,漏红已止,腰酸,小腹时痛,脘痞泛漾,新感风邪又增咳呛,脉细滑。治以轻宣和中而安胎元。

炒白术8克　淡黄芩8克　炒续断10克　白蒺藜10克　橘叶白各8克　白蔻仁(杵)2克　光杏仁10克　浙贝母10克　炒竹茹8克　抱茯神12克　安南子10克

董嫂夫人　　　5月25日

身热三日,汗出不透,朝轻暮炽,头晕肢酸,咳嗽痰黏,胸宇痞闷,脉濡数,舌薄黄。风温时邪郁于上焦,经事两月未转,微觉腰酸,孕征,暂予清疏。

清豆卷12克　鸡苏散(包)12克　冬桑叶8克　炒牛蒡6克　焦栀皮8克　净连翘10克　黄郁金8克　光杏仁10克　象贝母10克　橘红络各8克　佩兰梗8克　丝瓜络8克

二诊　　　5月27日

身热已解,口苦作渴,咳痰不爽,脉象濡数,舌苔黄糙。湿热余邪稽留太阴阳明,续予清解。

冬桑叶8克　杭菊花8克　藿佩梗各8克　炒牛蒡6克　光杏仁10克　浙贝母10克　江枳壳8克　炒竹茹8克　白蔻衣2克　焦栀皮8克　橘白络各8克

徐小姐　　　5月25日

经行前后无定延复,身热,中脘痞结,脉来细滑而数。肝气内郁,风邪外束。治以疏化调经法。

炒当归8克　酒白芍8克　软柴胡1克　炒荆芥8克　白蒺藜10克　橘叶皮各8克　江枳壳8克　黄郁金8克　白蔻衣2克　云茯苓10克　玫瑰花三朵

二诊　　　5月27日

鼻衄热解,伤寒论所谓,红汗是也。胸宇已舒,头部多汗,经行前后无定,舌苔黄腻。接予清解。

冬桑叶8克　杭菊花8克　佩兰梗8克　白蒺藜8克　江枳壳8克　炒竹茹8克　净连翘10克　黄郁金8克　新会白8克　碧桃干8克　梗通草2克

张小姐　　　5月26日

经事逾期未转,头晕,带下甚多,脉象濡细。湿浊下注,肝气内郁,治以理气化浊为主。

全当归8克　鸡血藤8克　茺蔚子8克　白蒺藜10克　江枳壳8克　橘叶络各8克　川黄柏(炒)8克　海螵蛸10克　云茯苓10克　炒川仲10克　月季花三朵

二诊　　　5月27日

投理气调经,月事已转,腹部微胀隐痛,当脘觉痞,平时带下甚多,接予调畅气机而行瘀积。

全当归8克　紫丹参8克　茺蔚子8克　制香附8克　玄胡索8克　川楝子8克　炒枳壳8克　橘叶络各8克　白蒺藜10克　炒川仲10克　佛手片8克

瞿奶奶　　　5月29日

迭经调理,精神渐增,纳食亦馨,腰酸心悸俱告轻减,今晨痰中带红,阴阳二气并衰,续予培养。

炒冬术8克　炒归身8克　炒白芍8克　熟

女贞 10 克　柏子仁 10 克　炒杜仲 10 克　新会皮 8 克　炒竹茹 8 克　山茶花 8 克　抱茯神 12 克　长须谷芽 12 克

陈嫂夫人　　　5 月 30 日

咳嗽咯痰不滑，腹饥纳食作胀，神疲，头晕，经停两月，脉象细滑。再拟宣肺和胃。

炙紫菀 8 克　炙款冬 8 克　净射干 8 克　海浮石 6 克　光杏仁 10 克　浙贝母 10 克　橘皮络各 8 克　法半夏 8 克　黄郁金 8 克　白蒺藜 10 克　生熟苡仁各 10 克

徐夫人　　　5 月 30 日

寒热已解，颊车肿胀渐消，当脘痞痛，经行提前，脉濡苔腻。风湿之邪内蕴未清，续与宣化可也。

冬桑叶 8 克　杭菊花 8 克　藿香梗 8 克　黄郁金 8 克　江枳壳 8 克　新会皮 8 克　白蔻衣 2 克　炒竹茹 8 克　赤茯苓 10 克　炙僵蚕 10 克　白蒺藜 10 克

张夫人　　　5 月 31 日

当脘痞痛，感寒饮冷即作泛吐酸水，此胃气郁滞也，脉象细弦，经停两月，孕征未显，昨与调气和中。

白蒺藜 10 克　江枳壳 8 克　新会皮 8 克　黄郁金 8 克　白蔻仁 2 克　姜竹茹 8 克　香橼皮 8 克　云茯苓 10 克　香谷芽 10 克　野蔷薇花 6 克

王右　　　6 月 1 日

经行腹痛，挟有瘀块，脉弦。此肝气郁滞而营行不畅也，亦属实症，即予理气调经方。

全当归 8 克　大川芎 2 克　细青皮 8 克　制香附 8 克　玄胡索 8 克　川楝子 8 克　炒枳壳 8 克　紫苏梗 8 克　炒川仲 10 克　炒蒺藜 10 克　云茯苓 10 克

鲍夫人　　　6 月 1 日

经停两月，脉形细小孕征不显，食呆泛吐杂有黏痰，舌苔黄腻。血虚，风邪挟湿内蕴，胃气郁滞，暂予疏化调中。

藿苏梗各 8 克　冬桑叶 8 克　炒大力子 6 克　江枳壳 8 克　炒竹茹 8 克　法半夏 8 克　白蔻衣 2 克　新会白 8 克　白蒺藜 10 克　香谷芽 10 克　丝瓜络 8 克

林小姐　　　6 月 1 日

童年带下，进补脾化湿，已见轻减，良由带脉属脾，脾弱失制引而湿浊下注也，再宗效方进步治之。

潞党参 8 克　清炙芪 8 克　天生术 8 克　怀山药 10 克　云茯苓 10 克　炒杜仲 10 克　海螵蛸 10 克　焦苡米 10 克　大芡实 10 克　炙升麻 2 克　炒陈皮 8 克

计奶奶　　　6 月 1 日

腹痛时作，腰酸带下甚多，纳食减少，脉象濡缓。气滞湿阻，肝脾同病，治以调气和中化浊束带。

云茯苓 10 克　怀山药 8 克　炒白术 10 克　白蒺藜 10 克　白蔻衣 2 克　新会白 8 克　玄胡索 8 克　川楝子 8 克　川杜仲 10 克　海螵蛸 10 克　炒苡仁 10 克

鲍夫人　　　6 月 2 日

恶风亦罢，但头汗出，食呆泛漾，胸宇不快，经停两月，带下甚多，舌苔黄腻。时邪郁热内恋，胃气不宣，再予芳化调中。

藿香梗 8 克　炒牛蒡 6 克　法半夏 8 克　炒枳壳 8 克　炒竹茹 8 克　新会皮 8 克　白蒺藜 10 克　黄郁金 8 克　白蔻仁 2 克　赤茯苓 10 克　炒香谷芽 10 克

瞿奶奶　　　6 月 2 日

精神渐振，纳食亦馨，晨起痰中带红，腰酸带下，产育频繁，真元亏损，虚火上升，再拟培养。

甜冬术 8 克　炒归身 8 克　炒白芍 8 克　熟女贞 10 克　抱茯神 10 克　柏子仁 10 克　炒杜仲 10 克　山茶花 8 克　枸杞子 10 克　香谷芽 10 克　十灰丸（包）10 克　藕节炭两枚

李女士　　　7 月 3 日

经事转多，经后带下甚多，股腧酸软，天寒则足不温，脉象濡滑。肝气郁滞脾湿内阻，阳不四布。再拟健脾化浊。

炒白术 8 克　怀山药 6 克　云茯苓 10 克　炒当归 8 克　炒川仲 10 克　炒川断 10 克　海螵蛸 10 克　甘枸杞 8 克　巴戟肉 10 克　怀牛膝 8 克　白蔻花 2 克

姚夫人　　　7 月 5 日

经停两月余，脉滑，舌苔薄腻，迩来寒热，自汗头胀，脘腹作痛，怀孕之征，未能显明，时邪外束，郁遏气机，先予疏化畅中。

鲜藿香8克　紫苏梗8克　炒杭菊8克　白蒺藜8克　金铃子8克　橘叶白各8克　台乌药8克　制香附8克　炒枳壳8克　炒竹茹10克　佛手片8克

杨少奶奶　　　7月7日

经行断续，色淡，腹痛，此冲任虚而不摄也，见食厌恶，泛漾欲呕，头疼，口干且腻，脉来濡数。此暑湿内蕴而胃气不解也，治以清化。

鲜藿香10克　炒枳壳8克　新会皮8克　炒竹茹10克　采云曲10克　白蔻衣2克　赤茯苓10克　侧柏炭8克　炒川仲8克　川楝子8克　白蒺藜10克

顾奶奶　　　1月1日

经停四月余，孕征不显而见红旬余，色淡量少，淋沥不断，脉象濡滑。责之冲任不固，姑其见红，例以调治。

太子参8克　炒归身8克　焦白芍8克　炒杜仲（盐水炒）10克　海螵蛸（醋炒）12克　煅牡蛎15克　侧柏炭8克　陈棕炭8克　墨旱莲8克　抱茯神12克　藕节炭三枚

胡太太　　　1月1日

产后形寒头胀，目干齿胀，胸痛骨节酸疼，脉象浮濡而数。感受时邪内郁肺胃，治以清宣。

冬桑叶8克　杭菊花8克　炒薄荷（后入）2克　大力子（炒）6克　焦栀皮8克　光杏仁10克　江枳壳8克　炒竹茹8克　白蒺藜10克　净连翘10克　丝瓜络8克

顾奶奶　　　1月2日

经停四月，初来淋沥，昨忽如崩，瘀块甚多，投以前方少而未净，形寒头胀，口干，脉濡。拟前法出入。

炒当归8克　炒党参8克　焦白芍8克　潼白蒺藜各10克　炒杜仲10克　海螵蛸10克　煅牡蛎15克　侧柏炭8克　云茯苓10克　水炙竹茹10克　藕节炭三枚

杨奶奶　　　1月2日

产后营血亏耗，虚火不静，投坚阴和中之品，脘痛已微，面浮亦减，舌光绛，脉细数。再守原药调理。

细生地10克　白归身8克　炒白芍8克　煅牡蛎12克　怀牛膝（盐水炒）8克　炒竹茹8克　炒冬术8克　炒玉竹8克　炒扁豆10克

绿萼梅2克　炒蔻皮10克

江少奶奶　　　1月2日　　出诊

小产四日，身热起伏，汗出颇多，头痛口干，舌苔中剥，脉浮濡数。营亏感受时邪，虑其缠缠，治以辛凉清解。

霜桑叶8克　炒杭菊8克　嫩白薇10克　炒蔻皮8克　焦橘皮8克　佩兰梗8克　青蒿梗8克　绿萼梅2克　光杏仁10克　江枳壳8克　炒竹茹8克

唐少奶奶　　　1月1日

怀孕三月，腰酸胀痛坠滞，带下绵绵，目眶觉疼，脉象濡滑。肝肾不足，防其见红，治以和养。

炒归身8克　炒白芍8克　潼白蒺藜各10克　炒杜仲10克　炒续断10克　海螵蛸10克　台乌药3克　新会皮8克　制香附8克　炒白术8克　丝瓜络8克

王夫人　　　1月1日

小产后恶露净而复至，淋沥六七日不断，头痛、腰酸、脉象濡细。冲任不固，治以和荣止漏。

炒归身8克　焦白芍8克　炒于术8克　潼沙苑10克　炒杜仲10克　海螵蛸10克　侧柏炭8克　陈棕炭8克　炮姜炭0.5克　云茯苓10克　藕节炭四枚

张太太　　　1月2日

头胀愈，寐较安，心嘈纳食艰化，当脘觉痞，目黄带下，脉濡滑。肝胃不和，湿热中阻，续守原方。

白蒺藜10克　炒枳壳8克　新会皮8克　黄郁金6克　白蔻仁2克　炒竹茹8克　绵茵陈8克　炒泽泻10克　朱赤苓10克　沉香曲10克　佛手片8克

叶夫人　　　1月2日

久病气血渐复，仍不耐苦，辄觉心悸力乏。属肝气更肆横逆，续予调养方。

太子参8克　干首乌10克　黑料豆10克　柏子仁10克　远志肉（去心）2克　云苓神各10克　潼白蒺藜各10克　炙鸡金（砂仁2克拌）8克　橘叶络各3克　逍遥丸（包）10克　佛手片8克

孔奶奶　　　1月2日

腹痛已愈，头晕，胸宇嘈杂，赤白带下，脉濡细。小产之后，肝肾并亏，续予调养。

归身炭8克　焦白芍8克　生地炭10克

炒杜仲 10 克　乌贼骨 10 克　云茯苓 10 克　樗皮炭 10 克　侧柏炭 8 克　陈棕炭 8 克　炒蒺藜 10 克　生熟苡仁各 10 克

徐女士　　　8 月 17 日

两耳骤然失聪，脉象虚弦带数。本属血亏肝旺之体，口干，便燥，经事先期，厥阳化风上扰巅顶，予以清化，候正。

生白芍 8 克　杭菊花 8 克　白蒺藜 10 克　明天麻 10 克　炒枳壳 8 克　橘叶络各 10 克　嫩钩藤（后入）10 克　煅石决 12 克　炒竹茹 8 克　夏枯花 8 克　扶桑丸（包）10 克

　　二诊　　　8 月 20 日

两耳骤然失聪，左耳蝉鸣，晨起黏痰甚多，脉虚弦带数，舌苔黄腻。水不涵木，虚阳化风挟痰浊上蒙清窍，治以益肾柔肝涤痰开窍，候政。

细生地 10 克　山萸肉 6 克　生白芍 10 克　炙远志 8 克　菖蒲根 8 克　煅磁石 10 克　嫩钩藤 10 克　煅石决 15 克　竹沥夏 6 克　夏枯花 8 克　黑芝麻（捣包）10 克

徐少奶奶　　　8 月 18 日

足胫浮肿，晨起面部亦见虚浮，胸闷，小溲极短，脉象濡滑。产后气血未复，面色不华，湿浊之邪中阻，暂予逐化宽中法。

紫苏梗 8 克　炒枳壳 8 克　带皮苓 12 克　焦苡米 12 克　黄郁金 8 克　白蔻仁 2 克　新会皮 8 克　大腹皮 10 克　炒泽泻 10 克　汉防己 10 克　淡姜皮 2 克

朱夫人　　　8 月 18 日

经行三日，色淡量少，腹中隐痛，时有五心烦热，脉细弦数。阴虚肝旺，气火内郁，损及冲任二经，非浅恙也，再予清营除烦。

炒当归 8 克　炒赤芍 8 克　紫丹参 8 克　稆豆衣 8 克　嫩白薇 10 克　地骨皮 8 克　炒杜仲 10 克　川楝子 8 克　辰茯神 12 克　炒蒺藜 10 克　白残花 2 克

　　二诊　　　8 月 20 日

腹不痛，经行渐止，口苦，五心时烦觉热，夜寐不熟，便难溲少，脉象细数。荣血不足则生内热，得之多时，再拟清肝坚阴。

生白芍 8 克　熟女贞 8 克　地骨皮 8 克　青龙齿 12 克　辰茯苓 12 克　夜交藤 8 克　嫩白薇 10 克　柏子仁 10 克　瓜蒌仁（杵）10 克　夏枯花

6 克　白残花 2 克

闵夫人　　　8 月 18 日

形寒身热，头胀，咳嗽，口苦，胸闷胃脘不舒，经行先期，时日未断，腰脊酸疼，脉细数。表邪外郁，肝火内炽，治以清疏和营。

炒荆芥 8 克　冬桑叶 8 克　杭菊花 8 克　炒牛蒡 10 克　条芩炭 10 克　银花炭 10 克　炒杜仲 10 克　炒续断 10 克　白蒺藜 10 克　丝瓜络 8 克　藕节炭两枚

　　二诊　　　8 月 19 日

昨予清疏和荣，身热已退，经行淋沥亦止，色淡量减，胸宇痞塞泛漾，咳恶口苦，肩胛腰脊擎痛，舌薄黄。接予舒气和胃活络止漏。

当归炭 8 克　白蒺藜 10 克　炒枳壳 8 克　左金丸（包）2 克　白蔻仁（杵）2 克　橘皮络各 8 克　炒川仲 10 克　桑寄生 10 克　丝瓜络 8 克　侧柏炭 8 克　藕节炭两枚

龚夫人　　　8 月 19 日

经停四月半，曾受暑湿，今头目晕眩，胸膈痞闷，口干，饮水作胀，腹时隐痛，脉滑数。孕征渐露，余浊未清，暂予芳化和中。

鲜藿香 8 克　炒杭菊 8 克　白蒺藜 10 克　炒枳壳 8 克　炒竹茹 8 克　新会白 8 克　白蔻仁（杵）2 克　净连翘 10 克　黄郁金 8 克　采云曲 10 克　佛手片 10 克

韩夫人　　　8 月 19 日

经停三月余，脉象濡滑，孕征已显，时有头晕目眩不能自持，夜寐多梦，此厥阳化风上扰巅顶，接予养血息风调治

生白术 8 克　稆豆衣 8 克　玳瑁片 8 克　白蒺藜 10 克　炒池菊 8 克　煅石决 12 克　辰茯神 10 克　夜交藤 8 克　煅龙齿 12 克　麸炒枳壳 8 克　水炙竹茹 8 克

归太太　　　8 月 19 日

腹痛脘胀，大便闭结，今晨仅得少许经行淋沥减而未止，舌苔厚腻黄糙。肠胃积滞不降，气机被阻，再拟清肠和胃，先治其急。

鲜藿香 10 克　炒枳壳 8 克　郁李仁 10 克　煨木香 8 克　新会皮 8 克　炒竹茹 8 克　大腹皮 10 克　白蔻衣 2 克　黄郁金 8 克　保和丸（包煎）10 克

　　二诊　　　8 月 22 日

大便已行,经行未净,挟有瘀块,少腹疼痛觉堕,头痛,呆食,苔黄腻而厚。血海不洁,肠胃不清,原因复杂,暂予调气和营而去积垢。

藿香梗8克 紫苏梗8克 制川朴2克 玄胡索8克 川楝子8克 青陈皮各8克 炒川仲6克 焦楂炭10克 白蔻仁2克 鲜荷叶一方 炒枳壳6克

三诊 8月23日

腰腹胀痛较减,经仍未净,便仍不爽,小溲亦仍不利,口干,食呆,舌苔黄腻。暑湿血瘀交错杂滞,再拟复方治之。

当归炭8克 侧柏炭8克 青陈皮各6克 炒川仲10克 玄胡索8克 炒枳壳8克 大腹皮10克 焦楂炭10克 炒谷芽10克 白蔻仁2克 炒竹茹8克

胡女士 8月20日

脉濡滑,舌苔黄腻,胸闷痞结,头晕,纳食呆钝,四肢酸软,经事先期,暑湿内蕴,胃失和降,三焦气机亦为窒滞,暂予芳化畅中。

鲜藿香8克 炒枳壳8克 川朴花2克 净连翘8克 白蔻仁8克 黄郁金6克 白蒺藜10克 淡竹茹8克 赤茯苓12克 嫩桑枝(酒炒)12克

二诊 8月23日

投芳化畅中,胸闷痞结已减,偶因多啖脘宇又痞,舌苔厚腻,脉濡。余湿未尽,脾胃运化不健,再予和胃健脾法。

鲜藿香8克 新会皮8克 川朴花2克 白蔻仁2克 炒竹茹8克 白蒺藜10克 采云曲10克 炙鸡金8克 黄郁金8克 丝瓜络8克 枳术丸(包煎)10克

钱嫂夫人 8月21日

纳食呆钝,口干饮水亦少,胸脘不畅,神疲力乏,大便闭结,经停二月,脉濡苔薄。孕征未显,湿浊中阻,先予调气畅中为治。

鲜藿香8克 炒枳壳8克 新会皮8克 白蔻仁2克 炒竹茹8克 炒蒺藜10克 瓜蒌仁10克 火麻仁10克 黄郁金8克 赤茯苓30克 香谷芽12克

计奶奶 8月24日

血崩为病,迭经调理,上月经行已入常规,惟不时操劳,头脑空痛,腰酸心怯,纳食不旺,无患皮肤湿气,脉濡,治以清化和中为先。

藿香梗8克 炒冬术8克 云茯苓12克 炒池菊8克 白蒺藜10克 炒枳壳8克 煅石决12克 炒竹茹8克 桑寄生10克 新会白8克 生熟苡米各10克

胡小姐 8月25日

经行如期,面色黄,量少,腰俞疼痛时作,肝肾阴虚,脾湿下注,脉象濡细。治以和营化湿,候正。

炒当归8克 酒炒白术8克 大川芎2克 金毛脊(炙)10克 炒川仲10克 制香附8克 怀山药6克 云茯苓12克 炒泽泻10克 茺蔚子8克 艾绒炭10克

刘小姐 8月25日

经停九月,潮热起伏亦已两月,胸闷,腰酸,作恶嗳噫,脉象细弦带数,面色不华,奇经亏损,肝火内燔,暂予养营法。

熟地黄10克 炒白求6克 鸡血藤6克 银柴胡8克 地骨皮8克 熟女贞10克 炒川仲10克 江枳壳8克(竹茹3克同炒) 嫩白薇10克 橘叶白各8克 月季花三朵

郑小姐 9月1日

经事初行,未及两旬复至,腰俞觉酸,日前便薄未止,脉弦数,苔腻。肝有郁火,冲任不调,脾弱蕴湿传化失常,拟两者并调。

当归炭8克 焦白芍8克 侧柏炭8克 炒川仲10克 海螵蛸10克 煅牡蛎12克 陈棕炭8克 扁豆衣(炒)10克 条芩炭8克 新会白8克 黑归脾丸(包煎)10克

严嫂夫人 9月2日

经停三月,带下绵绵,胸宇时有痞满,迩来手背疔毒肿痛,脉形滑数,怀麟之象。湿热稽留,暂予清化治之。

甘菊花8克 地丁草8克 净连翘8克 江枳壳8克 炒竹茹8克 焦山栀8克 带皮苓12克 炒黄柏8克 海螵蛸6克 焦苡米12克 梗通草2克

二诊 9月5日

疔毒发于手背已经破溃,口干、大便艰难,左胁痛,经停三月,脉象右手滑数,湿热毒邪内郁,经称,防其膏肓之变是也。暂予清解。

甘菊花8克 地丁草8克 净连翘10克 净银花10克 焦山栀8克 炒竹茹8克 京赤芍8克 焦苡米10克 福橘红3克 瓜蒌仁

(打)10克　板蓝根30克(去节)

张奶奶　　　9月3日

经来色泽较红,胸闷,腰酸,腹痛均除,神疲寐艰,下肢无力,脉象细软。肝肾并虚,冲任亏损,乘其胃纳频旺,即予温养调治。

炒熟地(砂仁2克拌)10克　炒归身8克　炒白芍8克　紫石英10克　金毛脊10克　炒川仲10克　甘枸杞8克　菟丝饼8克　夜交藤8克　白蒺藜10克　海螵蛸10克

二诊　　　9月5日

迭予温养,调经之行色泽转红,腰酸,腹痛已除,睡寐亦渐安,肝肾阳亏,冲任不能充沛,内经云,损者益之,劳者温之,正是此等病症治法。

炒熟地10克　甘枸杞8克　熟女贞6克　炒当归8克　炒白芍8克　山萸肉8克　菟丝饼8克　炒川仲10克　海螵蛸10克　夜交藤8克

三诊　　　9月8日

迭经温养奇经,经行色红而淋沥旬日未止,腰不酸,肢不痛,夜寐渐安,纳食亦馨,接予益气和营止漏,候正。

炒党参8克　炒熟地(砂仁2克拌)6克　山萸肉8克　炒归身8克　炒白芍8克　侧柏炭8克　炒川仲10克　乌贼骨10克　陈棕炭8克　抱茯神12克　藕节两枚

庄少奶奶　　　9月4日

先下赤痢,痢未瘥,而经事又临,纳食呆钝,脘酸腹疼,脉滑数,舌苔黄腻。暑湿内蕴,胃肠不清。治以清化和营,候正。

荆芥炭8克　赤白芍各8克　藿香梗6克　香连丸(包)2克　炒枳壳8克　炒竹茹8克　条芩炭8克　地榆炭8克　焦楂炭10克　荠菜花炭8克　炒香谷芽10克

顾女士　　　9月5日

伤寒之后,气血亏耗未复,饮食虽旺,形体渐充,脉仍濡滑,时有头晕,心悸气短,发堕等症,经事之停闭即基于此,接予养营和中。

炒当归8克　炒白芍8克　鸡血藤8克　炒冬术8克　肥玉竹8克　穞豆衣8克　炒枣仁10克　朱茯苓10克　炒竹茹8克　煅石决12克　月季花三朵

俞太太　　　9月6日

经行后期,量多淋沥不断,腰酸,头眩,心悸,

脉形滑数。肾阴不足,肝火内郁,冲任失其固摄,治以清营坚阴止漏。

生地炭10克　归身炭8克　炒白芍8克　条芩炭8克　炒池菊8克　煅牡蛎15克　炒川仲10克　侧柏炭8克　血余炭8克　抱茯神12克　藕节两枚

周奶奶　　　9月6日

经事素有后期,今遂三月未至,腰酸腹痛,胸宇觉痞,脉象濡滑,舌苔白腻。血海虚寒之象,暂予温经法调理。

紫石英10克　鸡血藤8克　全当归8克　艾绒炭6克　炒白芍8克　制香附8克　炒杜仲10克　炒续断10克　菟丝子8克　大川芎2克　玫瑰花三朵

二诊　　　9月8日

投温经方,腰酸小腹觉堕,肢软乏力,经停三月,有续至之势,血海虚寒亦仍显著,再拟前法出入也。

全当归8克　酒炒白芍8克　大川芎2克　两头尖10克　制香附8克　艾绒炭8克　杜红花2克　炒川仲12克　炒青皮10克　玄胡索8克　月季花三朵

殷小姐　　　9月8日

脚气浮肿,由踝过膝,步履无力,面部亦浮,手指觉麻,小水觉短,水湿内蕴,病在脾肾,治以温化渗利,难求近功。

紫苏梗8克　肉桂心0.5克　花槟榔8克　汉防己6克　炒泽泻12克　大腹皮10克　冬瓜子15克　川椒目2克　带皮苓10克　焦苡米6克　怀牛膝10克

尤夫人　　　9月11日

经行淋沥不断,腰酸,右臂酸麻,脉象濡细,年近七旬渐断失其固摄之能,防其成崩,急予清荣止漏,候正。

归身炭8克　焦白芍8克　海螵蛸10克　侧柏炭8克　陈棕炭8克　炒川仲10克　条芩炭8克　煅牡蛎15克　煅龙齿12克　藕节两枚　黑归脾丸(包)10克

二诊　　　9月14日

予清营止漏,经行淋沥已止,带下绵绵,右臂酸麻,脉象濡细。气血两亏,荣卫不足,奇经不受影响,治以养营束带。

炒归身8克　炒白芍8克　炒冬术8克　怀山药8克　川断肉6克　川杜仲6克　海螵蛸6克　云茯苓3克　大芡实12克　桑寄生10克　丝瓜络8克

徐少奶奶　　9月11日

产后经水未通,浮肿消退而内热不消,时觉烘热,腹饥纳食不旺,肢软力乏,脉象濡细带数。阴虚湿热内恋,治以清营芳化。

银柴胡6克　地骨皮8克　嫩白薇6克　焦冬术8克　带皮苓12克　新会白8克　炒姜皮3克　炒竹茹8克　桑寄生10克　炒苡米10克　丝瓜络8克

计奶奶　　9月12日

本有血崩,今经行量少而淋沥不断,头脑空痛,腰腹酸滞不耐操劳,又少休养,中气不能升举,冲任失其固藏,脉象濡软。治以和荣止漏。

归身炭8克　焦白芍8克　侧柏炭8克　条芩炭8克　陈棕炭8克　穞豆衣8克　煅牡蛎12克　海螵蛸6克　炒川仲10克　藕节两枚　补中益气丸(包入煎)10克

尤夫人　　9月20日

投养血活络,左臂酸麻大减,惟经沥止而复见,脉来细弱,舌苔薄腻。气血交亏,失其固摄营血之能,再拟培养。

清炙芪8克　炒当归8克　焦白术8克　甘枸杞8克　熟女贞10克　侧柏炭10克　川断肉10克　桑寄生10克　西秦艽6克　络石藤10克　丝瓜络8克

吴嫂夫人　　9月21日

昨日身热之后,仍有恶寒头胀,胸宇不畅,纳食减少,四肢酸软,脉象细弦带数,舌苔薄腻。产后失调,营卫不和,时邪外乘,治以轻疏和中。

冬桑叶8克　杭菊花8克　炒防风8克　白蒺藜10克　橘白8克　炒枳壳8克　焦山栀皮8克　淡竹茹8克　黄郁金6克　赤苓12克　香谷芽12克

二诊　　9月22日

产后失调,营卫不和,感受风寒,曾经发热,昨予疏解,表邪已撤,头胀胸闷,肢酸亦见轻减,脉细弦数。内热未清予清解。

冬桑叶8克　净连翘10克　杭菊花8克　焦栀皮8克　白蒺藜10克　炒枳壳8克　炒竹茹8克　黄郁金6克　赤茯苓10克　丝瓜络8克　香谷芽10克

徐少奶奶　　9月21日

经闭有血枯血滞,今月事不转,产后潮热,腰酸,脉象软弱。属于肝肾阴亏显然,治以坚阴和营,毋事逐瘀。

白归身8克　炒白芍8克　鸡血藤8克　炒川仲6克　甘枸杞8克　熟女贞10克　嫩白薇10克　炒竹茹8克　茺蔚子10克　菟丝子8克　月季花三朵

二诊　　9月24日

血枯经闭,潮热已淡,腰酸心悸,又因外感咳呛,口苦,食减,脉象细弱。此亦痼疾加以卒病之属,再拟前法参入宣化。

全当归8克　鸡血藤8克　炒丹参8克　炙款冬8克　炙紫菀8克　炒牛蒡6克　光杏仁10克　浙贝母10克　橘红8克　炒竹茹8克　抱茯神12克

金夫人　　9月22日

咳嗽频繁,咯痰不爽,头痛,口干,季胁小腹牵引掣痛,脉浮滑数,舌苔白腻。怀孕八月,风痰瘀聚上焦,肺失宣化,治以轻疏,客邪而安胎元。

冬桑叶8克　净蝉衣2克　炒牛蒡6克　炙款冬8克　光杏仁10克　浙贝母10克　薄橘红8克　炒竹茹8克　海浮石10克　杭菊花8克　安南子10克

沈女士　　9月22日

形寒身热,头痛喉痒,咳嗽胸宇不宽,脉浮濡数,舌苔薄白。风邪痰湿内蕴于肺,肺失宣化之权,治以轻疏上焦。

冬桑叶8克　炒牛蒡6克　青防风8克　净蝉衣3克　光杏仁10克　浙贝母10克　仙半夏6克　橘红8克　白蒺藜10克　江枳壳8克　安南子10克

谭夫人　　9月23日

怀孕七月,初时痢下,继增咳嗽,迭经清理痢止,咳稀痰多,气分喘息,舌碎疼痛,阴液受伤,气不清肃,接予清气化痰。

北沙参6克　炙紫菀8克　光杏仁10克　川象贝各6克　竹沥夏8克　金佛草8克　海蛤壳15克　生苡米12克　净连翘10克　枇杷叶(清炙包)10克　抱茯苓12克

二诊　　　10月10日

怀孕八月,咳嗽经久不止,痰多气短,夜不安寐,脉象濡软,舌光。肺脏气阴暗伤,胎火上攻,清肃失司,治以清肺顺气。

北沙参8克　真川贝6克　瓜蒌皮10克　炙款冬8克　抱茯神10克　海蛤壳10克　光杏仁10克　苏子霜(包)10克　生苡米12克　地枯萝10克　合欢皮8克

王奶奶

迭予益气和营,崩漏大减,腰脊酸疼兼之素有咳喘,痰多气短,脉象沉细濡弱。冲任亏损,肺脾困顿,接予多方调治,候正。

侧柏炭6克　血余炭8克　炮姜炭3克　煅龙骨15克　乌贼骨12克　炒杜仲10克　霜苏子10克　炙紫菀8克　远志肉(水炙)8克　云茯苓12克　补中益气丸(包煎)12克

张太太　　　9月24日

经红提前,如崩淋漓半月不断,腹胀作痛,神痿色颓,食减,脉象虚弦。即症而论,属血海郁热,内经所谓,经水沸溢是也,拟方昧供参考。

生地炭12克　条芩炭6克　焦白芍10克　煅龙牡各15克　海螵蛸12克　侧柏炭6克　血余炭8克　陈棕炭8克　川楝子6克　黑归脾丸(包)10克　藕节炭两枚

朱小姐　　　9月28日

幼年失血过多,今岁经行如崩,逐使营阴亏乏数月不止,面色㿠白,口干,脉濡细弱,舌质淡。治以养血为主。

制首乌8克　白归身8克　炒白芍8克　黑料豆10克　甘枸杞8克　熟女贞10克　炒玉竹8克　抱茯神10克　橘白8克　绿萼梅1克　龙眼肉十枚

二诊　　　10月3日

内经云,血荣在色,不荣其脉空虚,又云夺血者无汗,夺汗者无血,今面色㿠白,心慌盗汗,脉濡细弱。亟宜大剂养营。

大熟地10克　白归身8克　炒白芍8克　绵芪皮6克　制首乌8克　黑料豆13克　炒枣仁10克　抱茯神12克　浮小麦12克　黑芝麻12克　龙眼肉十枚

陶夫人　　　9月29日

寒热往来,一日数度,汗出不解,头昏胸闷,口苦,渴不多饮,大便燥结,胯间结核,脉浮数,舌白腻,风邪挟湿内郁少阳,已经六日,适值临经,拟宣化和解。

冬桑叶8克　软柴胡2克　淡黄芩8克　炒牛蒡6克　仙半夏8克　光杏仁10克　炒赤芍6克　炒枳壳8克　淡竹茹8克　焦山栀8克　藿佩梗各6克

二诊　　　9月30日

昨予清宣和解,恶寒撤除,身热淡而未清,头昏,咳呛,舌苔白腻,脉数滑濡。少阳郁伏之邪渐见清泄,适值经行,再予疏化清解。

清豆卷12克　冬桑叶8克　焦山栀8克　炒牛蒡6克　炒枳壳8克　淡竹茹8克　光杏仁10克　浙贝母10克　仙半夏8克　炒赤芍8克　省头草6克

姚小姐　　　9月30日

经行淋沥少而不断,已延两旬,脉象细弱。冲经不固,中气亦乏提挚,再拟调理以静养为宜。

生地炭10克　焦白芍10克　熟女贞10克　炒于术8克　怀山药10克　乌贼骨10克　墨旱莲6克　陈棕炭8克　煅龙骨15克　炒杜仲10克　藕节炭三枚

章妈　　　10月4日

经事方转,痢下赤白,随之腹痛里急后重,骨节酸疼,纳食减少,时邪湿滞于大肠,脉象沉滑。防增寒热,治以和荣导积。

荆芥炭8克　藿香梗8克　炒枳壳8克　煨木香8克　炒赤芍8克　花槟榔8克　青陈皮各8克　焦楂炭8克　炒神曲10克　炒谷麦芽各10克　荷叶一方

龚奶奶　　　10月5日

经行半月,淋沥不断,腰酸腹胀,胸闷心悸,纳食减少,脉象虚弱。肝气内郁,脾运不健,血失统藏,治以调中加之止涩,所谓求其属也。

炒当归8克　焦白芍8克　川楝子8克　香附炭8克　炒蒺藜10克　抱茯神12克　炒杜仲10克　海螵蛸10克　侧柏炭8克　橘叶白各8克　香谷芽12克

雷嫂夫人　　　10月6日

经行二月而转淋沥,十余日未止,腰酸腹痛隐隐,头痛偏左,脉象细滑而数,舌苔薄重。肝脏气火不静,冲任不固,治以柔肝止漏。

当归炭8克　焦白术8克　条黄芩8克　海螵蛸6克　侧柏炭8克　血余炭8克　炒杜仲10克　川楝子8克　煅石决12克　夏枯花8克　藕节二枚

陈少奶奶　　10月8日

产后即得溲癃症,尿意频数,努力始得,微有刺痛,口干,腰疼,脉细滑数,延今过月,瘀热内积膀胱不洁,治以清化渗利方。

土牛膝(炒)6克　炒丹皮8克　生草梢6克　海金沙8克　炒车前10克　瞿麦穗8克　炒川仲12克　块滑石12克　江枳壳8克　炒黄柏8克　焦苡米12克

二诊　　10月9日

产后得溲癃症,频数不爽,腰酸,小腹酸滞,脉细滑数,口干。膀胱为州都之官,瘀热内蓄,不能蒸化,治以清利下焦。

土牛膝(炒)6克　玄胡索8克　金铃子8克　带皮苓12克　生草梢8克　炒川仲8克　海金沙8克　瞿麦穗8克　净石韦8克　炒黄柏8克　焦苡米12克

三诊　　10月11日

两进清利下焦,腰痛,小腹酸滞已见轻减,小溲依然艰涩不爽,口干,脉细滑数。留瘀未尽,湿热内蓄,再予前法出入。

炒丹参8克　京赤芍6克　川楝子8克　炒杜仲6克　生草梢8克　带皮苓15克　海金沙8克　瞿麦穗8克　车前子6克　川黄柏8克　通天草8克

四诊　　10月14日

投祛瘀而化湿热,腰痛,小腹酸滞均见轻减,小溲依然艰涩而刺疼亦渐减,脉象细滑。得之产后膀胱不藏不洁,再拟前方增损。

京赤芍6克　炒黄柏8克　川楝子8克　炒杜仲10克　川续断10克　生草梢8克　车前子10克　瞿麦穗8克　海金沙8克　净石韦8克　焦苡米12克

五诊　　10月17日

祛瘀浊化湿热,小溲转畅,小腹酸滞亦减,得之产后延今一月,乳汁为之稀少,此二气亏损未复也,接予益气和荣,仍入清化之品。

潞党参8克　炒白术8克　全当归8克　炒杜仲10克　炒续断10克　生草梢8克　炒黄柏8克　海金沙(包)8克　焦苡米12克　川楝子8克　炒蒺藜10克

六诊　　10月20日

小溲涩痛已愈,胃纳尚佳,乳汁稀少,大便腹疼不爽似痢,得之产后,气血亏损未复,湿热停滞下焦,续予扶元祛邪方。

潞党参8克　清炙芪8克　炒当归8克　炒白术8克　炒杜仲6克　新会白8克　煨木香2克　采云曲10克　大腹皮10克　炒香谷芽10克　焦苡米10克

七诊　　10月24日

腹痛止,大便亦入正规,小溲不清微觉涩滞,乳汁稀少,脉象濡软。产后气血亏耗,八脉空虚,不能生化,再予培养,欲速不达。

潞党参8克　清炙芪8克　炒当归8克　鲜石斛8克　炒冬术8克　炒玉竹6克　炒川仲10克　炒苡米10克　云茯苓10克　长须谷芽12克　新会白8克

凌奶奶　　10月10日

脉象濡缓,舌苔黄腻,小产之后,时有胸脘缭乱,头晕目花,泛漾欲吐,食减,当胸一线觉冷,胃气虚寒,湿浊中阻,拟张机辛开苦降之法。

人参须2克　仙半夏6克　枳实炭8克　新会皮8克　大砂仁2克　黄郁金6克　白蒺藜10克　沉香曲10克　玫瑰花3克　老薤白2克　瓜蒌仁(打)10克

凌奶奶　　10月23日

投生姜泻心汤,胸宇痞结,寒冷已衰大半,耳鸣,午后头痛。脉象濡细而迟。脾胃虚寒,水饮内蓄,再予温运泄化。

人参须2克　肉桂心0.5克　淡干姜3克　仙半夏6克　白蔻仁2克　新会皮8克　炒蒺藜10克　炒枳壳6克　香橼皮8克　云茯苓12克　生熟谷芽各12克

二诊　　11月2日

或恶寒或肢冷或胸中一线如冰,皆脾胃虚弱水饮内蓄所致,阳气不能鼓舞,则兼见脘痞泛漾等证,脉象濡细。再以前法。

人参须2克　炒白术8克　淡干姜3克　仙半夏8克　陈皮8克　缩砂仁杵2克　炒枳壳8克　云茯苓12克　炒桂枝3克　清炙草3克　生熟谷芽各10克

郑嫂夫人　　　10月11日

寒热之后，胸闷心悸，多汗乏力，口苦作渴，腰酸带下，肝肾阴分本弱，余热稽留阳明，脉象濡数。接予清解而安脏气。

藿香梗8克　青蒿梗8克　淡条芩8克　江枳壳8克　青龙齿6克　抱茯神12克　炒川仲10克　海螵蛸10克　新会白8克　水炙竹茹8克　生熟谷芽各10克

施奶奶　　　10月12日

腰为肾之府，肋为肝之分野，阴虚则为头晕，腰酸，气滞则为二肋疼痛，因而带脉失司，引湿热下注则为白带绵绵，再予调养肝肾。

潼沙苑10克　稽豆衣8克　煅石决12克　炒川仲10克　海螵蛸10克　云茯苓12克　江枳壳8克　黄郁金10克　橘叶白各8克　当归须8克　桑寄生10克

杨奶奶　　　10月19日

头眩，心悸，胸闷泛恶，腹胀经行先期，带下黄色，脉象虚弦，舌苔薄黄，肝阳上逆，脾胃忧制，失其和降，治以柔肝调中，难求断根。

稽豆衣8克　炒池菊8克　白蒺藜6克　煅石决12克　川枳壳8克　炒竹茹8克　黄郁金6克　沉香曲6克　香谷芽12克　白蔻衣2克　白残花2克

　　二诊　　　10月22日

晕眩时作，胸闷泛恶，腰脊酸疼，带下黄色，经事每月提前，血虚肝阳上逆，脾胃受制，失其和降，再以柔肝和胃。

黑料豆10克　玳瑁片8克　白蒺藜10克　江枳壳8克(竹茹6克同炒)　煅石决12克　嫩钩藤(后入)10克　炒川仲10克　云茯苓12克　海螵蛸12克　炒香谷芽12克　玫瑰花三朵

　　三诊　　　10月24日

经事提前，色淡量少，头晕腰酸，腹胀，口干，脉象虚眩。肝体不足，脾用有余，木胜则土欠，气盛则火旺，此诸恙之所由来也，暂拟舒气调经。

炒当归8克　炒丹参8克　白蒺藜6克　制木香8克　橘叶白各8克　川楝子8克　炒川仲10克　炒枳壳8克　炒竹茹8克　绿萼梅2克　生熟谷芽各12克

徐女士　　　10月27日

内热素重，经行先期，口干，舌燥，迩来无疾，

胸痛气憋，纳食减少，脉滑数。肝火犯肺，清肃失司，治以清气豁达。

炒牛蒡10克　嫩前胡6克　光杏仁10克　江枳壳10克　净连翘8克　净竹茹8克　黄郁金8克　浙贝母10克　冬瓜子10克　枇杷叶(去毛包)6克　安南子10克

应奶奶　　　10月27日

经行如崩，挟有瘀块，腰酸，心悸，头晕，脉象虚大。肺肾阴亏，冲任失其固摄，非中年所应有，亟予和荣而调奇经，候政。

当归炭8克　焦白术8克　炮姜炭1克　侧柏炭8克　海螵蛸10克　煅牡蛎12克　炒杜仲10克　炒续断10克　抱茯神12克　黑归脾丸(包)10克　藕节炭两枚

顾夫人　　　10月29日

经停三月余，初因劳顿受惊见红，今因咳嗽又见头晕，腹痛泛恶。脉象滑利，舌苔薄白。怀孕之象微露，体弱不能养胎，姑拟宣化和中而固胎元。

炒牛蒡6克　光杏仁10克　浙贝母10克　稽豆衣8克　炒池菊8克　煅石决12克　侧柏炭8克　条芩炭8克　川楝子8克　抱茯神10克　黑归脾丸(包)10克

姚太太　　　11月1日

经居三月，腹不痛，中脘胀，头晕心悸，脉细滑。孕微未显，肝胃气机郁滞，先予调气和胃方，候政之。

炒当归10克　炒白芍10克　白蒺藜10克　新会白8克　白蔻仁2克　炒枳壳8克　稽豆衣10克　煅石块10克　抱茯神10克　沉香曲8克　佛手片8克

龚夫人　　　11月3日

产后腰俞脊背觉冷，冷彻骨髓，心气内洞，艰寐，口燥，脉象细弱，舌苔厚腻。荣血亏耗，心肾不交，亟与补益，毋使久延。

炒熟地10克(砂仁2克同炒)　潼沙苑10克　山萸肉8克　菟丝饼8克　甘枸杞8克　熟女贞10克　炙狗脊6克　炒杜仲6克　炒续断6克　夜交藤8克　抱茯神12克　新会白2克

谢小姐　　　11月11日

头晕已愈，口干，纳食不馨，经行逾期未止，脉象濡滑。肝虚胃气不畅，再拟调养方。

白蒺藜10克　炒池菊8克　江枳壳8克

淡竹茹8克　新会白8克　绿萼梅2克　紫丹参8克　茺蔚子8克　怀牛膝8克　瓜蒌仁（杵）12克　香谷芽10克　月季花三朵

二诊　　11月15日

头晕已减,纳食较增,经事逾期未转,脉濡细滑。肝血不充,胃失和降故腑行艰难,再与调养方。

炒当归8克　酒炒白芍8克　潼白蒺藜各10克　池菊炭8克　炒枳壳8克　新会白8克　火麻仁（打）10克　绿萼梅2克　炒竹茹8克　香谷芽10克　月季花三朵

倪奶奶　　11月11日

每值经行,腰部尾闾肢体酸疼,头晕,夜寐梦扰纷纭,胸宇泛漾,脉细滑,舌中剥。治以调肝为主。

炒当归8克　川楝子8克　炒白芍8克　炒杜仲10克　桑寄生10克　炒续断10克　怀牛膝（盐水炒）10克　生石决15克　夏枯草8克　忍冬藤10克　丝瓜络8克

王奶奶　　11月11日

呕恶后起,纳食不馨,经停月余,脉濡,微露滑象,失其和降,姑予芳香调中。

炒蒺藜10克　江枳壳8克　炒竹茹8克　新会白8克　炒川连1克　宋半夏8克　云茯苓10克　绿萼梅2克　佛手片8克　香橼皮8克　香谷芽10克

徐奶奶　　11月12日

产后三月,经已再行,营阴亏耗,腰脊酸楚,睡眠艰难,目糊,脉细弦。再拟培养肝肾。

炒生地10克　山萸肉8克　熟女贞10克　甜桑椹10克　炒杜仲10克　金毛脊（包）10克　潼白蒺藜各10克　炒池菊8克　煅石块15克　云茯苓10克　玫瑰花三朵

李小姐　　11月15日

经水两旬即解,腰不酸、头微胀,眩晕时作,形寒,脉象濡细。肝肾损亏,治以和养。

生熟地各（炒）10克　炒归身8克　炒白芍8克　甘枸杞6克　熟女贞10克　炒杜仲10克　稆豆衣8克　煅石决12克　白蒺藜10克　荆芥炭2克　炒陈皮8克

胡夫人　　1月2日

寒热头痛,腰背酸楚,咳嗽,口干、脉濡滑数。风邪湿热交郁,适值经行,治以清疏。

冬桑叶8克　炒杭菊8克　炒荆芥8克　炒牛蒡6克　光杏仁10克　浙贝母10克　焦栀皮8克　江枳壳8克　橘叶白各8克　炒竹茹8克　丝瓜络8克

张女士　　1月3日

夜寐醒后不易入睡,目糊睑重,经行腰酸,四肢经络不利。肝血肾阴并亏,再拟调养安神。

白归身8克　炒白芍8克　潼白蒺藜各10克　熟枣仁10克　炙远志2克　辰茯神12克　炒池菊8克　夜交藤8克　合欢花8克　甜桑椹10克　丝瓜络8克

唐少奶奶　　1月3日

腹痛愈,头胀,腰脊酸楚,带下,食减,入夜觉热,口腻,脉濡滑。怀孕三月,续予和解。

潼白蒺藜各10克　白归身8克　炒白芍8克　金毛脊（炙）8克　炒杜仲10克　甜桑椹10克　省头草8克　新会皮8克　炒竹茹8克　云茯苓10克　炒香谷芽10克

叶夫人　　1月3日

肝肾阴亏,气火易浮,投清养之剂,头晕耳鸣,心悸,口干渐瘥,迩又咳呛,再拟前法参入肃肺。

川石斛10克　天花粉10克　冬桑叶（水炙）8克　炒池菊8克　稆豆衣8克　白蒺藜10克　光杏仁10克　浙贝母10克　冬瓜子10克　生石决15克　绿萼梅2克

儿科医案

朱宝宝　　5月25日

身热起伏已经两天,得汗不解,咳呛口干,大便溏薄,小溲短赤,脉象浮数。风温逗留肺胃,治以清宣和中。

冬桑叶8克　杭菊花8克　荆芥穗8克　鸡苏散（包）10克　炒牛蒡6克　焦栀皮8克　净

连翘 10 克　嫩前胡（后入）10 克　浙贝母各 10 克　炒扁豆衣 12 克　朱赤苓 10 克

二诊　　　5 月 26 日

身热淡而不清，口干，咳嗽，大便溏薄，溲短，舌苔薄腻。风温挟湿稽留，再与清宣和中可也。

粉菖根 2 克　冬桑叶 8 克　防风炭 8 克　炒牛蒡 6 克　法半夏 8 克　新会白 8 克　焦栀皮 8 克　炒竹茹 8 克　朱赤苓 10 克　大腹皮 10 克　炒扁豆衣 10 克

三诊　　　5 月 27 日

身热已淡，咳嗽亦稀，大便不实，小溲短少，舌质红，苔薄白。湿热余邪稽留，再与清化可也。

冬桑叶 8 克　防风炭 8 克　炒牛蒡 10 克　浙贝母 10 克　法半夏 8 克　炒竹茹 8 克　藿香梗 8 克　青蒿梗 8 克　梗通草 2 克　焦蒌皮 10 克　炒扁豆衣 10 克

四诊　　　5 月 29 日

外邪已罢，余热稽留，咳嗽已稀，掌心微红，大便不实，小溲短少，脉象濡数。续予清解和中可也。

佩兰梗 8 克　青蒿梗 8 克　嫩白微 8 克　焦栀皮（炒）6 克　淡竹茹 8 克　焦蒌皮 10 克　扁豆衣炒 10 克　梗通草 2 克　新会白 8 克　生熟苡米各 10 克

程宝宝　　　5 月 25 日

身热得汗仍炽，咳痰，口臭，便薄，舌苔黄腻，尖红，脉数。颊部风痧隐约。风温内郁化火之势，急予清宣。

冬桑叶 8 克　南薄荷（后入）2 克　青蒿梗 8 克　炒牛蒡 6 克　嫩前胡 8 克　焦栀皮 8 克　净连翘 10 克　浙贝母 10 克　炒竹茹 8 克　梗通草 3 克　干芦根（去节）18 克

二诊　　　5 月 26 日

身热起伏，咳嗽口干，呕吐痰涎甚多，大便不实，脉象浮濡而数。风温内郁，肝胃同病，治以清透。

粉菖根 2 克　鸡苏散（包）12 克　冬桑叶 8 克　青蒿梗 8 克　焦栀皮 8 克　浙贝母 10 克　江枳壳 8 克　炒竹茹 8 克　法半夏 6 克　朱赤苓 10 克　干芦根（去节）15 克

曹宝宝　　　5 月 25 日

寒热已解，咳嗽作恶，鼻流清涕，舌苔薄白。

风温时邪袭肺，治以清宣上焦为主。

冬桑叶 8 克　炒薄荷（后入）2 克　净蝉衣 3 克　炒牛蒡 6 克　嫩前胡 8 克　薄橘红 8 克　光杏仁 10 克　浙贝母 10 克　冬瓜子 10 克　淡竹茹 8 克　地枯萝 10 克

徐宝宝　　　5 月 26 日

昨日身热复起，鼻塞流涕，衄血甚多，胸宇觉痛，舌光红绛。风温郁于上焦，续予清解。

冬桑叶 8 克　杭菊花 6 克　鸡苏散（包）12 克　炒牛蒡 6 克　焦栀皮 6 克　丹皮炭 6 克　净连翘 10 克　江枳壳 8 克　炒竹茹 8 克　白茅根（炒包）10 克　活水芦根（去节）20 克

二诊　　　5 月 31 日

身热得汗不解，咳呛无痰，胸宇掣痛，脉象浮滑而数，舌光。风温稽留于肺，即宗吴淮阴上焦例治之。

清豆卷 12 克　荆芥穗 8 克　冬桑叶 8 克　净蝉衣 3 克　炒牛蒡 6 克　嫩前胡 6 克　光杏仁 10 克　浙贝母 10 克　橘红络各 8 克　净连翘 10 克　焦山栀皮 8 克

王童　　　5 月 26 日

寒热暮盛，头痛，口干，饮水呕吐，脉滑数，舌白腻。风温挟湿蕴于阳明，虑其缠绵，治以疏化。

炒香谷芽 10 克　冬桑叶 8 克　藿香梗 8 克　黄郁金 6 克　江枳壳 8 克　炒竹茹 8 克　制川朴 3 克　焦栀子 8 克　净连翘 10 克　新会白 5 克　赤茯苓 10 克

二诊　　　5 月 27 日

身热较淡，呕吐已止，头痛项强，口干，胸闷，舌苔白腻。风温湿浊内阻，邪势鸱张，再拟疏化清解，防滋变端。

粉葛根 3 克　青防风 8 克　鸡苏散（包）12 克　制川朴 3 克　炒牛蒡 6 克　炙僵蚕 10 克　焦栀皮 8 克　净连翘 10 克　黄郁金 8 克　江枳壳 8 克　丝瓜络 8 克

三诊　　　5 月 28 日

身热头痛，项强不能转侧，口干，胸闷，舌苔黄腻。属痉病，风温痰浊内阻，深虑滋变，仿葛根汤法治之，候正。

粉葛根 3 克　川羌活 3 克　青防风 8 克　杭菊花 6 克　炒牛蒡 6 克　焦山栀 8 克　淡黄芩 8 克　炙僵蚕 10 克　橘红络各 8 克　忍冬藤 10 克

丝瓜络8克

朱童　　5月27日

痰黏喉头咯吐不爽,见食厌恶,神疲力乏,脉象濡滑,舌苔薄腻,脾湿胃热郁蒸绵缠一载,治以清化调中。

藿佩梗各8克　川朴花3克　净连翘10克　江枳壳8克　白蔻仁3克　竹沥夏8克　光杏仁10克　薄橘红8克　云茯苓10克　炙鸡金8克　生熟苡米各10克

张宝宝　　5月28日

腹痛大便不实,头痛偏左前额,脉滑。肠胃伤食,胃气不降,治以芳化和中。

藿香梗8克　炒枳壳8克　新会皮2克　炒竹茹8克　白蒺藜3克　采云曲10克　云茯苓10克　大腹皮10克　煨木香3克　炒香谷芽10克　干荷叶一方

周宝宝　　5月30日

咳呛无痰,音低不朗,前予宣清能奏小效,由于风邪伏肺显然,再仿麻黄射干汤法。

炙麻黄0.5克　净蝉衣3克　净射干8克　炒牛蒡6克　光杏仁10克　浙贝母6克　海浮石10克　橘红络各8克

李宝宝　　5月31日

食呆腹痛,便薄,咳嗽作恶,间发寒热,脉濡滑,面色萎黄。内邪湿阻于肺胃,已经多时,治以宣化调中。

藿香梗8克　仙半夏8克　新会皮8克　炒牛蒡6克　浙贝母10克　炒枳壳8克　白蔻仁(杵)3克　竹二茹(姜汁炒)8克　赤茯苓10克　洗腹皮10克　煨木香3克

二诊　　6月2日

大便不实或稀水或溏薄,自呼腹痛,咳嗽作恶,食呆形瘦,痰湿中阻,肺肃无权,肠胃不健,再守前法调理。

焦白术8克　藿香梗8克　扁豆衣(炒)10克　炒枳壳8克　仙半夏8克　新会皮8克　白蔻衣3克　赤茯苓10克　煨木香3克　大腹皮10克　炒香谷芽10克

华宝宝　　7月1日

风痧已退,夜寐亦安,面目虚浮,咳嗽痰多,苔腻化薄,脉象濡滑。风邪上受,痰湿中阻,病在肺脾两经,再予疏化法治之。

青防风8克　冬桑叶8克　净蝉衣3克　炒牛蒡6克　仙半夏6克　大贝母6克　炙僵蚕8克　炒枳壳8克　福泽泻10克　冬瓜子10克　新会皮8克

徐宝宝　　7月3日

咳呛无痰已逾三月,喉痒,胸胁掣痛、口干,食减,脉滑数,舌匀净。风邪久郁化热,肺肃无权,治以清气豁痰主之。

净蝉衣1克　炙斗铃1克　嫩射干8克　炒牛蒡6克　嫩前胡10克　光杏仁6克　净连翘10克　江枳壳8克　冬瓜子10克　地枯萝10克　枇杷叶(去毛包)6克

黄宝宝　　7月4日

病后失调,胃阴消烁,湿热逗留,口干,咳嗽较浅,湿疹遍体作痒,夜寐不安,舌红光剥,再拟前法清化和胃。

鲜石斛8克　天花粉10克　淡竹茹10克　净连翘10克　光杏仁8克　橘白6克　白鲜皮8克　带皮苓10克　绿豆衣10克　生熟苡米各10克　枇杷叶(去毛包)6克

刘宝宝　　8月19日

昨起身热无汗,胸闷腹痛,口干,饮水呕吐。脉象浮滑而数,舌苔黄腻。感受新凉,食滞内蕴,病在胃肠。治以疏化畅中。

淡豆豉8克　荆芥穗8克　青防风8克　鲜藿香10克　炒炽壳8克　焦山栀8克　净连翘10克　橘红8克　瓜蒌仁(杵)6克　保和丸(包煎)10克

颜童　　8月21日

腹海渐渐坚实如切皮革,纳减,小溲不长,脉濡。脾本薄弱,中阳不健,湿浊壅滞,症属胀海,左传所称,两淫腹疾是也,治以温运分消。

焦白术8克　淡干姜3克　花槟榔8克　炒枳壳8克　鸡肉金6克　大砂仁(杵)3克　炒泽泻6克　炒车前10克　青皮末8克　带皮苓12克　沉香曲10克

黄宝宝　　8月23日

身热四日,入夜较炽,汗出不解,咳嗽痰多作恶,苔腻,脉象滑数。暑风挟痰湿蕴积肺胃,谨防绵缠增剧,亟予清疏宣化,候正。

清豆卷12克　净蝉衣3克　炒防风8克　炒牛蒡6克　炙僵蚕10克　象贝母10克　焦栀

皮 6 克　青蒿梗 8 克　薄橘红 2 克　炒竹茹 8 克
朱赤苓 8 克

张宝宝　　　8 月 23 日

昨予清宣化邪，身热较淡时间亦短，喉间痰多，口干，脉象濡滑而数。暑湿内蕴已经逾月，再予守效方出入，以不生变化为佳。

金石斛 10 克　鸡苏散(包)12 克　鲜藿香 10 克　青蒿梗 8 克　嫩白薇 8 克　焦栀皮 8 克　竹沥夏 8 克　冬瓜子 10 克　扁豆衣(炒)10 克　赤茯苓 12 克　银川柴胡 3 克

二诊　　　8 月 24 日

刻诊身热已清，舌苔亦化，脉转濡缓，喉间痰浊仍多，口干，溲数。病逾迎月，仍防余邪复燃，接予生津涤痰而祛余邪，候正。

金石斛 10 克　益元散(包)12 克　鲜藿香 8 克　炒牛蒡 6 克　炙僵蚕 10 克　浙贝母 10 克　嫩白薇 8 克　净连翘 10 克　炒枳壳 8 克　淡竹茹 8 克　生熟谷芽各 10 克

三诊　　　9 月 7 日

外感之后，身热起伏无定型，便薄已止，纳食渐增，热时咳嗽痰多，脉象濡滑。此病后真元不足，虚热不清也。接予生津涤热清肺化痰。

金石斛 10 克　炒玉竹 8 克　净连翘 10 克　银柴胡 8 克　嫩白薇 10 克　炒知母 10 克　嫩前胡 8 克　光杏仁 10 克　佩兰梗 8 克　长须谷芽 12 克

计宝宝　　　8 月 24 日

肾主五液，脾司涎涎，肝火极旺，不时呕吐，脉象弦滑。肝旺则脾弱不能收摄，暂予清化而和中宫方，候正。

怀山药 10 克　大芡实 6 克　炒苡米 12 克　新会皮 8 克　炒竹茹 8 克　炒枳壳 8 克　嫩钩藤(后入)2 克　净连翘 10 克　夏枯花 8 克　煅石决 12 克　赤茯苓 10 克

郁宝宝　　　9 月 1 日

予清透之剂，寒热解而复起，咳嗽痰多，此暑湿蕴伏，余邪未尽，得之半月，再宜宣化。

清豆卷 12 克　冬桑叶 8 克　银柴胡 3 克　嫩白薇 6 克　藿香梗 8 克　焦栀皮 8 克　炒牛蒡 6 克　光杏仁 10 克　浙贝母 10 克　冬瓜子 10 克　赤苓 10 克

张宝宝　　　9 月 2 日

身热不解，感受风邪而又炽热，咳嗽痰多，脉象浮滑。病久正伤，何堪再遭挫折，再拟轻宣清解，候政。

净蝉衣 3 克　炒防风 8 克　冬桑叶 8 克　青蒿梗 8 克　焦栀皮 8 克　炒牛蒡 6 克　嫩前胡 6 克　浙贝母 10 克　冬瓜子 10 克　薄橘红 2 克　荷叶一方

二诊　　　9 月 3 日

外感经久身热，淡而复起，咳嗽痰多不爽，形瘦肉削，脉象濡滑而数，舌苔薄腻。余邪逗留，气阴已伤，防延入损，治以清营宣化。

金石斛 10 克　银川柴胡 8 克　嫩白薇 10 克　焦栀皮 6 克　嫩前胡 8 克　浙贝母 10 克　冬瓜子 10 克　净连翘 10 克　佩兰梗 6 克　赤苓 10 克　长须谷芽 12 克

李童　　　9 月 3 日

痢止脱肛不缓，身热三日，头痛，纳食减少，脉象濡数。湿热食滞虽除，中气又陷，风邪流连不撤，治以升提疏解。

煨葛根 3 克　冬桑叶 8 克　炒防风 8 克　青蒿梗 8 克　藿香梗 8 克　薄橘红 2 克　炒杭菊 8 克　焦栀皮 8 克　焦苡仁 12 克　生熟谷芽各 10 克　荷蒂两枚

杨宝宝　　　9 月 5 日

身热来复，汗出不解，咳嗽多痰，时有头胀，脉浮数，舌苔薄腻。感受新凉郁于肌表，肺气不宣，防其再延化热，治以辛散上焦。

冬桑叶 8 克　青防风 8 克　南薄荷(后入)3 克　净蝉衣 3 克　炒牛蒡 6 克　焦山栀 6 克　苦桔梗 1 克　江枳壳 8 克　光杏仁 10 克　浙贝母 10 克　广橘红 8 克

二诊　　　9 月 6 日

昨予辛散，上焦身热大减，咳呛咯痰不爽，痰有臭味，齿缝出脓，脉濡滑数。余热稽留肺胃两经，续予清解可也。

冬桑叶 8 克　炒薄荷(后入)3 克　青蒿梗 8 克　净蝉衣 3 克　炒牛蒡 6 克　焦山栀 6 克　炒知母 6 克　净连翘 10 克　光杏仁 10 克　浙贝母 10 克　炒竹茹 8 克

三诊　　　9 月 7 日

寒热之后，纳食减少，食入即便，便下不化，形体不充，脉缓苔腻。肠胃薄弱，消运力乏，不能泌其清浊，以奉生身，治以建中固肠。

炒白术8克 怀山药8克 云茯苓10克 煨肉果6克 清炙草3克 扁豆衣8克 藿香梗8克 白蔻衣3克 生谷芽10克 御米壳3克 焦苡米6克

四诊　9月8日

寒热已退,头晕,口有臭味,频转失气,脉濡滑数。此余热稽留于胃,胃为湿热之薮,续予清解。

冬桑叶8克 杭菊花8克 青蒿梗8克 净连翘10克 焦山栀8克 光杏仁10克 炒知母8克 淡竹茹8克 梗通草3克 丝瓜络8克 朱赤苓12克

黄宝宝　9月12日

瘰疬破溃,正气大虚,肺气不固,新凉外束,寒热咳嗽,纳食呆纯,脉细濡数。深虑绵缠增剧,暂予辛凉宣化以除杂病。

冬桑叶8克 炒杭菊8克 青防风8克 炒牛蒡6克 光杏仁10克 浙贝母10克 橘红8克 冬瓜子10克 采云曲10克 炒谷芽12克 赤茯苓12克

程宝宝　9月12日

伤风流涕已经多日,昨起身热甚炽,无汗,啼哭少泪,大便不爽,脉浮弦数,舌苔薄白,纹紫。时邪郁肺,肺气不宣,治以辛凉。

淡豆豉6克 荆芥穗6克 冬桑叶6克 焦山栀6克 净连翘8克 淡竹茹8克 光杏仁6克 江枳壳6克 梗通草3克 嫩钩藤(后入)6克 荷叶一方

程宝宝　9月13日

身热甚炽,玄府或泄或闭,鼻塞流涕,口干引饮,脉象弦而数。时邪外乘郁而化热,蕴于肺胃,再拟辛凉清解治之。

粉葛根3克 炒薄荷(后入)3克 冬桑叶8克 青蒿梗6克 炒知母6克 焦栀皮6克 净连翘6克 炒牛蒡3克 炒竹茹10克 钩藤8克 朱赤苓10克

裘宝宝　9月23日

咳嗽痰声甚多,咳甚呕吐,思食即厌,形肉瘦削,脉象濡滑,舌光红刺。肺蓄风痰,脾胃薄弱,拟宣肺和中。

净蝉衣3克 炙款冬8克 炒牛蒡6克 薄橘红6克 光杏仁10克 象贝母10克 仙半夏5克 白蔻仁(杵)1克 江枳壳8克 炒竹茹

8克 炒谷麦芽各10克

陈宝宝　9月24日

泄泻青绿稀水,一日四五行,头汗,肢冷,形萎,脉濡,已经四日。脾肾阳虚,运化力薄,亟予温剂附子理中汤主之。

熟附块8克 土炒白术8克 炮姜炭3克 云茯苓12克 清炙草3克 炒桂枝3克 煨肉果5克 扁豆衣(炒)10克 大腹皮6克 生熟谷芽各10克

二诊　9月26日

与理中汤,泄泻已止,小溲不长,腹冷,脉濡,入夜烦躁,艰寐。脾阳不振,命火亦衰,再拟温中而治下之法。

熟附块10克 炒白术6克 云茯苓12克 清炙草3克 扁豆衣12克 大腹皮10克 煅龙齿12克 炙运志5克 生熟谷芽各10克

陈宝宝　10月24日

身热得汗不解,咳嗽痰多,有如哮喘,口干,脉象滑数,舌苔薄黄。新凉外乘,肺气不宣,防其缠绵,亟予疏化。

荆芥穗8克 青防风8克 冬桑叶8克 炒牛蒡6克 苦桔梗3克 江枳壳8克 焦栀皮8克 净连翘10克 炒竹茹8克 仙半夏8克 范志曲10克

胡宝宝　9月25日

身热甚炽八日不解,咳呛痰多,神疲嗜睡,脉细滑数,舌光红绛。伤寒化热郁于肺胃,缺盆下痰核大如鸡卵,小舟重载,亟予清热宣肺涤痰。

炙麻黄3克 生石膏6克 光杏仁12克 净蝉衣3克 竹沥夏6克 川浙贝6克 炒大力子6克 净连翘10克 竹叶茹各8克 炙僵蚕10克 朱赤苓10克

二诊　9月26日

身热九日,昨予麻杏石甘汤,得汗不解,咳嗽痰多,气机窒滞,神疲嗜睡,脉细滑,苔绛。伤寒化热,挟痰内蕴,上焦不能宣发,仍予前法出入,候正。

炙麻黄3克 生石膏(打)12克 光杏仁10克 菖蒲根6克 川浙贝10克 黄郁金6克 炒大力子6克 净连翘10克 白薇前各10克 枳壳8克 梗通草3克

金宝宝　10月2日

身热一夜,朝轻暮盛,咳呛多痰,口干,脉濡数,舌苔黄腻。感受新凉,郁于上焦,肺气不宣,治以疏解,防其缠绵。

冬桑叶8克 炒薄荷3克 杭菊花8克 炒牛蒡6克 嫩前胡8克 光杏仁10克 浙贝母10克 橘红5克 焦栀皮3克 炒竹茹6克 朱茯苓12克

李宝宝 10月19日

足部湿气溃腐,传为跗肿上及足肿,脉象濡数,湿热之邪下注,大便不爽,小溲尚利。治以清化淡渗,难求速愈。

制苍术3克 炒黄柏5克 带皮苓15克 大腹皮10克 炒泽泻10克 焦苡米12克 汉防己8克 晚蚕沙(包)10克 陈木瓜6克 炒枳壳8克 淡姜片3克

二诊 10月22日

投清化淡渗,足胫浮肿已渐消减,湿疮溃烂未能收口,饮食颇旺,小水甚畅,续予逐化湿浊,候政。

制苍术3克 炒黄柏6克 带皮苓10克 炒泽泻6克 苦参片6克 焦苡米12克 汉防己8克 陈木瓜8克 晚蚕沙(包)6克 新会皮8克 淡姜皮3克 大腹皮子各10克

雷宝宝 10月22日

寒热自汗,咳嗽,呼吸气短,口干,脉象浮滑而数,舌质红。暑气喉发,新风外束,郁于肺胃两经,颇虑缠绵,坚予清宣。

清豆卷10克 苏佩梗各8克 冬桑叶8克 炒牛蒡6克 嫩前胡8克 光杏仁10克 江枳壳6克(竹茹6克同炒) 净连翘10克 浙贝母10克 焦山栀皮8克 嫩钩藤(后入)10克

二诊 10月23日

昨予清宣上焦,身热已淡,咳嗽痰声沥沥,口干,昏睡,脉滑。风痰余热郁于肺胃,气机不利,仍防增变,接予宣化,候政。

净蝉衣3克 炙紫菀6克 炒牛蒡6克 嫩前胡8克 竹沥夏6克 橘红8克 炙僵蚕10克 浙贝母10克 冬瓜子10克 菖蒲根3克 焦山栀皮8克

三诊 10月25日

按宣化之剂,咯痰甚多,寒热昏睡均愈,痰声尚盛,风邪外郁,痰浊恋于中上二焦,再予宣肺涤痰可也。

炙紫菀8克 炒牛蒡6克 嫩前胡8克 光杏仁10克 浙贝母10克 橘红10克 竹沥夏2克 冬瓜子10克 炙僵蚕10克 炒枳壳8克 抱茯神10克

顾宝宝 10月27日

身热咳嗽痰多,口干,食呆,大便不实,汗液极少,得之半月,新风引动伏邪,蕴于肺胃,脉象滑数,舌苔白腻。治以疏化,勿轻视之。

香紫苏8克 清豆卷12克 藿香梗8克 炒牛蒡6克 竹沥夏3克 橘红6克 浙贝母10克 冬瓜子10克 焦栀皮8克 江枳壳8克 赤茯苓12克

二诊 10月29日

身热半月余,二进疏化肺胃之剂,热势较淡,咳嗽痰声较爽,脉象滑数,舌薄腻。绵缠之症,再守原意出入。

清豆卷10克 苏佩叶各8克 净蝉衣3克 炒牛蒡6克 焦栀子6克 嫩白薇10克 浙贝母10克 炙僵蚕10克 竹沥夏6克 橘红8克 朱赤苓10克

三诊 10月30日

投疏化清解法,身热起伏,咳嗽痰声颇爽,神疲,但欲眠睡,脉滑数,舌苔薄。秋温为病,再予宣化和胃。

清豆卷12克 净蝉衣3克 冬桑叶8克 焦栀皮8克 浙贝母10克 炙僵蚕10克 橘红8克 梗通草3克 炒牛蒡6克 嫩前胡8克 嫩白薇6克

四诊 11月2日

身热淡而未清,咳嗽作恶,神疲嗜卧,大便不实,小溲短少,脉濡滑数,舌苔根腻。大势已平,余热痰浊逗留,再予清化涤痰。

银柴胡8克 嫩白薇10克 佩兰梗8克 炒牛蒡6克 法半夏6克 橘红8克 海浮石10克 冬瓜子10克 浙贝母10克 炒扁豆衣10克 赤茯苓10克

柳宝宝 10月27日

寒热不扬,口渴,啼哭无泪,烦扰不安,大便稀水一日数行,脉象濡数,舌苔白腻。脾虚寒邪乘袭,防成慢惊,急于温化和中。

紫苏梗8克 扁豆衣10克 新会皮8克 煨肉果8克 云茯苓12克 姜竹茹8克 大腹

皮 10 克　焦苡仁 12 克　炒谷麦芽各 12 克　煨姜二片

二诊　　　10 月 28 日

大便稀水,初如豆汁,今转黄色,身热烦扰,口干,脉濡滑数,舌苔白腻。时邪外乘,脾运无权,小舟重载,再予疏化和中。

荆芥炭 5 克　炒防风 5 克　扁豆衣(包)10 克　新会皮 8 克　煨肉果 8 克　炮姜炭 6 克　大腹皮 12 克　云茯苓 10 克　炒泽泻 10 克　炒竹茹 8 克　炒香谷芽 10 克

朱宝宝　　　11 月 1 日

泄泻之后,咳嗽,喉有痰声,能食形瘦,烦扰不安,脉象细滑,舌苔花剥。风邪湿热郁于肺胃,颇虑增变,暂予宣肺和胃。

净蝉衣 3 克　炙紫菀 8 克　炒牛蒡 6 克　海浮石 8 克　光杏仁 10 克　浙贝母 10 克　淡竹茹 8 克　净连翘 10 克　炒枳壳 10 克　橘白 10 克　赤苓 10 克

二诊　　　11 月 2 日

风痰凝滞上焦,肺气不宣,咳嗽痰多,时有太息,脉象濡滑。清肃之令失司,阳明亦有郁热,接予宣化和中。

炙紫菀 8 克　炒牛蒡 6 克　嫩前胡 8 克　海浮石 8 克　冬瓜子 10 克　橘红 8 克　光杏仁

10 克　象贝母 10 克　竹沥夏 6 克　江枳壳 8 克　赤苓 10 克

裘宝宝　　　11 月 3 日

投葛根黄芩黄连汤,下利清谷已止,身热未清,食入泛吐,舌苔花剥,脉象濡数。湿热时邪蕴于阳明,续予清化。

煨葛根 3 克　冬桑叶 8 克　藿香梗 8 克　嫩白薇 10 克　扁豆衣 10 克　焦苡米 10 克　炒枳壳 8 克　炒竹茹 8 克　赤茯苓 10 克　生熟谷芽各 10 克　荷叶一方

王宝宝　　　1 月 1 日

寒热鼻煽,痰声甚多,大便溏薄黏秽,脉象滑数。风邪食滞交阻肠胃,治以疏化畅中,候正。

藿苏梗各 8 克　炒荆芥 8 克　冬桑叶 8 克　焦栀皮 8 克　炙僵蚕 10 克　大腹皮 10 克　浙贝母 10 克　朱赤苓 10 克　采云曲 10 克　炒谷麦芽各 10 克　江枳壳 6 克

二诊

寒热咳嗽,痰多气急,大便稀薄,脉滑数,苔腻已净。风痰郁肺,食滞伤胃,续予疏化和中。

炒荆芥 8 克　冬桑叶 8 克　藿香梗 8 克　焦栀皮 6 克　半贝丸(包)10 克　炙僵蚕 10 克　炒扁豆 10 克　大腹皮 10 克　赤茯苓 10 克　炒竹茹 8 克　炒香谷芽 10 克

膏 方 医 案

秦老擅长膏方,凡属平日精力不足,身体虚弱,或病后体能未复,或产后,或手术后气血亏损的患者,每逢秋冬季节,就拟膏方的为数众多。秦老根据不同病种不同阶段,首先分辨每个人体质情况,结合脏腑气血各方面之盛衰,从而辨清主次所在,分别选择以平补、滋补、清补、温补,立法处方用药,均以辨证论治为原则,常可取得很好效果。

秦老之膏方非单纯之补剂,它含有补偏救弊祛病之意义,处方用药不仅以补气、补血、滋阴、壮阳、益精、生津等方面为能事,尤须注意其体内之所偏,如湿重者,痰多者,或夹寒夹热,以及情志抑

郁,劳倦过度等兼症,不是一味蛮用补药,而是兼顾其他是症,以达扶正不留邪,祛邪不伤正。秦老尝谓:"无病求补,食养为善,药补之补,还是驱病"。拟方要以寓泻于补,寓补于泻,这是秦老开膏方的秘旨。

膏方为多种药品之复方,既要辨明阴阳气血之虚,又要分清寒热痰湿之实,临床所见的病例虚实夹杂为多数。秦老拟方除以补剂为主外,每多加用宣化痰湿,理气和胃之品,用药量小而平和,处方严谨细致,秦老常说:治病难,治宿疾尤难;处方难,处膏方尤难,治多年宿恙,而欲处久服膏方,是难之又难矣。

今从秦老旧案中选择若干膏方医案，并加按语，以供学习。

绿洲兄　　1938年

命火衰微，不能生土，脾阳委顿，不能化湿，为水肿之主因。迭进温运，继服温补，水邪得解，正气亦复。此王冰所谓"益火之源，以消阴翳"，譬之阳光朗照，阴霾自散也。刻诊脉缓舌净，饮啖颇健，体力渐充，乘兹冬令闭藏，再予甘温之属，膏以代煎，即候明正。

别直参30克（另炖汁，冲入收膏），黄芪（水炙）90克，熟附片45克，野于术90克，云茯苓120克，水炙甘草15克，淮山药90克，炒当归45克，甘枸杞45克，炒熟地90克（砂仁24克拌），大芡实120克，煨益智30克，破故纸45克，川厚朴24克，白蔻仁（杵）24克，炒枳壳45克，怀牛膝60克，陈木瓜45克，炒泽泻90克，广陈皮45克，焦苡仁120克，大红枣120克。

上味浓煎两次，滤汁，去渣，再加龟鹿二仙胶90克，驴皮胶120克，文火收膏。

按：患者系脾肾阳虚，水湿内生之水肿症。盖由肾阳不足，引及脾阳亦虚，火不生土，导致脾运失职，水湿泛滥。虽经调治以来，症状已有明显好转，为巩固其效，冬令进膏以温补脾肾立法。方用右归丸、真武汤加减。秦老采用标本同治，分清主次，处方用药，切合病机。

王大兄　　1938年

肾为水火之窟，脾属至阴之性，水亏于下，则为溲夹精丝，腰骨酸疼，阳虚于中则为腹内苦冷，衣薄益甚，凡此皆衰老之象也。惟肾脏之精，全赖后天之生化，脾胃之健，半属命门火之温养，盈亏互伏，消长相关，为尽揆度，推求根源，治当滋阴而兼扶其阳，培土而兼益其气，膏滋代煎，痊愈可待。

炒熟地90克（砂仁24克拌），山萸肉45克，怀山药90克，潞党参90克，清炙芪90克，炒白术90克，云茯苓120克，清炙草15克，炮姜炭12克，土炒当归45克，甘枸杞45克，菟丝子60克，补骨脂45克，炒杜仲90克，川断肉90克，金毛狗脊（炙）90克，金樱子45克，大芡实20克，建莲须24克，煅龙骨120克，桑螵蛸45克，锁阳片45克，新会皮45克，大红枣120克，核桃肉120克。

上味浓煎两次，滤汁，去渣，再加驴皮胶120克，线鱼胶60克，龟板胶120克，冰糖180克，文火收膏。

按：本例属脾肾两亏，阴阳俱虚之虚劳症。肾阴久亏，引及肾阳亦衰，脾阳不振，日久内寒自生，肾为先天之本，孙真人有补脾不如补肾之说。脾为后天之源，许学士有补肾不如补脾之论。秦老根据患者临床见证，方用脾肾并补，阴阳同调立法，但方药仍侧重于补肾为主，这是符合辨证论治原则的。要使滋肾不碍脾胃，同时膏方长期饮服，更赖脾胃运化功能，为此方中对益气调脾之药仍为重要，如此进补，疗效更可显著。

曹先生　　1938年

淋出溺道，浊出精窍，同门异路，分别宜详。浊症初愈，而腰髀酸痛者，肾脏真阴内损也。晨起多痰，而腑行燥坚者，阴亏虚热内燔也。水火不能相济，阴阳失其互抱，端宜滋肾益精，清肺润燥，复其固有则神气自充，调其不平则余波自静。膏以代煎，方候明正。

潞党参90克，蒸于术45克，生熟地（各）90克，山萸肉45克，怀山药90克，云茯苓90克，清炙草15克，北沙参（元米炒）45克，大麦冬（去心）45克，真川贝90克，京元参45克，甘枸杞45克，淡苁蓉45克，菟丝饼45克，熟女贞90克，剪芡实120克，怀牛膝45克，川黄柏（盐水炒）45克，炒杜仲90克，炒续断90克，柏子仁90克，瓜蒌仁（杵）90克，桑螵蛸（炙）45克，粉草薢45克，核桃肉120克。

上味浓煎两次，滤汁，去渣，再加驴皮胶120克，龟板胶120克，冰糖250克，文火收膏。

按：本例属肾阴内亏，精关不固的遗浊症。盖肾水不足，虚热内生，肺肾为母子之脏，肺与大肠又有表里关系，证见腰髀疼痛，多痰便坚等证，秦老以滋肾益精，清肺润燥立法，标本兼顾，切合病机，冬令进补，奏效更捷。

季先生　　1939年

血症六载未能根除，今诊头晕腰酸，胸闷心悸，咳嗽痰腥带血，肢冷溲频，脉沉细弱，病在心肺肾三脏，心生血，肺主气，肾藏精，真元之损，毋庸讳言，惟心与肺同处上焦，而司荣卫，心肾为水火之脏，本相交济，又肺肾为子母之脏，原相生养。患者主观较深，疑虑滋长，欲求痼疾根除，宜乎难矣。拙拟滋肾而不伤乎阳，则肺自清肃；益肺而兼调其气,则心自安宁。气血调和,阴阳平秘,庶几近焉,膏滋代煎,方候明正。

别直参30克,西洋参30克(二味另煎汁,冲入收膏),炒熟地120克,山萸肉45克,怀山药90克,西绵芪90克,蒸于术45克,北沙参(元米炒)45克,天麦冬(各)45克,冬虫夏草45克,稆豆衣45克,白归身45克,甘枸杞45克,女贞子90克,墨旱莲90克,大芡实120克,菟丝子45克,覆盆子45克,甜杏仁90克,新会白45克,炒杜仲90克,煅龙牡(各)90克,抱茯神120克,炒枣仁90克,核桃肉120克。

上味浓煎两次,滤汁,去渣,再加驴皮胶250克(蛤粉炒成珠),冰糖300克,文火收膏。

按: 患者肺病有年,病灶在肺,涉及心肾,肺肾为子母之脏,滋肾养肺,使金水相生,肺主气,心生血,乃为气血生长之源,益气和营,使心肺得养,再加清热化痰,温补下元之品,以达到清上固下之功。

邹先生　　　　1938年

六年前得咯血症,逮因醉酒劳力后,感邪咳呛又起,痰中带血,或点或丝,胸满气短,头胀且重,脉濡滑数,舌红苔少,投清气宁络之剂,诸症即告平静。肺为娇脏,不耐邪侵,阴分亏耗,痰热蕴肺,清肃失司,治节无权,势必旧创复发,今拟益肺固金,清热化痰,佐以滋肾平肝,使子母得生养之助,拟膏滋方可长期调理。

西洋参30克(另煎汁冲入收膏),人参须30克(另煎汁冲),北沙参45克(元米炒),黄芪(水炙)90克,白术45克,怀山药90克,细生地90克,大麦冬(去心)45克,煅石决120克,炒池菊45克,肥玉竹45克,炒枯芩45克,京元参45克,甜杏仁(去皮尖)90克,川贝母60克,竹沥夏45克,海蛤壳120克,广橘络30克,广橘白30克,净连翘90克,侧柏炭45克,藕节90克,生苡仁90克,血燕根90克,抱茯神90克。

上味浓煎两次,滤汁,去渣,再加驴皮胶250克,枇杷叶膏250克,冰糖250克,文火收膏。

按: 患者原有陈疾咯血,平素好饮,复加劳力过度,致咳嗽痰血时发,舌红苔净,肺阴内伤,脉濡滑数,痰热内蕴之征,治宜育阴养肺,清热化痰立法。应嘱平日力戒烟酒,劳逸适宜,方能事半功倍,康复可期。

张先生　　　　1938年

肺主皮毛而司治节,脾主中气而司统血,肺弱则外卫不固,感邪易发咳嗽,脾虚则内营不守,常见便血之证,荣养不足,传为面色萎黄,夜寐欠甜,前投祛风散邪,清热凉血之剂,均属治标之法,不可言为调理,今兹冬令,为谋根治,拟益气以充实其上,和营以充实其中,俾收攘外安内之功,膏以代煎,缓图效果。

潞党参90克,清炙芪90克,炒白术90克,怀山药90克,北沙参(元米炒)90克,大麦冬(去心)45克,制首乌90克,大熟地(砂仁18克拌)120克,山萸肉45克,炒归身45克,焦白芍45克,清炙草15克,仙半夏45克,光杏仁90克,炙款冬45克,广橘红45克,杜赤豆90克,侧柏炭45克,槐花炭45克,地榆炭45克,贯众炭45克,木耳炭45克,煅龙骨120克,煅龙齿120克,云茯苓90克,生苡仁120克,川断肉90克,霞天曲90克,大红枣120克。

上味浓煎两次,滤汁,去渣,再加驴皮胶120克,鳖甲胶120克,冰糖180克,文火收膏。

按: 本例属肺脾两虚,咳嗽便血症。盖由肺气虚则腠理不密,邪侵咳嗽时作,脾虚则统血失职,营弱便血常见,肺脾为子母之脏,乃为气血生化之源,临床见证每多从标着手,今值冬令进补之际,秦老拟益气和营清肺调脾立法,使肺脾得健,气血得充,从而子母相生,营卫调和,疾从何来,根治可望。

卢太太　　　　1939年

肝旺者阴必亏,脾弱者湿必重,阴亏则厥阳化风,湿重则凝痰聚饮。往年春夏之交,头痛心悸腹胀常见。今岁右臂不用,神机呆滞,痰多气急,食减便难即其征也。脉象弦滑,舌苔中后白腻,拟平肝息风以舒三焦升降之机,健脾化痰以畅经络流行之气,病根殊深,治疗非易,本此立方,膏以代煎,缓缓图治。

人参须(另煎汁冲入收膏)30克,炒白术60克,炒当归60克,酒炒白芍45克,制首乌90克,煅石决120克,煨天麻45克,稆豆衣45克,仙半夏60克,潼蒺藜90克,白蒺藜90克,清炙芪90克,抱茯神120克,炙远志45克,炒枣仁90克,青龙齿150克,广橘红45克,广橘络45克,柏子仁90克,火麻仁90克,炒枳壳45克,炙苏子90克,光杏仁 90 克,川断肉 90 克,桑寄生 90 克,福泽泻 90 克,干菖蒲 45 克,嫩桑枝(酒炒)120 克,龙眼肉 120 克,核桃肉 120 克。

上味浓煎两次,滤汁,去渣,再加驴皮胶 120 克,霞天胶 120 克,冰糖 180 克,文火收膏。

按:本例系厥阳化风痰湿阻络证。患者原有头目眩晕,形体丰腴,痰湿之体,加之肝阳素旺,肾本久亏于下,脾气虚弱,痰湿留阻络脉,证见右臂不用,神情迟钝,心悸,头痛,腹胀,食减诸象。秦老立法拟平肝健脾,佐以化痰通络为治,用药平补,不宜阴腻滋补之剂,以防有碍气机畅通,痰湿运化。

单先生 1938 年

内经云"营虚则不仁,卫虚则不用,营卫俱虚则不仁且不用",是半身不遂之症,是症均因气血不至所致也。故治之者,宜从阴引阳,从阳引阴,从左引右,从右引左,使气血灌注周流不息,决非丹溪左属血虚,右属气弱,漫用四君四物能尽其事也。贵恙左半偏枯,时有头胀目糊,审属营血之亏,然胸闷咳嗽痰多则中气虚而脾湿弥盛,腰酸肢冷溲频则下元衰而肾气亦弱,脉来弦滑,左手濡细,当予养血温经潜阳涤痰。

炒党参 90 克,炒熟地(砂仁 24 克拌)120 克,山萸肉 45 克,白归身 45 克,大白芍(桂枝 9 克同炒)45 克,西绵芪 90 克,野于术 45 克,熟附片 20 克,云茯苓 90 克,炙远志 45 克,玳瑁片 45 克,明天麻 45 克,大川芎 24 克,炙僵蚕 90 克,潼沙苑 90 克,桑寄生 90 克,炒续断 90 克,仙半夏 45 克,真川贝 60 克,橘白络(各)45 克,煅牡蛎 150 克,嫩钩藤 90 克,福泽泻 90 克,炒枳壳 45 克,冬瓜子 90 克,核桃肉 120 克。

上味浓煎两次,滤汁去渣,加驴皮胶收膏。

按:患者原有高血压史,早年卒中之后,导致半身不遂,结合临床脉证,乃属脾肾两虚,营血不足,痰湿留阻经络之象,处方以温经养血,育阴潜阳立法,佐以调脾益肾,化痰通络之品,使阴阳平衡,气血充沛,痰湿运化,经络通畅,可望偏枯逐步改善,体力日见增强。

施夫人 1939 年

经行淋漓,或来涩少而前后阴辄感不快,此血亏于内,气滞于中。傅青主责之肝脏发病者是也。肝为女子先天,先天偏损,影响于冲任督带,又奇经为之不固,于是头眩心悸,腰髋酸疼,带下等症,或平或起,或上或下,纠缠莫已,且不耐劳神劳力,更不耐外邪之侵袭也。去冬养营调气,育阴和阳,颇合病机,再拟原法进步治之。

潞党参 90 克,清炙芪 90 克,炒白术 90 克,怀山药 90 克,炒当归 45 克,炒白芍 45 克,大川芎 24 克,制首乌 90 克,炒熟地(砂仁 24 克拌)120 克,甘枸杞 45 克,女贞子 90 克,紫河车(漂净炙)45 克,金毛脊(炙)90 克,炒杜仲 90 克,炒川断 90 克,怀牛膝 90 克,菟丝饼 45 克,补骨脂 45 克,桑寄生 90 克,潼白蒺藜(各)90 克,煅牡蛎 150 克,海螵蛸 90 克,朱茯神 120 克,炒枣仁 90 克,青龙齿 120 克,半夏曲 90 克,制香附 45 克,核桃肉 180 克。

上味浓煎两次,滤汁、去渣,加龟鹿二仙胶 60 克,驴皮胶 120 克,冰糖 250 克,文火收膏。

按:患者每次经行淋漓不断,平时面色萎黄,头晕心悸,腰酸带下,乃属血虚气滞湿热下注之候。方用养血调气,育阴和阳立法,使气血平和,阴阳调节,经带诸症自可平复,此外尚须情志舒畅,劳逸适宜,体质可日见恢复。

翁先生 1938 年

内经曰:"膀胱者,州都之官,津液藏焉,气化则能出矣。"此小溲之关于肾与膀胱也。又云:"诸病水液,澄澈清冷,皆属于寒",此小溲之辨其寒与热也。今小溲频数清长,逢冬益甚,腰俞乏力,晨起多痰,脉象濡弱之象显然,良由肾气内损则下元无权固摄,膀胱不约则水泉难以久藏,治当益肾补气,以固下元为主,泛泛之剂不中用也,膏以代煎,试观后效。

大熟地(砂仁 18 克拌)120 克,山萸肉 90 克,怀山药 90 克,潞党参 120 克,清炙芪 120 克,炒白术 90 克,制首乌 90 克,桑椹肉 90 克,补骨脂 90 克,菟丝饼 90 克,怀牛膝 90 克,炒杜仲 90 克,炒川断 90 克,金狗脊(炙)90 克,桑螵蛸 90 克,覆盆子 90 克,煅龙骨 120 克,煅牡蛎 120 克,北五味 15 克,抱茯神 90 克,甘枸杞 90 克,熟女贞 90 克,白归身 60 克,仙半夏 60 克,新会皮 45 克,制黄精 90 克,核桃肉 180 克,建莲肉 180 克。

上味浓煎两次,滤汁,去渣,再加驴皮胶 120 克,龟板胶 120 克,线鱼胶 60 克,冰糖 250 克,文火收膏。

按:本例属肾本不足,下元虚寒症。肾气虚则膀胱失约,证见小溲清长是其特征,晨起多痰乃因肾虚内寒,水液不化所致,拟方以益肾补气为主,佐以固摄下元为辅,使肾气充足,水液调节正常,内寒自可消退。

冯小姐　　　　1939 年

经早为血热,而有属虚属实,立斋析之极微;带下为湿浊,而有属寒属热,青主辨之亦精。经行先期一月再见,白带缠绵多时不断,或兼腰酸齿痛,或兼口疳便闭,乃火气之有余,亦真阴之不足,育阴和阳,清热除湿,今拟膏方以调理之。

细生地 120 克,京元参 45 克,炒党参 90 克,怀山药 90 克,白术 45 克,云茯苓 90 克,桑螵蛸 90 克,白归身 45 克,生白芍 45 克,地骨皮 45 克,熟女贞 90 克,炒丹皮 45 克,炒子芩 45 克,炒杜仲 90 克,炒川断 90 克,大芡实 90 克,煅牡蛎 120 克,黑芝麻 90 克,肥玉竹 45 克,川牛膝 45 克,川楝子 45 克,银花炭 90 克,核桃肉 120 克。

上味浓煎两次,滤汁,去渣,再加驴皮胶 120 克,鳖甲胶 120 克,冰糖 250 克,文火收膏。

按:患者系阴虚血热气火内盛之体,临床乃见经事超前,口疳齿痛便闭,湿热下注,带脉失固,乃见腰背酸楚,白带绵绵之象,方拟育阴养血以调经,清热导湿以治带,不用滋补之剂,有碍湿热之清化,气火之上炎,采用清补一法,泻中寓补,补在其中矣。

奚太太　　　　1939 年

经年崩漏,肝肾大虚,素禀胃寒,中气不振,每值风阳升动之令,晕眩辄发,若逢寒冰肃杀之时,咳嗽即起,血枯于内,则腑行燥结,痰蕴于中则舌苔白腻,滋肾以养肝,健脾以和胃,乃探本寻源之治,亦奇恒揆度之长,膏以代煎,方候明正。

人参须(另煎汁收膏冲入)30 克,绵芪皮 90 克,野于术 45 克,云茯苓 90 克,炒熟地(砂仁 18 克拌)120 克,山萸肉 45 克,制首乌 90 克,玳瑁片 45 克,白归身 90 克,生白芍 45 克,白蒺藜 90 克,炒池菊 45 克,法半夏 45 克,冬桑叶(水炙)45 克,黑芝麻(捣包)90 克,甜杏仁(去皮尖)90 克,真川贝 60 克,新会皮 45 克,侧柏炭 45 克。柏子仁 90 克,炙款冬 45 克,乌贼骨 90 克,煅牡蛎 150 克,龙眼肉 180 克,核桃肉 180 克。

上味浓煎两次,滤汁,去渣,再加驴皮胶 120 克,龟板胶 120 克,冰糖 250 克,文火收膏。

按:本例已属肝肾阴亏,风阳上扰,脾胃虚寒,痰湿内阻之候。平日眩晕常见,咳嗽时作,经年崩漏等症,是属虚中夹实之象,拟膏既要益肾健脾以培本,更须平肝和胃宣化痰湿以治标,标本同治,疗效较佳,用药贵在平补,不宜纯用滋补,使脾胃得健,痰湿运化,气机通畅,诸恙自可减除矣。

陈嫂夫人　　　　1938 年

内经云"诸风掉眩,皆属于肝"。释之者曰:肝藏血,血虚则厥阳化风上扰,风性动,故为眩晕,此属内风,故治之者,又称血行则风自灭也。今头眩胀痛时作,得之产后,其为营虚可见,最近经闭,连进培养冲任而转,其为营虚更显然,脉象濡缓,舌苔融净,拟育阴养血以填其本,潜阳息风以平其标,膏滋代煎,方候明正。

潞党参 90 克,太子参 90 克,炒熟地 90 克,制首乌 90 克,山萸肉 45 克,怀山药 90 克,潼沙苑 90 克,蒸于术 45 克,白归身 60 克,炒白芍 45 克,甘枸杞 60 克,白蒺藜 90 克,炒池菊 45 克,煅石决 120 克,明天麻 30 克,玳瑁片 45 克,冬青子 90 克,江枳壳 45 克,稽豆衣 45 克,炒杜仲 90 克,鸡血藤 90 克,新会白 45 克,炒竹茹 45 克,大川芎 24 克,大红枣 120 克,核桃肉 120 克。

上味浓煎两次,滤汁,去渣,再加驴皮胶 120 克,龟板胶 120 克,冰糖 250 克,文火收膏。

按:产后阴血内虚,冲任亏损,血虚则脑失所养,肝阳上扰,内风暗动,眩晕之作,女子以肝为先天,肝主藏血,补血即所以养肝,肾为肝母,育阴即所以滋肾,治以养血平肝,育阴滋肾立方,冬令进膏调理,乃是根治大法。

张老太太　　　　1938 年

《内经》云"邪之所凑,其气必虚,"血枯无以营养。风湿乘袭入络,两手风气,肌肤甲错,足跟疼痛不能触地,头眩目涩流泪,腰背酸痛,胸胁亦掣引作痛,晨起多痰,脉濡细弱。拟益气活血以助营卫之流行,祛风涤痰以舒经络之痹闭,膏以代煎,缓图奏效。

潞党参 120 克,大黄芪 120 克,大熟地 120 克,野于术 90 克,全当归 90 克,杭白芍 45 克,大川芎 24 克,西秦艽 60 克,川牛膝 45 克,川桂枝 15 克,陈木瓜 45 克,五加皮 45 克,威灵仙 45 克,寻骨风 45 克,伸筋草 45 克,天仙藤 45 克,晚蚕沙 90

克,制首乌 90 克,黑料豆 90 克,桑寄生 90 克,带皮苓 90 克,福泽泻 90 克,杭菊花 45 克,丝瓜络 45 克,仙半夏 60 克,新会皮 45 克,络石藤 45 克,海风藤 45 克。

上味浓煎两次,滤汁,去渣,再加驴皮胶 180 克,冰糖 250 克,文火收膏。

按:患者年事日高,气血久亏,经络失养,风湿乘袭而入,证见头眩目涩,腰背酸痛,两手风气,足跟痛,胸胁痛,咳而多痰等虚中夹实之证。秦老根据辨证论治的原则,不主张纯用滋补,有碍血行畅通,风湿外达,本方除采用平补气血外,大部分都属祛风化湿,活血通络之剂,正是补中寓泻,泻中有补,虚实兼顾,立案中的。

周先生　　1938 年

用脑眩晕,甚则汗泄,当责之虚,惟按脉弦劲而数,时有怫郁则肝火亦旺。夫肾主骨,骨藏髓,脑为髓海,肾虚不能充髓,更不能涵肝潜阳,则气火易逆上扰清空,故内经曰:"上气不足,脑为之不满,头为之苦倾,目为之眩",又曰:"岁木太过,风气流行,忽忽善怒,眩晕巅疾也"。际兹冬令闭藏,为拟滋补下元,清降风阳,以膏代煎,缓缓图治。

潞党参 90 克,大熟地(砂仁 18 克拌)150 克,潼沙苑 90 克,穞豆衣 45 克,白蒺藜 90 克,白归身 60 克,杭白芍 45 克,炒池菊 45 克,嫩钩藤(后下) 90 克,冬桑叶(水炙)45 克,冬青子 90 克,煅牡蛎 180 克,黑芝麻(捣包)90 克,抱茯神 90 克,山萸肉 45 克,大天冬 45 克,制首乌 90 克,玳瑁片 45 克,新会白 45 克,核桃肉 180 克。

上味浓煎两次,滤汁,去渣,再加驴皮胶 180 克,冰糖 250 克,文火收膏。

按:脑为髓海,肾主藏精,脑髓不足则眩晕起

作,肾阴内亏则肝阳上越,本方拟滋肾阴以补下元,平肝阳兼清气火为主,佐以当归白芍以养阴血,再加玳瑁牡蛎以潜肝阳,秦老立方用药,配伍得当,服膏调理,疗效更佳。

周君　　1938 年

劳力之后四肢酸软,精神疲惫,形体怯冷,脉象沉细,肝主筋而为罢极之本,肾主骨而为作强之官,肝肾并亏于下,而督脉阳虚亦已显著,水亏则肺失润养,故随发咳嗽,阳虚则脾失温化,故恒有痰浊,病虽未入损怯之门,根已早伏乎隐懈之处,今拟益肾以填水火之窟,健脾以助生化之机,乘冬日闭藏之令,树春夏生长之基,膏方进补,斯时最宜。

潞党参 90 克,清炙芪 90 克,大熟地(砂仁 24 克拌)90 克,山萸肉 90 克,淮山药 90 克,熟附片 30 克,川桂枝 9 克,大白芍 45 克(上二味同炒),炒白术 90 克,炒当归 60 克,制黄精 90 克,菟丝子 90 克,补骨脂 90 克,熟女贞 90 克,金毛脊(炙)90 克,甘枸杞 90 克,柏子仁 90 克,云茯神 90 克,仙半夏 45 克,橘白络(各)45 克,光杏仁 90 克,川贝母 90 克,嫩桑枝(酒炒)90 克,丝瓜络 45 克,建莲肉 120 克,核桃肉 120 克。

上味浓煎两次,滤汁,去渣,再加驴皮胶 120 克,龟鹿二仙胶 60 克,冰糖 250 克,文火收膏。

按:本例系脾肾阳虚,肺气不足,咳嗽痰浊症。肾为先天,乃属水火之窟,命火衰微,脾阳必然不振,而痰浊内生,肺气不足,外卫失司,常致咳嗽时起。秦老立方以脾肾阳虚为主,是治病必求其本之旨,佐以宣肺化痰是以治标,肺脾肾三脏兼顾,处方恰到好处。

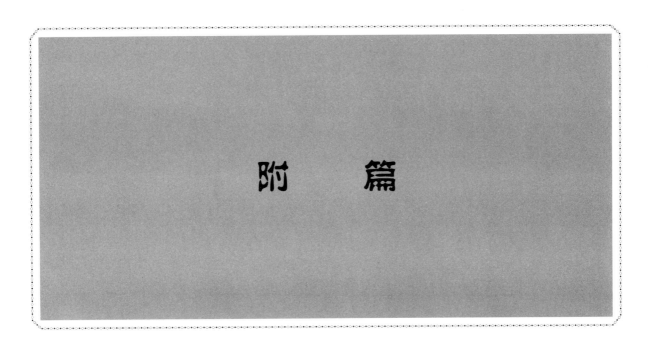

附　　篇

目　　录

壮志未酬遗恨事　立雪无门怅悲思

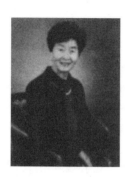

吴大真

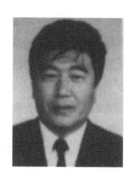

王凤岐

一

一九七〇年一月二十七日晚上八时,在北京东直门医院内科病房,一位头发苍白、骨瘦如柴、面色憔悴、生命垂危的老人,低微而深沉地说:"人总是要死的,死也不怕,但未能把我对中医学习的得失经验全部留给后人,这是我终生的遗憾,希望你们……"老人的话音渐渐地消失,两目圆睁,心脏停止了跳动,含恨而与世长辞了。他,就是一代名医秦伯未,祖国医学界近代的一颗明星。

秦老曾任中央卫生部中医顾问、北京中医学院院务委员会常务委员、中华医学会副会长、国家科委中药组组员、药典编辑委员会委员、农工民主党中央委员等职务,先后被选为全国第二、三、四届政协委员。

秦老一生致力于中医事业,对中医学有精湛的造诣,为继承与发展中医学含辛茹苦,为培养和造就中医人才呕心沥血。他学识渊博,经验丰富,尤其擅长写作,在中医学近代史上留下许多宝贵的著述,从早年集清代二十余名家之《清代名医医案精华》问世,到晚年医理精深的《谦斋医学讲稿》出版,共著书立说达六十余部,计千万字之巨。这些作品,既有继承前人余绪,又有发明古义,昭示后人;既有别出心裁之理论,又有实践依据之心得。在许多报刊上还发表了大量的医文、史话、诗词、歌赋。甚至连《健康报》副刊上的《医林》《诊余

闲话》等专栏名称,都出于他的建议。

二

秦老名之济,字伯未,号谦斋。生于一九〇一年农历六月初六日辰时,上海市闵行区陈行镇(又名陈家行)人。

秦老因生于农历六月,正值江南仲夏,荷花盛开,故他一生酷爱荷花,曾著有许多吟荷颂荷的诗画作品,常以荷花的"出污泥而不染,一身洁净"自勉。他常告诫我们:"做人要有人格,看病要有医德,贫莫贫于无才,贱莫贱于无志,缺此不可为良医。"他在《五十言怀》中写道:"双梓婆娑认故乡,盈怀冰炭数回肠;已无亲养输财尽,尚有人来乞药忙。远世渐顽疑木石,齐民乏术课蚕桑;休论魏晋纷纭劫,空茸先庐锁夕阳。"一九八一年一月第九次再版的《中医入门》,即以淡雅的荷花为封面,意示对秦老的深切怀念。

一九六九年,秦老以风烛之年,抱病之身,孤独一人度过了在人世间的最后一个生日,在鼓楼大街首都照相馆留下的最后一张照片,所幸被保存下来。他在照片的背面写着:一九六九年七月廿九日即农历己酉六月既望摄于鼓楼,谦斋时年六十有九。

三

秦老祖父笛桥,名乃歌,号又词,工诗辞古文,

兼擅六法,以余事攻医,活人甚众,声誉颇隆。著有《读内经图》《玉瓶花馆丛稿》《俞曲园医学笔记》等。《清代名医医案精华》中的第十四家,即记其医案三十一篇。秦老父亲锡祺和伯父锡田,均精儒通医。秦老出此门庭,耳濡目染,影响所及,髫龄即读医书,《医学三字经》《药性赋》《脉诀》等启蒙书早已诵熟。并自幼酷爱文学,凡经史子集无所不览。及长就读于上海第三中学。一九一九年进入名医丁甘仁创办的上海中医专门学校深造,他勤奋学习,刻苦自励,每夜攻读,黄卷青灯,不敢稍懈,夜以继日,寒暑不辍,当时已蜚声校内,一九二三年以第二届第一名毕业。有道是"书山有路勤为径,学海无涯苦作舟",自此奠定了他老人家一生从事中医事业的基础。他在中医领域内博览群书,考诸家之得失,排众说之纷纭,而尤致力于《内经》《难经》《伤寒论》《金匮要略》等经典著作,常以此四本书比为四子书(《论语》《孟子》《大学》《中庸》),他说:"读书人不可不读四子书,中医不可不学内、难、仲景之说,要学有渊源、根深蒂固,才不致成为头痛医头、脚痛医脚的医生。"他还说:"不但要读熟、背熟,还要边读边记,勤于积累,积累的形式则宜灵活,要善于比较、鉴别、分类、归纳。"如上海中医书局一九二八年出版的《读内经记》及一九二九年出版的《内经类证》,即是秦老在多年大量的读书笔记基础上编著而成的。

秦老至晚年,仍时以深厚的感情回忆当年丁老先生的教诲,他常说:"初学于丁师门下,丁老首先要求背诵《古文观止》中的二百二十篇文章,每天背一篇,天天如此,尤其是诸葛亮的《出师表》、陶渊明的《桃花源记》、苏轼的《前赤壁赋》与《后赤壁赋》等更是要求背得滚瓜烂熟,一气呵成,当时觉得乏味,却不料古文程度与日俱增,从此博览群书亦觉易也。"所以秦老也希望我们多学文史知识,努力提高文学修养,才能信步漫游于浩如烟海的书林之中。他曾说:"专一地研讨医学可以掘出运河,而整个文学修养的提高,则有助于酿成江海。"

名师门下出高徒,与秦老同学者有程门雪、章次公、黄文东等,都成为中医学近代史上的耆宿。新中国成立前,人称秦伯未、程门雪、章次公为上海医界三杰。程老精伤寒之学,又推崇叶桂;章老善于本草,自有独到;秦老精于《内经》,有秦内经之美誉。

秦老又被誉为诗、书、医三绝。他早年即加入柳亚子创立的南社,有"南社题名最少年"句。三十岁时,有《秦伯未诗词集》,四十岁时增订补辑为《谦斋诗词集》七卷,凡三百四十又四首。此时大都为览物生感,寄情托意之作,如"人来佳处花为壁,风满东湖绿上亭""千丝新雨碧,一水夕阳深"等句,其长诗功力也深。秦老其书法赵之谦,比较工整,蝇头小楷浑匀流丽,非常可爱,行草不多,隶书推崇杨岘翁,原上海城隍庙大殿上的一副对联即他早年墨迹,笔力精神,跃然可见。其实他何止三绝,绘画也颇见功力,善画梅、兰、竹、菊、荷,五十年代,曾以周总理喜爱的梅、兰、海棠为题,画扇面相赠,不但得到周总理的称赞,而且周总理还以题词回赠,可惜这些珍品也在"文革"中被毁。其对金石铁笔也十分喜爱,30年代著有"谦斋自刻印"一卷,因是家藏版,流传不多。

秦老出师后,即悬壶诊病,同时在中医专门学校执教,一九二四年任江苏中医联合会编辑,后又创办新中医社,主编《中医世界》。一九二八年与杭州王一仁、苏州王慎轩等创办上海中国医学院于上海闸北老靶子路,初期自任教务,倾心治学,勤于著述,工作常无暇日,读书必至更深。教授方法是基础课先上大课,课后作业,亲自批改讲评,对语文基础差的另请语文教师补课。三年后,转入随师临诊,每晚集中讲授白天所诊病例,或提问学生,或组织讨论,并布置医案作业,批改后相互传阅,最后汇编成册,名曰《秦氏同门集》,与各地交流。其心血之倾注,非同一般,曾有句云:"拼将热血勤浇灌,期卜他年一片红。"二十年间,培养学生不下五六千之众。一九三○年秦氏同学会出版的《国医讲义》(包括生理学、药物学、诊断学、内科学、妇科学、幼科学等六种)和上海中医书局出版的《实用中医学》(包括生理学、病理学、诊断学、药物学、处方学、治疗学、内科学、妇科学、外科学、幼科学、五官科学、花柳科学等十二个学科),就是在反复修改的教案及讲稿的基础上产生的。

一九三○年创办中医指导社于上海,先后参加者不下千余人,来自全国各地,间有少数华侨。每月出版一期刊物,交流学术论著和临床经验,以及医学问题之解答,实为中医函授之先河,对推广中医起了相当大的作用。

一九三八年创办中医疗养院于上海连云路，又于沪西设立分院，任院长。病床百数十张，设有内、外、骨伤、妇、幼各科。并出有《中医疗养专刊》，深得医者及病家信仰。

秦老常以《礼记·学记》中的"学然后知不足，教然后知困"这句话来概括学与教之间的关系。他说许多不解之题是在同学提问的启发下，才得到解决的。直到晚年，他始终坚持在教学第一线，一九六一年仍以六十岁高龄而亲临讲台，还给我们这一级学生讲了《内科学》中的部分章节，说理透彻，循循善诱，足见其对中医教育事业的赤诚。

四

一九二九年，国民党政府的第一次中央卫生委员会议，竟然通过了余云岫等提出的《废止旧医以扫除医事卫生之障碍案》的决议，提出"旧医一日不除，……新医事业一日不能向上"的反动口号，并制定了废除中医的六条措施，强迫中医接受"训练"，禁止宣传中医并不准开办中医学校等，妄图一举消灭中医。消息传开，群情激愤，首先张赞臣以《医界春秋》名义向当时正在南京召开的国民党第三次全国代表大会发出驳斥取缔中医决议的通电，而后全国各地中医组织起来，公推代表在上海商议对策，于三月十七日，在上海召开全国医药代表大会，秦老任大会秘书。会后组成了中医"请愿团"，直抵南京强烈要求国民党政府取消该项议案。在全国中医界的抗议和人民大众的支持下，国民党当局不得不宣布取消原议案，使这次捍卫中医学的斗争取得了伟大的胜利。这就是"三一七"中医节的由来。在这次斗争中，秦老始终站在最前列，为保存、继承我中华民族的中医学贡献力量。一九六四年三月十六日晚，秦老在北京中医学院附属医院做学术报告时，还兴致勃勃地提到了三十五年前"三一七"斗争的情况。一九七八年九月八日，由季方同志主持的为秦老平反昭雪大会的悼词中说："在黑暗的旧社会，中医受到歧视和摧残，他坚贞不屈，对当时反动势力进行了有力的斗争。"即是指这件事而言的。

新中国成立后秦老即参加革命工作，先在上海第十一医院任中医内科主任。一九五四年冬，当时的卫生部部长助理郭子化受卫生部委托亲自南下，多次到秦老家中，聘请他到中央卫生部任中医顾问。他虽不愿远离家乡，但为了中医事业，于一九五五年毅然离沪北上。最初住在北京德内大街74号卫生部宿舍，后来北京中医学院在东直门海运仓落址，秦老为了教学与临床之便，又迁居当时条件极为简陋的中医学院职工宿舍。

五

秦老常用"活到老，学到老，学不了"的苦学精神严格要求自己。他常说："学识不进则退耳。"五十年代，他已是中央卫生部中医顾问时，虽然公务繁忙，仍是每天学习、工作到深夜。他嗜烟，著文构思时往往连吸不释，常在每盒烟吸完后，随手把烟盒展平。记下自己的心得体会，许多文章、书籍的最初底稿，就是在烟盒上孕育的。他曾诙谐地说："烟盒比卡片好，既省钱，又不引人注目，开会中、休息时、汽车上，都可顺手拈来，应手写上。"他的名著《谦斋医学讲稿》就是以数百张烟盒的底稿集成的。可惜这些别具一格的医稿。均已付之一炬。

秦老热爱中医事业，把毕生精力与心血献给了祖国医学，他常说："如果对自己从事的事业不热爱、不相信、不献身，那是不行的，只有把自己和事业融为一体，方能有所成就。"即便是节假日休息或娱乐时，他也常与医学、看病联系起来，并且经常以生活常识来启发我们的思路。记得一九六三年盛夏，一天晚餐后，全家正在喝茶乘凉时，走进来一位少妇，手里挥舞着檀香扇，顿时香气扑鼻，我们坐在秦老身旁悄然道："一嗅到这股香气，就有些恶心。"秦老笑道："这就叫因人而异，对你们来说檀香扇还不如家乡的大蒲扇。中医看病就要因人、因证、因时、因地制宜，不应执死方治活人，更不该人云亦云，要认真思考。比如近几年治疗冠心病，大家都喜用活血化瘀药与香窜药，药理上有效，但切不可忽略患者的个体特性。"第二天秦老即带我们到三〇一医院会诊。患者女性，宋××，三十余岁，患冠心病。翻阅病历，前医处方不外丹参、川芎、赤芍、荜茇、檀香等药，但患者一服即呕，五日前，邀秦老会诊，秦老详问病情，得知患者闻到中药之香气即有欲呕感，故仅在原方中去檀香一味，第二天医院打电话告知秦老，患者服药后再未呕吐，待我们去时患者病情已显著好转，精神大振。秦老若有所思地说："看病要吸取别人的经验教训，不要轻易否定别人的成绩。此例患者前医的治疗原则是对的，我们应吸取人家的长处，但对于个体特性也应注意，这叫知其常而应其变嘛！不要做庸医闭目切脉，不闻不问，故弄玄虚，要实事求是，望、闻、问、切四诊不可偏废，问诊尤其重要。"

秦老强调中医学要继承与发扬并举，他说无继承亦就无发展，比如空中楼阁、海市蜃楼，终成幻影而已。中医不是玄学，不是高谈空理的，而是实用科学，学中医要从应用出发，不要咬文嚼字钻牛角。

他提倡中西医团结合作，取长补短，并肩前进。强调中医传统的科学的辨证论治方法。切忌废医存药。

有这样一个例子，中央领导×××，因患呃逆不止，前医投以大剂量木瓜等药，意在抑制膈肌痉挛，不仅无效，且见反酸。秦老会诊时分析道："呃逆可能是西医所说的膈肌痉挛所致。但中医治疗时，除研究专病、专方、专药外，更要辨证论治，此例患者高龄、病久、舌红少苔、脉细弱，属气阴两虚，当大补气阴。详问病因，乃怒后引起，气之逆也，当用理气降气药，然气药众多，从何选也？察呃逆频作，其声低微，应属肾不纳气，当选用补肾纳气之品。"故仅以西洋参、海南沉二味，一剂平，二剂愈。周总理在看望×××时，闻之大喜，对秦老称赞说："中医真了不起。"秦老说："古代《济生方》中的四磨饮子即是此意。中医看病首先是辨证确切，然后要继承古训而又不泥于古人，学医一定要多思考，孟子曰：'尽信书，则不如无书。'只有这样才能得心应手，效如桴鼓。"

秦老生前曾先后到苏联、蒙古等国会诊和进行学术交流，所见患者大都是些疑难证及危重病，如白血病、血友病、重症肌无力等，经他治疗后大都收到了预期的效果。他说："对于一些所谓绝证，不要怕，要看。看好当然不容易，但以最大努力，求其可生之机，平稳时使之增强体力，波动时加以控制，因而减少痛苦，延长生命，是可能的。能够看几个，对临床大有好处。不要好高骛远，急于求成，要积少成多，逐渐积累经验。我相信人类终会战胜这些绝证，中医是会找到出路的。"

六

二十世纪五十年代，毛泽东主席在北京怀仁堂接见全国 100 多位各行各业专家时，秦老作为中医界的代表出席。他曾有两张与毛泽东主席合影的照片，一张是与毛泽东主席握手，周恩来总理在旁微笑着看他；一张是与毛泽东主席在宴会同坐一桌。秦老与周恩来总理的交往更多。在一次全国政协会议上，周恩来总理看到秦老拿着一把扇子，上面是秦老画的荷花。周总理说："秦老，你画的写的都很好，可以与书法家和画家媲美了。"秦老忙说："不敢不敢，总理过誉了。"周总理微笑着说："能不能给我画一把？"秦老兴奋地说："如果总理不嫌弃的话，我一定献丑献丑。"周恩来总理说："好，好，在此我先谢了"。回家后秦老用了一周时间，画出一副水仙扇面并题词，赠予周恩来总理。周总理收到后，回信致谢，并题词"杏林春意暖"回赠秦老。可惜秦老珍藏的与毛泽东主席合影及周恩来总理题词，在十年动乱抄家中也被付之一炬。每当提及此事，秦老只是微微摇头，为之一叹。

一九六五年在中央领导同志的直接关怀下，秦老在协和医院全面体检达一月之久，结论是"身体健康"。正当他将以充沛的精力书写总结自己一生的经验时，"文化大革命"开始了。环境的剧变，精神的折磨，生活的困苦以至一九六七年突患大叶性肺炎，高热咯血，独居幽室，既不得安静休养，又不得精心治疗，虽幸免毕命于当时，却已暗生恶疾。就在这生命之火即将熄灭之时，老人家仍念念不忘中医事业。

他，离开我们已经三十一年了，但老人家的教诲至今记忆犹新。

秦老对传统医药文化修养的博大精深，对中医事业的一片赤诚，对后学晚辈的扶掖，在中医界是人所共知的。

弹指间秦老已过百年诞辰，抚今思昔，更加令人怀念。现遵秦老生前遗愿，我们将代表他学术思想的几部名著、早年的医案医话、诗词墨宝，以及晚年家书等，辑为《秦伯未医学名著全书》献给同道，以寄托我们的哀思。

二〇〇二年农历六月初六

新绿滴翠,何当拂拭尊师泪

中国中医研究院研究员 刘晔樘

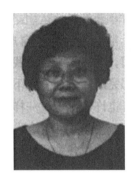

北京中医学院中医系59届入学时,年级里颇有几位同学的祖、父辈是当代有名的中医,例如秦伯未、萧龙友、蒲辅周、于道济、郭士魁等。当时有些同学很爱到他们家里拜访,一则感受一下中医前辈的风范和中医世家的特殊氛围,另一方面也有类似现在"追星族"的虚荣,甚或"别有用心"。其中秦老是卫生部中医顾问,无论从职位从影响从学识从临床来说,都是中医界的领军人物。那时的我顽皮跳脱,少不更事,每天只知道钻到图书馆里看闲书,借小说,浑不思毕业以后还有行医一事,以及和这些名医接近对于自己将来有多大帮助(早知以后要搞医史,真该和这些已成为医史人物的师长父执多亲近亲近)。在学校我是凤岐和大真的"小尾巴",有机会总爱和他们在一起,他们也不以我这个电灯泡为嫌。虽然我知道秦老是大真的亲戚,但没想到是这样密切的近亲长辈,也从未想过要大真带我去秦老家。倒是经常到凤岐位于朝阳门外吉市口的家里,在那个古朴的小院里,有着最温暖的亲情和最自由自在的天地。那里的那两棵枣树结出的枣子清甜脆美,而且永不生虫。那里的饭菜简单可口,但却是变着花样做出来的普通老北京和"旗人"的吃食。那里就是秦老后来落难时,唯一多次接纳过他的地方。

话又回到学生时代。那时每逢我们清晨锻炼,经常会见到秦老和师母在校园里散步。秦老面色黝黑,瘦而显高,师母白皙而微胖,两人并肩而行,微笑着向同学们颔首回礼,每每成为校园一景。我想当年秦老在看到我们这些享受国家补助的中医学院的莘莘学子时,心里必定充满了安慰

和自豪。我和他的接触虽然只有有数的几次,但每次都给我留下深刻的印象。

一次,学校组织到科学大会堂参加学术活动,等车开动了我发现秦老也和我们一起去,并且正好坐在我前面。在此之前我只在课堂上听过秦老讲话,从未接近过,因此,心里感到很高兴,又有一些拘束。车到西直门后向北走,突然,秦老回过身来,随意地指点着告诉我,往前不远有个大钟寺,里面有口大钟,是明朝永乐年间铸的。又说,大钟上面刻着全部《金刚经》和《法华经》。我听了感到很新奇,也有点不知所措,只是唯唯受教。但从此以后,这两部佛经的名字就牢牢地记在我的心里。

临床见习时,我们小组曾有两次随秦老"大查房"。一次查到一名患慢性白血病的中年妇女,秦老和她很熟悉,后来知道她曾向秦老学过中医。秦老问她口干舌燥怎样了,她高兴地说:吃了您给开的麦冬好多了。说着拿出一个很讲究的杯子给我们看,里面果然泡着几十粒麦冬。那个杯子壁很厚,问了患者才知道是保温杯。当时保温杯是个稀罕物件儿,市面上根本没有卖的,所以大家都不认识。这个杯子是秦老出国访问时带回来的,因该患者阴虚口干,夜间尤甚,但又脾胃偏寒,不能饮冷,所以秦老将此杯送给了她。而麦冬代茶的办法则启发了我们,此后我常在临床上使用,并扩展到对其他单方草药的灵活运用。

毕业实习了,一天晚上我正坐在诊室里看书,因为天气热,将面向走廊的窗户打开着。秦老由走廊里走过,在窗外停住脚步问我在做什么。我打开房门,他踱进来看见我手头摊着毕业论文的草稿,拿起来看了看,没有说什么,只是嘱咐我全部完成后让他看一下。我把论文送去后没有两天他就还给我了,还是在走廊里从窗户递进来(也许他也像我一样觉得这样很有趣?)等我把论文打开一看,不由得又惊又喜,原来秦老用红笔从头到尾

给我修改了十多处。那篇论文的题目和内容已经记不全了，大意是内科临床诊断治疗各个环节都和经络有关。记得有一处秦老把我用的"先民"两字改成"古人"，我想他是不希望我用这个在当时算比较冷僻而且有些老旧的词儿。大部分修改内容自然不记得了，只有从窗外殷切询问和送还稿子不欲我道谢的情景难以忘怀。

再见面就到"文革"了。1967年年底我从甘肃酒泉回北京结婚，当时有一位我父亲的老同事杜阿姨，人很热情，由于身体不好，和京城的名医走得很近。她告诉我们，秦老受冲击，家被抄，工资被冻结，他和老伴儿只有少量生活费，连烟都买不起……我听了感到震动，要求她带我们去探望。隔天上午她带我来到学校，从中间工字楼曲曲折折走进去，只见过道里到处是煤球炉，开着灯，显得阴暗而拥挤。秦老家在西面一排门向南开的一间小屋子里，房间里倒没贴什么大字报，但衣柜和书柜都贴着封条，床和桌椅等都很简单。秦老想不到我们去看他，有些吃惊，也有感动。谈了几句，我说：我的论文还是您给改的呢。他说：别这么说，你这样一说我的罪孽就更大了。此前我一直在甘肃农村，那里的运动还没像北京那样"轰轰烈烈"，因此，我基本是用一个旁观者不理解的态度来看待"文化大革命"的，这下我更感受到这场"革命"对人的思想的摧残。临走，我们拿出20元钱和两条海河烟，看他有推拒的意思，就随口说是从酒泉途经武威时，大真和凤岐让带的。没想到秦老为这点事还写信到武威，在京不久，我就收到一封署名"伯未"的来信，表示着谢意，也表示归还和回报的心意。我们怀着对秦老及许多师友亲人和自己命运的担忧，经故乡上海回到甘肃。从那以后就再也没有见过秦老了。

"新绿滴翠，何当拂拭尊师泪"，这是日人松尾芭蕉缅怀唐过海大师鉴真和尚的名句，我于秦师亦然。我和他只接触过这样有数的几回。在侄女的好朋友、晚辈、学生面前，他只是率性而言，随意而为，于看似不经意间启发、指导、循循善诱，所以能反映出他真正的自我。我知道对于形势，秦老一直是"紧跟"的，因为他深信这是正确和必要的。专治中医近代史的我能够理解，经历过中医为自身命运抗争的艰难历程，他多么珍惜来之不易的中医发展的大好局面，这是老一代知识分子的悲哀。他可以否定自己，可以相信自己有罪，但他始终记挂着中医事业，直到临终，一颗心仍在岐黄薪传。这从他最后的书信中看得很清楚。使我略感慰藉的是，当他孑然一身，形影相吊时，尚有凤岐和大真与他书信往还，请益求教，排解安慰；当他穷病交加，苦闷欲绝时，在京的凤岐全家和张家口自身难保的大真父母都冒着风险伸出了援手；当他病入膏肓，极度疲乏时，师母总算被允许回到身边；及至他刚刚过世，师母随即被赶回原籍，两手空空，身无分文，又得到了伯母（凤岐母亲）全家的有力援助……

如今又届荷花生日，菡萏香远，翠盖亭亭。荷花已经盛开，不识荷魂归与未归？我愿秦老月夜乘风归来，亲眼看一看，他至死不忘，为之身殉的中医事业正在以前所未有的力度，迅猛地、全方位地向前发展。愿他老人家欣慰地拭去悲悯之泪，安详地吐出心中郁闷，让疲惫不堪的灵魂得到彻底的解脱与永恒的安息。

二〇〇二年八月

我的老爷爷——秦伯未晚年二三事

王　雷

秦伯未是我妈妈吴大真的表叔,按他们南方人的叫法我这辈儿的孩子应该称呼秦老"表叔公",可北京人没这个习惯,觉得太生分,还是叫"爷爷"好,又为了与自己的亲爷爷区分,就加了个"老"字,从而我们这辈儿的孩子都叫秦老为"老爷爷"。

我是 1968 年出生的,秦老是 1970 年去世的,所以我的记述大部分来自家人的追忆。

有一张我妈妈与秦老的合影:两人在中国中医科学院(那个时候叫中医研究院,在大白楼北面有好几个小院子)秦老的小院子里一起种花。我妈回忆这张照片大概是 1963 年左右拍摄的,那个时候我妈妈已经是北京中医学院(现为北京中医药大学)的学生了,经常在周末叫上我父亲王凤岐去跟秦老学习,一待就是一整天,基本上是上午跟秦老学习中医知识,中午陪秦老吃饭喝酒。秦老酒量不大,喜欢喝白酒,尤其喜欢喝茅台酒,那个时候的茅台酒一瓶 4 块多钱。下午就跟秦老学习琴棋书画。到现在我爸妈还经常感叹:秦老真是太聪明了,中国传统文化的方方面面他知道很多,可惜去世太早了……

老爷爷一生喜欢荷花,1960 年秦老到苏联给列宁的孙女会诊成功回国后受到周恩来总理的接见,据说,秦老当场画了一幅"蜻蜓荷花图"赠送给周恩来总理,并获得周恩来总理回赠的一把亲绘折扇,后来这些文物都在"文革"中被毁、失散了。

从 1966 年起,老爷爷就开始受到"文革"的冲击,头上带了一堆"帽子":"反动学术权威""历史反革命"(20 世纪 30 年代秦老在上海中医药界、文化界声名鹊起从而结识了大批国民党要员,从而被罪)、"美蒋敌特嫌疑分子"(秦老是锡山秦家后人,宗族中有大批人士定居中国台湾及美国,从而被罪)。在中医研究院的小院被造反派多次抄家,最后被"扫地出门"暂居在中医研究院的一个

小平房里。秦老的老伴儿王氏被定性为"地富反坏右分子"并被强制性安排回上海郊区老家接受改造。临走前王氏匆忙来到我们位于朝阳门外吉市口五条的家里,一个是托付我们家照顾老爷爷,再一个是跟我奶奶商量:她在抄家前偷偷藏起来一块劳力士手表,想交给我奶奶保管。我奶奶说不行,你一个人回老家身无分文没法生活,这些东西偷偷变卖了起码能解决点生活问题。然后我奶奶帮她把手表缝在一个小棉袄的下摆里。我奶奶又拿出二十元钱递给她让回老家安家用。果然,王氏被遣送回老家后就是靠着这些东西活过了最艰难的时光。

老爷爷秦老被"专政"之后,除了被批斗,强制学习外既不能出门诊也不能教学了。1968 年对他管制稍微松懈一点,闲暇之余老爷爷就是来我们家坐坐,聊天,喝一口酒,吃点东西。那个时候家家都不宽裕,我奶奶就想尽办法给老爷爷做点好吃的:摊鸡蛋,炸花生米,煮小田螺……这些东西现在的人都不会觉得是美食,可是在 50 年前这些东西只有逢年过节才吃得上啊。我的出生给他带来很多欢乐,那个阶段老爷爷与我父母通信频繁,每封信都会提起我:小雷又胖了,小雷最近感冒了等等。一次老爷爷给我父母的信上说:小雷奶奶特别疼爱孙子,每每用很厚的棉被包裹,这样孩子更易感冒,让我父母告诉奶奶"小儿若要安,三分饥与寒"的道理。老爷爷心思缜密,怕自己贸然说,我奶奶会不高兴。还有一次通信时候说:小雷奶奶每每只给小雷吃煮鸡蛋黄,其实煮鸡蛋清也有营养,似乎也应该一并喂给小孩吃……

当年,朝阳门外吉市口地区算是贫困地区,生活的大部分是小手工作坊、小买卖人,甚至捡破烂的,卖黄土的、赶大车的居多。老爷爷在吉市口这边结交了几个好朋友,都是文盲。其中有个剃头师傅,姓周,山东人。虽然没有文化,下的一手好

象棋。每次给老爷爷剃头刮脸之后就会摆上两三盘，老爷爷也会请他喝点小酒儿，当然茅台是喝不起啦，都是请我奶奶炒俩小菜儿，让我大表姐史慧萍去朝外坛口大酒缸上买点散酒。然后俩人各自聊着人生经历消磨大半天时间。老爷爷非常感慨，没有想到底层人民的生活虽然艰辛，可处处流露着温暖与真情。后来，老爷爷去世前给我父母的一封信上就写道：仗义每是屠狗辈，负心多是读书人。

秦老晚年过得既凄凉又温暖。老伴儿被轰走，子女不敢来，好在有我奶奶一家人的照顾，听我二表姐苗俊媛说：你老爷爷经常被批斗不让出门，奶奶就做点小菜儿，熬点鸡汤，让我和你大表姐史慧萍偷偷去海运仓胡同给老爷爷送去。都得是趁天黑，随时躲着人，跟做贼似的，还得躲着门卫，仗着人小身子矮溜着墙边混进院子里去。老爷爷经常流着泪把饭菜接过去都不敢说话，向我俩挥挥手。

后来秦老，我的老爷爷给我父母的信上曾表示：凤岐、大真，人活一世，世态炎凉，后悔当年没对你们好点儿，以后估计也没办法报答你家对我的好了。唯有把我所学倾囊传授给你们而已。

今年，离开秦老逝世已经半个世纪了，我们再次出版《秦伯未谦斋中医学全书》，除了纪念秦老一生成就之外，更多的是想让中医后学能有所依凭，大师已逝，大师精神不灭。

谦 斋 家 书

按：秦老生前，我们经常面聆教益。"文革"期间，他身处逆境，病难交加，心力交瘁，正如他自己所说："坐卧斗室，苦极闷极，不可言喻……"当时我们在缺医少药的西北边陲从事临床工作，每天接待大量患者，虽有一定医术根底，但常感学识的不足，只好经常回京当面请教或以书信形式就教于秦老。他在信中不但授予我们中医知识，也常倾吐自己的心声。在他的指教下，我们在中医学术方面有了很大提高，治愈了不少疑难和危重病人，使得我们刚刚工作一两年，在当地就已经成为"一带名医"。更值得我们回味的是，从他的来信中，可以深深地感受到他所遭遇的人间冷暖与世态炎凉，至今回忆起来仍是那样动人心魄。

在他给我们的许多书信的字里行间，不难看出他对中医学术的造诣与赤忱，对人生坎坷的忍耐，对世间冷暖的宽容，对名利地位的淡泊，当然也有无限的遗憾。30多年来，每当我们翻阅这些遗信时，总会思绪万千，辗转难眠，常有壮志未酬身先死，常使大医泪满襟的感觉。

为了便于后人学习和研究秦老的学术思想，我们从许多宝贵遗信里，摘录其中几封，以使人们更好地了解秦老在"文革"中及去世前的一些真实思想、生活及疾病的状况，或许能得到某些启迪。这是我们发表此信的初衷，亦是对秦老的深切怀念。

秦老书信落款，常用"谦"，是谦斋的简称；秦老是辛巳年生人，故晚年常用"辛叟"。

凤岐、大真：

上次写了封比较详细的信，来信没有提及，可能尚未递到。要说的话很多，但提起笔来不知从何说起，往往就简略了。

关于出血症，大多从"血热妄行"论治，故用凉血止血为主，但再生障碍性贫血根本不同，主要由于"气不摄血，因大失血而血也随亏"，故我主张用当归补血汤法，也就是你们所开的处方。问题在于如何止血，一是收敛血管，二是加强血的凝固，在中药里没有明确指出。我初步体会，前者煅龙骨、煅牡蛎、煅花蕊石比较好，后者以仙鹤草、菟丝子、阿胶、龟板胶比较合适，此外也想不出什么了。炮姜靠它刺激，不宜重量，只能用五、六分，而且有内热现象时也应禁忌。

此症妇女患者较为多见，如果为了月经，应该在经前一星期服药控制，已经来了，就很难制止了。生地炭也是好药。

我去日坛医院检查，说是防止复发及向纵膈转移，嘱用环磷酰胺一疗程，二十支，隔天注射，现在正在照办。精神还好，就是上腔静脉受压迫，面部浮肿不消，讨厌之至。工宣队和军宣队对我病很关心，曾经送给现金，又增加工资，嘱好好休息，注意营养，所以目前吃吃睡睡，没有什么心事。

不多写，即问

近好

辛叟

4.6午后1时

大真、凤岐：

用中医方药治疗西医诊断的疾病，如何进行思考，也就是怎样打开思路，的确是一个值得重视的问题。因为没有这一番功夫，就无从下手，就得不到经验。

我认为不思考则已，不思考也能敷衍塞责了事，俗语所谓"请了医生不怕没有药吃"，要思考就要问、细致地问、有系统地问、一步一步深入地问、问病人、问西医、打破砂锅问到底。问的目的是了解情况,实际上就是调查研究,过去、现在、前因、后果,统统搞清楚了,然后开动机器,加以分析,才能实事求是,找出一个比较可靠的作法。再通过实践,看它的效果和变化,便能积累比较可靠的经验。有些人不懂得思考的重要性,把白血病、再生障碍性贫血等看得轻描淡写,见到皮肤出血点,便用生地炭、丹皮炭,见到口、鼻、舌上出血,便用蒲黄炭、茜草炭,见到妇女月经量多,便用黄芩炭、银花炭,总之在"血热妄行"的框框下,无往而非"炭",真是可发一"叹"。像这样做法,一辈子也搞不出名堂出来,因为他没有思考过,没有钻进去,没有认真研究。

　　思考要有路子,可分两条。开始按照一般的辨证,一个症状一个症状去辨,然后综合起来,看看其中有没有矛盾。如果全部是实,全部是虚,或全部是热,全部是寒,病情完全一致,那就好办,倘使又有实,又有虚,又有热,又有寒,就必须抓住重点。所以辨证要全面辨,要注意主症,才能照顾大局,消除局部,处方有重点,用药不杂乱。比如白血病突然发热,是一个主症,不把这主症解决,会使其症状反复,血象全部低降,再生障碍性贫血的妇女月经来潮,往往量多不断,虽然是经常性的,也是一个主症,因为这一关闯不过,也能使前功尽弃,甚至引起其他变化。能经过全面辨证来抓住这主症,绝不会用一般的发汗退热和凉血止涩,是完全可能理解的。这是一条路子。

　　等到摸索到了一些临床经验,可进一步再走一条路子,即如何来根治这类病症。概括地说这类病症都是属于血症,西医认为造血功能受到损害,中医亦常在心生血、肝藏血、脾统血里打圈子。但根据中医的说法,只能改善些症状,因为只是指已经生成的血失其循环统藏的正常作用,没有从根本上助其生长,消除障碍。那么,造血功能在骨,能不能从肾主骨,即从先天来考虑呢?(一般女子以肝为先天,实际上肾也是主要的)这是一条思路了。这当然只能说是设想,但足以说明如何有依据地、不是胡思乱想地进一步思考。我们要敢想敢做,才有希望闯出路子来,望趁此机会温习矛盾论中的矛盾的特殊性一篇,这是带着问题学,只要你脑子里有辨证这个问题,好像句句都在替你解决。这是一件苦事,必须有耐心,在没有成熟之前最好少说,还是规规矩矩地做一个小学生。

　　治这类病,参考什么书?一般的如《张氏医通》《类证治裁》等是不中用的。我认为《圣济总录》值得翻一翻,在"虚劳"一门中有很多症状的描写,像白血病,尤其是"急劳"一门很像急性发作。再生障碍性贫血的妇女月经过多,在"崩漏"一门内也有大量方剂,有从肝脾治的,有从肾阴肾阳治的,也有从奇经治的,选用的药物也有很多特殊的,总之五花八门,大有启发。这两门有好几本,倘使有时间的话,把一般的去掉,把特殊的认为有研究价值的抄下来,慢慢地钻研,至少要比别人高明些。

　　我的病也值得研究,起初只觉眼皮有些肿,不舒服,两星期后逐渐明显,两颊也肿,旁人也能清楚看到。西医诊断"过敏",开始吃扑尔敏,但不见效果,肿势不断发展,脖子也肿大,鼻腔喉头好像有物堵塞,极不舒畅。有人劝我改吃中药,便转中医内科,因为只是面部肿,别处不肿,肿处皮肤不变色,眼白微红,小便稍黄(不少),脉滑带数(80),认为是风热,连服普济消毒饮加减六剂,也无效果,反而胃口呆了,大便溏薄了,精神更疲乏了。在这紧急时刻,领导上替我会诊,嘱至日坛医院复查,才发现旧病灶处有新的黑影,及有颈静脉压迫现象,把发病原因搞清楚。在治疗方面,认为过去用钴有效,说明我对钴有敏感,但不宜长用,以免引起放射性疾病(一疗程是20次),不见发展,略有轻减,说明已能控制。这病生在我身上,我自己却粗心大意,如果请教你,将如何思考应付呢?我觉得从中医角度来看,诊断比较合理,问题是没有寒热、头痛等外感症,与风热有距离,同时没有注意到还有肺癌的老毛病。我曾经注意老毛病复发,上腔静脉受压迫,找本院放射科透视,但没看到小小的新黑影,只说老病灶处组织已改变,也就把它丢开了。总而言之,治疗这类病不简单,一点不能疏忽。

　　你们什么时候回来,全家都在盼望,回来时当好好讨论讨论后再下它三盘。我认为下棋是一种斗争艺术,如果出动大批人马,只想将死人家,而不顾自己内部空虚,经不起反击,便会一败涂地。这也和治疗这类病一样,既要压制病症,又要考虑病人的体力,否则仅仅几剂普济消毒饮,非但没把病症减轻,却弄得食呆、便溏、精神困顿,后天生气摧残了。当然,为了害怕虚竭而一派扶正,黄芪、党参、熟地、当归不离手,也是不对的,像我的病就受不了这样的补,而且是毫无根据的。于此可见,这类病本身充满着矛盾,治疗上攻守、进退之间也存在着矛盾,所以第一步要求得平稳地维持下去,同时改善些症状,然后想法把它歼灭。这里所说的平稳,不是敷衍塞责,但求无过,主要是脚踏实地,稳扎稳打。

前信发出后,感到还有话要说,我自知自己的时间不多了,总想把一辈子的心得体会讲出来,所以拉拉扯扯写了那么多,不一定都正确,仅供参考。

辛叟

4.12

凤岐、大真:

白血病、再生障碍性贫血等,能够多看几个,对临床大有好处。可以进一步理解:①如何透过现象看本质;②如何抓住主要矛盾;③如何持久应付;④如何临时突击;⑤如何精选方药。所以,不要怕,要看,看好当然不容易,但平稳时使之增强体力,波动时加以控制,因而减少痛苦,延长生命,是有可能的。不过做到这样,可能就会出名,当作一个专家,就更要谦虚、谨慎,不允许有一点粗心大意。

治疗这类病,必须看到本质,光看些症状是不行的。比如妇女患再生障碍性贫血,往往月经来时,量多、色红如崩、淋漓不断。假如只看现象,便会看成血热,势必用大量的凉血止血炭剂,起不到丝毫作用。从而也可以联想到妇女更年期众多血崩,有断断续续延至两三年之久的,又应当怎样治疗呢?能不能把其中的某一种治疗引来借用呢?这样,思路就广了,方法就多了。

正因为如此,白血病和再生障碍性贫血根本是两个病,不仅症状不同、原因也不同。但在本质上有共同之点,治疗上也有共同的地方,白血病容易出血,一般的炭剂不中用,便是一个明显例子。所以方药的应用在于人,人的因素第一,主要是全面观察,加以分析,不要只看局部,忘掉本质。

写到这里,想起四、五年前某地杂志上曾把白血病分成虚、实、寒、热四型,引用了大量成方,还有解毒消毒的方剂,可惜什么地方出版的已记不起来,否则看看也有启发。我以为论病必须懂得战略战术,正如毛主席对于革命者的教导,在战略上、在全体上,藐视敌人,敢于斗争,敢于夺取胜利;同时又要在战术上、在策略上、在每一个局部上、在每一个具体斗争问题上,重视敌人,采取谨慎态度,讲究斗争艺术,根据不同的时间、地点和条件,采取适当的斗争形式,以便一步一步地孤立和消灭敌人。最要不得的是脱离实际、空发议论,所谓"纸上谈兵",没有不达到失败的。特别是白血病和再生障碍性贫血一类病人,人本身极虚弱,可于检验血象见之,就在用药的时候要随时估计病人的实力,是否能胜任、是否不受损害,如果不考虑这问题,也会造成新的矛盾。西药有其效力的一面,但也有破坏的一面,并到后来便不得不停用,我们应该吸取这教训。

家里老小均安,勿念。老太太身体很健,全心全意为小雷服务,心情很舒畅。小雷天天向乖的方面发展,懂得跟着小孩们玩。眉毛逐渐变得长长地浓浓地,头发也变得黑了,老太太说越来越像爸爸了。复顺于昨日去房山,据说大约要三个多月,每两个星期回来一次,休息两天。大姐、二姐还是那样,她们对我很关心,在吃的穿的方面尽了不少义务。理发师隔一星期来看我一次,也省了我不少时间。有时搬个小凳,坐在院里的枣树下,一边理发,一边天南海北地聊着老北京的趣事,心里格外轻松。有时老师傅也带上些病人让我看,有的开上些药,有的出上些办法,效果都很满意。看到他们,我郁闷的心情全然消失了。联想起以前请我会诊,虽然大都是一些垂危和疑难病病人,但难于深入研究,不能尽言,只是讨论讨论而已,最后无非是签上秦伯未三个字,以示经中西医结合治疗了。

我的面肿没有消除,不过半个月来不见加重,恐怕不容易退掉,目前仍在注射环磷酰胺,白细胞有所下降(5400),但没有什么不好感觉。工人解放军宣传队对我很照顾,每月生活费已增加(40),另外又给过一次补贴(30),叫我好好休息,注意营养,有什么问题尽管提出。有了这样的优越条件,我一定遵照毛主席教导:"既来之,则安之,自己完全不着急。"望你们也不要为我担心。

院内形势一片大好,精神面貌都在改变,本周起增加聋哑针治。专政委员会似已撤销,留住的人都回各科室,主要是负责各部分卫生,年老体弱如于道济等则在供应室做些棉花球一类的工作。

九大的胜利召开,每一个人都很兴奋,各条战线上都谱出了新曲,显而易见的是财贸战线。市场上商品充实,大量供应。想来你们那里同样是一片兴高采烈的气氛。

辛叟

4.19晨

凤岐、大真：

接4月20日信,欣悉一切。我对你们没有什么帮助,可是你们对我启发很大。这是关系我性命关键的问题,经过反复考虑坚决照办。

应该说：我的病是讨厌的,什么病不生偏偏生这个病,也算倒霉。但是绝不能等死,也不能偏信一面之词,尽管一个人的生命总之要结束,何况我的年龄环境以及其他方面都在推向这条路走,不过有方法拉一把还是要拉。

环磷酰胺已注射了16针(还有4针,一个疗程做了),似乎有些效果,肿势不发展,好像小些,鼻涕痰内已不见血,精神也还好,不像过去的懒了。你劝我吃些中药,我觉得锦上添花,可能更要好些。你考虑的治法我完全同意。拟了一个处方如下：

北沙参、生黄芪、冬虫草、丹参、广郁金、川贝母、甜苦杏、炙僵蚕、生熟苡仁。川贝现缺货,改用蛇胆陈皮。已经吃了三剂,吃后很舒服,过了五一以后准备再吃几剂,以观动静。

黑木耳不做烂不好吃,做烂了又不想吃,以后再说。淡菜我是爱吃的,一定去买,联想到紫菜泡汤可能也有好处。绿豆似乎不如赤豆好,赤豆有和营消肿作用,对心脏也有帮助(我有心慌心悸,收缩期杂音)。银耳、百合都是好东西,现在不容易买到,说实话囊中羞涩了,你们大家对我的经济帮助实在不好意思了。

营养方面,主要是吃些鸡蛋,每天平均两三个(血压不高,小便有蛋白、红细胞、胆固醇等不知道了),这一个月大姐替我买了两只活母鸡,一只重四斤多,一只三斤,都只清炖,以汤为主,吃后觉得很有帮助。(大姐很不容易,在这种时候还能对我这么好,我内心很感激她对我无微不至的关怀),肉类吃得极少,怕腻,想吃鲜鱼,买不到爱吃的鱼,也就算了。

以上处理,你们有没有意见,尤其是处方方面,望暇中考虑后给我回信。

癌症初起,一般没有症状,外面看不出来,等到有症状能看出来,已经坏事了。但有一特征,即疲劳。这种疲劳,浑身无劲,懒于行动,啥也不高兴,连吃饭亦觉得麻烦,宁愿少吃一碗,真是难以形容。所以如果碰到这种病人,要特别注意,最好拍片检查(包括肺和胃肠等)。

你们提出的一些问题,如：活血不可太燥,散结不可太猛,养阴不能滋腻,舒肝不能破气,补血须注意腻胃,止血少用炭类尤其对血虚的病人等。我认为都是经验之谈,一个医生能够懂得这些道理,"庸"的帽子便戴不上了。毛主席一贯教导我们,看问题忌片面性,要从正反两方面去看,运用到治疗上去,就是从整个病症区别虚实,假如是虚再区别气血,假如是血再区别程度、性质,决定以后还要考虑有无流弊。因此,我感到你们在这方面已经下了苦功,在这基础上不难登峰造极,望勉之。

最后,再告诉你小雷已经会叫人了,也会扶在床沿上走了。见了我总是爷爷叫个不停,看我要走,也要跟出来,到了门口,看我走了,又哭闹起来,说明已懂事了。这是我唯一的乐趣,唯一的精神寄托了。我因为你们宣传工作忙,写过一封信寄给大真,可能五一你们会碰头已看到了。

一谈又谈了不少,暂且搁笔,即问

旅佳

辛叟

5.1晚

想不谈了,又想起两事,续谈如下。

1. 小雷身体挺结实,每天吃两三个鸡蛋黄。我认为蛋白也能吃,不一定专吃黄,究竟怎样好,我说不出。望考虑后认为可以全吃,即通知家中,如果吃黄好就不必提起。

2. 对于血液病的治法,你我意见基本上一致。现在想起几种药,备供加减之用,因手头一本医书都没有,无法研究,望先翻翻书本看一看,能不能用。这些药是:骨碎补(伤科要药),菟丝子(妇科要药),沙苑蒺藜(即潼蒺藜),补骨脂,仙灵脾,藏红花(少用能止血),参三七。这些药的用法一般人不懂、不会、也不敢。你们已悟出一些道理,很好。你们治好的那几个血液病人,就是你们功底深厚的结果,所以你们年纪轻轻,已经成为当地的名医了,我很高兴,尤其是那个郭玉梅女患者能起死回生,也是一大功德。

凤岐、大真:

时间过得真快,分别又二十多天了,回到单位后一定很忙,没有好好休息。

我的终身已由附院定案,学院审查通过,于7月2日在附院大会上宣布。内容很简单,家庭出身地主,本人成分自由职业兼地主资本家,新中国成立前后担任过……职务,贩卖封资修黑货,有三反言行。结论是"经过政策教育,能交代问题,认识错误,根据党的宽大政策,现在有病,一个人在家,决定一批二养,月给一百元"。这是党给我的宽大处理,我衷心感激毛主席。

我本来想经过改造,再为党的事业贡献出全部力量,现在看来是不可能了。同时这决定是根据九大文件,或属于这一类性质,也无法摆脱了。从消极方面来说,生米已成熟饭,年龄已大,病又不容易根治,拿了那么多钱,吃吃用用,足够到死,落得过些清闲日子。但从内心来说,我总想再替党做一些事,不愿这样无声无息地了此残生。因此这几天来心情很不平静,老是想如何化消极因素为积极因素,如何发挥作用不使白养,这关系到正确对待群众和正确对待自己,以及人生观问题。你们的看法怎样?能不能帮助我?

张家口的事情和我不一样,他主要在历史问题和我性质不同,他不会一批二养,至多调动工作,但不妨作为参考,做些思想准备。

我的身体,有时觉得精神很好,很想活动活动,有时觉得疲劳,懒得动,找不出什么原因。目前我自动建议吃291新药,已服一星期,没有任何反应。总的来说,病情好像又控制住了,但精力大不如从前了,照这样子,也只有休养,带病延年了。

心很烦乱,就写到这里,祝你俩好!

又:你们回来这段时间,对我是一种极大的安慰。目前的情况能够相互谈真心话、畅谈学术的人实在太少了。

我1957年去苏联给米高扬的夫人看病,那时哪里知道他们是修正主义,只知道她是列宁的孙女,患的是血小板减少性紫癜,她相信中医。中医对于血液病的治疗确有独到之处,特别是胶类药物的使用,更值得深入学习和研究。

辛叟

7.6

凤岐、大真:

昨日上午整整下了半天雨,午睡醒来,在细雨霏霏中去看小雷松松气,得读来信,胸襟为之一畅。

你们这次回来,对我帮助很大,信里阐明了党的政策,使我更有进一步的认识。事情轮到身上,不可能没有活思想,从现在来检查,总之是不能用一分为二的观点正确对待自己,还是钻在"我"字的圈子里胡思乱想。

不过从内心来说,我的确不愿辜负自己,很想为党的中医事业再贡献出全部力量。所以经你提醒之后,我一定加强学习毛主席著作,彻底改造世界观,争取做到养中有用,望放心。

这次你来信,对我感动——不是"刺激"很大,主要是说出了心里话,而你的心里话也就是我心里所蕴藏的。因此你们数年来"不服气",我也数十年来一直想"争气",这句话你们必须相信我是真诚的,绝不是虚伪的。

我不菲薄自己,在这里面下过一些苦功,了解一些优缺点。为了更好地为人民服务,应该尽量拿出来,那怕只有你们知道也是好的,为此你们也不要存在什么顾虑。

要说的话很多,先作表达以便继续再谈。问
好!

辛叟

7.21

大真、凤岐:

接来信,悉已安抵单位为慰,6 日我给凤岐的信,想也达览了。

你对我的鼓励,我完全理解。想到人民的利益,想到大多数人民的痛苦,应该本着一技之长做出应有的贡献。所以我决不消极,一定把一切消极因素化为积极因素,最近有一部分人去农村,组织上要我写些关于常见病、多发病的单方、验方,已经交出去了,并同时给你们一份。

这次处理后尚未有过下文,其他的人仍在劳动,张铣已戴上帽子,于道济、程莘农等指名说他们顽固,不肯老实交代。总之,在大量样板面前,再不相信党的政策,肯定要吃亏的。你家中有信否? 我估计问题不大。不过希望早一些解决,自己也要创造有利条件,争取主动,不能老是等待。我的想法,把新中国成立前后及运动中的所作所为按年份重写一份材料,重事实不重批判,重旁证不重经过,对处理上还是有帮助。至于今后的愿望,是另外一回事,可以少考虑。

我的待遇,已超过一般工人和工作人员,寄给伯母三十元外已够开支,但为了照顾病体,也无多余。在极度困难时你父母多次给我汇款,我无以表达,在这种时候说任何感激话都是多余的。本来我想总有一天能把这债还清,现在看来也不可能了。听任应秋老伴说,东西早已变卖,不会再归还,其实我对身外之物,早置之度外,从未有过妄想,这是你们知道的。

病情仍旧那样,早上起来眼睛总觉不舒服,肿势仍发展,胃口平平,服 291 新药感觉一股盐卤味道,刺激喉黏膜甚厉害,容易引起干咳,但无其他不良反应。一般医生用这新药也少经验,只有通过实践逐渐摸索,我也愿借此试验一个时期。

已经进入伏天,这里还是雨季,经常有雷阵雨,上星期还下过一次冰雹,有过一次地震。今天一早就阴雨不断,并且下得很大,所以没有到你家去看小雷,现在每次到你家去,成了我唯一的精神寄托,他们生活并不宽裕,加之小雷既没户口也没粮票,但每次我去,就给我做些有营养的饭菜,若几天不去,家里做些我喜欢吃的,叫小萍、小俊、小刚偷偷给我送来。待天气好些,我再去家里看看他们。写了这封信作为晤谈。

候问一切都好!

辛叟

7.20 星期日午后

凤岐、大真:

手扎已收到,从宏观事实反映了一条真理,我完全同意。

这星期日(14)早上,附院革委会吕主任来看我,态度很好,作了长时间的恳切的谈话。他也是受过冲击的人,所以格外觉得亲切。我也向他做了简单的思想汇报,大意是宽大处理后深深感激党和毛主席,一定认真学习,彻底改造世界观,正确地对待一批二养,决不在"养"字下吃闲饭。最后,他叮嘱我注意营养,好好休息养好身体,将来在家里写些东西也好,上半天班也好,如果有什么要求,可以随时提出。这是领导上对我莫大关怀和鼓励,也充分证实了你们的预见比我强,我必须加倍努力。

上月中旬,曾经定案几个人,其中有李康(针灸科,大真跟他实习过)因富农分子又做过坏事,已遣返原籍,董建华系自由职业兼地主。以前定案的,单玉堂已在看病,病人很多,还有多数人在劳动。大字报本来已少,最近又出现批判程莘农(原针灸科主任)、王孝常(西医病房主任),说他们妄想翻案,不肯低头认罪,引起"群众"的愤慨。

两个月来我的病体没有多大变化,因此停止治疗,观察一个时期再说,不过疲劳很明显,脸上浮肿退不尽,说明病根还存在。这期间写了一些东西,主要是谈些中医治病的特点,但是不能不联系理论,联系理论又害怕"强调理论""理论脱离实际"等批评,所以不能畅所欲言。我感到这是个大问题,要解决这问题可能要经过一个过程,让大家的思想认识有进一步提高。对党的政策的目的和要求有深入体会。验方单方也写了一些,必要时拿出来作为贡献,还写了些大批判的文章,从自己受的毒害出发,可以教育自己,也能教育别人。

张家口仍无信息,你妈妈说愈拖愈麻烦,我认为很有道理。小雷更活泼了、更懂事了。大姐、二姐挺忙,这星期天照样上班,中秋节又到了,市上广东月饼很多,准备买些去给孩子们甜甜嘴。

谦

9.17

凤岐、大真:

一个多月没同你们通信,实因遇到的变化太多,心情不能安定。

10 月 24 日动员至河北的行唐五七干校,主要是疏散,我已做好准备,过了几天又关照老大夫暂时不去。11 月中旬商量疏散至合肥我的儿子家里,已经决定 29 日动身,临时军宣队接卫生部电话,关照我暂时不要走,又拖下来了。就在 11 月初,我感到极度疲劳,啥也不愿动,幸亏伯母从乡下赶到,料理家务,能够休息静养,目前稍有好转,但还是懒于行动,整天吃吃睏睏而已。

附院要疏散,部里叫我不要走,究竟为什么,一时无从猜测。这次只关照我一人,于道济已去山西儿子家,陈慎吾去无锡亲戚处。不过我想再坏也坏不到什么地步。所以只往好的方面着想。你们接触的事情比较多,不知如何看法?

为了疏散,家里的东西作了初步整理,送掉一部分,卖掉一部分,木器家具归自行处理,衣橱等亦已卖去,明知三钱不值两,聊胜于白白丢掉。

我的病,最近曾去日坛复查。过去均从禄米仓步行至医院,这次实在走不动,可见体力衰退。经透视、拍片检查后,病灶未见发展,仍服环磷酰胺药片。这药片比针剂反应较小,上月服后白细胞未见明显降低(6300),面部浮肿消失很快,说明尚有控制效力。关于疲劳、胃口不好,他们嘱服中药调理,我用六君子汤加黄芪、冬虫草、炙远志等,你们以为如何?

学院、附院的干部大多到河北行唐和河南商丘,参加劳动和搞斗批改,程莘农、赵绍琴、于锐锋等极少数人一同去,则为了监督劳动,家属中有少数已去安家落户,最近又在动员一批人去。医、护、药剂人员分配在甘肃、青海,年内亦将出发,听说甘肃已经有人去,具体地方不详,你们可能会遇到。因此留下来的人数已不多,学院更少。

你家我每星期去,看看老太太和小雷,大姐知我身体不好,千方百计弄东西给我吃,有时买到我爱吃的东西还叫小俊送来。伯母也去过,她不会说话,不知用什么词句来感激他们对我们的关怀,只是热泪盈眶。

为了种种原因，我好久不动笔，但在可能条件下还是要继续写，如果实在不可能，决定写一个提纲寄给你们，请你们加以发挥完成。

神疲手酸，写不下去了，盼望你们写家信时复我数行！

辛叟

11.26. 雪窗

你们给我的信已收到，使我很感动，同时知你们又添了一位千金，使我很高兴。老太太说快要满月了，大真身体已复原否？小儿喂奶习惯否？很想念，望来信告知。

又及

即问

旅安

凤岐、大真：

展读长函，承对贱体十分关怀，无限感激，我病发现到现在恰恰两年，中间虽有反复，尚无恶化现象。目前最苦的是全身疲倦，行动气喘，不是伯母来京，一人无法生活。但自知元气未涣散，精神尚能支持，一时死不了，所恨一天到晚，坐卧斗室，苦极闷极，不可言喻。

承询写作，率直答复如下，我于中医学的研究不够深入，因此虽然看了不少中医书籍，谈不出各家的学术思想，只能谈一些他们的渊源和发展，以及人云亦云的什么派、什么派而已。新中国成立后稍稍注意及此，自以为得到很多启发，对自己的写作亦有所提高。你们愿意替我整理，姑介绍概况，得暇可检阅之。①59年后的中华医学内科杂志，有痰饮病、肝硬化、退热疗法等。②60年后中华精神病医学杂志，有脊髓痨、一氧化碳中毒等。③55年上海中医药杂志，有高血压。④61年后哈尔滨医学杂志，有总结临床经验，广东中医药曾转载。⑤60年后北京中医杂志，有胃溃疡、脊髓痨、辨证论治纲要等。这些写作，有的已采入谦斋医学讲稿。但文字上经过加工，出入很大，我觉得有些方面还是原来的讲得透彻。《谦斋医学讲稿》和《中医入门》二书，对中医作了初步的批判继承，可以代表我的学术思想，望好好研究一下提出批评，此外，没有破费时间的必要了。

我有两个心愿没有完成，一是金元四家里有宝藏可以发掘，很想把它综合起来，去芜存精，二是把所有外感病的理法方药整理为一编，打破一切派别。这工作对整理提高中医学有很大作用，比研究一个病要强得多，现在环境逼人，无法再进行，只有作为谈话的资料而已。

目前所见，正如凤岐所说，总之不用政治挂帅，不钻研学术，很难提高业务水平。上星期王老先生带了两个天津朋友来看病，说是他们家里有个急性白血病人要同我研究一下。据血液病研究所证明书，血象极坏，发热，口鼻出血，嘱用考地松治疗，拒绝住院，又有中医医院处方，用生地、犀角、丹皮、白芍及藕节、茅根等一大堆凉血止血药物，我觉得对这样严重病人的处理似乎太那个了。

王老先生我初次见面身体很健，谈话很爽直，可惜我行动困难，近又戒饮，不能常去，杯酒言欢为憾。大真的爸爸妈妈路过北京，我也没有见到，不知到达目的地后安好否？老年抱病客地，常常有个感觉，活一年，少一年，见一面，少一面，去一个，少一个，唉！

精力不济，字迹潦草，望原谅。即问

俪安暨小雪好！

辛叟

12.26

凤岐、大真：

　　得手书，知近况，喜出望外。

　　两年来，受病魔折磨，元气大伤，但尚能与疾病作坚强斗争，维持日常生活。入冬以来突然变化，一天不如一天，周身疲困，四肢酸软，咳嗽气喘，不能活动。

　　（凤岐、大真注：这一封信没有写完，也没有寄出，是秦老去世后家里人给我们的。据说是去世前三天写的。）

谦斋家书手迹

……前的书再了。

我有两个心愿没有完成，一是金元四家里有宝藏，可以发掘，很想把它综合起来，去芜存精。二是把所有外感病的理论方药汇成一编，分析一切派别。这工作对于提高祖国医学有很大作用，比研究一个病有了深了，我在研究院通过，无法再进行，只有作为读语的资料而已。

目前研究，当然应咳研讨，总之不用政治挂帅，不结研究成绩，很难提高业务水平。上星期王老先生带了两个天津朋友来看病，说是他们家里有个得甲白血病人要同我研究一下。谈血液病研究所证明书，血像极坏，发热口鼻出血，喉用现代抢救药，抵抗她这，又看中医无法处才，用生地、犀角、丹皮、白芍及藕节、茅根等一大堆活血解毒，表觉得对这样严重病人作处理似乎水都了。

王老先生对我动次出面，并告很速，谈记很兴奋，劝惜我行动困难，近又或病，大概年老，把酒已改为咳。大热的日子经过北京，我也没有见到，不知到这目的地在哪为否。我年老抱病等地，常常有个感觉，增一岁少一岁，多一面少一面，走一个少一个，唉！

精力不济，字又潦草，出京语。乎问

……小病好！　　　　　　　　　　　　　　　　　华曾 12.66.

谦斋家书手迹

谦斋诗词选

二兰室诗稿

（1922 年）

白梅八音

冰肌玉骨涴清尘。占尽江南第一春。
自尔辉光余瑟璨。还从冷淡见精神。
天寒东阁霜华重。地僻西湖月晕皱。
最爱静中香韵别。几疑相对素心人。

⊛　　⊛　　⊛

亭亭瘦影照芳卮。屏欲纤秾最胜时。
辇下才人初入道。山中宰相自成奇。
疏林漠漠消尘迹。野水涓涓洗艳姿。
便拟蓬莱向仙子。采云应不到瑶池。

⊛　　⊛　　⊛

不是山涯即水乡。独留真赏见孤芳。
月明夜渚留清影。雪暗空林有定香。
寒彻骨时仍抱朴。淡无言处最难忘。
寻春踏遍溪桥路。疑是凌晨未解霜。

⊛　　⊛　　⊛

不共人间秀色餐。悠然尘外冻云搏。
暮寒光景浮情敛。春竞年华本色难。
时坠玉鳞惊翠羽。漫拈香蜡写乌丸。
剧怜世界烜妍甚。谁复能将冷眼看。

⊛　　⊛　　⊛

梦入罗浮何处村。春心数点淡无痕。
垂衣粉蝶空寻侣。偷眼霜禽易断魂。
举世几人同素质。小庭留月伴黄昏。
南技不逐春灯艳。记取琼英过上元。

⊛　　⊛　　⊛

空谷佳人绝代名。巡簷初见态轻盈。
一以明净珠还浦。几树横斜玉压城。
冰雪湖山林处士。琼瑶词翰宋文贞。
年年玉照堂中住。浪说清闲过一生。

⊛　　⊛　　⊛

澄鲜姿态竟谁同。别擅清光映太空。
暗雨荒崖惟守黑。晓凉虚室不宜红。
牧之未合怜多子。长吉何缘赋恼公。
最是晚来箫瑟意。淡湮横扫半冥濛。

⊛　　⊛　　⊛

纤绮频年释旧愁。肯将浩荡怨灵修。
晶帘不碍芳馨透。玉帐难为色相留。
十里自成香雪海。三生无分降云楼。
诗怀洗炼空余滓。写入诗笺思每幽。

题背面宫女图

谁家碧玉朱栏侧。背人不语娇无力。
秋水双瞳唤不回。春风书面无人识。
若教一顾倾人城。三十六宫失颜色。

家居有怀诸友

结习从来喜论文。天涯知己感离群。
花前独写怀人句。一片相思化白云。

读史四咏

鼎革监前朝，裁兵计亦超。
金人十二外，应悔未全销。
间左联陈涉，关中戮子婴。
独怜七十战，遗恨在东城。
赤壁旧鏖兵，奸雄心胆惊。
如何天不死，留与汉家争。
荆州成铸错，仗义此东征。
未捷身先死，江流气不平。

夜谈昌谷集

锦囊心血成碧花。玉楼夜发玄云车。
至今膡有昌谷集。长爪无人空叹嗟。

岭猿叫号山鬼泣。野芳萧萧暮愁急。

西施菊与秦子伯未联句

若耶溪畔又深秋。（伯）一线朝曦露未收。（楠）
妙舞腰肢难比瘦。（楠）捧心姿态本无俦。（伯）
苧萝村冷魂应化。（伯）杨柳台荒迹尚留。（楠）
转眼重阳佳节近。（楠）问谁载向五湖游。（伯）
注："楠"即徐少楠

拟行行重行行

秋风起北邙。游子去故乡。行行万余里。
倏忽天一方。严霜覆四野。明月照高墙。
越鸟东南飞。中宵独彷徨。彷徨意难致。
此身长捐弃。斑马多寒声。感此独愁思。

拟庭中有奇树

青阳布木德。春满江南路。思君不可见。
对此梧桐树。断为七弦琴。音声复谁顾。
将以遗所思。江水深难渡。

题《读内经图》并序

奚铸翁为先祖制读内经图一卷。右为岭。苍苍
然。白云抹巅。左为枫树五株。疏枝交攀。浓霜深
染。下临活泉。一僮抱琴立梁间。泉之右深篁植
焉。篁之后即岭。篁之内为读书处。茅舍三楹。面
山而扉。一白发翁拥衣作沉思状。盖先祖也。仙境
耶。人世耶。岚光云影。清逸之气。揣飞眉宇。不
可知矣。昔奚铸生为叶天士制此图。今已漫然无
考。则展铸翁之图。又能无感慨系之乎。

无题

独伴浮云寄此生。青山红树看分明。
夜来应作闲居赋。一片秋声与涧声。

归来篇·赠别曹梅花

大鹏独向南冥止。不甘蛰处长安市。
长风为御云为骖。吴山明月千里秋。
仰天浩歌发孤愤。惊起龙子寒江隐。
烟光晦暝极茫茫。一夜鬓丝飞银霜。
壮岁早怀齐物意。阮郎末路空含泪。
愿将沧海化酒池。欣髯鲸饮醉不辞。
归来丁令非故昔。女墙蜗篆土花碧。

谦斋诗

衰草白扬九曜山。斜阳冷照荒烟间。
子规啼断古人死。粼粼山石空流水。
独立苍茫为怆神。图书还作世上珍。
笔花旁魄龙蛇走。一代豪情贯牛斗。
学书初学颜平原。篆隶独追秦汉魂。
更借西泠辟途径。丹青不济岁华窘。
嗟时不遇徒豪雄。当时文采今则空。
结想荆台卞和痛。残灯如豆照秋梦。

河传·送春

华年偷换。恨蔷薇红退。杜鹃魂断。芳草黏
天。春意也如人倦。碧桃枝。东风软。黄昏莫放
湘帘下。不是相思。怎便多情念。犹记粉墙。一
抹斜阳缭乱。向去程。天样远。

醉花阴·红豆

错认樱桃同一色。道是生南国。莫似絮沾
泥。怕种相思。千缕新愁织。
纵然分散还相忆。泪染鲜堪摘。窗下饲黄
鹂。飞向天涯。好寄多情客。

画堂春·秋恨

空江如镜月如眉。故园新雁来时。夜深延伫
熄灯迟。没个人知。
宝鼎愁烧龙脑。绮窗怕种荠葼。沘棠微雨退
胭脂。无限相思。

满江红·秋思

纤雨黄昏。凝眸处一天萧瑟。拚寂寞和烟和
雾。眉尖无力。别意模糊衰草渡。闻情缭乱梧桐
碧。任寒灯凄绝弄窗儿。孤鸿泣。惆怅处无消
息。疏懒态。今犹昔。恨海棠憔悴。菊花无色。
廿四吴桥秋露冷。三千乡水寒潮急。笑孤眠滋味
未曾语。抚横笛。

减字木兰花

轻轻袅袅。一缕芳魂惊渺渺。漏滴三更。何
处凄清弄玉笙。
此情眷恋。斜倚薰笼无奈倦。欲寄音书。淡
月昏黄映碧虚。

二兰室医学杂录

怀念"莫斯科"

（十月革命四十周年写于北京）

从北京到莫斯科，
　　飞越贝加尔湖和乌拉尔山。
苍翠的桦林点缀着广阔田野，
　　蓬勃而豪旷的生气，
　　先使人意远神闲。
＊　　　＊　　　＊

美丽、繁荣的苏联首都，
　　红星在白昼闪耀光芒。
车如流水无声，
　　高楼密似蜂房。
幸福和愉快的情绪，
　　交织着街道上每个市民心囊。
＊　　　＊　　　＊

当我踏进世界最大学府，
　　首先注目药学家李时珍石像。
多么光荣！
　　获得国际间敬仰。
此时，此地，此情，
　　作为中医而充满了力量。
＊　　　＊　　　＊

油画廊里，
　　陈列着巴甫洛夫的图片。
他正在伏案沉思，
　　给苏联医学上写出新的一页。
尖锐地批判了机械唯物观点，
　　使中医理论获得了科学的逻辑。
圆形的音乐厅里，
　　倾听美妙的三角琴独奏。
他，曾经中医治疗肌肉萎缩症，
　　恢复了灵敏的腕肘。
当他一曲终时博得千百掌声，
　　却来紧紧地握着我双手。
＊　　　＊　　　＊　，

短短的旅期，
　　深长的情感。

列宁村，高尔基公园，
　　以及电影、歌舞一切文艺。
深刻地萦绕梦寐之间，
　　永远使我怀念。
＊　　　＊　　　＊

伟大的十月革命节日，
　　四十年来，
　　有愈来愈多的人尽情欢狂。
我在祖国首都的天安门广场上，
　　想见红场彩旗飘扬。
一丸新月——人造卫星，
　　照透了无数人民的和平愿望。

挽赵树屏先生诗

　　垂老相逢未觉迟，年来况复日追随。
　　俄惊潘岳添霜鬓，更惜中郎有女儿。
　　注：我于1950年始识赵老，1955年调卫生部工作，朝夕共事，相引为快。君爱人娶无锡秦氏，先百五日病逝。

　　少孤力学做人师，肠逐车轮强忍饥。
　　祖研亲承勤著述，岐黄余绪赖扶持。
　　注：早年曾任中学教师，奔走数校，辄袖饼饵在电车充饥，因得胃病。尊祖以医行世，课余侍诊，渐通脉理，遂弃教务致力于医，写有论文散见报刊，并存医史及医案待梓。

　　几度南轩把酒卮，每因谰语一长悲。
　　相看白发同憔悴，甘苦心头只自知。
　　注：君维护中医不遗余力，偶闻同道中有发谬论者，辄欷歔不能自已。

　　小汤山畔问归期，一蹶何堪竟不支。
　　谁识寸心坚似铁，却从病里守清规。
　　注：养疴小汤山疗养院，戒绝纸烟花茶，或询之，曰：共产党待我太厚，决心养好孱躯，以回报答耳。

　　讲学宁辞气力衰，直将性命挽颓危。
　　愁闻呜咽弥留语，长使泉台抱怨思。
　　注：解放初期，君在中华医学会作中医学术报告，引起一般重视，为从来所未有，君大为兴奋，不

意心脏病发。

剧伤逝者竟如斯,燕北江南泪共垂。

太息仔肩今后重,此生不负故人期。

注:送君入殓时,又闻苏州承澹庵先生噩耗。

祖国两首
1956 年

祖国多遗产,蔚为民族光。

素灵存著述,草木亦芬芳。

远景真堪见,前途未可量。

热情千万斛,此日信非常。

秦注:草木寓意《神农本草经》及中药而言

祖国相呼唤,欣然来古京。

一时逢盛会,四座皆知名。

赵董推先觉,袁施属老成。

举杯无限意,期待展平生。

秦注:赵指赵树屏同志,是当时北京中医学会主任委员;董指董德懋同志,是中医杂志主编;袁是袁鹤侪,施是施今墨,袁施二老为北京的名老中医,虽年事最高,仍参加医院工作。

1956年北京中医学会为了欢迎来京参加中医研究院工作的名中医,3月4日在北京举行宴会,秦老即兴而作。

赠友人沛然

相逢淮上亦因缘,瘦似梅花太可怜。

行李萧条囊媵剑,文章评议眼高巅。

老予楼住三层上,输子棋争一着先。

闻道明朝离别去,新诗脱手意缠绵。

注:裘沛然先生是上海中医药大学教授,全国著名中医学家。与秦老故有私交。裘老在评价秦老时说:"秦伯未先生著作等身,不仅医学深邃,其诗亦迥出凡境。其诗清新悱恻,信手拈来,抒情记事,不脱不粘,洵不愧吟坛高手。"

"秦老以高才博学,工诗精医而睥睨当世。但他对我则独垂青睐,时加嘉勉,具见前辈扶掖后进的深情。"

五十言怀
庚寅六月
(1950 年)

毋劳酌酒劝迁辛。(余生辛丑,迟先伯祖温毅先生恰周甲,因锡小名又辛。)更仆难将话顿尘。欲弃身家为道士。偶游燕赵作畸人。情知老至欢娱减。生值时艰涕泪新。手定吟编中有史。珍如敝帚独相亲。

喧春桃李满江城。迓借归耕畏后生。早识贪痴皆妄念。终怜耽误是浮名。净言褊急阴遭忌。交谊疏慵近更轻。信宿空桑殊少恋。枋榆鸡雀任飞鸣。

双梓婆娑认故乡。盈怀冰炭数回肠。已无亲养输财尽。尚有人来乞药忙。远世渐顽疑木石。齐民乏术课蚕桑。休论魏晋纷纭轫。空葺先庐锁夕阳。

忍采芙蓉白了头。三年充隐亦烦忧。好栽花树愁风雨。枯坐溪堂失侣俦。荣辱而今浑细事。酸寒何敢拟清流。最伤非是无从辨。付兴蒙庄唤马牛。

思酬岁月去迢迢。小技明窗破寂寥。刻石漫留稽古意。折枝每喜及时描。茧怀拘束萦儿女。絮萝消沉剩剑箫。闭户含饴兼学易。天机虽薄暂逍遥。(倘蒙赐和。勿拘体韵)。

非物质文化遗产传承

明清宫廷御用宋氏胶药

宋氏胶药门第十六代传人 宋子刚

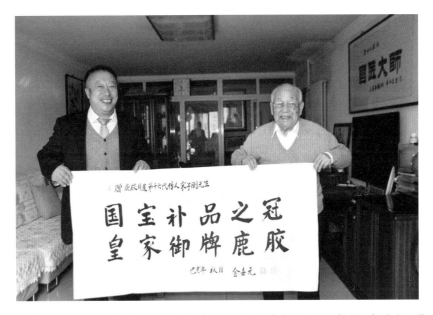

宋氏胶药门,始创于 1526 年明嘉靖年间,由山西五台山炼制长生不老丹、素胶起,进入京城后,宋杨室(字保晴)首开"保晴堂",为宫廷皇室修合补益长寿养生医方。至清圣祖玄烨康熙六年,即 1667 年,易名为"御德堂"。宋氏胶药门,京都无二处。宋氏胶药门训:药材好,药才好。由于宋氏供药黑色居多,圣上戏称其为"天下第一黑行",并赐匾额一块上书"御德堂"。

宋氏堂训

御药秘制胶,大通御德堂;尊古不泥古,创新不失宗;
修合无人见,存心有天知;神圣岂能在,调胶最近情;
存真慎药性,仁术尽平生;诚慎御德堂,九转功不停。

源自康熙赐太医院《赐院判黄运诗》

一、素胶

为宋氏先祖宋杨室根据历代炼丹家丹药制法改良后的创新胶类药材,将灵芝、白蘑、松茸、木耳、党参、黄芪、香菇、猴头菇等各种菌类与杏树、桃树等果树胶混合熬制而成,具有补气养血、滋阴补肾、荣发养颜、益智健脑等功效,经明嘉靖帝与皇室大臣服用后,因功效显著,誉为"长生不老丹",宋杨室归隐五台山炼丹后,又在之前的基础上,加入当地的台蘑、台参、核桃、金莲花茶等特色食材,使其药效更佳,并向老百姓开放,宋氏胶药门遂享誉民间,就此开创了四百年基业。

二、醋胶

为宋氏胶药门第一代传人宋继仁依据山西老陈醋特性所创制,将山西老陈醋、黑苦荞、黑小米、黑紫米、黑豆、黑玉米、黑香菇、黑木耳、黑蒜、黑核桃等食材共同长时间酿制成醋胶,具有软化血管、提高免疫力、防治高血压、高血脂、糖尿病等功效。

三、果胶

为宋氏胶药门第二代传人宋鹤龄依据山西、山东、河北等地盛产的苹果、桃、梨、杏、山楂、樱桃、葡萄、枇杷、桑葚、蓝莓、红枣、黑枣、蜂蜜、冰糖等水果与其他食材,加入魔芋后经长时间熬制而成,具有活血化瘀、开胃健脾、补血养胃、明目益智等功效,富含多种维生素,且食用方便,又易于携带,特别适合长途旅行、海上航行者、军队作为补充食品。

四、阿胶

在宋氏胶药门又称东阿纯黑驴皮九昼夜真贡胶,为宋氏胶药门第三代传人宋德寿根据山东德州黑驴的特性创新而成,采用黑驴皮经七七四十九道工序、九九八十一个昼夜不停歇地熬制、挂旗、成型、切胶、晾晒、擦胶、包装、储存等复杂工序制作而成,并将黄酒、核桃、红枣、黑枣、松子、陈皮、党参、黄芪、灵芝、冰糖、玫瑰、枸杞等食药材熬制成贡胶——东阿纯黑驴皮九昼夜真贡胶,又名凤凰膏,具有补气补血、乌发健脑等功效,经明神宗万历年间东阁大学士于慎行引荐入宫,因其在延续子嗣、安胎育宫中的独特功效,为内廷皇后嫔妃所喜用,其独特秘方代代相传,并经历代传人不断改进,成为男女喜用的健身佳品。

五、茶胶

为宋氏胶药门第四代传人宋圣继所创。将黑茶、普洱茶等茶叶经有机混合与有序加工,分阶段加入枸杞、红枣、玫瑰、山楂、陈皮等食材,酿入柑橘中,经三年反复长时间蒸晒,用荷叶包裹马莲、青蒿捆绑加工而成,具有祛湿解腻、温胃补肝、健脑益智、促进消化、消食健脾利胃等功效,特别是在海上长途旅行、陆地长途跋涉中,作为茶叶的代替品,深受当朝皇室官员及广大老百姓所喜爱。

六、树胶

为宋氏胶药门第五代传人宋济生所创。以白桦树皮为基本材料,加入杏树皮、松树皮等,再分步骤掺入木耳、蕨菜、薇菜、元蘑、榛蘑、榆黄蘑、冻蘑、松籽、山核桃等食材,创新出宋氏独门树胶,经现代科学证明,树胶具有补气养血、强筋壮骨、祛痰止咳、降低血压、增强毛细血管抵抗力、减少毛细血管脆性、降血脂、扩张冠状动脉、增加冠脉血流量等功效。

七、鹿胶

为宋氏胶药门第六代传人宋玉德、宋天德所创,新疆伊犁马鹿、关东梅花鹿,鹿全身都是宝,试制后皆可成胶入药,制成鹿角胶、鹿皮胶、鹿骨胶、鹿筋胶、鹿鞭胶、鹿尾胶、全鹿胶、鹿心胶、鹿毛胶、鹿肝胶、鹿肚胶、鹿肠胶、鹿肺胶、鹿胎胶、参鹿胶、关东三宝胶、参茸固肾胶等独门药膏,具有温补肝肾、益精养血、补气生精、滋阴壮阳等功效。特别适用治疗阳痿滑精、腰膝酸冷、虚劳羸瘦、崩漏下血、便血尿血、阴疽肿痛等病痛。

八、桃胶

为宋氏胶药门第七代传人宋林庆所创,在民间原有的桃胶中,加入党参、黄芪、枸杞、陈皮、甘草等中药材,具有和血益气、止痛止咳、清血降脂、缓解压力和抗皱嫩肤、养颜驻颜、延缓衰老等功效,特别是对治疗胃痛、慢性胃炎,其作用立竿见影。经过宋氏历代传承人的不断改进与持续研发,桃胶逐渐成为慈禧太后钦点御用的养颜补品。

九、鱼胶

为宋氏胶药门第八代传人宋广生所创。充分吸取了民间鱼胶制法的长处,结合宋氏胶类秘制法,加入沙参、麦冬、石膏、知母、天花粉、黄芪、莲子、山药、枸杞、牛鞭、虎杖、百合、海马等名贵药材,将鱼胶保健范围又提升了一个层次,为乾隆帝及皇室大臣们所喜用,特别是在延续皇家血脉、提高性生活质量等方面,具有较强作用,后经宋氏胶药门逐步改善与反复试用,开发出具有宋氏医门特点的鱼胶品类。

十、羊胶

为宋氏胶药门第九代传人宋茂盛所创。以羊肉、羊皮为主料的羊胶制品,运用宋氏胶类药材秘制方法,加入覆盆子、莲子、黑芝麻、枸杞、桂圆、核桃仁、大枣、人参、黄精、葛根、决明子、玉竹、肉豆蔻、山楂、橘皮、罗汉果、砂仁、茯苓、益智仁、山药、芡实、红糖片、黄酒、蜂蜜等中药材,具有祛寒祛湿、温补阳气、益气养血、补肾益精、养心安神、调理脾胃、补益产妇、和血通络、养肝催乳等功效。不仅受到了皇室大臣们的喜爱,也深受普通市井百姓的追捧。后经宋氏门人多次改良,制成羊胶系列品类,流传至今。

十一、蜂胶

为宋氏胶药门第十代传人宋孝通所创。蜂巢与蜜蜂所采树脂混合熬制成干品,与蜂蜜相比,其含糖量较低,不易形成食糖过多后的病症,老幼皆宜。具有润肤生肌、消炎止痛、延缓衰老、美容养颜等功效,加以宋氏制胶秘法辅助,分阶段掺入深山中所产的野生猕猴桃、野生板栗、酸枣、沙棘、桑椹、野刺梨、刺泡子、野生蓝莓、山捻子、木奶果、鸡爪梨、松仁、榛子等野生食材,研制出宋氏独门特色胶类药材——大通古法蜂胶糕,又经后世门人不断改良,因驻颜延寿效果甚佳,深为皇室贵族所喜食。

十二、黑谷胶

为宋氏胶药门第十一代传人宋福林所创,依据宋氏先祖胶药秘制法,将黑苦荞、黑小米、黑小麦、黑紫米、黑豆、黑玉米、黑香菇、黑木耳、黑蒜、黑核桃、黑枣、乌梅、黑桑葚、黑葡萄、黑松子、板栗等食材混合熬制,并加入党参、黄芪、枸杞、黄精、莲子、百合、桂圆、红枣、白芷、蜂蜜、冰糖、当归、侧柏叶、何首乌等中药材,具有滋养肝肾、健脾和胃、活血明目、益智健脑、延缓衰老、滋肤美容、乌发生发等功效,后世宋氏门人,借鉴了慈禧太后常用的"发不落秘方"、养心延龄膏、保元益寿丹、菊花延龄膏等清宫秘药,创制出宋氏独门胶类药材——大通古法黑谷胶,代代相传,保留至今。

十三、龟胶、牛胶(黄明胶)

为宋氏胶药门第十二代传人宋芳寿所创,宋仿鹿胶、东阿纯黑驴皮九昼夜真贡胶制法,改用来源广泛的甘肃、四川、宁夏、西藏、湖北、湖南、河南、广东等地的黄牛皮、牦牛皮、黑牛皮为原料修合牛胶(即黄明胶、牦牛胶)等。由于具有滋阴润燥、养血止血、活血消肿、解毒、医治跌打损伤、痈疽疮毒、烧烫伤等显著功效,恩师庄守和献于咸丰皇帝,用于皇家御林军,由于疗效显著,咸丰皇帝赐"禄"字保牌一幅,以示褒奖。从此,宋杨室保晴堂及分号鹤龄堂老铺、圣济堂继承发扬光大至今。

十四、枣胶

为宋氏胶药门第十三代传人宋英含所创,产于新疆的红枣特别适合于制成胶类药材,遂加入多种中药材与之混合熬制、晾晒后,在宋氏家族宗亲多年服用后,找到了较佳的配方和独特的制作工艺,并推向皇宫大臣们作为日常滋补佳品,反响强烈,遂研制出价格低廉、产量较大的平民版,为广大老百姓在战祸及自然灾害期间的食物代替品。

十五、鳖甲胶

为宋氏胶药门第十四代传人宋相国所创。宋相国在宋氏制胶秘方的基础上,经过严格药性实验,在熬制过程中,解决了鳖甲蛋白质不易为人体消化的弊端,并加入西洋参、山楂、穿山甲、枳实、砂仁、鸡内金、核桃仁、红枣、枸杞、冰糖、蜂蜜等中药材,经混合熬制后,先供于皇室内庭服用,新中国成立后,贡献出秘方,为广大人民群众服务。具有滋阴补血、润肺消积、退热消瘀、补肝阴、清肝热等功效,与龟甲胶有互补作用。

十六、蜜柚膏

为宋氏胶药门第十五代传人宋泽清及其妻王桂兰所创。将红柚肉、柚皮等依古法熬制,加入红枣、花生、红薯、黄芪、树皮、糯米、山楂、陈皮等食药材。在实际应用中,成年男性服食一颗,便可一日不食,而无任何饥饿感。进入和平年代,改良之后的蜜柚膏,亦有美容养颜、止咳醒酒、祛痰润肺、养肝护肝、活血化瘀等功效,对于防治心脑血管疾病、促进肝细胞再生有一定作用。

十七、创新药膳

自明嘉靖 1526 年间起,传承发展宋氏胶药门祖传制胶技艺,将中医药与烹饪技艺有机组合,恢复御药房、御膳房、御茶膳房、御菜膳房、饽饽房、宫廷传统药膳三十二套宴席,九百余种养生菜品:(1)状元及第宴(大通鹿胶宴);(2)出征壮行宴(牛胶宴);(3)凯旋庆功宴(羊胶宴);(4)福寿无疆宴(龟龄宴);(5)大婚宴(阿胶宴);(6)百子宴(花胶宴);(7)酬友宴(桃胶宴);(8)平安宴(蜂胶宴);(9)千叟宴(素胶宴);(10)蒙古亲藩宴;(11)延臣宴;(12)万寿宴(树胶宴);(13)九白宴;(14)节令宴(果胶宴);(15)元日宴;(16)元会宴;(17)春耕宴(茶胶宴);(18)端午宴;(19)乞巧宴;(20)中秋宴;(21)重阳宴(醋胶宴);(22)冬至宴;(23)三十:除夕团圆宴;(24)初一:国泰民安宴;(25)初二:四季如春宴;(26)初三:前程似锦宴;(27)初四:人丁兴旺宴;(28)初五:有凤来仪宴;(29)初六:一帆风顺宴;(30)初七:鹿鸣宴;(31)正月十五:祈福花灯宴;(32)二月初二:龙抬头喜宴。继承创新宫廷药膳:太乙紫金锭、仙鹿膏、凤凰糕、龟鹿二仙膏、八珍糕、八仙糕、翠盖鱼翅、乾隆果仁、泾渭分明、关东三宝珍珠鼎、人参膏、灵芝膏、大通全鹿膏、野意鹿肉炖豆腐、"燕窝万寿无疆"全家福攒盒、挂炉烤全鹿、挂炉烤飞龙、燕窝溜鹿筋、攒丝鱼翅、葱烧海参、溜飞龙片、攒丝鸡蛋、砂锅鹿肉、野意炜鹿肉御面一品锅、飞龙报喜、大汗鸿鹄之志、锦绣前程长寿面、燕窝鹿胶酒炖天鹅火锅、大通盆菜全家福、什锦饽饽、龟龄腊八粥、果胶元宵、五福粽子、大通雄黄酒、重阳糕、乞巧饼、鹿胶月饼、鹿胶海参、鹿胶粽子、鹿胶元宵、鹿胶茶、鹿胶酒、鹿胶烤梨、鹿胶抗癌裙带菜、鹿胶卤水牛展、鹿胶极品狮子头、鹿胶油梨卷三文鱼、鹿胶黑芝麻包、鹿胶海鲈鱼拼烤玉米饽饽、鹿胶芙蓉螺旋藻、鹿胶汤圆、燕窝鹿胶酒炖天鹅火锅、燕窝"寿"字鹿胶海参炖老山参、阿胶月饼、阿胶海参、阿胶粽子、阿胶元宵、阿胶茶、阿胶酒、阿胶烤梨、阿胶抗癌裙带菜、阿胶卤水牛展、阿胶极品狮子头、阿胶油梨卷三文鱼、阿胶黑芝麻包、阿胶海鲈鱼拼烤玉米饽饽、阿胶芙蓉螺旋藻、阿胶汤圆、燕窝"疆"字万年青阿胶酒炖热锅鳜鱼、牛胶膏、牛胶烤肉、牛羊二仙胶、桃胶河塘冰碗、贵妃桃胶、燕窝苹果脍桃胶、燕窝"万"字大通花胶、极品蟹黄蟹肉扒原只花胶、羊肚菌花胶焖鸡、虫草炖花胶王、花胶功夫炖鲜鲍、宫廷普洱茶、万寿龙团、宫廷桔普茶、橘红茶等。2016 年大通鹿胶阿胶月饼、鹿胶阿胶酒、仙鹿膏、凤凰膏、牛羊二仙胶等宋氏传统胶药类产品获老字号时尚创意大赛金银铜奖;2017 年代表中国老字号参加在德国科隆举行的国际美食展,为国争了光。得到北京市副市长王宁和德国科隆市长何珂与国际友人一致赞誉,新华社、新华网、国际新闻等三十余家媒体报道传播。补益长寿,治未防变;药材好,药才好;金光仙草,丰厚元龟;灵兰秘授,琼藻新载;但愿世间人无病,哪怕架上药生尘;家传玉典望西鼎,品正琼浆贡北阙。

2018 年,作为宋氏胶药门紫禁城宫廷药膳第十六代传人,宋子刚获得了由北京市海淀区授予的"鹿胶膏制作技艺非物质文化遗产传承人"殊荣。2019 年,北京金丰餐饮有限公司大通饭庄、御德堂伊德诚清真食品获得了由中国烹饪协会、中国商业联合会中华老字号工作委员会及中国饮食类非遗传承与保护课题组授予的"全国饮食类非物质文化遗产保护与传承示范单位"荣誉称号,宋子刚被授予首届全国饮食类非遗传承人。

爱新觉罗·启功、国学泰斗范曾、国药泰斗金世元等京城名家对宋氏传承药膳非常推崇和赞赏。启功先生专门题写"天下第一糕"的匾额。国药泰斗金世元先生亲笔题词"国宝补品之冠,皇家御牌鹿胶"。原国家卫生部副部长陈啸宏为宋子刚将要出版的《中国鹿胶》一书撰文:"自明代宋杨室先生以降后世,十六代四百多年来,潜心精研岐黄之术,并在中药胶类药材领域,建立卓著成就的事迹翔实感人。坚持文化自信,讲好中国故事,就是要讲好中华优秀传统文化的故事,也包括中华老字号的故事。如何发挥中国传统医药优势,赋予中国药胶类药材及食疗以新的生命力,使其更好地为全民健康服务,值得深入的思考与探索。"

"中医谦斋三元医派"刍议

——由"医"之文字演变谈到"中医谦斋三元医派"

谦斋三元医派创始人　王凤岐

祭言:2020 年 1 月 12 日,我最亲爱的人生伴侣王凤岐走完他八十年的人生道路,在睡梦中安然去了另外一个世界。一切来得这样突然,鲜活的一个人忽然音容杳然,简直不可思议! 实在令人无法接受! 但,这是现实,必须接受。凤岐与我都是"秦伯未中医学——孟河谦斋医派的传人。他一生践行谦斋医学的传承,直至临终前,一直在思考中医学术适应新时代需求的创新。他毕生的努力,在继承秦老学术经验基础上,结合自己临床的体会,总结出"中医谦斋三元医派"。这是对秦老坚持中医不能废止"五行学说"的学术继承,也是对中医固有理论的完善,应对当今新形势挑战、竞争、需求的创新。他在世还没来得及封笔,就被接走了……庚子年清明将至,我把他的遗稿找出来,遵照他的原意不做改动,题名"中医谦斋三元医派"刍议,供大家学习参考,以此祭奠我最亲爱的人生伴侣。凤岐——你在那边能看到吗?

——庚子年清明,吴大真馨香谨记。

一、"医"之文字演变

众所周知,中华文化中有一优秀的代表是汉字,汉字现今最早发现是甲骨文,其中有象形文字和会意文字尤为美丽,富有韵味。自从人类有了语言,就能更为准确的表达和交流各自的生活、劳动、情感与思想,随之出现以绳打结代表事物的活动方法。最早人们是以口口相传来传承和延续各自的生活、劳动、情感与思想以及更多需要发扬光大的东西.但口口相传容易发生错误和歧义。文字尤其是汉字的出现,大为改变了人类文明的进程。现今发现最早的汉字是甲骨文,大约有 1 万年到 3 万年之久,汉文字的出现使中国传统文化更为灿烂,让人们更为准确的表达意愿和表述劳动、生活、思想以及因此而产生的人和事相关的许许多多的东西。

我们先来谈谈"医"的文字演变历史是如何进行的,医的最早写法是"毉",大约在 6000 到 8000 年前的伏羲时代到炎黄时代,人们由母系社会演变到父系社会,社会生产力大大提高,人们从渔猎生活转变到农耕生产,生活逐渐有了保障,医学活动也进入了极为发达的高峰时期。《黄帝内经·上古天真论》云:"上古之人,其知道者,法于阴阳,和于术数,食欲有节,起居有常,不妄作劳,故能形与神俱,而尽终天年,度百岁乃去……夫上古圣人之教下也,皆谓之:虚邪贼风,避之有时;恬淡虚无,正气从之;精神内守,病安从来? 是以志闲而少欲,心安而不惧,形劳而不倦,气从以顺,各从其欲,皆得所愿。故美其食,任其服,乐其俗,高下不相慕,其民故曰朴。是以嗜欲不能劳其目,淫邪不能惑其心,愚智贤不肖不惧于物,故合于道。所以能皆度百岁而动作不衰者,以其德全而不危也。"这个时代"医"的写法是"毉",这个字是合体会意字。匚读音 fang,是古代装兵器的工具,犹如装箭的箭袋或箭匣,后来引申为按跷,按指抑按皮肉,跷谓捷举手足,是中国古代一种属于物理性质的疗疾祛病的方法。这种疗法不借助于器械而是直接通过手技来完成,既有治疗之功,又有保健之效。后来被称之为按摩,现今又叫推拿。"矢"是弓箭,古时的箭头都是石头做的,这里代表砭石,是一种锐利的石块。《说文解字》:"砭者,以石刺病也。"主要用来破开痈肿,排脓放血或用以刺激身体的某些部位,消除病痛。砭石为中国最早的医疗工具,砭术曾被列为中国古代并存的砭、针、灸、药四大医术之首,也是后世刀针等治疗器械的前身。矢者箭也,由此观想,医之来源亦可能与古时战争或狩猎活动由箭而伤产生的一种自我救助的活动,或许这就是医产生原由。"殳"读"shu",象形,甲骨文字形,象手持一种长柄勾头似的器具,可以取物,可以击打乐器,后成为兵器,后多表针灸。针灸是中国古代治疗学的一大创举,它以经络学说为理论基础,由针法和灸法共同组成,具有操作简便,适应症广,疗效明显,经济安全等优点。这项由中国独创发明的外治疗法不仅为中华民族的繁衍昌盛做出了贡献,而且还成功地走向世界为全人类服务。"巫"从工从人,工的上下两横分别代表天和地,中间的"丨"表示上通天意下达地旨,唯人能事,"医者工也",而此"丨"代表人,代表的是医工。加上两边的人,不是孤立的人,是复数的人,是众人,是男人和女人。古之巫者大都是一男一女共同祈祷舞蹈以敬天敬地去除病邪求太平。他蕴含着祖先期望人们能够与天地上下沟通的梦想。所以最早的医、巫是互通互生互长的。但从中也代表了当时的医学是身心同修同治,人们更注重的是心理的平衡和心理的治疗。尤其是医学技术尚未发达的时代人们更多地寻求内心世界的平衡。是故黄帝有论:"上古真人者,提携天地,把握阴阳,呼吸精气,独立守神,肌肉若一,故能寿敝天地,无有终时,此其道生。中古之时,有至人者,淳德全道,和于阴阳,调与四时,去世离俗,积精全神,游行天地之间,视听八达之外,此盖益其寿命而强者,也归于真人。其次有圣人,处天地之和,从八风之理,适嗜欲于世俗之间,无恚嗔之心,行不欲离于世,被服章举不欲观于俗,外不劳形于事,内无思想之患,以恬愉为务,以自得为功,形体不敝,精神不散,亦可以百数。其次有贤人者,法则天地,象似日月,辨列星辰,逆从阴阳,分别四时,将从上古合同于道,亦可使益寿而有极时。"此间"真人、至人、圣人、贤人"本人自认为当归属于"毉"者时代,其皆能上通于天,下达于地旨,中晓于人事,和于术数,调于四时阴阳,故能形与神俱,健康长寿,其调心之能事非常人所达,皆因精通天、地、人三元神通。

现代社会我们不提倡"巫"之技俩,但需要宁心静气,调神摄精,方能适应当今社会人们纷繁杂乱的欲望和奢求所导致的精神和神经功能性疾病的治疗,这与现代心理学有类似之处。但本人自认为此处之能事者当用王凤仪老先生所创之善人道——化性谈,更为妥当实用。

儒家的六艺是什么?"礼、乐、射、御、书、数",乐:音乐,礼:礼节,射:射箭,御:驾车马,书:书法,数:算法。其中"射",本人窃认为不能单纯代表射箭,而是医之同音,古时"射"当读"yi 四声",乃人之道也,仁之道也。射从身从心,"寸"乃方寸之意,方寸之寸乃表心也,古之射写作身心,故施射者需求心平体正方能为射,要求中正平和、心神合一、人箭合一方能为射。为医者正和此道也。此时之射乃要求的不是别人而是施射者自己。《礼记》:"射者仁之道也,射求正诸己,正己而后发,发而不中则不怨胜己者,反求诸己而矣。""射者心平体正,持弓矢审固则中矣。"这不正是一个为医者所必须具备的基本素质么?"反求诸己"是古圣先贤的求道之法,孔子云:"克己复礼为仁。"入道的关键是克己,王凤仪老善人所创的善人道乃集儒、释、道、医于一体,反观自己的内心世界,找人是处,找己之不是,也是入道的最佳法门。伟大领袖毛泽东主席提倡"批评与自我批评"之"自我批评"就是最好的方法,我们现代人有许许多多的疾病需要我们病家开展自我批评。疾病是什么?疾病就是老天对违背自然规律的人的惩罚和警醒!可以反问自己,同样的人为什么别人不病呢?说穿了病人就是犯了错误的人,错误的生活习惯、错误的饮食规律、不良的心态是造成诸多疾病的根源。

当"醫"出现的时代,大致是夏末至秦汉时期,这个时代社会出现频繁的战争,人们内忧外患迭起,自然灾害与战争伤害频发,中间也夹杂着夏禹商汤周武等圣贤治理天下,社会也由原始部落氏族向奴隶社会、封建社会跨越,青铜器、铁器大量出现,社会生产力极大提高,经济文化繁荣昌盛,人们生活水平极大提高。统治阶级便把大量剩余的粮食发酵酿制成美酒供自己享用。酒作为一种奢侈品应用而生。酒字最早出现在殷墟散落的陶片上,之后在《周礼·天官·酒正》中有记载:"辨三酒之物,一曰事酒,二曰昔酒,三曰清酒。"(有事而饮为事酒,无事而饮为昔酒,祭祀而用为清酒)还记载:夏后氏尚明水,殷尚醴,周尚酒。这就是酒的演变。酒从水从酉,酉者盛酒器也,在甲骨文和金文中单独出现表示酒。后来由于战火连连,人们发现酒不只是美味,令人心旷神怡,还有很强的舒筋活血消毒疗伤的作用。酒应该首先在战场上和战后疗伤中被大量应用。于是"医"就有"毉"演变成"醫",此时的"醫"已有原来注重心理疗法和心理平衡的重心转移到更多寻求外治和药物治疗!

众所周知《黄帝内经》成书的年代大致在春秋、战国到秦汉时期,其文义和文字编排有大量的明证。

而到东汉末年,神医华佗和医圣张仲景的出现,《伤寒杂病论》的问世,真正代表医学发展进入了一个新时代。张仲景在《伤寒杂病论》序言中愤然抨击那种不学无术之风:"怪当今居世之士,曾不留神医药,精究方术,上以疗君亲之疾,下以救贫贱之危,中以保身长全,以养其生……降志屈节,钦望巫祝,而方震栗,告穷归天,束手受败……举世昏迷,莫能觉悟……哀呼!趋势之士,驰竞浮华,不固根本,忘躯徇物,危若冰谷,至于是也。"张仲景于是"感往昔之沦丧,伤横夭之莫救,乃勤求古训,博采众方"而为《伤寒杂病论》十六卷。而华佗亦不忍心病家开刀之痛苦,发明麻沸散行中医手术,开中医手术之先河。此二位圣贤均是悲悯于病患者疾苦,勇于向天地宣战,以方药与手术之手段向大自然带给人们的疾病做斗争,"虽未能尽愈诸病,应可以见病知源……已思过半矣",其心志可彪炳日月。

"医"由"醫"转到现代之"医",是在1840年鸦片战争之后西学东渐,中华民族和中国传统文化经过100多年的炮火洗礼,中华文化无一例外的被切割的七零八落,于是"醫"被简化成"医",由于战争,"醫"学更多的是使用切割、手术和炮烙。随着现代化进程,"医"字就好像一个病人被捆绑在病床上任人宰割和手术。其实现代的全麻手术就是这样一种方式。医学曾因此一度陷入单纯性的生物医学研究,我不否认巴甫洛夫的功勋,但人体不仅仅是一种生物体,它更有生命,有鲜活的生命,而这种鲜活的生命更有精神、意识、思维和灵魂!一个被完全抛弃了精神、意识、思维和灵魂的人,即叫植物人,而世界上治疗植物人却没有更好的办法。而中医和民间有许多神奇的办法有效并成功治愈多例患者。凤凰卫视刘海若曾被西方诸多国家医院放弃治疗,回国后被中国著名中医专家周德安教授带领的中医团队,采用针药结合的方法治愈,引起世界性轰动。更多民间中医人,用亲情唤醒方式让植物人患者苏醒。"医"字虽然被简化了,但医学知识和理论更加丰富了,其涉及的领域也更广阔了,现代医学可以利用基因复制让耶稣复活或恐龙再生,但人作为这个世界上最高级的生命体,还要讲求伦理道德,讲求世界秩序,不可随心所欲,恣意妄为,给我们共同生存的这个世界带来比环境污染更可怕的事。我们需要和平,中医和中国文化的核心是"和",中的意思也是"和",和平是这个世界的主体,是人类共同的愿望。只有中医药文化和中国传统文化的发扬光大,极大程度提高了我们国人的文化自信,才能使中华民族实现伟大复兴的梦想!

二、中医谦斋三元医派的来源

中医药学发源于中国的传统文化,所以,自古以来就有医易一家之说。中医药学经过几千年的发展,为中华民族的繁衍昌盛做出了不可磨灭的贡献。但是,至今仍出现不少问题,遇到不少阻力。我认为,除了西方文化和医学的冲击外,我们自己对于传统文化的认同的缺失,也是重要的原因之一。为此,我虽然经过了六年的高等中医药院校的正规教育,并又从事临床五六十年,仍深感对于中国传统文化的学习和知识没有更深的理解和运用,大有秦老生前常嘱我们"一个人要活到老,学到老,仍有学不完、学不了"的感觉。我顺势又重读了三大经典——《易经》《道德经》《黄帝内经》,另有新悟。

(一)三大经典——《易经》《道德经》《黄帝内经》中的三元思维

1.《易经》

我学习了《易经》,认为《易经》教我们做人、做事、做学问要具备三个基本点:一要有整体观(也叫全面观);二要有平衡观(也叫和谐宽容观);三要有动态观(也叫适应观)。这是我三元思维的第一来源。

2.《道德经》

《道德经》是老子教我们每个人应当如何加强自身修养,做个有三观思维,即有自尊、自爱、自律的修养——做个有道德修养、有理想的人。这也是老子在《道德经》中说的"道生一,一生二,二生三,三生万物"。后面还有两句也很重要,"万物负阴而抱阳,冲气以为和"。

3.《黄帝内经》

学习《内经》可以调理或治疗由于修养不够造成的疾病,用扶正却邪的方法,使之健康长寿。所以,中医人常说"大医治国,中医治人,下医治病"。

把"三经"联系在一起,概括的说:《易经》教人以三观看世界;《道德经》教人要有自身修养;《黄帝内经》,济世活人之术和医学的养生之术。

（二）中医基础理论中的三元思维

在中医的基础理论中,"阴阳五行学说"是最重要的部分。《内经》中说:"阴阳者天地之道也,万物之纲纪,变化之父母,生杀之本始,神明之府也,治病必求于本。"又说:"阴盛则阳衰,阳盛则阴衰,阳胜则热,阴胜则寒。"说明阴阳失衡的病变。又言:"阴平阳秘,精神乃治,阴阳离决,精神乃绝。"说明阴阳是互存而相对统一的。看来阴阳易分,寒热易决,但半阴半阳,孰多孰少,谁主谁次,谁先谁后才难料。更为难辨者,真阴假阳、真阳假阴现实中更难确定。所以,只用阴阳两辨不足概全。总而言之,辨单纯之阴阳易,辨复杂之阴阳难,只有用三元思维,阴为一元,阳为一元,阴阳交集、相互渗透、不分你我为一元,才能全面认识宇宙间万事万物。

五行学说是认识宇宙万物及其运动、相互联系规律的分类归纳方法,实际上主要从生、克、制化三点来讲事物的平衡制约关系。例如五行配五脏,五脏之间有两个关系,一是生,一是克,但就具体的五脏之间关系而言,每一脏只是与其有生克关系的两脏有关,临床具体应用只出现三脏关系,例如:木(肝)克土(脾),土生金(肺),金(肺)又克木(肝),这样生、克、制化,使之脏与脏之间相互生克制约达到平衡。具体到其他每一脏,规律同此,也是涉及三脏关联。

（三）中医经典著作中的三元

1.《黄帝内经》帝曰:"愿闻天地之至数,合于人形血气,通决生死,为之奈何"? 岐伯曰:"天地之至数,始于一,终于九焉,一者天、二者地、三者人。惟贤人,上配天以养头,下象地以养足,中傍人事以养五脏。"帝曰:"何为三部?"岐伯曰:"有下部、中部、上部……""上焦如雾,中焦如沤,下焦如渎",治疗时"其高者因而越之,其下者引而竭之,中满者泻之于内"。"风、寒、湿三气杂至,合而为痹也。其风气胜者为行痹,寒气胜者为痛痹,湿气胜者为着痹也。"

《素问·至真要大论》:"君一臣二,制之小也。""君一臣二,奇之制也。"即使是药味较多的"君一臣三佐五,制之中也""君一臣三佐九,制之大也"也能找出起主要作用的"三类药组"。

2.《神农本草经》将三百六十五种中药分为上、中、下三品。上品 120 种,中品 120 种,下品 125 种。顾观光辑本:"上品一百二十种为君,无毒,主养命以应天,久服不伤人,欲轻身益气,不老延年者。中品一百二十种为臣,有毒,斟酌其宜,欲遏病补虚羸者。下品一百二十五种为佐使,多毒,不可久服,愈病疾。"

3.《伤寒论》仲景在序中说:"怪当今居世之士,曾不留神医药,精究方术,上以疗君亲之疾,下以救贫贱之厄,中以保身长全。"《伤寒论》所载 112 首方剂中,有 17 首是由"三味药组"组成,"三味药组"成方占所有方剂的 15.2%;《金匮要略》所载的 205 首方剂中,有 34 首是由"三味药组"组成,"三味药组"成方占所有方剂的 16.6%。例如:麻黄附子细辛汤(麻黄、细辛、制附子)、小承气汤及厚朴三物汤(大黄、厚朴、枳实)、调胃承气汤(大黄、芒硝、炙甘草)、瓜蒌薤白白酒汤(瓜蒌、薤白、白酒)、甘麦大枣汤(炙甘草、浮小麦、大枣)、茵陈蒿汤(茵陈、栀子、大黄)、栀子柏皮汤(栀子、黄柏、炙甘草)、小陷胸汤(黄连、半夏、瓜蒌)等等。

4.《温病条辨》提出三焦辨证法,主讲风温、湿热、瘟疫三病。

（四）中医临床辨证中的三元

在临床中,中医常用四诊八纲的原则。在望闻问切中,我认为望、问、切三诊最为重要。一般都认为"脉诊"最难,我觉得其实望诊最为重要。在中医经典著作《难经》中,有"望而知之谓之神"的说法。"望"是中医的基础理论学好加临床实践,才能从中悟出准确辨证判断的诊法,做到知之明确,而不是东张西望,或只是单纯"脉中求"。问诊,秦老告诫我要有打破砂锅问到底的精神,特别是对疑难病、久治不愈的病和治疗中医看似无证可辨、西医诊断的疾病,必须要用问诊搜集别人不注意的症状(前人如杨吉老发现生姜解半夏毒的医案)。至于脉诊也很重要,我认为切脉要有三个要点,首先脉的三部九候,三部寸、关、尺即对应三元,浮、中、沉,举、按、寻又分别是三元。其次四季的正常脉,春弦、夏洪、秋毛、冬石,实际对应人的脉有浮、中、沉。病脉象古人总结有二十八脉,实际可分三形,浮沉定表里,迟数定寒热,有力无力判断虚实正邪轻重。

八纲辨证,为阴阳、表里、寒热、虚实,其实也是三元。阴阳是总纲,表里是病邪的位置,寒热是病邪的性质,虚实以示正气邪气的力量。

(五)临床施治方法三元解

李士材说中医辨证施治要掌握七个方面,阴阳、寒热、脏腑、气血、表里、标本先后、虚实缓急等。我认为:其中阴阳是总纲,其余可分三组:①性质:寒热;②部位:脏腑、气血、表里;③治则:标本先后、虚实缓急。

寒热:热病者,实热者泻之,用苦寒或咸寒;虚热者,用甘寒、酸寒;大虚内热者,用甘寒。寒病者,外寒以辛温散之;中寒者,用甘温以益之;大寒者,以辛热扶之。寒热证,虚实并见者,以补泻兼施。

脏腑:五脏者,因为藏而不泻,故"脏无泻法"。若有邪入亦可用泻,又名泻邪不泻脏,亦名扶脏泻邪。六腑者,可泻不可补,泻要"中病即止"。

气血:气实者,应宜降宜清;气虚者,宜温宜补;血虚应热,可补心、肝、脾、肾,稍加清凉;血实则瘀,轻者消之,重者行之。若有气病及血者,先治气,"气行则血行,气滞则血凝";若血病及气者,应先治血,"血行则气通"。

表里:病在表,勿伤于里;病在里,勿伤于表,健里散表。

标本先后:先病为本,后病为标。正气虚实为本,病邪为标。若标急于本,先治其标;若本重于标,应缓则治其本。当然,标本同治为上策。

虚实缓急:治虚者无速法,要缓缓图之。实证者,不能缓治,邪去正安。古人曰"元气实,邪自去","邪去而元自复也"。

(六)其他三元解

1. 万物皆与三有关:天生、地长、人治是自然的基本规律。

天予人天阳之气以生,地予人水谷之气以化,天地生化始有人生。

天有三宝日、月、星。地有三宝水、火、风。人有三宝精、气、神。

2. 人生理三元。

气:肺有呼吸之气,脾胃有水谷之精气,肾有先天之精气。

血:心主血,肝藏血,脾统血。

有人提出人体是个倒立的植物型:头树根、身树干、足树梢。

3. 病因三元:内因、外因、不内外因。

4. 治则三元:辨病、辨证、辨新旧,有急治、缓治、急缓同治。

5. 针灸三元:点——穴位、线——经络、面——反射区(裴沛然先生提出)

6. 药物三元:药物的主治功能、药物间配伍、药物配伍剂量比例。

三、中医谦斋三元医派的现代意义

"天有精,地有形,天有八纪,地有五里,故能为万物之父母。清阳上天,浊阴归地,是故天地之动静,神明为纲纪,故能生长收藏,经而复始。""夫四时阴阳者,万物之根本也。所以圣人春夏养阳,秋冬养阴,以从其根,故与万物沉浮于生长之门,逆其根则伐其本,坏其真矣。故阴阳四时者万物之终始也,死生之本也,逆之则灾害生,从之则苛疾不起,是谓得道,道者圣人行之,愚者佩之。从阴阳则生,逆之则死,从之则治,逆之则乱。"天与地乃最大之阴阳,故天、地、人并列为三元之要素,也是决定人的生命与生活质量的根本所在。世间万物包括人们所用一切皆为天地所造,所以人的一切活动,皆应顺应自然规律方能达到适者生存之哲理。若"治不法天之纪,不用地之理,则灾害至矣。"人类为了生存,为了发展,才有了"大禹治水",才有了"愚公移山",才有了李冰造都江堰,才有了垦荒造田、围海造田等等一系列伟大壮举。人们只有不断的与天斗、与地斗,向大自然恶劣天气做斗争,才能繁衍生息至今。当然要防止一味违背自然规律而导致恶性事件的发生。

"天食人以五气,地食人以五味,五气入鼻,藏于心肺,上使五色修明,声音能彰。五味入口,藏于肠胃,胃有所藏,以养五气,气和而生,津液相成,神乃自生。""两精相搏,谓之神。"这两段经文提示出这样几个信息,①人的生成是由父母先天之精而成,此所谓先天之本。②人的后天之本来自于天之五气和地之五味,天之五气藏于心肺,地之五味藏于肠胃。这就代表了天之五气其功可"上使五色修明,声音能彰,"使人的气色表现正常,五行之人各有正常的表现,语言表达以及歌吟诗赋皆能自如;反之天道异常也会给人带来疾病。五气者风、寒、暑、湿、燥也,给人带来疾病首先侵犯口鼻即现代医学之呼吸系统,故有温邪上受之说;重者进一步侵害心、肺、厥阴心包,今之肺炎、心肌炎、心内膜炎、急性脑炎等等一系列重症以及其他一些烈性传染病皆因天道之异常所导致的。地道异常同样会给人带来疾病,饮食不节、饮食口味偏重、长时间的不良嗜好或过饥过饱会给人造成脾胃损伤,进一步导致出现诸多疾病。

《阴阳应象大论》中有:"东方生风,风生木,其在天为玄,在人为道,在地为化……在天为风……在音为角,在声为呼,在变动为握,在窍为目,在味为酸,在志为怒。怒伤肝,悲胜怒;风伤筋,燥胜风;酸伤筋,辛胜酸。""南方生热,热生火,其在天为热,在地为火,在体为脏,在身为笑,在变动为忧,在窍为舌,在味为苦,在志为喜,喜伤心,恐胜喜,热伤气,寒胜热,苦伤气,咸胜苦。""中央生湿,湿生土,土生甘……其在天为湿,在地为土,在体为肉……在声为歌,在变动为哕,在窍为口,在味为甘,在志为思。思伤脾,怒胜思;湿伤肉,风胜湿;甘伤肉,酸胜甘。""西方生燥,燥生金,金生辛……其在天为燥,在地为金,在体为皮毛……在变动为咳,在窍为鼻,在味为辛,在志为忧。忧伤肺,喜胜忧;热伤皮毛,寒胜热,辛伤皮毛,苦胜辛。""北方生寒,寒生水,水生咸……其在天为寒,在地为水,在体为骨……在声为呻,在变动为栗,在窍为耳,在志为恐,恐伤肾,思胜恐;寒伤血,燥胜寒,咸伤血,甘胜咸。"五脏与情志的关系此段经文表述的再明白不过,情志给人带来的疾病,实际上就是人为造成的,当属于人元。

天、地、人三元给人们带来疾病的情况大致如此,当属三因制宜,因人因地因时制宜灵活应用。天地人三才在针灸应用更为广泛,程莘农氏、郑魁山氏就是优秀的代表。当然天地人三元致病与现代社会的自然环境污染与气候的变化、人心杂乱诸多因素有关。那我们应该如何去应对天道所致疾病呢?天道所致疾病,多从五气入手,五气的变化,首先要顺应四时阴阳气候的变化,此所谓"阴阳者,天地道也,万物之纲纪,变化之父母,生杀之本始,神明之府也。"治病必求于本,这个本就是阴阳,"四时阴阳者,万物之根本也……故阴阳四时者,万物之终始也,死生之本,逆之则灾害生,从之则苛疾不起,是谓得道。"治病之道当从阴阳,衣食住行之道亦当从阴阳,从的是四时季节气候变化之阴阳,而非鬼神邪说之阴阳。天道天元所造之病当法从《伤寒杂病论》《温病条辨》及后世诸家学说择善而从之。衣食住行当从央视4套《文化之旅》采访国医王凤岐教授之详细精辟的论述。天道致病尚有先天之道,为父母之精所传,现代所讲之遗传类疾病,或因后天不当造成,先天元气亏虚,即肾之阴阳精血亏虚,亦或是生命之火衰微者,当从郑钦安氏《郑钦安医学三书》、彭子益氏《圆运动的古中医学》来论治,其理精妙,其法甚捷,其效颇宏。当然有些遗传性疾病在现代医学检查、检验技术的指导之下,应当采取优生优育而避免之。地道所致疾病,由口而入,饮食所伤。"是故味过于酸,肝气以津,脾气乃绝;味过于咸,大骨虚劳,短肌,心气抑;味过于甘,心气喘满,色黑,肾气不衡;味过于苦,脾气不濡,胃气乃厚;味过于辛,筋脉沮弛,精神乃央。"饮食致病,有慢伤亦有急病,慢伤多从李东垣《脾胃论》,急病多从《伤寒杂病论》与《霍乱论》,以及其他善治内科诸病医家经验。尤其值得一提的是广州医翁邓铁涛老先生善从脾胃论治重症肌无力者为典型。人道致病有情志所伤,致使脏腑阴阳气血逆乱而生,应当察色按脉,先别阴阳,知反何逆,随证治之。古之医家擅用调节情志治病案例亦多。总之,"圣人为无为之事,乐恬淡之能,从欲快志,于虚无之守,故寿命无穷,与天地终,此圣人之治身也。"让病家身心愉快,无忧无虑,解除思想负担,才是治病之法。我一贯提倡"话疗",即是对人道人元所致疾病的一种行之有效的办法,打开病家心结,解除疾病,使病不药自愈,乃为上策。此类似于现代医学心理学的做法,但又不同于医学心理学,医学心理学是专业的心理学医师担任,而此类则完全由临床中医大夫应用中医传统的理论与自身丰富的阅历来给予患者恰到好处的开导,有时其效果不可想象。

中国的强大和中华民族复兴才是世界和平的中坚力量。"家和万事兴",小家和万事兴,大家和世太平。当今社会是中华民族伟大复兴的时代,是社会主义发展的新时期,全国人民奔小康的关键时期。习近平主席提出"一带一路"伟大战略,正是我们中医药文化、中国传统文化、中华民族伟大复兴和世界和平的有力举措和保障。孟子云:"天时不如地利,地利不如人和。"我们现在凭借如此美好的天时、地利,更应很好地像石榴籽一样紧紧团结在以习近平同志为核心的中国共产党周围,为伟大的中华民族复兴做出自己应有的贡献,使中医三元思维真正达到三元合一的境界,为世界人民的健康做出贡献!

秦伯未中医学

王凤岐吴大真谦斋三元医派传承研究中心名单

（以姓氏笔画为序）

丁　于智　王雪华　王葆生　王达黎　方永鸾　左永虹　田霁珍　伏秀颖　刘颖　刘惠民　许文强　孙德海　李欣　李文勇　李丽萍　李艳婷　罗苗　杨景翔　杨金贺　辛咨萱　宋世昌　张明花　张婷婷　张珠琳　陈梅春　尚勇　孟丽丽　赵丽娜　胡剑锋　秦森　耿娜　徐胜　郭华伟　康家乐　曾述瑞　宿连存　韩铭　程万松　蔡竹春　薛广勇

丁智　于海　王雅洁　王丽月　尹红利　卢白利　任　刘慧涛　孙凌逸　李芮　李秦浩　李维强　李艳强　肖凤英　杨凤明　杨荣松　辛圣飞　宋圣花　张美花　张少军　张振起　陈官　易精诚　赵伟　赵忠印　胡锦晗　秦燕　段云晗　徐梦远　郭仲乐　黄小琳　崔利　彭元鑫　韩永军　靳武言　蔡秀俊　薛士俊

丁中晨　于雅洁　王正惠　王明　尹海　卢爱伯　司华　刘仁　齐端　孙小纪　李静　李美丽　李佩珠　李艳　金怡　杨宇兰　杨清满　何米琴　宋凯　张松林　张玉铭　陆薪颖　陈焕涛　罗康宏　赵棋　柯新桥　聂小萱　徐洪治　郭黄顺　崔小辉　彭元鑫　韩光昕　蒙　蔡晓钢　薛元麒

丁一　马长青　王昱民　王世国　王定邓　石永　吕广欣　邬林川　孙立照　苏英　李凛霞　李彩金　李晓玲　金志虎　杨梅香　何运亭　宋来林　张玉　张秀帆　陈周清　赵洋　赵屈升荣　施贾　展　高　郭黄加洪　董禹　韩宏来　蔡雯锦　廖锦生

丁汉忠　马石强　王立宏　王钰　沙耀绍　石吕　刘　刘雪晶　孙苏　李佩珩　李金杰　李瑞　杨奇　吴琦勇　何　张海涛　张秀君　陈凤玉　邵周　赵屈　姚贾元　原高　郭常连　商董　韩新　楚裴　晏君明

丁志远　马志刚　王涵　王生俊　王晓庆　邓云刚　叶吉臣　朱雪丽　刘静圆　闫中严　李子国　李建华　李新　杨治国　吴仕滢　何滢谦　张丽娜　张望钜　陈志强　范芙蓉　周明源　赵中莉　孟姚莉　贾柴志　少谦强　高和兴　黄翠盖　董桂祥　韩雷晓志　燕广聂

丁晓军　王伟程　王鹏旭　王博　段奇印　叶家秀　朱骄晓　刘毕崇君　孙杜丽　李含剑　李录刚　杨宝山　吴志志洪　余祥　张凤佳宁　陈洪春　范飞强　赵东宪　孟宝博　姚贾卫顾　高小莉　曹清梁莉　蒋耗珊　谢安玲青　解世明　熊世升　魏巍巍

于扬东　王伟志　王坤国　王曙　段吉炜生　朱印杰　刘晖　米铁锤　孙玉强宁　李书华　李庆洪峰　李梦雅　杨建宇浩　邱汪东　张艳艳　张祖源　陈正瑾德　周相云文　赵京博　练红灯　姚淑颖　贾志红　高锡波　曹美清　梁秋莉　蒋景安　谢海世　缪世明　熊甜平

于欣岩娟　王转英　尤毛申　朱金萍　刘威文　那孙双盾　李玉玲　李洪　杨军明　邱沈福　张徽然　张翼贺　陈乐乐林　周海芳　赵国英　胡姚淑　耿林　徐立振之　高陶聚　曹梁晓　韩楚含　蔡樊赞红

于菁忠初育　王培金忠方　孔田朱艳　刘海文　许智顺　孙李弘　李林艳　汤杨红涛　辛宋子刚　张云峰桥　张运娜　陈莹洋　林周灏　赵鹏举　胡燕棘　秦耿凯辉　徐亚郭　陶惠宁广勤　姬向阳　韩森菁　路蔡永红　樊岚岚

ISBN 978-7-5349-9785-3

9 787534 997853 >